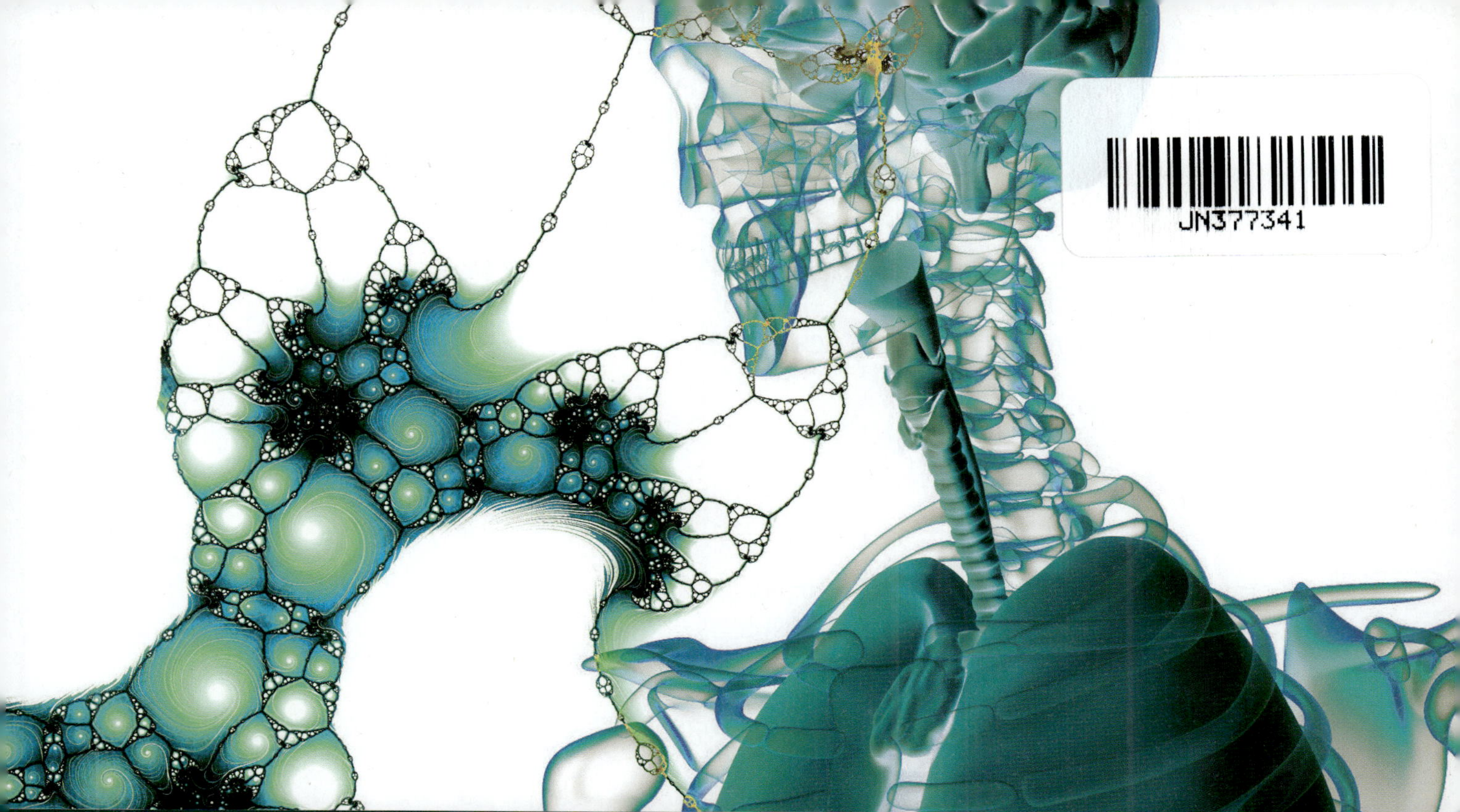

병태생리학 2판

PATHOPHYSIOLOGY

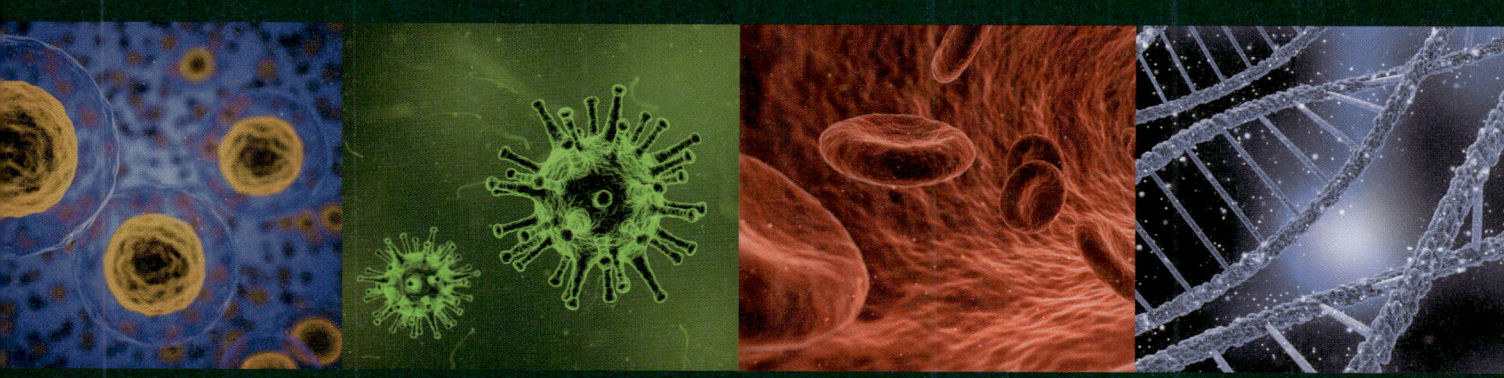

A Practical Approach THIRD EDITION

LACHEL STORY

포널스출판사
FORNURSE

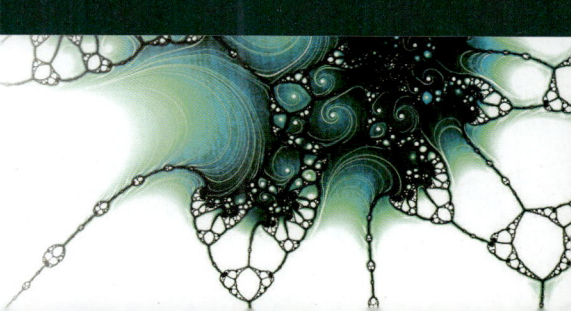

병태생리학 2판

PATHOPHYSIOLOGY A PRACTICAL APPROACH THIRD EDITION

첫째판 1쇄 인쇄	2014년 3월 10일
첫째판 1쇄 발행	2014년 3월 15일
둘째판 2쇄 발행	2020년 2월 1일

지은이	LACHEL STORY
편집위원	홍해숙 · 고자경 · 김은희 · 나연경 · 이지민 · 김윤경
옮긴이	강경림 · 김광미 · 김연희 · 김정수 · 김주헌 · 모형중 · 문미영 · 박영례 · 백승삼 서유미 · 유정아 · 이미정 · 이승아 · 이윤경 · 전윤경 · 최선영 · 홍주은 · 황한국
교열교정	변경련
발행인	모형중
편집디자인	오유경 · 신지연
표지디자인	이명호
발행처	포널스출판사
등록	제2017-000021호
본사	서울시 강북구 노해로8길 22 경남아너스빌 311호
강북지점	서울시 강북구 삼양로 104 1층
전화	02-905-9671
Fax	02-905-9670

This is a translation of PATHOPHYSIOLOGY A PRACTICAL APPROACH
ⓒ 2018 by Jones and Bartlett Publishers, LLC.

ORIGINAL ENGLISH LANGUAGE EDITION PUBLISHED BY
Jones and Bartlett Publishers, LLC.
40 Tall Pine Drive Sudbury, MA 01776
978-443-5000, info@jblearning.com, www.jblearning.com

Copyright ⓒ 2020 ALL RIGHTS RESERVED

Korean Translation Copyright ⓒ 2020년, **병태생리학 2판**
본서는 Jones and Bartlett 사와의 계약에 의해 번역 출판되었습니다.
포널스출판사의 서면 또는 동의 없이 본서의 내용 일부 혹은 전부를
무단으로 복제하는 것은 법으로 엄격히 금지되어 있습니다.

💟 도서 반품과 파본 교환은 본사로 문의바랍니다.
💟 검인은 옮긴이와의 합의하에 생략합니다.

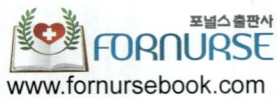

www.fornursebook.com

ISBN : 979-11-5746-925-3
정 가 : 35,000원

편집위원·옮긴이 소개

편집위원 소개

- **홍해숙** 경북대학교 간호대학 교수(대표옮긴이)
- **고자경** 거제대학교 간호학과 교수
- **김은희** 한국국제대학교 간호학과 교수
- **나연경** 경북대학교 간호학과 교수
- **이지민** 세명대학교 간호학과 교수
- **김윤경** 수성대학교 간호학과 교수

옮긴이 소개

- **강경림** 부산대학교 간호학과 교수
- **김광미** 초당대학교 간호학과 교수
- **김연희** 대원대학교 간호학과 교수
- **김정수** 부경대학교 간호학과 교수
- **김주헌** 을지대학교 병리학교실 교수
- **모형중** 전)경복대학교 간호학과 겸임교수
- **문미영** 전)영동대학교 간호학과 교수
- **박영례** 군산대학교 간호학과 교수
- **백승삼** 한양대학교 병리학교실 교수
- **서유미** 국군간호사관학교 교수
- **유정아** 국군간호사관학교 교수
- **이미정** 국군간호사관학교 교수
- **이승아** 전남과학대학교 간호학과 교수
- **이윤경** 김천과학대학교 간호학과 교수
- **전윤경** 국군간호사관학교 교수
- **최선영** 국군간호사관학교 교수
- **홍주은** 동양대학교 간호학과 교수
- **황한국** 김천대학교 간호학과 교수

머리말

간호사들이 왜 병태생리학을 이해하는 것이 중요할까? 근본적으로, 병태생리학은 정상 해부와 생리가 잘못되었을 때 일어나는 인체의 변화를 공부하는 학문이다. 인체는 정상 경로에서 이탈하면 질병이나 비정상적인 상태를 일으킬 수 있다. 병태생리학은 모든 간호학의 기반이 되는 학문이다. 그러나 간호학을 전공하는 학생들은 병태생리학의 복잡한 용어와 내용들 사이에서 잘 이해하지 못하고 있는 실정이다. 따라서 이 책은 실제적인 임상 상황에 기초를 두고 기초의학적 접근에 충실 하면서 건강과 질병 세계에 대한 이해를 제공하여 학생들이 쉽게 이해할 수 있도록 하였다.

이 책의 특징을 소개하면 간편하면서도 핵심적인 내용과 체계적으로 이해를 돕기 위해 각 장마다 학습목표, 주요용어 정의, 학습요점, 임상 사례 등이 첨가되어 학생들이 이해하기 쉽게 구성되어 있는 것이 장점이다. 또한 지금 간호계와 보건의학계에서 신용어와 구용어가 혼재되어 사용하는 의학용어는 일반적으로 쓰이고 있는 대한해부학회와 대한의학협회에서 새로 제정한 신용어를 사용하였고, 용어의 번역은 혼돈을 막기 위해 신용어(구용어, 영어)순으로 하였다 .

이 책의 번역 및 편집은 포널스를 통해 저자들과 편집자들이 정식 계약을 맺어 출판하는 번역본으로 학생들에게 쉽게 이해할 수 있도록 풀어서 번역하였고 일차적으로 번역자가 번역한 것을 홍해숙 외 5인의 편집자(고자경 교수, 김은희 교수, 나연경 교수, 이지민교수, 김윤경 교수)가 모여 세미나 형식으로 용어를 통일하고 수차례의 수정을 통해 번역에 최선을 다했다. 특히 이 과정에서 간호학을 전공한 모형중 사장님, 이문수 과장님께서 이 책이 잘 출간 할 수 있도록 열과 성의를 다해 도움을 주셨고, 완성된 책 작업을 위해 수고하신 포널스 임직원들에게도 감사를 드린다.

끝으로 이 책은 학습목표, 주요 용어 정리, 학습요점 및 임상 사례 등이 잘 정리되어 있어서 간호계열, 보건계열, 약학계열 및 생명과학계열을 전공하는 학생들에게 추천하는 바이다.

2020.
옮긴이 대표 홍해숙

차례

병태생리학 개요	1

1장 세포 기능 — 5
- 세포의 기능 — 6
- 세포적응과 손상 — 11
- 신생물 — 15
- 유전성과 선천성 변화 — 20

2장 인체 방어 — 27
- 스트레스 — 28
- 면역 — 30

3장 조혈 기능 — 43
- 정상 조혈 기능 — 44
- 백혈구 질환 — 45
- 적혈구 질환 — 50
- 혈소판 질환 — 54

4장 심혈관계 기능 — 59
- 해부생리 — 60
- 구조적 장애 — 66
- 전기적 장애 — 71
- 혈관 질환 — 74
- 고혈압 — 82
- 심근경색 — 84
- 심부전 — 85
- 쇼크 — 88

5장 호흡계 기능 — 91
- 해부생리 — 92
- 감염성 질환 — 98
- 폐쇄성 질환 — 107
- 억제성 질환 — 114

6장 수분, 전해질, 산-염기 항상성 — 121
- 체액 균형 — 122
- 전해질 균형 — 126
- 산-염기 균형 — 134

7장 비뇨기계 기능 — 145
- 해부생리 — 146
- 배뇨장애 — 150
- 선천성 질환 — 153
- 요로감염 — 155
- 염증성 장애 — 157
- 요로폐쇄 — 158
- 신부전 — 164

8장 생식기계 기능 — 171
- 해부생리 — 172
- 선천적 장애 — 179
- 불임증 — 181
- 고환이나 음낭의 장애 — 182
- 월경 장애 — 184
- 골반지지 장애 — 185
- 난소 장애 — 188

유방 장애	188
감염 질환	189
성병	191
암	197

9장 위장관계 기능　201

해부생리	202
상부위장관의 이상	209
간질환	215
췌장 질환	219
하부위장관 질환	220
암	230

10장 내분비 기능　235

해부생리	236
뇌하수체 장애	241
당뇨병	243
갑상선 장애	246
부갑상선 장애	248
부신 장애	249

11장 신경계 기능　253

해부생리	254
선천성 신경계 질환	265
감염성 신경계 질환	269
외상성 신경계 질환	270
혈관성 신경계 질환	277
발작성 질환	279
만성 퇴행성 질환	281
치매	285
암	288

12장 근골격계 기능　291

해부생리	292
선천성 근골격 질환	300
외상성 근골격 질환	301
대사성 골질환	307
염증성 관절 질환	311
만성 근육 질환	315
골종양	317

13장 피부계 기능　319

해부생리	320
선천적 피부 질환	321
노화에 따른 피부 변화	325
염증성 피부 질환	326
감염성 피부 질환	330
외상성 피부 질환	333
만성 피부 질환	336
암	338

14장 감각 기능　341

해부생리	342
선천성 감각 장애	347
노화와 관련된 감각 장애	349
감염성, 염증성 감각 장애	350
외상성 감각 장애	352
만성 감각 장애	353
암	357
기타 감각기관 장애	357

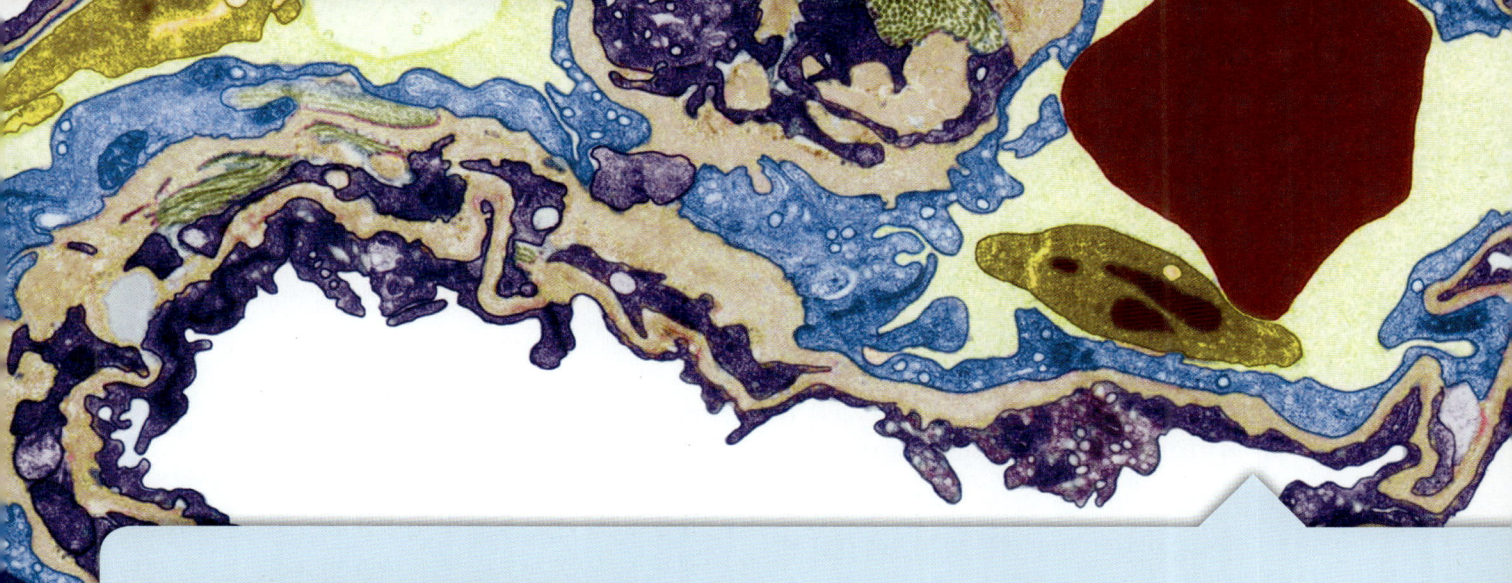

병태생리학 개요

Introduction to Pathophysiology

학습목표

- 병태생리학을 정의하고 임상 실무에서의 중요성을 파악할 수 있다.
- 주요 건강과 질환에 대한 개념을 파악할 수 있다.

주요 용어

건강 health
관해 remission
급성 acute
만성 chronic
발병기전 pathogenesis
범유행 pandemic

병인 etiology
병태생리학 pathophysiology
소견 manifestation
악화 exacerbation
역학 epidemiology
예후 prognosis

유발인자 predisposing factor
유행병 epidemic
음성되먹임시스템 negative feedback system
의인성 iatrogenic
잠행성 insidious

증후군 syndrome
질병 disease
특발성 idiopathic
합병증 complication
항상성 homeostasis
회복기 convalescence

병태생리학의 개념

병태생리학(pathophysiology)이란 무엇일까? 그리고 간호사들이 병태생리학을 이해하는 것은 왜 중요할까? 근본적으로, 병태생리학은 정상 해부와 생리가 잘못되었을 때 일어나는 인체의 변화를 공부하는 학문이다. 인체는 정상 경로에서 이탈하면 질병이나 비정상적인 상태를 일으킬 수 있다. 병태생리학은 모든 간호학의 기반이 되는 학문이다. 인체의 신비, 약물 및 간호에 대한 반응을 설명해준다. 따라서 병태생리학에 대한 이해는 어떤 특정 질병을 앓고 있는 환자의 모습, 약의 효과, 약의 부작용 및 합병증에 대한 통찰력을 가지고 근거기반을 바탕으로 의학적인 원리를 제공한다. 그럼에도 학생들은 왜 병태생리학으로 인해 혼란스러워하는 것일까? 학생들은 흔히 병태생리학의 복잡한 용어와 상세한 내용들 사이에서 잘 이해하지 못한다. 그러나 병태생리학은 실제적인 임상상황에 기초를 두고 기초의학적 접근에 충실하면 건강과 질병의 세계에 대한 의미와 이해를 제공할 것이다.

■ 건강과 질환

질병을 이해하기 위해서는 먼저 '건강'에 대한 명확한 정의가 필요하다. 건강(health)이란 '질병이 없음'이라고 말할 수 있다. 정신, 신체 및 영혼 모두가 정상적인 상태라고 확대하여 설명할 수 있다. 이러한 정상적 상태는 유전, 나이, 성별의 차이에 따라 다를 수 있으며, 개인의 기준에 따라 상대적일 수도 있다. 이 세 가지 중 어느 하나라도 이상이 있으면 다른 곳에 영향을 미칠 수 있다. 인간은 복잡하여 외부와 단절된 상태로 존재할 수 없다. 정신, 신체 그리고 영혼이 밀접한 관계를 이루듯 인간은 주변 환경과 밀접한 관계를 이루고 있다. 이때 환경은 물리적 생태계뿐만 아니라, 사회적 요인들도 포함된다. 이러한 환경적 요인들은 한 개인의 건강에 의미 있는 영향을 미치며 그 영향은 부정적일 수도 있고 긍정적일 수도 있다.

따라서 건강의 반대는 허약(weakness)이다. 질병이란 신체 기능이 더는 정상적으로 이루어지고 있지 않는 상태를 말한다. 질병의 범위는 일시적으로 스트레스를 일으키는 것부터 삶을 바꾸는 합병증을 야기하는 심각한 상태에까지 이른다. 항상성의 개념에 대한 고찰은 질병의 기원을 이해하기 위한 좋은 출발점이다.

항상성

항상성(homeostasis)을 설명하는 단어들은 많다. 예를 들면 평형, 균형, 일관성, 안정성 등이 있다. 이러한 상대적 일관성의 예로는 혈압, 맥박 및 체온이 있다. 세포에서 기관까지, 인체의 모든 부분은 평형을 유지해야 제 기능을 유지할 수 있다. 예를 들어 pH의 경우, 아주 작은 변화도 큰 문제를 일으킬 수 있다. 인체는 균형을 유지하기 위해, 그리고 부상 또는 다른 생물체의 침입과 같은 외부 요인에 대한 대응을 위해 끊임없이 여러 방어 전략을 작동하고 있다.

항상성은 보상기전을 통해 자동 조절과 타협을 통해 인체의 사소한 변화에 대응한다. 즉, 보상기전을 통해 인체의 변화에 대응하여 정상 상태로 되돌려 놓으려 하는 것이다[그림 I-1]. 뇌의 여러 구조가 이 균형을 유지

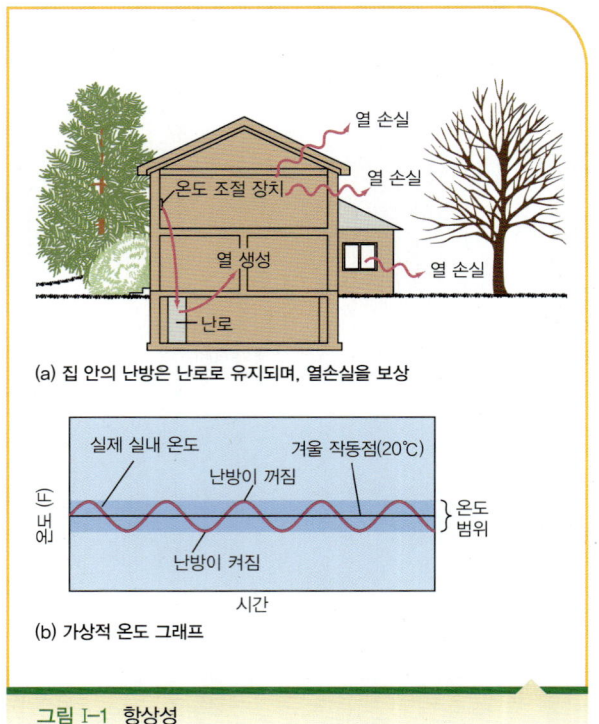

(a) 집 안의 난방은 난로로 유지되며, 열손실을 보상

(b) 가상적 온도 그래프

그림 I-1 항상성

하는 데 중요한 역할을 한다. 이러한 뇌구조들에는 연수(medulla oblongata), 시상하부(hypothalamus), 망상체(reticular formation) 및 뇌하수체(pituitary gland)가 있다. 연수는 뇌간(brain stem)에 위치하고 있으며 혈압, 체온 그리고 맥박 같은 활력징후들을 조절한다. 또한 망상체는 뇌간과 척수에 있는 신경세포들의 망으로 활력징후들을 조절한다. 망상체는 시상하부로 정보를 전달한다. 시상하부는 뇌하수체와 소통하면서 항상성을 조절한다. 뇌하수체는 선(샘)들 중의 우두머리격으로, 성장, 성숙 및 생식에 기여하는 다른 선들을 조절한다.

항상성을 유지하기 위한 시스템으로 음성과 양성 두 종류의 되먹임시스템이 있다. 이 중 **음성되먹임시스템(negative feedback system)**이 가장 흔하며, 시스템의 결손을 유지하는 일을 한다. 음성되먹임시스템의 예로 체온과 혈당 조절이 있다. 양성되먹임시스템은 — 몇 개 안되지만 — 항상성에서 멀어지게 만든다. 처음 스트레스를 야기한 작용인자와 같은 방향으로 증폭된 반응이 나타난다. 양성되먹임의 예로 분만, 재채기 및 혈액응고가 있다.

질병의 발달

병인(etiology)이란 질병의 원인이다. 병인의 예로 감염체, 화학물질 또는 환경적 요인들이 있다. 병인은 알려지지 않을 수도 있고 또는 **특발성(idiopathic)**일 수도 있다. 또한, 의학적 치료에 의해서 의도하지 않게 또는 **의인성(iatrogenic)**으로 질병을 일으킬 수도 있다.

유발인자(predisposing factors)란 개인을 특정 질병에 걸릴 위험에 노출시키는 경향들이다. 유발인자의 예들은 병인들과 비슷하며 식습관의 불균형과 발암물질에 노출되는 경우 등이 있다. 병인과 유발인자를 찾아내는 것은 위험집단의 질환 예방에 매우 중요할 수 있다. 장기적인 경제적 영향들 때문에 보건당국은 질병예방에 힘을 기울이는 추세이다.

한 질병의 발달과정을 **발병기전(pathogenesis)**이라 한다. 일부 질병들은 자기-제한적이지만, 또 다른 일부는 만성이라 좋아지지 않는다. 어떤 질병들은 가역적 변화를 야기하지만, 또 다른 일부의 질병들은 고칠 수 없는 손상을 일으킨다. 인체는 손상을 최소화하려고 보상기전을 이용한다. 이러한 보상적 기전들이 더는 상대적 균형을 유지하지 못하면 질병이 나타난다. 질병의 시작은 갑작스럽거나 급성일 수 있고, 질병의 급성 시작시 통증 또는 구토를 일으킬 수 있다. 그러나 점차적 또는 **잠행성(insidious)** 시작은 모호한 징후를 보일 수 있는데 고혈압의 경우 이렇게 뚜렷하지 않게 나타날 수 있다.

질병의 지속기간 또한 중요한 개념이다. 어떤 질환은 짧은 기간 동안 지속되거나 또는 **급성(acute)**이어서 빠르게 나타나고 빠르게 회복된다. 위장염과 편도염 등이 급성질환의 예들이다. 급성질환이 짧은 기간 내에 회복되지 않으면, 만성 상태로 넘어갈 수 있다.

만성(chronic)질환은 흔히 눈에 띄는 징후가 적으며 오랜 기간에 걸쳐 병이 나타난다. 만성질환은 치료는 되지 않더라도 관리는 가능하다. 당뇨병과 우울증이 만성질환의 예이다. 추가적으로 만성질환을 앓고 있는 환자는 같은 질환의 급성문제를 경험할 수 있으며, 이때 치료는 복잡해질 수 있다. 이러한 현상의 예로 천식 환자가 급성 천식발작을 경험하는 것이다.

질병을 접했을 때 인식하는 것은 질병의 진단에 매우 중요하다. **임상소견(manifestation)**이란 질병의 임상적 결과 또는 질병의 증거이다. 여기에는 관찰되거나 측정될 수 있는 징후와 환자가 말하는 증상이 있다. **증후군(syndrome)**이란 동시에 나타나는 징후와 증상의 집합을 말한다. 어떤 질환들은 완화와 악화를 반복한다. **완화(remission)**는 질병의 소견들이 진정될 때 일어나고, **악화(exacerbation)**는 다시 증가할 때 일어난다. 전신홍반루푸스(systemic lupus erythematosus)는 이러한 완화와 악화를 반복하는 질병이다.

회복기(convalescence)란 질병에서 회복하는 단계로서 며칠에서부터 몇 달까지 지속될 수 있다. **예후(prognosis)**란 완전히 회복하거나 정상 기능을 되찾을 수 있는 개인의 가능성을 말한다. **합병증(complication)**이란 질병으로 인해 발생하는 새로운 문제들을 말한다. 예를 들어, 신부전은 조절되지 않은 고혈압의 합병증이다.

집단의 건강과 질병에 영향을 미치는 요인들에 대한 이해는 예방을 위한 출발점이다. **역학**(epidemiology)은 어느 집단에서의 질환의 양상을 추적하는 것을 말한다. 여기에는 질병의 발생, 발생빈도, 유병률, 전파 및 분포를 포함한다. **유행병**(epidemic)은 한 집단에서 질환의 수가 증가할 때 나타난다. 유행병이 확산되어 더 큰 집단으로까지 전파되면 **범유행병**(pandemic)이 된다.

요약

병태생리학은 복잡한 인체의 세계, 질병에 대한 인체의 반응 및 치료의 이유를 이해하는 데 기본이 된다. 병태생리학을 이해함으로써 간호사는 상황에 대해 더 잘 예측하고, 문제를 바로 잡고, 적절한 간호를 제공할 수 있다. 건강과 질병에 대한 개념들은 복잡하지만, 이러한 개념들은 경외심을 일으킬 만큼 놀라운 세계를 열어줄 수 있다.

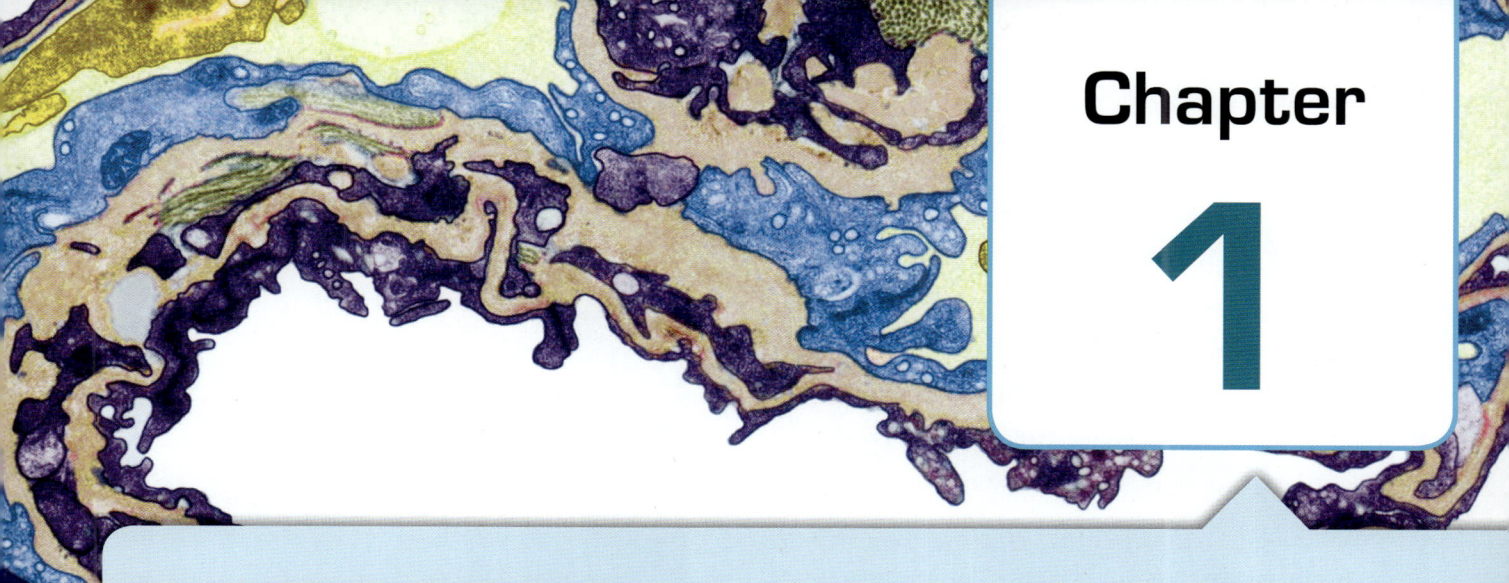

Chapter 1

세포 기능
Cellular Function

학습목표

- 세포의 구조와 기능을 설명할 수 있다.
- 세포적응과 각각의 적응이 나타난 이유를 설명할 수 있다.
- 흔한 세포손상의 원인들을 나열할 수 있다.
- 암에 대한 세포손상을 설명할 수 있다.
- 흔한 유전성 및 선천성 변화들을 설명할 수 있다.

주요 용어

TNM 병기 TNM staging
가스괴저 gas gangrene
감수분열 meiosis
개시 initiation
건성괴저 dry gangrene
관해 remission
괴사 necrosis
괴저 gangrene
기형유발물질 teratogens
능동수송 active transport
다인성 질환 multifactorial disorders
대립유전자 alleles
동형접합 homozygous
등급 grading
디옥시리보핵산 deoxyribonucleic acid [DNA]
말기 telophase
무딘톱날꼴 crenation

반성(성과 연관된) sex-linked
분열후기 anaphase
분해 lysis
분화 differentiation
비대 hypertrophy
삼투 osmosis
삼투압 osmotic pressure
상염색체 autosome
상염색체 열성 autosomal recessive
상염색체 우성 autosomal dominant
선천성 congenital
선택적 투과성의 selectively permeable
세포내섭취 endocytosis
세포막 cell membrane
세포예정사 programmed cell death

세포외배출 exocytosis
세포자멸사 apoptosis
세포질 cytoplasm
소기관 organelle
습성괴사 wet gangrene
신생물 neoplasm
악성 malignant
암 cancer
암형성 carcinogenesis
액화괴사 liquefaction necrosis
양성 benign
역형성 anaplasia
열성 recessive
염색체 chromosome
예후 prognosis
완화, 경감 palliative
우성 dominant
원형질 protoplasm
위축 atrophy

유사분열 mitosis
유전자 genes
유전학 genetics
응고괴사 coagulative necrosis
이형접합 heterozygous
자유기 free radicals
적응 adaptation
전기 prophase
전해질 electrolyte
종양 tumor
종양유전자 oncogene
중기 metaphase
과다형성, 증식 hyperplasia
증식 proliferation
지방괴사 fat necrosis
지질이중층 lipid bilayer
진행 progression
질병예방 prophylactic
촉진, 증진 promotion

촉진적 확산 facilitated diffusion
치유적 curative
치즈괴사 caseous necrosis
포도당 glucose
포식작용 phagocytosis
포액작용 pinocytosis
표현형 phenotype
핵 nucleus
핵산염 nucleotide
핵형 karyotype
허혈 ischemia
형성이상 dysplasia
형질막 plasma membrane
화생 metaplasia
확산 diffusion
효소 enzyme

병태생리학은 살아 있는 생명체의 기본 구성요소를 탐구하는 것으로 시작된다. 생명체들은 세포들로 인해 다양성을 갖게 되는데 세균이나 바이러스와 같이 단일 세포로 이루어져 있을 수도 있고 인간처럼 수십억 개의 세포로 구성될 수도 있다. 인체는 세포로 구성되어 조직, 기관 및 기관계를 만든다. 생물체의 기본 구성단위가 질병의 기본 구성단위이기도 하다. 특정 질병에 대한 이해가 깊어질수록 이러한 질병을 세포 수준에서 설명할 수 있다. 질병은 어떠한 항상성 조절의 이상으로 발생한다. 질병과 연관된 세포의 기능장애에 대한 이해가 질병의 예방과 치료를 발전시켰다. 따라서 기본적인 세포 기능과 기능장애의 이해는 병태생리학의 이해에 필수적이다.

세포의 기능

세포는 수백 년에 걸친 진화의 결과이다. 세포는 다양한 크기와 모양을 갖고 있으며 [그림 1-1] 인접한 환경과 물질교환을 할 수 있는 놀라운 능력을 갖고 있다. 유기 영양소로부터 에너지를 얻고, 복잡한 분자들을 합성하고, 자신들을 복제한다.

세포의 기본 구성요소에는 세포질, 핵, 그리고 세포막이 있다. **세포질**(cytoplasm) 또는 **원형질**(protoplasm)은 무색의 점성액으로 물, 영양소, 이온, 용해된 기체 및 노폐물이 들어 있고 세포의 기능이 이루어지는 곳이다. 세포질은 **소기관**(organelle)이라고 하는 세포 내부구조물이 유지되도록 하며 [그림 1-2] 세포의 생명을 유지하기 위한 기능을 갖고 있다[표 1-1]. 세포질은 **핵**(nucleus)을 둘러싸고 있다. 핵은 세포의 모든 유전정보(DNA)를 갖고 있으며, 이중세포막으로 둘러싸여 있는데[그림 1-3] 세포성장, 대사, 그리고 생식을 조절한다. **세포막**(cell membrane), 또는 **형질막**(plasma membrane)은 세포와 세포의 구성물을 포함하는 반투과성의 경계막이다[그림 1-4]. **지질이중층**(lipid bilayer), 또는 지방 이중막이 세포막을 구성한다. 이중층의 내부표면은 전하를 띠지 않으며 주로 지질로 구성되어 있다. 외부표면은 전하를 띠고 있으며 내부에 비해 지방이 적다. 이러한 지방막은

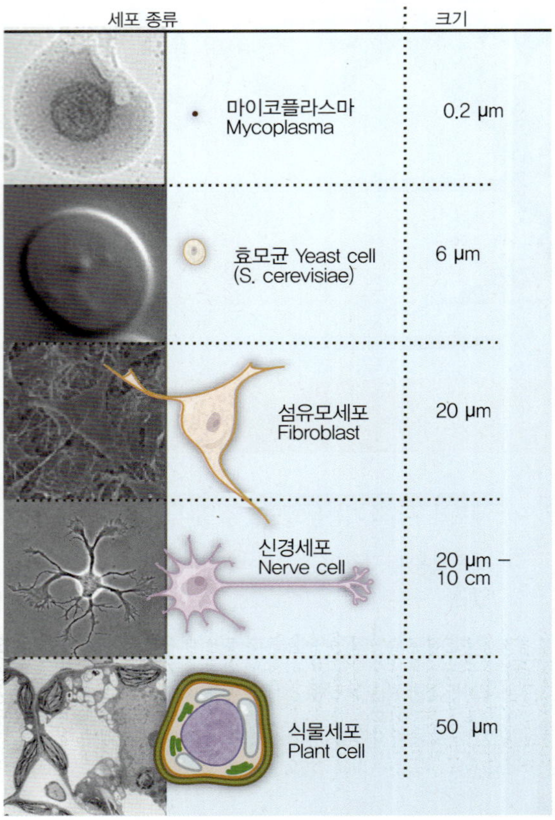

그림 1-1 세포의 크기와 모양

세포 종류		크기
	마이코플라스마 Mycoplasma	0.2 µm
	효모균 Yeast cell (S. cerevisiae)	6 µm
	섬유모세포 Fibroblast	20 µm
	신경세포 Nerve cell	20 µm – 10 cm
	식물세포 Plant cell	50 µm

물이 대부분인 외부 환경으로부터 보호하는 동시에 투과성을 가질 수 있게 한다.

■ 물질 교환

세포투과성이란 세포가 어떤 물질들은 막을 통과할 수 있게 하지만, 또 다른 물질들은 통과하지 못하게 하는 성질이다. 이를 위해 세포는 단백질, 화학적 신호 또는 전하에 의해 열리거나 닫히는 문을 갖고 있다.

선택적 투과성(selectively permeable)은 세포의 내부 균형 또는 항상성을 유지할 수 있도록 한다. 어떤 물질들은 세포막을 자유롭게 통과하는데, 여기에는 효소, 포도당 및 전해질이 있다. **효소**(enzyme)는 세포내의 화학적 반응들을 용이하게 하는 단백들이며, **포도당**(glucose)은 당분자로서 에너지를 제공한다. **전해질**(electrolyte)은 물에 녹으면 전하를 띠는 전도체가 되는 화학물질이다. 이들은 확산, 삼투, 촉진적 확산, 능동

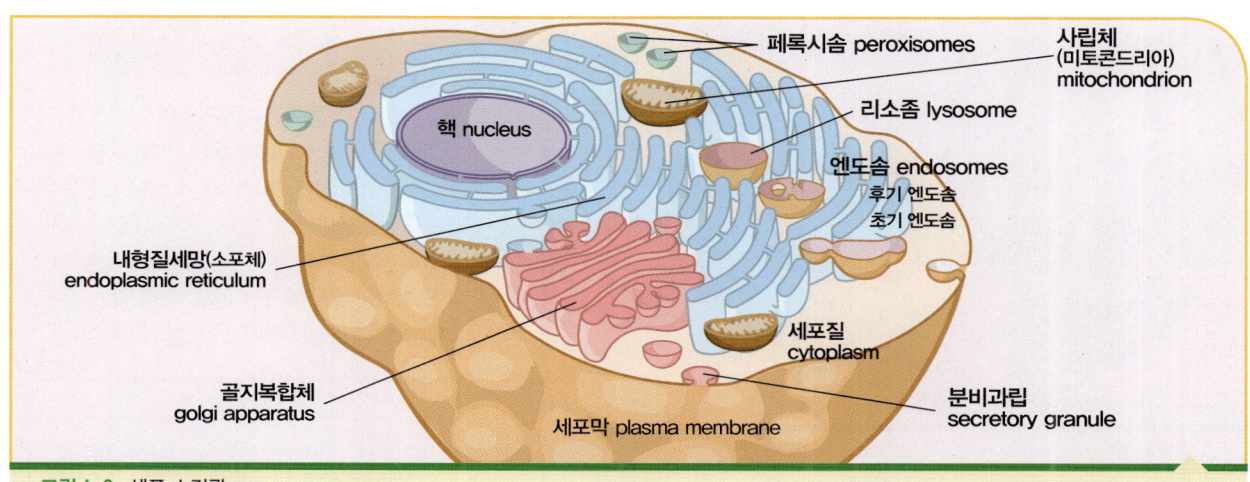

그림 1-2 세포 소기관

표 1-1. 세포 소기관 개요

소기관	구조	기능
핵(nucleus)	원형 또는 타원형 모양의 소기관 : 핵막에 의해 둘러싸여 있음	세포의 구조와 기능조절을 위한 유전정보를 갖고 있음 : DNA는 유전학적 정보를 가짐
핵소체 (nucleolus)	핵 안에 위치한 원형 또는 타원형 모양의 소체로 DNA와 RNA로 구성됨	리보솜 리보핵산(ribosomal RNA)을 생산
내형질세망 (Endoplasmic reticulum : ER)	세포질에 있는 막 세관 망. 활면 내형질세망(SER)은 리보솜이 없음. 조면 내형질세망(RER)은 표면에 리보솜이 있음	SER은 인지질 생성에 관여하고 세포 종류에 따라 다양한 기능을 함. RER은 리보솜의 효소들과 세포 밖에서 사용될 단백질을 만드는 장소
리보솜 (Ribosomes)	세포질에서 찾아볼 수 있는 작은 입자 : RNA와 단백질로 구성됨	RER과 포리좀에서의 단백질 합성에 도움
포리좀 (Polysome)	리보솜에 붙어 있는 mRNA 분자	단백질 합성이 이뤄지는 장소
골지복합체 (Golgi complex)	주로 핵 근처에 위치한 연속된 납작한 주머니들	RER에서 합성된 단백질의 분류, 화학적 변화, 축적
분비소포 (Secretory vesicles)	RER에서 합성되어 골지소체를 거친 단백질을 수용하는 막으로 싸인 소포	방출신호를 기다리며 세포질에 단백질 호르몬 또는 효소를 저장
식포 (Food vacuole)	속으로 집어삼킨 물질들을 수용하고 있는 막으로 싸인 소포	섭취한 물질을 저장하고 리소좀과 결합시킴
리소좀(Lysosome)	소화효소들을 수용하는 원형의 막으로 싸인 구조물	식포와 결합하고 세포가 집어삼킨 물질들을 소화
사립체 (Mitochondria)	이중막을 가진 원형, 타원형 또는 길게 늘인 구조. 안쪽 막은 여러 겹으로 이루어져 있음	포도당 분해를 통하여 nicotine adenine dinucleotide(NADH)와 ATP 생성
세포골격 (Cytoskeleton)	세포안의 미소관과 미세섬유망	세포 내부 지지, 분자와 몇몇 소기관 수송에 도움, 대사과정의 효소와 결합
섬모(Cilia)	미소관을 포함하는 세포막의 작은 돌출 : 일부 세포에만 존재	특정세포의 표면을 따라 물질 이동
편모(Flagella)	미소관을 포함하는 세포막의 큰 돌출 : 인간에는 정자에만 있음	정자세포의 운동력을 제공
중심소체 (Centrioles)	미소관으로 구성된 작은 원통형의 구조물로 미소관이 9세트의 3행으로 되어 있음. 동물세포에만 존재	세포분열에서 필요한 방추사와 관련

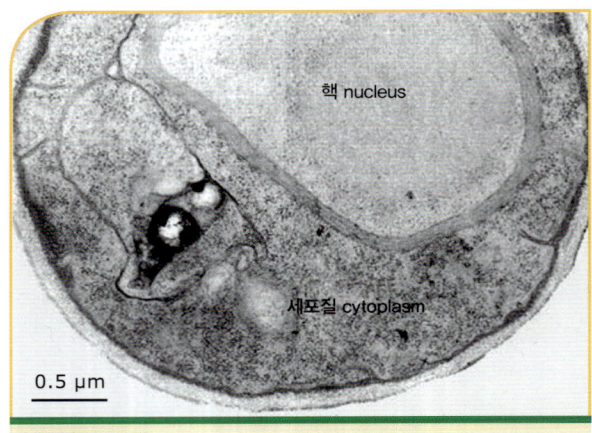

그림 1-3 핵

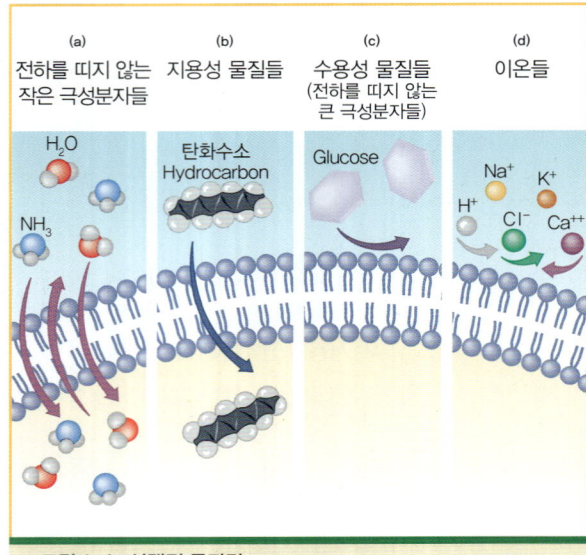

그림 1-4 선택적 투과막

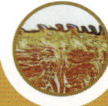

학습요점

확산에 대하여 알아보자. 발 디딜 틈도 없이 사람들로 가득 찬 엘리베이터 안을 상상해보자. 문이 열리면 문 근처에 있던 사람들은 자연스럽게 밀려 나간다. 밀도가 높은 지역에서 밀도가 낮은 지역으로 힘을 들이지않고 움직인다. 폐에서 기체는 확산을 통해 교환된다. 산소가 부족한 정맥혈은 폐 모세혈관에 들어가서 폐포 내에 있는 산소를 얻게 되며, 숨을 내쉴 때 이산화탄소를 교환한다.

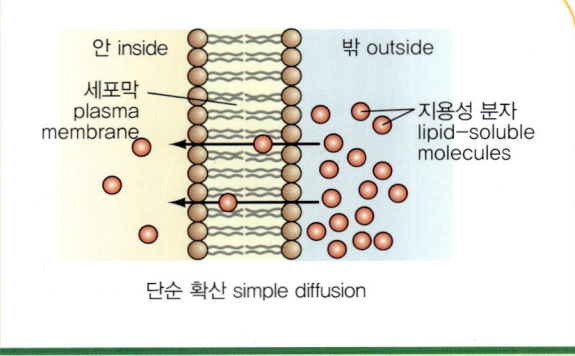

그림 1-5 단순 확산

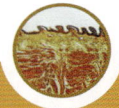

학습요점

확산을 이해하기 위해 구멍이 여러 개 뚫린 비닐봉지를 생각해보자. 그런데 봉지는 물에 대하여만 투과성을 갖고 있으며 물과 설탕으로 가득 차 있다. 봉지가 만약 증류수에 넣어지면 봉지는 팽창하기 시작할 것이다. 그 이유는 물이 설탕에 끌리기 때문이다. 물은 설탕을 희석시키기 위해 설탕 농도가 높은 쪽으로 이동한다[그림 1-6]. 우리 몸에서 삼투는 세포들이 충분히 수분을 가질 수 있도록 해준다.

수송, 세포내 섭취 및 세포외 배출 등에 의하여 세포막을 통과한다.

  확산(diffusion)은 용질(solute) 즉 용매(solvent)에 녹아 있는 입자가 농도가 높은 곳에서 낮은 곳으로 이동하는 것을 말한다[그림 1-5]. 확산 정도는 막의 투과도와 농도 기울기에 영향을 받는다. 농도 기울기란 막을 가운데 두고 양쪽의 농도 차이를 말한다. 작은 입자들은 큰 입자들보다 더 쉽게 확산되며 점성이 적은 용액(solution)이 점성이 높은 용액보다 더 빨리 확산된다. 즉, 산소가 확산을 통해 세포 안으로 들어오는 것이 그 예이다.

  삼투(osmosis)란 물 또는 다른 용매가 세포막을 통해 움직이는 것으로, 용질의 농도가 낮은 곳에서 높은 곳으로 움직인다. 막은 용매에 대해서는 투과성이 있지만, 용질에 대해서는 투과성이 없다. 움직임은 양쪽의 용질의 농도가 동등해질 때까지 지속된다. **삼투압**(osmotic pressure)이란 물이 삼투에 의해 움직이려는 경향을 의미한다. 과도한 양의 물이 세포막을 통해 들어오면, 세포는 팽창하고 터진다(**용해**(lysis)). 많은 물이 세포에서

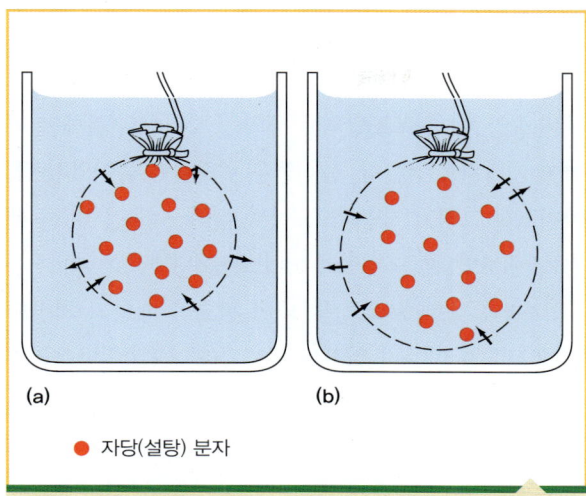

● 자당(설탕) 분자

그림 1-6 세포의 확산

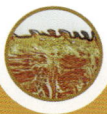

학습요점

능동수송에 대하여 생각해보자. 사람이 가득 찬 승강기 문이 열리고 한 사람이 승강기에 오르려면 많은 힘이 필요할 것이다. 나트륨-포타슘 펌프(sodium-potassium pump)가 우리 몸에서의 능동수송의 예이다. 나트륨 농도가 높은 바깥으로 나트륨을 옮기고 포타슘 농도가 높은 세포 안으로 포타슘을 옮기려면 에너지가 필요하다.

빠져나가면, 세포는 **무딘톱날꼴(crenation)** 모양으로 쪼그라든다. 삼투는 몸의 체액 균형을 조절하는 데 도움을 주는데, 신장의 기능이 그 예라 할 수 있다.

촉진적 확산(facilitated diffusion)은 수송분자의 도움을 받아서 물질의 농도가 높은 곳에서 낮은 곳으로 물질이 이동되는 것을 말한다[그림 1-7]. 이때 에너지가 필요하지 않으며, 이동되는 분자 수는 수송분자의 농도와 동일하다. 포도당은 인슐린을 이용하여 촉진적 확산으로 세포 안에 들어간다.

능동수송(active transport)은 물질의 농도가 낮은 곳에서 높은 곳으로 물질이 이동하는 것으로, 농도 기울기에 반대로 움직인다[그림 1-7]. 이때는 기울기에 반대로 가기 위해 수송분자와 ATP(adenosine triphosphate)의 형태의 에너지가 필요하다.

세포내흡입(endocytosis)은 세포 안으로 물질을 가지고 들어오는 것으로 세포막이 입자들을 둘러싸서 집어 삼킨다[그림 1-8]. **포식작용(phagocytosis)**은 이 과정에 고체 입자들을 삼키는 과정을 말하며, **포액작용(pinocytosis)**은 액체를 마시는 것을 말한다. 면역체계의 요소들은 세균과 외부 물질을 파괴하기 위해 포액작용 또는 포식작용을 이용한다. **세포외배출(exocytosis)**은 대개 막으로 이루어진 소낭의 도움으로 세포로부터 물질들을 배출하는 것을 말한다[그림 1-8]. 흔히 분비선들이 세포외배출을 통하여 호르몬을 분비한다.

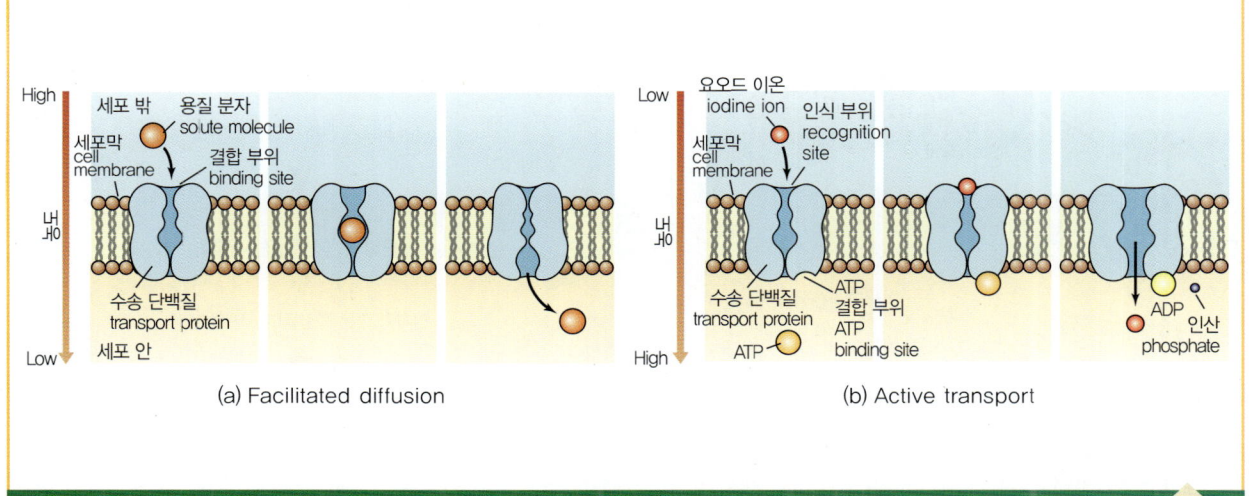

(a) Facilitated diffusion   (b) Active transport

그림 1-7 촉진적 확산과 능동수송

■ 에너지 생성

에너지는 다양한 유형으로 존재한다. 세포는 두 개의 주된 공급원, 즉 포도당의 분해와 중성지방의 분해를 통하여 에너지를 얻는다. 음식물은 위장관에 들어와서 당, 아미노산 그리고 지방산으로 분해된다. 이들은 더 큰 분자들(예:포도당을 당원으로, 아미노산을 단백질로, 지방산을 중성지방과 지방으로)로 전환되어 필요할 때까지 저장되거나 ATP를 만들기 위하여 대사된다. ATP를 만들려면 당, 아미노산 및 지방산과 같은 에너지원이 아세틸 보조효소 A(acetyl coenzyme A (acetyl CoA))로 전환되어야 한다. Acetyl CoA는 사립체(mitochondria)의 'Krebs 회로'라고 하는 전자생성 과정에 들어가 복잡한 연쇄 반응을 거쳐 많은 양의 ATP를 생성한다[그림 1-9].

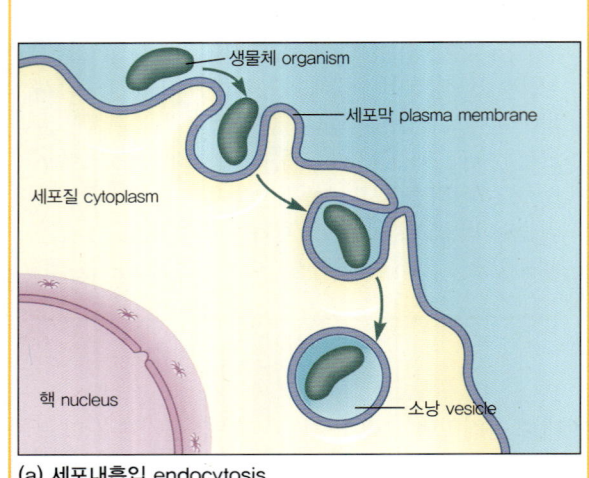
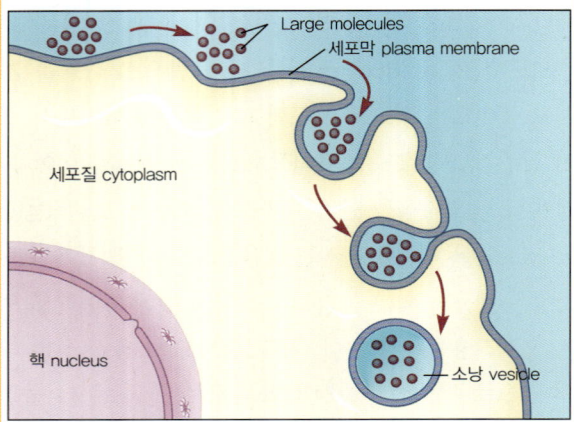
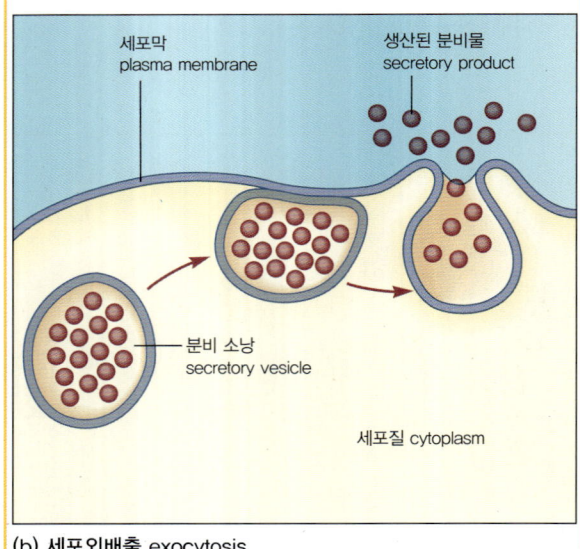

그림 1-8 (a) 세포내 흡입
(b) 세포외 배출

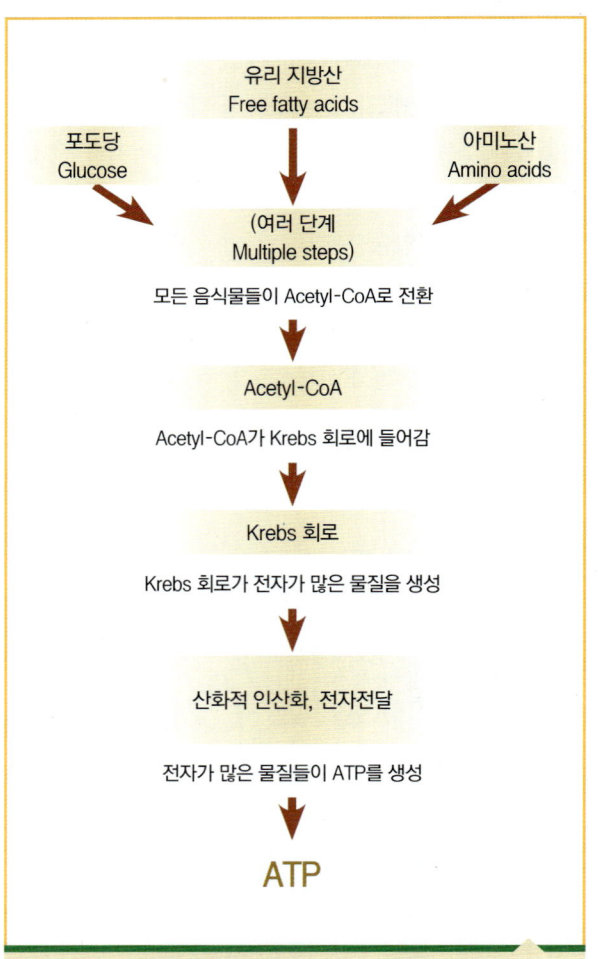

그림 1-9 음식물을 ATP로 전환

▪ 복제와 분화

세포가 생명유지를 위하여 기본적으로 필요한 조건이 복제이다. 많은 세포들은 살아있는 동안 여러 차례 분열하거나 새로운 세포들로 교체된다. **증식(proliferation)**이란 세포들이 분열하고 복제되는 과정이다. 가장 흔한 종류의 세포분열은 한 개의 세포가 두 개의 세포로 나뉘는 **유사분열(mitosis)**이다[그림 1-10]. 한 세포의 유사분열을 통하여 유전적으로 동일하고 동등한 두 개의 딸세포가 생긴다. 이 과정은 네 개의 단계, 전기, 중기, 후기 및 말기로 이루어진다.

전기(prophase)에 염색체들이 응축되고 핵막이 해체된다. **중기(metaphase)**에 방추사들이 동원체에 결합하고 염색체들은 일직선으로 배열된다. **후기(anaphase)**에는 염색체들이 분리되고 각각 반대 극으로 움직인다. 최종적으로, 염색체들은 각각의 극에 도달하고 **말기(telophase)**에 새로운 막들이 생긴다. **감수분열(meiosis)**은 성숙 정자와 난자 세포에서만 일어나는 세포분열이다[그림 1-10]. 정상적으로, 인간 세포들은 46개의 염색체를 갖고 있으나, 정자와 난자는 각각 23개의 염색체를 갖고 있다. 정자와 난자가 합쳐지면 생명체는 46개의 염색체를 갖는다.

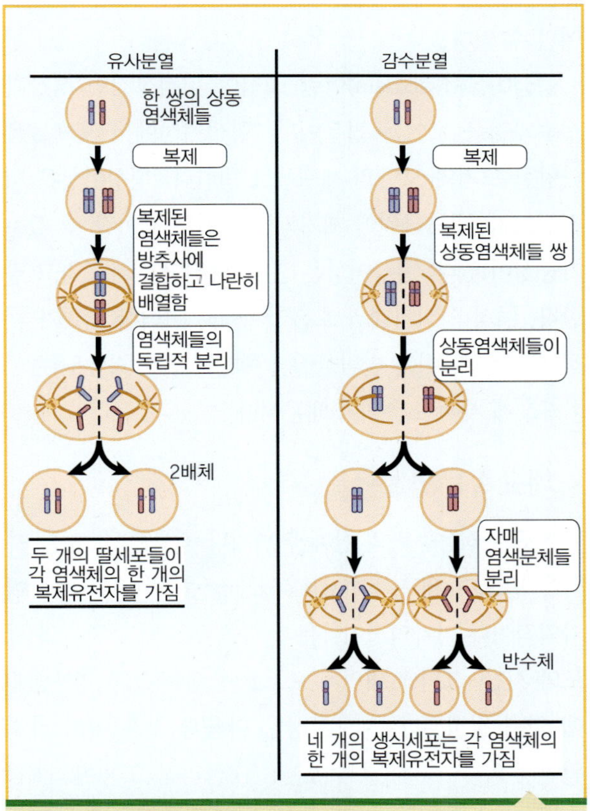

분화(differentiation)란 세포들의 종류, 기능, 구조 및 세포주기가 특화되는 과정이다. 이 과정은 정자와 난자가 결합한 후 약 15일에서 60일 이후에 시작된다. 이 기간 동안 배아는 외부 환경에 의한 손상에 가장 예민하다. 분화는 배아의 원시 줄기세포가 고도로 특화된 세포(예:심장 세포와 신경세포)로 발생하는 과정이다.

세포적응과 손상

▪ 세포적응

세포는 손상을 일으킬 수 있는 여러 종류의 환경적 요인들에 지속적으로 노출된다. 노출된 환경에서 생존하기 위해 세포는 **적응(adaptation)**하려고 한다. 즉, 세포가 항상성을 유지하기 위해 세포의 크기, 수 또는 유형을 바꾸는 것이다. 이러한 변화들은 영구적이거나 가역적일 수 있지만 자극제가 제거되면 적응은 중단된다.

세포적응(Cellular Adaptation)에는 위축, 비대, 증식, 화생, 그리고 형성이상이 있다[그림 1-11].

위축(atrophy)은 요구되는 기능이 감소되어 일어난다. 인체는 에너지와 에너지원을 아끼기 위해 최대한 효율적으로 일하려고 한다. 세포에 요구되는 기능이 감소되면 세포의 크기와 수도 감소된다. 위축된 세포들은 이전보다 적은 양의 산소를 사용하고 소기관의 크기와 수가 감소한다. 위축의 원인으로는 오랫동안 활동하지 않은 경우(무용성 위축), 탈신경(denervation), 내분비 기능저하, 영양결핍 및 허혈(ischemia)이 있다. 무용성 위축의 예로는 사지에 석고붕대를 장기간 착용할 경우 사지의 근육이 줄어드는 것이 있으며, 탈신경으로 인한 위축은 무용성 위축과 연관되며 마비된 사지에서 근육이 줄어드는 경우이다. 내분비 기능소실로 인한 위축은 폐경이 지난 여성의 생식기가 작아지는 것에서 볼 수 있다. 영양과 혈액 공급 부족이 생기면 세포들은

그림 1-10 유사분열과 감수분열

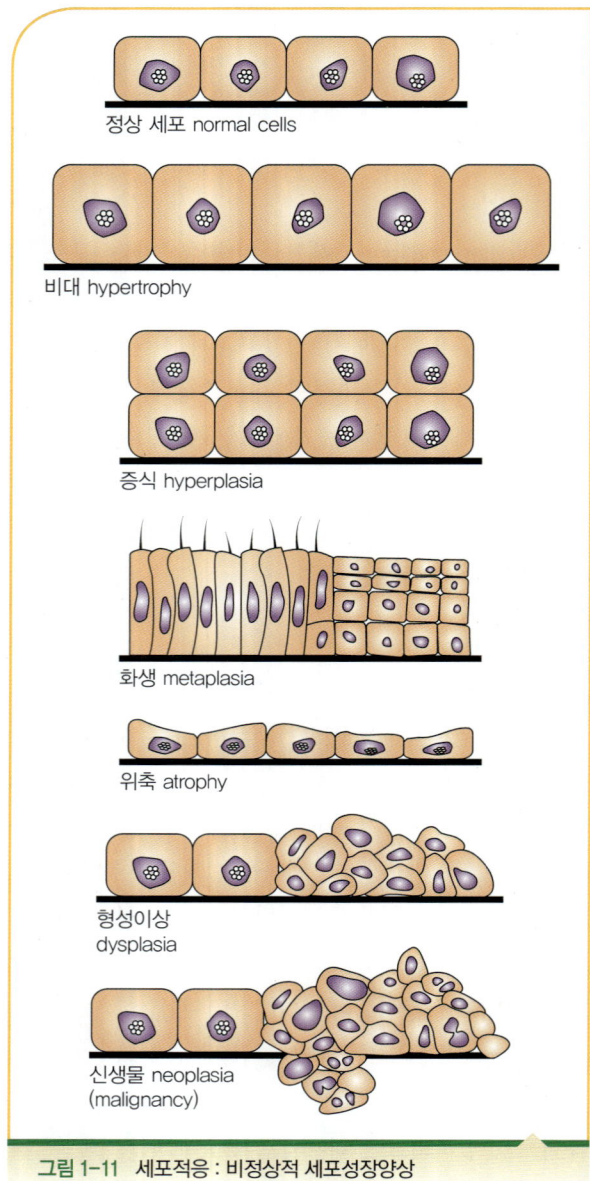

그림 1-11 세포적응 : 비정상적 세포성장양상

이 함으로써 커진 것처럼 심장도 고혈압으로 인해 일의 양이 증가하여 심근이 두꺼워지고 커진다. 심근의 크기가 커지면 심장은 혈액으로 채워지거나 혈액의 펌프질을 위한 탄력성을 잃는다. 병적 비대는 심장근육병(cardiomyopathy) 또는 심부전과 같은 합병증을 일으킬 수 있다(4장 참고).

증식(hyperplasia)은 기관 또는 조직의 세포 수가 증가하는 것을 말하며 상피세포처럼 유사분열을 할 수 있는 능력을 가진 세포에서 일어난다. 증식의 예로 월경, 간의 재생, 상처치유 및 피부 사마귀가 있다. 증식은 비대와 다르지만 비슷한 자극에 의하여 흔히 같이 일어난다.

어느 한 종류의 성숙세포가 또 다른 종류의 성숙세포로 대체되는 과정이 화생(metaplasia)이다. 화생은 대개 만성 자극과 염증에 의해 시작되어 더 강한 종류의 세포로 바뀐다. 화생의 예로 만성 흡연 또는 비타민 A 결핍으로 인한 기관지상피세포 섬모의 변화에서 볼 수 있다. 화생이 필연적으로 암적 변화를 유발하는 것은 아니지만, 자극이 제거되지 않으면 악성 세포로 형질전환이 일어날 수 있다.

형성이상(dysplasia)이란 조직이 비정상적인 성장과 성숙과정을 보이는 경우이다. 형성이상에서 세포들은 다양한 크기와 모양의 세포들로 변한다. 형성이상은 비정상이지만, 자극원이 제거되면 원래로 돌아갈 수 있는 가능성이 있다. 형성이상은 흔히 암 전단계 세포라고 말한다. 여성 생식기계과 호흡기계에서 이러한 변화가 흔히 보이는데, 이는 발암물질들(예:담배 연기, 사람유두종바이러스)에 자주 노출되기 때문이다.

■ 세포죽음과 손상

세포는 적응능력의 한계를 넘거나 적응할 수 없는 자극을 받으면 세포손상(cellular injury)을 받는다. 손상이 가역적이냐 비가역적이냐는 손상을 일으키는 자극의 강도와 시간, 그리고 내인적 요소들(예:혈액공급과 영양상태)에 의해 결정된다. 세포손상은 다음과 같은 여러 가지 원인에 의하여 일어날 수 있다. (1) 물리적 요인(예:기계적 요인과 극한의 온도), (2) 화학적 손상(예:오염, 납, 그리고 약

필요한 물질들의 부족으로 크기가 작아진다. 이것은 화분에 물과 비료를 주지 않는 것과 비슷하다.

위축의 반대는 비대(hypertrophy)이다. 비대는 요구되는 기능이 증가할 때 이를 충족시키기 위해 세포의 크기가 커진다. 이러한 변화는 정상적(생리적) 또는 병적 변화들의 결과이다. 비대는 흔히 심장과 근육 세포에서 보인다. 생리적 비대는 보디빌더가 아령을 가지고 팔운동을 했을 때 상지의 변화에서 볼 수 있다. 병적 비대는 고혈압 환자에서 볼 수 있다. 팔의 이두박근이 일을 더 많

물), (3) 방사선, (4) 생물학적 요인(예:바이러스, 세균 그리고 기생충), (5) 영양 불균형(nutritional imbalances)

세포손상이 비가역적이 되면, 일반적으로는 세포의 죽음을 야기한다. 더 이상 원하지 않는 세포들을 제거하는 과정은 세포예정사(programmed cell death)라고 불리고 일반적으로 세포자멸사(apoptosis)를 통하여 이루어진다[그림 1-12]. 세포예정사는 발생과정의 특정 지점에서 일어나는 세포의 죽음이다. 세포자멸사는 특징적인 형태학적 소견을 보인다. 세포자멸사는 조직 발생과정에서 일어나는 경우 이외에도 면역방어와 암 예방에도 중요하다. 하지만 이 과정이 제대로 조절되지 않으면 부적절한 세포의 파괴를 일으킬 수 있다. 부적절한 세포자멸사의 활성화는 알츠하이머병과 같은 퇴행성 신경질환에서도 일어날 수 있다(11장 참고).

세포의 죽음에는 세포자멸사만 있는 것이 아니다. 허혈 또는 괴사가 원인이 될 수도 있다[그림 1-12]. 허혈은 조직 또는 기관으로의 혈액 공급의 감소를 의미한다. 혈액 공급의 부족은 필요한 영양소와 산소를 제한함으로써 근본적으로 조직 또는 기관을 파괴한다. 허혈은 세포가 생존할 수 없을 정도로 손상을 주거나 괴사를 일으킬 수 있다. 세포자멸사와 괴사와의 차이는 세포의 형태적 변화에 있다. 세포자멸사에서 세포들은 응축되거나 크기가 줄지만, 괴사에서는 세포들이 붓고 터진다.

괴사는 여러 원인에 의하여 발생할 수 있다. 액화괴사(liquefaction necrosis)[그림 1-13]는 효소들이 괴사된 세포들을 녹이고 액화시킬 때 일어난다. 이러한 괴사가 가장 흔하게 나타나는 위치는 뇌이다. 뇌 병변에는 이러한 효소들이 매우 풍부하기 때문이다. 건락괴사(caseous necrosis)[그림 1-14]는 괴사된 세포들은 해체되었지만 세포들의 잔해가 몇 달에서 몇 년씩 남을 때 일어난다. 이러한 종류의 괴사는 코티지 치즈(작은 알갱이들이 들어있는 부드럽고 하얀 치즈) 같은 모습을 갖고 있고, 폐결핵에서 가장 흔하다. 지방괴사(fat necrosis)[그림 1-15]는 지질분해효소가 세포내 중성지방(triglycerides)을 유리지방산(free fatty acids)으로 가수분해할 때 일어난다.

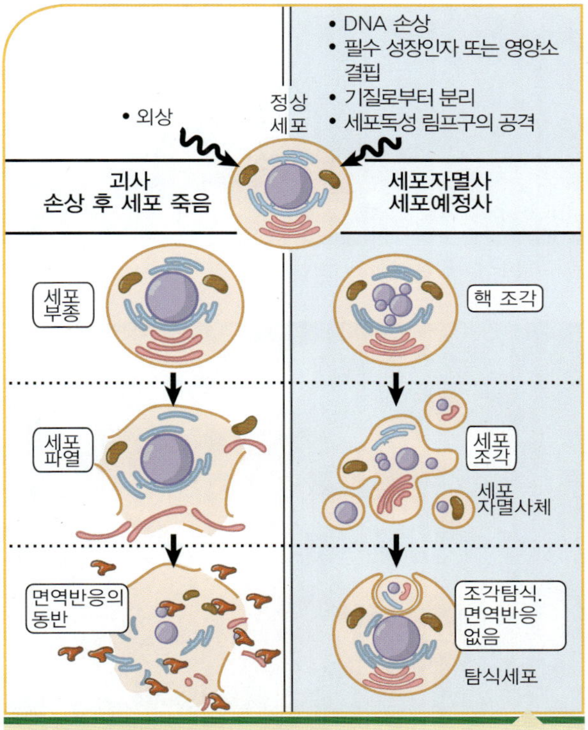

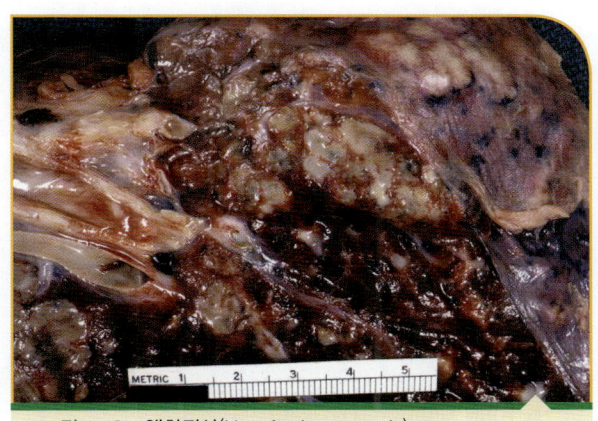

그림 1-13 액화괴사(Liquefaction necrosis)

그림 1-12 세포자멸사와 괴사

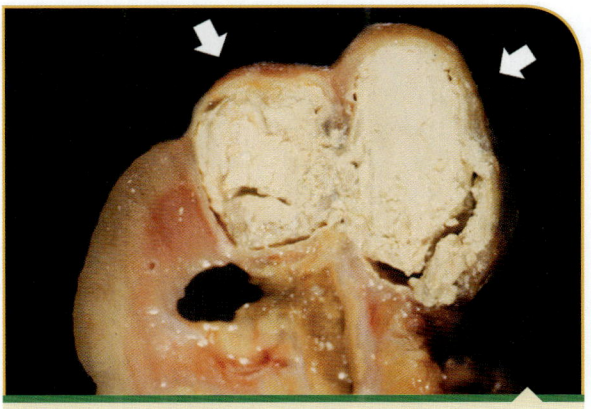

그림 1-14 건락괴사(Caseous necrosis)

이때 유리지방산들이 마그네슘, 나트륨 및 칼슘과 결합하여 비누같이 굳어져 분필 모양의 지방괴사를 만든다. **응고괴사(coagulative necrosis)**[그림 1-16]는 대개 혈류 차단의 결과로 일어난다. 이때 혈중 pH가 낮아지면서 세포내 효소들을 변성시킨다. 이런 종류의 괴사는 흔히 신장, 심장 및 부신에서 일어난다. 괴저(gangrene)는 응고괴사의 한 종류로 저하된 혈액공급과 세균 침범에 의하여 일어난다. 괴저는 주로 동맥경화에 의해 다리에 생기거나 위장관에서 일어난다. 괴저는 건성, 습성, 그리고 가스괴저의 세 가지 유형으로 생길 수 있다. **건성괴저(dry gangrene)**[그림 1-17]는 최소한의 세균에 의해 일어나며 피부는 건조하고 짙은 갈색이나 검정색을 보인다. **습성괴저(wet gangrene)**[그림 1-18]는 액화괴사와 함께 일어난다. 세균으로 인한 광범위한 손상을 가져오며 백혈구들은 액성 상처를 만든다. 습성괴저는 사지와 내장기관에 일어날 수 있다. **가스괴저(gas gangrene)**

[그림 1-19]는 혐기성 세균인 클로스트리듐(Clostridium) 때문에 발생한다. 이 종류의 괴저가 가장 심각하고 치명적일 가능성이 높다. 세균은 주변 세포들을 죽이는 독소를 발산하면서 빠르게 퍼진다. 흔히 피부 아래쪽 조직에서는 가스방울들이 방출된다.

또 다른 중요한 세포손상의 기전으로 자유기이다. **자유기(free radicals)**는 세포의 죽음을 일으킬 수 있는 해롭고 불안정한 물질이다. 빠르게 진행하는 경로는 광범위한 손상을 일으킬 수 있는데, 단 하나의 불균형한 원자가 시발점이다. 원자는 짝을 이루지 못한 전자를 갖고 있어 불안정하다. 안정을 찾기 위해 원자는 주변의 다른 원자에서 전자를 빌리는데, 그 과정에서 주변의 원자도 불안정하게 된다. 새롭게 불안정화된 원자는 또다시 주변에서 전자를 빌리게 되면서 도미노 현상을 일으키고 전자를 빌려주는 원자가 안정적으로 될 때까지 이 현상은 계속된다. 손상의 정도는 이 과정이 얼마나 오랫동안

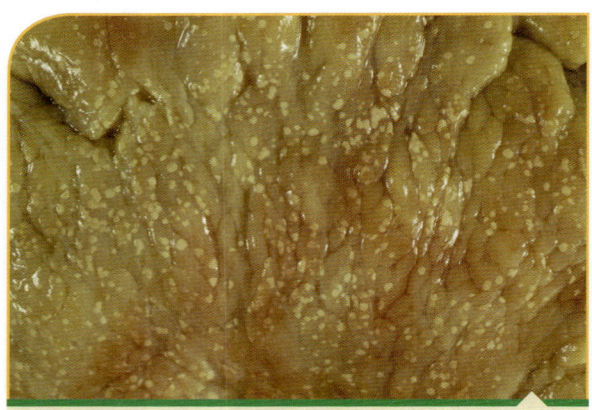

그림 1-15 지방괴사(Fat necrosis)

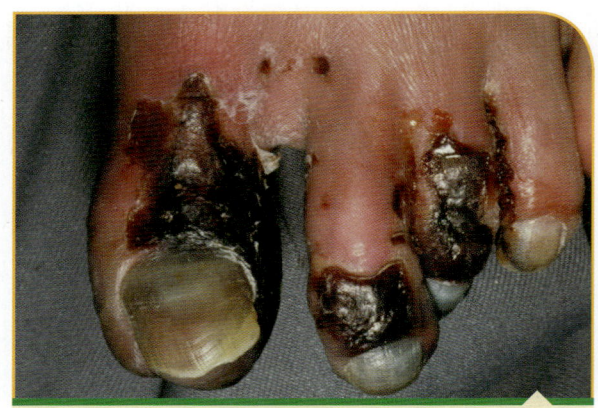

그림 1-17 건성괴저(Dry gangrene)

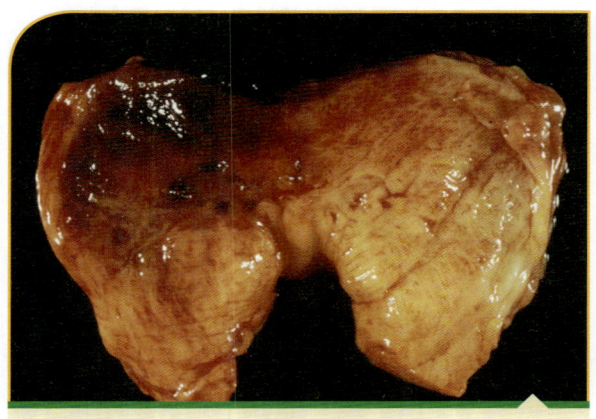

그림 1-16 응고괴사(Coagulative necrosis)

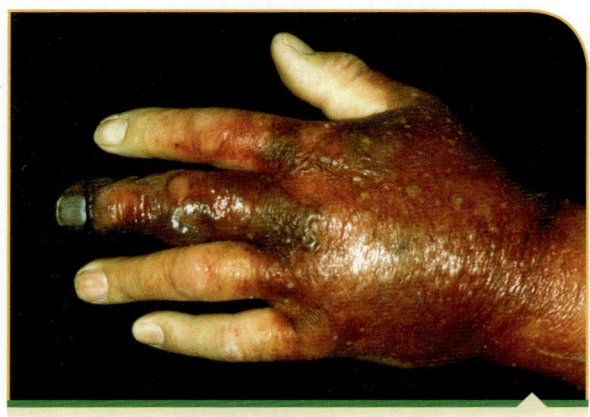

그림 1-18 습성괴저(Wet gangrene)

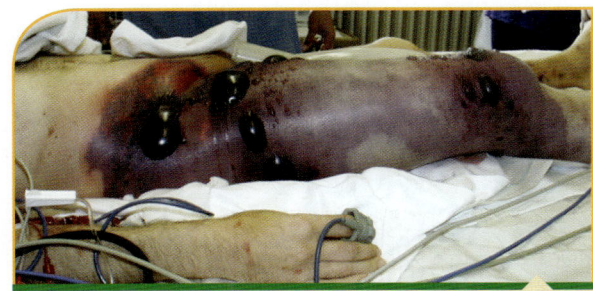

그림 1-19 가스괴저(Gas gangrene)

지속되느냐에 달렸다. 면역체계는 이러한 손상을 최소화하거나 손상으로부터 보호하기 위한 체계를 갖고 있으며(3장 참고), 몇몇 식이 성분들은(예:비타민 C, A, E) 자유기 형성을 차단하고 비활성화시키는 데 도움을 준다.

신생물

증식 또는 분화의 과정이 잘못되면 신생물이 발생될 수 있다. **신생물**(neoplasm) 또는 **종양**(tumor)은 대부분 돌연변이에 의해 정상적인 조절과정에 더는 반응하지 않는 세포성장의 결과이다. 이러한 조절되지 않는 성장과 연관된 병적 상태가 **암**(cancer)이다. 암의 주요 특징은 빠르고 조절되지 않는 증식과 분화의 상실이다. 따라서 암세포들은 정상 세포와 비교하여 크기, 모양, 수, 분화 및 기능이 다르다.

암형성(carcinogenesis)은 암이 발생하는 과정이며 개시, 촉진, 그리고 진행의 세 단계를 거쳐 일어난다[그림 1-20]. **개시**(initiation)는 세포가 DNA 손상 또는 돌연변이를 일으키는 어떠한 요인(예:화학물질, 바이러스, 방사선)에 노출되었을 때 일어난다. 대개 몸에는 이러한 과정을 인지하고 손상을 복구하는 효소들이 있다. 그러나 이 시기에 치료하지 않고 방치해 두면 돌연변이는 영구적인 것이 되고, 돌연변이가 다음 세대의 세포들에게 전달된다. **촉진**(promotion)은 돌연변이 세포들이 성장을 촉진하는 인자들(예:호르몬, 질산염, 또는 니코틴)에 노출되는 것이다. 이 단계는 개시 직후에 일어날 수도 있고, 또는 몇 년 후에 일어날 수도 있으며, 촉진인자들이 제거되면 원상태로 되돌릴 수 있다. **진행**(progression) 상태에서는 종양이 침윤, 전이 및 약물에 저항성을 갖는다. 이 단계는 영구적이거나 비가역적이다.

건강한 신체는 필요한 방어요소들을 갖추고 있어서 암으로부터 보호될 수 있다(2장 참고). 그러나 이러한 방어기작이 실패하면 암이 발생한다. 방어요소들이 실패하는 이유에는 발암물질 노출과 유전적 돌연변이의 복잡한 상호작용이 관련되어 있다. 암을 유발하는 여러 가지 유전자들이 발견되었는데, 종양유전자들(oncogenes)은 세포분열을 활성화하고 배아 발달에 영향을 준다. 암을 생성하는 유전자들 중 몇몇은 유전적 또는 후천적 돌연변이로 인한 변화가 있기 전까지는 무해할 수 있다.

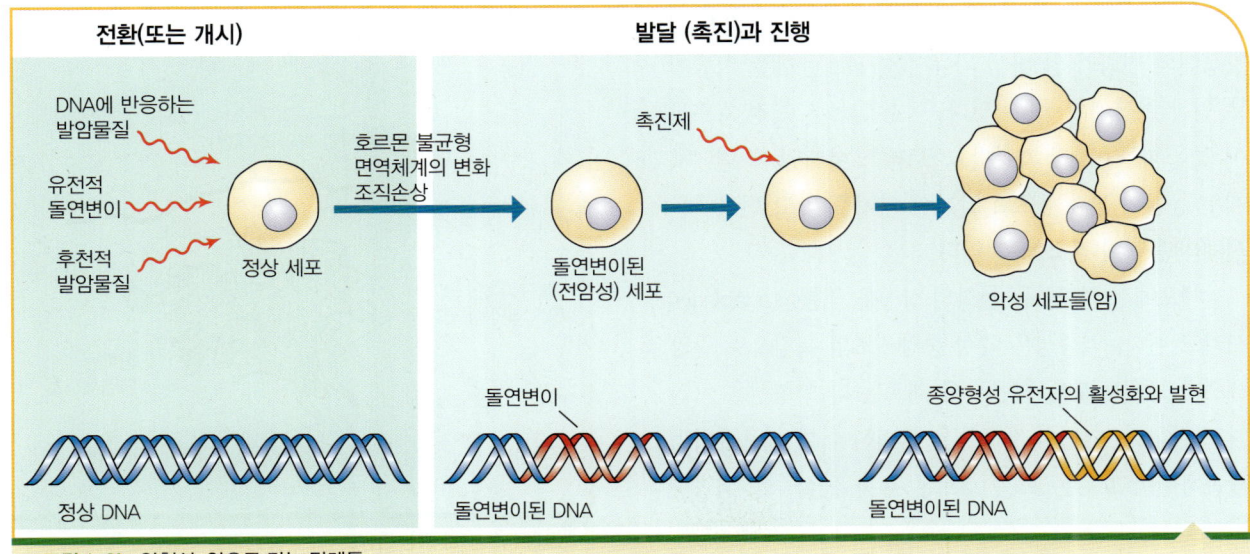

그림 1-20 암형성: 암으로 가는 단계들

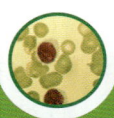

궁금증 해결

궁금증 1. 음식이 요리되고 있는 전자레인지 앞에 서 있으면 암 발생률을 높일 수 있다.

흔한 괴담이지만, 발암 위험도가 증가되는 이온화된 방사선(예: x-선)과 연관되어 있다. 이온화된 방사선은 원자로부터 전자를 분리시킨다. 전자레인지는 비전이성 방사선으로 음식을 가열한다. 초기 전자레인지들은 이러한 방사선을 현재보다 더 높은 정도로 발산했기 때문에, 발암 위험도가 더 높을 수도 있다. 아직까지는 비전이성 방사선이 발암 위험도를 증가시키는지 명확하게 증명되지 않았다. 현재 식품의약국은 전자레인지가 발산하는 비전이성 방사선의 양을 제한하고 있다.

궁금증 2. 휴대전화 사용이 발암 위험도를 증가시킬 수 있다.

휴대전화는 전자레인지와 같이 비전이성 방사선을 이용해서 신호를 보낸다. 머리와 아주 근접한 위치에서 사용을 하고 있어 뇌종양의 발생 위험도가 증가된다는 가능성이 제기되고 있지만 명확한 증거는 없다. 휴대전화를 긴 시간동안 사용을 하면 전자레인지가 음식을 가열하는 것과 같은 이유로 귀가 가열되기 때문에 주의와 예방책이 언급되고 있다.

후천적으로 생기는 유전적 돌연변이의 흔한 원인에는 바이러스, 방사선, 환경적 또는 식이 발암물질 및 호르몬이 있다. 암이 생길 수 있는 가능성을 높이는 다른 요인에는 나이, 영양상태, 호르몬 균형 및 스트레스가 있다. 나이가 들면서 통계적으로 DNA 전사에서 오류가 생길 확률도 높아지고 발암 물질의 노출도 증가한다. 영양상태의 변화가 암 발생 가능성을 높이는 예는 자유기로 인한 손상에서 볼 수 있다. 어떤 암들은 특정 호르몬이 있을 때 더 빨리 자란다. 스트레스 상태일 때 면역체계는 능률이 떨어지므로 암형성 과정을 찾고 반응하는 신체의 능력이 감소할 수 있다.

암세포에서 일어나는 분화의 상실을 **역형성**(anaplasia)이라고 한다. 역형성은 악성 종양세포의 특징으로 종양세포가 모세포를 덜 닮을수록 세포는 더 역형성을 보인다고 말한다. 역형성 세포들은 완전히 다른 세포들처럼 활동하면서 호르몬 또는 호르몬 유사 물질들을 생성하기도 한다.

■ 양성 종양과 악성 종양

생물은 양성 종양과 악성 종양으로 분류된다[표 1-2], [그림 1-21]. **양성**(benign) 종양은 분화된 세포들로 이루어져 있어 정상 세포와 유사하고 임상문제를 덜 일으킨다. 양성 종양은 대개 피막으로 싸여 있으며 전이하지 않는다. 그러나 종양이 커지면서 주변 조직을 누를 수 있어 발생 위치에 따라 문제를 일으킬 수 있다. 특히 뇌나 척수같이 민감한 위치에 종양이 생기면 크기와 상관없이 심각한 문제를 일으킬 수 있다.

악성(malignant) 종양은 대개 미분화되어 있으며 역형성을 보이고 세포분열이 증가되어 있다. 악성 종양은 주변 조직으로 침윤하면서 퍼진다. 종양의 전이는[그림 1-22, 1-23] 종양세포가 순환계 또는 림프계에 접근하고 그곳에서 생존할 수 있는 능력과 관련된다. 흔히 종양은 원발 조직 또는 기관 근처에 전이하지만, 더 먼 곳까지 전이될 수 있다[표 1-3]. 종양의 종류와 상관없이

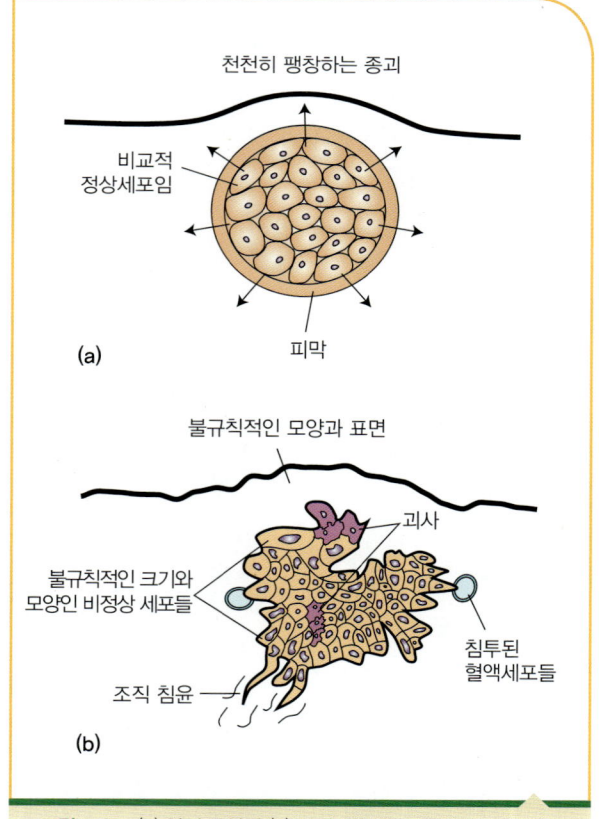

그림 1-21 (a) 양성 종양과 (b) 악성 종양들의 특징

표 1-2. 양성과 악성 종양의 특징

	양성 종양	악성 종양
세포	정상 세포와 유사 좋은 분화 비교적 정상 유사분열	다양한 크기와 모양 미분화 유사분열의 증가와 비정형 유사분열
성장	비교적 느림 팽창된 덩어리 흔히 피막으로 둘러싸임	빠른 성장 세포들이 유착력이 없고, 침윤성 성장 피막 없음
전이	원발 위치에 국한되어 있음	주변조직을 침윤하거나 혈관과 림프관을 통해 원격전이
전신적 영향	드물다	흔하다
생명 위협성	어떤 특정 위치에서만 (예: 뇌)	조직 파괴와 전이

종양의 진행과 생존을 위해서는 몇몇 요인들이 갖춰져야 하는데 종양은 적절한 혈액공급이 필수적이다. 따라서 종양은 주변 조직의 혈액공급을 우회시켜 필요성을 충족한다. 종양은 혈액공급이 가능한 정도까지 커진다. 위치 또한 매우 중요하다. 숙주 요인으로 나이, 성별, 건강 상태 및 면역 기능이 영향을 미칠 수 있으며, 이러한 요인들의 변화가 종양성장과 전이될 수 있는 최적의 환경을 만들 수도 있다.

표 1-3. 전이의 흔한 위치

암 종류	전이 위치
유방암	액와부 림프절, 폐, 간, 뼈, 뇌
대장암, 직장암	간, 폐, 복막
폐암	간, 뇌, 뼈
난소암	복막, 횡격막, 간, 폐
전립선암	뼈
고환암	폐, 간

```
암세포는 효소와 운동성 인자 분비
         ↓
    혈관의 기저막 파괴
         ↓
    암세포의 혈관내 확산
         ↓
 감지되지 않은 세포들이 혈액 밖으로 확산
         ↓
       효소 분비
         ↓
      세포벽 파괴
         ↓
      새 조직 침투
         ↓
     화학적 끌림 발생
         ↓
  악성 세포들이 특정 위치를 표적
         ↓
   종양세포의 특정 위치로 침윤
         ↓
      종양세포의 증식
         ↓
   전이된 종양의 종괴형성
```

그림 1-22 암의 전이

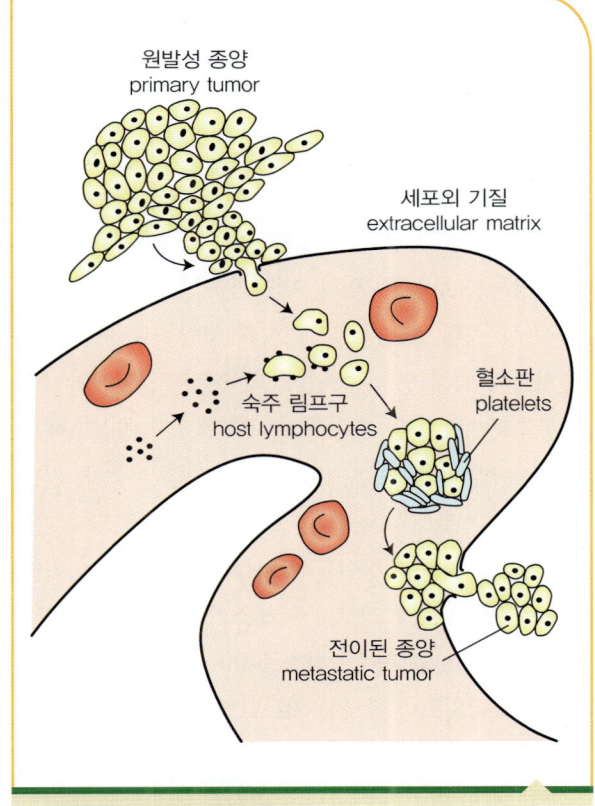

그림 1-23 전이의 발생기전

■ 임상소견

대부분의 경우 암의 조기발견과 빠른 치료가 예후를 향상시킨다. 많은 암들은 의료진, 환자 본인 및 가족들에 의해서 징후와 증상이 인식되어 발견된다. 이런 경고 신호들에 주의를 기울이며 치료를 일찍 시작하는 것이 매우 중요하다. 미국 암학회(American Cancer Society, www.cancer.org)에서는 암에 대한 경고 신호들을 발표하였으며 이를 "CAUTION" 신호라고 부른다[표 1-4].

표 1-4. 암의 7가지 경고신호

C	change in bowel or bladder habits – 대변 또는 소변 습관의 변화
A	a sore that doesn't heal – 낫지 않는 상처
U	unusual bleeding or discharge – 비정상적 출혈 또는 분비물
T	thickening or lump in breast or elsewhere – 유방 또는 다른 부위에서 두꺼워짐 또는 덩어리
I	indigestion or difficulty swallowing – 소화불량 또는 연하곤란
O	obvious change in a wart or mole – 사마귀 또는 점의 뚜렷한 변화
N	nagging cough or hoarseness – 계속되는 기침 또는 쉰 목소리

암이 진행되면서 환자는 빈혈, 악액증(cachexia), 피로, 감염, 백혈구 감소, 혈소판 감소 및 통증 등의 징후와 증상들을 보일 수 있다. 빈혈과 적혈구 감소는 백혈병, 만성 출혈, 영양실조, 화학적 항암치료 또는 방사선 치료에 의해 생길 수 있다. 악액증은 일반적인 소모성 증후군으로 야윈 모습을 보이고 흔히 영양실조에 의해 일어난다. 피로 또는 기운이 없는 느낌은 종양, 빈혈, 영양실조, 스트레스, 불안 및 화학적 항암치료의 결과이다. 감염의 위험을 높이는 인자들에는 골수기능 억제, 화학적 항암치료 그리고 스트레스가 있다. 백혈구감소증(leukopenia)과 혈소판감소증(thrombocyto penia)은 화학적 항암치료나 방사선 치료로 인한 골수기능억제의 흔한 합병증이다. 통증은 대개 조직의 압력, 폐쇄, 침윤, 조직 파괴 및 염증과 연관되어있다.

■ 진단

암의 진단은 복잡하며 암의 종류에 따라 다를 수 있다. 이번 단원에서는 암의 진단적 절차에 대한 기본적 개요를 다룰 것이며 자세한 사항은 각각의 암에 대한 내용과 함께 추후 단원에서 다뤄질 것이다. 진단 절차는 환자의 과거력 조사와 이학적 검사가 철저하게 이루어진 후 내려진다. 진단검사의 목적은 암세포를 발견하고, 종양의 유형, 원발 부위 또는 이차적 위치를 밝히는 것이다. 의료진은 적절한 치료 계획을 세우기 위해 환자의 정확한 상태파악과 필요한 임상 정보를 얻어야 한다.

X-선, 방사성 동위원소검사, 전산화 단층촬영스캔, 내시경, 초음파검사, 자기공명영상, 양전자 방사 단층촬영스캔, 생검 및 혈액검사 등의 선별 검사들은 암의 조기 진단에도 쓰이고 암의 병기 결정에도 쓰인다[표 1-5]. 혈액검사에는 특정 암에 대한 종양표지자 검사가 포함된다[표 1-6]. 종양표지자들은 암의 발견에도 도움을 줄 뿐만 아니라 병의 진행과 치료의 반응에 대한 추적에도 도움을 준다.

악성 종양 세포들은 분화 정도(등급; grading)와 병의 진행 정도(병기; staging)에 따라 분류된다. **등급 체계(grading system)**는 분화 정도를 1에서 4의 등급으로 나눈다. 예를 들어 1등급의 암은 고분화도를 보이며 원발 조직과 유사하기 때문에 종양의 생물학적 악성도가 낮음을 의미한다. 반면, 4등급의 암은 미분화되어 있어 악성도가 높고 임상적 문제를 일으킬 가능성이 높다. TNM 병기는 종양의 크기, 주변 림프절 전이, 그리고 혈행성 전이 여부에 따라 평가한다[그림 1-24].

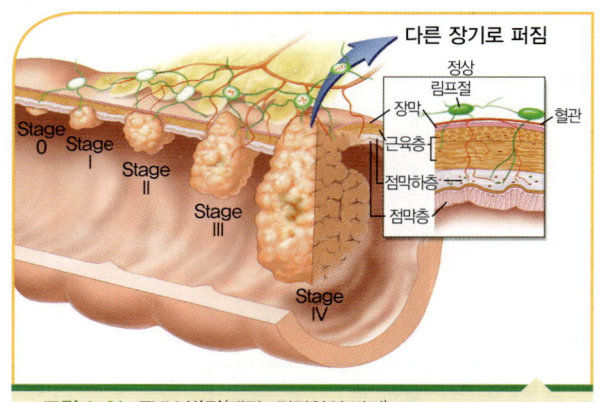

그림 1-24 TNM 병기(대장·직장암의 병기)

표 1-5. 암 선별 지침

선별 부위	권고
유방	
유방촬영술	▪ 40세 이상, 매년
임상적 유방진찰	▪ 40세 이상에서 매년, 20-39세에서는 3년마다
자가 유방진찰	▪ 20세 이상에서 매달
자궁 경부	
Pap 세포도말검사	▪ 성교 시작 이후 약 3년부터 매년
	▪ 70세 이상에서 3번 연속 정상 Pap 진단 받은 경우 선별검사를 하지 않을 수도 있음
	▪ 전자궁절제술을 했을 경우 필요 없음, 단 자궁경부암 때문에 시행했던 경우는 제외
자궁내막	
자궁내막 생검	▪ 대장암의 위험이 있는 여성의 경우 35세부터 매년
전립선	
전립선 특이 항원	▪ 50세부터 매년, 고위험도일 경우 40세부터
직장수지검사	▪ 50세부터 매년, 고위험도일 경우 40세부터
대장과 직장	
대변 잠혈반응 검사	▪ 50세 이상에서 매년
유연성 S결장 내시경 검사	▪ 50세 이상에서 5년마다
바륨관장검사	▪ 50세 이상에서 5년마다
대장내시경	▪ 50세 이상에서 10년마다

표 1-6. 흔한 종양 표지자

표지자	악성 종양	비종양 또는 비악성 상태
알파-태아단백질 (Alpha-fetoprotein)	▪ 간암 ▪ 난소 생식세포암 ▪ 고환 생식세포암	▪ 간염 ▪ 임신 ▪ 간경화 ▪ 모세혈관성운동실조(ataxia-telangiectasia)
암배아성 항원 (Carcinoembryogenic antigen)	▪ 간암 ▪ 신장암 ▪ 폐암 ▪ 림프종 ▪ 위암 ▪ 흑색종 ▪ 난소암 ▪ 췌장암 ▪ 방광암 ▪ 유방암 ▪ 갑상선암 ▪ 자궁경부암 ▪ 대장·직장암	▪ 흡연 ▪ 췌장염 ▪ 간 질환 ▪ 염증성 장 질환
CA 15-3	▪ 폐암 ▪ 난소암 ▪ 유방암 ▪ 전립선암	▪ 간염 ▪ 수유 ▪ 임신 ▪ 자궁내막증 ▪ 양성 유방질환 ▪ 양성 난소질환 ▪ 골반 염증성 질환
CA 19-9	▪ 위암 ▪ 췌장암 ▪ 담도암 ▪ 대장·직장암	▪ 담낭염 ▪ 간경화 ▪ 췌장염 ▪ 담낭결석
CA 27-29	▪ 간암 ▪ 신장암 ▪ 폐암 ▪ 대장암 ▪ 위암 ▪ 자궁암 ▪ 난소암 ▪ 췌장암 ▪ 유방암	▪ 간 질환 ▪ 신장 질환 ▪ 난소 낭종 ▪ 자궁내막증 ▪ 임신(첫 삼분기) ▪ 양성 유방질환
CA 125	▪ 위암 ▪ 난소암 ▪ 췌장암 ▪ 대장·직장암	▪ 임신 ▪ 복막염 ▪ 월경 ▪ 췌장염 ▪ 간 질환 ▪ 자궁내막증 ▪ 골반 염증성 질환
인간 융모성 성선 자극 호르몬 (human chorionic gonadotropin)	▪ 간암 ▪ 위암 ▪ 폐암 ▪ 췌장암 ▪ 고환암 ▪ 융모막암종 ▪ 배아세포암종	▪ 임신 ▪ 대마초 흡입
젖산탈수소효소 (lactate dehydrogenase)	▪ 백혈병 ▪ 고환암 ▪ Ewing's육종 ▪ 비호즈킨 림프종 ▪ 대부분의 모든 암	▪ 빈혈 ▪ 심부전 ▪ 간 질환 ▪ 폐 질환 ▪ 갑상선 기능 저하증
뉴런특이 enolase (neuron specific enolase)	▪ 신장암 ▪ 고환암 ▪ 흑색종 ▪ 췌장암 ▪ 갑상선암 ▪ 윌름즈 종양 ▪ 소세포 폐암 ▪ 신경아세포종	▪ 알려지지 않음

표 1-6. 흔한 종양 표지자 *(계속)*

표지자	악성 종양	비종양 또는 비악성 상태
전립선산인산효소 (prostatic acid phophatase)	・전립선암	・양성 전립선 질환
전립선 특이 항원 (prostates specific antigen)	・전립선암	・양성 전립선 비대증 ・전립선염

■ 치료

암 치료는 화학적 항암치료, 방사선 치료, 수술, 호르몬 치료 그리고 면역 치료의 조합이다. 추가적으로 대체치료(예:약초, 식이 및 침술)가 있다. 치료의 목적은 **치유**(curative), **완화**(palliative), 그리고 **예방**(prophylactic)이다. 수술을 통하여 종양과 주변 조직을 같이 제거한다. 화학적 항암치료는 복제하고 있는 세포들을 파괴시키는 다양한 종류의 약물들을 투여하는 것이다. 방사선 치료는 이온화된 방사선을 이용하여 암세포의 돌연변이를 일으키고 종양의 혈액 공급을 방해하기 위해서 사용한다. 방사선은 외부 방사선원을 통해서 또는 내부에 이식한 방사선원을 통해서 투여될 수 있다. 호르몬 치료는 특정 암세포의 성장을 억제하는 특정 호르몬을 투여하는 것이다. 면역치료는 암에 대한 숙주의 생물학적 반응을 변화시키는 인터페론과 인터루킨과 같은 면역제를 투여한다.

■ 예후

암의 완치는 진단과 치료 이후 5년 동안 재발이 없는 것으로 정의한다. **예후**(prognosis)는 환자가 암을 견뎌낼 가능성을 의미하며 암의 전이 능력에 따라 다르다. 암이 혈관계나 림프계를 통해 다른 곳으로 퍼질수록 환자의 예후는 나쁘다. 조기진단과 치료는 암이 전이하기 전에 치료함으로써 예후를 향상시킨다. **관해**(remission)는 암이 치료에 반응하여 현재 조절되고 있을 때를 말한다. 많은 암들은 예방할 수 있다. 따라서 금연, 올바른 영양과 체중 조절에 대한 건강 증진교육은 모든 암의 유

병률과 발병률을 감소시키는 데 필수적이다. 이러한 전략들로 암의 발생률을 감소시킬 수는 있지만 암 위험요인이 없는 사람들에서도 암이 발생할 수 있다는 점을 주목해야 한다.

유전성과 선천성 변화

유전성 그리고 선천성 결함들은 거의 모든 종류의 조직이나 기관을 침범하며 모든 연령대에 영향을 미친다. **유전학**(genetics)은 유전적 특징을 공부하는 학문이다. 유전적 특징이란 생물학적으로 부모에서 자녀들에게 물려받은 물리적, 생화학적 및 생리적 특성이다. 심하거나 사망에 이르게 하는 장애와 돌연변이는 유전적 물질에 의해 전해질 수 있다. 유전적 장애는 출생 당시에 있을 수도 없을 수도 있다. **선천성**(congenital) 장애들은 주로 태아기에 발생하여 출생 당시 또는 출생 후 얼마 되지 않아 분명하게 나타날 수 있다.

■ 유전

세포의 정보는 **유전자**(gene)에 들어 있다. 유전자는 **디옥시리보핵산**(DNA)으로 이루어지며 단백질 합성을 위한 주형 역할을 한다. **염색체**(chromosome)는 DNA가 있는 **뉴클레오티드**(nucleotide)들로 이루어진 긴 이중 나선이다. 뉴클레오티드는 다섯 탄소 당(디옥시리보스(deoxyribose), 인산기, 그리고 넷 중 한 개의 질소염기(사이토신(cytosine), 티민(thymine), 구아닌(guanine), 또는 아데닌(adenosine)로 이루어져 있다.

약 30억 개의 뉴클레오티드가 인체의 유전체를 이루고 있다. 각 유전자는 몇백에서 몇천 개의 뉴클레오티드를 함유하고 있을 수 있다. 46개의 염색체 중에서 22개의 염색체 쌍은 **상염색체**(autosome)이고 남은 두 개가 성염색체이다. 여성에서는 X의 쌍이고, 남성에서는 X 하나, Y 하나로 되어 있다. 한 개인의 염색체 대표를 보여 주는 것이 **핵형**(karyotyping)이며 이러한 유전자들의 물리적 표현을 **표현형**(phenotype)(예:파란 눈)이라 한다. 그러나 모든 유전자들이 발현되는 것은 아니다.

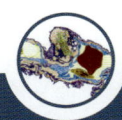

임상 사례

병력

은주 씨는 47세의 여성으로 우측 유방종괴로 외과에 내원하였다. 그동안 건강하였으며 규칙적인 운동을 유지하고 담배나 술은 하지 않았다. 2개월 전 그녀는 우측 유방에 종괴가 만져지는 것을 발견하였으나 월경전·후로 만져지는 유방의 변화로 생각하였다. 그러나 월경이 끝난 이후에도 종괴의 크기는 변하지 않았으며 오히려 커지는 느낌이었다. 그녀는 8세와 6세의 두 아이가 있으며 둘째 아이 분만 후 5년 동안 경구피임약을 복용하였으나 지금은 중단하고 있다. 은주 씨는 늦둥이로 태어난 무남독녀이다. 그녀의 부모는 심장질환과 암의 가족력이 있었다.

현재상태

유방에 대한 이학적 검사에서 우측 유방 상부에 2-3cm의 종괴가 촉지되었다. 종괴는 단단하고 흉벽에 고정되어 있었다. 유방 피부는 정상이었고 색의 변화나 함몰 등의 이상소견은 없었다. 우측 액와부에서 완두콩만한 림프절이 촉지되었다. 좌측 유방에는 두 개의 1-2cm 크기의 부드럽고 움직이는 종괴가 발견되었다. 은주 씨는 2주 전에 좌측 유방 종괴들이 만져짐을 알았다고 말했다. 초경은 10세 때이며 월경 1-2주 전에 유방은 압통과 함께 종물의 형태로 만져졌다고 한다. 제왕절개의 과거력은 없으며 2년 전 받은 자궁경부에 대한 세포도말검사는 정상이었다. 유방조영검사에서 우측 유방 상부에 3cm, 좌측 유방에 각각 1.5cm 크기의 세 개의 종괴가 확인되었다. 뼈의 단층촬영 및 기타 검사에서 음성소견을 보였다.

1. 은주 씨는 유방암 발생의 위험도가 증가되어 있다. 다음 중 유방암 발생 고위험도와 가장 연관성이 있는 문항은?
   A. 가족 중 유방암의 병력이 있는 경우
   B. 낭성 유방질환의 병력
   C. 빠른 초경
   D. 자녀출산과 관련된 외상

2. 은주 씨의 우측 액와부 림프절종대를 가장 바르게 설명한 것은?
   A. 최근 월경의 시작과 함께 발생한 염증반응의 결과이다.
   B. 세포변성의 결과로서 림프계에 대한 증가된 압력 때문이다.
   C. 빠르게 성장하는 종양세포에 영양공급을 위함이다.
   D. 다른 조직 내로 종양세포의 확산 결과이다

은주 씨는 3일 후 유방절제수술을 받았다. 절제된 유방암 조직에 대한 에스트로겐 수용체 검사에서 양성소견을 보였다. 프로게스테론 치료가 시작되었고 보행이동은 수술 후 2일째부터 시작하였다.

3. 은주 씨의 종양은 TNM 병기 III 이었다. 조직학적 검사에서 카테고리 유형 II 이었다. 종양의 조직학적 소견을 기술하고 분류하는 이유는?
   A. 치료는 종양의 크기, 확산정도, 조직학적 유형에 근거를 둔다.
   B. 종양병기는 생존율과 치료반응 등을 파악하는 데 유용하다.
   C. 종양분류시스템은 유방암 환자의 통계학적 분석을 위한 자료목록을 제공한다.
   D. 모두

4. 은주 씨의 어떠한 행동들이 좋은 예후를 예측하게 하는가?
5. 은주 씨의 호르몬치료에 대한 근거는 무엇인가?

■ 유전의 유형들

어떤 특징 또는 특성은 여러 가지의 대립유전자(allele)에 의해 결정된다. 각각의 염색체에 동일한 대립유전자를 갖고 있으면, 그 유전자에 대해 **동형접합(homozygous)**이고, 대립유전자들이 다르면 그 유전자에 대해 **이형접합(heterozygous)**이다. 어떤 대립유전자는 한 특성을 결정하는 데 더 영향을 미칠 수 있다. 이렇게 우성 대립유전자는 열성 대립유전자에 비해 자손에서 발현될 가능성이 높다. 우성 대립유전자는 동형접합일 때와 이형접합일 때 모두 발현되지만, 열성 대립유전자는 동형접합일 때 발현된다.

성염색체(X와 Y)는 유전자가 하나의 성염색체에 있을 때 유전할 수 있다. 예를 들어 남성은 똑같은 X-연관성 유전자를 그의 딸에게는 물려주지만, 그의 아들에게는 물려주지 않는다. 반면 여성은 자기가 가지고 있는 똑같은 유전자를 아들과 딸에게 전달한다. X-연관 장애의 예로 클라인펠터 증후군이 있다. 어떤 특성들은 두 개 또는 그 이상의 유전자들의 조합과 환경적 요인들 또는 다인자 유전을 필요로 한다. 이런 유전의 예로 키, 당뇨 및 비만이 있다.

■ 상염색체우성 유전질환

상염색체우성(autosomal dominant) 유전질환은 성별에 관계없이 부모로부터 받은 단일 유전자의 돌연변이에 의해 발생한다. 상염색체우성 유전질환은 동형접합체나 이형접합체를 가지고 있으며 대부분의 경우 상동접합체를 가진 환자가 이형접합체를 가진 경우보다 더욱 심한 임상양상을 보인다. 이 질환은 전형적으로 구조단백의 이상을 초래하며 마르팡증후군과 신경섬유종증이 여기에 포함된다.

마르팡증후군

마르팡증후군(Marfan syndrome)은 드문 결합조직의 질환으로 주로 눈, 골격계와 심혈관계를 침범한다[그림 1-25]. 15번 염색체의 장완에 위치한 엘라스틴(탄력소)과 아교질(콜라젠) 결함을 초래하는 피브릴린(fibrillin) 유전자의 돌연변이에 의하여 발생한다. 마르팡증후군 환자는 전형적으로 키가 크며 상·하지 및 손·발가락이 길다. 머리가 길고 앞 이마가 튀어나왔으며 안와 상륜선이 뚜렷하다. 오목가슴이나 새가슴의 양상이 나타나고 척추에도 후만(kyphosis), 측만(scoliosis) 또는 요추의 기형이 초래된다. 눈에 나타나는 변화도 다양하여 수정체 편위 등의 이상이 나타나며 심혈관계에서 심판막의 결함과 대동맥협착에 의한 파열로 사망할 수 있다. 마르팡증후군 환자는 관절과 인대의 약화에 의한 손상, 백내장, 망막박리증, 심한 승모판역류, 특발성 기흉, 서혜부 탈장 등의 다양한 합병증이 발생할 수 있다.

환자의 진단을 위해서는 과거력과 이학적 검사가 매우 중요한데, 대부분의 경우 가족력을 가진다. 진단방법에는 피브릴린을 확인하기 위한 피부생검, 영상의학적 검사, 심초음파 및 유전자 검사가 있다.

증상완화를 위한 치료로서 동맥류와 심판막의 수술적 재건, 안구결함의 수술적 교정, 장골의 성장판 닫힘 조절을 위한 스테로이드와 성호르몬 치료, 심장결함으로 인한 합병증 조절을 위한 β-아드레날린차단제, 척추측만증 교정이 있다.

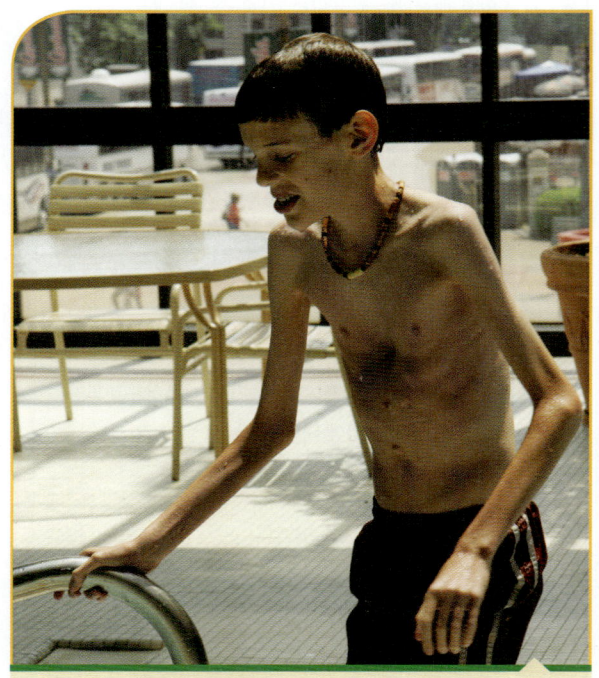

그림 1-25 마르팡증후군(Marfan syndrome)

신경섬유종증

신경섬유종증(neurofibromatosis)은 슈반세포에서 기원하는 종양으로 1형과 2형으로 구분된다. 1형[그림 1-26]은 17번 염색체에서의 돌연변이에 의하여 발생하며 다발성 신경종, 카페올레(café au lait)피부반점, 리쉬결절(홍채의 착색성 과오종)의 소견을 보인다. 2형은 양측성 청각신경종을 보이며 22번 염색체에서의 돌연변이에 의하여 발생한다.

신경섬유종증의 치유는 불가능하지만 완화수술을 통하여 병변을 제거하기도 한다. 1형 신경섬유종증은 약 3%에서 악성 변화를 하며 척추측만증이나 골격계 질환이 동반될 수 있다.

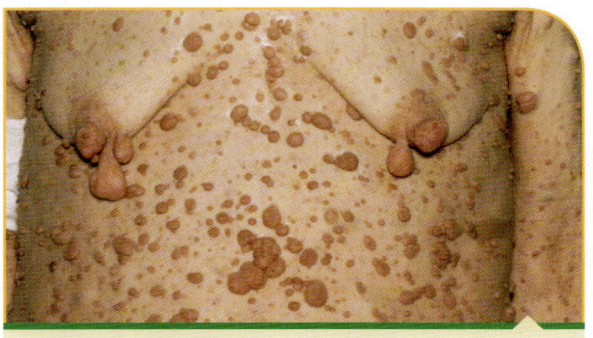

그림 1-26 신경섬유종증(neurofibromatosis)

■ 상염색체열성 유전질환

상염색체열성(Autosomal recessive) 유전질환은 성별에 관계없이 부모로부터 받은 단일 유전자의 돌연변이에 의해 발생하며, 동형접합체를 가지고 있는 경우에만 임상증상이 나타나고 이형접합체를 가지고 있는 경우에는 보인자로서 증상이 없다. 보통 젊은 나이에 발생하고 효소결핍과 대사장애를 보인다. 상염색체열성 유전질환의 예로서 페닐케톤뇨증과 테이-삭스병을 들 수 있다.

페닐케톤뇨증

페닐케톤뇨증(phenylketonuria, PKU)은 phenylalanine을 tyrosine으로 전환하는 데 필요한 phenylalanine hydroxylase의 결핍질환으로 12번 염색체에서의 돌연변이로 발생한다. 이 효소의 결핍은 혈중 phenylalanine의 증가를 초래하고 심한 정신지체를 초래한다. 신생아는 출생 직후 페닐케톤뇨증에 대한 일상적인 검사를 한다. 적절한 치료가 이루어지지 않은 경우 발달단계의 지연, 소두증(microcephaly), 지속적인 신경학적 손상, 발작, 과다활동, 비정상적 EKG, 학습장애, 소변, 피부, 머리카락 및 땀에서 쥐똥냄새, 습진 등의 임상소견을 보일 수 있다.

페닐케톤뇨증의 치료는 phenylalanine을 포함한 음식물 섭취를 제한하며, 특히 단백질 제한과 최소량의 탄수화물식이를 한다. 그 이외에도 sapropterin(Kuvan)의 약물투여와 유전자 치료가 시행되기도 한다.

테이-삭스병

테이-삭스병(Tay-Sachs disease)은 지방대사에 필요한 hexosaminidase의 결핍질환이다. 대사장애로 인하여 축적된 지방은 신경세포를 파괴하고 탈수초화하며 그 결과 정신지체와 운동장애를 유발한다. 이 질환은 유대인에서 많이 발생하며 임상증상은 출생시 과도한 Moro 반사가 나타나고 3-6개월 신생아의 경우 울 때 무표정하며 잘 일어나지 못하거나 머리를 들지 못하고 물건을 쥐는 능력이 떨어진다. 몸을 돌리지 못하며 지속적인 시력감소, 청각과 시각장애, 발작, 마비, 경직, 폐렴이 나타날 수 있다.

테이-삭스병은 가족력과 이학적 검사, 그리고 혈청이나 양수내 hexosaminidase A 측정을 통하여 진단할 수 있다. 치료는 환자의 상태에 맞는 지지요법이 필요하다.

■ 반성 유전병

모든 반성 유전병은 X-염색체와 연관되어 발생하며 여자는 두 개의 X-염색체를 가지고 있어 임상증상이 없거나 경미한 증상만 나타나는 보인자가 되기도 한다. 반성 유전병은 우성이거나 열성유전일 수 있으며 반성 유전병의 예로서 취약성 X-증후군을 들 수 있다.

취약성 X-증후군

취약성 X-증후군(fragile X syndrome)[그림 1-27]은 삼뉴클레오타이드의 반복이 정상인보다 증폭되어 있는 X-염색체 우성질환이다.

임상증상으로 정신지체, 행동이나 학습장애, 큰 턱에

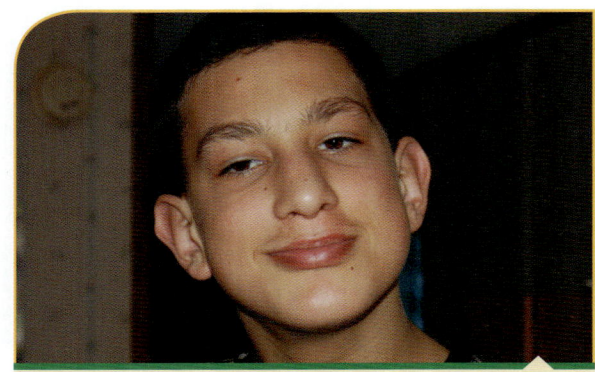

그림 1-27 취약성 X-증후군(fragile X syndrome)

긴 얼굴, 바깥으로 뒤집힌 큰 귀, 거대 고환, 발작, 언어장애, 자폐적 행동 등이 나타난다. 유약엑스증후군의 진단으로 가족력, 임상증상 및 유전자 검사가 필요하다. 치료는 증상에 따른 지지요법이 이루어진다.

■ 다인자질환

대부분의 **다인자질환**(multifactorial disorders)은 유전인자와 환경적 인자가 복합적으로 작용하여 발생한다. 구순열이나 구개열처럼 출생 시부터 나타나는 경우와 고혈압과 같이 출생 후기에 발현되는 경우도 있다. 환경적 인자로서 감염, 화학물질, 방사선과 같은 기형유발물질(terotogen)이 있다.

구순열과 구개열

구순열(cleft lip)과 구개열(cleft palate)은 동시에 또는 한 개의 병변으로 나타날 수 있다. 이 질환은 임신 2개월째 안면부 구조가 중앙에서 서로 융합하지 못해 발생한다[그림 1-28]. 임상증상은 출생 시 뚜렷하게 나타나며 산전 초음파검사를 통하여 알 수 있다. 분리된 입술이나 입천장의 수술적 융합과 언어교정교육을 통하여 문제점을 극복하게 된다.

■ 염색체 질환

염색체 질환(Chromosomal disorders)은 염색체 중복이나 수의 변화로 발생하는 유전질환이다. 산모의 나이, 약물, 감염과 같은 환경적 인자에 의하여 산전에 발생하기도 한다. 태아 상태에서 가장 위험에 노출된 시기는 임신 15~60일 사이이며, 수정과 착상 직후로 세포의 분화가 일어나는 시기이다. 염색체 질환에 해당하는 60여 개의 질환은 임신 1기에 일어나고 유산의 원인이 된다. 가장 흔한 염색체 질환은 21번 삼염색체증후군, 터너증후군(monosomy X), 다배체 X(polyspmy X)이다.

21번 삼염색체증후군

21번 삼염색체증후군(다운증후군(Trisomy 21))은 대부분 난자의 감수분열 시 비분리염색체에 의해 발생하는 것으로 알려져 있으며 그 결과 세 개의 염색체를 갖게 된다[그림 1-29]. 산모의 나이와 기형유발물질과 같은 환경적 인자의 노출이 질병 위험도를 높인다.

전형적인 임상증상은 근육긴장저하, 둥글고 납작한 얼굴, 외상방으로 경사진 눈꼬리와 뚜렷한 눈구석주름, 원숭이손금, 홍채의 하얀점, 정신지체, 선천성 심질환, 사시와 백내장 및 이차성징과 사춘기지연 등이다. 소아기에 고혈압과 폐렴 등의 심폐질환의 합병증으로 사망할 수 있다. 백혈병과 감염에 대한 감수성이 증가한다. 임상

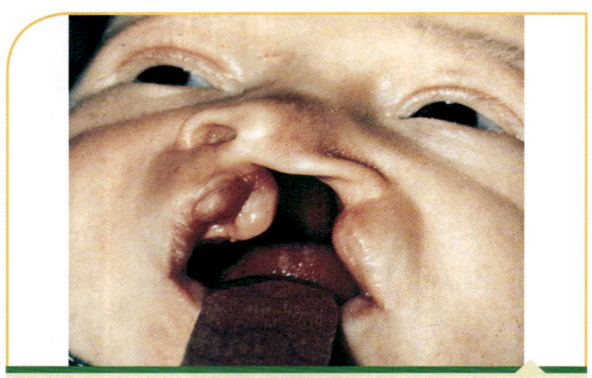

그림 1-28 구순열(cleft lip)과 구개열(cleft palate)

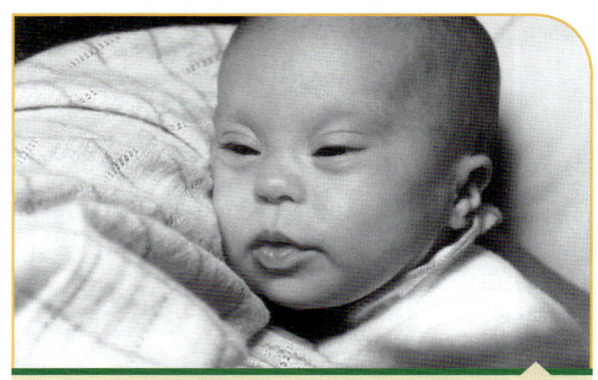

그림 1-29 다운증후군(Down syndrome)

적 진단은 사차원 초음파 검사를 통하여 가능하며, 양수천자와 혈청 호르몬 측정으로 산전 진단을 한다.

근본적인 치료는 불가능하므로 증상과 합병증 치료중심으로 이루어진다.

터너증후군

터너증후군(monosomy X, Turner's syndrome)은 성염색체 중 하나가 완전 또는 부분적으로 소실되어 발생한다[그림 1-30]. 여성에서 발생하는 터너증후군은 난소 대신 위축된 흔적생식선(streak gonad)을 가지고 있어 무월경을 보인다. 다른 임상증상으로 작은 키, 손과 발의 림프부종, 넓은 가슴, 소악증, 안검하수, 짧은 목, 물갈퀴목, 불임, 대동맥 축착, 말발굽형 신장, 녹내장, 귀감염과 청각소실 등이 있다.

터너증후군의 치료는 이차성징과 골격성장을 촉진할 수 있도록 여성 성호르몬을 투여한다. 성장호르몬이 추가될 수도 있다. 임상증상이 잘 나타나지 않아 진단이 종종 늦어질 수 있는데, 이때에는 염색체 검사를 통하여 확진할 수 있다.

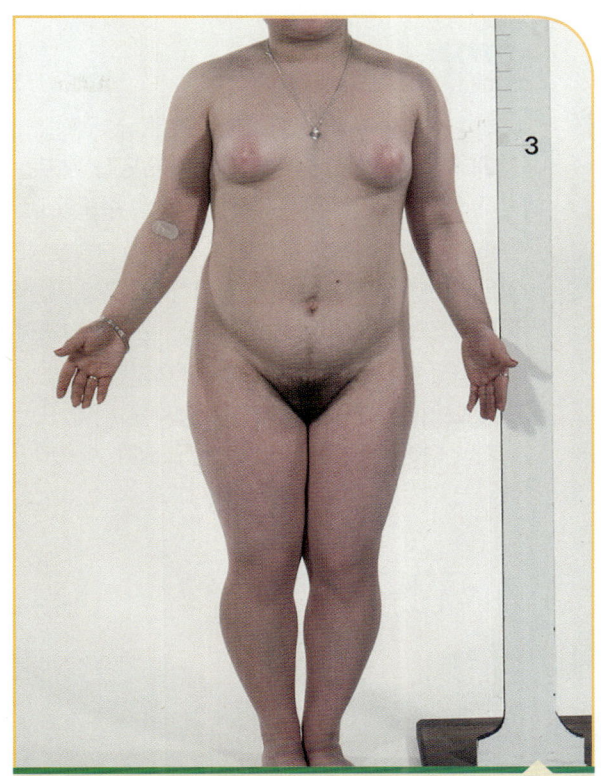

그림 1-30 터너증후군(Turner's syndrome)

클라인펠터증후군

클라인펠터증후군(polysomy X, Klinefelter's syndrome)은 추가로 X-염색체가 나타나는 비교적 흔한 성염색체이상으로 Y 염색체의 존재 때문에 이 질환은 남자에서 발생한다[그림 1-31]. 클라인펠터증후군은 XXY 형태가 가장 많으며, 임상증상인 고환이상은 사춘기가 되면서 뚜렷해지므로 사춘기 이전에는 진단이 어렵다. 임상증상으로 키가 크고 팔다리가 길며 이차성징이 없고 고환과 전립선의 형성저하, 성기능저하, 원발성 불임증, 여성형 유방증 등이 나타난다. 학습능력이 떨어지고 폐질환과 정맥류 발생이 증가한다. 그 이외에도 유방암과 골다공증이 발생할 수 있다. 진단은 병력, 이학적 검사, 호르몬 측정 및 염색체 검사이다.

치료는 이차성징을 촉진하기 위하여 성호르몬 대체요법이 이루어진다. 여성형 유방증과 유방암이 발생한 경우 유방절제술을 시행한다.

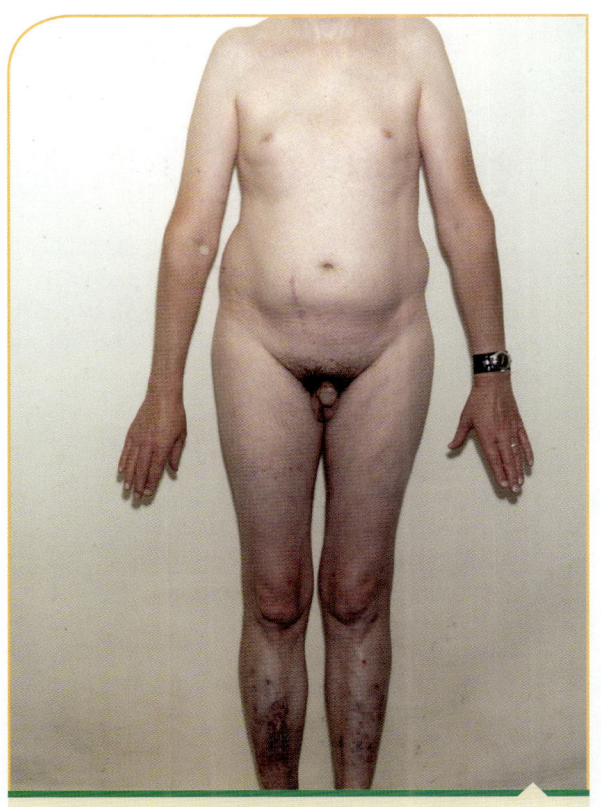

그림 1-31 클라인펠터증후군(Klinefelter's syndrome)

요약

세포는 생명의 기본 단위로 생명을 유지하면서 많은 자극에 직면한다. 이러한 자극에는 저산소증, 영양결핍과 영양과다, 감염, 염증 및 화학물질 등이 있다. 세포는 세포죽음을 차단하거나 손상을 최소화하기 위하여 자극에 적응한다. 적응은 가역적일수도 비가역적일 수도 있다.

종양은 비정상적인 세포의 증식 또는 분화로부터 발생한다. 종양은 양성 종양과 악성 종양으로 구분되며 양성 종양은 분화가 좋아 모세포와 형태학적으로나 기능적으로 닮았다. 양성 종양은 숙주에 미치는 영향이 크지 않으며 전이되지 않는다. 그러나 악성 종양은 분화가 나쁘며 숙주에 심각한 영향을 미치며 전이할 수 있다.

유전성 또는 선천성 질환은 정상적인 태아발달 과정이나 유전자에 손상을 미치는 요인들에 의하여 발생한다. 이러한 요인과 기형유발물질에는 방사선, 감염, 또는 화학물질들이 있다. 유전성 및 선천성 질환은 출생 시부터 나타나거나 나이가 들면서 나타날 수도 있다. 세포와 유전에 대한 개념을 이해하고 임상 사례에 대한 학습은 질병을 이해하는 데 많은 도움이 될 것이다.

사례연구 풀이

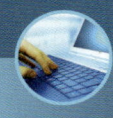

1. A
2. D
3. D
4. 금연, 금주, 규칙적인 운동, 전반적으로 양호한 건강상태
5. 종양은 호르몬 의존성이므로 프로게스테론 유사 약물의 호르몬 치료는 종양에 에스트로겐 공급을 차단할 것이다. 종양이 줄거나 성장이 느려질 것이다.

참고문헌

Chiras, D. (2008). *Human biology* (6th ed.). Sudbury, MA: Jones and Bartlett.

Elling, B., Elling, K., & Rothenberg, M. (2004). *Anatomy and physiology*. Sudbury, MA: Jones and Bartlett.

Lewin, B., Cassimeris, L., Lingappa, V., & Plopper, G. (Eds.). (2007). *Cells*. Sudbury, MA: Jones and Bartlett.

Mosby's medical, nursing, & allied health dictionary (7th ed.). (2005). St. Louis, MO: Mosby.

Porth, C. (2006). *Essentials of pathophysiology* (6th ed.). Philadelphia, PA: Lippincott Williams & Wilkins.

Professional guide to pathophysiology (2nd ed.). (2007). Philadelphia, PA: Lippincott Williams & Wilkins.

Resources

www.cellsalive.com
www.cancer.org
www.cdc.gov
www.medlineplus.gov
www.nih.gov
www.rarediseases.org

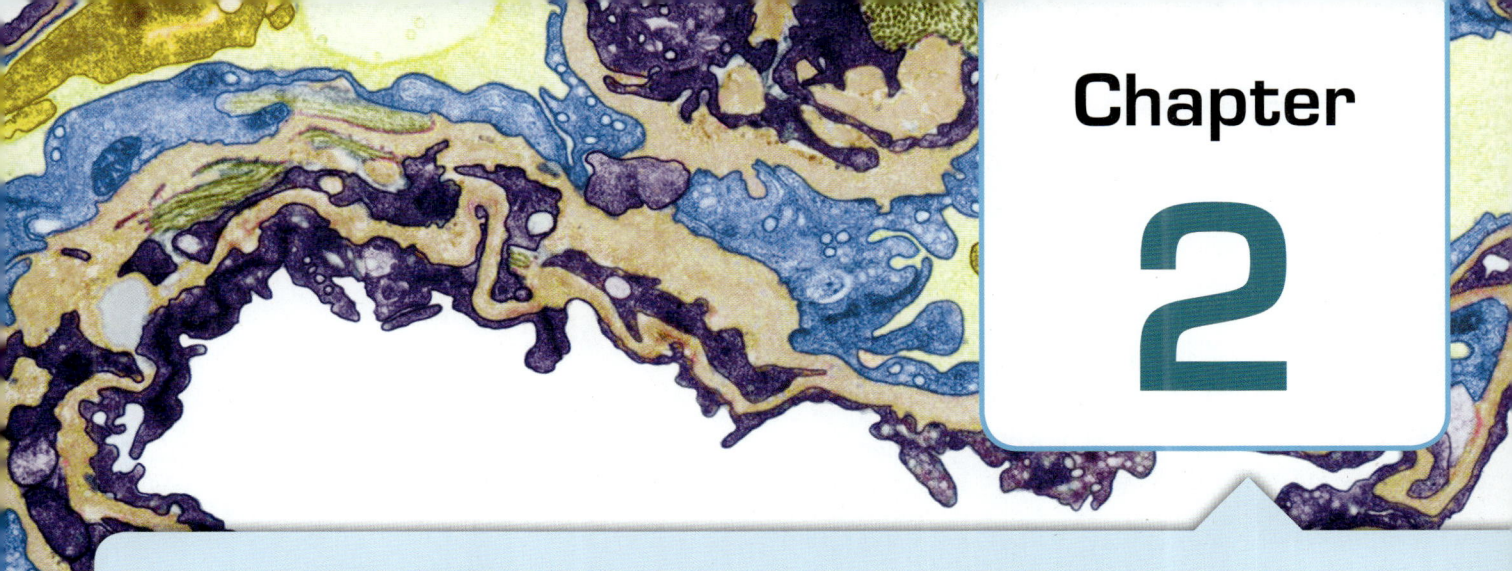

Chapter 2

인체 방어
Body Defenses

학습목표

- 인체에 미치는 스트레스의 영향을 설명할 수 있다.
- 질병을 예방함에 있어 인체의 정상적인 방어기전의 역할을 설명할수 있다.
- 인체방어기전을 설명할 수 있다.
- 변화된 면역반응의 일부 예를 설명할 수 있다.
- 인체방어기전을 강화하거나 약화시키는 요소를 파악할 수 있다.

주요 용어

1차 방어 first line of defense
2차 방어 second line of defense
B세포 Bcell
T세포 T cell
경보 alarm
과급성 조직 거부반응 hyperacute tissue rejection
과민반응 hypersensitivity
국소적응증후군 local adaptation syndrome
급성 조직 거부반응 acute tissue rejection
기억세포 memory cell
기회감염 opportunistic infections
능동적 획득면역 active acquired immunity
도움세포 helper cell
동계 syngenic
동종이계의 allogenic
만성 조직거부반응 chronic tissue rejection
면역결핍 immunodeficiency
발열원 pyrogen
살해세포 killer cell
세포독성 세포 cytotoxic cell
소진 exhaustion
속발성 면역결핍 secondary immunodeficiency
수동적 획득면역 passive acquired immunity
숙주편대이식편 거부반응 hostversus-graft rejection
억제세포 suppressor cell
염증반응 inflammatory response
원발성 결핍 primary deficit
이식편대숙주거부반응 graftversus-host rejection
인터페론 interferon
자가면역 autoimmune
자가조직 autologous
작동세포 effector cell
저항 resistance
전신순응증후군 general adaptation syndrome
전신홍반루푸스 systemic lupus erythematosus(SLE)
조절세포 regulator cell
항원 antigen
항체 형성 세포 antibody-producing cell
획득면역 acquired immunity

인체는 해를 미칠 수 있는 스트레스나, 유기체와 같은 다양한 요인에 지속적으로 노출된다. 인체는 이런 요인에 의한 손상에 저항을 가지며 이로 인해 발생하는 결과에 대처할 수 있는 능력을 가지고 있다. 즉, 건강에 좋은 행동들은 인체를 공격하는 요인들로부터 인체를 보호할 뿐만 아니라 공격성을 약화시킬 수 있다. 일차의료인(healthcare provider)이 직면하는 모든 환자들은 이와 같은 지속적인 상태에 영향을 받으며, 공격을 받아 희생물이 되거나, 방어하여 극복할 수 있다. 일차의료인들은 이러한 위험을 인지하고 환자들이 계속되는 해로운 요인들의 공격에 대처하도록 도울 수 있어야 한다.

스트레스

스트레스(stress)는 인체의 깨어지기 쉬운 항상성에 부정적인 영향을 주는 인간 존재의 보편적인 경험이다. 스트레스는 질병을 발생시키거나 진행되도록 하는 직접적인 요인이 될 수 있다. 사람들은 스트레스를 극복하기 위해 담배나 약물 남용 같은 부정적인 행동을 취하기도 한다. 스트레스는 많은 사건들로부터 발생되는데, 심지어 결혼, 휴가 같은 긍정적인 사건들도 스트레스를 유발한다. 일차의료인들이 노약자를 돌보는 데 있어 스트레스와 신체에 미치는 영향력을 이해하는 것은 필수적이다.

■ 스트레스 반응

Hans Selye는 1930년대 처음으로 스트레스와 관련한 신체변화를 기술하였으며, 어떤 자극 또는 비특징적인 일련의 사건들과 함께 오는 어떤 스트레스 요인에 대한 신체의 반응에 주목하였다[그림 2-1]. Selye는 방어적인 스트레스 반응을 **전신순응증후군(general adaptation syndrome)**이라 하며 이는 스트레스를 극복하기 위해 나타나는 일련의 전신적 반응이다. 선천적, 시간, 유전, 성별, 나이, 건강상태, 영양, 수면주기, 인내력, 정신사회적 요소가 스트레스에 적응하는 데 영향을 미친다. 전신순응증후군은 경고, 저항, 소진의 3단계를 포함한다[그림 2-2]. **경고(alarm)**단계는 교감신경계의 자극으로 catecholamine과 cortisol을 분비하여, 투쟁도피반응(fight-or-flight response)을 나타내게 된다. **저항(resistance)**단계에서는 신체는 가장 효과적이고 이득이 되는 방어를 선택하게 된다. Cortisol 수준과 교감신경계는 정상적인 상태로 돌아가고 투쟁도피반응은 사라지게 된다. 신체는 문제에 적응하거나, 바꾸어 스트레스

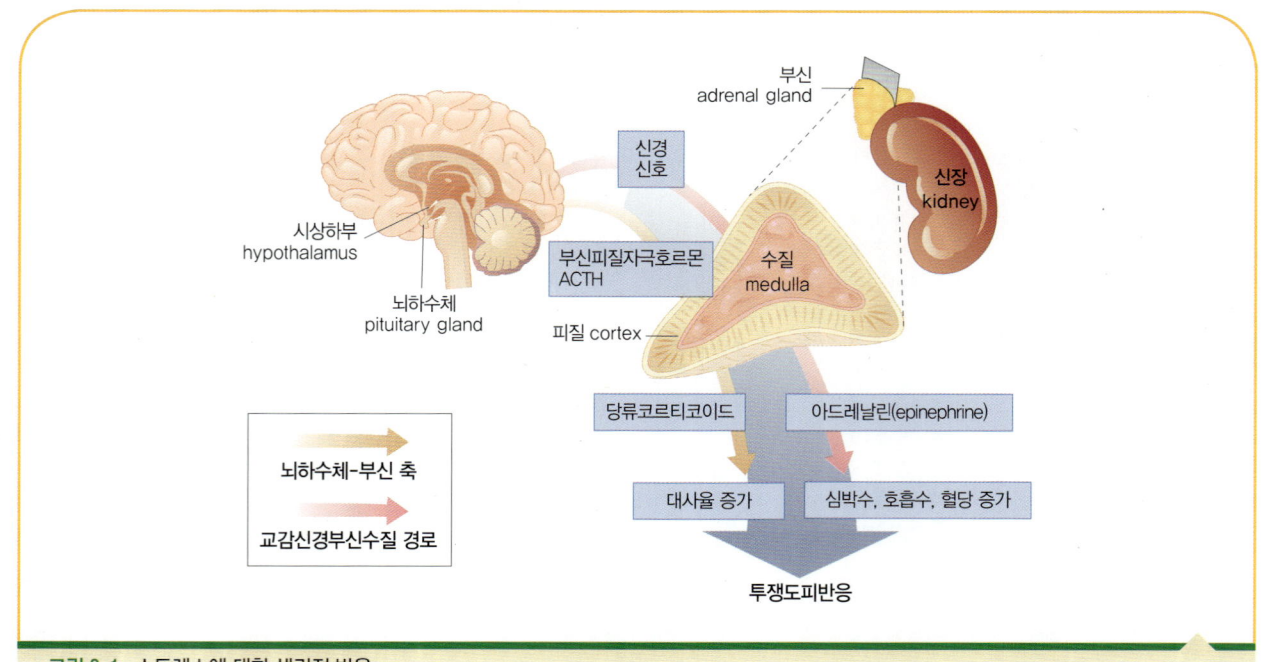

그림 2-1 스트레스에 대한 생리적 반응

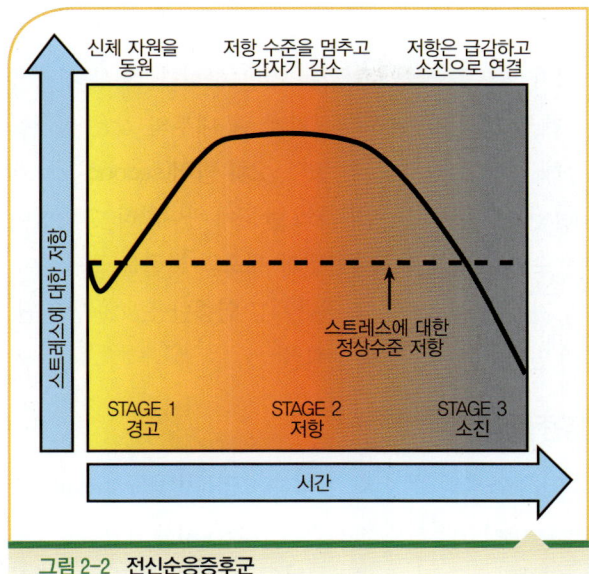

그림 2-2 전신순응증후군

요인에 무감각해진다. 명상, 휴식과 같은 스트레스 관리 기술은 스트레스 요인에 무감각해지는 데 도움을 준다. 만약 스트레스 요인이 연장되거나 압도적이라면 **소진 (exhaustion)**단계가 시작된다. 소진단계 동안 신체는 고갈되고 항상성이 깨지면서 손상이 나타나 질병 또는 사망을 초래한다. 즉, 불안, 우울, 두통, 불면, 감염, 심혈관계 질환과 같은 질병은 스트레스로 인해 발병된다고 여겨진다[그림 2-3].

국소적응 증후군(local adaptation syndrome)은 스트레스에 대한 반응이 신체의 단일 기관이나 특정부위에 발생하는 것이며, 신체는 스트레스 요인을 한 부분에 제한함으로써 스트레스 요인과 관련된 손상을 최소화하고자 시도한다. 예로는 조직손상으로 인한 국소 염증반응이 있다.

스트레스 반응에 대한 어느 정도의 예측이 가능하지만, 유전, 성별, 신체활동, 충분한 수면, 적절한 식이 등과 같은 생활양식의 개선과 휴식, 기분 전환, biofeedback 등의 긍정적인 방법들로 스트레스의 악영향을 제거하거나 줄일 수 있다. 하지만, 흡연, 음주, 약물, 과식 등과 같은 부적절한 방법들은 오히려 악영향을 미칠 수 있다. 보건의료인들은 긍정적인 방법들을 사용하도록 환자들을 도와야 한다.

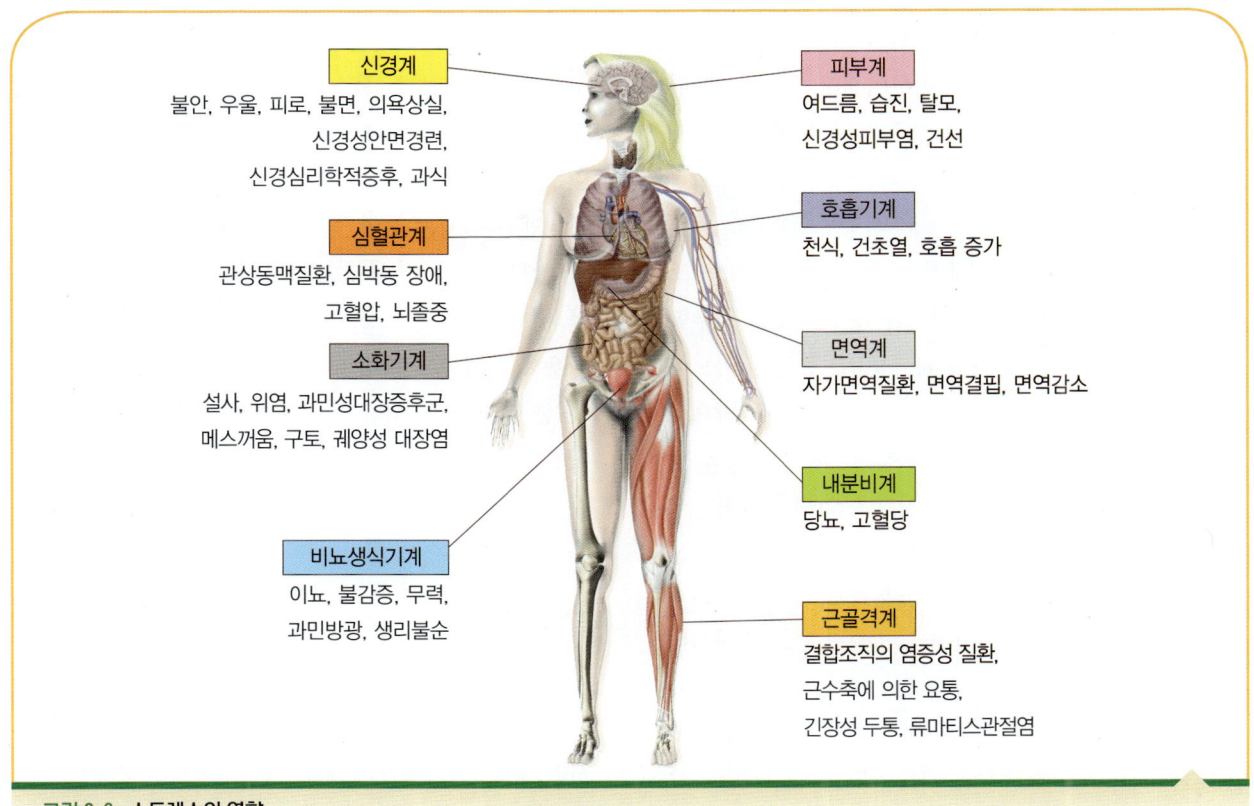

그림 2-3 스트레스의 영향

면역

인체는 지속적으로 생명을 위협하는 미생물의 공격에 노출되어 있다. 대부분의 미생물은 해롭지 않으나 일부 미생물은 신체에 악영향을 끼친다. 면역(immunity)계통은 세균, 바이러스, 곰팡이, 기생충, 프리온 등의 미생물 공격으로부터 인체를 보호하고 손상된 세포를 제거하며 암세포를 파괴한다. 그러므로 면역계의 기능은 생존에 필수적이다. 면역계의 가장 기본적인 기능은 외래인자, 또는 항원(antigen)을 인식하고 반응하는 것이다. 어떤 면역세포는 지속적으로 순환하고 침입자를 경계하며, 조직이나 기관에 활성화 상태로 대기하고 있는 형태의 면역세포도 있다[표 2-1]. 또한 인체의 일부 구조들은 외래인자의 침입을 막는 장벽으로 작용한다.

▪ 1차 방어

면역계는 항원으로부터 우리 몸을 보호하기 위해 다층적 접근을 한다. 1차 방어는 생리적, 화학적 장벽으로 모든 침입에 대해 보호하는 비특이적 면역작용이다. 1차방어 중 가장 두드러진 장벽으로는 피부와 점막이 있다. 피부는 풍부한 혈관층과 진피를 덮고 있는 두꺼운 불침투성의 상피세포층으로 이루어진다. 새로 생성된 피부 세포들은 죽은 세포들을 밖으로 밀어낸다. 죽은 세포들은 케라틴을 포함하고 있기 때문에 방수층으로 작용한다.

피부는 침입으로부터 인체를 보호하고 있다 해도 호흡기계, 소화기계, 비뇨생식기계를 통해 내부로 침투할 수 있다. 그러나 이러한 통로들은 점막으로 덮여 있으며 점막은 피부만큼 두껍지는 않지만 적절한 보호장벽으로 작용한다. 1차 방어는 생리적 장벽과 결합된 화학적 장벽도 포함한다. 피부는 세균의 성장을 억제하는 약산성의 물질을 생성한다. 위에서 분비되는 염산은 섭취된 음식 속의 많은 세균을 파괴한다. 눈물과 타액에는 라이소자임을 함유하고 있으며, 이러한 효소는 침입한 세균의 벽을 용해시킨다.

▪ 2차 방어

1차 방어를 뚫을 수 없는 것은 아니다. 피부나 호흡기계, 소화기계, 비뇨생식기계 관 내부의 작은 상처를 통해 항원이 침투할 수 있다. 2차 방어(second line of defense)는 침투한 항원과의 반응에 관여한다. 2차 방어는 수많은 화학적 작용물질과 세포의 물질을 포함하며, 네 가지 구성요소를 가진다. (1) 염증반응, (2) 발열원, (3) 인터페론, (4) 보체 단백질

염증반응

인체 조직의 손상 또는 외상은 염증반응(inflammatory response)이라 불리는 일련의 반응을 유발한다.

염증반응은 발적, 부종, 발열, 통증의 특징적인 증상을 나타낸다[그림 2-4]. 염증반응은 프로스타글란딘(통증 수용체 자극)과 히스타민(혈관 확장)을 포함한 일련의 매개체나 비만세포에 의해 유발된다. 손상이 일어나자마자 손상의 확장을 막고 출혈을 줄이기 위해 그 부위의 세동맥은 잠시 경련과 수축을 일으킨다. 혈관수축 후 바로 혈관을 확장시켜 혈류흐름이 증가되면 손상부위의 독소를 희석하며, 염증반응에 필수적인 면역세포(호중구, 단핵구), 영양분, 산소를 제공한다. 혈관확장을 통해 모세혈관 투과성은 증가되고 백혈구들은 주변조직으로 이주하기 위해 혈관벽에 가득 채워진다. 백혈구들이 혈관벽에 채워지는 동안 혈관 내피세포는 화학 매개체와 반응하여 혈관수축을 초래한다. 이러한 수축은 백혈구를 세포사이 공간으로 이동시켜 외부물질이나 세포 파편을 삼키거나 소화시키는 식균작용을 한다. 식균작용과 함께 피브리노겐은 피브린으로 전환된다. 피브린은 이물질을 함유한 손상부위를 분리시키는 장벽역할을 한다. 새로운 세포의 그물망 형성은 치유과정에 사용된다. 만약 혈관이 손상되었다면 혈액응고가 시작된다.

발열원

발열원(pyrogens)은 세균에 노출된 대식세포에 의해 방출된다. 발열원은 체온조절 중추인 시상하부로 이동한다. 이러한 발열원은 세균으로 인해 열을 생성하는데,

표 2-1. 면역계의 주요소

항원	면역계에서 항체생성을 유발하는 외래인자
항체	바이러스나 세균 같은 외래인자를 발견하고 중화하는 데 사용되는 면역계의 단백질
자가항체	자신의 단백질에 의해 생성된 항체
흉선	T세포의 성숙과 티모신의 생성과 분비하는 폐 사이의 전면 종격에 위치한 기관
림프조직	면역세포, 항원제시세포, 지방산, 지방을 운반하고 체액을 여과하는 많은 림프구를 포함한 결합조직
골수	줄기세포(stem cells)와 백혈구를 포함하는 골조직 내부의 연한 지방조직
세포(cells)	
중성구	감염에 대항하는 백혈구. 보통 감염장소에 첫 번째로 도착하여 다양한 화학요소를 분비하여 감염조직을 공격함. 중성구는 모세혈관을 빠져나가 감염조직까지 이동함. 감염조직에 도착하자마자 미생물들이 퍼져나가는 것을 막기 위한 식균작용
호염구	아나필락시스에서 IgE와 결합하여 히스타민을 방출하는 백혈구
호산구	알레르기 반응에 관련되는 백혈구
단핵구	염증 시 면역반응을 유발하는 대식세포(macrophages)와 수지상세포(dendritic cell)로 변화되기 위해 감염조직으로 이주하는 백혈구
대식세포	탐식작용 및 림프구와 다른 면역세포가 병원체와 반응하도록 자극하며, 단핵구에서 분화되어 생성된 조직내 백혈구
거대세포	히스타민, 헤파린, hyaluronic acid, 세로토닌, 아나필락시스에서 천천히 반응하는 물질(SRS-A)을 함유한 결합조직 세포
B세포	골수에서 성숙된 B세포는 기억세포나 항체분비세포로 분화됨. B세포는 세균을 제거하고 세균독성을 중화하며 바이러스의 재감염을 방지할 뿐만 아니라 즉각적인 염증반응 유발
형질세포	B cell에서 분화된 세포로 많은 양의 특정 항체 생성
T세포	골수에서 생성되고 흉선에서 성숙되어 T세포라 함. 항원을 파괴하는 것과 조절하는 두 가지 형태가 있음
살해세포	T세포의 한 종류로 림포카인을 방출하여 바이러스에 감염된 세포를 파괴하거나 세포벽을 파괴하며, cytotoxin 세포라 부르기도 함
기억 B세포	연속적인 항원의 노출에 대해 빠르게 반응하여 신속히 항체를 생성하는 B세포의 종류
조력 T세포	B세포가 항체를 생성하도록 돕고 활성화하는 조절자
자연살해세포 (NK 림프구)	암세포, 외래세포, 바이러스감염세포 등을 파괴하는 자연살해세포
화학 매개체	
보체	다른 화학 매개체 방출로 활성화되고 염증, 화학주성, 식균작용을 촉진시키는 순환하는 불활성화된 단백질 그룹
히스타민	특히 과민반응 동안 비만세포와 호염구에 의해 방출되어 염증반응을 유발시키는 물질로 감염조직에서 외래 침입자를 잡기 위해 백혈구와 다른 단백질의 모세혈관 투과성을 높임
키닌(예: bradykinin)	혈관확장과 평활근 수축을 유도
프로스타글란딘	혈관 평활근의 수축, 이완, 세포 성장 통제, 척추 뉴런의 통증 감지를 포함한 다양한 영향을 가진 지질 화합물 그룹
leukotrienes	세기관지 평활근의 수축 원인이 되는 면역계의 지방산 분자
cytokines(messengers)	세포내 소통에 널리 포함되는 작은 세포 신호 단백질. 인터루킨, 인터페론, 림포카인 등
종양괴사인자	세포사(세포자연사, apoptosis)를 초래할 수 있는 cytokine 그룹
주화성 인자	염증부위로 식세포를 유도

이는 세균성장에 불리한 환경을 형성한다. 약한 열은 간과 비장에서 혈중의 철을 제거한다. 혈중의 철은 세균의 생식에 필수적이다. 또한 발열은 치유과정을 촉진하고 식작용을 가속화시키는 대사를 증가시킨다. 그러나 심한 열(40℃ 이상)은 생화학적 반응 효소와 같은 생명의 필수적인 단백질을 변성시키기 시작하기 때문에 생명을 위협할 수 있다.

인터페론

인터페론(interferons)은 바이러스에 감염된 세포에서 방출되는 작은 단백질이다[그림 2-5]. 인터페론은 침입한 장소에서 널리 퍼져 감염되지 않은 세포막의 수용체에 결합한다. 감염되지 않은 세포와 인터페론의 결합은 바이러스의 복제를 억제하는 효소의 합성을 유발한다. 결과적으로 바이러스가 감염되지 않은 세포에 들어갔을 때 복제하거나 퍼져나갈 수 없다. 인터페론은 이미 바이러스에 의해 감염된 세포는 보호하지 않으나 확산은 막는다. 본질적으로 인터페론의 생산은 죽어가는 세포가 다른 세포를 보호하려는 시도이다.

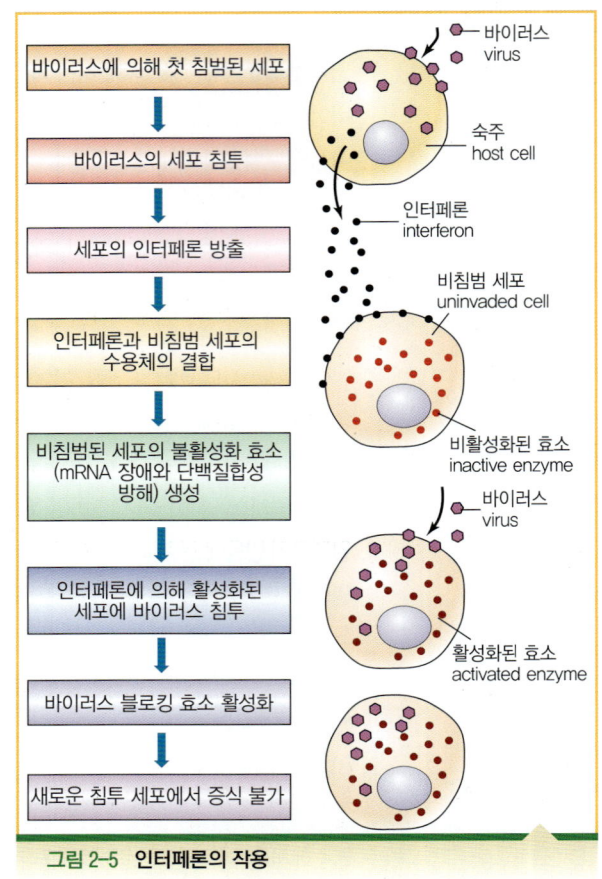

그림 2-5 인터페론의 작용

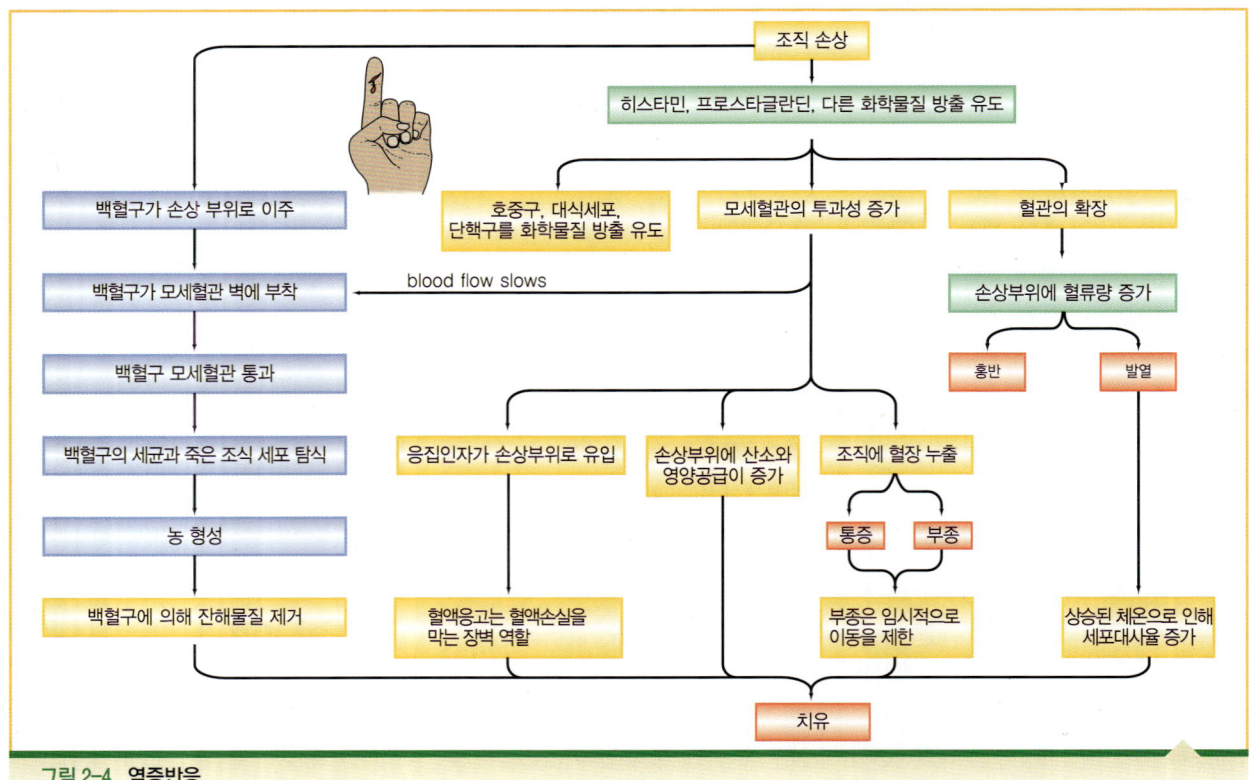

그림 2-4 염증반응

보체 단백질

보체계(complement system)는 항체반응을 높이는 혈장단백질과 연관된 과정이다. 보체단백질은 불활성화된 상태로 혈중에서 순환하고 있다. 이물질이 인체에 침투되었을 때 보체단백질은 활성화된다. 복잡한 과정을 몇 단계로 간략하게 설명하면, 다섯 가지 보체 시스템 단백질들은 서로 결합하여 큰 분자나 세포막 공격 복합체(membrane-attack complex)를 형성한다. 첫째, 세포막 공격 복합체는 세균의 세포막에 부착되어 물이 흘러갈 수 있는 출구를 형성한다. 물의 유입은 세균세포를 팽창시켜 세포를 사멸시킨다. 둘째, 다른 보체 단백질들은 감염부위의 혈관 확장을 자극하여 염증반응의 일부를 담당한다. 셋째, 일부 보체 단백질은 혈관 투과성을 증가시켜 백혈구와 혈장을 빠르게 감염 부위로 이동시킨다. 넷째, 다른 보체 단백질은 화학적 유인물질로 작용하고 대식세포, 단핵구, 호중구를 유인하여 감염부위에서 식작용이 일어나도록 한다. 다섯째, 다른 보체 단백질들은 미생물과 결합하여 옵소닌으로 미생물들을 둘러싸 식작용을 촉진시킨다.

▪ 3차 방어

3차 방어(third line of defense)는 인체 자체의 면역시스템이다. 1차, 2차 방어를 통과한 항원을 인식하는 주요 인자는 T세포와 B세포이다[그림 2-6]. **T세포**(T cells)와 **B세포**(B cells)는 항원과 섞여서 체액과 말초 림프조직(편도, 림프절, 비장, 장내 림프조직) 내에서 순환하고 있다. 이러한 상호작용은 (1) 항원을 파괴하는 T세포의 세포성 면역과 (2) 항원에 대항하는 항체를 형성하는 B세포의 체액성 면역을 일으킨다. T세포는 흉선(T hymus)에서 성숙되기 때문에 붙여진 이름이며, 골수에서 생성되고 혈류를 통해 흉선으로 이동해 성숙된다. 항원을 파괴하기 위해 작용하는 T세포의 주요 형태는 (1) **조절 세포**(regulator cells):도움 T세포(helper T cells)와 억제 T세포 (2) **작동 세포**(effector cells): 살해 T세포가 있다. 도움 T세포는 B세포가 항체를 생성하도록 활성화시킨다. 억제세포는 항체 생성을 멈추도록 한다. 살해세포 또는 세포독성세포는 세포벽을 파괴하는 림포카인을 분비함으로써 바이러스에 감염된 세포를 파괴한다. T세포는 바이러스와 암세포로부터 신체를 보호하고 과민반응과 이식거부반응을 담당한다.

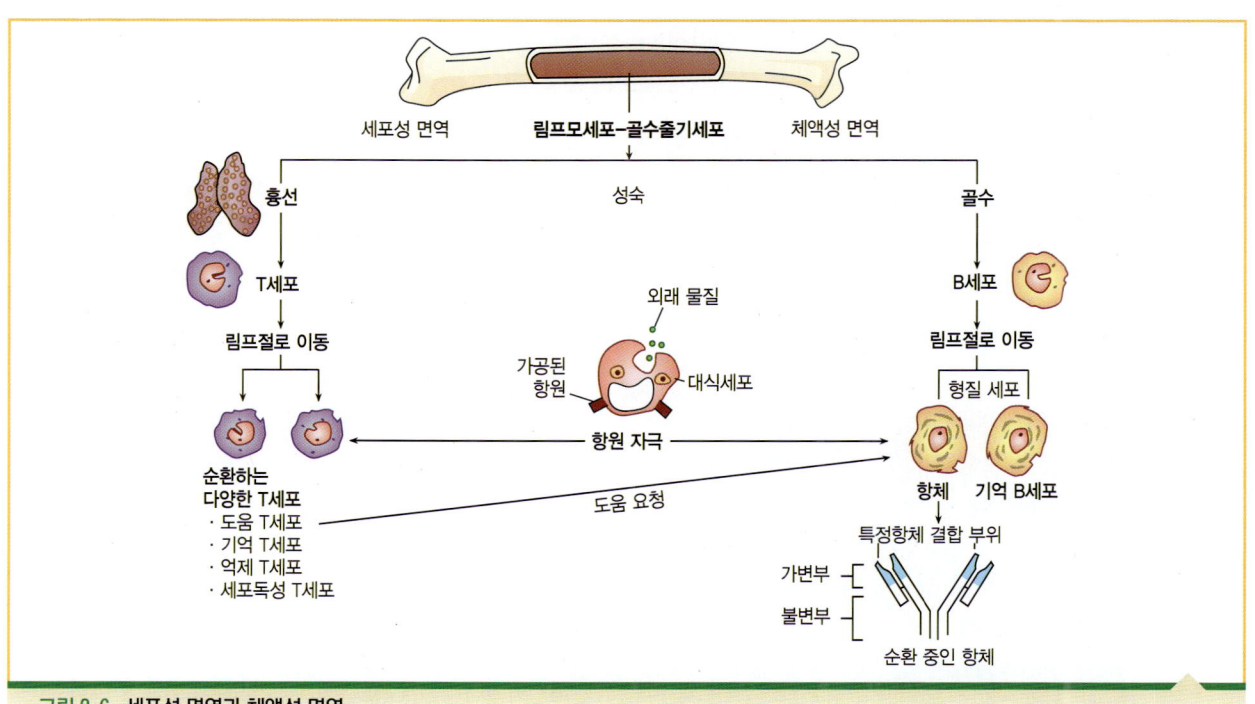

그림 2-6 세포성 면역과 체액성 면역

B세포는 골수에서 성숙되어 기억세포와 면역글로불린을 분비하는 세포로 분화된다[표 2-2].

표 2-2. 면역글로불린과 기능

IgG	세균에 대한 주된 방어, 태반 통과 가능(수동면역)
IgM	감염에 대항, 추가적인 IgG를 생성하도록 조력, 림프구 수여, 발육 중인 태아에 의해 생성된 첫 항체
IgA	호흡기계, 소화기계 도관, 눈물, 타액, 점액, 초유에서 발견. 국소면역에 중요
IgE	점막과 피부에서 신체 보호, 과민반응 유발
IgD	혈청(적은 양)과 B세포 표면에 존재, 항원 수용체

B세포의 기능은 세균 제거, 세균성 독성 중화, 바이러스 재감염 방지, 즉각적인 염증반응 등이다. 각 B세포는 특정 항원과 결합부위를 가지고 항원과 접촉 시 활성화되어 **항체생성세포(antibody-producing cells)**와 **기억세포(memory cells)**를 생성해낸다. 항체생성세포는 24시간의 수명을 다하기까지 수백만의 항체를 생성한다. B세포는 최초 항원 노출 후 72시간 이내에 항원생성이 시작된다. 연속적인 항원에 노출되었을 때 훨씬 빠르게 반응한다. 이는 기억세포가 항원을 기억하여 항체 생성을 신속하게 한다. 이러한 반응을 **획득면역(acquired immunity)**이라 한다[표 2-3]. **능동적 획득면역(active acquired immunity)**은 항원의 직접적 침입 또는 예방접종을 통해 얻게 된다. 능동면역은 직접 항체를 생성하고 그 효과가 오래 지속된다. **수동적 획득면역(passive acquired immunity)**은 타인, 동물, 재조합 DNA로부터 항체를 얻게 되는 경우이다. 이러한 수동적 면역은 항체 생성을 직접 할 수 없고 효과도 단기간이다. 수동면역의 예로는 모유수유와 태반을 통한 항체 전달 등이 있다.

■ 변이된 면역반응

고도의 복잡한 면역반응에서 어떤 지점의 기능이상은 병리적 상태를 초래할 수 있다. 기능이상은 과도(과민반응), 잘못된 지시(자가면역), 축소(면역결핍) 등을 포함한다.

과민반응

과민반응(hypersensitivity)은 항원에 대해 과도 되거나 부적절한 반응으로 염증을 유발하고 건강한 조직을 파괴한다. 과민반응은 수 분 안에 즉각적으로 반응하는 형태와 수 시간 지연되어 반응하는 형태가 있다. 과민반응은 네 가지로 분류된다. 제Ⅰ형 – IgE 매개형, 제Ⅱ형 – 세포상해반응, 제Ⅲ형 – 면역복합체 매개형, 제Ⅳ형 – 세포 매개형[그림 2-7].

과민반응 제Ⅰ형 – IgE 매개형

알레르기 유발물질(allergen: 알레르겐)은 T세포를 활성화하여 비만세포와 결합한다. 이러한 반응이 일어나려면 반복적으로 비교적 많은 양의 알레르겐에 노출되어야만 한다. 또한 IgE가 많이 생산되었을 때 인체는 알레르겐에 민감하게 된다. 똑같은 항원에 다시 노출 시 항원은 IgE의 표면에 결합되고 히스타민, 사이토카인, 프로스타글란딘과 같은 중개물질이 배출되며, 보체 시스템이 자극된다. 제Ⅰ형은 즉각적인 염증반응과 소양증을 동반한다. 제Ⅰ형의 예로는 건초열, 식품 알레르기, 아나필락시스 등이 있다. 치료법으로는 에피네프린, 항히스타민, 코르티코스테로이드, 탈감작주사 등이 있다.

과민반응 제Ⅱ형 – 세포상해반응

제Ⅱ형은 일반적으로 표적세포를 항원-항체 반응으로 파괴한다. IgG 또는 IgM은 보체에 의해 활성화되어

표 2-3. 획득면역의 형태

형태	기전	기억	예
자연적 능동면역	병원체 침투로 질병유발 항체 생성	한다	홍역
인위적 능동면역	백신 질병은 유발되지 않으나 항체 생성	한다	말라리아 예방접종
자연적 수동면역	모체로부터 태아나 영아에게 직접적으로 항체가 전달되어 일시적인 보호 효과	못한다	임신 중 태반 통과 모유수유
인위적 수동면역	감염력을 최소화하고 일시적인 보호 효과를 제공하기 위해 주입되는 항체(항혈청)	못한다	면역글로불린 주사

세포표면의 항원과 반응한다. 제Ⅱ형 반응의 결과 세포용해와 탐식작용이 일어난다. 제Ⅱ형의 예로는 수혈과 태아적아구증 등이 있다. 치료는 예방에 더욱 치중을 두고 행해지며, 수혈 전 혈액 적합성을 살펴보고, 태아적아구증을 방지하기 위해서는 임부에게 면역글로불린(Rho GAM)을 주사한다.

과민반응 제Ⅲ형-면역복합체 매개형

순환하는 항원-항체 복합체는 신장, 관절, 피부, 혈관 등 일반조직에 축적되어 쌓이게 된다. 이런 항원-항체 복합체의 축적은 국소적 염증반응을 일으키는 보체계를 자극하고 혈관투과성을 높여 더 많은 복합체가 축적된다. 제Ⅲ형의 예로는 전신 홍반루푸스, 사구체신염, 류마티스 관절염과 같은 자가면역질환 등이 있다. 치료는 질환별로 이루어진다.

과민반응 제Ⅳ형-세포 매개형

제Ⅳ형은 대식세포에 의해 항원이 다루어지는 과정이 지연되는 타입이다. 면역반응이 진행되면 항원은 T세포에게 전달되고 림포카인을 방출하여 염증반응과 항원 파괴가 나타난다. 제Ⅳ형의 예로는 투베르쿨린 피부반응, 이식반응, 접촉성 피부염 등이 있다. 치료는 질환별로 이루어진다.

자가면역질환

자가면역(autoimmune) 반응이란 인체의 정상적인 방어기전이 자신을 외부물질로 인식함으로써 파괴하는 작용을 의미한다. 무엇이 이러한 잘못된 반응을 초래하는지는 불분명하며, 바이러스, 유전, 약물, 호르몬, 환경에 의한 병인관계로 발생한 몇 개의 가설이 있다. 자가면역질환은 남자보다는 여성에게 보다 빈번하게 일어난다. 자가면역질환은 신체의 어떤 조직 또는 기관을 침범할 수 있으며, 일부 자가면역질환은 전신에 영향을 미친다. 이러한 질환들은 빈번한 증상의 악화와 완화 기간을 특징적으로 가지고 있다. 신체적, 정서적 스트레스는 빈번하게 증상을 악화시킨다. 자가면역질환에는 전신홍반루푸스, 류마티스관절염, 길랭-바레증후군 등이 있다. 자가면역질환의 이해하기 어려운 특성 때문에 진단과정은 주로 원인들을 하나씩 제거하면서 시작한다. 몇 가지의 실험실 검사들은 의심되는 자가면역질환에 따라 특이적으로 사용된다(류마티스 인자-류마티스관절염). 자가면역질환의 치료는 질환별로 다르게 이루어지지만, 일반적으로 증상 악화를 막기 위한 스트레스 관리는 필수적이다.

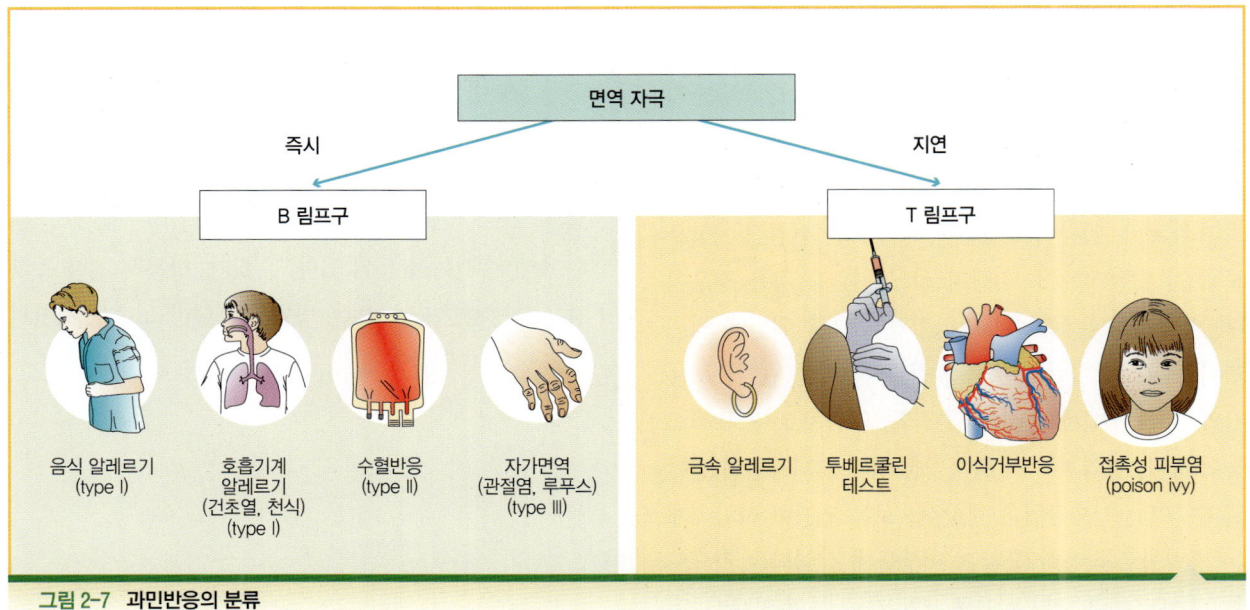

그림 2-7 과민반응의 분류

이식반응

면역계의 보호적 본능은 환자의 필요에 따라 이식받은 조직과 기관, 수혈받은 혈액에 대해 공격하게 된다. 이식의 성공은 가장 적합한 조직을 결합시키는 것이 관건이다. 조직이식에는 동종, 동계, 자가 등 세 가지 유형이 있다. 동종이형이식은 같은 종의 유사한 조직으로 사용된다. 하지만 동일하지는 않은 조직을 사용한다. 대부분의 이식은 동종이형이식이다. 동계이식에서 사용되는 조직은 숙주의 유전자와 동일한 쌍둥이의 조직을 사용한다. 자가이식은 수여자와 공여자가 동일한 사람이다. 이러한 이식은 예정된 수술 이전에 자신의 혈액을 모아둔다. 공여자는 생체든 사체든 상관없이 거부반응을 예방할 수 있도록 가장 적합도가 높은 것을 사용한다.

거부반응은 시기에 따라 분류된다. 초급성 조직거부반응은 이식 후 3일 이내 갑작스럽게 일어난다. 초급성 반응은 수여자가 공여자에 대해 가지고 있는 항체의 보체 때문에 일어나며, 전신의 염증반응을 유발한다. 이 반응은 매우 빠르게 일어나 혈관이 신생될 기회를 주지 않으며, 그 조직은 영구적으로 사멸된다.

급성조직거부반응은 가장 일반적이고 치료가능한 거부반응이다. 이 유형은 이식 후 4일에서 3개월 안에 일어난다. 급성반응은 세포가 매개하여 이식한 세포를 파괴하거나 괴사되게 한다. 환자는 염증반응의 증후, 즉 발열, 발적, 부종과 이식받은 조직 부위에 민감성을 나타내며, 이식받은 조직이 제대로 기능할 수 없게 된다.

만성조직거부반응은 이식 후 4개월에서 1년 안에 발생한다. 이 반응은 항체매개 면역반응과 가장 유사하다. 이식된 조직 혈관벽에 항체와 보체가 침전되고 혈류가 감소되어 허혈이 유발된다.

대부분의 거부반응은 숙주편대이식편 거부반응으로 숙주가 이식편과 대항하는 것이다. 이식편대숙주편 거부반응은 이식편이 숙주반응과 대항하는 것이며, 생명을 위협할 수 있을 정도로 위험하고, 단지 골수이식에서만 일어난다. 면역능력이 가능한 이식 세포는 숙주를 외래인자로 인식하고 세포매개 공격을 준비한다. 숙주는 보통 면역이 결핍되고 이식세포와 싸울 수 없다.

거부반응을 밝히는 것은 거부반응을 극복하기 위해 반드시 필요하다. 이식조직의 증후와 증상을 통해 건강한 정도를 평가하는 것은 무엇보다 중요하다. 예를 들어 신장이식의 경우 배출된 소변량의 감소는 이식의 실패를 의미한다. 진단과정은 면역과 염증반응을 밝히기 위한 실험실검사와 이식기관의 기능의 특정 검사를 포함한다. 이식거부반응의 치료는 보통 예방에서 시작된다. 예방은 조직적합성을 확실하게 점검하는 것과 면역억제치료로부터 시작한다. 이식환자는 생명유지를 위해 면역억제치료를 필요로 한다. 한번 거부반응이 의심되면, 면역억제치료는 강도를 높여야만 한다.

면역결핍

면역반응이 감소되거나 부재될 경우 감염 가능성이 증가된다. 면역결핍은 일차적으로는 면역계의 결핍을 반영하지만, 이차적으로는 잠재적인 질환 또는 요인에 의해 면역계가 억제되는 경우도 포함한다. 가장 일반적인 면역결핍은 바이러스 감염에 의한 경우나 코르티코스테로이드와 화학요법 같은 치료 약물에 대한 반응으로 초래된다. 일차적 결핍은 유전적 또는 선천적 이상으로 인한 발달 장애로 저감마글로불린혈증 같은 경우이다. 이차적 또는 획득된 면역결핍은 특정 원인에 의해 면역기능이 소실된 경우를 말한다. 이러한 원인으로는 감염, 비장절제, 영양실조, 간질환, 약물치료, 스트레스 등이 있다. 면역결핍 시 환자들은 쉽게 기회감염이 일어날 수 있다. 기회감염은 정상적으로는 건강한 사람에게는 병원체로 작용하지 않는 미생물에 감염되는 것으로 톡소플라즈마증, 카포시육종, 칸디다증 등이 있다. 이러한 감염은 정상상재균총의 붕괴로 인해 빈번하게 일어난다. 기회감염은 치료하기 어렵고 생명을 위협할 수도 있다. 환자의 예후를 향상시키기 위해 감염의 원인을 알아내어 초기에 치료해야 한다.

면역결핍 상태의 진단은 재발성 또는 지속적인 감염의 원인규명을 포함한다. 진단과정은 면역글로불린 수치와 백혈구와 T세포 개수를 포함한다. 면역결핍의 치료는 특정한 결핍에 따라 개별화되며 감마글로불린, 골수이식, 흉선이식 등이 있다. 손씻기, 방문객 제한 등과 같은 역방향 차단 요법은 병원체에 대한 노출을 제한시키고 감염의 위험을 줄일 수 있다.

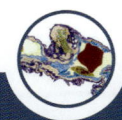
전신홍반루푸스

전신홍반루푸스(systemic lupus erythematosus)는 결합조직에서 발생할 수 있는 만성적인 염증질환이다. 이는 알 수 없는 이유로 B세포가 활성화되어 자가항원에 대한 항체를 생성해 면역복합체를 형성한다고 알려져 있다. 이렇게 생성된 면역복합체는 핵산, 적혈구, 혈소판, 림프구 등 자기 조직을 공격하게 된다. 과도하게 활성화된 도움 T세포(helper Tcell)와 약화된 억제 T세포(suppressor Tcell)로 인해 B세포가 과잉 생산된다.

이 예측할 수 없는 질환은 주로 심장, 관절, 피부, 폐, 혈관, 간, 신장과 신경계를 공격한다. 루푸스는 남성보다는 여성에게 9배나 높게 발생하며, 특히 15-50세의 비유럽계 여성들에서 더욱 높게 발생한다.

루푸스 환자들은 다양한 증상과 다른 장기들에도 복합적인 문제들을 가지고 있기 때문에 일회성의 검사로 진단을 내릴 수 없다[표 2-4]. 진단의 정확성을 높이기 위해 11가지 기준들이 확립되어 있다. 루푸스가 의심되는 일부 환자들의 경우 정확한 진단을 내리기에 충분한 기준들이 충족되지 않을 수 있다. 또 다른 경우의 환자들은 단지 몇 달 또는 몇 년 이내에 기준이 충족되기도 한다. 일반적으로 네 가지 기준이 충족될 때 루푸스일 가능성이 높다. SLE 진단에 충족되는 환자의 증상이 적음에도 불구하고 이 단계에서 치료를 한다.

전신홍반루푸스(SLE)의 진단에 사용되는 열한 가지 기준

1. 안면의 볼 부위에 나타나는 나비 모양의 발적
2. 과잉색소침착과 색소침착의 감소로 군데군데 나타나는 피부발적
3. 감광성(빛에 민감함)
4. 점막에 나타나는 궤양
5. 관절염
6. 늑막염 또는 심막염(심장 또는 폐 주변 조직의 염증)
7. 신장이상(요분석으로 검출할 수 있는 요단백이나 기타 세포성 요소들의 비정상적인 양)
8. 뇌의 자극(발작이나 정신질환으로 나타나는)
9. 혈액이상(혈구세포수치 저하)
10. 면역기능 이상
11. 항핵 항체 검사 시 양성반응

열한 가지 기준에 추가된 몇몇 검사들은 루푸스를 가진 환자들의 장기 손상정도를 결정하는 데 도움을 준다. 이러한 검사로는 염증정도를 알아보기 위해 하는 반복적인 혈액검사, 혈액생화학적 검사, 내부 체액 분석, 생체조직검사 등이 있다. 체액분석과 신장, 피부, 신경의 생체조직검사의 이상은 루푸스 진단을 더욱 확실하게 해줄 수 있다. 환자에 따라 적절한 검사방법이 선택된다.

루푸스의 치료는 증상을 관리하는 것이다. 일반적으로 사용되는 방법은 스트레스 감소, 운동, 수면 등이 있다. 약물요법으로는, 관절, 근육, 다른 조직의 염증과 통증을 줄이기 위해 비스테로이드계 항염증약물을 사용한다. 코르티코스테로이드는 염증을 감소시키고 특히 활성기의 루푸스가 내부장기에 영향을 미칠 때 비스테로이계 항염증 약물보다 훨씬 효과적이다. 그러나 체중 증가, 감염의 위험, 고혈압 등 복합적인 부작용을 동반한다는 것을 반드시 고려해야만 한다. 항말라리아제는 면역계가 억제되어 나타나는 피로감, 관절통, 홍반, 늑막염 등을 치료할 수 있다. 면역억제제는 신장과 신경계의 문제가 있는 환자들에게 사용된다. 추가적으로 혈장분리교환술은 항체와 다른 면역물질들을 제거할 수 있도록 한다.

표 2-4. 전신홍반루푸스(SLE)의 일반적인 증상

관절	다발성 관절염, 손상은 없지만 붓고 통증이 있는 관절통	심장	심장염 - 심장을 이루는 어떤 층에 나타나는 염증, 일반적으로 심낭염
피부	안면 양볼에 나타나는 나비 모양의 홍반, 몸에 나타나는 발적, 감광성 - 햇빛에 노출 시 악화, 구강점막에 궤양, 머리 빠짐	혈관	레이노증후군 - 손가락 발가락에 통증을 동반한 주기적인 혈관경련
신장	사구체에 항원-항체 복합체로 인한 사구체신염이 발생되어 요단백과 점진적인 신장 손상을 초래	중추신경계	정신질환, 우울, 기분장애, 발작
폐	흉막염 - 흉통을 초래하는 흉막의 염증	골수	빈혈, 백혈구 감소증, 혈소판 감소증

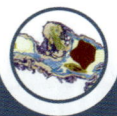
임상 사례

Stubbs 부인은 작은 시골 마을에 사는 24세 아프리카계 미국인이다. 둘째 아이를 출산하고 얼마 안 되어 갑자기 피로감, 불안, 가슴 두근거림을 경험하기 시작했다. 그녀는 일차의료인(healthcare provider)을 만났다. 일차의료인은 이러한 증상이 출산과 함께 큰아이를 돌보는 데 오는 스트레스와 관련이 있다고 생각하고 그녀에게 휴식과 두 아이를 돌보는 일에 도움을 받을 것을 권했다. 증상은 악화되었다가 그 후 점차적으로 완화되었다. 가족들은 일상 속에서 받는 스트레스를 줄이도록 그녀를 격려했다. 초기증상 1년 후, 그녀는 복부 통증을 겪었다. 일차의료인은 그녀를 위장병 전문의에게 의뢰하였다. 위장병 전문의는 담낭이 복부 통증의 원인이 될 가능성이 가장 높은 것으로 판단하여 저지방식이와 신체활동 증가를 처방하였다.

그 증상이 처음 나타나고 3년 후 Stubbs 부인은 셋째를 임신하게 되었다. 임신 6개월 동안 그녀는 조기수축, 증가된 피로, 두통, 다리부종 등을 경험하기 시작했다. 일차의료인은 과로 때문에 쉬어야 한다고 했다. 임신 마지막 3개월 동안, 그녀는 침대에서 지내며 격주로 초음파검사를 했다. 그녀의 가족은 집안일과 아이를 돌보는 일을 도맡아주었다. 그녀는 조산으로 인해 휴직해야 했지만 건강한 여자아이를 출산하였다. 출산 후, 그녀는 새롭고 당혹스러운 증상을 경험하기 시작했다. 발목과 무릎이 붓기 시작했고 발목, 무릎, 팔꿈치, 손목, 손가락 등의 관절부위 통증을 호소하기 시작했다. 휴식과 처방전 없이 살 수 있는 진통제는 증상을 완화시켰지만 가족을 돌보고 직장 일을 하면서 쉴만한 시간을 갖는다는 것은 어려운 일이었다. 가족들은 그녀의 건강을 걱정하면서 일차의료인이 그녀의 문제 원인을 찾지 못함에 의구심이 들었다.

겨울이 오자 저온에 대한 새로운 과민증상이 나타났다. Stubbs 부인은 원래 추운 날씨를 좋아하지 않았지만 갑자기 찬 공기에 노출되면 손발에 통증과 장애가 나타났다. 찬 온도에 노출 시 그녀의 사지는 통증과 함께 뻣뻣해지고 색도 변하였다. 그녀는 이러한 새로운 증상을 일차의료인에게 알리자 당혹해 하며 젊은 여성에게 무엇 때문에 이런 문제가 발생하는지 확신하지 못했다. 그리고 그녀를 류마티스 전문의에게 의뢰하였다.

류마티스 전문의는 그녀를 살펴보고 여러 차례 혈액검사를 실시했다. 항핵 항체 반응검사는 1:640으로 양성이였다. 항 DNA 항체는 정상에서는 없거나 낮은 데 반해 증가되었다. 류마티스관절염 인자는 음성(정상은 음성으로 <60U/mL), 침강속도는 62mm/hr(여성의 경우 정상치는 20mm/hr까지)이었다. 류마티스 전문의는 그녀의 상태를 확신할 수 없지만 루푸스의 가능성을 고려하고 있다고 했다. 그러나 단정적으로 진단할 수 없으며, 확실하지 않은 상황에서 충격적인 질병(SLE)의 진단을 내려 질병의 꼬리표를 다는 것을 원치 않았다. 전문의는 항염증약을 처방해주고 집에 돌아가 휴식을 취하도록 했다. 그녀는 아무도 그녀가 이토록 아픈 원인을 찾지 못하는 데 절망했다. 약물이 통증과 부종을 감소시키는 동안 그녀는 피로, 비정상적인 통증, 찬공기를 참지 못하는 민감성 등을 지속적으로 겪었다. 그녀는 좌절했고 마치 아무도 자신의 호소를 듣지 않는 것처럼 느껴졌다. 그녀 남편, 가족, 친구들은 왜 그녀가 그렇게까지 안 좋게 느끼는지 이해하지 못했다. Stubbs 부인은 다시는 건강하지 못할 것처럼 느껴졌다.

여름 몇 개월 동안 Stubbs 부인은 햇빛 아래 외출 후 소양감과 함께 이상한 발적을 경험하였다. 그녀는 항상 야외활동을 즐겨왔지만 이런 발적을 경험해본 적이 없었다. 또한 팔다리에 작고 붉은 상처들이 올라왔다. 관절통과 부종 피로감은 계속되었다. 무언가 확실하게 잘못되었다는 생각에 그녀는 류마티스 문제에 대한 정보를 찾아보기 시작했다. 그녀가 겪는 증상과 과거에 시행했던 검사결과들에 기초해보니 그녀는 자신이 루푸스인지 의심하였다. Stubbs 부인은 다시 류마티스 전문의를 찾아갔고 재검사 후 그녀는 루푸스 진단을 받았다. 그녀는 미국 류마티스 학회의 진단을 위한 열한 가지 기준 중 나비 모양의 안면홍반, 비침습성 관절염, 혈액 장애(빈혈), 면역학적 장애(항DNA 항체검사 비정상), 항핵 항체 역가 양성, 다섯 가지가 충족 되었다. 한 달 동안 코르티코스테로이드 제제를 점점 줄여가도록 처방받았다. 코르티코스테로이드제를 중단하기 전에 항염증제가 식이요법과 함께 처방되었다. 류마티스 전문의는 그녀가 질병을 관리하는 데 도움을 주겠다고 하면서 그녀를 안심시켰다.

Stubbs 부인은 류마티스 전문의 사무실을 나가면서 여러 감정이 섞였다. 그녀는 자신이 이상한 것이 아니었으며, 이제라도 진단을 받게 된 것에 대해 감사했다. 또한 증상의 원인을 찾는 데 걸린 그 긴 시간들에 화가 나고 씁쓸했다. 그녀는 가족과 친구들에게 자신이 왜 이렇게 아픈지 말할 수 있게 되어 안도했다. 그러나 그녀는 만성질환 루푸스를 진단받은 후 불확실한 미래 때문에 매우 두려웠다. Stubbs 부인의 여정은 절망과 미지수로 가득 찬 SLE의 전형적인 과정이다.

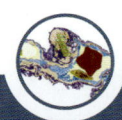

AIDS

AIDS는 레트로 바이러스인 HIV에 의해 발생되는 치명적인 성병이다. HIV는 면역계를 약화시키고 공격한다. HIV는 주된 두 가지 균주가 있다. HIV-1는 미국에서 가장 우세한 균주이고 HIV-2는 아프리카에서 우세한 균주이다.

HIV는 감염된 혈액, 혈액산물, 타액, 모유, 질분비물, 뇌척수액 등 체액의 직접적인 접촉을 통해 전파된다. 낮은 농도이긴 하지만 타액과 눈물에도 HIV가 함유되어 있다. 사고로 주사 바늘을 잘못 찔러서 생긴 상처를 통해 감염될 확률은 낮지만(1:300) 주사 바늘을 같이 사용하다가 전염될 확률은 훨씬 높다(1:150). 수직감염, 즉 바이러스에 감염된 임산부를 통해 아이가 감염될 확률은 13 – 40%이지만 항레트로바이러스제의 처방은 약 68% 정도의 감염위험을 낮출 수 있다. 수직감염을 예방하기 위해 일반적으로 사용되는 항레트로바이러스제는 Retrovir(zidovudine)으로 높은 안정성을 보인다. 제왕절개 분만은 수직감염의 위험을 더욱더 낮출 수 있다.

레트로바이러스인 HIV는 살기 위해 숙주가 필요하다. HIV가 인체에 접근하면 바이러스는 CD4세포를 공격한다. CD4세포 안에서 바이러스는 바이러스의 RNA를 DNA로 전환시키는 역전사효소를 사용한다. 바이러스 DNA는 CD4세포의 DNA와 통합되며, 감염된 CD4세포가 증식할 때 의도하지 않게 바이러스DNA를 복제하게 된다. CD4세포 내에서 바이러스 복사체들은 세포막이 약화될 때까지 복제하여 혈류로 수백만 개의 복사체들을 방출한다. 각 복사체들은 새로운 CD4세포에 부착되어 새로운 복제과정을 반복한다.

HIV감염 과정은 면역결핍, 자가면역, 신경적 기능장애 등 세 가지 형태를 보인다. 면역결핍은 기회감염을 포함한다[그림 2-8]. 자가면역적 측면은 림프간질성 폐렴, 관절염, 고감마글로불린혈증을 포함한다. 신경적 기능장애로는 AIDS 치매, HIV 뇌병변, 말초 신경장애 등이 포함된다. HIV에 감염되면 어떤 다른 증상들을 경험하지 않는다. 바이러스가 CD4세포를 감염시키고 파괴하는 동안 수 개월에서 수년 동안은 무증상이다. CD4세포가 계속해서 파괴되면 설사, 체중감소, 열, 기침 등의 증상이 나타난다. CD4세포가 더 많이 파괴될 때 더 많은 증상이 나타난다. 10년 후 감염 후반기로 접어들면서 심각한 임상증상들을 보이게 된다. HIV감염 어린이들은 다르게 나타난다. HIV 양성을 나타내는 어린이는 다음과 같은 경험을 하게 된다.

- 보행 장애
- 지연된 지적발달
- 체중 증가의 어려움
- 정상적 성장의 어려움
- 중이염, 폐렴, 편도선염 등 일반적인 어린이 질환의 심각한 형태

진단은 노출 후 한 달 안에 일련의 실험실검사를 통해 내려지게 된다. 과거에는 효소 결합 면역 흡착 분석법 시험과 함께 Western blot법이 진단을 확정하는 데 사용된다. 현재는 빠르고 고도의 정확성을 나타내는 다양한 방법들이 20분 안에 결과를 확인하게 해준다. 이러한 방법들은 처리된 패드로 위아래 잇몸을 문질러 모은 혈액이나 체액 샘플을 이용하여 바이러스에 대한 항체를 찾는 기법이다. 구강검사법은 혈액검사만큼 정확하고 혈액을 채취할 필요도 없다. 신속한 시험에 대해 양성반응이 나오면 확증하기 위해 혈액검사를 실시한다. 이러한 시험법은 상당히 새로운 방법이어서 원칙적으로 인증받은 실험실상에서만 사용하도록 되어 있어 널리 유용하게 사용될 수 없다. 또한 식약청에서는 가정용 HIV 테스트를 승인했다. 가정용 HIV-1 테스트는 임상시험용만큼 정확하다. 임신진단시험과 달리 HIV 테스트는 우편으로 받은 다음 결과는 사생활과 익명성 보호를 위해 수신자부담 전화로 받아볼 수 있다. 모든 양성 반응은 재검사를 실시한다.

AIDS가 확진되면 예측가능한 질환의 진행정도와 바이러스 양을 측정하기 위한 실험이 시행된다. 혈장의 바이러스 수치 또는 혈액 밀리리터당 바이러스 입자수는 임상적인 진행의 척도로 사용된다. 바이러스 수치는 중합효소연쇄반응으로 알 수 있다. 중합효소연쇄반응은 순환하고 있는 모체 항체 때문에 유아들에게 가장 적합한 반응이다. 항레트로바이러스 치료의 목표는 인체면역계가 바이러스를 억제할 수 있는 수준까지 바이러스 수치를 감소시키는 것이다. 바이러스 수치는 다른 척도(CD4세포 수치, 기회감염 등)들과 함께 성공적 치료의 척도가 될 수 있다.

HIV 감염단계는 CD4세포 수와 증상 출현의 두 가지 시스템에 의해 분류된다. CD4분류는 다음의 범주들에 따른다.

- 범주 1: CD4세포 수 ≥ 500cells/㎣
- 범주 2: CD4세포 수 200−499cells/㎣
- 범주 3: CD4세포 수 < 200cells/㎣

임상증상의 출현에 따른 분류는 다음의 범주와 그와 관련된 증상에 따른다.

- 범주 A
  - 무증상 HIV 감염
  - 지속적인 전신의 림프절 확장
  - 동반된 질환이 있는 급성 HIV 감염 또는 급성 HIV 감염 병력

- 범주 B
  - 세균에 의한 다발성 혈관종(피부감염)
  - 특발저혈소판자색반병(자가면역장애)
  - 구인두 또는 질의 칸디다감염
  - 골반성 염증 질환(여성의 생식기계의 감염)
  - 한달 이상 지속되는 열 또는 설사
- 범주 C
  - 세균성 폐렴, 재발성(12개월 동안 2회 이상)
  - 뇌병변
  - 림프종
  - 톡소포자충증
  - 진행다초점백색질뇌병증 거대세포바이러스성 질환
  - 호흡기계와 식도의 칸디다감염- 기생충과 원충성 감염(한달 이상)- 헤르페스: 만성적 궤양(한달 이상)
  - 소모성 증후군(체중의 10% 이상의 비자발적 감소, 한달 이상의 만성적 설사, 한달 이상의 기록한 열)
  - 결핵
  - 살모넬라 감염증
  - 조류결핵복합체
  - 침습성 경부암
  - 히스토플라즈마증
  - 진균성 감염
  - 카포시육종

AIDS의 치료제는 없지만 항레트로바이러스 치료는 HIV의 번식을 통제하고 질환의 진행을 완화시켜준다. 서로 다른 분류의 세 가지 이상의 항레트로바이러스제를 함께 사용하여 높은 활성도를 보이는 항레트로바이러스 치료는 효과적이다.

HIV전파를 방지하는 것은 가장 중요한 일이다. 전파방지 전략은 다음과 같다.

- 교육
- 체액의 접촉 피하기
- 매 성교 시 콘돔 사용
- 인체분비물의 노출 위험도를 높이는 활동 피하기(약물사용, 다중 성적 파트너 등)

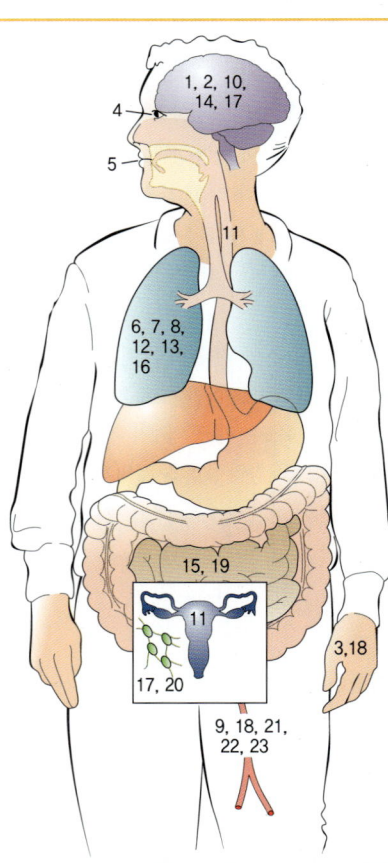

바이러스성 질환
1. HIV 뇌병증
2. 진행다초점백색질뇌병증
3. 대상포진
4. 거대세포바이러스망막염
5. 재발성 헤르페스 병소

세균성 질환
6. 지속적인 폐렴
7. 결핵
8. 조류결핵복합체
9. 살모넬라 패혈증

진균성 질환
10. 크립토코쿠스증
11. 칸디다증
12. 히스토플라스마증
13. 콕시디오이데스진균증
14. 폐포자충 폐렴

원충성 질환
15. 톡소포자충증
16. 만성적 와포자충성 설사

암
17. 뇌, 림프조직의 림프종
18. 카포시육종

다양한 질환
19. 지속적인 설사
20. 지속적인 일반적 림프절증
21. 소모증후군
22. 야간 발한
23. 지속적인 열

그림 2-8 AIDS의 영향

■ **강한 면역체계 개발**

감염성 질환을 방지하는 주요 방법은 면역체계를 강화하는 것이다. 많은 사람들이 건강을 위해 가장 좋은 방법은 노출을 피하는 것이라고 생각하지만, 면역계의 기억체계 때문에 오히려 적절하게 항원을 다루기 위해서는 초기에 항원에 노출되는 것이 필요하다. 최근 핵가족단위는 위생적 환경으로 인해 미생물들의 노출이 제한되므로, 지나친 위생관리를 피하고 초기에 미생물들에 노출되는 것이 더욱 면역체계를 강화하는 방법이라고 연구자들은 말한다.

약화된 면역계로 인한 고위험군
- 유아와 노인
- 영양결핍
- 손상된 피부
- 순환계 문제
- 항생제치료로 인한 정상상재균총의 교체
- 당뇨병과 같은 만성질환
- 코르티코스테로이드 치료
- 화학요법
- 담배
- 술
- 면역결핍상태

건강한 면역체계 구축 전략
- 수분섭취 증가
- 균형 잡힌 식단
- 항산화제와 단백질 섭취 증가
- 적절한 수면
- 카페인과 정제당 피하기
- 야외활동
- 스트레스 감소

요약

인체는 보이지 않는 적들과 지속적인 전투 중에 있다. 신체는 공격을 예방하고, 침입자를 제거하기 위해 여러 단계의 접근을 하며, 이런 단계에서 과도한 반응, 저하 반응 및 부적절한 반응으로 문제들이 발생할 수 있다. 이러한 변화된 반응들은 신체에 부정적인 영향을 미쳐 질병을 초래할 수 있다. 다양한 상황들이 전투 시 신체의 능력을 손상시킬 수 있지만, 적절한 무기로 준비된 신체는 많은 공격적인 침입자들을 견뎌낼 수 있는 전투기가 된다.

참고문헌

Chiras, D. (2008). *Human biology* (6th ed.). Sudbury, MA: Jones and Bartlett.

Elling, B., Elling, K., & Rothenberg, M. (2004). *Anatomy and physiology*. Sudbury, MA: Jones and Bartlett.

NetCE. (n.d.). 3426: Systemic Lupus Erythematosus. Retrieved from http://www.netce.com/coursecontent.php?courseid=511

Porth, C. (2006). *Essentials of pathophysiology* (6th ed.). Philadelphia, PA: Lippincott Williams & Wilkins.

Professional guide to pathophysiology (2nd ed.). (2007). Philadelphia, PA: Lippincott Williams & Wilkins.

Resources

www.aarda.org
http://health.howstuffworks.com/immune-system.htm
www.cdc.gov
www.medlineplus.gov
www.nih.gov

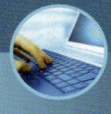

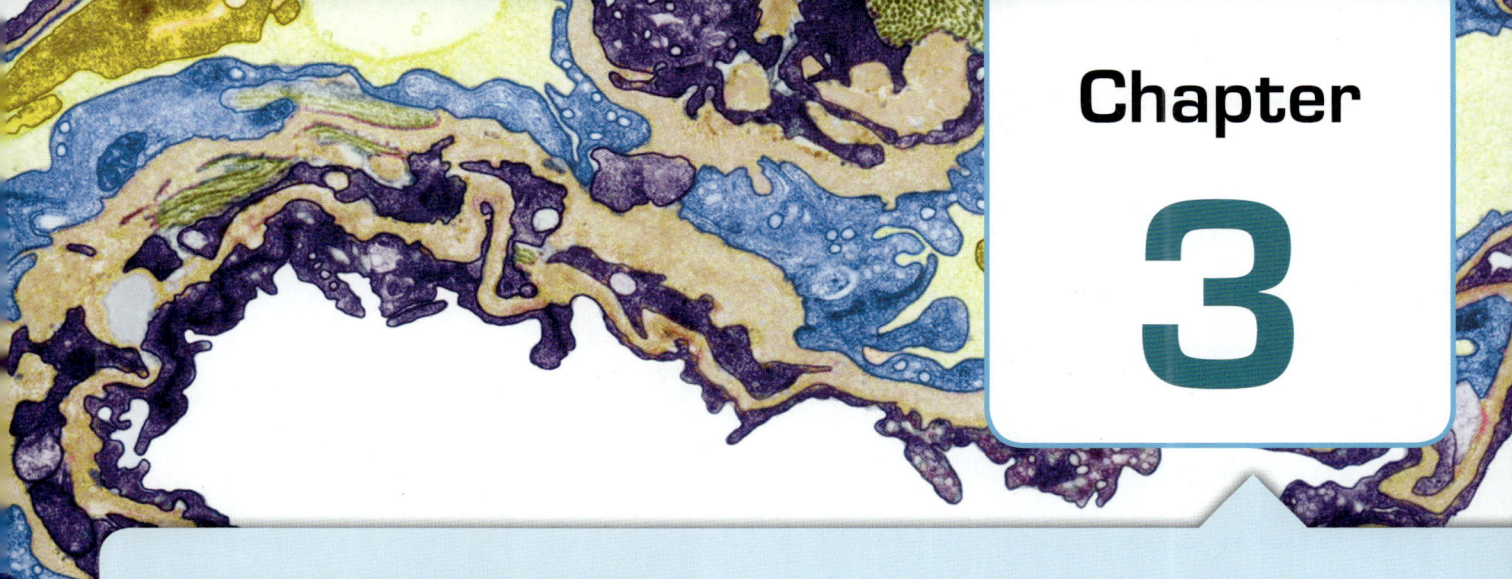

Chapter 3

조혈 기능
Hematopoietic Function

학습목표

- 정상 조혈 기능에 대하여 논의할 수 있다.
- 백혈구 질환을 설명하고 비교할 수 있다.
- 적혈구 질환을 설명하고 비교할 수 있다.
- 혈소판 질환을 설명하고 비교할 수 있다.

주요 용어

A형 혈우병 hemophilia A
감염성단핵구증 infectious mononucleosis
고름(농) pus
다발성골수종 multiple myeloma
백혈구 leukocyte
백혈구감소증 leukocytopenia
백혈구증가증 leukocytosis
백혈병 leukemia
범혈구감소증 pancytopenia
빈혈 anemia
산재(파종)성 혈관내응고 disseminated intravascular coagulation (DIC)
섬유소용해효소 plasmin
용혈 hemolysis
적혈구 erythrocyte

적혈구용적률 hematocrit
조혈 hematopoiesis
중성구감소증 neutropenia
트롬보 플라스틴 thromboplastin
특발성 저혈소판자색반병 idiopathic thrombocytopenic purpura (ITP)
폰빌레브란트병 von Willebrand's disease
헤모글로빈 S hemoglobin S
혈색소 hemoglobin
혈소판 thrombocyte
혈소판감소증 thrombocytopenia
혈소판증가증 thrombocytosis
혈장 plasma
혈전혈소판감소자색반병 thrombotic thrombocytopeni purpura (TIP)
호중구(중성구) neutrophil

혈액(Blood)은 인체의 건강과 항상성(homeostasis) 유지에 필수적인 체액이다. 5ℓ의 혈액은 인체를 계속 순환하면서 노폐물을 배출하고 동시에 조직에 산소와 영양분을 제공한다. 혈액은 액체 성분인 혈장과 세포 성분인 혈구로 이루어져 있다.

정상 조혈 기능

조혈(hematopoiesis)은 혈액이 생성되는 과정을 의미하며 일차적으로 골수에서 일어난다. 혈구의 전구물질인 줄기세포(원시세포)가 각종 혈구로 분화된다. 혈액의 기능은 구성성분인 **혈장**(plasma), **백혈구**(leukocyte, white blood cell), **적혈구**(erythrocyte, red blood cell), **혈소판**(thrombocyte, platelet) 등의 기능을 통하여 이루어진다[표3-1]. 혈장은 항체, 영양분, 전해질, 호르몬, 지질 및 노폐물(waste products)은 물론 혈구를 운반하는 운송 매체이다. 백혈구는 염증 반응 및 감염 과정의 주요한 역할을 한다(2장 참조). 적혈구는 조직에 산소를 운반하고 이산화탄소를 폐로 운반하는 평원반 모양의 세포(disk-shaped cells)이다. 적혈구는 단백질과 헤모글로빈을 포함하고 산소와 결합하여 혈액이 붉은색을 띤다. 혈액이 붉은색을 띨수록 산소의 포화도가 높다. **적혈구용적률**(hematocrit)은 혈액 중 적혈구가 차지하는 정도를 나타낸다. 혈소판은 응고인자와 함께 응고 작용을 조절한다. 혈소판은 순환혈액 내에서 불규칙한 표면과 엉겨 붙도록 하는 끈끈한 물질로 덮여져 있다. 응고작용(혈병형성, clotting)은 혈관의 손상된 세포로부터 **트롬보플라스틴**(thromboplastin)의 방출에 의하여 자극되는 빠른 연쇄 반응이다[그림 3-1, 그림 3-2].

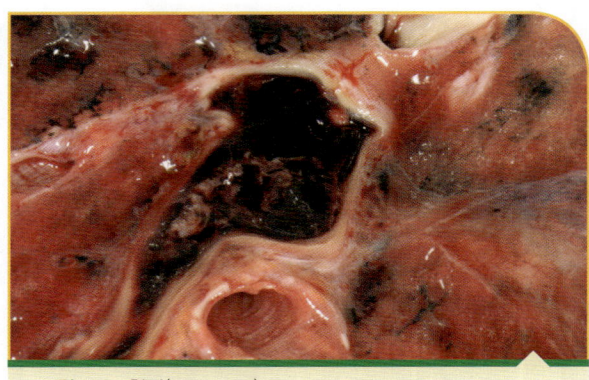

그림 3-2 혈병(Blood clot)

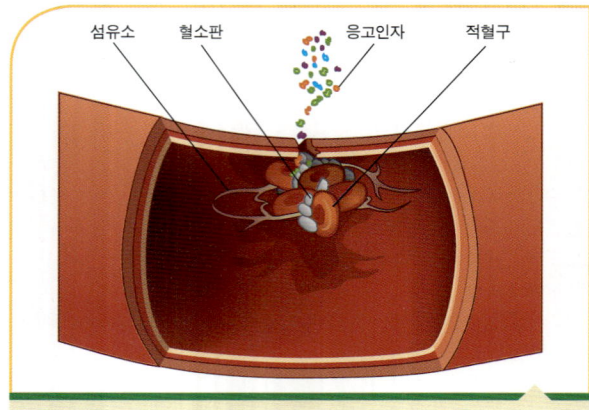

그림 3-1 혈액응고(Blood clotting)

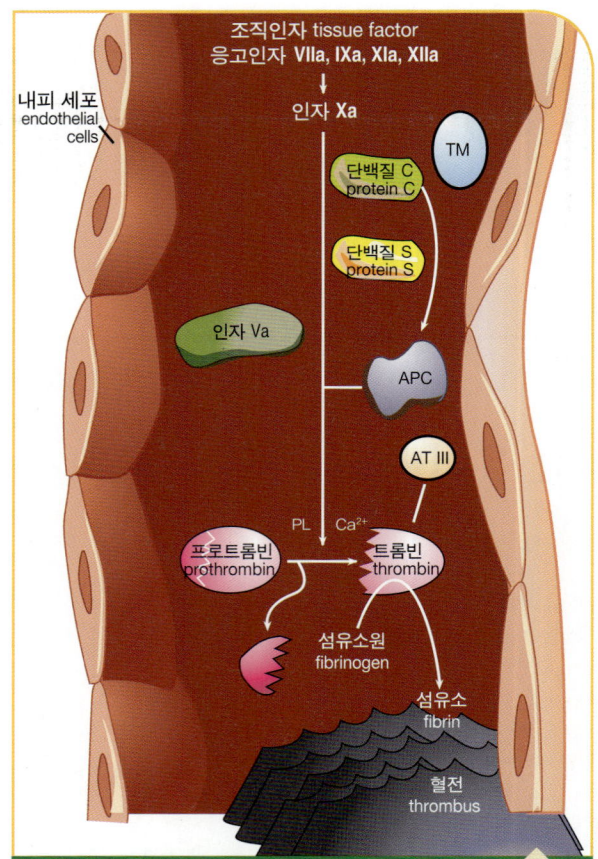

그림 3-3 응고 연속단계(연쇄반응, cascade)
검은 화살표=활성화(activation); 붉은 화살표=비활성화(inactivation); APC= 활성 단백질 C(activated protein C); TM=트롬보모듈린(thrombomodulin), 단백질 C가 결합하는 내피세포막에 결합된 단백질; PL=인지질(phospholipid); Ca^{2+}=칼슘(calcium)

표 3-1. 혈구의 요약

성분	모양	특징	수(㎣)	수명	기능
적혈구 (red blood cells, RBCs)		양면 오목한 원반; 핵이 없음	4,000,000 - 6,000,000	120일	산소와 이산화탄소 운반
백혈구 (white blood cells) 호중구 (neutrophil)		적혈구의 약 2배 크기: 다엽 핵; 색이 선명한 세포질	3,000 - 7,000	6시간 - 몇 일	박테리아 포식
호산구 (eosinophil)		호중구와 비슷한 크기; ; 큰 분홍색 과립; 2엽의 핵	100 - 400	8일 - 12일	항원-항체 복합체 포식; 기생충 공격
호염기구 (basophil)		호중구보다 약간 작다: 크고 보라색의 세포질 과립; 2엽의 핵	20 - 50	몇 시간 - 하루	염증과정에서 히스타민 방출
단핵구 (monocyte)		호중구보다 크다: 잿빛블루 색깔의 세포질; U 또는 신장 모양의 핵	100 - 700	몇 달 동안	박테리아, 죽은세포, 세포파편의 포식
림프구 (lymphocyte)		호중구보다 약간 작다: 비교적 크고 둥근핵이 세포를 채우고 있음	1,500 - 3,000	몇 년간 유지할 수 있음	직접 세포를 공격하기도 하고, 항체를 생산하는 면역에 관여
혈소판 (platelets)		거핵구(megakaryocytes)의 파편 : 작고 어두운 색 과립처럼 보임	250,000	5일 - 10일	혈액응고작용의 주요한 역할을 수행

응고 연속단계(clotting cascade)의 시작과 더불어 [그림 3-3], 수축성 단백질을 함유하고 있는 혈소판은 상처 주변에 엉겨 붙는다. 혈액 응고 작용이 연속적으로 유지되지 않는다면 순환 시스템 전체에 문제가 발생하게 된다. **플라스민(섬유소용해효소, plasmin)**은 응고를 방해하는 효소로서 치유과정에서 혈액응고를 방해하는 역할을 한다.

백혈구 질환

백혈구(leukocytes)는 염증 과정과 감염을 방어하는 세포군이다. 정상 백혈구 수는 5,000 - 10,000/㎣ 이다.

백혈구증가증(leukocytosis)은 백혈구 수의 증가 상태를 말하고, **백혈구감소증**(leucocytopenia)은 백혈구 수의 감소를 의미한다. 백혈구증가증은 감염과정의 활성화를 나타내고, 백혈구감소증은 면역 결핍 상태를 나타낸다(예: 골수 억제). 순환에 의하여 혈액은 감염된 장소에 백혈구를 운반한다. 백혈구는 외상이나 감염된 부위에 도달하면 그 부위 모세혈관 벽을 통해 누출(leak) 된다[그림 3-4].

대부분의 백혈구 장애는 여러 종류의 백혈구 중 한 가지 이상의 백혈구 결함으로 인해 발생한다.

■ 호중구감소증

일반적으로 호중구(neurophil)는 감염된 장소에 도착하면 가장 먼저 감염된 조직에서 방출되는 다양한 화학물질에 반응하게 된다[그림 3-5]. 호중구는 모세혈관 벽에서 탈출하여 감염부위로 이동한다. 일단 이 부위에 도착하면, 호중구는 감염이 전파되는 것을 예방하기 위해 미생물을 포식한다. 호중구가 제 역할을 다하고 나면 죽어서 상처의 노르스름한 분비물이나 농의 일부가 된다.

호중구감소증(neutropenia)은 순환 혈액의 호중구 수가 1,500cells/μL미만인 것을 의미한다(정상범위는 2,000 - 7,500cells/μL). 초기에 반응하는 호중구의 수가 적을수록 인체는 감염에 대항하여 싸울 능력이 부족하게 된다. 신체가 감염에 대항하는 정도, 특히 세균 감염은 호중구감소증의 심각성과 관련이 있다. 다시 말해, 호중구 감소는 감염에 대항하여 싸울 수 있는 능력이 감소된 것을 말한다.

호중구감소증의 원인은 다음과 같다.
- 감염과 염증 등의 호중구 사용 증가
- 면역 억제제 및 화학 요법과 같은 약물에 의한 억제
- 방사선 치료
- 선천적 상태(주기적 또는 순환적)
- 골수암(백혈병 및 림프종)
- 비장 파괴(Felty 증후군)
- 비타민 결핍(B_{12} 및 엽산 결핍)

호중구감소증의 초기 임상증상은 기본적으로 세균과 곰팡이 감염의 징후를 나타낸다(예: 무력감, 오한, 열). 호흡기계의 감염이 가장 흔하다. 또한 구강, 피부나 질, 위장관 궤양도 흔히 호중구감소증과 관련이 많다. 호중구감소증의 진단은 우선적으로 혈청 호중구 검사를 한다. 골수 생검은 원인을 확인하기 위해 실시할 수 있다. 항생제는 감염을 치료하는 데 사용된다. 호중구감소증의 원인을 규명하여 치료하는 것은 긍정적인 결과를 위해 매우 중요하다. 과립구군락자극인자(과립백혈구, granulocyte colony-stimalating factor)와 같은 조혈 성숙 인자(hematopoietic growth factors)는 호중구의 성숙과 분화를 자극하는 데 이용될 수 있다.

■ 감염성 단핵구증

키스 질환으로 알려진 감염성 단핵구증(infectious mononucleosis)은 EBV(Epstein-Barr virus)에 의해 생기는 질병이다. EBV는 헤르페스바이러스에서 가장 흔히 볼 수 있는 질환이다. 감염성 단핵구증은 청소년과 개발도상국의 사회 경제적 고위층의 젊은 성인에서 가장 흔하게 발생한다. CDC(Centers for Disease Control and Prevention, 2007)에 따르면, 미국인 중 35 - 40세의

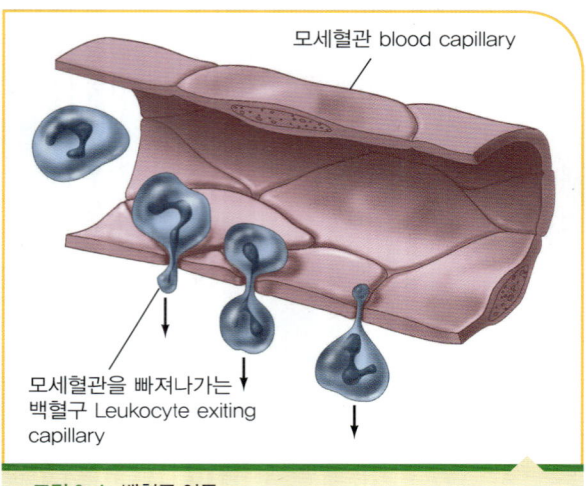

그림 3-4 백혈구 이동

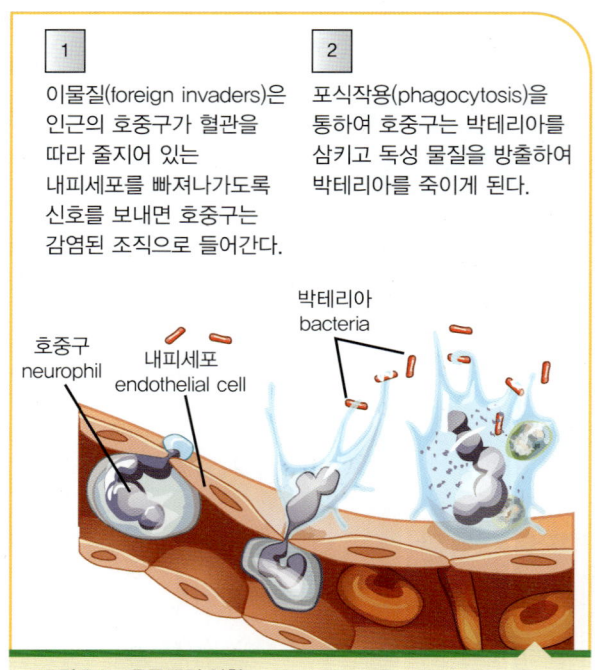

그림 3-5 호중구의 역할

95% 정도가 EBV 항체에 대한 양성반응을 보였다. 대부분의 사람들은 유년기에 바이러스에 노출되고, 그로 인해 바이러스에 대한 내성을 가지게 되었다. EBV에 노출된 대부분의 사람들은 지금까지 감염성 단핵구증으로 진행되지는 않았다.

EBV는 세포를 죽이거나 그 유전체(genome)에 통합됨으로써 B세포을 감염시킨다. EBV와 통합된 B세포는 이종친화성(heterophile) 항체를 생산하며 이 항체는 진단에 흔히 이용된다. 질병이 제거되고 나면, 몇 개의 B세포는 타인에게 EBV가 확산될 가능성과 무증상 감염을 야기할 가능성이 남아있게 된다. 감염성 단핵구증은 통상적으로 사람 간의 접촉에 의해 전염된다. 침(타액)은 질병의 전파를 일으키는 기본적인 방법이다.

전파(transmission) 또한 기침이나 재채기를 통하여 발생할 수 있으며, 감염된 타액의 작은 비말이나 공기중에 떠도는 점액이 타인에 의해 흡입되는 것이다. 감염성 단핵구증의 잠복기는 4-6주이다. 적어도 몇 주간의 감염기에는 타인에게 바이러스를 쉽게 전파한다.

CDC(2007)에 따르면, 바이러스를 식별하는 방법에 따라, 감염성 단핵구증을 치료받은 20-80%의 사람들이 바이러스 감염의 주기적인 재활성화(reactivation) 때문에 몇 년 동안 자신의 타액에 있는 EBV를 분비하고 있는 것으로 확인되었다. 건강한 사람도 증상없이 평생 동안 재활성화 기간 중에 바이러스를 분비하므로, EBV에 감염된 사람들을 격리할 필요는 없다. 최근에는 EBV 입자(particle)를 가진 건강한 사람이 사람 간의 EBV 전파를 가져오는 주요한 병원소(reservoir)라고 믿고 있다.

임상증상의 발현은 잠행성이다. 초기 증상은 1-3일을 권태(병감, malaise), 식욕 부진(입맛 없음), 오한이 지속된다. 이 기간이 끝나고 나면 증상이 심해지며 심한 인두통(목앓이), 열, 그리고 림프병증(lymphopathy)이 나타난다. 급성기는 대개 2-3주 동안 지속된다. 대부분의 사람들은 별문제 없이 회복하지만, 일부 대상자는 2-3개월 동안에는 완전히 회복할 수 없다. 감염성 단핵구증의 합병증은 간염, 비장파열 및 수막염 등이 있다.

감염성 단핵구증의 진단은 노출 2-3주 후 한 개의 반점(monospot)이나 heterophils 항체 검사로 확인할 수 있다. 다른 임상 검사를 할 때에는 감염성 단핵구증과 유사하게 나타나는 증상(예: 패혈성 인후염, strep throat)을 가진 질환은 제외해야 한다. 치료는 일차적으로 증상 완화와 지지적 중재이다. 중재는 안정, 수분공급, 진통제, 코르티코스테로이드(corti costeroids), 해열제 등을 투여한다. 격렬한 접촉이 있는 스포츠는 급성기와 회복기 단계에는 비장의 파열을 방지하기 위해 피하는 것이 좋다.

■ 림프종

림프종(lymphomas)은 림프구의 과도한 증식이 있는 림프계의 암이다. CDC에 따르면, 림프종은 미국에서 가장 흔한 혈액암이다. 림프종은 성인의 경우 여섯 번째로 흔한 암이고, 어린이에게는 세 번째로 흔한 암이다. 호지킨 및 비호지킨 두 가지 주요 유형이 있다. 비호지킨 림프종이 호지킨 림프종보다 훨씬 더 흔하다.

호지킨 림프종

호지킨 림프종(Hodgkin's lymphoma)은 림프계의 모든 림프절(lymph node)에서 시작할 수 있지만, 대부분 상체(예: 목, 가슴, 위팔)의 림프절에서 시작된다. 이환된 림프절이 커져 주변 조직을 압박한다. 암세포는 전신적으로 림프관을 통해 다른 림프절로 퍼지게 된다. 말기로 진행될 때까지 혈관이나 다른 조직으로 확산되는 일은 거의 없다. Hodgkin 림프종의 암세포는 독특하며 이를 Reed-Sternberg cells 또는 호지킨세포라고 한다[그림 3-6]. 이 세포는 정상적인 림프구보다 훨씬 큰 거대세포로서 B림프구의 비정상적인 형태이다. T림프구도 결함이 나타나고, 총 림프구 수는 감소한다.

호지킨 림프종의 두 가지 주요 유형은 고전적 호지킨병(classical Hodgkin's disease)과 결절성 림프구 우세형 호지킨병(nodular lymphocyte predominance Hodgkin's disease)이 있으며, 고전적 호지킨병은 몇 가지의 하위 유형(subtype)이 있다. 두 암세포의 유형은 현미경 검사를 통해 판별이 가능하다.

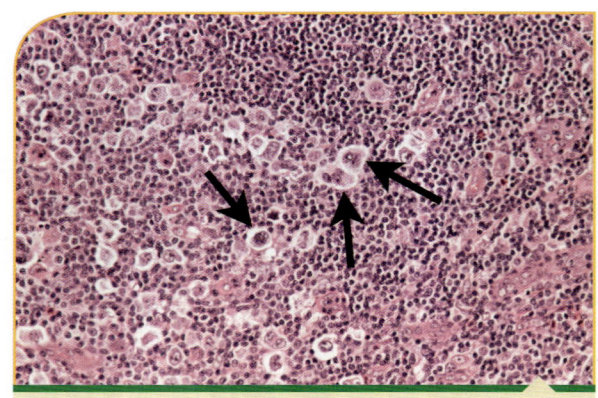

그림 3-6 호지킨병을 일으키는 Reed-Sternberg cells

호지킨병은 두 유형이 각각 다른 방법으로 성장하거나 전이되며, 흔히 치료도 다르기 때문에 환자가 앓고 있는 유형을 확인하는 것은 중요하다. 고전적인 호지킨병이 95%를 차지하고 있어 앞으로 더 논의될 것이다.

CDC(2007)의 보고에 따르면 호지킨병은 남녀 모두에서 20-40세의 연령에서 주로 발생하고, 그 다음으로 높은 발생률을 보이는 그룹은 50세 이상의 남성들이다. 예후는 국소적이고 조기 치료가 가능할 경우 생존율이 높다. 호지킨 림프종의 임상증상은 다음과 같다.

- 무통의 림프절 종창
- 체중 감소
- 지속적인 열
- 야간 발한(땀)
- 전신 가려움증
- 기침, 흉통, 또는 호흡 곤란
- 권태(병감)
- 반복적인 감염
- 비장비대

진단 절차는 침범된 부위의 림프절 생검으로 알 수 있다. 생검을 통해 Reed-Stern berg cells의 존재를 확인하는 것이다. 다른 진단법은 신체검진, CBC, 흉부 X-선 촬영이 있다. 림프종 병기결정(staging)은 질병의 진행과 심각성을 파악하는 데 유용하다.

호지킨 림프종의 병기는 다음과 같다[그림 3-7].

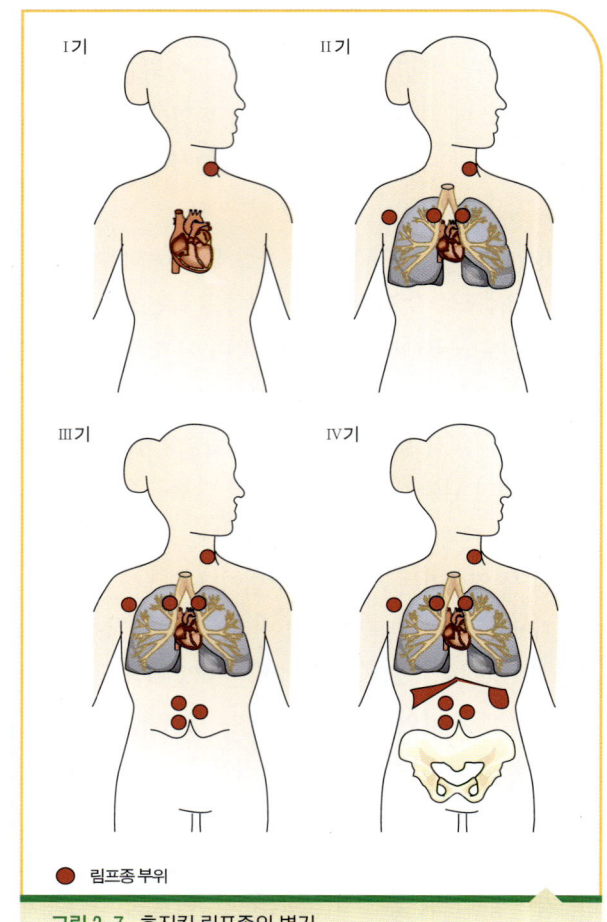

● 림프종 부위

그림 3-7 호지킨 림프종의 병기

- Ⅰ기 - 림프종 세포가 목이나 겨드랑이 같은 림프절 부위 중 한 곳에 있거나 또는 림프종 세포가 림프절에 없다면 림프종 세포가 폐와 같이 조직이나 기관의 한 곳에 있는 경우.
- Ⅱ기 - 횡격막을 경계로 위나 아래의 한쪽 림프절의 두 곳에 림프종 세포가 있거나, 동일한 부위의 조직이나 기관에 림프종 세포가 있으며 림프절이 가까이 있는 경우. 횡격막을 경계로 동일한 부위의 다른 림프절에 림프종 세포가 있는 경우.
- Ⅲ기 - 림프종 세포가 횡격막 아래와 위 둘 다의 림프절에 있다. 림프종 세포가 간, 폐, 또는 뼈 등과 같이 림프절과 가까운 조직 또는 장기의 한 곳에 있는 경우. 림프종 세포가 비장에서 발견되는 경우.

- **Ⅳ기** – 림프종 세포가 하나 이상의 장기나 조직의 여러 부위에서 발견되거나, 림프종 세포가 간, 폐 또는 뼈와 같은 하나의 장기에 있으며 먼 림프절에 있는 경우.
- **재발** – 치료 후 재발되는 경우.

병기분류(staging)는 전산화 단층촬영검사, 자기공명영상, 양전자 방출 단층촬영검사, 골수 생검을 실시한다. 이외에 다른 림프절 부위나 간 또는 다른 조직의 생검이 포함된다. 진단이 내려진 후, 일반적인 암 치료(화학 요법, 방사선 및 수술의 복합적 치료)가 이루어진다.

비호지킨 림프종

비호지킨 림프종(non-Hodgkin's lymphoma)은 연령이나 림프절 부위에 상관없이 발생한다. 비호지킨 림프종은 여러 가지 유형이 있는데, 이들은 공격적이며 성장이 빠른 유형과 무통성이며 성장이 느린 유형으로 나눌 수 있다. B세포(80%의 경우)와 T세포 둘 다에서 발생될 수 있다. 비호지킨 림프종의 임상증상, 병기 및 치료는 호지킨 림프종과 유사하다. 차이점은 전이(metastasis)와 진단이 다르다. 비호지킨 림프종은 몸 전체에 산발적으로 여러 림프절에서 발생하고, 무정형화된 방식의 전이를 보이며, 흔히 진단과 동시에 나타난다. 비호지킨 림프종은 리드스턴버그세포를 보이지 않으며, 치료가 어려워 예후는 불량하다.

■ 백혈병

백혈병(leukemia)은 백혈구(leukocyte)의 암이다. 골수(bone marrow)에서 비정상 백혈구나 백혈병 세포를 만든다. 백혈병 세포는 정상적 혈액세포와 달리, 파괴되어야 할 때 파괴되지 않고 때때로 정상적인 백혈구, 적혈구 및 혈소판과 뭉쳐 있다. 이러한 결합은 정상 혈액세포가 제대로 작동하는 것을 방해한다. 백혈병의 정확한 원인은 알 수 없지만 위험 요인은 화학 물질, 바이러스, 방사선 등 돌연변이 유발 물질에의 노출, 예컨대 화학 요법의 사용, 특정 질병 상태(예: 다운 증후군), 면역 결핍 장애 등이다.

백혈병은 급성 또는 만성으로 나뉜다. 가장 일반적인 네 가지 유형은 다음과 같다.

1. **급성 림프구성 백혈병**(acute lymphoblastic leukemia)
아동에게 가장 흔한 질환으로 치료에 잘 반응하고 좋은 예후를 보인다.
2. **급성 골수성 백혈병**(acute myeloid leukemia)
성인에게 흔한 질환으로 치료에 매우 잘 반응하며 급성 림프구성 백혈병에 비해 예후가 불량하다.
3. **만성 림프구성 백혈병**(chronic lymphoid leukemia)
성인에게 흔한 질환으로 치료에 대한 반응이 나쁘다. 그러나 대부분의 환자는 진단 후 여러 해 생존한다.
4. **만성 골수성 백혈병**(chronic myeloid leukemia)
성인에게 흔한 질환으로 화학 요법에 대한 반응이 불량하지만, 예후는 동종 골수 이식으로 개선되고 있다.

백혈병의 임상증상은 다음과 같다.
- 백혈구 감소증(잦은 감염)
- 빈혈(창백, 피로, 호흡 곤란 및 활동내성 저하)
- 혈소판 감소(점상출혈, 잇몸출혈, 혈뇨 및 출혈시간 지연)
- 림프절병(증)   • 관절 부종   • 뼈 통증
- 체중 감소   • 식욕부진(입맛 없음)   • 간 비대
- 비장비대(지라비대)
- 중추 신경계 기능장애(기능이상)

진단 절차는 과거력, 신체검진, 말초혈액도말, CBC 및 골수 생검이 포함된다. 화학요법은 백혈병에 대한 주된 치료법이며 다양한 과정이 필요하다. 화학요법은 만성 백혈병보다 급성 백혈병에 더 효과적이다. 화학요법이 성공적이지 않을 경우 골수 이식(bone marrow transplants)을 시도할 수 있다.

■ 다발성 골수종

다발성 골수종(Multiple myeloma)은 형질세포(plasma cells)의 암으로 노년기에서 가장 많이 발병한다. 골수에서 비정상 형질세포의 지나친 증가가 특징이다. 증식한 형질세포가 골수조직에서 정상 조혈세포와 뭉치고 벤스 존스 단백질(Bence Jones proteins)이 소변으로 배설되

는 것 또한 특징이다. 여러 부위에 골 종양이 발생하고 골세포 파괴와 고칼슘혈증 및 병리적 골절을 초래한다. 고칼슘혈증은 신장 손상 및 신경근육 문제로 연결된다. 종양세포는 림프절을 통해 퍼져가며 여러 장기에 침윤하게 된다.

다발성 골수종의 증상은 일반적으로 잠행성이며, 악성 종양은 흔히 진단 시에 이미 꽤 진행되어 있다.

다발성 골수종의 임상증상은 다음과 같다.
- 빈혈(창백, 피로, 호흡 곤란 및 활동내성 저하)
- 혈소판감소증(점상 출혈, 잇몸 출혈, 혈뇨 및 출혈 시간 연장)
- 백혈구 감소증(잦은 감염)
- 골밀도(뼈밀도) 감소
- 뼈 통증
- 고칼슘혈증(신경근 기능이상)
- 신장 장애

다발성 골수종의 진단은 종종 다른 상태에 대한 정규 혈액검사 도중에 부수적으로 이루어진다. 예를 들어, 빈혈이나 혈청 단백질의 증가는 추가 검사가 필요하다는 것을 시사한다. 진단 절차는 혈청 및 소변 단백질, 칼슘, 신장 기능 검사, CBC, 생검, X-선 촬영, 컴퓨터단층촬영, 자기공명영상 검사가 포함된다.

다발성 골수종은 치료가 가능하지 않은 것으로 여겨지고 있지만, 화학요법을 하게 되면 관해율(remission rate)이 증가한다. 생존율 중앙치는 3년이다. 진통제는 뼈 통증을 치료하는 데 사용되며, 혈액병(blood dyscrasia), 고칼슘혈증, 신장 장애는 필요에 따라 치료한다.

적혈구 질환

인체의 혈액은 단 한 방울에 수백만 개의 혈구가 있는데 이 중에서 적혈구(erythrocytes)는 가장 월등히 많은 혈액세포이다(정상 범위 4.2–5.9 cells/μL). 적혈구의 기능은 조직에 산소를 운반하고 배설할 노폐물을 수송하는 것이다. 대부분의 적혈구 질환은 적혈구의 양(quantity)이나 질(quality)에 관련된다.

■ 빈혈

빈혈(anemia)은 선천적 또는 후천적으로 적혈구가 혈액 내의 산소 운반 능력에 장애가 생기는 흔한 질병이다. 원인은 (1) 순환 적혈구 수의 감소(예: 실혈 또는 생산 감소), (2) 적혈구의 헤모글로빈의 함량 감소, (3) 비정상 헤모글로빈의 출현으로 발생할 수 있다. 일부 빈혈은 쉽게 치료되지만 평생 동안 문제를 야기할 수 있다. 빈혈의 임상증상은 원인에 관계없이 저하된 산소 운반능력에 의해서 다음과 같은 증상이 나타난다.
- 허약
- 피로
- 창백
- 실신(syncope)
- 호흡 곤란
- 빈맥

빈혈은 적혈구용적률(hematocrit)이 남성은 41% 미만 여성은 37% 미만이거나, 헤모글로빈 함량이 남성은 13.5 g/dL 이하, 여성은 12 g/dL 이하이면 진단을 내리게 된다. 빈혈의 치료는 빈혈의 특성에 따라 달라진다.

철결핍성 빈혈

세계보건기구(World Health Organization, 2010)에 따르면, 철결핍성 빈혈(Iron Deficiency Anemia)은 세계에서 가장 흔한 빈혈이다. 철결핍성 빈혈은 임신한 여성, 2세 미만의 유아, 노인에서 가장 흔히 볼 수 있다. 헤모글로빈 생성에 필요한 철분의 공급이 수요를 충족하기에 불충분한 경우에 철결핍성 빈혈이 발생한다. 철결핍성 빈혈은 철분 섭취량의 감소, 철 흡수 감소, 출혈의 증가(예: 생리나 암)가 원인이다. 철분은 동물과 식물 자원을 통하여 섭취한다. 미국인의 경우 평균적으로 철분을 하루 권장량인 10mg 이상 섭취하지만, 실제로 섭취한 철분의 약 10%가 흡수된다. 이와 같이 철분 부족으로 인해, 적혈구가 창백하거나(저색소, hypochromic), 소적혈구(microcytic)가 된다[그림 3–8].

앞서 언급한 빈혈의 증상 및 징후 외에 철결핍성 빈혈의 임상증상은 다음과 같다.
- 눈의 공막에 청색증(파란색 착색)
- 부서지기 쉬운 손톱
- 식욕 감소(특히 어린이)
- 두통
- 과민성(irritability)
- 구내염(stomatitis)
- 이식증
- 치유 지연

철결핍성 빈혈의 진단 절차는 CBC, 혈청 ferritin, 혈청 철분 및 전도성 포화도(transferring saturation)가 포함된다. 추가 검사는 원인(예: 대변 잠혈(occultblood))을 규명하기 위해 수행할 수 있다. 치료는 철결핍성 빈혈의 근본 원인을 규명하여 해결함으로써 가능하다. 다른 방법은 철분 수치를 높이기 위해 철분이 풍부한 음식(예: 간, 붉은 고기, 생선, 콩, 건포도, 녹색 잎이 많은 채소)을 섭취하거나 철분 보충제를 투여한다. 비타민 C는 철분의 흡수를 증가시키기 때문에 고함량의 비타민 C 보충제(supplements)나 식품의 섭취 증가가 필요하다.

악성 빈혈

악성 빈혈(pernicious anemia)은 B_{12} 결핍과 거대적아구성 빈혈(megaloblastic anemia)로 알려져 있다. 이 빈혈은 크고(macrocytic) 미성숙한 적혈구가 특징적이다 [그림 3-9]. 악성 빈혈은 시아노코바라민(비타민 B_{12}, cyanocobalamin) 결핍에서 가장 흔히 발생한다. 일반적으로는 점진적이고 내인자(intrinsic factor)의 부족으로 발생한다. 내인자는 위장에서 만들어지는 단백질이며 B_{12}가 위장에서 흡수될 때 필요하다. 내인자의 결핍은 자가항체(autoantibodies)로 인하여 초래되며 이후의 면역 반응에 의하여 위장 점막과 선(glands)의 위축으로 이어진다.

비타민 B_{12}는 DNA 합성에 필수적인 것이며 세포 분열과 세포 성숙의 지연에 관여한다. 비타민 B_{12}가 너무 적으면 수초(myelin)의 손상 때문에 점진적으로 신경학적 문제를 야기한다. 신경학적 문제는 빈혈이 진단되기 전에 볼 수 있다. 빈혈의 일반적인 징후와 증상 외에 추가적인 악성 빈혈의 임상증상은 다음과 같다.

- 잇몸 출혈
- 설사
- 후각 장애
- 심(부)건반사(깊은힘줄반사) 소실
- 식욕 부진
- 인격 또는 기억 변화
- Babinski's sign(+)(발바닥을 단단한 것으로 세게 그을 때 첫 번째 발가락은 신장 배측 굴곡이 되고 다른 발가락은 부챗살 모양으로 퍼지는 병리적 반사)
- 구내염(stomatitis)
- 손과 발의 감각 이상
- 불안정한 보행(걸음), 특히 어두운 곳에서

악성 빈혈의 진단 절차는 혈청 B_{12} 검사, Schilling's test(B_{12} 흡수 측정), CBC, 위액검사 및 골수 생검이 포함된다. 악성 빈혈의 치료는 내인자가 만들어지지 않을 경우 비타민 B_{12}를 주사한다. 경구용 비타민 B_{12}는 내인자를 생성하는 대상자에게 투여한다.

재생불량성 빈혈

재생불량성 빈혈(aplastic anemia)은 골수에서 혈액세포를 충분히 만들지 못한 결과로 생기는 빈혈의 유형이다. 범혈구감소증(pancytopenia)은 적혈구, 백혈구, 혈소판이 부족한 질병이다. 이러한 혈액세포의 부족은 여러 가지 합병증(예: 감염, 출혈, 저산소증, 골수의 지방 대치, 사망)을 유발한다. 재생불량성 빈혈은 일시적 또는 영구적 일 수 있다. 재생불량성 빈혈의 원인은 다음과 같다.

- 특발성
- 자가면역장애(예: 전신성 홍반성 루푸스)
- 약물 및 치료(예: 화학 요법과 방사선)
- 바이러스

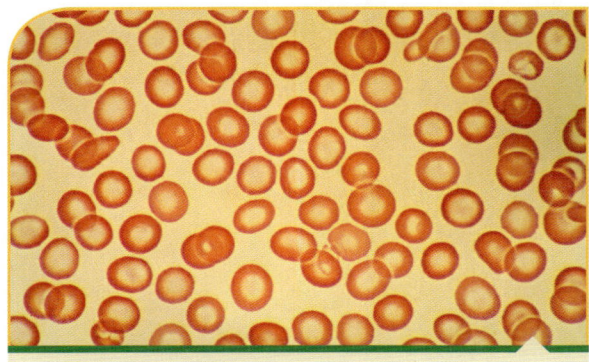

그림 3-8 철 결핍성 빈혈

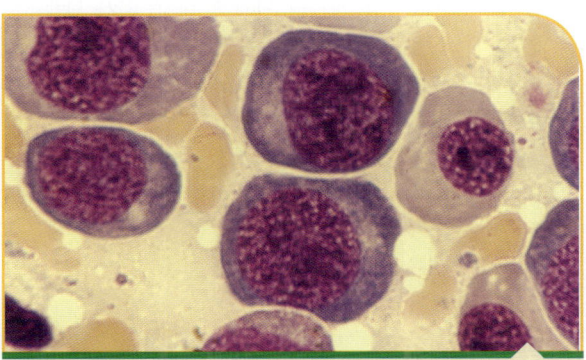

그림 3-9 악성 빈혈

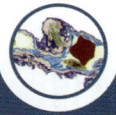

임상 사례

Williams 부인은 45세의 백인 여성이다. 여러 달 동안 느끼고 있는 피로(fatigue)를 주호소로 치료를 받고자 한다. 흉통은 없었지만, 1층 계단을 오른 후에 경증의 호흡곤란(숨참)을 느낄 수 있었다. 그녀는 직장 출혈은 없었으나 약 일 년 동안 장기간의 월경주기가 있었다.

과거 병력으로 10년 전 세 번째 임신 후 빈혈 치료를 받아 왔지만, 그녀는 처방 약품을 모두 복용하지 않았다. 가족력을 살펴보면, 부모는 이탈리아에서 태어났고, 그녀가 초등학교 때초등학교 때 사망하였다. 그래서 그녀는 부모의 병력을 알 수 없었다.

신체검진 결과 전신적 모습은 창백하지만 심각한 장애는 없는 것으로 나타났다. 활력 징후는 혈압 125/90이고, 심박동 88회로 규칙적이며, 호흡 12회로 측정되었다. 혈압과 심박동은 선 자세와 앙와위의 차이는 없었다. 그 외 소견은 결막이 창백하고, 점막은 촉촉하며 병변(lesions)이 없다. 간비장비대(hepatosplenomegaly)나 선병(adenopathy)은 발견되지 않았다. 호흡음은 청진상 깨끗하며, 심장박동은 규칙적이며 리듬은 잡음(murmur)이 있었다. 복부는 부드럽고, 압통은 없으며, 복부팽만도 없었다. 직장검사상 종양은 만져지지 않고, 잠혈은 없이(heme-negative) 갈색변이었다. 또한 그녀는 하루에 81mg의 아스피린을 복용하고, 시리얼을 좋아하는 채식주의자이며, 아이스크림 등은 먹지 않는다고 보고하였다.

Williams 부인의 병리검사 결과는 다음과 같다.

전혈구수	결과	정상범위
백혈구(WBC)	$8.2 \times 10^3/\mu L$	$4.8\text{-}10.8 \times 10^3/\mu L$
헤모글로빈(혈색소, Hgb)	8.0 g/dL	12-15.6 g/dL
적혈구용적률(Hct)	24%	35-46%
적혈구(RBC)	$4.0 \times 10^6/\mu L$	$3.8\text{-}5 \times 10^6/\mu L$
평균적혈구용적(MCV)	60 fL/red cell	80-96.1 fL/red cell
평균적혈구혈색소량(MCH)	20 pg/red cell	27.5-33.2 pg/red cell
평균적혈구혈색소농도(MCHC)	33 g/L	33.4-35.5 g/L
적혈구크기분포폭(RDW)	16.5	11.5-14.5
혈소판(Platelet)	500,000/μL	150-400,000/μL
망상적혈구수(Reticulocyte count)	3%	0.5-1.7%
절대 망상적혈구수(Absolute reticulocyte count)	40,000/μL	25,000-75,000/μL
젖산탈수소효소(LDH)	210 U/L	0-304 U/L

CBC(전혈구수) = complete blood count; WBC(백혈구) = white blood cell; Hgb(헤모글로빈) = hemoglobin;
Hct(적혈구용적률) = hematocrit; RBC(적혈구) = red blood cells; MCV(평균적혈구용적) = mean corpuscular volume;
MCH(평균적혈구혈색소량) = mean corpuscular hemoglobin; MCHC(평균적혈구혈색소농도) = mean corpuscular hemoglobin concentration;
RDW(적혈구크기분포폭) = red cell distribution width; LDH(젖산탈수소효소) = lactate dehydrogenase.

Williams 부인은 철 보충이 필요한 철결핍성 빈혈로 진단받았다. Hb를 1주마다 약 1g/dL씩 상승시켜 8주간 보충한다면 철분 치료 후의 Hgb는 정상이 될 것으로 예상했다. 그러나 8주 후 그녀의 Hgb상태는 9.5g/dL 이었다. 이러한 결과로 인해, Williams 부인에게 철분보충제를 처방기간 동안 복용하였는지, 약의 내성이 있는지 질문했다. 또한, 위장관 출혈을 나타내는 증상인 어두운 타르 변의 관찰 여부도 질문했다. Williams 부인은 오심과 변비로 인해 단지 2주 동안 철분 보충제를 복용했다고 보고했다. Williams 부인에게 변비를 예방하고(예: 섬유소와 수분섭취 증가) 오심을 최소화하기 위해 크래커나 토스트 등 가벼운 탄수화물과 함께 철제를 보충하도록 지시했다. 이러한 조치를 취하고 8주 동안 처방대로 철분보충제를 복용한 후, Williams 부인의 헤모글로빈은 정상으로 돌아왔다.

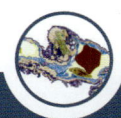

겸상적혈구빈혈(낫적혈구빈혈)

겸상적혈구빈혈은 적혈구가 비정상적으로 초승달 또는 낫 모양이 되는 용혈성 빈혈의 유전 질환이다. 겸상적혈구빈혈은 비정상 헤모글로빈인 헤모글로빈 S(Hemoglobin S)가 원인이다[그림3-10]. 헤모글로빈 S는 산소함량이 낮을 때 적혈구의 모양을 왜곡(비틀)시킨다. 이러한 깨지기 쉬운 낫 모양의 세포는 신체 조직에 제공하는 산소량이 적다. 또한 이러한 세포는 작은 혈관을 쉽게 잘 막고 부서진 조각이 혈액의 흐름을 방해할 수 있다.

겸상적혈구빈혈은 열성도 우성도 아닌 유전 장애이다(1장 참조). 겸상적혈구 유전자의 대립 유전자는 공동우성(co-dominant-meaning)이다. 한 부모로부터 겸상적혈구 유전자를 유전 받고 다른 부모로부터는 정상적인 적혈구를 유전 받으므로, 두 유전자가 모두 표현되는 것이다. 대립 유전자의 이형접합(heterozygous) 쌍을 의미하는 것으로, 한 부모로부터 헤모글로빈 S(Hemoglobin S)를 유전 받고 한 부모로부터 정상 헤모글로빈 (A)를 물려받아서 겸상적혈구의 성향(trait)을 갖게 된다. 자신의 적혈구의 절반 이하가 겸상이 되기 때문에 겸상적혈구 성향(trait)을 가진 사람은 겸상적혈구빈혈(낫적혈구빈혈)의 증상을 보이지 않는다. 양쪽 부모로부터 헤모글로빈 S 유전자를 유전 받은 사람은 동형접합(homozygous) 대립유전자 쌍을 만들어서 겸상적혈구빈혈에 이환된다. 거의 모든 적혈구가 비정상이기 때문에 겸상적혈구빈혈(낫적혈구빈혈)은 더 중증이다. 겸상적혈구빈혈(낫적혈구빈혈)은 아프리카와 지중해 사람들의 후손에게 더 일반적이다. 또한 남아메리카와 중앙 아메리카, 카리브해, 중동의 사람들에게도 볼 수 있다.

임상증상은 일반적으로 약 생후 4개월이 될 때까지 나타나지 않는다. 대부분의 환자는 수 시간에서 수일까지 지속적인 고통스러운 상황과 위기를 경험하게 된다. 통증(pain)은 겸상세포 조각이 작은 혈관을 막히게 하여 허혈 및 괴사로 이어져 야기된다. 이러한 혈관 폐색의 합병증은 위치에 따라 달라진다[표3-2]. 환자가 이러한 위기를 경험하는 횟수와 중증도는 탈수, 스트레스, 높은 고도(high altitudes), 열 등에 따라 다양하게 촉발된다. 환자들의 질병이해와 관리가 향상되어 이제는 50대까지 생존하고 있다.

겸상적혈구빈혈의 임상 양상은 저산소증과 조직의 허혈이 반영되어 나타난다. 이러한 증상에는 다음과 같은 것들이 포함된다.

- 복통
- 빈맥
- 뼈통증
- 하지의 피부궤양
- 호흡 곤란
- 협심증
- 성장과 발달의 지연
- 심한 갈증
- 피로
- 빈뇨
- 열
- 통증이 동반된 발기지속(priapism)
- 황달
- 시력 장애
- 창백

결함이 있는 유전자(defective gene)의 보균자(carriers)는 간단한 혈액 검사인 헤모글로빈의 전기영동(전기이동, electrophoresis)으로 규명할 수 있다. 또한, 겸상세포 검사로 혈색소가 정상인지 겸상인지를 확인할 수 있다. CBC와 빌리루빈 검사는 진단과 진행 정도를 확인하는데 유용하다. 겸상적혈구빈혈에 대한 치료법은 없지만, 줄기세포(stem cell) 연구가 주목받고 있다. 약물(예: Hydrea)은 위기(crisis)의 빈도를 줄일 수 있다. 겸상화 유발인자를 피하는 것 또한 도움이 된다. 그 외의 전략은 다음과 같다.

- 산소요법
- 예방접종
- 수화(hydration)
- 수혈
- 통증 관리(예: 진통제, 이완기법, 기분전환)
- 골수 이식
- 감염 관리
- 겸상적혈구 성향(trait)을 가진 사람의 유전 상담

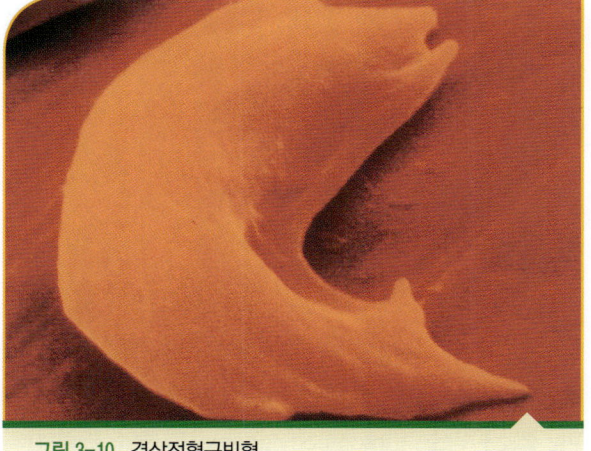

그림 3-10 겸상적혈구빈혈

표 3-2. 혈관폐색의 합병증

폐색부위	결과
뼈	포도상구균 감염으로 인한 골수염 가능성
신수질의 유두	육안적 혈뇨, 신세뇨관의 농축 결여
눈	망막병증, 시각상실
동(sinus)	뇌졸중(stroke)
비장	비장기능저하증, 감염 감수성
간	황달, 간비대
기타	심장비대, 하지 궤양의 치유 지연

- 유전자 이상(예: 골수형성 이상증후군(myelodysplastic syndrome)과 판코니 빈혈(Fanconi's anemia))

임상증상과 징후는 일반적으로 빈혈(예: 허약, 창백, 호흡곤란), 백혈구감소증(예: 감염의 반복) 및 혈소판감소증(예: 출혈) 등이 있다. 혈액세포 수의 감소에 따라 임상증상이 더욱 악화된다.

재생불량성 빈혈의 진단 절차는 CBC와 골수 생검이 포함된다. 기저원인질병과 합병증의 신속한 치료는 긍정적인 결과를 위해 중요하다. 기저원인질병을 치료하기 위해 약물이나 치료법의 제거 및 변화도 필요하다. 합병증의 치료는 다음과 같다.

- 산소 요법
- 감염 관리(손 씻기, 단체활동 피하기, 생화 피하기)
- 감염 치료(항생제)
- 출혈 예방(전기 면도기, 부드러운 강모 칫솔, 부상 방지)
- 수혈
- 골수 이식

용혈성 빈혈

용혈성 빈혈(hemolytic anemia)은 적혈구의 과도한 파괴, 즉 용혈로 인해 발생한다. 용혈성 빈혈의 원인은 특발성 자가면역질환, 유전, 감염(예: 말라리아), 수혈 반응, 신생아의 혈액 부적합 등으로 인한 것이다.

용혈성 빈혈의 유형은 낫적혈구빈혈(sickle cell anemia, 겸상적혈구빈혈), 지중해빈혈(thalassemia), 태아적아구증(erythroblastosis fetalis) 등이 있다. 병리적 원인에 관한 특이성은 임상 양상, 진단 및 치료 유형에 따라 달라진다.

■ 진성적혈구증가증

진성적혈구증가증(polycythemia vera)은 골수가 너무 많은 혈액세포를 생산하는 질환이다. 진성적혈구증가증은 드물게 일어나는 종양 질환이나, 남성에게 매우 흔히 발생하며 질병의 정확한 원인은 알 수 없다. 혈액세포 수가 증가함에 따라 혈액량과 혈액점도(blood viscosity)가 변화하여 혈관이 팽창되고 혈류가 느려진다.

합병증은 다음과 같은 것들이 포함된다.

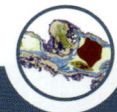

지중해빈혈

지중해빈혈은 비정상 헤모글로빈으로 인해 생기는 질환으로 또 다른 유전자 유형 빈혈에 속한다. 지중해빈혈은 상염색체 우성 유전질환이다(1장 참고). 혈색소를 구성하는 두 쌍의 단백질(알파와 베타 글로빈) 중 하나가 없어서 생긴 질환이다. 지중해빈혈은 지중해인들에서 가장 자주 발생한다. 아시아, 인도, 아프리카 인종도 지중해빈혈에 잘 이환된다. 중증의 경우에는 소아기에 사망할 수도 있다. 중등증인 경우와 효과적인 치료를 받는 사람들은 30대까지 생존할 수 있다.

지중해빈혈의 임상증상은 다음과 같다.

- 유산
- 호흡곤란
- 비장비대
- 성장과 발달의 지연
- 심부전
- 골 기형
- 피로
- 간비대
- 황달

혈액 검사에서 소적혈구(microcytic)와 저색소(hypochromic)적혈구를 보이며 크기는 다양하다. 철(iron) 수치는 증가한다. CBC는 MCV(평균적혈구용적)와 MCHC(평균적혈구혈색소농도)의 감소 확인 진단에 유용하다. 치료는 경미한 경우에는 필요하지 않을 수 있다. 보증된 치료법은 수혈, 킬레이트화 요법(chelation therapy) 및 비장절개술 등이다.

- 조직의 허혈 및 괴사
- 고혈압
- 비장비대
- 심부전
- 간 비대
- 혈전증
- 출혈
- 급성골수성백혈병

진성적혈구증가증의 임상증상은 다음과 같다.

- 청색증 또는 다혈(붉은) 피부
- 빈맥
- 호흡 곤란
- 고혈압
- 두통
- 시각 이상(visual abnormalities)

진성적혈구증가증에 대한 진단 절차는 CBC, 골수생검 및 요산검사가 포함된다. 치료적인 전략은 화학 요법, 방사선 및 혈액제거를 위한 정맥절개술(phlebotomy)을 이용할 수 있다. 필요에 따라 혈액응고와 출혈 질환에 대한 관리가 이루어져야 할 것이다.

혈소판 질환

혈소판은 혈액 응고 과정의 필수 요소이다. 혈소판의 정상범위는 150,000 - 350,000mm^{3}이다. **혈소판증가증**(thrombocytosis)은 혈소판 수치가 증가된 것을 의미하며, **혈소판감소증**(thrombocytopenia)은 혈소판 수치의 감소를 의미한다. 혈소판감소증은 출혈과 감염의 위험을 증가시키는 반면 혈소판증가증(Thrombocytosis)은 혈전 형성의 위험을 증가시킨다. 모세혈관은 작은 부상에도 혈액의 누출이 발생할 수 있는 비교적 미세한 구조이다. 다행히 응고 작용을 하는 혈소판은 신속하게 누출을 중지시킨다. 혈소판 질환은 혈소판의 양과 질에 문제가 있는 것이다.

■ A형 혈우병

혈우병의 대표적인 유형인 **A형 혈우병(Hemophilia A)**은 성염색체(X염색체) 관련 열성 유전질환이다(1장 참고). A형 혈우병은 VIII 응고인자의 결핍이거나 이상이다[그림 3-3]. 질환의 심각도는 혈액 내에 존재하는 응고인자의 양에 따라 달라진다.

A형 혈우병의 심각성은 초기에 분명하게 나타난다. 출혈이 주요 증상이며, 유아가 포경수술을 한다면 가끔씩 출혈 증상을 보인다. 또한 아기가 네발기기(crawling)를 하거나 걷기 시작할 때 출혈 문제를 볼 수 있다. 경증의 A형 혈우병은 수술이나 외상 시 발생하기도 하지만 인생의 말년까지 모르고 지낼 수도 있다. 내부 출혈은 어디에나 발생하며, 관절의 출혈이나 혈관절증(hemarthrosis)을 흔히 볼 수 있다. 다른 증상은 출혈점(petechia), 타박상, 위장 출혈, 혈뇨가 있다.

A형 혈우병의 진단 절차는 출혈에 대한 검사가 포함된다. 출혈 시간과 프로트롬빈 시간은 보통 정상이며, 부분 프로트롬보플라스틴시간과 활성 부분 트롬보플라스틴시간과 응고시간(coagulation time)은 지연된다. VIII응고인자의 혈청 수준은 낮다. 치료 전략은 수혈이나 Advate(항 혈우병 인자, 재조합 DNA 제품)를 통해 응고인자를 교체하는 것이다. 출혈위기(bleeding crisis)를 방지하기 위해서, 대상자는 첫 번째 출혈 징후가 있는 경우 농축된 VIII응고인자를 가정에서 투여하는 것을 가르친다. 중증인 경우 대상자들은 정기적인 예방 치료가 필요하다. 경증의 혈우병은 혈관의 내벽을 따라 저장되어 있는 VIII 응고인자의 방출을 도와주는 데스모프레신(desmopressin, DDAVP)으로 치료하여야 한다. 또한, 출혈 예방 조치(예: 전기 면도기, 부드러운 강모 칫솔, 부상 방지)를 취하도록 격려해야 한다.

■ 폰빌레브란트병

폰빌레브란트병(Von Willebrand's disease)은 가장 흔한 유전성 출혈 질환이다. 이 출혈성 장애는 폰빌레브란트 인자의 결핍에서 기인한다. 이 응고인자는 상처가 나면 혈소판이 서로 응집하여(aggregate) 손상된 혈관 벽에 부착되는(adhere) 혈소판의 기능을 촉진한다. 폰빌레브란트병의 형태는 다음과 같다.

- 유형 1 – 가장 일반적이며(70-80%) 경증 상태이다. 유형 1은 상염색체 우성 유전 질환이다(제1장 참고). 혈액 내의 폰빌레브란트 인자의 수준은 저하된다. 이 유형은 종종 매우 경하기 때문에 대부분의 경우 진단하지 못한다. 이 유형은 일반적으로 자연 출혈(spontaneous bleeding)은 야기하지 않지만, 외상이나 수술 시 상당한 출혈이 발생할 수 있다.

- 유형 2 – 전체의 15%-20%에서 발생한다. 2형은 상염색체 우성 유전이거나 열성 유전 둘 다 될 수 있고, 다섯 가지의 하위 유형이 있다. 폰빌레브란트 인자를 구성하는 다합체(multimers)는 평소보다 작거나 쉽게 분해될 수 있다.

- 유형 3 – 상염색체 열성 유전 질환이다. 폰빌레브란트 인자 또는 VIII 응고인자의 결핍 때문에 중증 출혈이 생긴다.

- 후천적 유형 – Wilms' tumor, 선천성 심장 질환, 전신성 홍반성 루푸스, 갑상선 기능 저하증 등을 가진 대상자에게 볼 수 있다.

폰빌레브란트 병의 임상증상은 비정상적인 출혈을 하는 것이다. 진단 절차는 출혈시간(bleeding time), 프로트롬빈 시간(prothrombin time), 부분프로트롬보플라스틴시간(partial prothromboplastin time)과 VIII 응고인자의 수치를 검사한다. 치료가 필요한 경우, 정맥용 데스모프레신(desmopressin) 주입이나 동결침전제제수혈(cryoprecipitate)을 한다. 또한, 압박드레싱처럼 출혈을 통제하고 손상을 방지하는 방법을 사용할 수 있다.

■ 산재(파종)성 혈관내응고

산재(파종)성 혈관내응고(Disseminated intravascular coagulati on, DIC)는 다른 질병이 있거나 상태가 좋지 않은 경우 생기는 합병증으로서 치명적인 질환이다. 일반적으로 부상이 있는 경우, 응고인자는 활성화되고 출혈을 멈추도록 돕기 위해 상해 부위로 이동한다[그림 3-3]. 그러나 DIC 환자는 이러한 응고인자들이 비정상적으로 활성화되어 부적절한 면역 반응으로 활성화된다. 작은 혈전이 혈관 내에서 형성되고 이러한 혈전의 일부는 조직과 장기에 혈액 공급을 막는다. 시간이 지남에 따라, 사용 가능한 응고인자는 모두 소진된다. 이 경우, 경미한 부상에도 심각한 출혈 위험에 빠진다.

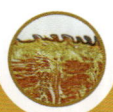

학습요점

DIC에서, 응고항진(hypercoagulation)은 사용 가능한 모든 응고인자를 소진하는 것을 말한다. 사용 가능한 응고인자가 사용되면, 환자는 과도하게 출혈이 시작된다. 다른 말로 말하면, 혈전, 혈전, 혈전이 있고 나면 그 다음은 출혈, 출혈, 출혈로 이어지게 된다!

특정 질환이 DIC로 이어질 이유는 분명하지 않지만 대표적인 유발요인은 다음과 같다.

- 수혈 반응
- 암(백혈병, 재생불량빈혈(무형성빈혈), 전이성 암)
- 세균이나 곰팡이에 의한 혈액 감염
- 임신 합병증(분만 후 태반잔류, 자간, 태반조기박리)
- 최근 수술이나 마취
- 패혈증
- 심각한 간 질환
- 심각한 조직 손상(예: 화상 및 머리 부상)
- 심장 마비
- 독사에 물린 경우

DIC의 임상 징후와 증상은 조직과 장기의 허혈(예: 협심증, 혼돈, 호흡 곤란) 및 비정상 출혈(예: 점상출혈, 비출혈, 혈뇨)을 볼 수 있다. 또한 여러 장기의 기능 부전과 쇼크 같은 합병증의 징후가 나타난다.

DIC에 대한 진단 절차는 CBC, 출혈검사(예: 피브리노겐, 프로트롬빈 시간, 부분프로트롬빈시간, 섬유소원분해산물)가 포함된다. DIC의 관리는 복잡하지만, 기저 원인의 식별 및 치료가 먼저 시작되어야 한다. DIC 질환 자체의 치료는 출혈의 치료와 혈전방지 사이의 적절한 균형을 유지하는 것이다[그림 3-11].

■ 특발성저혈소판자색반병

특발성저혈소판자색반병(Idiopathic Thrombocytopenic Purpura, ITP)는 자신의 혈소판을 파괴하는 면역 시스템이 원인이며 저응고병(hypocoagulopathy) 상태를 말한다. ITP는 급성 또는 만성이다. 급성 ITP는 어린이에게 더 일반적이다. 급성 ITP는 일반적으로 갑자기 발병하며, 자기제한적(self-limiting)이다.

만성 ITP는 20-50세와 여성에게 더 일반적이다. 혈소판은 순환 면역글로불린 G 반응(immunoglobulin G react)을 거친 다음 비장과 간에서 파괴된다. 급성과 만성 ITP의 예후는 일반적으로 좋다. ITP의 원인은 다음과 같다.

- 특발성
- 자가면역질환
- 생백신 예방 접종
- 면역결핍질환(예: AIDS)
- 바이러스 감염

임상증상으로 비정상적인 출혈이 있다(예: 점상출혈, 비출혈, 혈뇨). 진단 절차는 CBC, 골수 생검 및 체액검사(humoral studies)가 포함된다. 혈소판 수는 종종 20,000/dL 미만이다. 급성 ITP에 대한 치료 전략은 다음과 같다.

- 글루코 코르티코이드 스테로이드 (향후 혈소판의 면역 파괴를 방지)
- 면역글로불린 (향후 혈소판 파괴를 방지)
- 혈장분리교환술(Plasmapheresis)
- 혈소판성분채집술(Platelet pheresis)

만성 ITP의 치료 전략은 다음과 같다.

- 글루코 코르티코이드 스테로이드
- 면역글로불린
- 비장 절제술
- 수혈
- 면역 요법

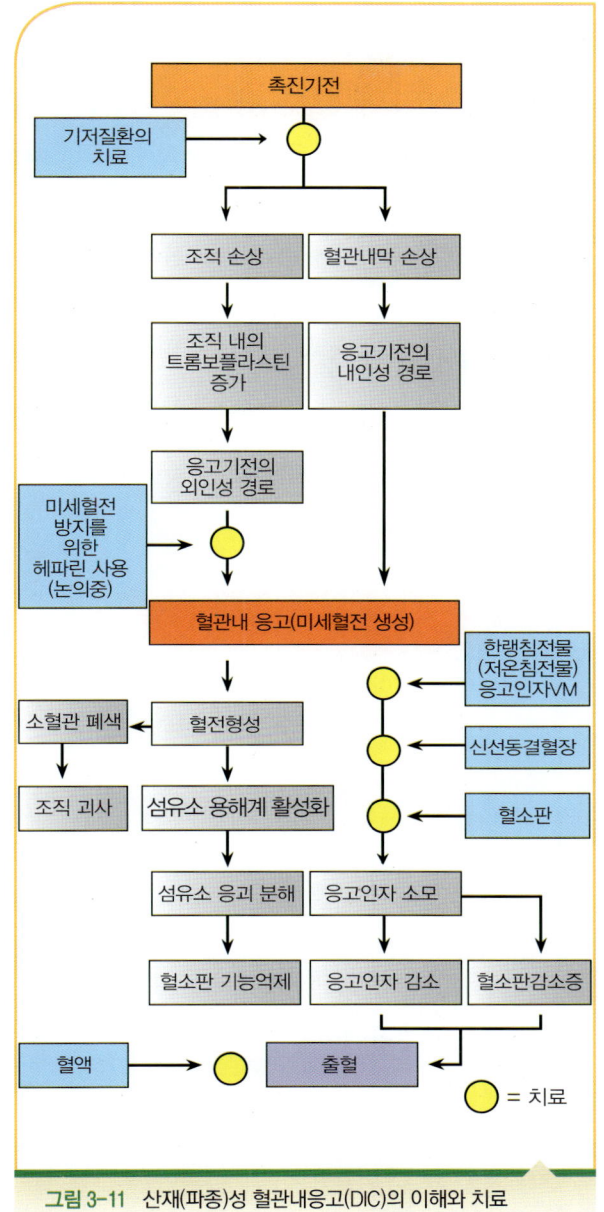

그림 3-11 산재(파종)성 혈관내응고(DIC)의 이해와 치료

▪ 혈전성혈소판감소성자반증

혈전성혈소판감소성자반증(Thrombotic Thrombocytopenic Purpura, TTP)은 폰빌레브란트 인자(von Willebrand factor)의 결합에 필수적인 효소의 결핍으로 인한 혈액 응고 장애이다. 효소의 결핍은 혈액 응고의 증가로 이어진다. 혈액 응고의 증가는 이용 가능한 혈소판의 수를 감소시킨다. 감소된 혈소판 수는 피부 아래 출혈을 일으켜 보라색 반점이라 불리는 자색반(purpura)을 만들게 된다. 그래서 TTP는 혈전생성, 혈소판감소증, 출혈이 특징인 질환이다.

TTP의 원인은 다음과 같다.
- 특발성
- 유전
- 골수 이식
- 암
- 약물(혈소판 응집 억제제, 면역억제제, 호르몬 대체)
- 임신
- HIV

TTP의 임상증상은 다음과 같다.
- 자반증
- 의식의 변화
- 혼동
- 피로
- 열
- 두통
- 빈맥
- 창백
- 운동성 호흡 곤란(dyspnea on exertion)
- 언어능력변화(speech changes)
- 허약
- 황달

TTP의 진단 절차는 과거력 조사, 신체 검사, CBC, 혈액 도말 및 젖산 탈수소 효소 검사가 포함된다. 혈장분리교환술(Plasmapheresis)은 TTP 치료의 핵심이다. 또한 비장 절제술과 글루코코르티코이테로이드(glucocorticoid steroid) 치료가 필요할 수 있다.

요약

혈액은 체내에서 다양한 기능을 한다. 이러한 생명수인 혈액의 기능이 적절하게 유지되지 않는다면, 인체는 건강과 항상성을 유지할 수 없다. 그러므로 모든 혈액세포의 문제는 광범위하며 치명적인 문제로 이어질 수 있다. 혈액학적 문제의 원인은 다양하지만, 일반적으로 비정상적인 세포 수 또는 기능에서 초래한다. 각종 장애에 대한 적시적인 인식과 치료는 보건의료의 긍정적 결과를 가져오는 핵심이다.

참고문헌

Chiras, D. (2008). *Human biology* (6th ed.). Sudbury, MA: Jones and Bartlett.

Copstead, L., & Banasik, J. (2009). *Pathophysiology* (4th ed.). St. Louis, MO: Elsevier.

Elling, B., Elling, K., & Rothenberg, M. (2004). *Anatomy and physiology*. Sudbury, MA: Jones and Bartlett.

Porth, C. (2006). *Essentials of pathophysiology* (6th ed.). Philadelphia, PA: Lippincott Williams & Wilkins.

Professional guide to pathophysiology (2nd ed.). (2007). Philadelphia, PA: Lippincott Williams & Wilkins.

Schick, P. K. (2006). *Anemia*. Retrieved from http://teachingcases.hematology.org/schick06/index.cfm

Resources

www.cancer.org
www.cdc.gov
www.medlineplus.gov
www.nih.gov
www.who.int

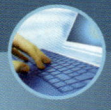

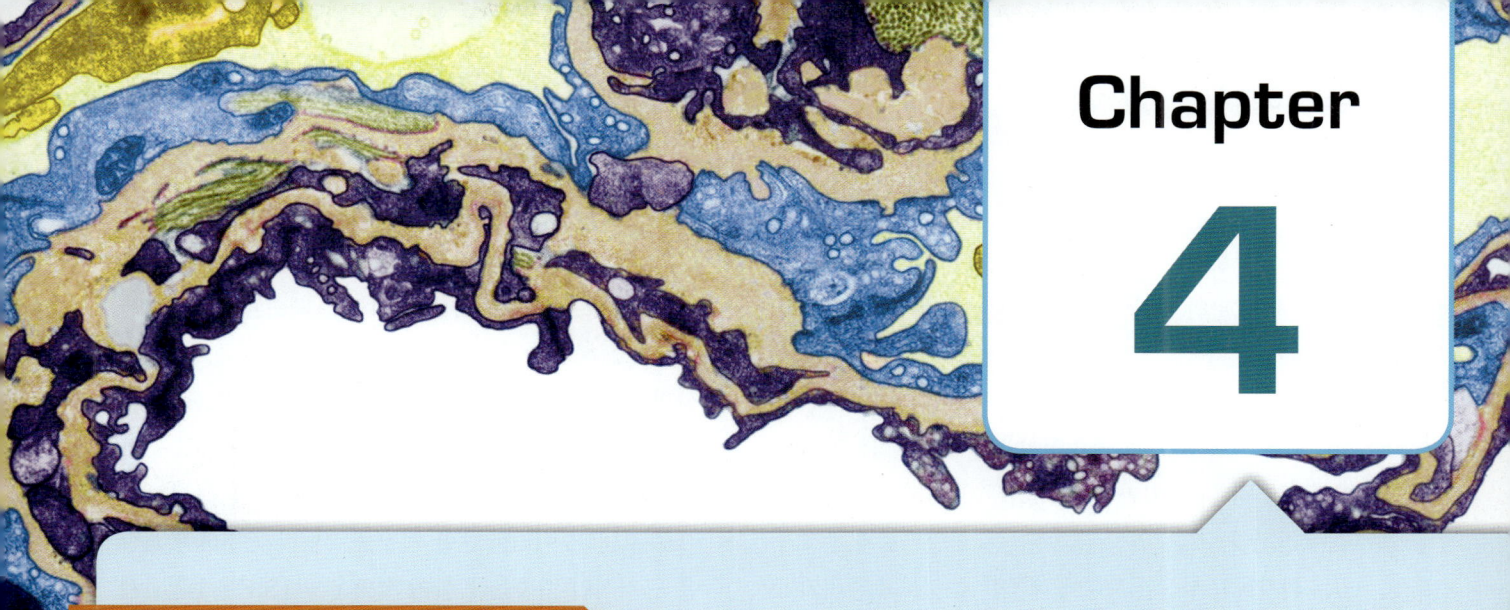

Chapter 4

심혈관계 기능
Cardiovascular Function

학습목표

- 정상 심혈관의 해부와 생리에 대하여 논의할 수 있다.
- 심혈관계의 구조적 변화를 설명하고 비교할 수 있다.
- 심혈관계의 전기적 전도 변화를 설명하고 비교할 수 있다.
- 고혈압, 심부전, 쇼크를 탐구한다.

주요 용어

감염성심내막염 infective endocarditis
경색 infarction
고밀도 지단백 high-density lipoproteins(HDLs)
고혈압 hypertension
관상동맥질환 coronary artery disease (CAD)
근육수축력, 수축촉진 inotropic
다발가지 bundle branches
대동맥 aorta
대동맥판막 aortic valve
동맥 artery
동맥류 aneurysm
동방결절 sinoatrial (SA) node
레닌-안지오텐신-알도스테론 renin-angiotensinaldosterone
레이노병 Raynaud's disease
림프 lymph
림프계 lymphatic system
림프부종 lymphedema
말초혈관저항 peripheral vascular resistance(PVR)
말초혈관질환 peripheral vascular disease(PVD)

맥압 pulse pressure
모세혈관 capillary
박동조율기, 심박조절자 pacemaker
박리성동맥류 dissecting aneurysm
방실결절 atrioventricular node
방추형동맥류 fusiform aneurysm
보상기전 compensatory mechanism
본태성고혈압 essential hypertension
부정맥 arryhthmia
부정맥 dysrhythmia
부종 edema
분배성 쇼크 distributive shock
불안정협심증 unstable angina
삼첨판 tricuspid valve
상대정맥 superior vena cava
색전 embolus
섬유판 fibrous plaque
세동맥 arteriole
세정맥 venule

소낭성 동맥류 saccular aneurysm
속막, 내막 tunica intima
쇼크 shock
수축기 systole
수축기기능부전 systolic dysfunction
신경성 쇼크 neurogenic shock
심근 myocardium
심근경색증 myocardial infarction(MI)
심근비대증 hypertrophic cardiomyopathy
심근염 myocarditis
심근증 cardiomyopathy
심낭 pericardium
심낭삼출 pericardial effusion
심낭염 pericarditis
심내막 endocardium
심박수변동, 변시성 chronotropic
심박출량 cardiac output
심부전 heart failure
심인성쇼크 cardiogenic shock
심장압전 cardiac tamponade
아나필락시 쇼크 anaphylactic shock

악성고혈압 malignant hypertension
안정형 협심증 stable angina pectoris
알도스테론 aldosterone
압력수용체 baroreceptor
억제성심근증 restrictive cardiomyopathy
역류 regurgitation
외막 tunica adventitia
우심방 right atrium
우심부전 right-sided heart failure
우심실 right ventricle
원발성고혈압 primary hypertension
이상지질혈증 dyslipidemia
이차고혈압 secondary hypertension
이첨판, 승모판 mitral valve
일회박출량 stroke volume
임신고혈압 pregnancy induced hypertension(PIH)
자간 eclampsia
자발성 automaticity
재분극 repolarization

저밀도 지단백 low-density lipoproteins (LDLs)
저혈량쇼크 hypovolemic shock
전도성 conductivity
전도영향성, 변전도 dromotropic
전부하 preload
정맥 vein
정맥류 varicose vein
좌심방 left atrium
좌심부전 left-sided heart failure
좌심실 left ventricle
죽상경화증 atherosclerosis
중간막 tunica media
지방선조 fatty streaks
지질 lipid
진행성 단계 progressive stage
체순환 systemic circulation
충동, 전기적 자극 impulse
큰 출혈 exsanguination
탈분극 depolarization
패혈쇼크 septic shock
퍼킨제 섬유망 Purkinje network of fibers
폐 lung

폐동맥 pulmonary artery
폐동맥판막 pulmonic valve
폐쇄혈전혈관염 thromboangiitis obliterans
폐순환 pulmonary circulation
폐정맥 pulmonary vein
하대정맥 inferior vena cava
항이뇨 호르몬 antidiuretic hormone
혈전 thrombus
협심증 angina
협착 stenosis
협착성 심낭염 constrictive pericarditis
혼합기능부전 mixed dysfunction
화학수용체 chemoreceptor
확장기 diastole
확장기 기능부전 diastolic dysfunction
확장성 심근증 dilated cardiomyopathy
후부하 afterload
흥분성 excitability
히스다발 bundle of His

심혈관계는 심장, 혈관, 림프계, 혈액으로 구성되는데(3장 참고), 이 장에서는 심장과 혈관의 정상 및 비정상 상태에 초점을 두어 학습하고자 한다. 심혈관계의 각 구성요소는 생명유지를 위하여 서로 협동한다. 이 중요한 기능은 태아 4주부터 시작되어 임종 시까지 끊임없이 작동한다. 심혈관계의 질병은 흔히 다른 기관에 영향을 주기 때문에 통상적으로 복잡하다. 모든 임상 간호사들은 심혈관계에 문제가 있는 환자들의 복잡한 요구에 대처할 수 있도록 준비되어 있어야 한다.

해부생리

심혈관계는 집의 배관구조와 유사하다. 집의 펌프는 심장, 배관의 연결은 혈관계로, 배관을 순환하는 액체는 혈액으로 비유할 수 있다. 심혈관계는 생명유지에 필수적인 산소와 영양분을 세포로 이동시키고, 노폐물을 제거하며, 각종 호르몬을 운반한다. 순환은 크게 폐순환과 전신순환으로 구분한다[그림 4-1]. **폐순환**(pulmonary circulation)은 폐에서 확산작용을 통하여 산소와 이산화탄소가 교환된다[그림 4-2]. **전신순환**(systemic circulation)은 혈액이 산소와 영양분을 모든 세포로 운반하고 생성된 노폐물을 배설하기 위하여 피부, 신장, 간으로 보낸다. 이러한 운반 기능을 수행하기 위하여 심장은 규칙적인 수축을 통하여 혈액을 박출하는 심혈관계의 적절한 기능을 필요로 한다. 혈액은 동맥, 모세혈관, 정맥의 세 가지 형태의 혈관을 통하여 순환한다. 림프계는 면역체계에서 필수적인 역할을 할 뿐만 아니라 전신의 조직으로부터 심장으로 여분의 수분을 돌려보냄으로써 항상성을 유지하는 데 도움을 준다(2장 참고). 다음 내용은 심혈관계의 기초적인 해부와 생리를 설명한다.

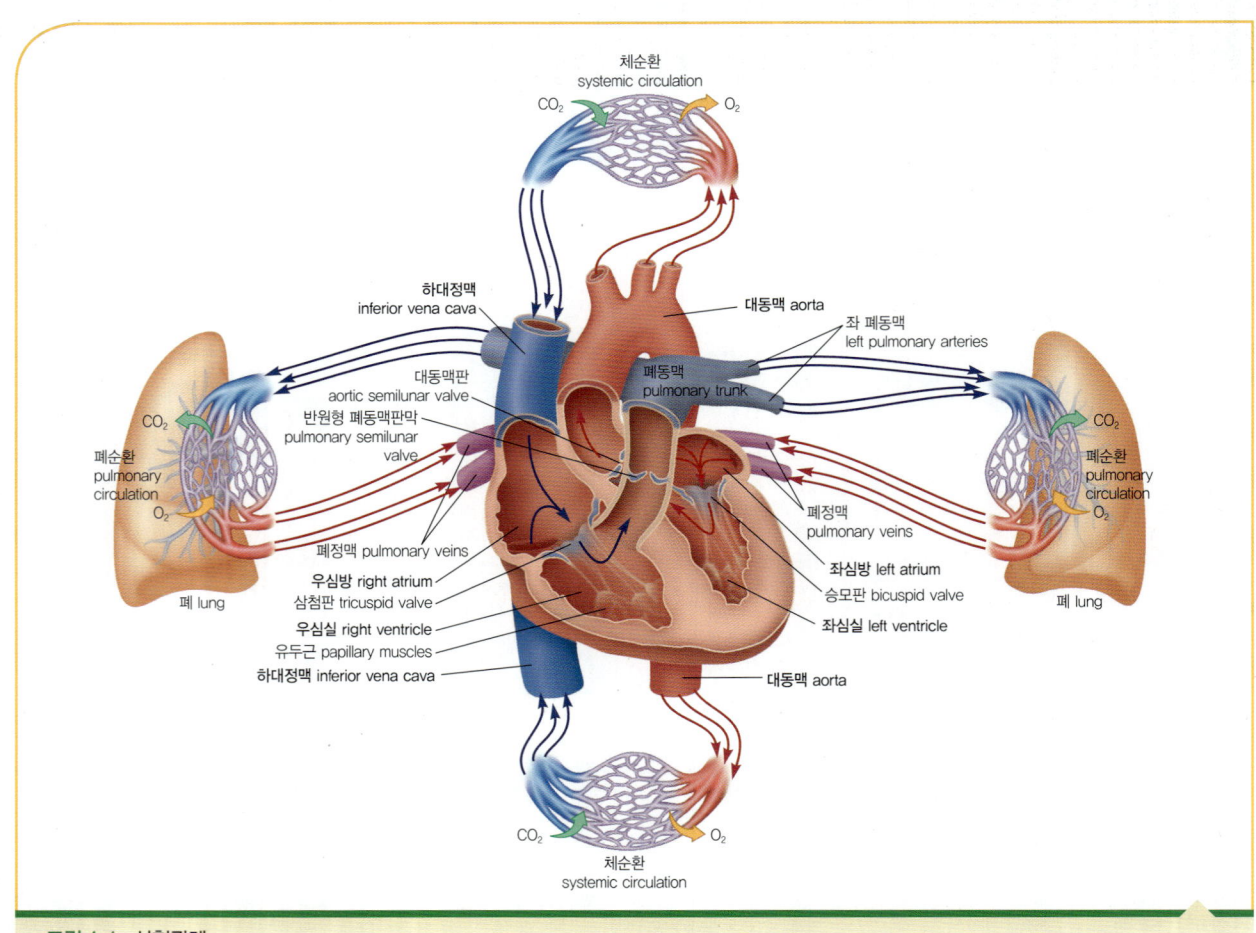

그림 4-1 심혈관계

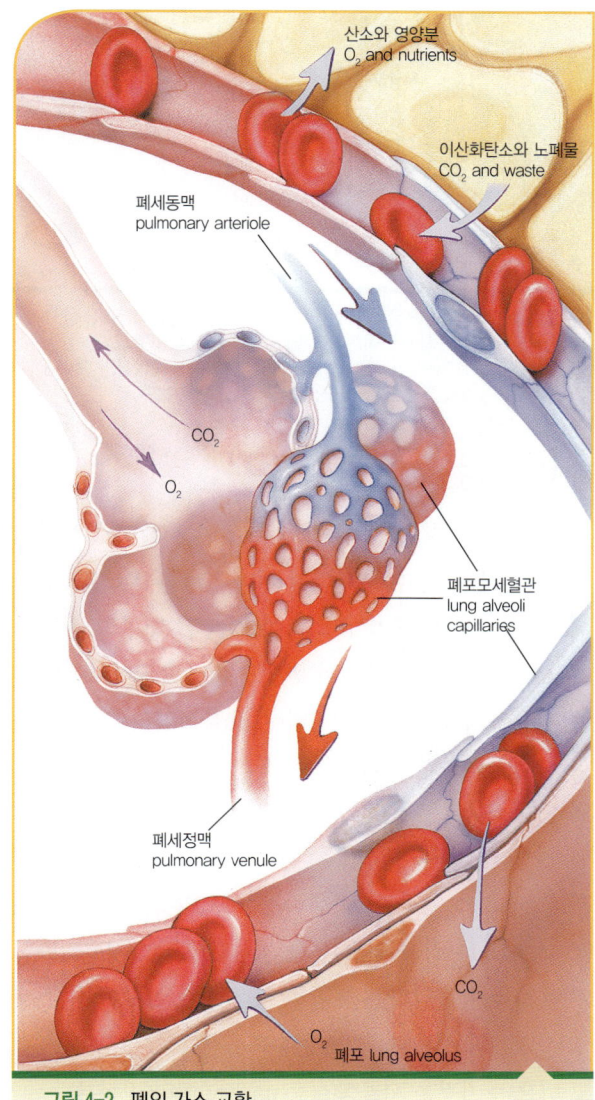

그림 4-2 폐의 가스 교환

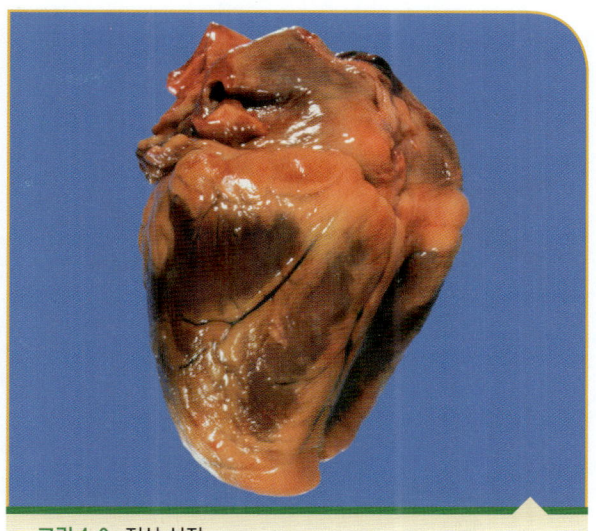

그림 4-3 정상 심장

잘 안착되어 있도록 지지하며 과신전을 방지한다. **심근(myocardium)**은 심장의 중간 층으로서 심장의 근육부분이다. 심실 벽(특히 좌심실 벽)은 먼 거리로 혈액을 펌프해야 하므로 심방 벽보다 두껍다. 심실이 혈액을 심장에서 폐와 전신순환으로 펌프를 하여 내보내는 반면 심방은 받아들이는 방이며 각각 좌우 심실로 혈액을 펌프하는 역할을 한다. **심내막(endocardium)**은 심장 판막(valves)을 구성하는 심장의 안쪽 상피층이다. 판막은 심장 내에서 혈액을 한 방향으로 흐르게 한다[그림 4-4].

심장의 혈류를 이해하는 것은 구조적 변화를 이해하는 데 필수적이다[그림 4-5]. 푸른색으로 표시된 바와

■ 심장

심장은 대략 자신의 주먹만 하며 온몸으로 혈액을 펌핑하는 근육기관이다[그림 4-3]. 심장은 하루에 약 십만 회의 박동으로 오만 마일 가량이 되는 혈관을 통하여 혈액을 펌핑한다. 심장은 끊임없이 몸의 변화에 부응하여 심박동을 신속하게 조절한다.

심장은 흉골 뒤 양 폐의 사이 흉강 내에 있다. 심장은 **심낭(pericardial sac, pericardium)**으로 둘러싸여 보호 및 지지되고 있다. 심낭은 심장의 주변 조직에 의한 외상, 외부 미생물의 침입, 계속적인 움직임으로 인한 마찰 등으로부터 심장을 보호한다. 심낭은 심장이

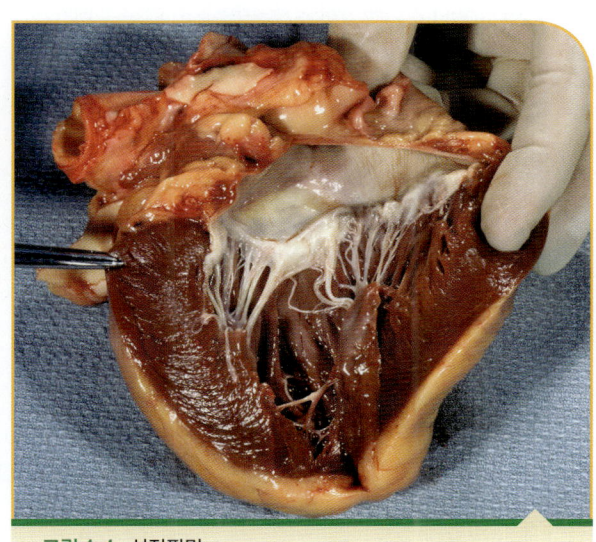

그림 4-4 심장판막

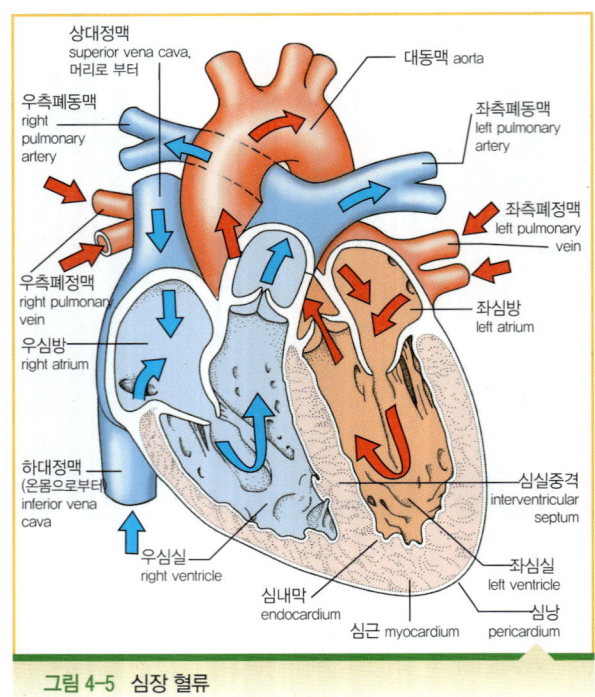

그림 4-5 심장 혈류

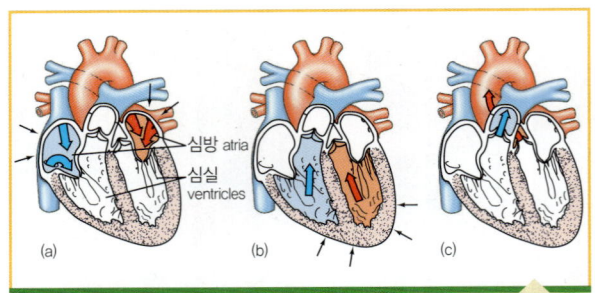

그림 4-6 심장혈류 : (a) 혈액이 전신 및 폐순환으로부터 좌우심방으로 동시에 들어온다. 심방은 혈액이 가득차면 혈액을 심실로 펌프해 보낸다. (b) 좌우심실은 혈액이 가득차면 동시에 수축하여, (c) 혈액을 전신 및 폐순환으로 보낸다.

같이 전신순환을 하고 난 혈액은 산소가 적고 이산화탄소를 많이 포함하고 있으며 **상대정맥**(superior vena cava)과 **하대정맥**(inferior vena cava)을 통하여 심장의 오른쪽으로 들어가게 된다. **우심방**(right atrium)은 **삼첨판**(tricuspid valve)을 통하여 **우심실**(right ventricle)로 혈액을 펌프하고 우심실은 **폐동맥판**(pulmonic valve)을 통하여 폐동맥으로 혈액을 내보낸다. 폐동맥에서 나온 혈액은 폐로 들어가 다시 산소를 많이 포함한 산화 혈액은 **폐정맥**(pulmonary veins)을 통하여 폐로부터 좌심방으로 가서 **이첨판**(mitral valve)을 통하여 **좌심실**(left atrium)로 들어가게 된다. 이러한 산화 혈액은 **대동맥 판막**(aortic valve)을 통하여 **대동맥**(aorta)을 통과한 뒤 관상동맥(coronary artery)과 경동맥(carotid artery)을 시작으로 온몸으로 운반된다. 관상동맥은 심장에 혈액이 공급되어야 전신에 혈액을 보낼 수 있고 경동맥은 뇌에 혈액이 공급되어야 전신의 활력을 조절하기 때문이다. 양쪽 심방이 채워지고 수축되는 것이 거의 동시에 이루어지며 양쪽 심실도 마찬가지이다[그림 4-6]. 이러한 조직적인 수축은 자극전도계의 **박동조율기**(pacemaker)에 의하여 일어난다.

자극전도계

심장 근육의 각 세포는 그대로 두면 자체적으로 무질서한 비효율적인 수축을 하게 된다. 그러나 이러한 심근 세포들은 박동조율기에 의하여 시작된 내부의 전기적 자극으로 인하여 구조화된 방법으로 수축된다. 또한 뇌는 자율신경계의 교감신경과 부교감신경의 자극을 통하여 심박동수와 수축력을 조절한다. 기본적으로 심장의 박동조율기는 발전기처럼 박동마다 심장 수축을 위한 전기적 자극을 생성하는 역할을 한다. 이러한 전기적 자극(impulse, 충동)에 반응하는 세포의 능력을 **흥분성**(excitability)이라고 부른다. 전도성(conductivility)은 전기적 자극을 전달하는 능력을 일컫는다. 이렇듯 심장 세포는 외부의 신경 자극 없이 수축을 일으키는 능력을 갖고 있으며 이것을 **자율성**(automaticity)이라고 부른다.

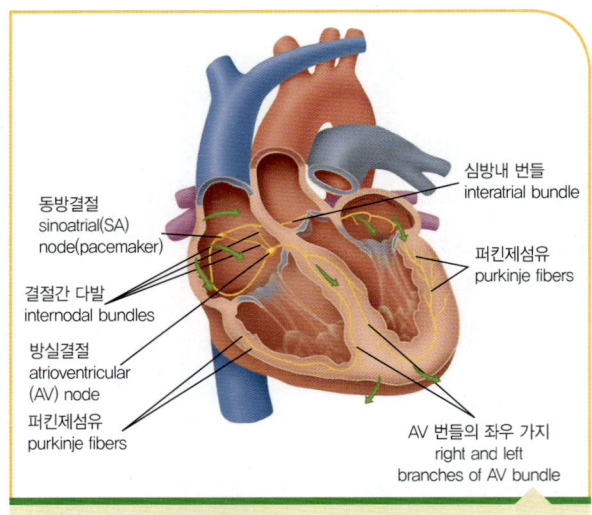

그림 4-7 심장의 전기적 전도

모든 심근세포는 자극(impulse, 충동)을 생성할 수 있으나, 정상적으로는 우심방의 위 부분에 위치한 **동방결절**(sinoatrial node, SA node)에서 자극이 생성되어 전도가 시작된다[그림 4-7]. 동방결절에서 시작된 전기적 자극은 심방을 통과하며 심방의 수축을 일으킨다. 동방결절은 분당 60-100회에 이르는 자극(sinus rhythm)을 자동적으로 생성한다. 그런 다음 전기적 자극은 우심방에 중격과 인접한 **방실결절**(atrioventricular node, AV node)로 전달된다.

방실결절은 동방결절이 자극 개시를 실패하지 않는 한 자극을 시작하지 않지만 방실결절의 고유 박동수는 분당 40-60회이다. 심실이 완전히 차도록 방실결절은 자극이 지연되거나 느려지기도 한다. 충동은 섬유들의 집합체인 **히스다발**(bundle of His), **좌우 다발가지**(bundle branches), **퍼킨제 섬유망**(Purkinje network of fibers)을 통하여 빠르게 연속적으로 자극을 전달하여 심실의 수축을 일으킨다. 만약 동방결절이나 방실결절로부터 자극 개시가 실패하면 심실은 자체적으로 자극을 일으키려고 시도하며 심실은 분당 20-40회의 자극을 생성할 수 있다. 이는 적절한 심박출량이 되지 못하지만 심장은 생명을 유지하기 위하여 안전장치로서의 부차적인 박동조절기를 의미한다.

심장의 자극 전도는 전기적 전류를 생성하는데, 이는 몸의 여러 곳의 피부에 부착한 전극에 의하여 생성되는 심전도(electrocardiogram, EKG)를 통하여 파악할 수 있다[그림4-8]. 심근세포의 구조화된 **탈분극**(depolarization)은 심장 근육의 수축을 생성한다. 탈분극이란 세포막을 가로지르는 전해질 이온의 교환으로 인한 전하량(electric charge)의 증가를 의미한다. EKG에는 심방의 수축은 P파의 탈분극으로 표현되며, QRS 복합체는 심실의 탈분극으로 표현된다. 수축이 강하면 강할수록 파형은 높거나 복잡하다. 심방에서 심실로 혈액을 보내기 위해 요구되는 힘은 심실에서 전신으로 혈액을 보내는 힘과 비교하여 훨씬 적으므로 P파는 QRS복합체보다 작게 나타난다. T파는 심실의 **재분극**(repolarization) 또는 회복(이완)을 의미한다. 재분극 시 이온들은 탈분극을 위해 세포막의 양 옆으로 정렬한다. 심방의 재분극은 보다 우세한 다른 파형에 가려지므로 EKG에서 나타나지 않는다. EKG의 비정상, 즉 부정맥은 경색(infarction)이나 전해질 불균형 등 심장의 급성 문제를 나타내는 것일 수 있다.

심근세포는 전기적 신호를 전달하고 생성하기 위하여 나트륨(Na^+), 칼륨(K^+), 칼슘(Ca^+) 등의 이온을 사용한다. 심장의 수축을 생성하는 탈분극을 만들기 위하여 나트륨-칼륨 펌프가 이온을 이동시켜 전하를 생성한다. 분당 많은 회수의 근육수축을 하려면 근육내 Ca^+의 균형이 특히 필요하다. 또한 신경계가 심장 기능을 조절하려면 Na^+의 균형이 적절하게 이루어져야 한다. 뇌의 연수는 자율신경계, 내분비계, 심장조직을 통하여 심장의 기능을 감시하고 조절한다. 이러한 기능은 수축의 횟수(**변시성 효과**, chronotropic effect), 전도속도(**변전도 효과**, dromotropic effect), 수축의 강도(**수축촉진 효과**, inotropic effect)의 조절을 의미한다. 뇌, 심장, 혈관, 신장에 있는 수용체들은 항상성을 유지하기 위하여

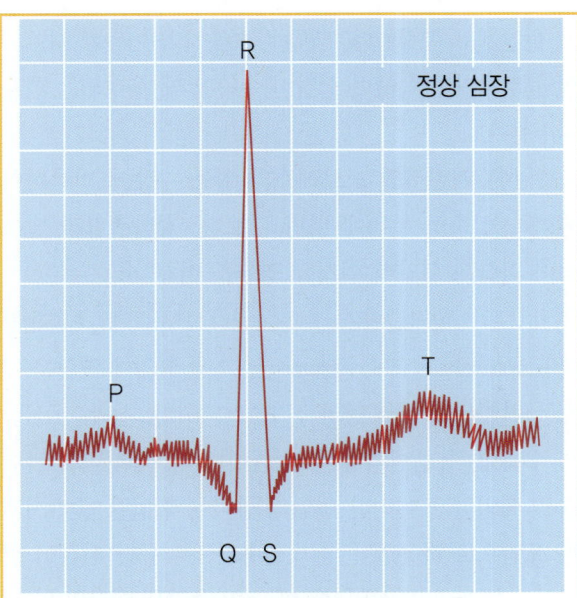

P = 심방수축을 유도하는 심방의 탈분극
QRS = 방실결절의 탈분극과 심실의 전기적 자극의 전도. 심실수축은 R에서 시작된다.
T = 심실의 재분극
PR 간격 = 동방결절에서 심실에 자극이 전달되는 시간

그림 4-8 심전도

여 끊임없이 우리 몸의 기능을 감시한다. **화학수용체(chemoreceptors)**는 혈액의 화학적 변화를 감지하고 경동맥에 있는 **압력수용체(baroreceptors)**는 심장과 혈관의 압력 변화를 감지한다. 만약 항상성을 유지하는 데 장애가 있으면, 수용체들은 흥분하여 교감신경계 또는 부교감 신경계를 활성화 시키는 신경전달물질이나 호르몬을 분비한다. 교감신경계의 활성화는 심박수를 증가시키고 혈압을 높이는 데 반하여 부교감신경계의 활성화는 심박수와 혈압을 낮춘다.

▪ 혈압

혈압(blood pressure)은 혈액이 혈관벽에 미치는 압력을 일컫는다. 미국심장협회에 따르면 건강을 유지하고 만성 질병의 위험을 낮추기 위한 정상혈압은 120/80 mmHg 범주로 규정하고 있다. 혈압은 위의 숫자는 수축기 혈압을 아래의 숫자는 이완기 혈압을 나타낸다. 수축기 혈압은 좌심실로부터 혈액이 분출될 때 동맥혈관벽에 미치는 힘이다. 이완기 혈압은 심실이 이완될 때의 동맥혈관벽에 미치는 힘이다. 혈압은 보통 상완동맥에서 혈압계로 측정한다. 맥압은 수축기와 이완기 사이의 혈압의 차이이며 매번 심장이 수축할 때 생성되는 힘을 시사한다.

혈압은 개인적인 스트레스와 활동 수준에 반응하여 변화하며 측정 부위에 따라 다르다. 심박출량과 말초정맥 저항은 혈압에 현저한 영향을 미친다[BP = CO× PVR, CO : 심박출량(cardiac output), PVR : 말초혈관저항(peripheral vascular resistance)]. 그 외 혈압에 영향을 미치는 변인은 혈액의 양과 점도, 정맥귀환, 심박수, 심장의 수축력, 동맥벽의 탄력성 등이 있다. 동맥벽의 탄력성을 제외하고 이러한 변인의 증가는 혈압을 증가시키는 요인으로 작용한다. 심박출량은 1분 동안 심장이 펌프하는 혈액의 양을 일컫는다. 심박출량은 심장의 일 회 박출량(stroke volume)과 심박수(heart rate)에 의하여 결정된다(CO = SV×HR, CO: cardiac output, SV: stroke volume, HR: heart rate). 말초정맥 저항은 말초혈관의 수축 시 혈액의 압력으로서 말초정맥 저항은 혈관의 직경이 감소할수록 증가한다. 교감신경계의 자극은 전신적인 정맥수축을 야기하여 혈압을 올린다. 이러한 말초혈관의 수축은 쇼크와 같은 저혈압 시 유용하다. 말초혈관 저항은 혈액을 심장으로부터 대동맥으로 보내기 위한 좌심실의 압력인 후부하(afterload)에 영향을 미친다. 즉, 후부하가 크면 클수록 혈액을 심장에서 전신으로 공급하기가 어려우므로 박출량이 적어진다. 또한 박출량은 전부하(preload)에 의하여 영향을 받는데, 전부하는 심장으로 돌아가는 혈액의 양을 일컫는다. 따라서 혈압은 후부하와 전부하 모두에 영향을 받으며 후부하와 전부하가 증가되면 혈압은 증가한다.

호르몬 또한 혈압에 영향을 미치는데, 항이뇨 호르몬(antidiuretic hormone)은 신장에서 수분 재흡수를 증가시키며 그 결과 체액을 증가시키고 혈압을 올린다. 또한 항이뇨 호르몬은 말초혈관을 수축시켜 말초혈관 저항을 증가시킨다. 알도스테론(aldosterone)은 신장에서 Na^+의 재흡수를 증가시키고 Na^+은 수분을 끌어당기므로 수분 재흡수를 증가시켜 혈액의 양을 증가시킨다. 이처럼 신장의 레닌-안지오텐신-알도스테론 시스템은 저혈압 상태처럼 신장의 혈류량이 감소하였을 때 생명 유지에 필수적인 조절 및 보상기전이다. 신장 혈류량이 감소하였을 때 신장에서 레닌이 분비되고 안지오텐신 I이 안지오텐신 II(정맥수축제)로의 전환을 활성화시키며 알도스테론 분비를 자극한다. 저혈압 상태에서 이러한 기전은 혈압을 올리고 중요한 장기를 보호하는 데 필수적이다. 고혈압처럼 만성적인 질병상태에서 이러한 기전은 신장으로 가는 혈관 수축 때문에 부적절하게 활성화되어 고혈압을 더욱 악화시킬 수 있다.

▪ 혈관

혈관(Blood vessel)은 혈액을 이동시키는 복잡한 도로 시스템으로 표현될 수 있다. **동맥(arteries)**은 심장으로부터 혈액을 전신으로 운반하고 **정맥(veins)**은 전신의 혈액을 심장으로 돌려보내는 역할을 한다. 좌심실의 수축으로 혈액은 동맥을 통하여 분출되며, 혈액을 심장으로 보내는 정맥은 판막이 있어 중력에 역행하는 혈액의 이동을 돕는다. 심장으로부터 나간 동맥들은 **소동맥(arterioles)**이라고 불리는 더 작은 혈관들로 가지를 치며, 이것은 더 작고 얇은 벽을 가진 모세혈관으로 연결된다[그림 4-9]. **모세혈관(capillaries)**의 얇은 벽을 통해 세포에 산소와 영양분을 공급하고 동시에 이산화탄소 및 노폐물을 모세혈관으로 이동시킨다. 이러한 교환은 확산에 의하여 이루어진다(1장 참고). 일단 혈액이 세포 수준에서 활용되고 나면 혈액은 **세정맥(venules)**으로 이동한다. 세정맥은 작은 시냇물이 강물로 되는 것과 같이 정맥으로 연결되고 다시 더 큰 정맥들로 합병된다.

일반적으로 동맥은 산소와 영양소가 풍부한 혈액을 운반하고 정맥은 이산화탄소와 대사 산물로 포화되어 있으나 폐동맥과 폐정맥은 반대이다. 폐동맥은 산소를 소모한 혈액을 우심장에서 폐로 운반한다[그림 4-2]. 폐에서 가스교환으로 산소가 풍부한 혈액은 폐정맥을 통하여 좌심장으로 귀환한다.

혈관벽은 세 층으로 구성되어 있다[그림 4-10]. 내막(tunica intima)은 부드럽고 얇은 내층이며, 중간막(tunica media)은 중간층인데 탄력성이 있는 조직과 부드러운 평활근으로 구성되어 혈관의 직경을 조절하는 역할을 한다. 외막(tunica adventitia)은 탄력성이 있는 섬유성 결합조직으로서 매 심장 수축에 따른 혈액박출에 순응하도록 되어 있다.

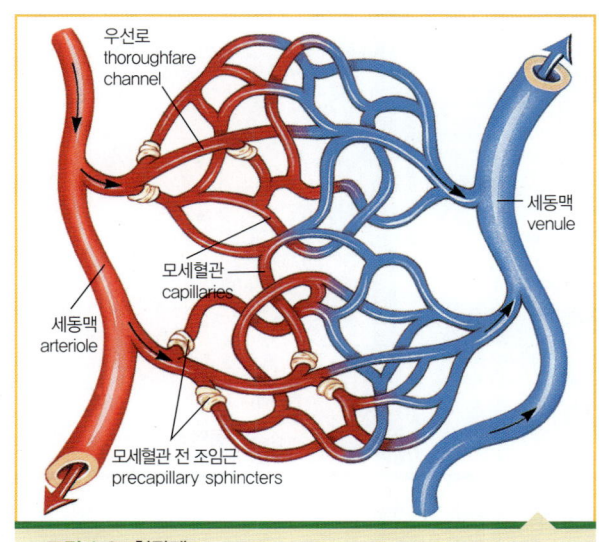

그림 4-9 혈관계

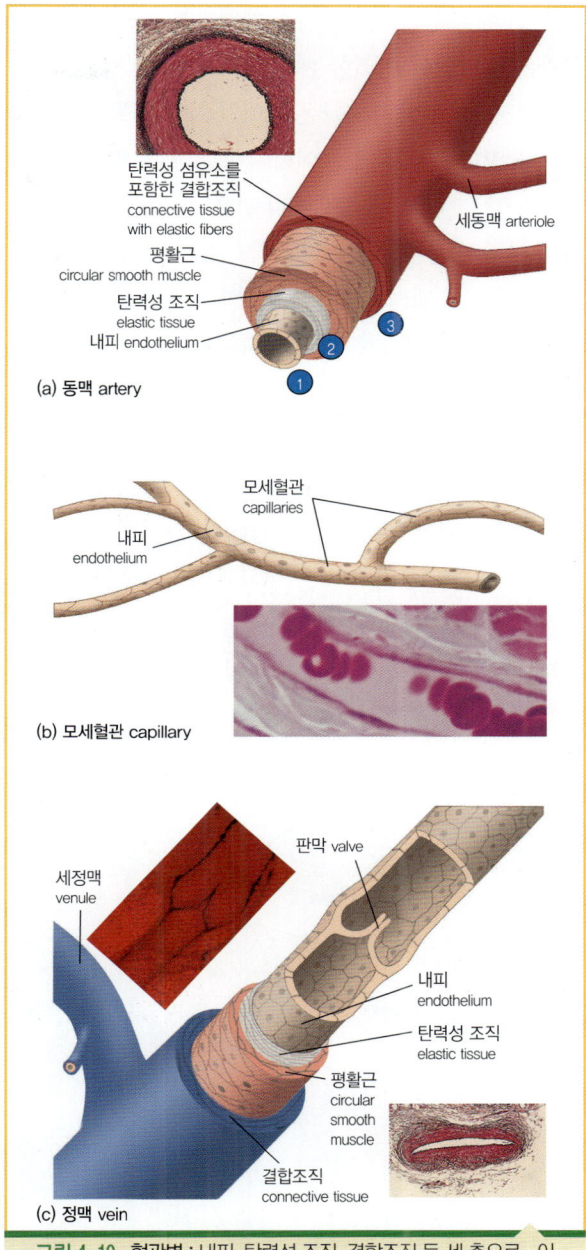

그림 4-10 혈관벽 : 내피, 탄력성 조직, 결합조직 등 세 층으로 이루어져 있다.

▪ 림프계

림프계(lymphatic system)는 면역체계이기도 하면서 우리 몸의 여분의 체액을 회환시키기 위하여 선(glands)과 관(vessels)으로 구성된 광대한 연결망(network)이다(2장 참고). 세포는 간질액으로 둘러싸여 있으며 간질액(interstitial fluid)은 세포와 모세혈관 사이에서 영양분,

가스, 노폐물 등을 확산시키는 매체로서 작용한다. 모세혈관은 끊임없이 이러한 체액을 보충하고, 정상적으로 모세혈관으로부터 빠져나온 체액의 양은 되돌아가는 체액보다 많다[그림 4-11]. 이러한 체액 또는 **림프액**은 모세혈관으로부터 더 큰 혈관이나 관으로 배출되어 목의 기저에 있는 큰 정맥으로 보내진다. 림프의 이동은 정맥의 혈액 이동처럼 관의 움직임과 판막의 도움으로 이동한다.

또한 림프계는 림프절, 비장, 흉선, 편도선 등의 장기로 구성되며 일차적으로 면역반응에 관여한다(2장 참고). 전신에 분포하는 림프절은 섬유질로 된 연결망이며 림프의 흐름을 늦추게 하는 울퉁불퉁한 통로이다. 림프가 림프절을 통과할 때 섬유질은 박테리아, 바이러스, 세포잔해 등을 걸러내고, 수많은 대식세포가 미생물과 그 외 물질을 포식하기 위해 그 통로에 줄지어있다.

정상적으로 림프의 생성량과 제거량은 같으나, 어떤 경우 생산되는 림프의 양이 림프계를 초과하기도 한다. 예를 들면, 화상 시에는 모세혈관에 광범위한 상처를 입고 조직으로 체액이 새므로 이러한 불어난 체액은 부종 등 조직 내 과도한 체액 증가를 일으킨다. 또한 림프관은 감염으로 종종 폐색되기도 한다.

구조적 장애

■ 심낭염

심낭염(pericarditis)은 심장을 둘러싸고 보호하며 지지하는 주머니인 심낭(pericardium)의 염증을 일컫는다. 이것은 염증 과정이기 때문에(2장 참고), 모세혈관으로부터 심장과 심낭의 사이의 공간으로 체액이 이동한다. 체액은 장액성(심부전으로 초래됨), 화농성(감염으로 인함), 장액혈액성(신생물이나 요독증으로 인함), 출혈성(동맥류나 외상에 기인함) 등 다양하다. 심낭조직에 염증이 발생함으로

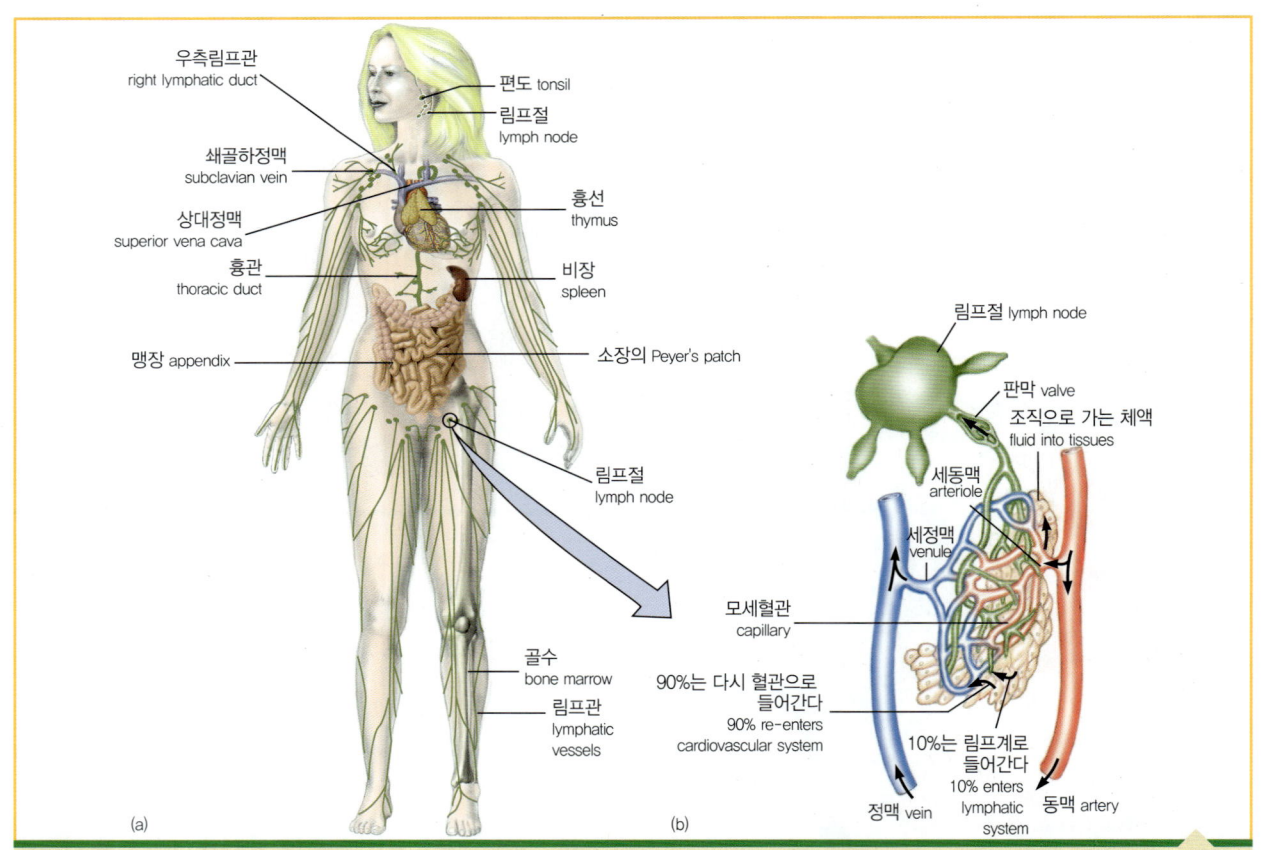

그림 4-11 림프계
(a) 림프계는 조직의 과도한 체액, 즉 림프액과 이를 순환계로 되돌려 보내는 관으로 구성된다.
(b) 림프는 큰 혈관으로 이어지는 림프계 모세혈관에 의하여 수집되며 정맥처럼 림프관은 역류를 방지하는 판막을 갖고 있다. 림프절은 정맥을 따라 배치되어 있으며 림프를 여과하는 기능을 한다.

써 부어오른 심낭조직과 심장조직은 마찰을 야기한다.

체액은 심낭강(pericardial cavity)에 축적되어 **심낭삼출(pericardial effusion)**을 야기한다. 이는 생명을 위협하는 **심장압전(cardiac tamponade)**으로 이어질 수 있다[그림 4-12]. 심장압전은 체액이 심낭강에 축적되어 심장을 압박할 때 야기된다. 이러한 압박은 이완기에 심장의 확장과 혈액 충만을 방해하여 심박출량을 저하시킨다. 심장압전이 발생하면 동맥압이 떨어지고 정맥압이 올라가며 맥압이 좁아질 뿐만 아니라 체액이 소리전달을 감소시키므로 심음은 청진 시 저하되어 있다. 심장압전은 심부전, 심인성 쇼크, 사망을 야기할 수 있다.

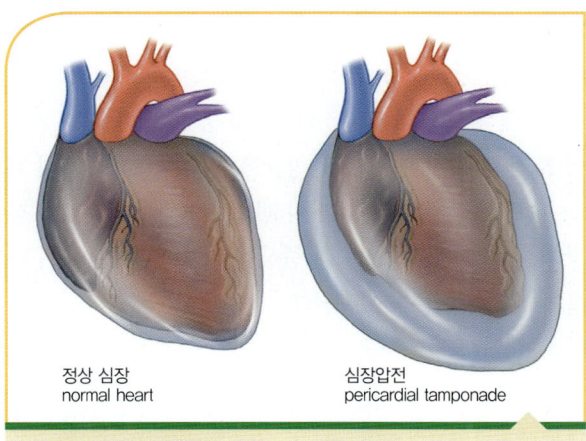

그림 4-12 심장압전

만성적인 염증은 협착성 심낭염(constrictive pericarditis)을 유발할 수 있다. 협착성 심낭염은 만성적인 염증으로 심낭이 두꺼워지고 섬유화되며 심장과 유착된다. 심낭은 탄력성을 잃고 움직임이 제한되어 탄력이 떨어진 고무밴드와 같다. 탄력손실은 심장의 충만을 억제하여 심박출량을 저하시키고 전신적인 울혈을 야기한다.

심낭염의 임상증상은 다음과 같다.

- 심낭 마찰음(숨을 멈추었을 때 속삭거리거나 삐걱거리는 소리)
- 갑작스럽고 날카로운 심한 흉통이 깊은 흡기 시에 증가되며 똑바로 앉거나 앞으로 기울이면 감소한다
- 호흡곤란   • 빈맥   • 부종
- 독감과 비슷한 증상(발열, 오한, 근육통)

심낭염의 진단은 문진과 신체검진, CBC, 흉부 X-선, 심장초음파(echocardiogram), CT, MRI 등을 통하여 진단할 수 있다. 치료는 원인에 따른 항생제 사용과 스테로이드 및 비스테로이드계 항염제로 염증을 줄이는 데 초점을 둔다. 통증을 관리하기 위하여 진통제를 사용할 수 있으며, 심장의 부하와 대사요구량을 감소키기 위하여 침상안정이 중요하고, 산소요법도 효과적이다. 심낭으로부터 과도한 체액을 제거하기 위하여 심낭천자나 수축을 이완시키고 여분의 수분을 복강 내로 배출시키기 위하여 수술적으로 심낭에 창을 내어주는 심낭절제술(pericardiectomy)을 시행할 수 있다.

■ 감염성 심내막염

감염성 심내막염(infective endocarditis)은 이전에는 세균성 심내막염으로 불리기도 했으며 심장의 안쪽 막인 심내막(endocardium) 또는 판막(valve)에 염증이 생긴 상태이다. 흔히 구강 내에서 발견되는 녹색연쇄상구균(streptococcus viridans)이 심내막염의 원인 중 50%를 차지한다(National Institutes of Health, 2008). 흔히 피부와 소화기계에서 발견되는 황색연쇄상구균(*staphylococcus aureus*)과 장구균(*S. enterococcus*)도 주원인으로 알려져 있다. 병태생리학적으로 심내막의 손상을 초래하는데, 이는 혈소판을 끌어당김으로 인하여 혈전 형성을 촉진한다. 감염으로 인한 손상 때문에 혈소판, 피브린, 미생물, 염증세포, 육아종성 조직들이 물 속에 오래동안 떠 있을 때 생기는 것처럼 내부조직에 닿아 축적된다. 심장이 매번 수축 시에 이러한 것들이 떨어져 나가 혈액과 함께 분출된다. 이러한 작은 혈전은 온몸을 통하여 이동하며 미세순환에서 점상출혈이나 혈뇨 등 미세출혈을 야기하며, 판막은 흉이 지고 천공될 수 있다[그림 4-13]. 만약 적절한 치료가 이루어지지 않는다면, 감염성 심내막염은 치명적이며 특히 판막 구조를 침범했을 때 더욱 위험하다. 감염성 심내막염을 발생시키는 위험인자들은 다음과 같다.

- 정맥 내 약물 투여   • 판막 질환
- 인공판막   • 류마티스성 심장질환
- 대동맥 축삭증(coarctation of the aorta)

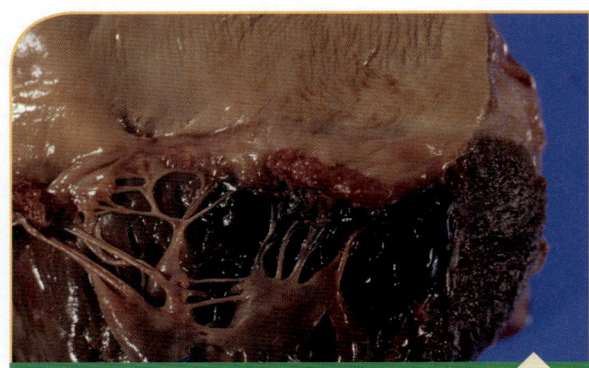

그림 4-13 감염성 심내막염

- 선천성 심장기형(예:팔로4 징후(tetralogy of Fallot))
- 마르판증후군(Marfan syndrome)

감염성 심내막염의 임상증상은 다음과 같다.

- 독감과 비슷한 증상(예:발열, 오한, 근육통)
- 색전(예:심근경색, 폐색전증, 뇌졸중, 비장 경색)
- 심잡음(heart murmur)   • 점상출혈
- 손톱 아래의 분산 출혈(splinter hemorrhages)
- 혈뇨
- Osler's nodes(손가락과 발가락에 탱탱하고 융기된 피하병변)

감염성 심내막염의 진단적 절차는 문진, 신체검진, 혈액배양검사, CBC, 요검사(urinalysis), 혈청 류마티스 인자, 적혈구침전율(erythrocyte sedimentation rate, ESR), 심전도, 심장초음파(echocardiogram) 등이다. 치료는 원인에 초점을 두어, 항생제 및 항균제 등을 사용하고 흔히 최소 4주 이상의 긴 치료기간이 필요하다. 그 외 치료는 심장의 기능을 유지하고 다른 증상들을 치료하기 위하여 다음과 같은 방법들이 포함된다.

- 침상안정   • 산소요법   • 해열제
- 심장판막 성형수술(surgical repair of cardiac valve)
- 인공판막치환술(prosthetic valve replacement)

■ 심근염

심근염(myocarditis)은 심장의 근육층인 심근(myocardium)의 염증이다. 원인 인자에 노출 후 최소 몇 주(어떤 경우에서는 10년) 지난 뒤 증상이 발현된다. 미생물, 혈구, 독소, 면역 물질 등이 심근에 침투하여 심근의 기능장애 및 퇴행으로 전도와 수축 장애를 유발한다. 대부분의 심근염은 심각하지 않으나 몇몇 경우에는 심부전, 심근증(cardiomyopathy), 부정맥, 혈전을 초래한다.

환자는 무증상일수도 있으며 만약 임상적 증상이 있다면 다음과 같다.

- 감기와 비슷한 증상(예:발열, 오한, 근육통)
- 호흡곤란   • 부정맥 또는 심계항진   • 빈맥
- 심잡음   • 흉부 불편감
- 심장 비대(cardiac enlargement)

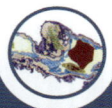

임상 사례

Fulcher 씨는 58세의 전업주부로서 감염성 심내막염이 재발하여 입원치료를 받고 최근에 퇴원하였다. 12개월 전 이첨판에 황색포도상구균 감염과 한 달 전 충치균(Streptococcus mutans)으로 인하여 대동맥 판막에 감염이 최근에 발생하였다. 입원기간에 심장초음파에서 대동맥 협착(stenosis)과 중등도의 대동맥판막 폐쇄부전(insufficiency), 만성 판막증식(vegetations), 중등도의 심방비대가 발견되었다. Fulcher 씨는 만성관절염의 기왕력도 있다.

퇴원 후 일주일 뒤에 Fulcher 씨는 심내막염으로 재입원하였다. 그녀는 오한과 발열, 피로, 관절통, 무력감과 두통이 24시간 전부터 있다고 호소하였다. 입원 후 4주간 생리식염수를 125ml/hr로 정맥주사하고 반코마이신을 8시간마다 정맥주사하라고 처방되었다. 이 외에 이뇨제(furosemide:Lasix), 항고혈압약물(amlodipine:Norvasc, metoprolol: Lopressor) 등이 처방되었다. 입원 시 혈압은 앉은 자세위에서 172/48이었으며 앉은 자세에서 100/40으로 측정되었으며 맥박은 116회, 호흡은 20회였고 체온은 38.8℃였다. 흉부 청진 시 잡음(murmur)이 들리고 정강이(tibia)에 2도의 요흔성 부종(pitting edema)이 있었으나 말초 청색증은 없었고 폐음도 양쪽에서 잘 청진되었다. 사람, 장소, 시간에 대한 지남력이 있었으나 약간 졸리워하였고(drowsy) 혈뇨와 팔, 다리, 흉부 등에서 다수의 자반증(petechiae)이 관찰되었다.

1. 기립성 저혈압과 맥압의 증가, 빈맥의 징후는 무엇을 의미하는가?
2. 혈뇨와 관절통, 자반증의 징후는 무엇을 의미하는가?
3. Fulcher 씨의 색전 합병증은 무엇으로 사정될 수 있는가?

심근염의 진단은 문진, 신체검진, 혈액배양검사, 심전도, troponin과 creatinine kinase와 같은 심장 효소검사, CBC, ESR, 흉부 X-선, 심장 초음파 검사, 심근 생검 등을 통하여 이루어진다. 치료 및 관리는 항생제나 항균제 등 원인 치료에 초점을 두며 해열제와 항응고제, 항부정맥제 및 면역억제제(예:corticosteriods 또는 non-steriodal antiinflammatory drugs) 등을 투여함으로써 증상과 합병증을 조절한다. 심장의 부하를 감소시키기 위하여 침상안정과 활동제한 및 수분제한을 한다.

■ 판막 질환

판막 질환(valvular disorders)은 정상적인 심장혈류의 방해를 야기한다. 이러한 질환은 이환된 판막과 변형의 종류에 의해 구분된다. 판막의 변형은 협착 또는 부전이 있다.

협착(stenosis)은 심장 판막의 관 구조가 좁아진 것이다. 판막이 협착되면 통과하는 혈액의 양이 줄어들고 그 이전의 공간으로 역류를 야기하며, 협착된 판막의 저항에 대항하여 혈액을 펌프해야 하므로 심방(chamber)의 압력은 상승된다. 심장이 더 열심히 일을 세게 해야하기 때문에 심방이 비후(hypertrophy)된다. 비후된 심장은 심장의 산소요구와 심장부하(cardiac workload)를 더욱 증대시키는데다가 줄어든 심박출량은 관상동맥으로의 혈액 공급은 감소시키므로 심장의 상태는 악화된다.

부전(insufficiency)은 판막이 불완전하게 닫히는 것을 일컫는다. 정상적으로 심장의 판막은 혈액을 한 방향으로 흐르도록 하는 역할을 하는데, 판막부전 시에는 혈액이 양방향으로 흐르게 된다. 이때 혈액의 역류는 심장이 펌프해야 하는 혈액의 양과 심장부하를 증가시키는 결과를 가져온다. 이러한 심장의 증가된 부하로 인해 이환된 심방(chamber)의 벽은 비후되며 증가된 혈액의 양으로 인해 심방이 확장된다. 판막 질환의 원인은 다음과 같다.

- 선천성 심장기형(congenital defects)
- 감염성 심내막염(infective endocarditis)
- 류마티스열(rheumatic fever)
- 심근경색(myocardial infarction)
- 심근증(cardiomyopathy)
- 심장부전(heart failure)

표 4-1. 판막의 협착과 부전의 임상증상

구분	대동맥 판막협착	대동맥 판막부전	승모판 협착	승모판 부전	삼첨판 부전
심혈관계	좌심실 비후, 협심증	좌심비후, 협심증	우심실의 비후, 협심증	우심실의 비후, 협심증	우심의 비후, 협심증
전신증상	피로	피로	피로, 부종	피로, 어지러움(dizziness), 말초부종	말초부종
호흡기계	운동 시 호흡곤란(dyspnea on exertion)	운동 시 호흡곤란	운동 시 호흡곤란, 기좌호흡, 야간의 발작성 호흡곤란, 호흡기감염 쉬움, 객혈, 폐고혈압	호흡곤란: 때로는 객혈	호흡곤란
중추신경계	실신(syncope), 특히 운동 시	실신	색전과 관련되었을 때만 신경 장애	없음	없음
소화기계	없음	없음	복수 : 간비대를 동반한 간통증(hepatic angina)	없음	복수, 심부전을 동반한 간비대
심박수, 리듬	서맥, 다양한 부정맥	빈맥, 수퇴맥(water hammer pulse)	심계항진(palpitations)	심계항진	심방세동
심음	수축기 심잡음	수축기와 이완기의 심잡음	이완기 잡음 강한 제1심음	수축기 전체에 잡음	수축기 전체에 잡음
가장 흔한 원인	선천성, 류마티스열	세균성 심내막염: 대동맥 기저부의 질환	류마티스열	판막부전, 관상동맥질환	선천성

판막질환의 임상증상은 이환된 판막과 변형의 종류에 따라 다르다[표 4-1]. 판막질환의 진단 절차는 기왕력, 신체검진, 심도자(heart catheterization), 흉부 X-선, 심장초음파, EKG, MRI 등이 있다. 약물치료는 이뇨제(diuretics), 항부정맥제(antidysrhythmics), 혈관확장제(vasodilators), 안지오텐신전환효소억제제(angiotension converting enzyme (ACE) inhibitors), 베타차단제(beta-adrenergic blockers), 항혈전제(anticoagulants) 등이 포함된다. 추가적인 치료는 다음과 같다.

- 산소요법
- 저염식이
- 판막성형술
- 인공판막치환술

■ 심근증

심근증(cardiomyopathy)은 일반적으로 심근이 약해지거나 커진 상태를 일컫는다. 심근증은 신장성, 비후성, 억제성의 세 가지 형태로 분류된다[그림 4-14].

신장성 심근증(dilated cardiomyopathy)은 가장 일반적인 형태의 심근증으로 심근증의 약 90%를 차지한다(National Institutes of Health, 2010). 심근증은 나이가 듦에 따라 더 많이 발생하며 흑인계 미국인에서 흔하다. 대부분의 경우는 특발성이며 다음과 같은 경우에 이차적으로 온다.

- 화학요법
- 알코올 중독
- 코카인 남용(abuse)
- 임신
- 감염
- 갑상선 중독증(Thyrotoxicosis: 갑상선 호르몬의 증가로 인한 대사항진증후군)
- 당뇨병
- 신경근육병증(예: 근이형증)
- 고혈압
- 관상동맥질환
- 약물 과민성

신장성 심근증은 심장비대(cardiomegaly) 및 심실확장으로 인한 심근 섬유의 광범위한 손상에 기인한다. 따라서 심근의 수축력이 감소되어 수축 기능 장애와 심박출량 감소가 초래된다. 혈액이 심장 내에 정체되며 혈전이 형성된다. 자율신경계와 신장은 심박동수를 늘리고 혈액의 양을 증가시킴으로써 떨어진 심박출량을 보상하려고 노력한다. 이러한 보상기전이 실패하기 시작하면 증상이 나타난다. 일단 증상이 나타나면 빠르게 악화된다.

증상이 시작된 지 1년 이내에 20-50%의 환자는 사망하며, 대부분은 5년 내에 사망한다(National Institutes of Health, 2010).

신장성 심근증의 임상증상은 잠행성으로 진행되며 다음과 같다.

- 호흡곤란
- 피로
- 마른 기침(nonproductive cough)
- 기좌호흡(Orthopnea: 누워서 숨쉬기가 힘듦)
- 밤에 발작적인 호흡곤란
- 부정맥
- 협심증(흔히 활동할 때)
- 어지러움
- 활동제한
- 혈압의 변화
- 빈맥
- 심잡음
- 비정상 폐음(예: crackles, wheezes)
- 빈호흡
- 말초부종
- 복수

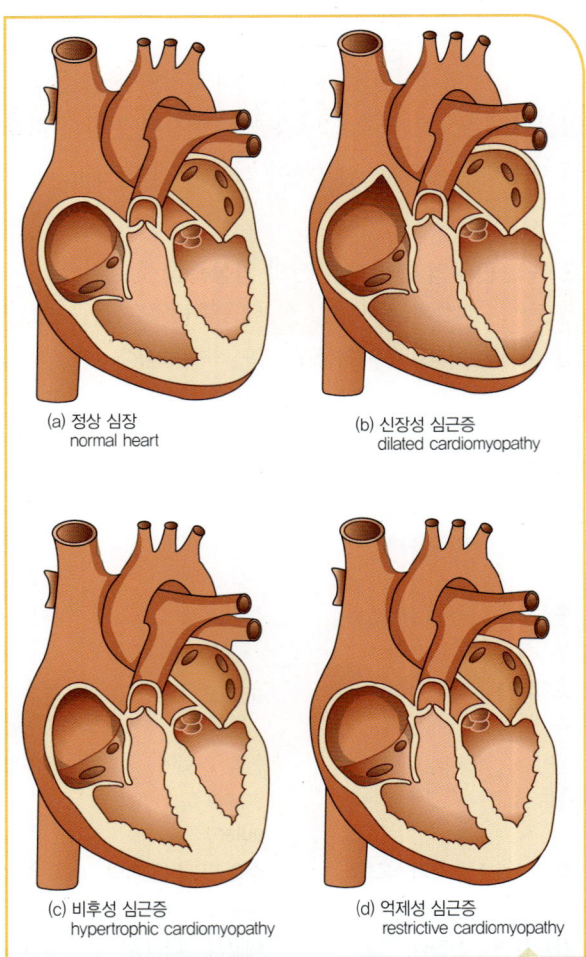

(a) 정상 심장 normal heart
(b) 신장성 심근증 dilated cardiomyopathy
(c) 비후성 심근증 hypertrophic cardiomyopathy
(d) 억제성 심근증 restrictive cardiomyopathy

그림 4-14 심근증의 비교

- 약한 맥박(weak pedal pulses)
- 차고 창백한 사지
- 모세혈관 충혈 불량
- 간비대
- 경정맥 팽창

신장성 심근증의 진단절차는 심장초음파, EKG, 흉부 X-선, 심도자, 핵검사(nuclear studies) 등이다. 치료는 주로 심부전 증상을 완화시켜 후부하를 감소시키고 수축력을 강화하는 지지요법이다. 약물은 통상적으로 ACE 억제제(ACE inhibitors), 이뇨제(diuretics), 강심제(digoxin), 베타차단제(beta-adrenergic blockers), 항부정맥제(antidysrhythmics)를 투여한다. 그 외 관리전략은 체내 제세동기, 심율동 전환기, 인공 심박동기, 판막성형, 심장 이식술 등이 있으며, 저지방식이, 저나트륨 식이, 금연, 유산소 운동, 절주 등의 생활습관 변화가 필요하다.

심장의 수축기능에 영향을 주는 신장성 심근증과 달리 비후성 심근증(hypertrophic cardiomyopathy)은 이완기능에 영향을 준다. 비후성 심근증은 앉아서 일하는 남자에게 흔하며 주로 상염색체 우성 유전으로 나타난다. 고혈압, 폐쇄성 판막질환, 갑상선질환 등이 비후성 심근증 발병의 위험을 증가시킨다. 비후된 심실벽은 딱딱해져 심실이 충만할 때 제대로 이완할 수 없다. 심실충만이 줄어들어 심방과 폐의 압력이 높아지더라도 심박출량은 감소된다.

비후성 심근증의 임상증상은 신장성 심근증과 유사하며 다음과 같다.

- 운동 시 숨가쁨
- 피로
- 실신
- 기좌호흡
- 협심증
- 활동 제한
- 부정맥
- 좌심실부전
- 심근경색

비후성 심근증의 진단 절차는 신장성 심근증과 유사하며, 치료의 목표는 심실벽이 단단해지는 것을 감소시켜 심실 이완을 도우며 심박출량은 증가시키는 데 있다. 약물요법은 베타 차단제(beta-adrenergic blockers)와 칼슘채널 차단제(calcium channel blockers)가 자주 사용된다. 약물치료에 반응하지 않는 경우 과도한 심근을 수술로 제거한다. 모든 부정맥과 고혈압은 치료가 꼭 필요하며, 환자는 달리기 등 스트레스를 주는 심한 운동을 피하여야 하는데, 이러한 심한 운동은 비후성 심근증 환자들이 급사하는 주 원인이기 때문이다.

억제성 심근증(restrictive cardiomyopathy)은 심근증 중에 가장 드물지만, 중남미, 인도, 아시아, 아프리카에 지역적으로 분포한다. 억제성 심근증은 이완기 기능 장애를 유발하는 심실의 경화(rigidity)를 특징적으로 한다. 억제성 심근증을 야기하는 것은 다음과 같다.

- 아밀로이드증(amyloidosis): 심장근육에 지방이나 단백질이 쌓임
- 혈색소침착증(hemochromatosis): 심장에 철분이 과도한 것
- 흉부에 방사선 노출
- 심근경색 후 흉터조직 형성
- 결합조직(connective tissue)의 질환
- 유육종증(sarcoidosis): 여러 장기에 유사 육종의 성장
- 심장종양(cardiac neoplasms)

억제성 심근증은 대다수가 증상이 없으나 다음과 같은 증상이 나타날 수 있다.

- 피로
- 호흡곤란
- 기좌호흡
- 비정상 폐음
- 협심증
- 간비대
- 경정맥 팽창
- 복수
- 심장잡음
- 말초청색증
- 창백

진단 절차는 앞서 설명한 두 가지 심근증과 같으며, 관리는 질환의 기저 원인, 부정맥, 심부전을 치료하는 데 초점을 둔다. 심장이 몸의 산소 요구에 더는 부응하지 못할 때에는 심장이식이 고려될 수 있다. 예후는 대체적으로 좋지 않으며 사망은 주로 심부전에 의한 것이다.

전기적 장애

앞서 언급하였듯이 정상 심장의 수축은 동방결절(SA node)에서 시작되는 전기적 자극에 의하여 이루어진다. 정상적인 심장의 수축은 동성리듬(sinus rhythm)으로 일컬어지며 정상에서 일탈된 상태를 부정맥(dysrhythmias, arrhythmias)이라고 부른다. 부정맥은 원인에 따라 분류되며 심각성에 따라 다양하다[그림 4-15].

부정맥의 원인은 다음과 같다.

- 산-염기 불균형
- 저산소증
- 선천성 심장기형
- 결합조직의 장애
- 약물 독성
- 전도조직(conductive tissue)의 퇴행(주로 노화로 초래됨)
- 전해질 불균형(특히 칼륨과 칼슘)
- 스트레스
- 심근의 비후
- 심근 허혈 또는 경색

부정맥에 따라 임상증상은 다양하다[그림 4-15]. 어떤 부정맥은 증상이 없는 경우도 있는 반면에 갑작스러운 죽음을 유발하는 것도 있다. 위험성과 증상은 심박출량이 감소되는 규모에 달려있으며 부정맥의 일반적 증상은 다음과 같다.

- 심계항진
- 펄럭이는 느낌(fluttering sensation)
- 박동이 생략됨(skipped beats)
- 피로
- 혼돈
- 실신
- 호흡곤란
- 비정상 심박동

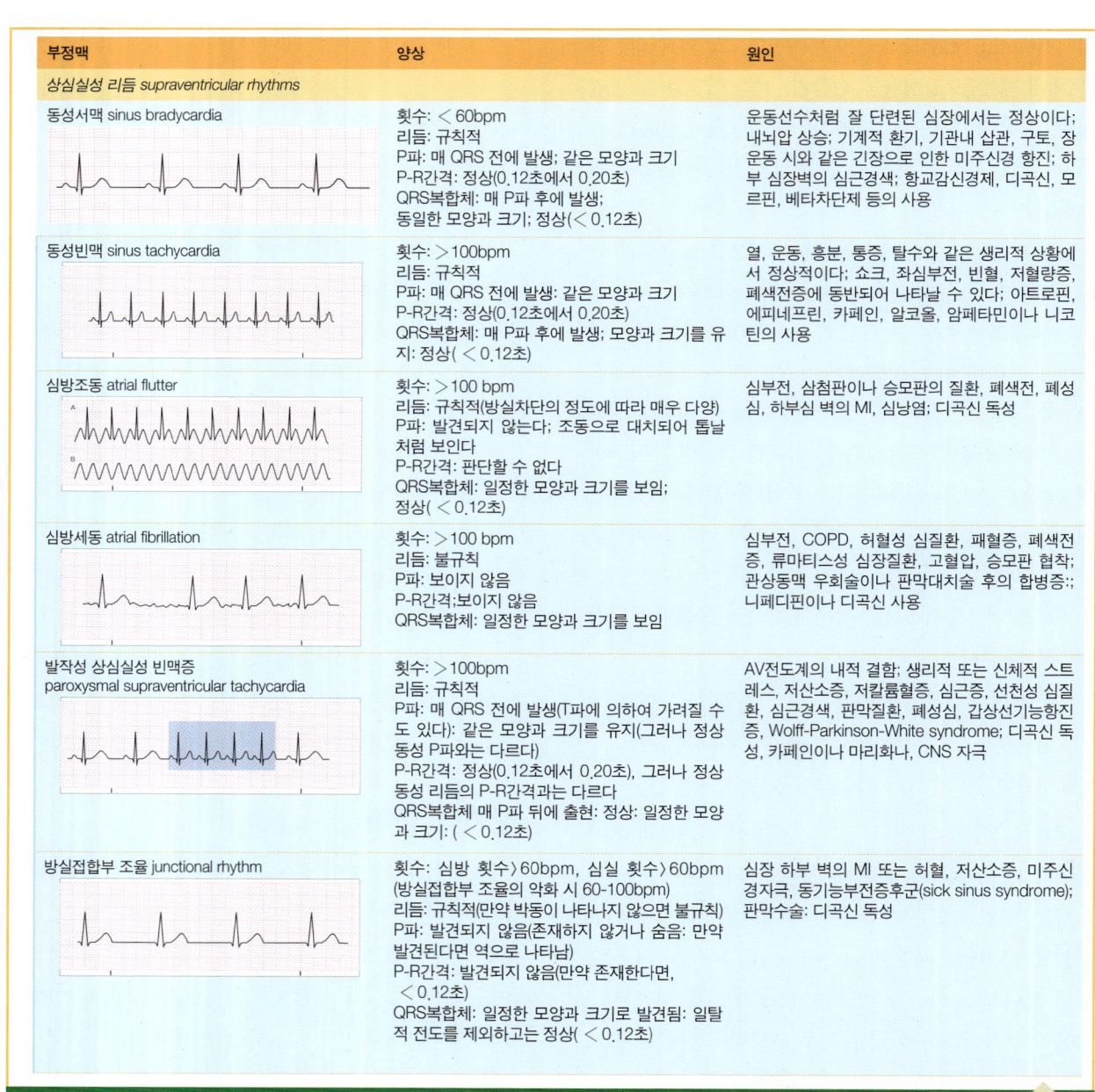

그림 4-15 부정맥의 유형

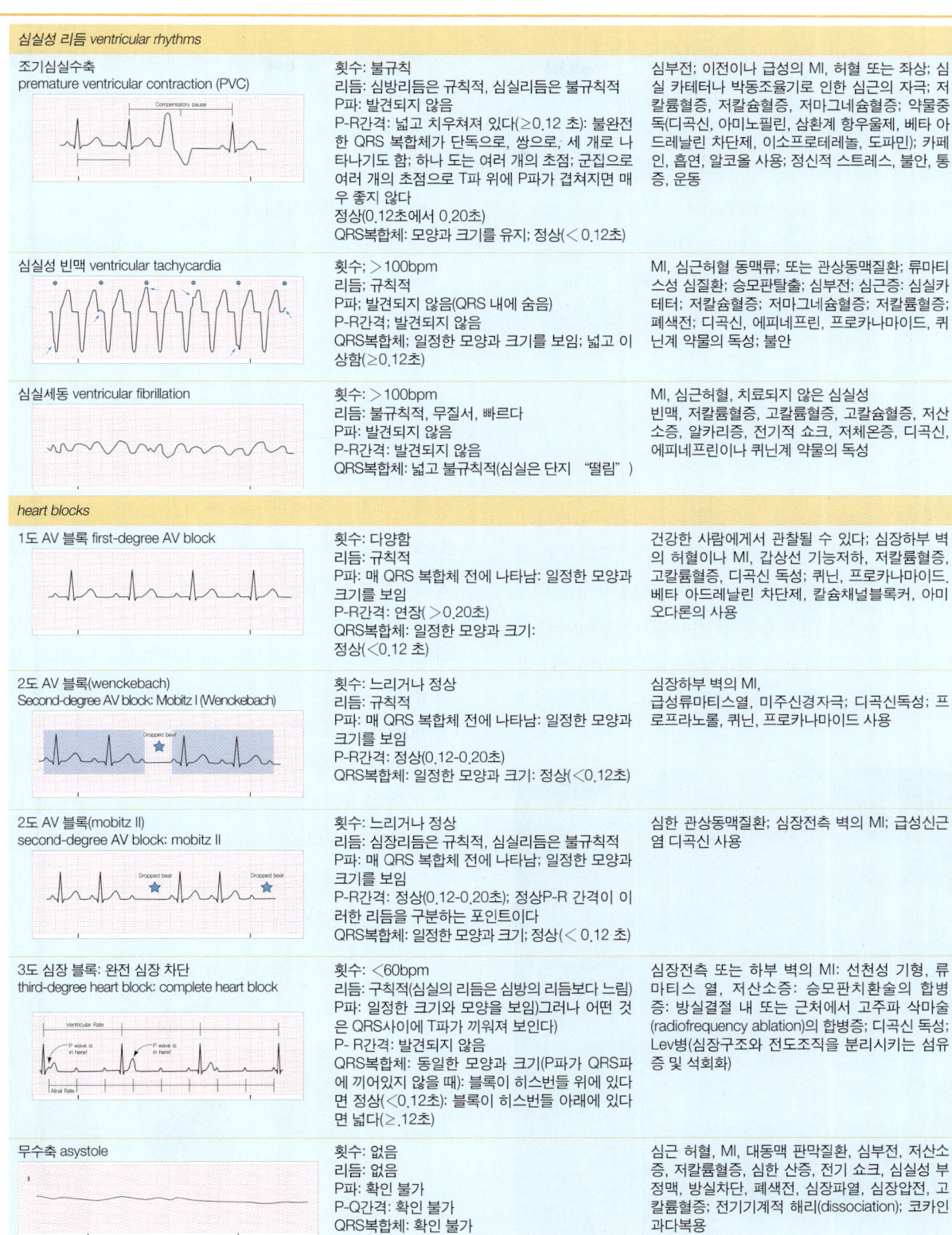

그림 4-15 부정맥의 유형 (계속)

부정맥의 진단 절차는 문진, 신체검진, 심전도검사(EKG), 침습적 전기생리학 검사(electro physiologic studies) 등이다. 기저 원인을 밝혀내기 위하여 추가적인 검사를 시행할 수 있다.

약물 치료가 중심이 되며 다른 중재로서 심장내제세동기(internal cardiac defibrillator), 심박조율기(pacemaker), 심전환(cardioversion), 제세동(defibrillation), 삭마(ablatim) 등이 적용될 수 있다. 카페인, 담배, 스트레스 등 촉박요인을 피함으로써서 부정맥의 발생과 심각도를 낮출 수 있다.

혈관 질환

■ 동맥류

동맥류(aneurysms)는 높은 혈압과 플라크(plaque), 감염 등으로 혈관 벽의 얇아진 부분이 바깥쪽으로 풍선을 형성하고 있는 상태를 일컫는다[그림 4-16]. 이것은 오래된 풍선이 불룩하게 튀어나오거나 타이어의 낡은 부분과 같은 상황으로 비유될 수 있다. 타이어나 풍선처럼 동맥류는 벽이 너무 얇아지거나 내부의 압력이 높아질 때 터질 수 있는 위험이 있다. 동맥류가 파열되면 혈액이 순환계 밖으로 나오게 되는데, 이를 **큰출혈(exsanguination)**이라고 한다. 동맥류가 파열되기도 하지만 혈액이 서서히 밖으로 새는 경우도 있다. 동맥류의 위험인자는 다음과 같다.

- 동맥벽의 선천적 약화
- 죽상경화
- 고혈압
- 이상지질혈증
- 당뇨병
- 흡연
- 노화
- 외상
- 감염(예:매독)

진성 동맥류(true aneurysms)는 혈관의 세 층 모두에 영향을 주는데, 낭상동맥류(saccular aneurysms)와 방추형 동맥류(fusiform aneurysms)가 있다[그림 4-17]. 낭상동맥류는 혈관의 한쪽이 튀어나온 것이며 방추형 동맥류는 혈관 전체의 둘레가 커진 것이다. **가성 동맥류(false aneurysm)**는 혈관의 세 층을 모두 침범하지 않은 동맥류로서 **박리성 동맥류(dissecting aneurysm)**를 예로 들 수 있다. 박리성 동맥류에서는 내층만 얇아져 있다[그림 4-17]. 임상증상은 위치에 따라 다양하다. 자주 발생하는 부위는 복부대동맥(abdominal aorta), 흉부대동맥(thoracic aorta), 뇌동맥(cerebral arteries), 대퇴동맥(femoral arteries), 슬와동맥(popliteal arteries) 등이다. 대부분의 동맥류는 파열되기 전까지 무증상이나 증상이 박동성 덩어리(pulsating mass), 통증, 호흡곤란이나 기침 같은 호흡기계 증상, 혼돈(confusion)이나 기면(lethargy) 등의 신경계 증상이 나타날 수 있다.

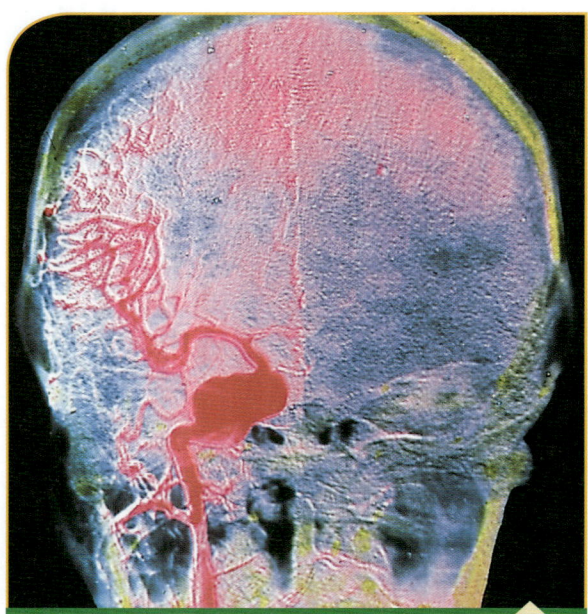

그림 4-16 동맥류
위의 방사선 사진은 뇌 동맥 하나가 부풀어오른 것을 보여준다. 만약 치료되지 않으면 동맥류가 터져 뇌졸증을 유발한다.

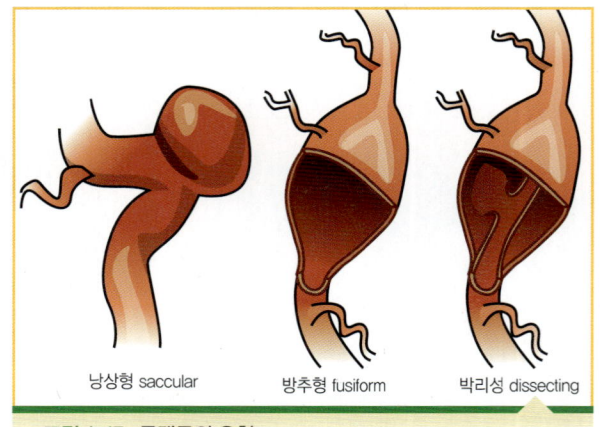

낭상형 saccular 방추형 fusiform 박리성 dissecting

그림 4-17 동맥류의 유형

동맥류는 정기적인 신체검사나 방사선 촬영으로 우연히 발견되며 다른 진단적 절차로서 심장초음파(echocardiogram), CT, MRI, 동맥조영술(arteriograph) 등이 있다.

치료의 목표는 혈압을 관리하는 등 원인을 제거하거나 치료함으로써 파열을 방지하는 데 있다. 수술적 치료는 유일한 효과적인 처치로서 증상이 있거나 또는 증상이 없더라도 동맥류의 직경이 5cm 이상일 때 시행된다. 만약 파열되면 즉시 수술이 필요하다.

■ 이상지질혈증

이상지질혈증(Dyslipidemia) 또는 고지혈증(hyperlipidemia)은 혈액의 지질 수준이 높은 것을 일컫는다. 지질은 세포막의 형성에 필수적인 콜레스테롤(cholesterol)과 트리글리세라이드(triglycerides)를 포함한다(1장 참고). 지질의 증가는 죽상경화(atherosclerosis), 말초혈관질환, 관상동맥질환, 고혈압, 뇌줄중(stroke) 등 여러 질환과 연관되어 있다. 지질은 음식 섭취와 간에서 생성되는 두 가지 방법에 의하여 혈액 내로 유입된다[그림 4-18]. 콜레스테롤은 주로 동물성 식품으로 섭취되며, 트리글리세라이드는 튀긴 음식이나 케이크 등 포화지방이 많은 음식으로 섭취된다. 지질이 혈류에 유입되는 다른 경로는 간으로부터인데, 인간의 간은 콜레스테롤의 사용량보다 더 많은 양을 생성하기 때문에 사실상 생존을 위해서는 꼭 필요하지만 콜레스테롤을 따로 섭취할 필요는 없다. 가족성 지질이상증은 간에서의 이러한 지방생산의 증가에 기인한다. 콜레스테롤은 혈액 내에서 마치 요리용 기름(cooking lard)처럼 큰 분자로 이동한다. 트리글리세라이드는 검(gum)처럼 크고 끈적끈적한 분자 형태로 혈액 내를 이동한다. 이러한 끈적거리는 지방 분자들의 이동은 마치 싱크대의 배수관에 기름을 부을 때처럼 작은 혈관들을 막고 큰 혈관들을 코팅시키는 결과를 초래한다.

지질(lipids) 또는 지단백(lipoproteins)은 밀도에 의하여 구분되는데, 밀도는 저밀도인 트리글리세라이드의 양과 고밀도인 단백질의 양에 기초한다. 지단백은 초저밀도 지단백(chylomicrons, very-low-density lipoproteins, VLDLs), 저밀도 지단백(low-density lipoproteins, LDLs), 고밀도 지단백(high-density lipoproteins, HDLs)으로 분류할 수 있다. 이러한 지질단백질 중 의미있는 것은 LDL과 HDL이다.

이상지질혈증은 죽상경화나 관상동맥질환 등 다른 질환으로 진행되기 전까지는 무증상이며 콜레스테롤 스크리닝(screening)과 지질 프로파일(lipid profiles) 검사로 지질 이상을 가려낼 수 있다[표 4-2]. 추가적인 검사로 혈관조영술, 초음파, 방사선 스캔(nuclear scanning) 등을 통하여 합병증의 발생을 진단할 수 있다.

치료의 목표는 지질 수준을 정상으로 되돌리고 합병증을 방지하는 데 있다. 일차적으로 지질 수준을 낮추기 위해서는 생활습관을 다음과 같이 바꾸어야 한다.

- 저 콜레스테롤, 저지방 식이
- 규칙적인 운동
- 체중 감량(필요하면)
- 금연

치료적 접근은 생활습관을 바꾸는 데 성공하지 못하였을 때 하며 지질을 낮추는 약물적 방법에 초점을 둔다(예: HMG-CoA reductase inhibitors, bile acid resins, fibric

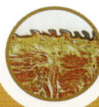

학습요점

콜레스테롤은 주로 동물성 식품으로부터 섭취된다. 식품 내의 콜레스테롤의 양을 측정하기 위해서는 식품의 원료가 되는 동물이 얼마나 많은 다리를 가지고 있는가 생각하면 쉽다. 예를 들면, 네 개의 다리를 가진 소는 두 개의 다리를 가진 닭보다 콜레스테롤이 많으며 닭은 다리가 없는 생선보다 더 많은 콜레스테롤을 가지고 있다. 물론 이것의 예외도 있는데 그것은 사슴의 경우이다. 사슴은 네 개의 다리를 가지고 있지만 날씬한 동물이기 때문에 소보다 적은 량의 콜레스테롤을 가지고 있다. 돼지고기는 어느 부위를 선택하느냐에 따라 콜레스테롤의 양이 다르다. 베이컨은 소고기(beef)처럼 많은 콜레스테롤을 함유하나, 갈비부위(pork chops)는 닭고기의 함유량과 비슷하다. 달걀은 다리를 가지고 있지는 않으나 노른자는 우리가 하루에 필요한 콜레스테롤(200mg / 일 미만) 보다 더 많은 양을 함유하고 있다. 이는 우리가 식품의 콜레스테롤 함량을 기억하고 유추하는 데 도움을 줄 뿐만 아니라 임상에서 환자에게 교육 시에도 유용하다.

표 4-2. LDL, HDL, Total 콜레스테롤의 ATP III 분류

LDL Cholesterol – 치료의 일차적 목표	
100 미만	적정
100 – 129	적정수준에 가까우나 약간 높음
130 – 159	경계성 높음
160 – 189	높음
190 이상	매우 높음
Total Cholesterol	
200 미만	적정
200–239	경계성 높음
240 이상	높음
HDL Cholesterol	
40 미만	낮음
60 이상	높음
Triglycerides(mg/dl)	
150 이상	정상
150–199	경계성 높음
200–499	높음
500 미만	매우 높음

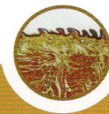

학습요점

대부분의 혈청 콜레스테롤이 **LDL**로 구성되어 있기 때문에 LDL은 나쁜 콜레스테롤로 알려져 있다. LDL의 작고 치밀한 분자구조는 다른 인지질에 비하여 더욱 침투력이 좋다. 당신은 이 점을 기억하여 작고 나쁜 콜레스테롤(low-down lousy cholesterol)로 기억할 수 있다. 이러한 나쁜 콜레스테롤의 수치를 가능한 낮추기를 원하는데 이를 위해서는 고콜레스테롤, 고지방 등을 피하는 식이를 비롯하여 생활습관의 변화가 필수적이다.

HDL은 콜레스테롤을 혈액으로부터 제거하므로 좋은 콜레스테롤로 알려져 있다. 따라서 HDL은 행복한 콜레스테롤(happy cholesterol, good cholesterol)로 쉽게 기억할 수 있다. HDL을 높이기 위해서는 운동과 금연 등의 생활습관 변화가 필요하다.

acid agents 등). 또한 합병증을 방지하거나 치료하기 위하여 항혈전제(예:anticoagulants, antiplatelet agents)를 추가한다.

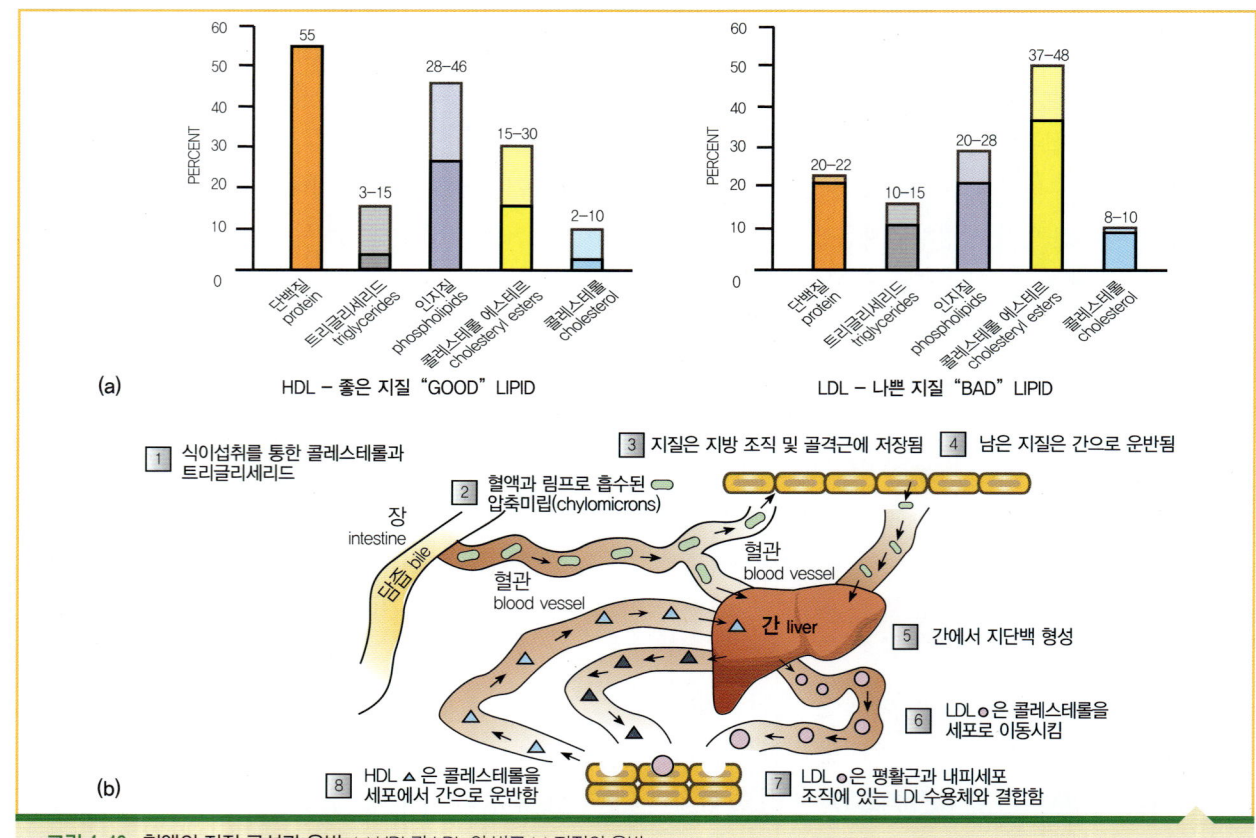

그림 4-18 혈액의 지질 구성과 운반 (a) HDL과 LDL 의 비교 (b) 지질의 운반

■ 죽상경화증

이상지질혈증은 지질 수준이 정상화되지 못하면 죽상경화로 진행된다. **죽상경화증**(atherosclerosis)은 동맥벽이 두꺼워지고 딱딱해지는 것을 특징으로 하는 만성적인 염증성 질병이다. 지질로 구성된 병변 또는 플라크는 혈관벽에 붙어 시간이 지남에 따라 석회화된다. 이러한 병변은 혈관의 폐쇄, 혈소판 응집, 혈관 수축을 일으킴으로써 말초 혈관 질환, 관상동맥질환, 혈전, 고혈압, 뇌졸중 등을 초래한다[그림 4-19]. 동맥이 좁아지고 딱딱해지면 심장은 혈액을 펌프하기 위해 더 많은 일을 해야 한다. 죽상경화를 가속화시키는 요인들은 이상지혈증 외에 당뇨, 고혈압, 스트레스, 흡연 등이다.

죽상경화는 혈관 벽 내피조직의 손상에 의해서 시작된다[그림 4-20]. 이상지질혈증, 고혈압, 흡연, 당뇨, 호모시스테인(homocysteine) 상승, 자가면역(autoimmune)의 진행, 세균 감염 등은 이러한 손상을 유발한다. 손상 당한 세포들은 혈관의 투과성이 더욱 높아지게 되고 자유기(free radical)에 의해 손상되며 염증이 생긴다. 백혈구, 대식구, 사이토카인은 염증 과정의 시작을 가속화 하며 더 큰 손상을 가져오게 한다. LDL은 산화되고 혈관벽에 스며들어 손상을 가속화 하며 **지방선조**(fatty streaks)를 형성한다. 섬유조직과 평활근 세포들은 병변을 더 크게 만들며 **섬유성 플라크**(fibrous plaque)를 형성하게 된다.

이상지질혈증과 마찬가지로 죽상경화증은 합병증이 나타나기 전까지는 증상이 없다. 그래서 임상증상은 합병증과 연관된다. 죽상경화증의 진단 절차는 지질 수준 등 위험인자를 발견하는 데에 있다. C반응 단백질(C-reactive protein) 수준이 증가된 것은 염증이 존재하는 것을 의미하며 위험요소로 간주된다. 혈관조영술, 초음파, 핵스캔 등 다른 진단 절차들은 합병증을 규명하는 데 적용된다. 치료는 이상지질혈증과 유사하며 폐색된 혈

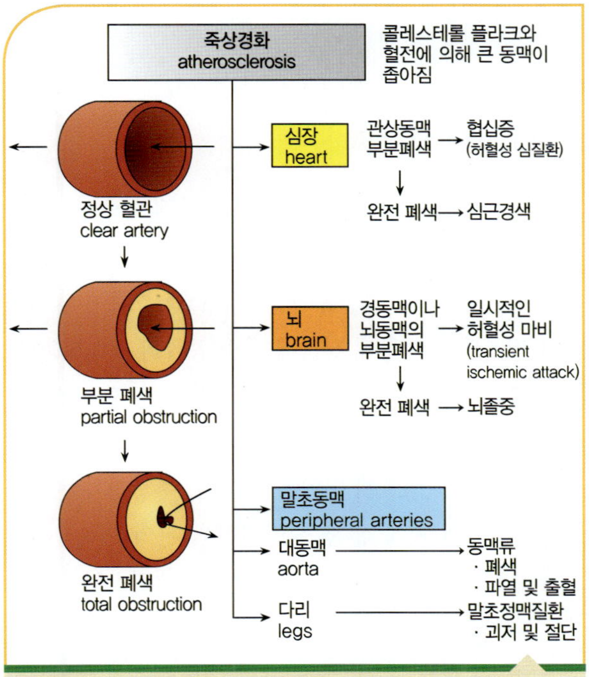

그림 4-19 죽상경화로 인한 합병증

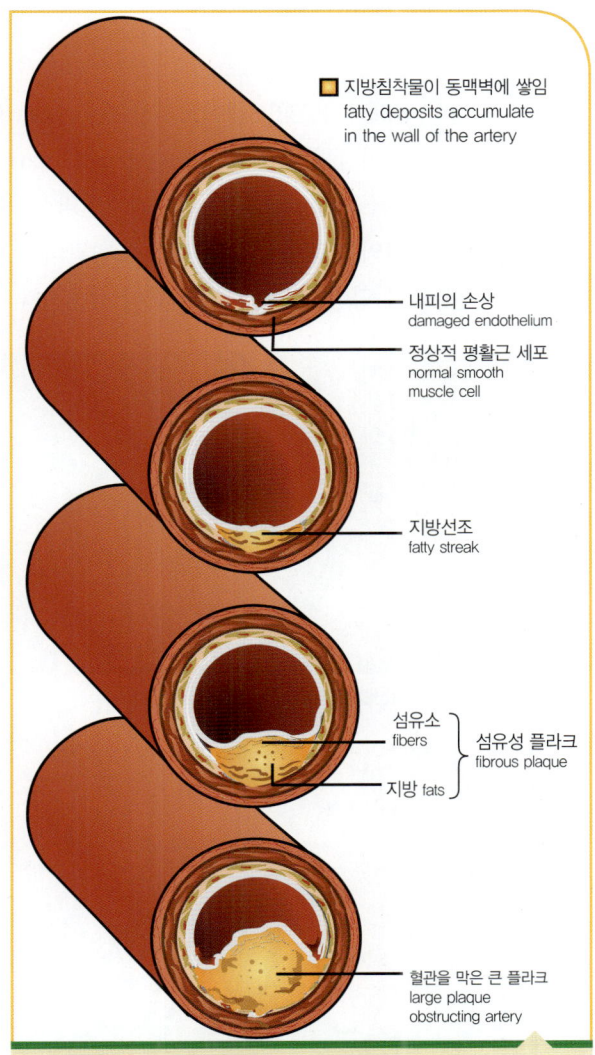

그림 4-20 죽상경화의 진행

관을 뚫어주기 위한 혈관성형술(angioplasty), 폐색 주위로 혈관을 만들어주는 우회술(bypass procedures), 플라크를 분해하기 위한 레이저 시술(laser procedures), 플라크를 제거하는 죽종절제술(atherectomy) 등이 있다.

■ 말초혈관질환

말초혈관질환(Peripheral vascular disease, PVD)은 말초 동맥이나 정맥이 좁아져 있는 것을 일컫는다. 대부분은 죽상경화에 의해 야기되나 혈전, 염증(thromboangiitis obliterans, 폐색성혈전혈관염), 레이노병이나 레이노현상 같은 혈관 연축(vasospasms) 등에 의해 발생하기도 한다.

폐색성혈전혈관염(thromboangiitis obliterans) 또는 버거씨 병(Buerger's disease)은 동맥의 염증성 상태이다 [그림 4-21]. 레이노병(Raynaud's disease)은 교감신경 자극에 의한 동맥의 연축(vasospasms)으로 발생하며 주로 손을 침범한다[그림 4-22]. 레이노현상(Raynaud's phenomenon)은 전신성 홍반성 루푸스(systemic lupus erythemia)나 경피증(scleroderma)과 같은 자가면역질환에서 나타나는 혈관의 연축현상을 의미한다. 혈관의 폐색이 진행됨에 따라 영향받은 조직의 허혈이 심해진다.

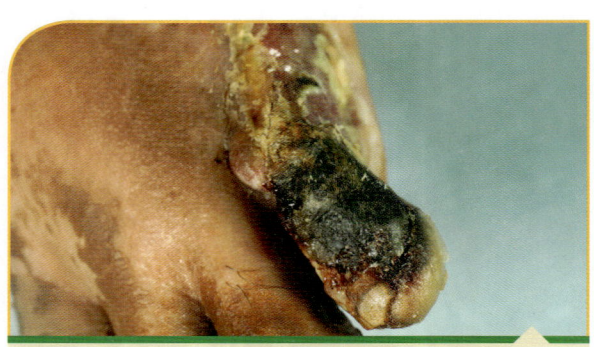

그림 4-21 폐색성혈전혈관염(thromboangiitis obliterans)

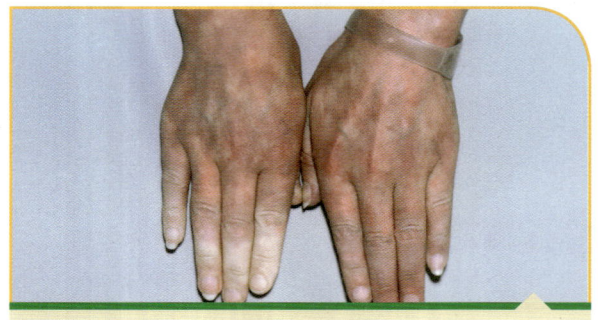

그림 4-22 레이노 현상(Raynaud's disease)

말초혈관질환의 위험요인은 자가면역질환에 부가하여 죽상경화증의 위험요인과 같다.

말초혈관질환의 증상은 국소 조직의 허혈과 관련이 있고 사지에서 나타난다. 대부분의 증상은 운동 시에 나타나며 이는 산소요구가 산소 공급을 초과하기 때문이다. 만약 휴식 시에도 증상이 있다면 이는 질환이 악화됨을 의미한다. 증상은 다음과 같다.

- 통증
- 간헐적 파행(claudication, 활동 시 하지에서 나타는 통증)
- 무감각 • 화끈거림 • 치유되지 않는 상처
- 피부 색깔의 변화(창백, 청색증, 발적)
- 털의 소실(특히 발가락과 같은 심장과 먼 쪽)
- 발기부전(impotency)

말초혈관 질환의 진단 절차는 문진, 신체검진, 발목/상완 지수(ankle/brachial index:팔과 다리의 혈압 비교), 트레드밀 운동 검사, 동맥 조영술, 초음파, MRI 등이 있다. 말초혈관질환의 치료는 식이변화나 금연, 신체 활동, 체중 감량, 스트레스 감소, 당뇨, 고혈압 조절 등 위험요소를 제거하고 조절한다. 또한 폐색의 직접적인 중재로서 혈관 성형술, 우회로 형성, 레이저 요법, 죽상절제술 등이 있고, 약물적 요법으로 항혈소판제, 항응고제, 혈전용해제(thrombolytics), 지질을 낮추는 약물(lipid-lowering medications) 등이 사용된다.

■ 관상동맥질환

심근에 산소와 영양분을 공급하는 동맥에 죽상경화증이 진행될 때를 관상동맥질환(coronary artery disease, CAD)이 발생한다. 관상동맥질환은 혈액 흐름이 일시적으로 감소되기 때문에 심근에 산소 공급이 저하되고 이로써 흉통, 즉 협심증(angina)을 느끼게 된다. 혈액량의 감소는 심근의 영구적인 손상이나 경색(infarction)을 일으키기도 하고 일으키지 않기도 한다. 죽상경화증은 관상동맥질환의 가장 흔한 원인이며 혈관의 연축(vasospasm) 또한 주원인이다. 그 외 관상동맥질환의 원인으로 심근증과 혈전이 있으며, 관상동맥질환의 위험요소는 당뇨, 고혈압, 스트레스, 흡연 등으로 죽상경화증의 위험요소와 유사하다[표 4-3]. 치료가 매우 발전하였음에도 불구하고, 관상동맥질환을 포함한 심혈관계 질환은 미국 내에서 남녀 모두 사망률이 높은 질환이다(CDC, 2007).

표 4-3. 관상동맥질환의 위험 요인

수정불가요인	수정가능요인	부정적 위험요인
남자는 45세 이상; 여자는 55세 이상이거나 조기폐경	흡연	고LDL 콜레스테롤
	비만	
	신체활동저하	
가족력: 55세 미만의 남자 또는 65세 미만의 여성이 1도 이상의 관상동맥질환의 기왕력이 있는 친척	당뇨병	
	고지혈증	
	고혈압	

좌심실은 동맥이 더 많고 동맥혈의 공급이 더 요구되므로 허혈성 손상에 가장 취약하다. 관상동맥질환은 산소의 공급이 산소의 수요량에 미치지 못하여 허혈이 진행됨에 따라 젖산과 노폐물이 축적되어 협심증을 일으키며 이러한 축적물은 다른 신경을 자극하고 방사성 통증을 야기한다. 또한 허혈은 심전도의 변화를 가져오는데 주로 ST 분절의 하강을 특징으로 한다. 산소요구의 감소는 허혈을 되돌리며, 즉 통증을 완화한다. **안정형 협심증(Stable angina pectoris)**은 휴식 시에 산소의 요구가 감소될 때 증상이 완화되고 활동 시와 같이 산소요구가 증가될 때 증상이 시작되는 것을 일컫는다.

플라크가 궤양을 일으키면 염증 발생, 혈소판 응집, 혈전 형성 등이 이어진다. 이러한 연쇄반응으로 혈액 공급이 더욱 감소하며, 그 결과 혈소판은 thromboxane A₂를 유리하여 잠재적 혈관 수축제로 작용하여 동맥의 연축(spasm)을 일으킨다. 이러한 연축은 더욱 많은 혈소판 응집과 연축이 연쇄적으로 지속되어 결과적으로 흉통은 예측할 수 없고 안정 시에도 발생하며 더욱 자주 높은 강도로 발생하게 된다. 이러한 통증의 변화를 **불안정형 협심증(unstable angina)**이라고 하며 경색전 상태 (preinfarction state)로 간주한다.

심근경색 외에 심혈관질환은 심부전, 부정맥, 급사 등을 유발한다. 심혈관 질환의 임상증상은 다음과 같다.

- 턱, 목, 등, 팔 등의 다른 부위로 방사되는 협심증
- 소화불량과 같은 느낌
- 오심과 구토
- 차고 축축한 사지
- 발한
- 피로

심혈관 질환의 진단 절차는 혈중지질분석(lipid profile), 혈관조영술, 핵영상(nuclear imaging) 등으로 위험요인을 확인한다. 문진과 신체검진 운동부하검사, 심초음파, 심전도검사 등도 수행될 수 있다. 치료는 이상지혈증이나 죽상경화증에서와 같이 의지로서 변화시킬 수 있는 위험요소를 감소시키는 데 주안점을 두며 여기에는 식이변화, 금연, 신체활동 증가, 체중조절, 스트레스 감소, 당뇨 관리, 고혈압 조절, 혈관 성형술 및 우회술, 레이져 치료, 항혈전제, 항응고제, 지질저하제 투여 등이 포함된다. 또한 니트로글리세린, 베타 아드레날린 차단제, 칼슘채널 차단제 등은 관상동맥을 확장시키고 산소 공급을 증가시키므로 추가적으로 처방되기도 하며, 산소공급을 증가시키기 위하여 산소요법도 사용한다.

■ 혈전과 색전

혈전(thrombi)은 혈소판, 피브린, 적혈구, 백혈구 등으로 구성된 피떡(blood clot)이며 순환계 내의 어디에서나 형성될 수 있다. 이는 Virchow's triad로 불리는 혈관내피조직의 손상, 느린 혈액 흐름, 혈액응고 증가(hypercoagulopathy)로 인하여 혈전(thrombus) 형성을 증진한다[그림 4-23]. 혈관 벽이 손상을 입으면 내피조직의 손상으로 혈소판과 염증 매개체를 끌어들여 피떡 형성을 촉진한다. 혈류 정체는 혈소판과 응고 인자가 축적되고 혈관벽에 달라붙게 한다. 응고항진증 (hypercoagulopathy) 상태는 부적절하게 피떡 형성을 증진 시킨다.

혈전 형성의 결과로 혈관은 폐색되거나 색전으로 발전하기도 한다. **색전(embolus)**은 혈전의 일부나 전체가 떨어져서 더 작은 혈관을 막기까지 순환계를 돌아다니는 상태를 일컫는다. 혈전뿐 아니라 공기, 지방, 조직, 박테리아, 양수, 암세포, 이물질 등 색전을 일으키는 것들은 다양하고 심부정맥혈전증(deep vein thrombosis)과 같이

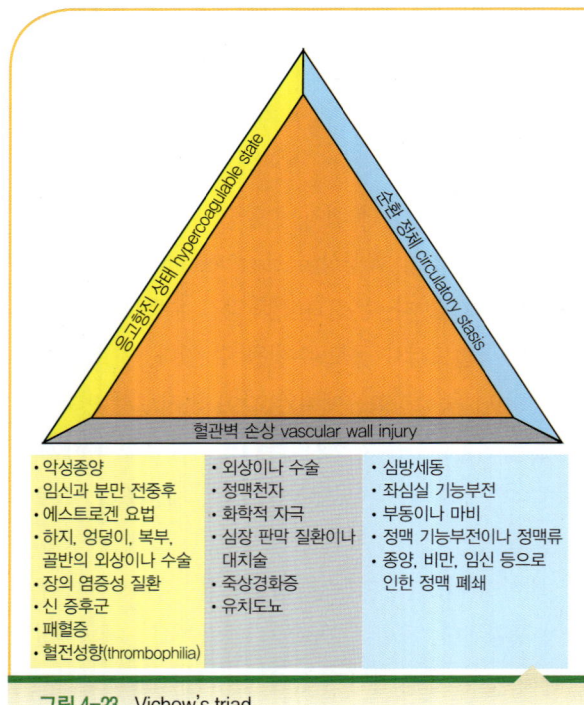

그림 4-23 Vichow's triad

순환에서 시작된 색전은[그림 4-24] 오른쪽 심장으로 들어가 폐 순환을 거쳐 폐 색전증을 일으킨다[그림 4-25]. 동맥계에 있는 대부분의 색전은 왼쪽 심장에서 기인하며 뇌나 심장과 같은 다른 장기로 가서 경색을 일으킨다.

혈전과 색전의 임상증상은 위치와 동맥과 정맥 중 어디에 있는가에 달려있다. 혈관조영술, 심장초음파, MRI 등으로 진단하며 치료는 움직임의 증진, 수분공급, 항혈전을 위한 압박스타킹, 순차적 압박 기구, 항응고제 및 항혈소판의 복용 등 예방이 치료의 주안점이다. 현재 혈액 내를 순환하는 혈전이 존재한다면 이러한 예방적 전략은 위험하며 때로는 피해야 한다. 예를 들면, 움직임과 순차적 압박 기구는 혈관 내에 붙어 정체된 피떡을 떨어뜨려 움직이게 할 수 있기 때문이다. 활동성 혈전의 치료는 항혈전제의 투여나 색전제거술(embolectomy) 등을 한다.

정맥류

정맥류(varicose veins, varicosities)는 정맥의 판막 기능이 부적절하여 혈관이 늘어나고 꾸불거리며 울혈된 정맥을 일컫는다[그림 4-26]. 가장 흔한 부위는 다리지만 식도에서도 생겨 식도정맥류(esophageal varices)를 만들며 직장에 생겨 치핵(hemorrhoids)을 유발한다. 정맥압 상승과 꽉 차오르는 혈액은 혈관을 부풀게 하며 판막을 늘이는 결과를 초래하여 판막은 불완전하게 닫혀 혈액이 역류하며 정맥압과 정맥 확장이 점점 더 증가된다. 모세혈관의 압력 증가는 혈관 내에서 체액과 색소를 유출시켜 부종을 일으키며 피부색의 변화를 가져온다. 그 결과 피부색이 갈색으로 변하게 하고 두껍고 경화된 피부, 피부염, 혈전성정맥염(thrombophlebitis)을

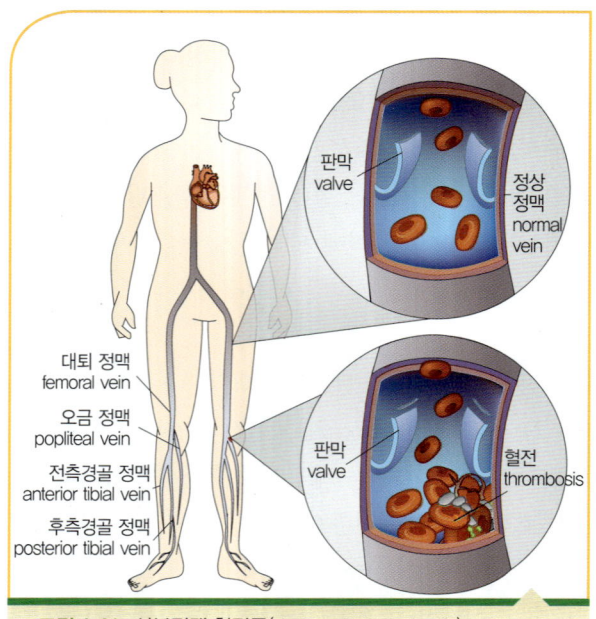

그림 4-24 심부정맥 혈전증(deep vein thrombosis)

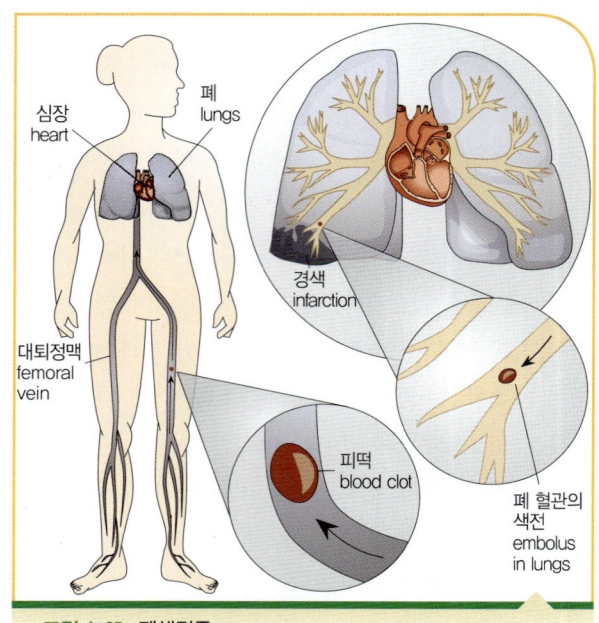

그림 4-25 폐색전증

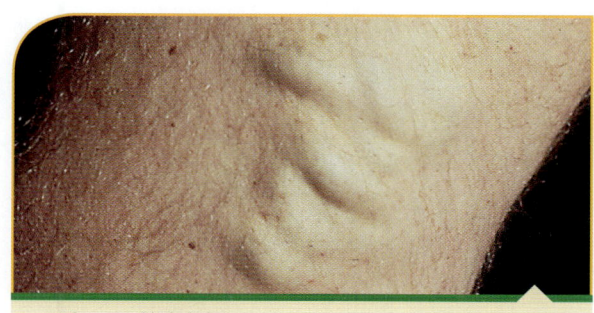

그림 4-26 하지정맥류

일으킨다. 부종으로 인한 압력은 순환을 감소시켜 대사성 요구를 충족시킬 수 없으므로 세포의 산소와 영양분 부족으로 인하여 괴사와 정맥정체성궤양(venous stasis ulcers)를 초래한다. 정맥류를 야기하는 위험요인은 다음과 같다.

- 유전적 소인
- 임신
- 비만
- 오래 서 있거나 앉아 있는 것
- 알코올 남용이나 간질환(식도정맥류)
- 변비(치질)

임상증상은 보통 경미하며 다음과 같다.

- 불규칙적이고 자주빛의 울퉁불퉁 불거진 정맥
- 발의 부종(pedal edema)
- 피로
- 다리의 욱신거리는 통증
- 팔과 다리의 피부가 반질거리고, 착색이 되고, 털이 없음
- 피부궤양

정맥류의 진단은 보통 신체검진을 통하여 시진하며 추가적인 검사로서 도플러 초음파와 정맥조영술(venogram) 등이 포함될 수 있다.

치료는 보존적 요법에서 침습적 치료까지 다양하다.

- 이환된 다리를 올리고 쉬는 것
- 압박 스타킹
- 오랫동안 서 있거나 앉은 자세를 피하는 것
- 운동
- 경화요법(sclerotherapy:혈관 내에 섬유소를 생성하는 경화성 물질을 주사하는 것)
- 수술적 제거

■ 림프부종

림프부종(lymphedema)은 림프계의 폐쇄로 인하여 보통 팔이나 다리가 붓는 것을 일컫는다[그림 4-27].

림프부종은 원발성으로 나타나기도 하며 다른 질환에 의하여 이차적으로 발생하기도 한다. 원발성 림프부종은 드물며 림프관의 선천적 결함이나 수의 감소에 의하여 발생한다. 이차성 림프부종은 대부분 다음과 관련되어 있다.

- 수술(유방절제술과 같이 림프절이나 림프관을 제거하였을 때)
- 방사선 조사(림프의 흐름을 제한하여 림프관이나 림프절의 염증이나 흉터를 야기함)
- 암(림프관의 폐쇄)
- 감염(림프절 또는 림프관을 침투하여 림프액의 흐름을 억제함)
- 림프절이나 림프관의 손상

림프부종의 임상증상은 부종과 피부의 변화이다. 부종은 한쪽 또는 양쪽으로 나타나며 대부분 사지에 발생한다. 피부의 변화는 과색소침착증, 궤양형성, 경화 등으로 나타나며 억센 부종(brawny edema)으로 불리기도 한다. 피부는 마치 코끼리 다리처럼 두껍고 거칠어진다. 진단 절차는 신체검진, MRI, CT, 도플러 초음파 촬영술, 방사선 촬영 등이 포함되며 치료는 다음과 같다.

- 순차적 압박 장치
- 압박 스타킹
- 운동
- 마사지 요법(충혈제거를 위한 복합적 물리치료)
- 항생제(현존하는 감염의 치료)
- 벤조피렌 약물(림프 흐름을 증가시키기 위해)
- 이뇨제(순환계로 환원되는 과도한 체액을 제거하기 위해)
- 수술(과잉 피부를 절제)

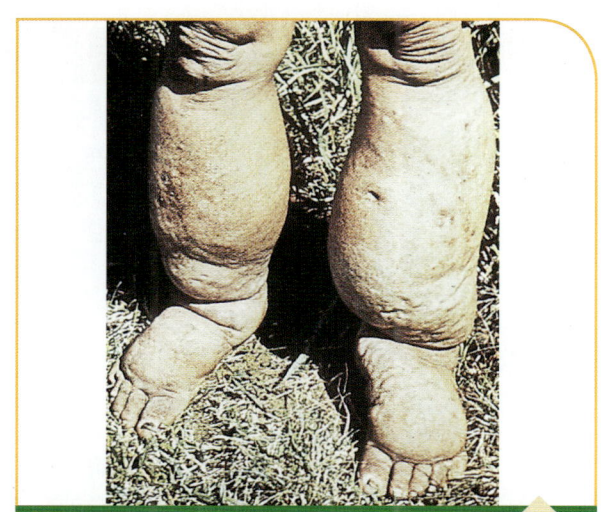

그림 4-27 림프부종

고혈압

고혈압(hypertension)은 혈압의 지속적인 증가 상태를 일컫는다. 이것은 가장 흔한 만성 질환의 하나로서 미국은 5,000만 명 가량의 유병률을 보인다(CDC, 2008). 고혈압은 심근경색, 관상동맥질환, 뇌졸중 등 혈관계 질환을 일으키는 주 위험요인이다. 고혈압 상태는 심장이 온 몸으로 혈액을 펌프하기 위하여 정상보다 더 많은 일을 해야 한다. 이는 상당 부분이 후부하를 증가시키는 혈관수축에 기인한다. 이러한 혈관수축 때문에 신장으로 가는 혈류 공급의 감소는 레닌-안지오텐신-알도스테론 기전의 부적절한 항진을 유발한다[그림 4-28].

혈압의 분류학적 기준은 고혈압 예방, 관리, 치료를 위여 JNC7(Joint National Committee on Prevention, Detection, Evaluation, and Treatment of High Blood Pressure의 7차 보고서)에 의하여 수립되었다(National Institutes of Health, 2004). JNC7은 소아, 청소년, 성인에 대한 분류와 치료에 대한 가이드라인을 제시하고 있다[표 4-4, 4-5].

고혈압의 위험요소는 다음과 같다.
- 나이(혈관순응도는 나이와 더불어 감소하며 고혈압은 남자에게 흔하다; 남성은 중년기 초기부터 여성은 폐경기 이후에 증가한다)
- 인종(특히 아프리카계 미국인)
- 가족력
- 과체중 또는 비만(과도한 체중으로 산소와 영양분 공급을 더 많이 필요로 하여 순환혈액량을 증가시킬 뿐 아니라 동맥벽의 압력을 높인다)
- 신체적으로 비활동적인 사람(심박동수를 증가시키며 심장의 부하를 증가시킨다)
- 흡연(니코틴은 즉각적으로 혈압을 일시적으로 올리며, 담배의 화학성분은 동맥벽을 손상시킨다)
- 고염식이(과도한 나트륨은 수분을 축적시켜 혈압을 증가시킨다)
- 저칼륨식이(칼륨은 세포 내에서 나트륨의 균형을 돕는다, 칼륨이 부족하면 과도한 나트륨이 혈중에 축적됨)

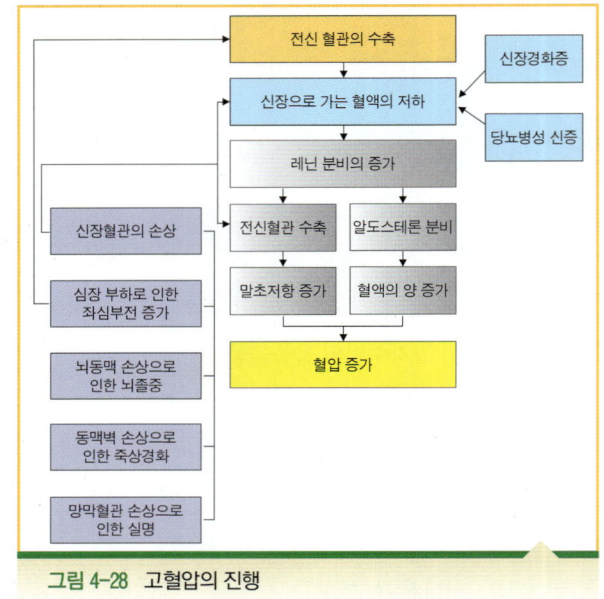

그림 4-28 고혈압의 진행

표 4-4. JNC7의 고혈압의 분류와 치료지침(성인)

혈압의 분류	수축기* (mmHG)	이완기* (mmHG)	생활습관 변화	초기의 약물요법 필수 적용이 아닌 경우	초기의 약물요법 필수 적용 대상인 경우
정상	<120	and <80	권장	항고혈압제 투여 불필요	항고혈압제 복용†
전고혈압	120-139	or 80-89	필요		
1기 고혈압	140-159	or 90-99	필요	Thiazide-type diuretic를 주로 사용 ACEI, ARB, BB, CCB 고려하거나 병용	약물투여가 필수† 필요하면 다른 항고혈압약(이뇨제, ACEI, ARB, BB, CCB 등)의 복용
2기 고혈압	≥160	≥160	필요	대부분 두 가지 약제의 혼합요법‡ (통상적으로 Thiazide-type diuretic를 기본으로 ACEI, ARB, BB, CCB를 병용)	

* 치료는 최고 혈압에 맞추어 결정됨
† 만성신장질환 또는 당뇨병 환자의 경우 혈압< 130/80 mm Hg을 목표로 치료한다.
‡ 기립성 저혈압의 위험이 있으므로 초기의 병용 치료는 신중히 고려되어야 한다.
SBP = systolic blood pressure; DBP = diastolic blood pressure; ACEI = angiotensin-converting enzyme inhibitor; ARB =angiotensin receptor blocker; BB = beta blocker; CCB = calcium channel blocker.

- 고 비타민D 섭취(불확실하지만 비타민 D는 레닌-안지오텐신-알도스테론 기전에 영향을 미치는 것으로 알려져 있다)
- 과도한 알코올 섭취(한 번에 두세 잔 이상의 알코올 섭취는 심장을 손상시킨다)
- 스트레스(높은 수준의 스트레스는 일시적이지만 극적으로 혈압을 상승시킨다)
- 지질 이상증, 당뇨병, 신장 장애, 수면무호흡증 등의 만성질환

고혈압은 일차성 고혈압과 이차성 고혈압으로 크게 나눌 수 있는데, 성인의 경우 대부분의 고혈압은 원인을 알 수 없다. 이러한 고혈압을 일차성 고혈압(primary hypertension) 또는 본태성 고혈압(essential hypertension)이라고 부르고 이는 수년에 걸쳐 점차 진행되는 경향이 있다. 한편, 이차성 고혈압(secondary hypertension)은 기저 질환으로 인한 것으로 갑자기 나타나며 일차성 고혈압보다 더 높은 혈압 증가를 야기한다. 다음은 이차성 고혈압을 유발하는 다양한 상황과 약물들이다.

- 신질환(신장 동맥의 협착, 다낭성 신증, 당뇨병성 신증후군)
- 부신 종양
- 대동맥 협착증 등 선천성 심장 기형
- 코카인, 암페타민 등의 마약
- 피임약, 항히스타민제, 스테로이드, 항울혈제, 스테로이드 등의 약물

고혈압의 또 다른 형태는 악성 고혈압(malignant hypertension)이다. 이는 치료에 반응하지 않는 심각한 고혈압이다. 혈압은 수축기와 이완기의 압력으로 측정된다. 흔히 노인은 수축기 혈압은 높고 이완기 혈압은 낮게 나타나는데, 이는 노화로 인한 것이다.

고혈압은 임신 중에도 발생할 수 있으며 이를 임신성 고혈압(pregnancy-induced hypertension, PIH)이라고 한다. 임신중독증(toxemia)과 자간전증(preeclampsia)으로 불리기도 한다. 임신성 고혈압은 고혈압, 단백뇨, 부종을 특징적으로 하며 증상이 악화되면 자간증(eclampsia)을 초래한다. 자간증은 임신성 고혈압 때문에 종종 발작(seizures)을 일으키기도 한다. 임신성 고혈압의 위험요소는 과거 임신성 고혈압, 신장 질환, 당뇨, 다태아 임신, 산모의 연령이 20세 이하 또는 40세 이상인 경우이다. 임신성 고혈압은 유산, 태아 발달장애, 태반조기박리 등 다양한 문제를 일으킨다. 치료는 예방에 초점을 두며 태아를 보호하기 위하여 비약물적 방법을 사용한다. 침상안정과 경련을 방지하기 위하여 magnesium sulfate 제제를 투여한다.

고혈압은 많은 사람들이 증상을 느끼지 못하므로 침묵의 살인자라고하며 증상이 나타나면 고혈압이 진행되어 현저히 높고, 피로, 두통, 쇠약, 현기증 등의 증상을

표 4-5. JNC7의 고혈압 분류와 치료 지침(소아, 청소년)

혈압의 분류	수축기* (mmHG)	이완기* (mmHG)	생활습관 변화	초기의 약물요법	
				필수 적용이 아닌 경우	필수 적용 대상인 경우
정상	<120	and <80	권장	항고혈압제의 투여 불필요	항고혈압제 복용†
전고혈압	120-139	or 80-89	필요		
1기고혈압	140-159	or 90-99	필요	Thiazide-type diuretic를 주로 사용 ACEI, ARB, BB, CCB 고려하거나 병용	약물 투여가 필수이다.† 필요하면 다른 항고혈압약(이뇨제, ACEI, ARB, BB, CCB 등)의 복용이 필요하다
2기고혈압	≥160	≥100	필요	두 가지 약제의 혼합요법‡ (대부분 Thiazide-type diuretic와 ACEI, ARB, BB, CCB를 병용)	

* 치료는 최고 혈압에 맞추어 결정됨
† 만성신장질환 또는 당뇨병 환자의 경우 혈압< 130/80 mm Hg을 목표로 치료한다. 만성 신부전의 경우 ACE inhibitor 또는 ARB를 추천한다.
‡ 기립성 저혈압의 위험이 있으므로 초기의 병용 치료는 신중히 고려되어야 한다.

SBP = systolic blood pressure; DBP = diastolic blood pressure; ACEI = angiotensin-converting enzyme inhibitor; ARB = angiotensin receptor blocker; BB = beta blocker; CCB = calcium channel blocker.

포함한다. 혈관 내의 과도한 압력은 혈관과 기관의 손상을 가져오고 혈압이 높을수록 조절하기가 힘들며 손상이 크다.

조절되지 않은 혈압은 다음과 같은 합병증을 초래한다.
- 죽상경화증
- 동맥류
- 심부전
- 뇌졸중
- 고혈압성 위기(심한 혈압상승으로 응급치료가 필요)
- 신장 손상
- 시력 장애
- 대사증후군(Metabolic syndrome): 대사와 관련된 장애의 집합으로서 허리 둘레의 증가, 고 트리글리세라이드, 저HDL, 고혈압, 고혈당, 인슐린 저항성 증가 등을 포함한다.
- 기억력이나 이해력의 손상

고혈압의 예후는 혈압조절의 유지와 기저 질환의 치료에 달려있다. 조기진단과 치료는 합병증을 예방하고 최소화하기 위해 필수적이다. 고혈압의 진단은 문진, 신체검진, 하루 수 회의 혈압측정 등이 포함되며 합병증이 있는지 알기 위해 심전도, 각종 병리 검사(예:요분석, CBC, 지질검사, 크레아티닌 테스트)를 한다. 고혈압의 치료는 JNC7의 기준[표 4-4, 4-5]과 프로토콜을 잘 이행하면 성공적인 혈압조절이 가능하다.

심근경색

심근경색(myocardial infarction, MI)은 관상동맥 혈류의 갑작스러운 중단으로 인한 심근의 괴사 상태이다[그림 4-29, 4-30]. 심근경색은 심장마비(heart attack), 급성 관상동맥 증후군(acute coronary syndrome)으로 불리기도 한다. 혈류 중단은 죽상경화, 혈전, 혈관의 연축 등으로 기인하며 이상지질증, 당뇨, 고혈압, 스트레스, 흡연 등과 관련된 죽상경화가 위험인자이다.

관상동맥질환을 포함한 심혈관 질환은 미국 내에서 사망률이 높고, 사망의 주원인은 심근경색이다. 조기에 충실히 치료를 이행하면 예후가 좋다. 심근경색은 주로 혈전이 관상동맥을 막아서 심근에 산소공급이 제한됨으로 인하여 일어난다. 심근경색은 심근으로 가는 혈액이 감소됨에 따라 진행성으로 일어나며 몇몇 환자에서는

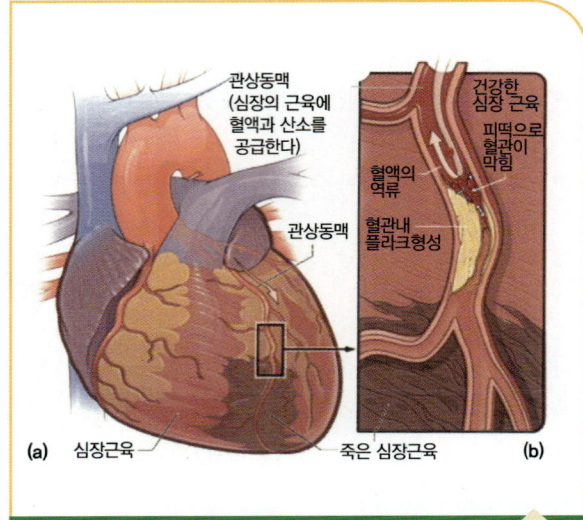

그림 4-29 심근경색
(a) 심장마비(heart attack)로 심근손상(괴사)이 나타난 심장과 관상동맥
(b) 플라크의 형성과 피떡이 있는 관상동맥의 단면

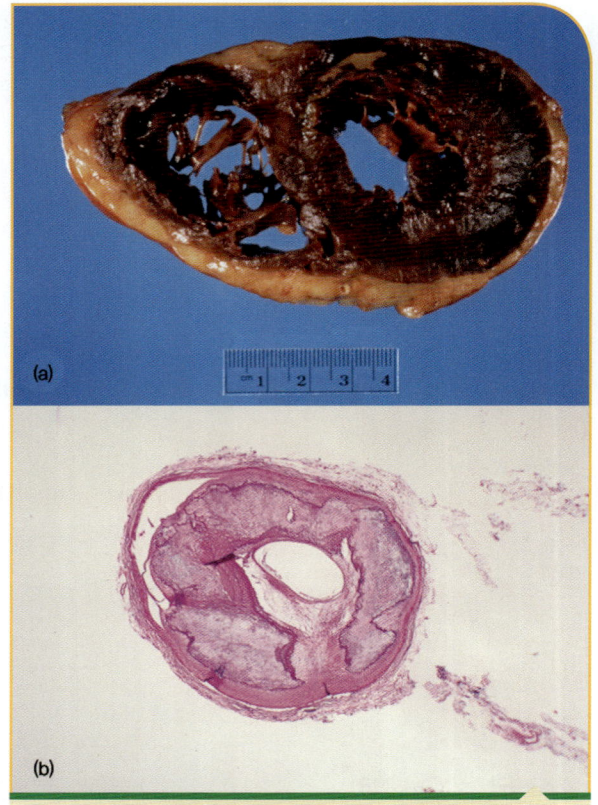

그림 4-30 심근경색
(a) 뒤쪽 좌심실의 심근경색 단면도
(b) 석회화로 인해 관상동맥에 심각한 폐색이 있는 여성노인의 치명적인 심근경색

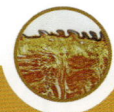

학습요점

심근경색의 초기 치료는 MONA의 약어로 기억하자.
- **M** Morphine 모르핀
- **O** Oxygenn 산소
- **N** Nitroglycerin 니트로글리세린
- **A** Aspirin 아스피린

표 4-6. 심장표지자

표지자	장점	단점
CK-MB	빠르다 경제적 경색의 조기발견	골격근 손상 시와 구분해야 함 (특수성이 떨어짐) 심근경색 6시간 후에 가능
Myoglobin	민감성이 높다 심근경색 2시간 이내에 발견 가능 재관류 확인가능 심근경색의 진단에 가장 유용함	골격근 손상 시와 구분해야 함 (특수성이 떨어짐) 정상으로 빠른 복구
Troponins	위험도 파악에 강력하다 CK-MB보다 민감성과 특수성이 크다 2주 이내의 심근경색을 발견함 치료를 결정하는 데 유용함 재관류 확인 가능	6시간 이내의 심근경색 발견(낮은 민감도) 만약 처음 검사 시 음성이었다면 8-12시간에 다시 측정하여야 함 지연되거나 심하지 않은 심근경색의 진단이 힘듦

증상이 없으므로(asymptomatic MI) 이는 조용한 심근경색(silent MI)으로 불린다. 이는 당뇨, 신경계 부전, 심근경색의 기왕력이 있는 사람에서 발생한다.

임상증상은 다음과 같다.
- 협심증
- 피로
- 오심과 구토
- 숨가쁨
- 발한
- 소화불량
- 심장표지자(cardiac markers)의 증가[표 4-6]
- 심전도의 변화

심근경색이 조기에 잘 치료되지 않으면 합병증을 유발하는데, 심부전, 부정맥, 심인성 쇼크, 혈전증, 사망 등이다. 진단 절차는 문진, 신체검진, 심전도, 심근 효소 측정, 운동부하 검사, 방사선 조영술, 혈관조영술 등이 포함된다. 치료는 복합적이며 환자의 상태와 치료의 이행에 따라 다양하다[그림 4-31]. 만약 심근경색 환자가 살아있다면 또 다른 부위의 심근경색을 예방하기 위하여 식이 변화, 금연, 신체 활동 증가, 체중 감소, 스트레스 감소, 당뇨 및 고혈압 조절 등 생활습관을 변화시키고 혈관성형술이나 우회술, 레이저 치료, 항혈전제, 항응고제, 혈전용해제, 지질저하제 등의 죽상경화의 치료가 포함될 수 있다.

심부전

심부전(heart failure)은 흔히 울혈성 심부전(congestive heart failure)으로 불리며 심장에서 몸의 대사요구에 적당한 양의 혈액을 펌프하지 못하는 상태를 말한다. 따라서 심박출량이 감소되고 전부하가 증가되며 후부하도 증가된다. 이러한 세 가지 결과는 수축력의 감소와 일회박출량(stroke volume)의 감소를 초래한다.

심박출량 감소에 대하여 몇 가지 보상기전이 작용한다[그림 4-32]. 먼저 교감신경계가 자극되어 심장박동수와 수축력을 늘리고 말초혈관을 수축시키며 항 이뇨 호르몬을 분비한다. 이러한 기전은 우선 심장박출량을 증가시키지만 향후 전부하와 후부하를 증가시킨다. 이러한 보상기전은 심근의 과도한 산소요구와 전부하가 수축력 감소와 보상 불능을 초래할 때까지만 대사 요구량이 유지된다. 이러한 순환적인 상태는 가라앉는 배에서 물을 퍼내는 것과 같이 제거하는 양보다 들어오는 물이 더 많은 상황에 비유할 수 있다. 심박출량 감소 또한 신장 관류압을 감소시켜 레닌-안지오텐신-알도스테론 기전을 활성화시키므로 말초혈관의 수축과 수분의 정체를 가져온다. 심실의 비대는 또 하나의 보상기전이지만 결국 커진 심근은 산소 소모를 증가하며 수축력의 감소를 가져온다. 이러한 모든 보상기전은 처음에는 효과적이나 결과적으로 악순환을 야기한다.

심부전은 수축 장애, 이완 장애, 혼합형으로 분류할 수 있다. **수축 장애**(systolic dysfunction)는 심근 수축력의 감소로 인한 심박출량의 저하가 특징적이다. 이는 관상동맥질환, 부정맥, 신장성 심근증, 만성 알코올 중독, 심근염 등이 원인이다. **이완 장애**(diastolic dysfunction)는 심실의 충만이 감소됨으로써 비정상적인 심근의 이완과 좌심실압의 증가를 특징적으로 한다. 이는 관상동맥질환, 비후성 및 억제성 심근증, 심낭질환 등 심근이 경화되는 상황에서 유발된다. 대부분의 환자는 수축 장애와 이완 장애가 같이 있거나 **혼합 장애**(mixed dysfunction)가 있다.

심부전은 좌심부전과 우심부전으로 분류된다[그림 4-33]. **좌심부전**(left-sided heart failure)은 비효과적인 좌심실부전에 기인하여 심박출량이 저하되어 혈액이 전신으로 가지 못하고 좌심방을 통하여 폐순환으로 들어오게됨으로 발생한다. 폐로 혈액이 들어오기 때문에 폐울혈, 숨가쁨, 활동 저하 등의 증상을 보이며 만약 혈액이 계속적으로 역류하면 폐부종과 우심부전이 진행된다. 좌심부전의 흔한 원인은 좌심실 경색, 고혈압, 대동맥판막과 승모판의 협착 등이다. **우심부전**(right-sided heart failure)은 비효과적인 우심실의 수축에 기인하며 따라서 혈액은 우심실에서 나가지 못하고 우심방으로 역류하여 말초모세혈관의 압력을 증가시킨다. 환자는 신장에 의해 수분이 제거되지 못하므로 체중의 증가를 보이며 모세혈관의 압력이 증가하므로 순환계에서 수분이 빠져나와 조직의 부종을 보인다. 우심부전의 주원인은 폐성심(cor pulmonale)과 같은 폐질환으로 인한 폐의 저항성의 증가이며, 폐정맥 판막과 삼첨판의 협착이 원

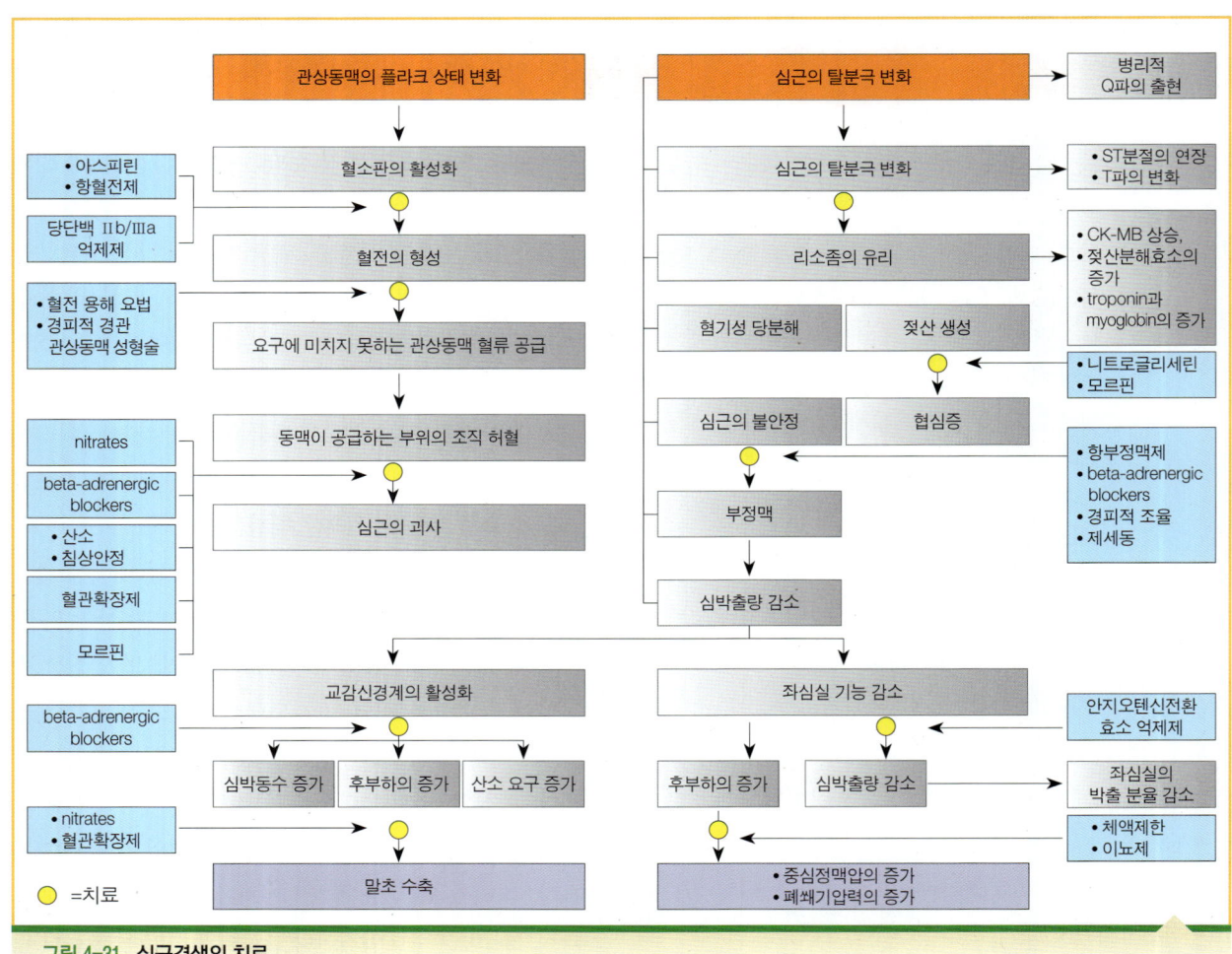

그림 4-31 심근경색의 치료

인이다. 대부분의 환자들은 좌심부전과 우심부전이 병존한다.

심부전은 급성 또는 만성으로 올 수 있으며 급성 심부전은 일시적인 상태이므로 이를 치료하면 해결되지만, 만성 심부전은 점진적 악화 또는 급성 악화를 가져오는 상태로 추가적인 평가가 필요하다. 심부전의 임상증상은 어느 쪽이 이환되었는지 또는 심각성에 달려있으며 우심부전의 증상은 전신부종인 반면 좌심부전의 증상은 폐의 수분축적에 대한 반응으로 나타난다[표 4-7].

심부전의 진단은 다음과 같다.
- 문진과 신체검진
- 흉부 X-선
- 동맥혈 가스 검사
- 심초음파
- EKG
- Brain natriuretic peptide(과도 신전 시 뇌실에서 유리되는 호르몬)

심부전의 관리는 기저질환의 파악과 치료로 시작되며 추가적인 관리로 체중감소, 금연, 염분제한 식이, 운동 등의 생활습관의 변화가 필요하다. 또한 레닌-안지오텐신-알도스테론 기전을 막기 위한 ACE inhibitors, 과도한 수분을 배출하기 위한 이뇨제, 심근수축제(inotropics), 이완기 충만을 증가시키기 위해 심박수를 낮추는 beta-adrenergic blockers 또는 calcium channel blockers의 투여나 동맥관 내 풍선 삽입, 인공 심박조율기(biventricular pacemaker), 심장이식술 등이 고려될 수 있다.

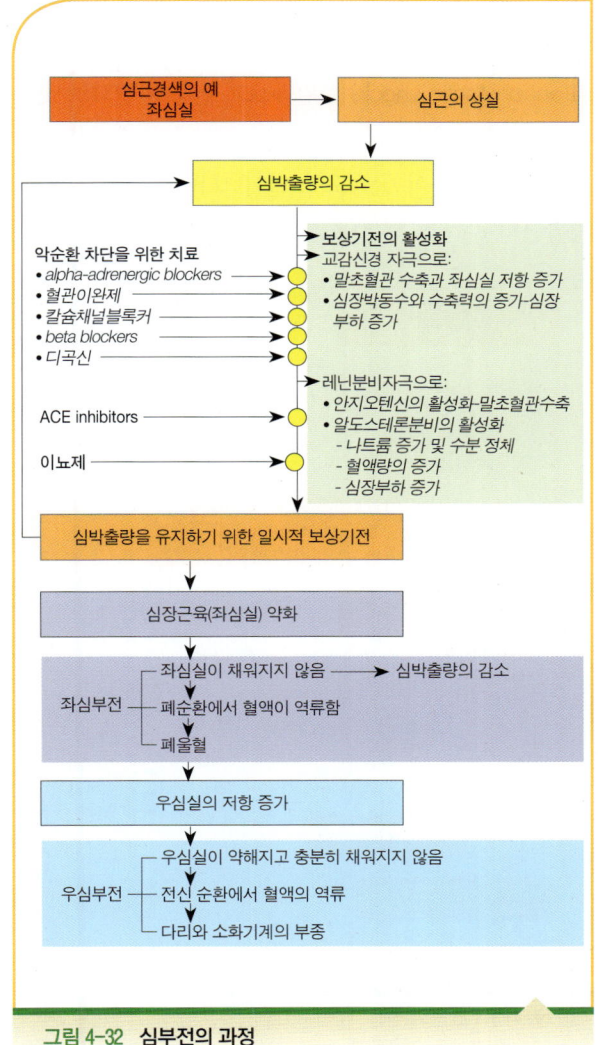

그림 4-32 심부전의 과정

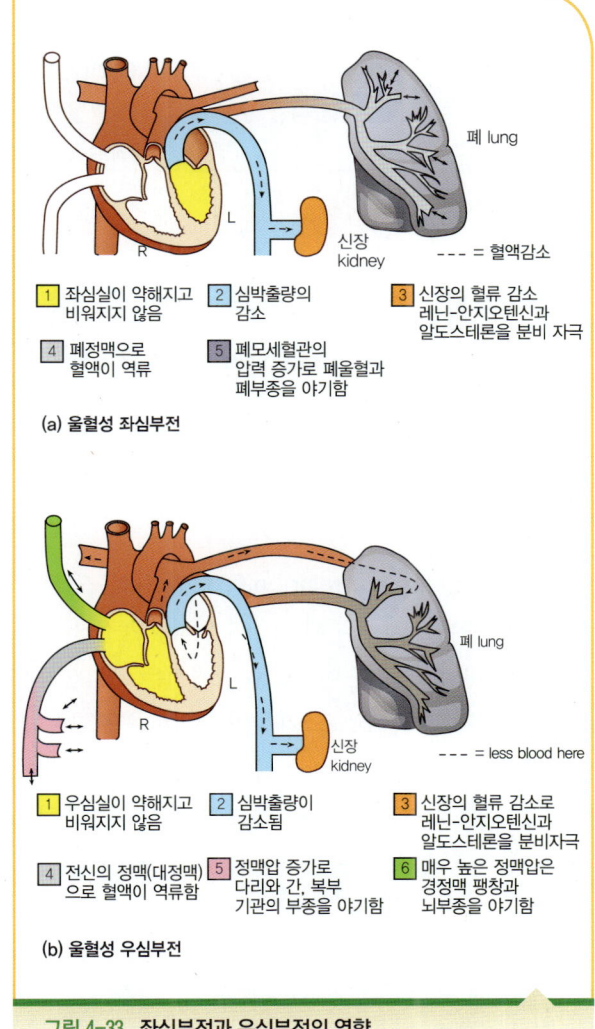

그림 4-33 좌심부전과 우심부전의 영향

표 4-7. 좌심부전과 우심부전의 임상증상의 비교

	좌심부전	우심부전
원인	좌심실의 경색, 대동맥판막 협착, 고혈압, 갑상선기능항진증	우심실의 경색, 폐동맥판막 협착, 폐질환(폐성심)
초기 영향	심박출량의 감소, 폐울혈	심박출량의 감소, 전신울혈
증상 및 징후	폐울혈, 호흡곤란, 활동제한	부종, 체중 증가
향후 영향 (박출량 감소)	피로, 무기력, 호흡곤란, 활동장애, 추위에 대한 저항력 저하	피로, 무기력, 호흡곤란, 활동장애, 추위에 대한 저항력 저하
보상	빈맥과 창백, 이차성 적혈구증가증, 낮시간 핍뇨	빈맥과 창백, 이차성 적혈구증가증, 낮시간 핍뇨
말기 영향 (보상 부전)	기좌 호흡, 기침, 숨가쁨, 야간의 발작성 호흡곤란, 객혈, 나음	발의 의존성 부종, 간비대, 비장비대, 복수, 경정맥의 울혈, 두통, 얼굴의 홍조

쇼크

쇼크(shock)는 혈액량의 감소 또는 순환 정체 때문에 조직과 기관의 부적절한 관류로 인한 임상증후군이다. 이는 촉발요인에 따라 분배성(신경성, 패혈성, 아나필락시스형), 심인성, 저혈량성으로 분류하고, 세 가지 유형 모두가 공통적으로 쇼크의 진행은 보상성, 진행성, 비가역성의 세 가지 일반적인 단계를 거친다.

보상성 기전(compensatory mechanisms)은 동맥압과 조직의 관류가 감소될 때 심장과 뇌의 기능을 유지하기 위하여 활성화된다. 이러한 보상기전은 교감신경계와 레닌-안지오텐신-알도스테론의 활성화를 포함한다.

진행성 단계(progressive stage)는 심박출량을 유지시키기 위한 보상성 기전이 실패하였을 때 시작되며 조직은 저산소성이 되며 세포는 혐기성 대사로 바뀌며 젖산이 축적되고 대사성 산증이 진행된다. 이러한 산성 상태는 혈액의 정체와 심장 기능의 손상을 더 가속화하고 결과적으로 산재성 혈관 내 응고(disseminated intravascular coagulation, DIC)의 위험을 증가시킨다(3장 참고). 쇼크의 진행으로 인한 기관의 비가역적인 손상은 호흡기계 및 심장의 기능 부전을 야기한다[그림 4-34].

분배성 쇼크(distrubutive shock)는 말초혈관의 이완으로 저혈량을 유발하는데, 여기에는 신경성, 패혈성, 아나필락시스형의 세 가지 형태가 포함된다. **신경성 쇼크**(neurogenic shock)는 혈관의 평활근이 교감신경계 긴장 및 자율신경계 기능의 상실로 인하여 광범위한 혈관이완(vasodilatation)을 야기한다. 정맥계의 혈액 정체는 심장으로 혈액의 귀환을 감소시켜 심박출량을 저하시키며 저혈압을 유발한다. **패혈증 쇼크**(septic shock)는 박테리아의 내독소가 면역반응을 활성화시켜 염증매개 물질이 활성화되고 모세혈관 투과력이 증가되어 체액이 혈관에서 조직으로 이동된다. 심박출량이 떨어져 다발적인 기관의 부전을 가져온다. **아나필락시스형 쇼크**(anaphylactic shock)는 알레르기 반응의 결과로서 이는 염증성 매개물질이 다른 것을 제외하고 패혈성 쇼크와 유사한 반응이 급속도로 일어난다(2장 참고). 여기에 평활근의 수축과 후두의 부종은 호흡기계 부전을 야기

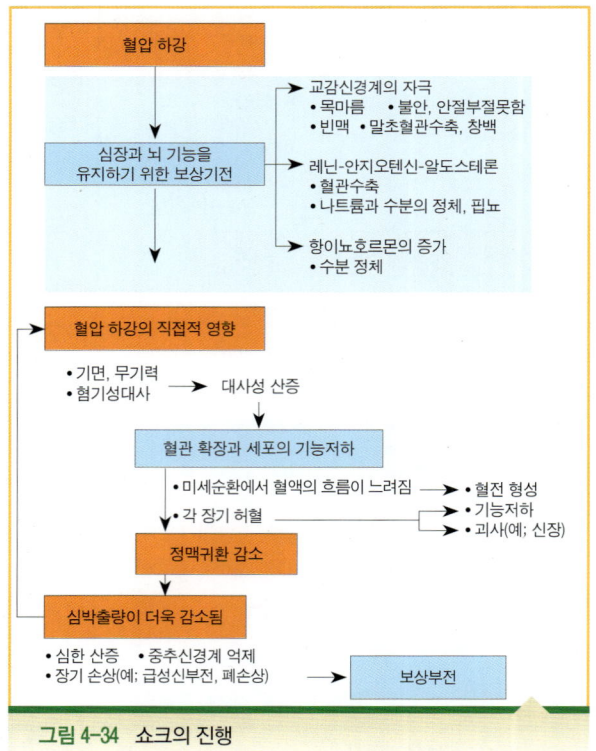

그림 4-34 쇼크의 진행

한다. **심인성 쇼크**(cardiogenic shock)는 좌심실이 적절한 심박출량을 유지할 수 없을 때 일어나며 심부전의 보상기전이 작동하나 이러한 기전은 심장의 부하와 산소 소모를 증가시켜 결과적으로 심장의 수축력 저하를 야기한다. 따라서 조직과 기관의 관류가 저하되고 여러 계통의 장기 부전(multisystem organ failure)이 뒤따른다. **저혈량성 쇼크**(hypovolemic shock)는 출혈 등의 실혈로 정맥혈의 귀환이 감소되며 전부하가 떨어지고 심실 충만 및 일회 박출량이 저하되고 심박출량이 저하되면 조직과 장기의 관류가 감소된다.

쇼크의 임상증상은 심박출량의 저하와 조직 관류의 부전으로 기인하며 종류에 따라 다양하지만 일반적인 증상은 다음과 같다.

- 갈증
- 빈맥
- 불안, 안절부절못함
- Cheyne-Stokes respiration으로 진행하는 빈호흡
- 차고 창백한 피부
- 저혈압
- 청색증
- 소변량 감소

쇼크의 합병증은 심각하며 다음과 같다.

- 급성 호흡기계 증후군(Acute respiratory distress syndrome)(5장 참고)
- 신부전(7장 참고)
- 산재성혈관 내 응고(Disseminated intravascular coagulation, DIC)(3장 참고)
- 뇌의 저산소증
- 사망

진단 절차는 CBC, 배양검사, 응고반응검사, 심장표지자 검사, 동맥혈 가스검사, 흉부 X-선, 심전도, 심초음파, 혈액역동학 모니터링(hemodynamic monitoring) 등이 포함된다. 즉각적인 처치는 환자의 긍정적 예후를 위하여 매우 중요하며 원인의 규명과 치료, 호흡상태 유지, 심장 모니터링, 신속한 체액의 대체 등이 포함된다.

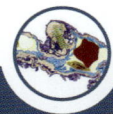

임상 사례

50세의 Jones 교수는 내시경적 담낭절제술 후 5시간이 되었다. 의식은 명료하고 신체 사정 시 활동적인 장음과 편평하고 부드러우며 약간의 팽만이 있는 복부가 사정되었다. 그는 맑은 물을 조금씩 마시고 있다. 간호사는 Jones 씨의 마지막 간호사정을 하며 퇴원교육을 하고 있다. Jones 씨는 수술 후 기분이 좋고 집으로 퇴원한다니 흥분되어 약간 피곤함을 느낀다고 하였다. 그의 활력증후는 수술 후 규칙적인 86-90회/분이었던 맥박이 불규칙한 110회/분으로 체크되었다. Jones 씨는 단지 흥분되고 기분이 매우 좋고 그의 아내는 퇴원을 위해서 차에서 기다리고 있다고 하였다.

1. 당신은 무엇을 해야 하는가?
2. 불규칙한 맥박에 특별한 의미가 있는가? 그렇다면 설명하라.

담당의사가 환자의 최근 상태를 사정하기 위하여 병동에 호출되었고 즉각적인 심전도와 흉부 X-선 촬영을 지시하고 퇴원지시를 취소하였다. 심전도에서는 118회의 심박수와 기왕의 전측 심장 벽의 심근경색으로 추정되는 QRS 및 ST 패턴과 심방세동을 나타내었다. Jones 씨는 반좌위로 계속 휴식을 취하고 그의 아내는 그의 병실로 돌아왔다. 청진 시 양쪽 폐 기저부에서 미세한 탁음(crackle)이 들렸고 간간히 마른 기침과 딸꾹질을 하였으나 숨쉬는 데는 불편하지 않다고 하였다. 당신이 병실을 떠날 때 Jones 씨가 침대 밖으로 걸어나와 화장실로 향하는 것을 관찰하였고 그는 침상발치에 기대며 "내가 기운이 없어진 것 같아"라고 말하며 그의 호흡이 빨라진 것처럼 보였다.

3. Jones 씨의 청진 시의 잡음, 휴식 시의 기침, 걸을 때의 빈호흡은 무엇을 의미하는가?
4. Jones 씨와 같은 환자를 진단하기 위하여 보통 어떤 진단 검사가 행해지는가?

요약

심혈관계는 신체의 민감한 균형을 유지하기 위해 체액을 운반하는 역할을 하며 다른 기관과 상호적 관계를 유지하고 있으므로 어느 한쪽의 문제는 또 다른 문제를 야기한다. 간호사는 심혈관계 문제 환자를 돌볼 때 이러한 점을 기억하고 적절한 간호를 제공하여야 한다. 심혈관계 질환의 예방을 위해 건강한 생활습관으로의 변화가 필요하고 조기진단과 치료는 예후에 매우 중요하다.

사례연구 풀이

Mr. Fulcher
1. Fulcher 씨는 보상부전(decompensating) 상태이며 심장지지(cardiac support)가 필요하다.
2. 미세출혈을 나타낸다.
3. 혼돈과 마비는 뇌졸중, 협심증은 심근경색, 갑자스러운 숨가쁨이나 흉통은 폐색전증의 증상과 징후이다.

Mr. Jones
1. 환자가 퇴원하기 전에 담당의사에게 관찰한 것을 보고한다
2. 그렇다. 정상적으로 맥박은 규칙적이어야 하며 불규칙적인 맥박은 부정맥을 시사한다.
3. 부정맥은 심박출량을 저하시키고 혈액을 폐로 역류하게 한다.
4. 흉부 X-선 촬영, 심초음파, 심전도, 동맥혈 가스분석, 뇌나트륨이뇨펩티드검사(brain natriuretic prptide test).

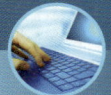

참고문헌

Chiras, D. (2008). *Human biology* (6th ed.). Sudbury, MA: Jones and Bartlett.

Elling, B., Elling, K., & Rothenberg, M. (2004). *Anatomy and physiology.* Sudbury, MA: Jones and Bartlett.

Madara, B., & Pomarico-Denino, V. (2008). *Pathophysiology* (2nd ed.). Sudbury, MA: Jones and Bartlett.

Professional guide to pathophysiology (2nd ed.). (2007). Philadelphia, PA: Lippincott Williams & Wilkins.

Resources

www.medlineplus.gov
www.americanheart.org
www.cdc.gov
www.nih.gov

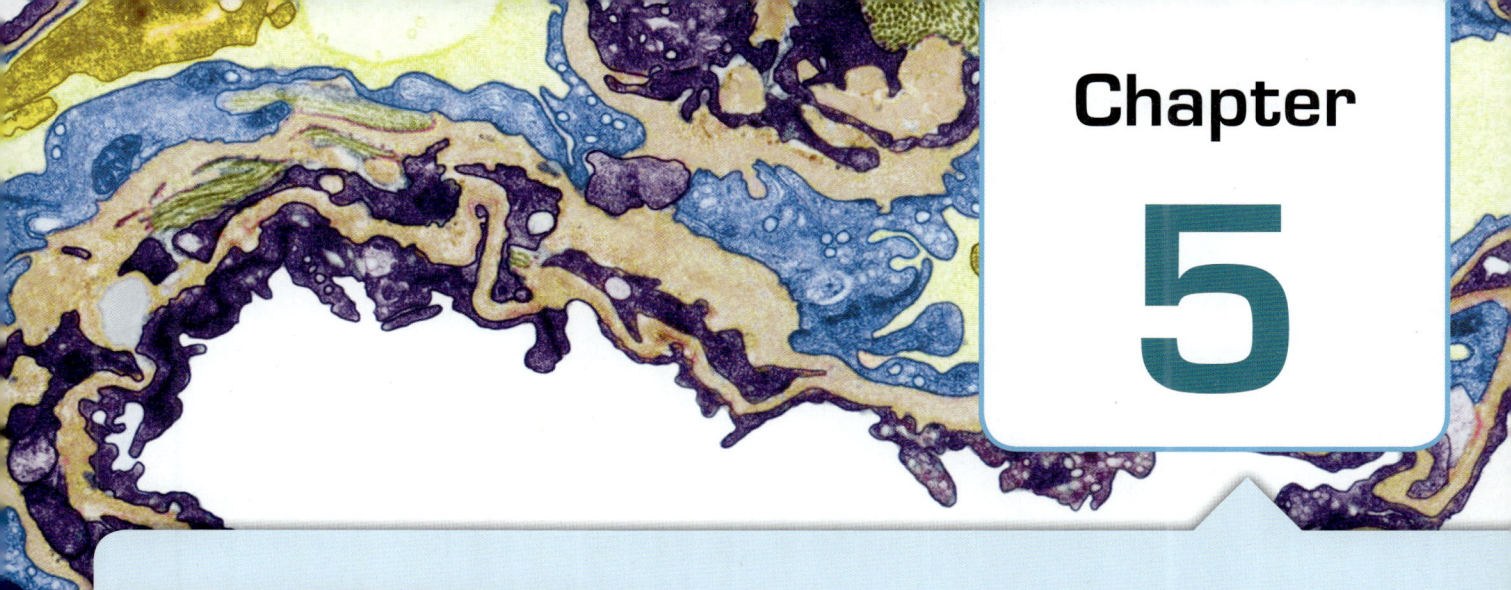

Chapter 5

호흡계 기능
Respiratory Function

학습목표

- 정상 호흡계의 해부생리를 논의할 수 있다.
- 호흡계의 감염성 질환을 설명하고 비교할 수 있다.
- 호흡계의 폐쇄성 질환을 설명하고 비교할 수 있다.
- 호흡계의 억제성 질환을 설명하고 비교할 수 있다.

주요 용어

1초간 강제 호기량 forced expiratory volume in one second
A형 인플루엔자, 독감 type A influenza
B형 인플루엔자, 독감 type B influenza
C형 인플루엔자, 독감 type C influenza
간질성 폐렴 interstitial pneumonia
감염성 비염 infectious rhinitis
강제 폐활량 forced vital capacity
결핵 tuberculosis(TB)
계면활성제 surfactant
관류 perfusion
급성 기관지염 acute bronchitis
급성호흡곤란증후군 acute respiratory distress syndrome(ARDS)
급성호흡부전 acute respiratory failure(ARF)
기관 trachea

기관지 bronchus
기관지폐렴 bronchopneumonia
기흉 pneumothorax
긴장성 기흉 tension pneumothorax
낭성 섬유증 cystic fibrosis
내인성 천식 intrinsic asthma
대엽성 폐렴 lobar pneumonia
독감, 인플루엔자 influenza
레지오넬라병 legionnaires' disease
만성 기관지염 chronic bronchitis
만성 폐쇄성 폐질환 chronic obstructive pulmonary disease(COPD)
무기폐 atelectasis
바이러스성 폐렴 viral pneumonia
병원성 폐렴 nosocomial pneumonia
부비동염 sinusitis
분당 호흡량 minute respiratory volume

분홍 복어 pink puffers
비소세포암 non-small cell carcinoma
섬모 cilium/cilia
세균성 폐렴 bacterial pneumonia
세기관지 bronchiole
세기관지염 bronchiolitis
소세포암 small cell carcinoma
야간 천식 nocturnal asthma
약물 유발성 천식 drug-induced asthma
외상성 기흉 traumatic pneumothorax
외인성 천식 extrinsic asthma
운동 유발성 천식 exercise-induced asthma
원발성 결핵 감염 primary TB infection
이차성 결핵 감염 secondary TB infection
인두 pharynx
일회 호흡량 tidal volume

자연 기흉 spontaneous pneumothorax
잔기량 residual volume
점액 mucus
주폐포자충 폐렴 Pneumocystis carinii pneumonia
중증급성호흡증후군 severe acute respiratory syndrome (SARS)
지역사회성 폐렴 communityacquired pneumonia
직업성 천식 occupational asthma
천식 asthma
천식 지속 상태 status asthmaticus
폐기종 emphysema
폐렴 pneumonia
폐암 lung cancer
폐포 alveolus
폐활량 vital capacity
푸른 훈제청어 blue bloaters
호기 expiration

호기 예비량 expiratory reserve volume
환기 ventilation
환기/관류비 ventilation/ perfusion ratio(VQ ratio)
활동성 감염 active infection
횡격막 diaphragm
후두 larynx
후두개 epiglottis
후두개염 epiglottitis
후두기관지염 laryngotracheobronchitis
후두염 laryngitis
흉막 삼출 pleural effusion
흉막염 pleurisy
흡기 inspiration
흡기 예비량 inspiratory reserve volume
흡인성 폐렴 aspiration pneumonia

호흡계는 호흡 및 가스 교환과 관련된 장기 및 구조를 포함하며 상기도(구강, 비강, 인두, 후두)[그림 5-1]와 하기도(기관, 기관지, 세기관지, 폐포) 두 영역으로 구분한다. 신체는 산소를 절대적으로 필요로 하기 때문에 세포에 산소를 공급하고 이산화탄소를 제거하는 기도(respiratory tract)에 장애가 있으면 매우 빠르게 심각한 상태가 될 수 있다. 따라서 이러한 대상자를 간호하는 간호사는 신속하고 사려 깊은 대처가 가능해야 한다.

해부생리

호흡계는 호흡을 통해 생명유지에 필요한 산소를 공급하고 노폐물인 이산화탄소를 제거한다. 산소는 세포 대사를 통해 에너지를 생산하는 데 필요하고 이산화탄소는 이 과정에서 발생하는 노폐물이다. 이러한 기능을 통해 호흡계는 항상성 유지에 중추적인 역할을 한다. 하루 약 23,000회의 숨을 내쉬고 들이마시는데 각 호흡당 1달러를 번다고 가정한다면 한 달 반 만에 백만장자가 된다.

호흡계는 공기 전도 영역(air-conducting portion)과 가스 교환 영역(gas exchange portion)의 두 개의 기능성 영역으로 구분되는데[표 5-1], 공기 전도 영역은 공기를 폐로 전달하는 영역을 말하며 가스 교환 영역은 공기와 혈액 사이에 실제로 가스 교환이 일어나는 영역을 말한다[그림 5-1]. 가스 교환 영역은 폐에 있는 수백만 개의 **폐포**(alveoli) 및 모세혈관을 의미한다[그림 5-2].

공기는 코와 입을 통해 인체로 들어와 인두로 이동하며 **인두**(pharynx)는 소리상자(voice box)라고 불리는 **후두**(larynx)와 연결된다[그림 5-3]. 후두는 연골로 이루어져 있으며 연하 및 발성에 중심적인 역할을 한다. 음식을 삼킬 때 후두는 **후두개**(epiglottis)가 올라가 닫혀 심각한 자극을 유발할 수 있는 음식물이나 액체의 유입을 막지만, 가끔 음식이 폐로 들어가게 되면 원시적 보호 반사인 기침반사가 유발된다. 후두는 발성을 위해 기타나 바이올린의 현과 같은 역할을 하는데, 음높이(pitch)를 변화시키기 위해 조여지거나 느슨해지며, **기관**(trachea, windpipe)으로 개구된다. 공기는 좌우의 폐로 하나씩 갈라지는 주기관지를 지나 **기관지**(bronchi)로 이동하게 된다[그림 5-4]. 왼쪽 기관지는 오른쪽 기관지에 비해 내강이 좁고 더 수평으로 위치하며, 우측 기관지는 좌측 기관지에 비해 짧고 넓으며 보다 수직으로 뻗어있는데, 이러한 차이로 인해 외부에서 물체가 유입되었을 때 우측 기관지로 보다 쉽게 흡인된다.

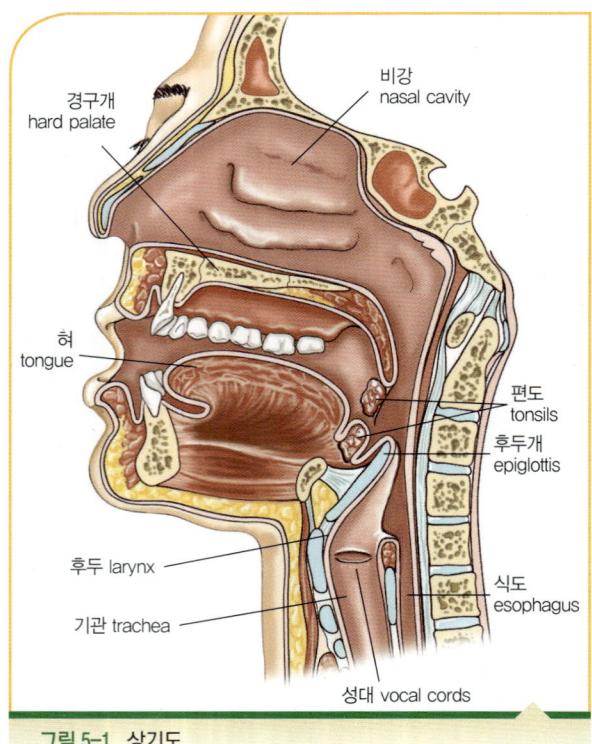

그림 5-1 상기도

표 5-1. 호흡계 요약

장기	기능
공기 전도 영역	
비강	공기를 여과, 가온, 가습 및 후두로 전달
구강	후두로 공기 전달, 가온 및 가습, 발성에 관여
인두	후두로 공기 전달
후두개	음식을 삼킬 때 기관으로 통하는 개구부를 덮음
후두	발성, 기관으로 공기 전달, 공기의 여과, 가온 및 가습
기관 및 기관지	공기를 가온 및 가습 여과, 폐로 전달
세기관지	폐에서 공기의 흐름을 조절, 폐포로 공기 전달
가스 교환 영역	
폐포	산소와 이산화탄소의 교환 공간

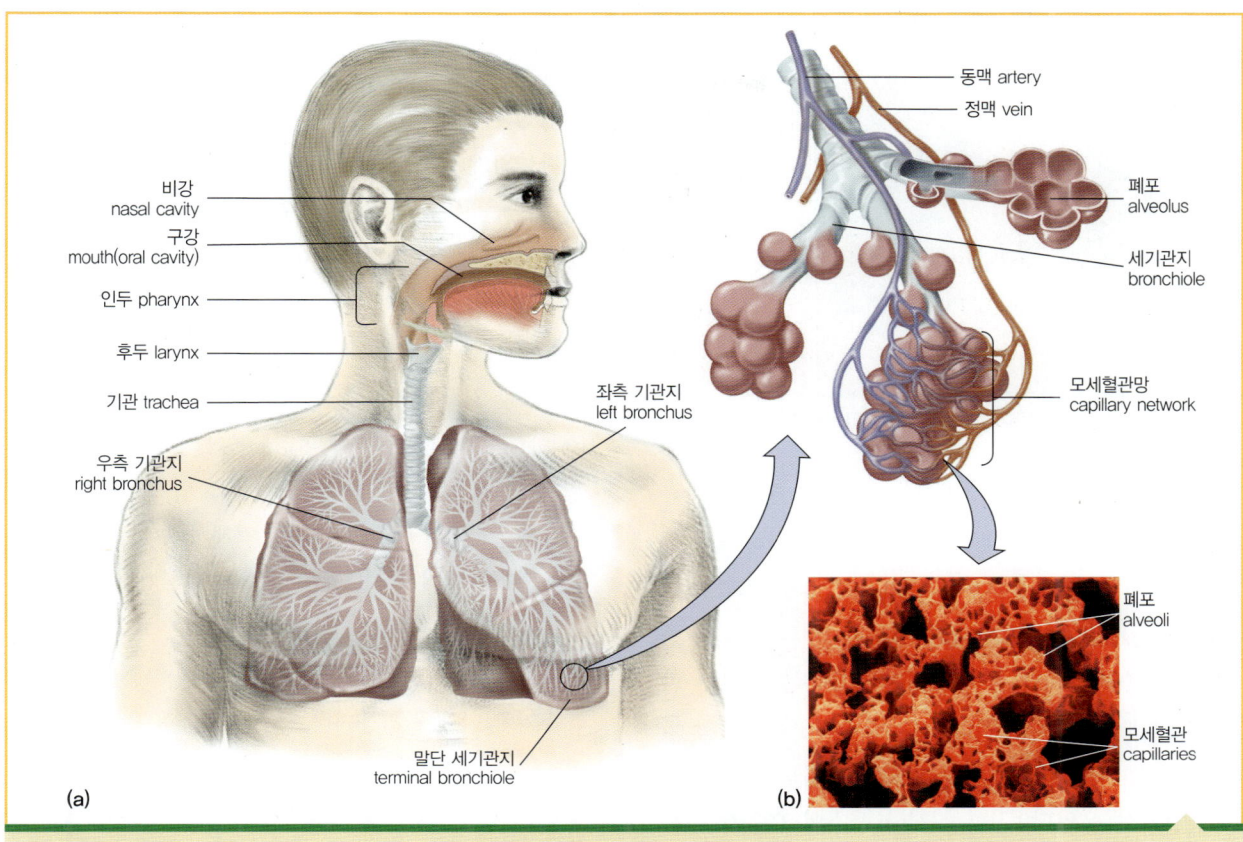

그림 5-2 호흡계
(a) 인간 호흡계의 공기 전도 영역과 가스 교환 영역을 보여주며, 오른쪽 위에는 산소와 이산화탄소 교환이 일어나는 폐포를 확대한 그림이다.
(b) 전자 현미경을 통해 본 폐포의 모습으로 주변에 모세혈관망이 풍부하게 분포되어 있다.

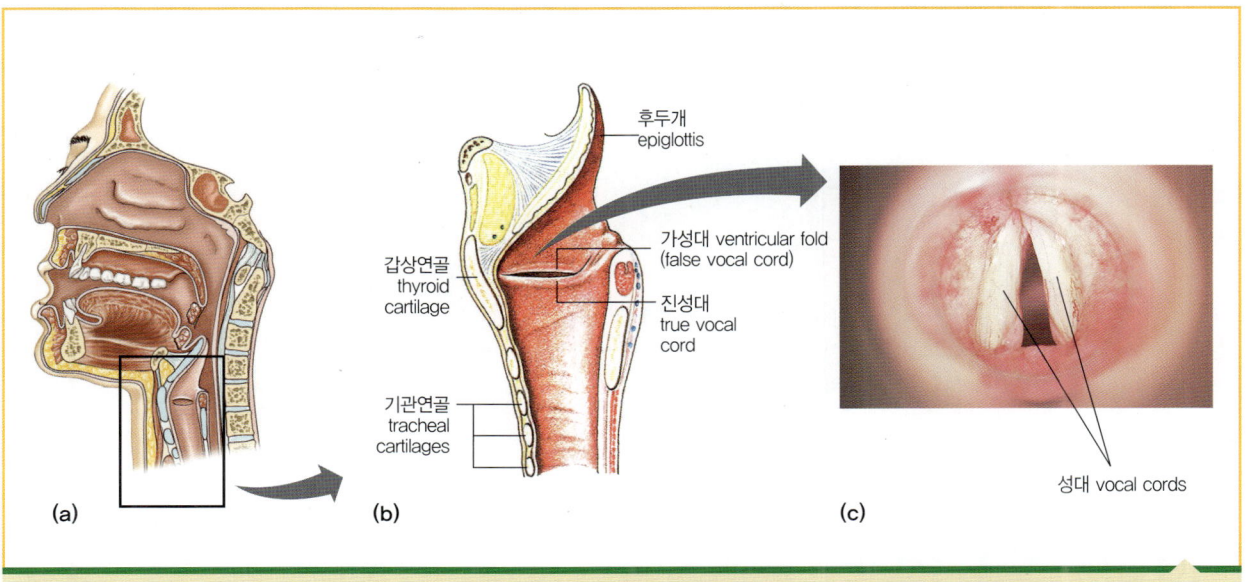

그림 5-3 성대
(a) 호흡계의 최상부, 성대의 위치를 보여주고 있다.
(b) 후두의 종단면으로 성대의 위치를 보여주고 있다. 발성에 관여하지 않기 때문에 가성대로 명명되는 부위가 있다.
(c) 후두 안을 들여다 본 사진으로 위에서 내려다보면 진성대를 확인할 수 있다.

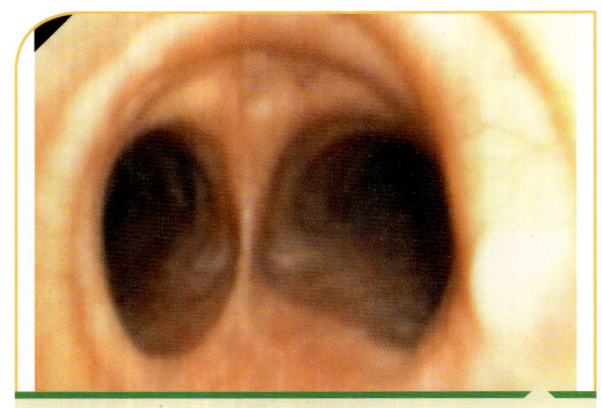

그림 5-4 기관 분지부에서 기관은 좌우 주기관지로 갈라진다.

폐 내부에서는 기관지가 점점 더 작은 관 형태의 세기관지로 폐포에 도달할 때까지 가지를 치는데 이는 마치 심혈관계에서 혈관이 분포하는 양상과 유사하다. **세기관지**(bronchioles)의 벽은 혈관벽과 마찬가지로 대부분 평활근으로 이루어져 있어 공기의 흐름을 조절하기 위해 수축 및 이완을 반복한다. 산소가 더 많이 요구될 때(예: 운동 시나 스트레스 상황)는 기도가 확장되어 더 많은 공기가 폐로 유입되며, 평상 시나 산소의 요구가 적을 때(예: 수면 시)는 기도가 약간 좁아진다. 질병에 따라 공기의 흐름을 거의 차단하는 수준까지 기도의 수축을 유발하여 위험한 상태를 초래하기도 한다.

기도로 유입되는 공기는 흔히 감염성 미생물(예: 세균, 바이러스, 진균), 환경 물질(예: 먼지, 꽃가루, 오염물질) 등의 감염성 유해입자가 포함되어 있는데, 호흡계는 이러한 입자들의 일부를 걸러내어 인체로 유입을 방지할 수 있는 기능을 갖추고 있다. 다수의 유해입자가 공기 전도 영역의 점막층에서 걸러진다[그림 5-5]. 코, 기관, 기관지의 상피층을 따라 분포된 술잔세포(goblet cells)에서 만들어 내는 **점액**(mucus)은 진하고 끈적거리는 물질이다. 또한 기도의 상피층을 따라 털 모양의 돌기인 **섬모**(cilia)가 무수히 존재하여 파상 운동을 통해 점액과 유해입자를 입으로 밀어올려 밖으로 배출되도록 한다. 흡연과 공기 오염은 점액의 생성을 억제하고 섬모를 파괴하며, 알코올 섭취는 섬모를 마비시켜 호흡기 감염의 위험성을 높인다.

또한 면역계는 IgA 세포를 갖고 있어 세균이나 바이러스가 점막에 달라붙거나 침투하는 것을 막는다(3장 참고). 대식세포도 폐포 주변에 분포하여 폐 속으로 들어온 입자를 포식하여 폐를 청결하게 한다[그림 5-6]. 미립자를 가득 머금은 대식세포는 주변의 결합조직 안으로 들어가게 된다. 평소와 달리 미립자가 많을 경우(담배나 대마초를 흡연할 경우와 대기 오염이 심한 상태와 같이), 이 미립자가 축적되어 폐가 검게 된다.

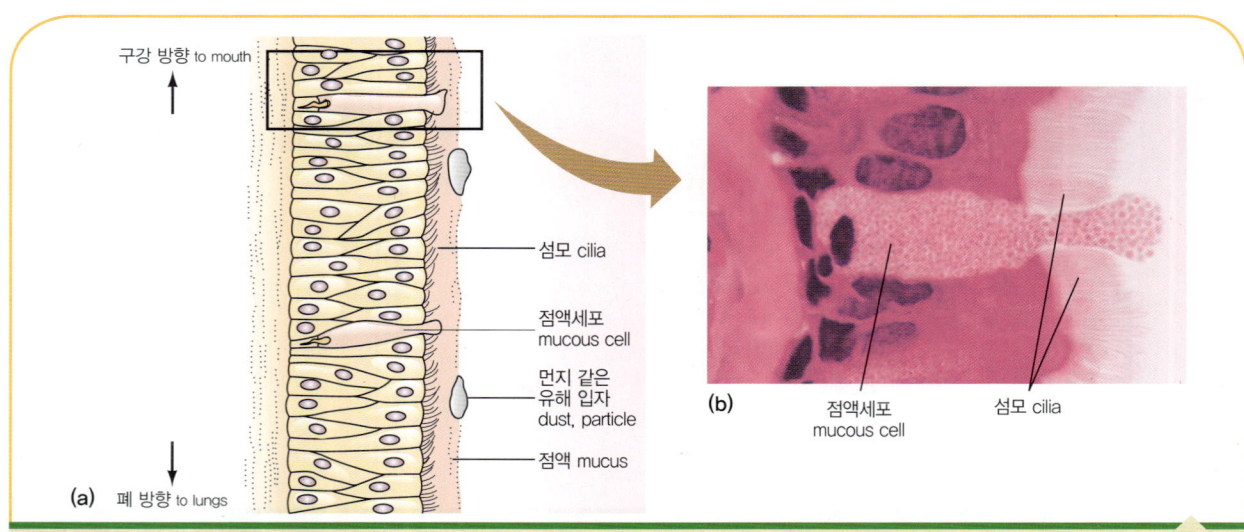

그림 5-5 점액의 유해물질 걸러내기
(a) 기관 내벽의 그림. 대부분 호흡계의 내벽 상피층에 분포한 점액세포에서 분비되는 점액은 공기 중의 세균, 바이러스 및 그 외 입자를 걸러낸다. 섬모는 점액을 구강 쪽으로 이동시킨다.
(b) 내벽을 확대한 사진으로 점액세포와 섬모로 덮인 상피세포를 보여준다.

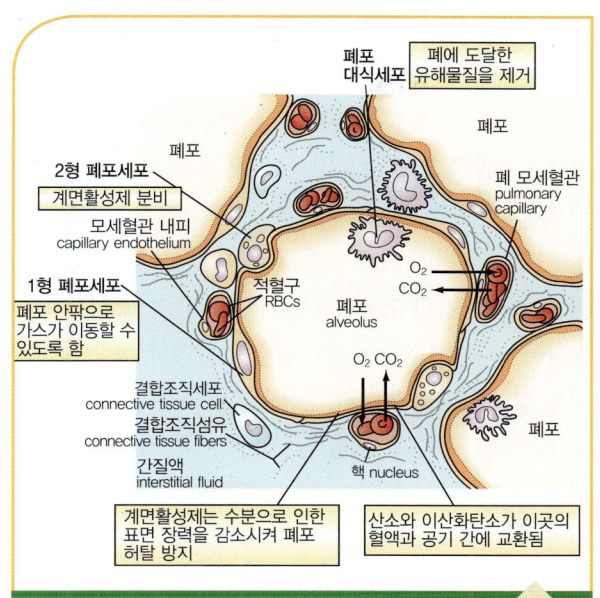

그림 5-6 폐포의 대식세포

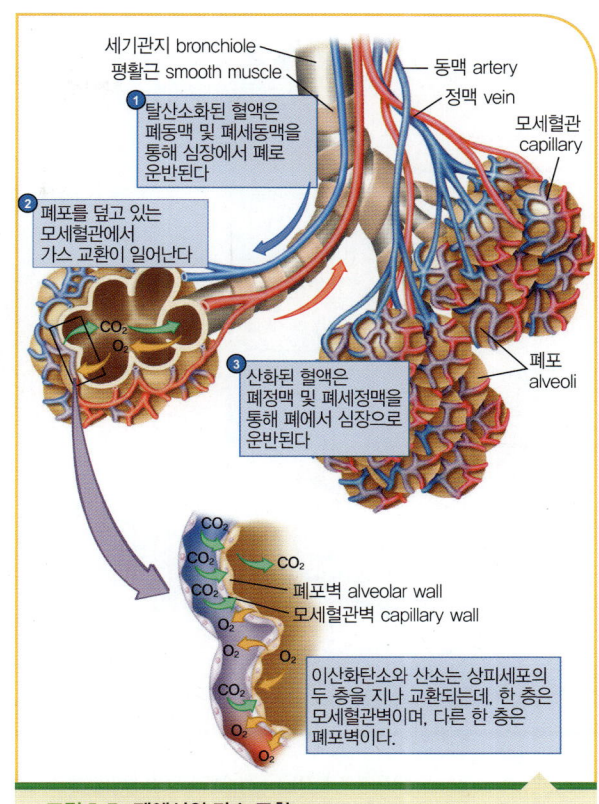

그림 5-7 폐에서의 가스 교환

공기 전도 영역은 기도 상피 아래에 분포되어 있는 상당한 양의 모세혈관망이 유입된 공기에 습기를 제공하여 기도가 건조해지는 것을 막는다. 모세혈관을 흐르는 따뜻한 혈액은 폐로 들어오기 전에 공기를 덥혀 냉기로부터 폐를 보호한다. 호기 동안 배출되는 공기에 포함된 상당한 양의 수분이 비강을 통과하면서 응축되어 다음 흡기에 재활용되기도 하고 추운 날씨에는 콧물이 되기도 한다.

폐포는 혈류와 가스 교환을 하는 장소다[그림 5-7]. 산소는 공기 전도 영역을 통해 폐포로 공급되며 이산화탄소는 순환계를 통해 폐로 이동된다. 인간의 폐는 약 150만 개의 폐포를 갖고 있는데, 이는 테니스장과 동일한 면적이 가스 교환을 하며, 폐포와 모세혈관은 단층 세포의 두께로 가스 교환을 더 용이하게 한다. 가스 교환의 양은 폐포 및 모세혈관의 표면적과 그 두께에 비례하는데 표면적이 넓고 두께가 얇을수록 가스 확산이 쉽게 일어난다. 폐포의 가스 교환은 적절한 **환기**(ventilation)와 혈액의 **관류**(perfusion)를 필요로 하는데, 이 두 과정의 효능과 적절성을 평가하기 위해 **환기관류비**(ventilation/perfusion ratio, V/Q ratio)를 측정한다. 이상적으로는 들이마신 공기는 모든 폐포에 도달하고 모든 폐포는 동일한 양의 혈액을 공급받아야 하지만 사실상 건강한 사람에게조차 그렇지는 않다. 그 이유는 중력으로 인해 폐의 하단은 상단에 비해 혈류가 풍부하고 폐포의 분포 또한 상하 모든 영역에서 고르지 못하기 때문이다. 정상적으로 환기는 분당 4ℓ, 관류는 분당 5ℓ로 환기관류비는 4/5(0.8)로 예상하며, 0.8보다 높은 수치는 관류보다 환기가 많은 경우를, 0.8보다 낮은 수치는 환기가 잘 안되고 있음을 의미한다. 질병에 따라 환기에 문제가 있기도 하고 관류에 문제가 있기도 하지만 둘 다 결과적으로는 가스 교환에 장애를 야기한다.

공기가 흡입되면 폐포와 모세혈관 사이에 가스 교환이 일어나는데, 이산화탄소는 호기를 통해 제거되고 산소는 심맥계를 통해 세포에 전달된다[그림 5-8]. 헤모글로빈은 산소와 결합한 후 세포에서 유리되는데, 헤모글로빈이 산소와 결합 및 유리되는 비율은 온도, pH 및 기타 여러 같은 다양한 요인들에 의해 영향을 받는다[그림 5-9].

폐포의 표면은 **계면활성제**(surfactant)라 불리는 물질을 함유하고 있는데, 계면활성제는 폐포에서 만들어지

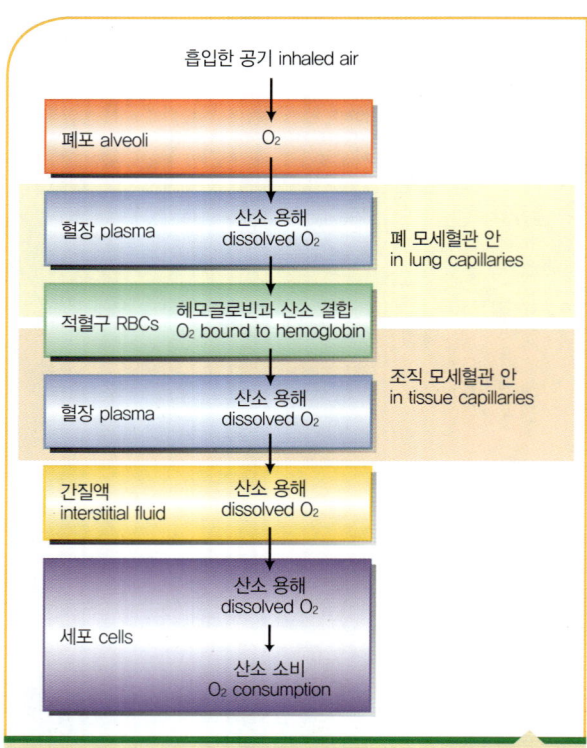

그림 5-8 산소 확산
산소는 폐포에서 혈장을 거쳐 헤모글로빈과 결합할 수 있는 적혈구로 이동하게 되는데, 산화된 혈액이 조직에 도달했을 때 적혈구로부터 산소가 유리되어 혈장으로 확산되고 그 다음 간질액과 인체 세포로 확산된다.

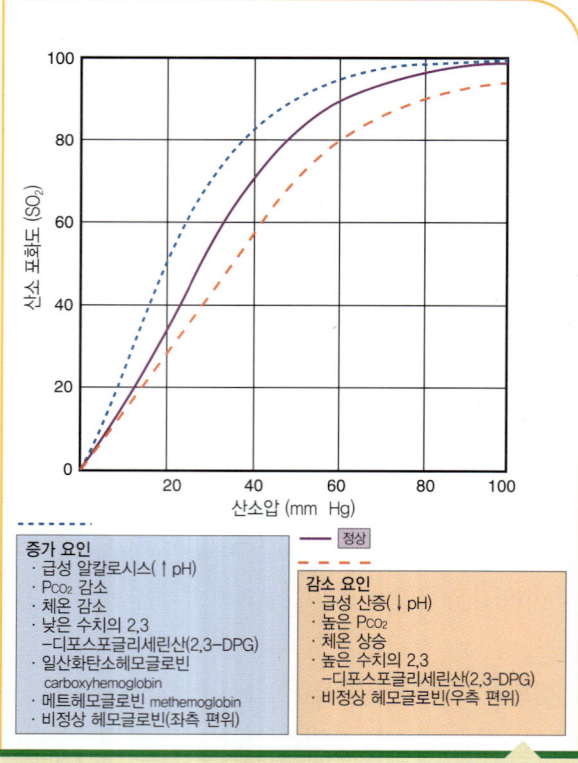

그림 5-9 산화헤모글로빈 해리 곡선

는 지단백으로서 세제와 같은 성질을 가지며, 폐포의 표면 장력을 만들어 폐의 순응도(유연성)를 증가시키고 폐포가 허탈되는 것을 방지한다. 대기압과 비교하여 폐의 압력은 음압이므로 폐포의 벽은 안으로 끌려오는 경향이 있고 이것이 폐포의 허탈을 유발한다. 이 압력은 마치 진공 포장된 커피 봉지와 유사하여 허탈의 위험이 호기말에 더 증가한다. 계면활성제는 흡기 동안 폐포가 재팽창하는 것을 촉진하는데, 질병이 있거나 정상 상태가 아닐 경우 계면활성제의 생산이 감소하여 폐포의 허탈을 초래(무기폐)한다. 예를 들어 미숙아의 경우 계면활성제가 부족하며 흡연의 경우 계면활성제 생산을 변화시킨다. 계면활성제 생성이 부적절하면 합성계면활성제로 대체하기도 한다.

호흡의 과정은 불수의적이며 뇌에 있는 연수에 의해 조절되는데, 이 중추는 심박, 혈압, 체온과 같이 인체의 생명과 밀접한 여러 가지의 기능을 조절하는 뇌간에 위치해 있다. 호흡은 **흡기**와 **호기**의 두 주기가 있다. 흡기는 신경에 의해 조절되는 적극적인 과정이며 뇌로부터 나오는 신경 전달이 흉강과 복부를 구분하는 반구 모양의 근육인 **횡격막**에 도달하면서 시작된다[그림 5-10]. 이러한 자극은 횡격막을 수축시키고 편평하게 하며 밑으로 내려가게 하여 폐로 공기가 유입되게 한다. 늑골 사이에 위치하는 늑간근도 흡기에 관여하는데, 신경전달은 늑간근을 수축시켜 늑골을 위와 바깥쪽으로 들어올린다. 횡격막과 늑간근의 수축은 폐내 압력의 변화를 가져와 공기가 자연적으로 폐 안으로 들어올 수 있도록 한다. 반대로 호기는 수동적인 과정으로 근육의 수축을 필요로 하지 않는다. 폐가 공기로 가득 차게 될 때 늑간근과 횡격막이 이완되면서 다시 원래의 상태로 돌아가게 되는데 이것이 흉강의 부피를 감소시키고 폐내 압력을 증가시켜 폐로부터 공기를 배출시키게 된다. 폐의 탄성섬유는 폐의 되감기(recoil)를 유발하여 수동적 호기를 돕는다. 흉부 및 복부 근육의 수축에 의하여 호기도 능동적인 과정으로 할 수 있다. 흡기와 호기 시에 공기의 흐름을 측정하여 호흡기 질환을 진단하는 데 활용한다[그림 5-11].

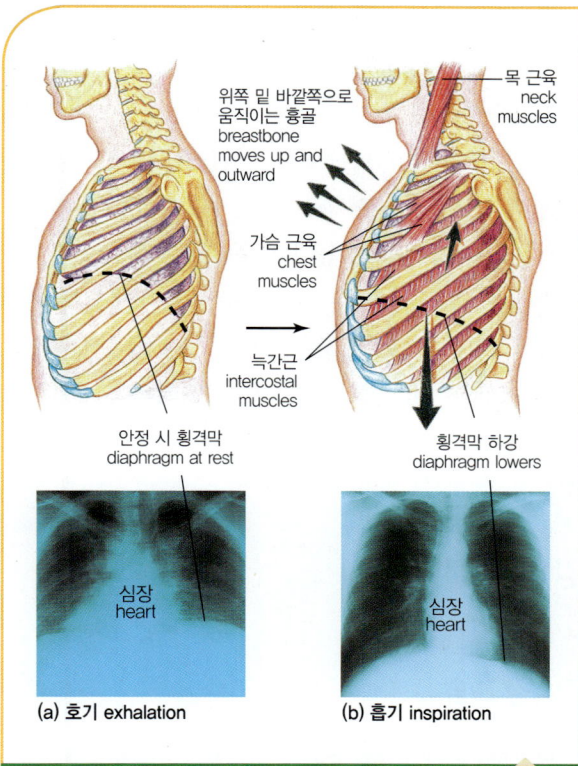

그림 5-10 호흡이란 늑간근의 수축으로 흉벽이 오르내리는 풀무효과(bellows effect)를 의미한다. 흡기는 횡격막이 쳐지면서 일어나는데 마치 주사기 내관을 당기는 것과 같아 흉벽을 올리고 횡격막을 아래로 내림으로써 폐로 공기를 끌어당긴다. 그림과 방사선 사진은 각각 (a) 완전 호기와 (b) 완전 흡기 시 폐의 모습이다.

폐기능 검사는 폐의 용적(volumes)과 용량(capacities)을 평가하는 검사를 말한다. **일회 호흡량**(tidal volume)은 일상적인 호흡 시 들이마시고 내쉰 공기의 양을 말하는데, 평균적으로 500㎖이지만 얕은 숨을 쉴 경우 그 보다 적을 수 있다. **분당 호흡량**(minute respiratory volume)은 1분간 들이마시고 내쉰 공기의 양을 말하며 일회 호흡량을 분당 호흡수로 곱해서 계산이 되며 평균 분당 6ℓ 정도이다. **흡기 예비량**(inspiratory reserve volume)은 일회 호흡량의 흡기 이후에 최대한의 더 깊은 숨을 통해 추가적으로 들이쉴 수 있는 공기의 양으로 평균 2-3ℓ이며, **호기 예비량**(expiratory reserve volume)은 정상적인 일회 호흡량의 수동적 호기 이후에 강제적으로 더 내쉴 수 있는 공기의 양으로 평균 1-1.5ℓ 이다. **폐활량**(vital capacity)은 일회 호흡량과 예비량의 총합을 말한다. 폐에는 항시 공기가 남아 있는데, 이를 **잔기량**(residual volume)이라고 부르며 강제로 숨을 내쉬어도 1-1.5ℓ 정도는 폐 속에 계속 남아있어 능률적이고 지속적인 가스 교환이 가능하게 한다. 폐 질환을 진단하기 위해 **1초간 노력 호기량**(forced expiratory volume in one second)과 **강제 폐활량**(forced vital capacity)의 수치를 비교한다.

연수는 호흡 근육에 신경 자극을 전달하는 신경 세포를 통해 호흡을 조절하는데, 폐가 공기로 가득 차 있으면 신경 자극이 멈춰 근육이 이완된다. 또한 뇌 내부와 동맥에 위치한 화학수용기가 호흡 조절에 관여하는데, 이산화탄소 농도를 탐지하여 연수에 신호를 보낸다. 정상적으로 이산화탄소가 호흡을 주도한다[그림 5-12]. 이산화탄소가 올라가면 호흡 깊이와 횟수를 증가시켜 과도한 이산화탄소의 배출을 증가시키고 이산화탄소가 내려가면 그 반대로 작용한다. 일부 질병은 이러한 호흡 조절 기전이 변화되어 산소가 호흡을 조절하게 되는 경우도 있다. 또한 폐의 신장수용기(stretch receptor)가 폐의 팽창시기를 탐지하여 호흡을 보조한다. 폐가 팽창되어 있으면 신장수용기가 연수에 움직임을 중지하도록 신호를 보내게 되며, 이로 인해 폐의 과도한 팽창을 예방하는데 이를 Hering-Breuer 반사라고 한다. 인체에

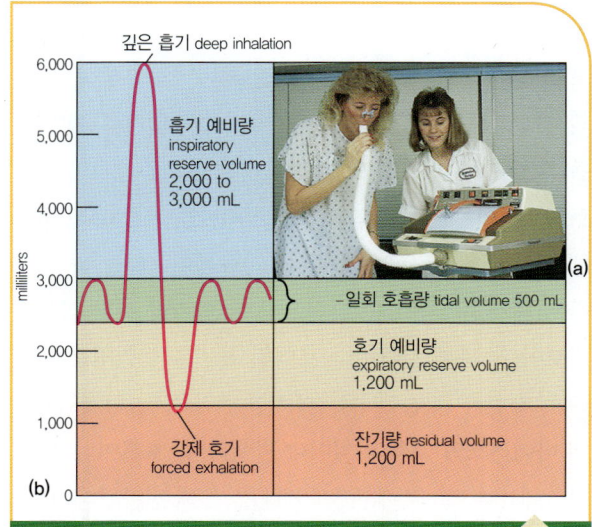

그림 5-11 공기 흐름 측정
(a) 의료인이 기계로 통해 일회 호흡량, 흡기 예비량 등 폐 관련 다른 수치들을 측정하여 대상자의 폐 상태를 확인하고 있다.
(b) 그래프는 일반적인 폐 기능 측정치를 보여주고 있다.

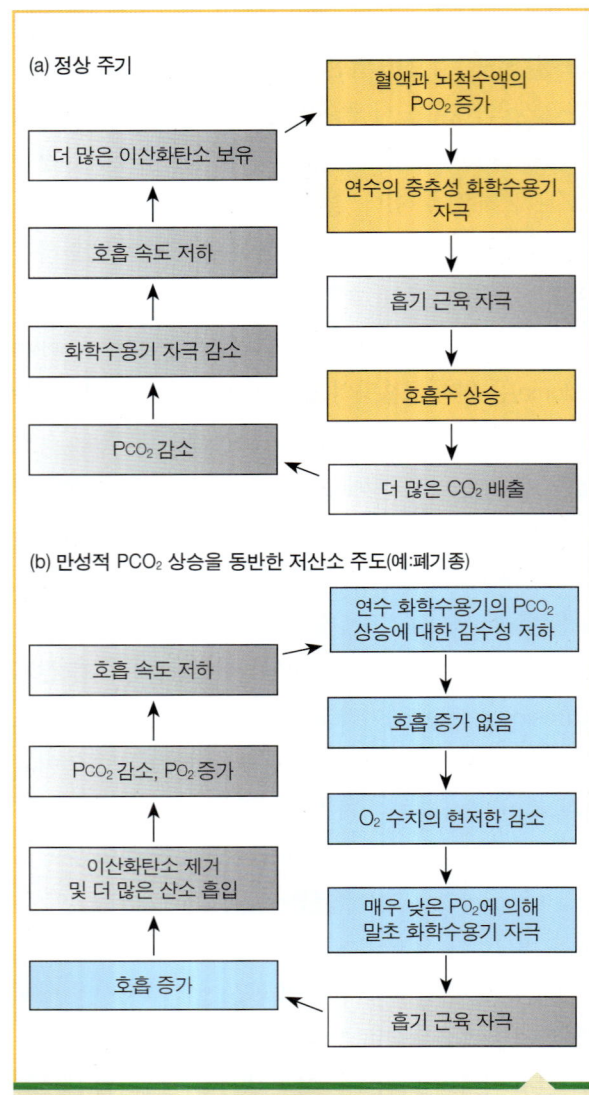

그림 5-12 정상 호흡 조절과 저산소 호흡추진

학습요점

이산화탄소는 정상 상태에서 호흡을 유발하는 원동력이 되며 이는 호흡이 이산화탄소에 의해 조절됨을 의미한다. 이산화탄소가 상승하면 폐는 과도한 이산화탄소를 배출하기 위해 숨을 내쉬게 되는데 이 원동력이 얼마나 강력한가를 확인하려면 숨을 참아보면 된다. 깊은 숨을 들이쉬고 잠시 참아보면 결국은 공기를 뱉어낼 수 밖에 없는데 아무리 노력을 하더라도 지속적으로 숨을 참을 수는 없다. 수영선수나 다이버의 경우와 같이 인체는 연습을 하면 할수록 호흡을 더 길게 참아낼 수는 있지만 아무리 훈련을 해도 결국은 숨을 뱉어내야 한다.

는 산소 수용기도 있지만 그다지 민감하게 작용하지 않으며 극도로 위험한 상황에 이를 때까지는 자극을 생성하지 않는다.

폐는 산소와 이산화탄소 농도의 조절 외에도 호흡수와 깊이를 조절함으로써 pH 조절에도 관여한다. 이산화탄소는 인체의 산도를 높이는 물질로 호흡수와 깊이의 증가는 더 많은 양의 이산화탄소를 배출시켜 혈액을 알칼리화하고, 반대로 호흡수와 깊이의 감소는 인체에 더 많은 이산화탄소를 보유하게 하여 혈액을 산성화시킨다. 이러한 보상기전을 통해 산염기 불균형을 신속히 교정하여 항상성을 유지한다.

감염성 질환
■ 상기도 감염

감염성 비염

감염성 비염(Infectious rhinitis)이나 감기는 바이러스에 의한 상기도 감염을 말하는데, 가장 흔한 원인은 라이노 바이러스이지만 그 외 여러 종류의 바이러스(예: 아데노바이러스, 코로나바이러스, 인플루엔자)에 의해 발생되기도 한다. 원인이 되는 미생물이 100가지 이상이면 그에 대한 면역력을 보유하는 것을 어렵게 한다. 이러한 미생물들은 비강 점막을 둘러싼 상피를 침범하여 세포에 경한 염증을 일으키며 비강 분비, 점액 생성 및 상피세포의 탈락을 초래하는데, 이는 인체의 일차 방어선을 무너뜨려 세균 침입에 대한 취약성을 증가시키고 이로 인해 이차 세균감염(중이염, 부비동염, 폐렴)이 빈번하게 발생한다[그림 5-13]. 많은 사람들이 습하거나 건조한 상태가 비염을 유발한다고 알고 있지만 이는 잘못된 정보이다. 다른 사람이나 오염된 표면을 물리적으로 접촉(예:악수, 문의 손잡이나 전화기를 만질 경우) 하게 될 경우 바이러스의 교환이 일어나 발생하며, 호흡이나 접촉(예:손에서 손 또는 손에서 점막 간에)을 통해 전파된다. 비가 오거나 날씨가 추워지면 사람들이 폐쇄된 공간에 모여 있게 되고 이로 인해 감염성 비염이 현저하게 증가하는데, 다른 사람들과 물리적으로 근접하게 위치하게 되는 환경(예: 보육시설의 영유아, 의료인, 교사)에 있을수록 감염 발병의 위험성이 높아진다. 바이러스는 비강 점막에서 다량 떨어져 나오고 인체 밖에서 수 시간 동안 생존 가능하기 때문에 매우 전염성이 높다.

감염성 비염에 걸린 대상자는 바이러스가 침투하여 2-3일, 길게는 7일 후 증상이 보이기까지 잠복기를 거치는데, 임상증상은 다음과 같다.

- 재채기
- 비강 충혈
- 콧물
- 인후통
- 마른 기침
- 권태감
- 근육통
- 미열
- 두통
- 오한
- 쉰 목소리

진단은 일차적으로 이러한 증상이 있을 경우 내려지게 되며 증상에 따라 대증적 치료를 하게 된다. 대부분의 일반의약품 감기약은 감염의 과정을 짧게 하는 데 효과적이지 못하다. 약물요법으로 해열제, 진통제, 항히스타민제(코 관련 증상), 충혈완화제, 항생제(세균성 감염이

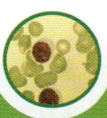

궁금증 해결

감기와 관련된 흔한 잘못된 믿음 중 하나는 날씨가 춥거나 습할 때 잘 걸린다는 것이다. 이런 오해를 불러일으키는 이유 중의 하나는 감기가 춥고 습한 날씨에 주로 발생하기 때문인데 기후 자체는 감기를 일으키지 않으며, 단지 날씨로 인해 사람들이 실내에 더 모여들게 되고 이로 인해 사람 간의 거리가 가까워지고 폐쇄된 공간에 위치하게 되기 때문에 감기가 더 잘 전파되는 것이다. 감기 바이러스는 접촉으로 인한 전염성이 강하다. 잘못된 믿음은 변화시키기가 어렵고 많은 노력을 필요로 하므로, 간호사로서 역할은 감기의 전파 및 예방에 대한 진실을 대중에게 교육하는 것이다.

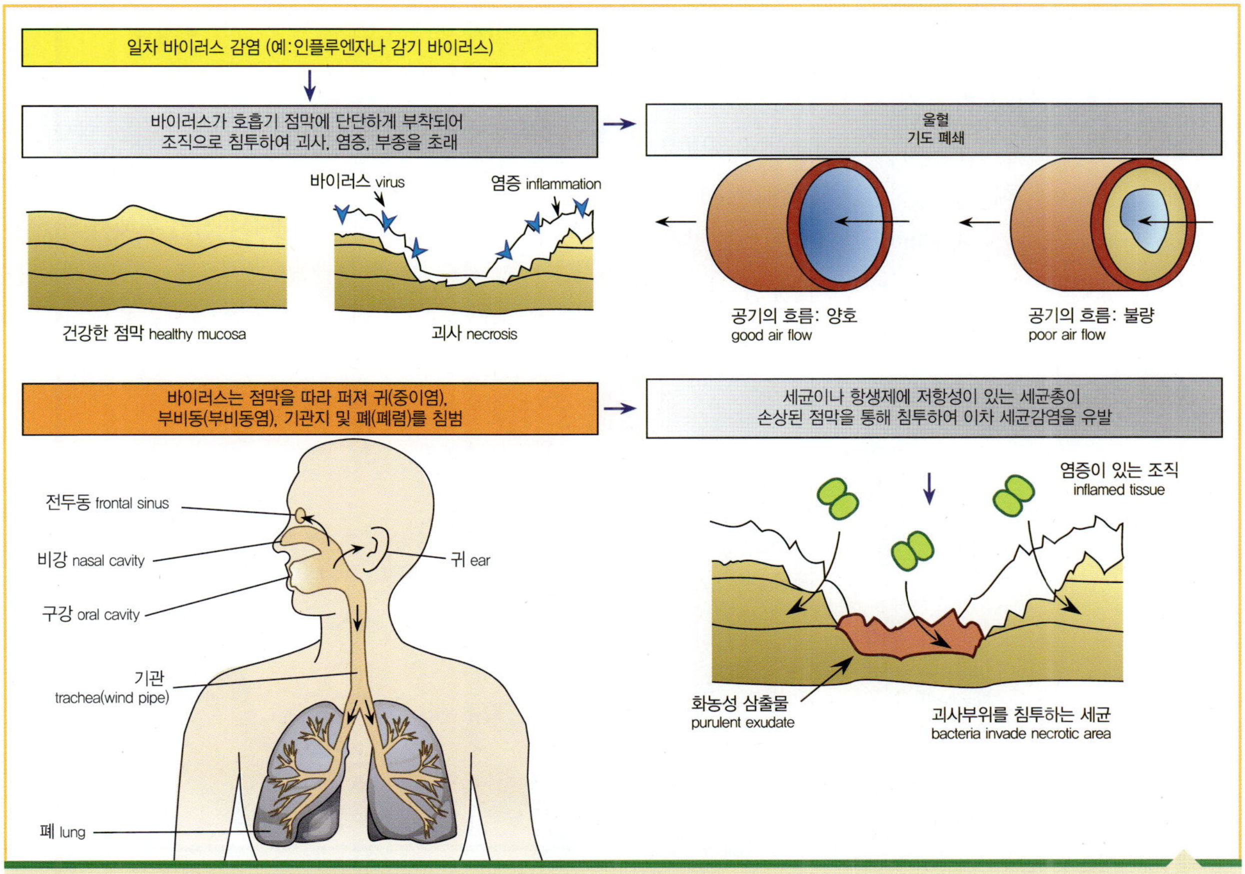

있을 경우에만) 등이 처방될 수 있다. 가습기는 분비물을 묽게 하여 배출을 용이하게 하며 비타민 C의 감염성 비염 예방 및 치료 효과에 대한 의견은 분분하다. 전통적으로 적절한 손씻기가 예방에 효과적인 것으로 알려져 있으며, 그 외에 활동성 감염이 다른 사람에게 전파되는

그림 5-13 바이러스성 호흡기 감염의 합병증

것을 방지하기 위한 방법들은 다음과 같다.
- 기침 및 재채기를 할 때 휴지나 셔츠의 상단 소매를 이용하여 입을 가린다.
- 사용한 휴지는 즉각적으로 버린다.

부비동염

부비동염(sinusitis)은 부비동의 염증으로 대부분 바이러스 감염이며 세균과 진균에 의해서도 발생한다. 부비동염은 부비동으로부터 배액이 잘 되지 않는 감염성 비염이나 알레르기성 비염 시 이차 세균 감염으로 인해 발생한다[그림 5-14]. 삼출물이 축적됨에 따라 부비동에 압력이 증가하여 안면골의 통증을 유발하며, 비울혈, 발열이나 인후통과 같은 증상이 나타날 수 있다. 진단은 병력, 신체검진, 부비동 방사선 촬영 및 광선투시(transillumination)[그림 5-15]를 통해 이루어진다. 치료는 부비동에서 배액이 될 때까지 충혈억제제 및 진통제를 사용하며, 세균 감염 시에는 항생제가 처방된다.

후두개염

후두개염(epiglottitis)은 기도 개구부를 덮고 있으며 보호기능을 가진 연골 뚜껑인 후두개에 발생하며 치명적인 상태를 유발한다. 헤모필루스 인플루엔자 B형(Haemophilus influenza type B, Hib)이 주된 원인으로 알려져 있는데 3-7세의 아동은 특히 보육시설에 다니는 경우 매우 흔한 감염이며, 뜨거운 음료를 마시거나, 이물질을 삼키거나, 인후의 손상이 오거나, 코카인이나 헤로인 등의 마약을 흡입하는 것과 같이 인후에 외상이 있을 때에 발생하기도 한다. Hib의 체내 침투는 염증반응을 촉진하여 후두개가 급속하게 붓고 이로 인해 기관으로 들어가는 공기를 폐쇄하여 호흡 부전을 초래한다. Hib은 혈액으로도 전파가 가능한데 방대한 면역 반응을 활성화시켜 생명의 위협을 초래하는 패혈증을 유발할 수 있다.

임상증상은 전형적으로 빠르고 다음과 같은 증상을 포함한다.
- 발열
- 인후통
- 연하 곤란
- 입이 벌어지고 침을 흘림
- 흡기 시 협착음(stridor, 공기 흐름의 장애로 거칠고 높은 음조의 소리)
- 호흡 장애
- 중심성 청색증(입과 입술 주위가 파랗게 변함)
- 불안(저산소증의 결과)
- 창백
- 좌위를 취하려고 함(호흡을 촉진하기 위한 반의식적 노력)

후두개염이 의심되면 진단을 먼저 하려고 시도하기보다는 기도를 유지하고 호흡상태를 안정화시키는 것이 우선되어야 한다. 호흡 기능을 유지하기 위해서 산소 치료(마스크 선호), 기관 삽관 및 기계호흡, 기관절개술 등이 필요할 수 있다. 환자의 상태가 안정되면 진단 절차로 광섬유 카메라를 이용해 후두개를 시각적으로 확인

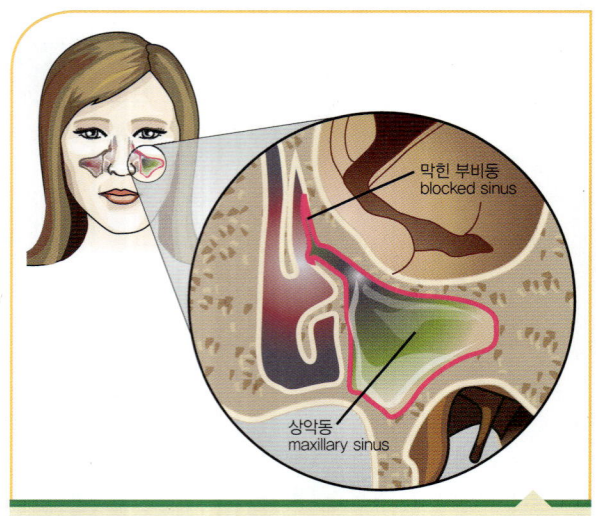

그림 5-14 막힌 부비동

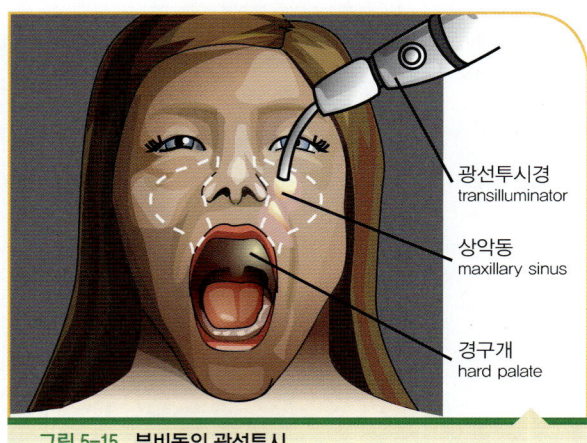

그림 5-15 부비동의 광선투시

하거나 방사선 촬영(인후부와 가슴), 배양검사(인후와 혈액), 동맥혈가스분석(ABGs), CBC 등을 시행할 수 있다. Hib은 예방접종이 가능하며 아동, 노인, 면역 기능의 이상이 있는 대상자의 경우 반드시 접종해야 하며, 손씻기, 붐비는 장소 피하기, 물건(예:장난감)의 청결 유지 및 일부 물건(예:공갈 젖꼭지, 젖병)을 공유하지 않는 것이 보호 대책이 될 수 있다.

후두염

후두염(laryngitis)은 감염, 상기도 삼출물 증가 및 과도한 사용의 결과로 후두에 생긴 염증 반응을 말한다. 후두염이 있으면 염증반응의 결과로 성대가 자극을 받고 붓게 되며, 발성에 영향을 미쳐 쉰 목소리를 유발하고 일부는 발성이 거의 안된다.

후두염의 임상증상은 일주일 이하로 지속되며 다음과 같은 증상을 포함한다.

- 쉰 목소리
- 약하거나 전혀 들리지 않는 목소리
- 인후가 간지럽고 거칠한 느낌
- 인후가 아프고 건조함
- 마른 기침
- 호흡 곤란(아동)

후두염의 진단은 병력 확인 및 신체검진, CBC, 후두 내시경검사를 포함한다. 후두암이 급성 후두염 증상과 유사하기 때문에 증상이 지속될 경우 조직검사를 시행할 수도 있다. 치료는 원인에 따라 다른데, 대부분 후두염의 경우 별다른 치료없이 호전된다. 안위를 증진하고 유병 기간을 단축하기 위한 방법은 다음과 같다.

- 가온가습
- 의식적으로 발성 삼가기
- 수분 섭취 증가
- 원인 교정(예:감염 또는 위역류)
- 인후용 로젠지(lozenges)
- 소금물을 이용한 구강함수
- 울혈완화제 피하기(점막을 건조하게 하므로)

후두기관지염

크룹(croup)이라고도 불리는 **후두기관지염**(laryngotracheobronchitis)은 1-2세 아동에게 흔한 바이러스성 감염이지만 다른 연령대의 아동이나 성인도 걸릴 수 있으며, 주요 원인은 파라인플루엔자 바이러스와 아데노바이러스이다. 크룹은 보통 비울혈과 기침을 동반한 상기도 감염으로 시작하며, 후두 및 주변 조직에 부종이 일어나 기도를 좁게 하거나 폐쇄하게 되며, 울혈로 인해 호흡부전이 초래 될 수 있다.

크룹의 임상증상은 다음과 같다.

- 비울혈
- 물개가 짖는 것 같은 소리의 기침(후두 부종으로 인함)
- 쉰 목소리
- 흡기 시 협착음(stridor)
- 호흡 곤란
- 불안
- 청색증

크룹의 진단은 병력 청취 및 신체검진, 방사선(후두와 가슴), 배양검사, ABGs, CBC 등을 포함한다. 크룹은 자연적으로 소실되지만 보조적 치료 없이는 생명에 위협을 초래할 수 있다. 치료는 차가운 가습, 스테로이드, 기관지확장제 등을 포함한다.

급성 기관지염

급성 기관지염(Acute bronchitis)은 기관기관지분지(tracheobronchial tree)나 큰 기관지의 염증으로 주로 다양한 종류(예:인플루엔자, 라이노바이러스, 코로나바이러스, 아데노바이러스)의 바이러스에 의하며, 바이러스보다는 빈도가 적지만 세균 침투, 자극성 있는 물질의 흡입(예:연기, 염소, 브롬) 및 알레르기 반응에 의해서도 발생하며, 어린 아동, 노인과 흡연자는 고위험 대상이다. 급성 기관지염은 염증 과정(예:모세혈관 확장, 부종, 삼출물)으로 인해 기도가 자극을 받아 좁아진다. 급성 기관지염의 임상증상은 보통 경미하며 다음의 증상을 포함한다.

- 객담을 동반하거나 마른 기침
- 호흡 곤란
- 천명음
- 미열
- 인두염
- 권태감
- 흉부 불편감

급성 기관지염의 진단은 증상에 기반을 두며, 추가적으로 CBC와 방사선 촬영이 감별진단을 위해 시행될 수 있다. 인후 방사선 촬영상 좁아진 기관은 첨탑 징후(steeple sign)로 불린다[그림 5-16].

급성 기관지염은 일반적으로 자연 소실되므로 치료는

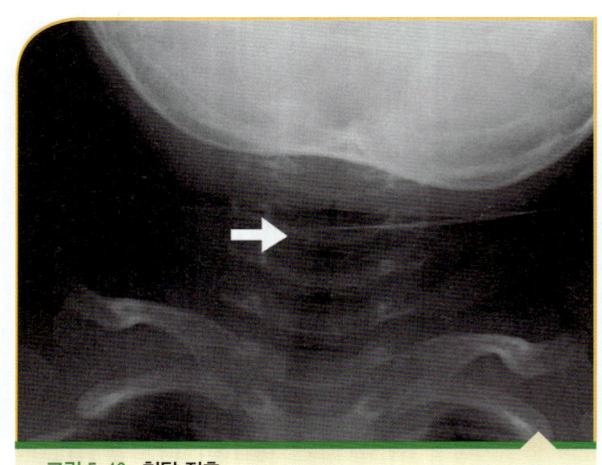
그림 5-16 첨탑 징후

주로 지지적 중재를 시행한다. 약물 치료는 해열제, 진통제, 항히스타민제, 울혈완화제, 진해제 및 기관지 확장제를 포함한다. 그 외 수분 섭취 증가, 금연 및 가습 등이 있다.

인플루엔자

인플루엔자(Influenza) 또는 독감은 상부 및 하부 기도를 침범하는 바이러스 감염으로 A, B, C의 세 가지 유형이 있다. 인플루엔자 바이러스는 환경에 매우 잘 적응하고 지속적으로 돌연변이하기 때문에 장시간의 면역 방어를 불가능하게 한다. A형 인플루엔자(Type A influenza)는 가장 흔한 유형으로 다시 하위 유형으로 세분화되며 1918, 1957, 1968년 미국에서 발생한 인플루엔자처럼 가장 전염력이 강하고 전 세계적으로 유행한다. A형 인플루엔자의 하위 유형은 H1N1으로 돼지 독감으로 불리기도 하며 2009년 미국과 멕시코에 대유행했던 인플루엔자의 원인이다. B형 인플루엔자(Type B influenza) 또한 국소적 유행을 초래할 수 있지만 일반적으로 A형보다는 경미하다. C형 인플루엔자(Type C influenza)는 산발적으로 발생하는 국지성 유행을 초래하며 광범위 유행을 유발한 적이 없다.

미국의 경우 수백만 명이 해마다 인플루엔자에 감염되며 유병률이 높은 인플루엔자 시즌은 주로 11월에서 3월 사이로 비말을 흡입하거나 접촉했을 때 전파된다. 인플루엔자에서 회복되는 사람은 많지만, 매년 200,000건의 입원과 36,000건의 사망을 초래한다(CDC, 2008). 불량한 예후를 가질 위험이 높은 대상자는 아동, 노인 및 면역 기능 이상자, 만성질환을 가지고 있는 사람을 포함하며, 그 외 인플루엔자와 관련된 사망은 세균성 폐렴으로 인해 2차적으로 발생한다.

인플루엔자 바이러스는 1-4일의 잠복기를 가지며, 성인은 증상이 시작되기 1일 전부터 4-7일간이 전염력이 매우 높다. 아동은 10일 이상 전염력을 가질 수 있으며 어린 아동의 경우 증상이 발현되기 6일 전부터 바이러스를 전파시킬 수 있다. 면역 기능에 심각한 이상이 있는 대상자의 경우 수주에서 수개월간 전염력이 있다. 인플루엔자는 일반적인 감기와 달리 인플루엔자는 증상의 발현이 급작스럽고 임상증상은 다음과 같다.

- 발열
- 두통
- 오한
- 마른 기침
- 전신통
- 비울혈
- 인후통
- 발한
- 권태감

전형적으로 발열과 전신통(body aches)은 3-5일 지속되며 기침과 피로감은 2주 이상 지속된다.

인플루엔자의 진단은 병력 청취, 신체검진, 신속한 인플루엔자 선별검사(rapid flu screen), 배양검사(바이러스의 확인을 위한 비강 배양)를 포함한다. 치료는 2차적인 세균 감염이 없으면 증상에 따른 지지적 치료를 한다. 항바이러스제 사용이 증상의 정도와 기간을 감소시킬 수 있는데, 질병 발현을 막기 위해 바이러스에 노출된 후 예방적으로 복용할 수도 있다. 다른 중재로는 수분 섭취 증가, 휴식, 해열제 및 진통제 등이 있다. 예방책으로는 일반적인 감기를 예방하기 위한 방법(예: 손씻기, 붐비는 장소 피하기)과 예방접종 등이 있다. 현재 계절성 인플루엔자와 H1N1 인플루엔자에 대한 백신이 존재하며, 각 인플루엔자 시즌 전(보통, 이전 시즌이 끝나기 전)에 미국 질병관리본부는 예상되는 바이러스 균주를 바탕으로 계절성 인플루엔자 백신을 만들어 낸다. 미국에서 계절성 인플루엔자 백신은 매년 10월 접종한다. 2009년 H1N1 발생 때와 같이 다른 종류의 바이러스로 인한 감염이 유행하면 미국 질병관리본부는 이 특정 바이러스에 대한 백신을 생산한다. 백신 생산은 시간이 오래 소요되며 대

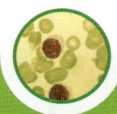

궁금증 해결

잘못된 믿음 중에 하나는 인플루엔자 백신으로 인해 인플루엔자에 걸린다는 것인데, 이는 백신을 맞은 사람 중의 일부가 매우 경미한 인플루엔자 유사 증상(예: 미열, 근육통, 권태감)을 경험했기 때문이다. 이러한 증상들은 대상자가 경미한 수준의 인플루엔자에 걸려 발생하는 것이 아니라 인체의 면역 체계가 항체를 형성하는 과정에서 발생하는 것이다. 잘못된 믿음의 또 다른 원인은 예방접종 후에도 인플루엔자에 걸릴 수 있다는 것인데 이 또한 예방접종 때문이 아니라 백신에서 포함하지 않은 다른 종의 바이러스에 감염되었기 때문이다. 백신은 예측을 통해 생산되는 것임을 기억하자. 예방접종으로 인한 불량한 예후는 매우 드물고 극히 적으므로 본인 및 다른 사람의 예방접종을 지지하도록 하자.

개 약 10개월에 걸쳐 달걀을 이용해 만들어지므로 달걀에 알레르기가 있는 사람에게는 접종해서는 안 된다.

▪ 하부기도감염

세기관지염

세기관지염(bronchiolitis)은 호흡기세포융합바이러스(respiratory syncytial virus, RSV)에 의해 가장 많이 발생하는 세기관지의 흔한 바이러스성 감염이다. 주로 1세 이하의 유아에게 감염되며 가을과 겨울철에 호발한다. 바이러스가 세기관지를 감염시키면 염증이 유발되어 세기관지에 부종이 생기게 되며 염증 반응의 결과로 점액이 축적하게 되는데, 부종과 점액의 축적이 복합적으로 작용하여 폐포로 공기가 유입되는 것을 방해하게 된다. RSV는 접촉이나 호흡기 비말을 흡입함으로써 전파된다. 세기관지염에 영향을 미치는 요인으로는 미숙아, 천식의 가족력 및 담배 연기에 노출 등이 있다. 세기관지염의 임상증상은 다양하며 다음과 같다.

- 콧물
- 코막힘
- 권태감
- 기침
- 천명음
- 호흡 곤란
- 발열
- 빈호흡
- 빠르고 낮은 호흡
- 흉곽 조임감(chest retractions)

세기관지염의 진단은 병력 청취, 신체검진, 흉부 X-선, 점액 도말검사, CBC, ABGs를 포함한다. 세기관지염은 적절하게 치료하지 않으면 무기폐(폐포의 허탈)나 호흡 부전으로 악화되므로 기도 관리 및 호흡의 안정화에 치료의 초점을 둔다. 많은 경우에서 입원치료를 필요로 하며 아동의 경우 호흡에 있어 보상이 일어나지 않거나 부전이 발생하면 기관 삽관을 필요로 할 수도 있다. 그 외 산소 치료, 차가운 가습, 수분 섭취 증가(정맥 또는 구강), 기관지 확장제, 스테로이드 등이 치료에 포함되며, 아동의 경우 흥분하지 않도록 해야 한다. 예방책은 앞서 다룬 다른 감염성 호흡기 질환에서의 방법과 동일하다(예:손씻기, 붐비는 장소 피하기 등).

폐렴

폐렴(pneumonia)은 다양한 감염원(예: 세균, 바이러스, 진균)이나 손상원 또는 손상을 유발하는 사건(예: 흡인, 매연 등)에 의해 발생되는 염증 과정이다. 폐렴은 미국에서 6번째 사망의 원인으로 원발성일 수도 있고 2차적인 감염에 의해 발생하기도(CDC, 2008) 하는데, 폐렴구균(streptococcus pneumoniae)이 폐렴 발생의 75%를 차지한다. 바이러스성 폐렴(viral pneumonia)과 세균성 폐렴(bacterial pneumonia)은 특징적으로 다른 증상을 보이는데[표 5-2], 세균성 폐렴과 달리 바이러스성 폐렴의 경우 그 증상이 약하고 특별한 치료없이 자연적으로 치유가 되지만, 매우 전염성이 강한 세균성 폐렴으로 발전할 수도 있다. 위 내용물 흡인, 기관 삽관, 흡인 치료(suctioning), 연기나 화학물질의 흡입 등과 같은 자극원도 폐렴을 유발할 수 있다. 흡인성 폐렴(aspiration pneumonia)은 뇌손상이나 마취로 인해 구역 반사(gag reflex)가 정상적으로 작동하지 않을 때 주로 발생하는데, 이는 비위관 삽입이나 질병(예: 위식도역류질환)으로

표 5-2. 바이러스성 폐렴과 세균성 폐렴의 비교

	바이러스성	세균성
기침	마른 기침	가래 섞인 기침
열	미열	고열
백혈구	낮거나 정상	상승
방사선	극미한 변화	침윤
중증도	낮음	높음
항생제	필요 없음	필요함

인해 하부식도괄약근의 폐쇄가 완전하게 되지 않아서 발생한다. 추가적으로 부적절한 위관 삽입은 영양액이 위가 아닌 폐로 들어가게 하여 위 내용물과 위관 영양액에 의해 폐 조직이 자극을 받아 염증반응을 유발하게 된다. 이 염증반응은 점액 생산을 증가시켜 무기폐나 폐렴을 유발하게 된다. 또한 위관 영양액은 당과 단백질이 있어 세균이 성장하고 증식하는 데 매우 좋은 조건을 제공한다. 폐 분비물의 정체 또한 폐렴을 유발한다. 운동, 말하기, 기침과 같은 활동은 정상적으로 폐 분비물을 이동시키고 적절한 수화는 분비물을 묽게 만든다. 분비물이 끈끈하고 달라붙게 될 경우 섬모의 활동이 저하되어 박테리아가 든 점액 제거를 하지 못해 폐렴이 발생하게 된다.

폐렴은 앞에서 기술한 원인에 따라 분류되기도 하지만 폐의 부위에 따라서 분류되기도 한다[표 5-3]. **대엽성 폐렴**(lobar pneumonia)은 한 개의 엽에 국한되어 발생하며 염증이 발생한 부위의 이름을 따라 명명된다(예: 우상부엽). **기관지 폐렴**(bronchopneumonia)은 가장 흔한 유형으로 여러 개의 폐엽에 걸쳐 발생한다. **간질성 폐렴**(interstitial pneumonia)은 비전형적인 폐렴으로 폐포 사이 공간에 발생하며, 주로 바이러스(예: 인플루엔자 A형과 B형)에 의해 발생하지만 흔치 않게 세균(예: 레지오넬라)에 의해서도 발생한다. 어디에서 폐렴이 걸렸는가에 따라 구분되기도 하는데 **병원성 폐렴**(nasocomial pneumonia)은 병원에 입원한 후 48시간 이후에 발생한 폐렴을 말하는 반면, **지역사회성 폐렴**(community-acquired pneumonia)은 병원이나 의료기관이 아닌 곳에서 발생한 폐렴을 말한다.

앞에서 다룬 위험인자 외에 폐렴에 취약한 집단은 아동, 노인, 면역 기능 이상자, 만성 질환을 기저병력으로 가지고 있는 사람, 흡연자 및 알코올 중독자가 있으며 그 외 건강한 사람은 보통 적절히 치료하면 완쾌될 수 있다. 이 고위험집단은 패혈증, 폐부종, 폐농양, 급성호흡곤란증후군과 같은 합병증에 더 취약하다.

폐렴의 임상증상은 다음과 같다.
- 가래가 섞이거나 마른 기침
- 피로
- 흉막통
- 호흡 곤란
- 발열
- 오한
- 수포음 또는 나음
- 흉막 마찰
- 빈호흡
- 의식수준 변화(특히 노인에게)

폐렴은 조기 진단 및 치료가 양호한 예후에 결정적이다. 진단은 병력 청취, 신체검진, 흉부 X-선, 객담 배양, CBC, ABGs, 기관지 내시경 등을 포함한다. 환기보조 및 산소화 유지를 위해 기관 삽관이 필요할 수 있으며 그 외 항생제(세균성 감염이 있을 때), 기관지확장제, 스테로이드, 해열제, 진통제, 산소, 흉부물리요법, 수분섭취 증대(구강 또는 정맥) 및 휴식이 필요할 수 있다. 폐렴의 원인이 흡인이라면 원인이 되는 물질 제거 및 연하 검사가 시행될 때까지 아무것도 구강으로 섭취하지 않도록 하는 것이 필요할 수 있다. 폐렴 예방책으로는 손씻기, 붐비는 장소 피하기, 예방접종(예: 폐렴구균, 인플루엔자), 객담 배출(예: 몸 돌리기, 기침, 심호흡 등) 및 금연이 있다.

표 5-3. 폐렴의 유형

	대엽성 폐렴	기관지폐렴	간질성 폐렴
분포	폐엽 1-2개 전체	패치 형태로 산재	패치 형태로 산재
원인	*Streptococcus pneumoniae*	다양한 세균	인플루엔자 바이러스, 마이코플라즈마
병태생리	폐포벽의 감염과 누출된 세포, 피브린, 체액이 폐포로 들어가 경화(consolidation) 초래	폐포의 염증과 다량의 삼출물이 축적된 분비물이나 자극에 의해 발생	폐포 주변 조직의 간질성 염증 기관지 상피의 괴사
발병	급작스럽고 급성임	서서히 진행	다양함
증상	• 고열 • 오한 • 가래 섞인 기침과 쇠가 녹슨 색의 가래 • 감염된 폐엽에서 나음(rale)이 호흡음 부재로 진행	• 미열 • 황녹색의 가래 섞인 기침 • 호흡곤란	• 다양한 발열 양상 • 가래가 없는 짧고 심한 헛기침(hacking cough) • 두통 • 근육통

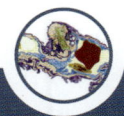

특이적 사례

레지오넬라병은 특수한 유형의 폐렴으로 *Legionella peumophilia*에 의한다. 이 세균은 에어컨이나 스파와 같은 따뜻하고 습한 환경에서 번성하는데, 전염력은 없으며, 대부분은 에어컨이나 스파를 통해 전파되는 세균을 흡입함으로써 병에 걸리게 된다. 면역력이 저하된 사람의 경우 이 병에 매우 취약하다. 레지오넬라에 감염되면 무사히 회복되기도 하지만 치료되지 않는다면 생명에 치명적일 수도 있다. 증상은 폐렴과 유사하며 노출 후 10-14일 후에 나타난다. 폐렴 진단의 일반적인 방법 외에 소변검사를 통해 레지오넬라 항원의 존재를 확인할 수 있다. 치료는 일반적인 폐렴의 프로토콜을 따른다.

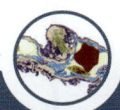

특이적 사례

주폐포자충 폐렴(*pneumocystis carinii* pneumonia)은 특별한 형태의 폐렴으로 *pneumocystosis jiroveci*라고 하는 이스트와 유사한 진균에 의해 발생한다. 이 폐렴은 기회성 감염으로 면역력이 저하된 사람(예:아동, 또는 AIDS나 암 환자)에게는 매우 치명적이다. 진단은 객담 배양을 통해 진균을 확인함으로써 이루어지며, 적극적이고 조기 치료가 취약한 대상자의 예후를 개선시킬 수 있다.

결핵

결핵(tuberculosis, TB)은 한때 감소한 적도 있지만, 전 세계적으로 아직 증가하고 있으며 잠재적으로 심각한 감염성 질환이다[그림 5-17]. 결핵 치료에 상당한 발전이 있었지만 특히 아프리카 지역의 AIDS 환자에게서 매년 새로운 환자가 발생한다. 결핵은 전 세계적으로 질병의 이환 및 사망의 주요 원인이며 매년 2만 명 이상의 사망자를 초래한다. 감염이 된 매우 작은 에어로졸 타입의 비말을 흡입함으로써 사람 간 전파가 가능하다. 많은 사람들이 결핵에 걸리지만 증상이 발생하지는 않는데 이는 정상적으로 작동하는 면역 체계나 조기 치료 덕분이다. 다재내성 결핵균(multidrug-resistant TB strains)이 점점 늘어나고 있으며 이로 인해 치료의 어려움과 유병률을 높이고 있다. 2008 CDC 자료에 의하면 결핵에 감염된 대상자의 15%가 다재내성 결핵균에 의한 것이었다.

결핵은 *Mycobacterium tuberculosis*라는 서서히 성장하는 호기성 간균에 의하며, 이 균은 어느 정도 인체 면역 노력에 저항성을 지니고 있다. 이 간균은 마른 가래에서도 수주 간 생존할 수 있지만, 자외선, 열, 알코올, 글루타알데하이드, 포름알데하이드에 의해 파괴된다. 결핵이 주로 폐를 침범하기는 하지만, 다른 장기나 조직(예:간, 뇌, 골수)을 감염시킬 수 있다. 결핵은 면역 체계가 약한 사람에게 더 잘 발병하기 때문에 종종 기회감염으로 간주되므로, 면역결핍(예:AIDS, 암), 영양불량, 당뇨, 알코올 중독을 가진 대상자가 고위험군에 속한다. 빈곤, 인구밀집, 노숙, 약물 남용 또한 위험인자로 알려져 있다.

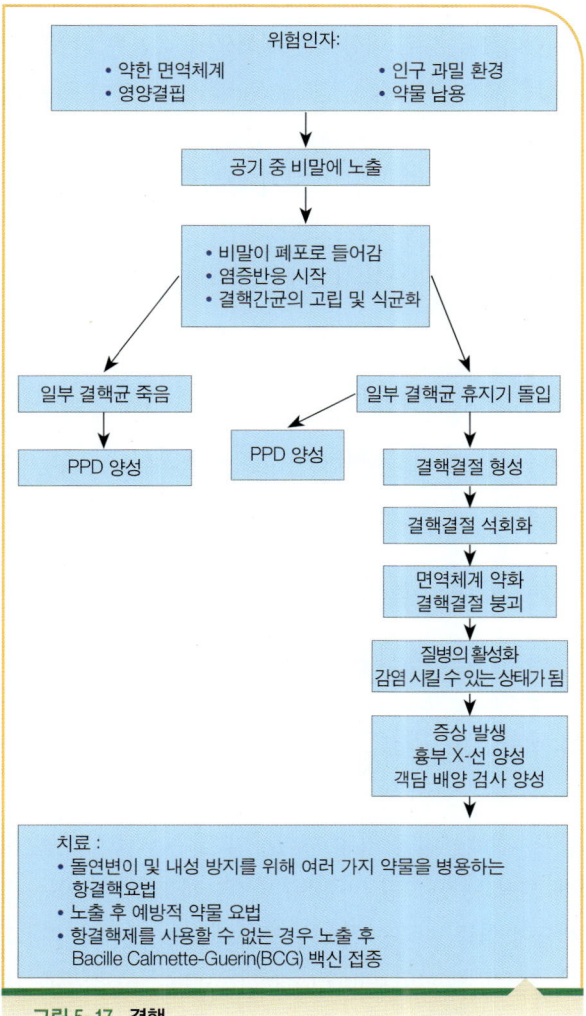

그림 5-17 결핵

결핵의 발병은 원발성과 이차성의 두 단계가 있는데, **원발성 결핵**(primary TB infection)은 결핵균이 인체에 처음 들어왔을 때 생긴다. 이 단계에서는 대식세포가 미생물을 집어삼켜 국소적인 염증반응을 유발하고 일부 결핵균은 림프절로 이동하여 제 4유형 과민성반응을 활성화시킨다(2장 참고). 림프구와 대식세포는 과립종을 형성하기 위해 모여드는데, 이 과립종은 일부 살아있는 결핵균을 함유하여 결핵결절(tubercle)을 형성하고, 치즈와 같은 형태의 건락성 괴사가 결핵결절 한 가운데서 발생한다(1장 참고). 정상적인 면역 기전을 가진 경우 이러한 반응을 억제하여 병소를 작게 유지하고 섬유 조직으로 벽을 만들어 석회화시키는데, 이 병소를 가리켜 Gohn complexes라고 한다[그림 5-18]. 결핵균은 면역 체계가 정상적이라면 수년간 결핵결절 속에 휴지기로 살아있을 수 있다. 이 경우 대상자는 결핵균에 감염은 되었지만 증상은 없다. **이차성 감염**(secondary infection) 또는 **활동성 감염**(active infection)은 원발성 결핵이 더는 통제 불가능할 때 나타나며, 이 단계에서는 결핵이 폐 전체와 다른 장기로 퍼져나가게 된다.

임상증상은 이차성 감염에서 나타나기 시작하며 다음을 포함한다.

- 가래 섞인 기침
- 객혈(기침할 때 피가 나거나 가래에 피가 섞임)
- 야간 발한   • 발열   • 오한
- 피로   • 이유를 알 수 없는 체중 감소
- 식욕부진
- 그 외 다른 장기 침범에 따른 기타 증상들

결핵의 진단은 다방면으로 이루어지는데, TB 피부반응 검사(mantoux test)부터 시작한다. 피부반응 검사를 위해 적은 양의 순수 단백질 유도(purified protein derivative, PPD) 튜베르쿨린을 진피 바로 아래에 주입한다. 결핵균에 감염된 대상자의 경우 국소적인 반응(예: 발적, 경결)[그림 5-19]이 나타나게 되는데, 이는 결핵균이 염증 반응을 일으켜 양성으로 나오는 것이다[그림 5-17]. BCG(bacillus Calmette-Guèrin) 접종과 과거에 완치된 결핵의 과거력이 있는 경우 위양성이 나온

다. 면역체계가 아직 성숙하지 못했거나(예:아동) 정상의 상태가 아닌 경우(예:AIDS, 암)는 양성으로 반응이 나올 만큼의 염증 반응을 유발하지 못할 수도 있다. TB 피부반응 검사의 불확실성 때문에 양성으로 결과가 나온 경우 흉부 X-선과 객담 배양 검사가 시행된다(원발성인지 재감염인지 확인을 위해). CT를 통해 병소를 확인할 수 있는데,

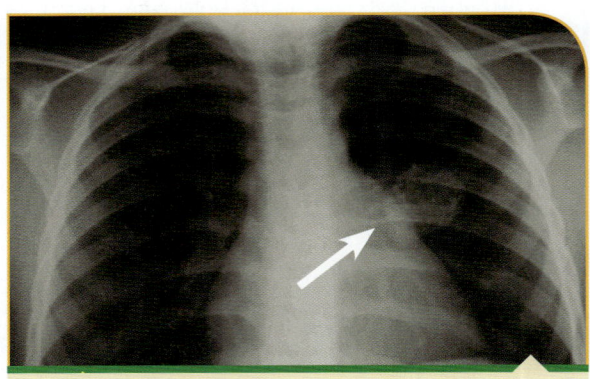

그림 5-18 gohn complex

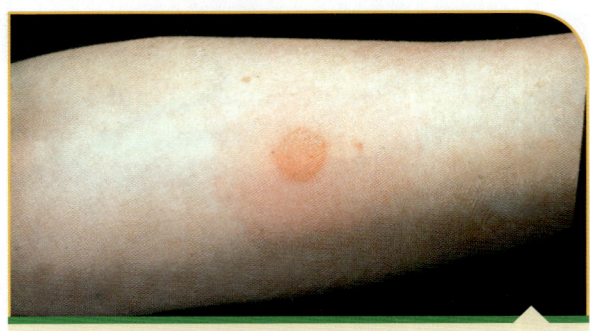

그림 5-19 TB 피부반응 검사 양성

학습요점

결핵 피부반응 검사는 오로지 결핵에 새롭게 노출된 것을 확인하는 데 유용한 선별검사 방법이다. 인체의 면역 체계가 결핵균에 대한 항체를 형성하면 양성으로 나타나는데, 이 면역 반응은 최초 노출 시와 예방접종을 했을 경우 나타난다. 결핵이 치료되더라도 항체가 계속 남아있기 때문에 피부반응 검사에서 양성으로 나오게 된다. 피부반응 검사에서 양성으로 나온 대상자는 흉부 X-선과 객담 배양검사가 정확한 진단을 위해 활용된다. 기억할 것은, 한 번 양성이면 영원히 양성이라는 것이다.

이는 흉부 X-선보다 더 민감하다. 객담의 핵산증폭시험(nucleic acid amplification)을 통해 내성이 생긴 결핵균을 확인할 수 있다.

결핵은 가정에서도 충분히 치료할 수 있지만 제균을 위해 주의가 필요하다. 치료는 평균 6-9개월 정도의 항결핵제를 복용하게 되는데, 내성 방지를 위해 두 개 이상의 약물을 병행하는 복합치료를 한다. 서서히 증식하는 결핵균은 높은 돌연변이율을 지니며 이 돌연변이는 단독 약물 요법 시 발생한다. 결핵은 공중보건에 위해를 초래하므로 항결핵제는 미국 보건 당국에서 무료로 제공된다. 일부 주(state)에서는 치료 불이행이 위법이며 관찰 치료 등이 실패했을 경우 마지막 방법으로 약물 이행을 위해 시설에 수용되기도 한다. 치료 불이행은 결핵 치료에 매우 흔한 문제점으로 이는 치료가 길고 약물의 부작용(예: 오심, 감각이상, 체액의 변색) 때문이다. 처방된 모든 약물 복용의 중요성을 포함하는 대상자 교육이 치료의 성공을 극대화하고 내성을 예방하기 위해 필수적이다. 결핵 전파를 예방하는 방법으로는 호흡기 주의(예: 결핵 방지용 마스크, 기침 시 입을 가리고 사용한 휴지 버리기), 적절한 환기(가택 치료 시), 음압 시설에 대상자 격리(입원 시) 및 BCG 예방접종(개발도상국에서 주로 이용)이 있다.

폐쇄성 질환

■ 천식

천식(asthma)은 만성 폐질환으로 간헐적이고 가역적인 기도 폐쇄를 초래하며 급성 기도 감염, 기관지 수축 및 경련, 세기관지 부종 및 점액 생성을 특징으로 한다[그림5-20]. 천식은 미국 아동에게서 가장 흔한 만성 질환으로 천식과 관련된 진단, 입원 및 사망률이 1996년부터 2006년까지 증가(CDC, 2009)하였으며 이는 급격한 도시화와 공해로 인한 것으로 추측된다.

천식은 보통 원인(외인성, 내인성, 야간성, 운동유발성, 약물유발성)과 심각한 정도(경증의 간헐적, 경증의 지속성, 중등증의 지속성, 중증의 지속성)에 따라 구별된다[표 5-4].

외인성 천식(extrinsic asthma)은 IgE 합성 증가 및 기도 염증의 결과로 비만 세포 파괴 및 염증 반응 매개 물질 유리를 초래한다. 외인성 유발인자는 음식, 꽃가루, 먼지, 약물과 같은 알레르겐(allergens)이며, 염증성 매개 물질의 유리는 기관지 수축, 모세혈관 투과성 증대 및 점액 생산을 유발한다. 외인성 천식은 일반적으

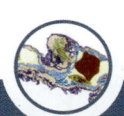

특이적 사례

중증 급성 호흡기 증후군(severe acute respiratory syndrome, SARS)은 비전형적인 폐렴의 양상과 유사한 증상을 보이는 빠르게 퍼져가는 호흡기 질환이다. 중국에서 처음 확인되었으며 유병률은 아시아 국가에서 더 높다. SARS는 코로나바이러스인 SARS-CoV에 의하며, 호흡기 비말을 흡인하거나 접촉에 의해 발생하며, 구강-대변(oral-fecal) 접촉 또한 전파 경로가 될 수 있다. SARS는 높은 이환율과 사망률을 지닌다.

잠복기는 2-7일이며, 첫 단계에는 감기 유사 증상(예: 발열, 오한, 두통, 근육통, 식욕부진, 설사)이 나타나며 3-7일 정도 지속된다. 수일 후에 폐가 손상되면서 마른 기침과 호흡곤란이 나타나고 다음 단계로 진행된다. 간질성 울혈 및 저산소증이 빠르게 진행되고 간 손상 또한 발생한다. 대상자가 3단계로 진행하게 되면 심각하고 때로는 치명적인 호흡 곤란이 발생하게 된다.

진단은 병력 청취, 신체검진, 흉부 X-선을 포함한다. 치료는 산소화 및 호흡 상태를 유지하는 데 초점을 두며, 산소, 기관지 확장제 및 항바이러스제가 치료에 쓰인다. 저산소증이 악화되면 기관 삽관 및 기계 호흡이 필요할 수 있다.

표 5-4. 천식의 중증도 분류

단계/분류*	주간 증상	야간 증상	PEF 또는 FEV_1**	PEF 범위
단계 1: 경증의 간헐적	≤ 주 2회	≤ 주 2회	≥ 80%	< 20%
단계 2: 경증의 지속적	> 주 2회 매일은 아님	> 월 2회	> 80%	20-30%
단계 3: 중등증의 지속적	매일	> 주당 1회	60-80%	> 30%
단계 4: 중증의 지속적	지속적	빈번	≤ 60%	> 30%

* 분류는 치료 전 증상과 폐 기능에 근거하며 가장 심각한 특성이 포함되는 단계에 대상자를 분류함
** 예측기능(prebicted function)의 백분율
PEF=최대호기량(peak expiratory flow(rate))
FEV_1=1초간 노력 호기량(forced expiratory volume in 1 second)

로 아동 및 청소년기에 나타난다. **내인성 천식**(Intrinsic asthma)은 알레르기 반응에 의한 것은 아니며 35세 이후에 주로 나타나고 유발인자는 상기도 감염, 대기 오염, 정서적 스트레스, 연기, 운동 및 차가운 날씨에의 노출 등이 있다. **야간 천식**(nocturnal asthma)은 주로 새벽 3시에서 7시 사이에 나타나며 일주성 리듬과 관련이 있는 것으로 생각되는데 야간에는 코티졸과 에피네프린 수치가 감소하고 히스타민 수치는 증가하는데 이러한 변화로 인해 기관지수축이 일어나게 된다.

운동 유발성 천식(exercise-induced asthma)은 흔하며 운동이 끝나고 10-15분 후에 주로 발생한다. 증상은 1시간 정도 지속되는데, 기도는 운동을 하는 동안 차갑고 건조해지며, 천식 증상은 기도를 가온하고 습화시키는 보상 작용이다. 운동 유발성 천식은 에피소드 후 증상이 없는 불응기(refractory period)가 30분 이내에 시작되어 90분 정도 지속되는데, 이 동안 급격한 운동을 한다고 해도 기관지수축이 거의 일어나지 않는다. 운동선수의 경우 이러한 점을 이용하여 시합 전에 불응기를 인위적으로 유도하기 위하여 격렬하게 준비운동을 한다.

직업성 천식(occupational asthma)은 작업장에서 접하게 되는 물질(예: 플라스틱, 포름알데히드)에 대한 반응으로 발생하는데, 증상은 반복적으로 노출되면서 나타나며 각 노출마다 악화되고 일을 하지 않을 경우(예:주말이나 휴가) 개선된다. **약물 유발성 천식**(drug-induced asthma)은 흔히 아스피린에 의하며 생명에 치명적이다. 반응은 약물 섭취 후 12시간까지 지연된다. 아스피린과 같은 약물은 강력한 기관지수축제인 류코트리엔(leukotriene) 유리를 촉진하는 프로스타글란딘(prostaglandins)의 전환을 막는다.

분류와 상관없이 천식 발작은 기관지 감염에 대한 인체의 반응이다. 급성 천식 발작의 1단계는 일차적으로 기도 경련과 관련이 있으며 기침이 나타난다. 이 단계에서의 염증 반응 매개 물질은 류코트리엔, 히스타민, 인터루킨 등을 포함하며 15분에서 30분 이내에 증상이 최고에 이른다. 2단계는 증상 발현 후 6시간 이내에 최고에 이르며 기도 부종과 점액 생산의 결과이다. 폐포의 과도한 팽창은 공기를 가두고(air trapping), 기관지 경련, 평활근 수축, 염증반응과 점액 생산이 기도를 좁게 만든다. 임상증상은 다음과 같다.

- 천명음
- 숨 가쁨(shortness of breath)

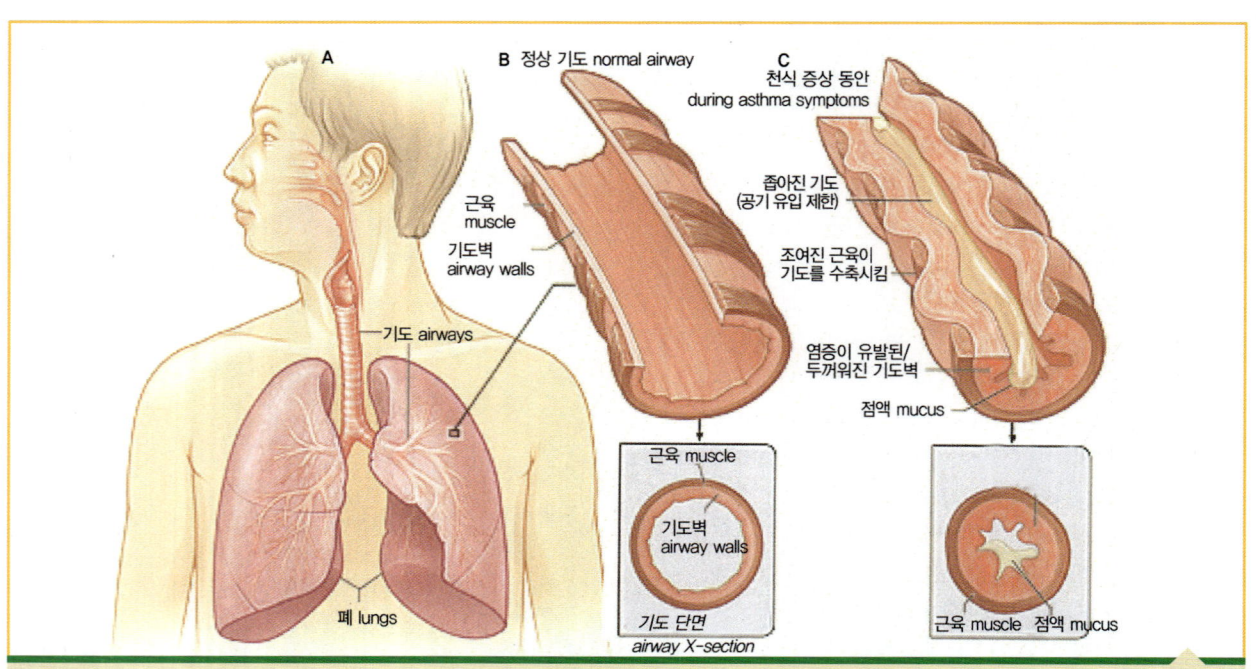

그림 5-20 천식
(a) 폐와 기도의 위치 (b) 정상 기도의 단면 (c) 천식 증상 동안 기도의 단면

- 호흡곤란
- 흉부 조임감
- 기침
- 빈호흡
- 불안

천식 지속 상태(status asthmaticus)는 치명적이고 천식 발작지연으로 일반적인 치료에 반응하지 않는다. 기도를 유지하는 것이 매우 중요하며 기관 삽관과 기계 환기가 필요할 수 있다. 빈호흡으로 인해 이산화탄소를 과도하게 배출함으로써 호흡성 알칼리증과 같은 산염기 불균형이 발생할 수 있다.

진단은 천식을 가진 대상자를 확인하고 그 경과를 추적할 수 있는데, 병력 청취, 신체검진, 폐기능 검사[그림 5-11], ABGs, CBC, 내성 검사(challenge test), 알레르기원 검사를 포함한다.

천식은 완치할 수 있는 것이 아니라 증상을 조절하는 것이기 때문에 적절히 치료되지 않으면 천식 발작으로 인해 가스 교환에 문제가 생겨 사망에 이를 수도 있으며, 치료하지 않고 둔다면 장기간의 천식이 기관지 손상과 반흔을 유발할 수 있다. 치료의 목표는 천식의 발생과 증상을 최소화하는 것이다. 약물 치료는 흡입 및 전신 스테로이드, 기관지확장제, 베타효능제, 네불라이저, 류코트리엔 매개체, 비만세포 안정제, 항콜린성제를 포함한다. 그 외 치료법으로는 다음과 같다.

- 유발물질 피하기
- 환경 정리와 청결유지
- 실내 공기 정화
- 직물 조각에 노출 제한
- 건강한 면역 체계 유지(예:운동, 적절한 영양 섭취)
- 천식 관리 계획[그림 5-21]을 세우고 이를 간병인 모두에게 교육

■ **만성 폐쇄성 폐질환**

만성 폐쇄성 폐질환(chronic obstructive pulmonary disease, COPD)은 비가역적이고 진행성 조직 파괴 및 기도 폐쇄를 특징으로 하는 여러 개의 만성 호흡기 질환군을 말한다. 이 소진성의 질환은 생업에 종사하는 능력과 독립성을 약화시킬 수 있다. 심각한 저산소증(hypoxia)과 과탄산혈증(hypercapnia)은 호흡부전을 초래할 수 있다. 만성 과탄산혈증은 과도한 이산화탄소를 배출하는 것이 아니라 산소 수준을 올리는 것으로 정상적인 호흡 추진력을 변화시킨다[그림 5-12]. COPD는 폐 이상으로 인한 우측 심부전인 폐성심(cor pulmonale)을 초래할 수 있다(4장 참고). COPD를 유발하는 가장 심각한 원인은 흡연이며, 그 외 다른 원인으로는 대기 오염원이나 자극성 화학물질 흡입이 있다. COPD는 질병 초기에는 증상이 없고, 흡연과 관련된 증상과 유사하여 유병률이

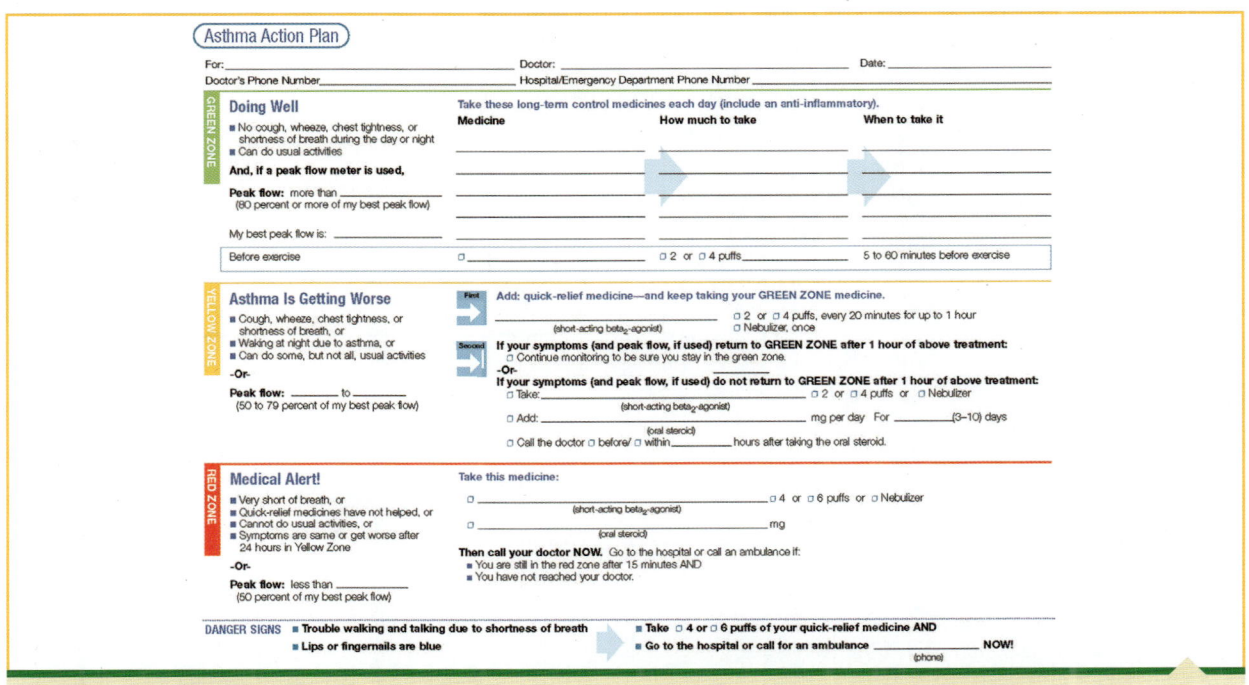

그림 5-21 천식 관리 활동 계획

상대적으로 낮게 평가되고 있다. 증상은 흔히 60세 경에 나타나기 시작하는데, 가족적 소인이 있으며 그리 흔하지 않은 유형인 폐기종(alpha-1 antitrypsin 결핍)에 의한 COPD 만 30-40대 초기에 나타난다. COPD는 흔히 만성 기관지염과 폐기종 중 하나의 질병을 나타내거나 두 가지가 복합[그림 5-22]되어 나타나며, 이 두 가지 질병에 대해서는 지금부터 알아보기로 한다.

■ 만성 기관지염

만성 기관지염(chronic bronchitis)은 기관지의 염증, 가래 섞인 기침, 과도한 점액 생산을 특징으로 하는 폐쇄성 호흡기 질환이다. 만성 기관지염은 급성 기관지염과 달리 반드시 감염에 의한 것만은 아니며 그 증상도 더 오래 지속된다. 앞에서 언급했듯이 흡연이 가장 큰 원인이며, 염증반응으로 인해 점액선(mucous gland)의 과증식 및 부종이 발생하며 과도한 점액 생산, 기관지 수축이 나타나고 자극원에 대한 방어 기전으로 기침이 발생한다. 기도의 저항성은 흡기와 호기 모두에 영향을 미친다. 폐의 방어 기전이 무너지면서(예:섬모 손상, 감소된 식균 작용) 빈번한 호흡기 감염이 나타나고 때로는 호흡 부전도 초래된다.

기도의 저항성은 과소환기, 저산소혈증, 청색증, 과탄산혈증, 혈구과다증, 곤봉형 손가락, 안정 시 호흡곤란을 초래하며 그 외 임상증상은 다음과 같다.

- 천명음
- 부종
- 체중 증가
- 권태감
- 흉통
- 발열

진단은 병력 청취(지속적이고 가래 섞인 기침이 연중 최소 3개월간 2년에 걸쳐 나타남), 신체검진, 흉부 X-선, 폐기능검사[그림 5-11], ABGs, CBC 등이 포함된다. 치료의 목표는 기도의 개방성을 유지하는 것으로 산소 치료(과량의 산소공급은 산소 유도 호흡이 시작되는 기전을 무너뜨리므로 제한된 양의 산소를 공급), 기관지 확장제, 스테로이드, 항생제(세균 감염 존재 시), 체위 배액, 흉부물리요법 및 수분 섭취 증대 등이 있다.

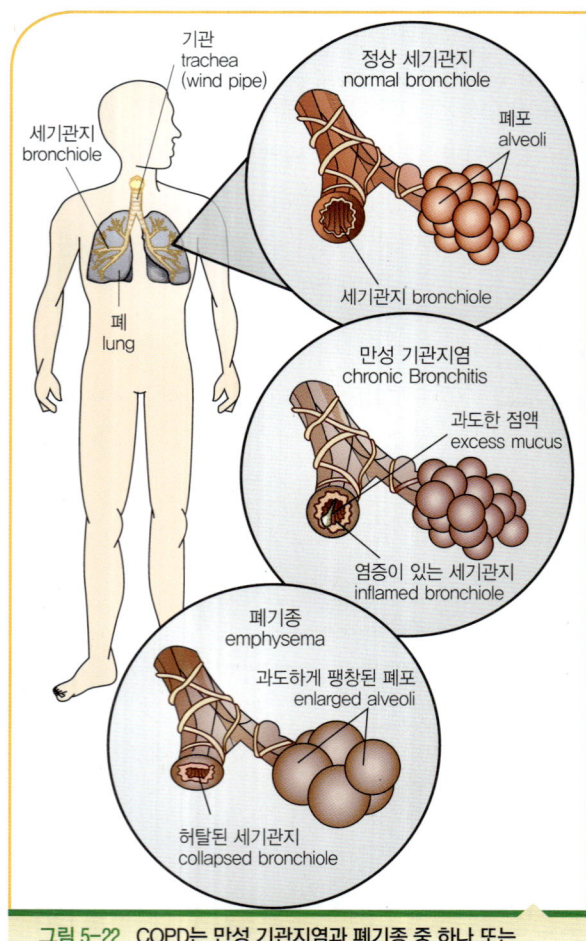

그림 5-22 COPD는 만성 기관지염과 폐기종 중 하나 또는 이 두 가지가 복합되어 나타난다.

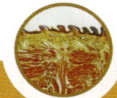

학습요점

만성 기관지염 대상자는 적절한 가스 교환을 유지하기 위한 환기 노력(ventilatory effort) 증가가 불가능하여, 궁극적으로 청색증이 생기게 된다. 이 청색증은 부종과 함께 배가 되어 푸른 훈제 청어(blue bloaters)라는 별명이 생겨났다.

■ 폐기종

폐기종(emphysema)은 폐포벽의 파괴로 인해 영구적으로 폐포가 과도하게 팽창되는 만성 폐쇄성 호흡기 질환이다. 폐 조직은 정상적으로 성장기 및 감염이나 염증과 관련된 회복을 하는 동안 리모델되는데, 이 과정에 관여하는 효소들이 과도한 조직 손상을 예방하지만, 유

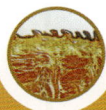

학습요점

폐기종을 가진 대상자는 종종 과도환기를 하여 피부의 색이 분홍빛을 띤다. 헐떡임과 같은 호흡 양상과 더불어 분홍빛의 피부색으로 인해 분홍 복어(pink puffers)라는 별명이 생겨났다.

전적 소인(2% 미만)과 흡연으로 인해 이 효소가 결핍되며, 흡연은 염증을 일으켜 효소의 수치를 변화시켜 구조적 변화를 유발하게 된다. 폐기종은 점진적으로 폐포를 비대하고 크게 벌어진 구멍을 지닌 불규칙적인 주머니 형태로 변하게 하고 혈류로 들어가는 산소를 제한한다. 폐의 탄성 섬유와 계면활성제는 정상적으로 폐포를 개방하고 서서히 쭈그러뜨려 호기 동안 폐에 공기가 차 있도록 하는데 폐포의 탄성 퇴축 상실과 과팽창 기능은 흡기에는 영향을 미치지 않으나 호기 동안 종말 세기관지(terminal branchioles)를 좁게 만들어버린다.

기침은 흔한 증상은 아니며 임상증상은 아래와 같다.
- 운동 시 호흡 곤란
- 호흡음 감소 • 천명음 • 흉부 조임감
- 빈호흡 • 저산소증 • 고탄산혈증
- 활동 불내성(activity intolerance)
- 식욕부진 • 권태감

진단 및 경과의 모니터링은 만성 기관지염과 동일하며, 치료는 입술을 오므린 호흡(pursed lip breathing)과 더불어 만성 기관지염의 치료법과 동일하다. 입술을 오므린 호흡은 호기 저항성을 증가시키고 기도에 압력을 형성하여 폐포의 허탈을 막는다.

■ 낭성 섬유증

낭성 섬유증(cystic fibrosis)은 미국에서 흔한(해마다 약 1,000명이 진단을 받음) 선천적 호흡기 질환으로 출생 시에 나타나며(CDC, 2008), 치명적이고 심각한 폐 손상과 영양 결핍을 초래한다. 낭성 섬유증은 점액, 땀, 침, 소화기 분비물을 생산하는 세포를 변화시킨다. 정상적으로 묽은 상태였던 분비물들이 진해지고 끈적거리게 되어 호흡기에 윤활제 작용을 하는 대신에 기도, 관, 통로를 막아버린다. 유전적 결함은 염소의 세포성 이동에 관여하는 단백질과 관련되며 일곱 번째 염색체에 국한되어 나타나 상염색체 열성(autosomal recessive) 질환으로 대물림된다(1장 참고). 폐와 췌장이 일차적으로 영향을 받지만 그 외 다른 장기도 영향을 받을 수 있다.

기도가 폐쇄되면서 무기폐가 나타나며 이는 영구적인 손상을 초래한다[그림 5-23]. 점액이 정체되면서 세균이 성장하기 좋은 환경을 만들고 감염이 재발하면서 점진적인 폐 손상에 기여하게 된다. 섬유증과 폐쇄가 진전되면서 기관지 확장증과 폐기종 유사 변화가 흔하게 나타나며, 궁극적으로는 폐성심(우심실 부전)이나 호흡 부전이 발생하게 된다. 소화기계에서는 점액이 장을 막아 신생아에게서는 태변성 장폐색증(meconium ileus)을 유발한다. 점액은 췌장을 막아 췌장에서 분비되는 효소의 결핍을 초래하는데, 이러한 소화 효소가 없으면 흡수 장애가 발생하여 영양 결핍이 생기게 되며, 밖으로 분비되지 못한 췌장의 효소는 췌장 조직을 손상시켜 당뇨의 발

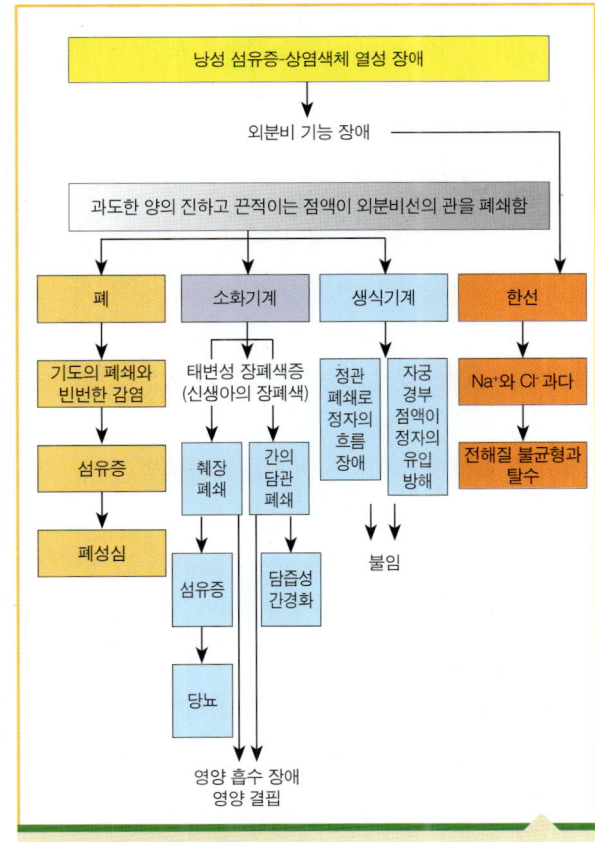

그림 5-23 낭성 섬유증

생을 초래하게 된다. 폐쇄된 담관 또한 영양 흡수 장애와 더불어 간경화 발생 위험을 높인다. 타액선이 유일하게 폐쇄의 영향을 적게 받는 기관이다. 한선은 Nacl의 농도가 높은 땀을 배출하는데, 과도한 손실이 있을 경우(예: 운동, 더운 날씨) 전해질 불균형을 초래한다. 생식기에 발생하는 폐쇄는 남녀에게 모두 불임을 유발한다. 낭성 섬유증의 임상증상은 출생 시 나타나며 일생에 걸쳐 점진적으로 악화된다. 증상은 다음과 같다.

- 태변성 장폐색증
- 소금맛 나는 피부
- 지방변(지방이 함유된 악취가 나는 변)
- 지용성 비타민(A, D, E, K) 결핍
- 만성 기침
- 잦은 호흡기 감염
- 저산소증
- 피로
- 운동 불내성
- 청취 가능한 수포음
- 성장발달 지연

낭성 섬유증의 진단은 가족력이 있을 경우 산전에 실시된다. 땀 분석은 생후 2-3주 경 전해질 이상을 확인하기 위해 시행될 수 있으며, 미국의 일부 주의 경우 신생아 선별 검사에 낭성 섬유증 검사를 포함시키기도 한다. 췌장 내용물 확인을 위해 대변 검사가 시행될 수 있고 폐의 기능을 보기 위해 흉부 X-선, 폐기능 검사, ABGs 등이 시행될 수 있다.

치료는 질환의 특성상 점진적으로 여러 기관을 침범하기 때문에 다각적인 접근과 함께 가족의 적극적인 개입을 포함한다. 치료의 발전으로 인해 낭성 섬유증을 가진 아동의 기대수명이 성인까지 길어졌다.

치료는 다음과 같다.

- 췌장 효소 대체요법
- 담즙 대체 요법
- 균형 잡힌 고단백, 저지방 식이
- 지용성 비타민 대체 요법
- 수분 섭취 증대
- 집중적인 흉부물리요법
- 체위 배액
- 기침 훈련
- 가습
- 기관지확장제
- 규칙적이고 중등도의 운동
- 항생제를 이용한 조기에 적극적인 감염 치료
- 산소 치료
- 심장-폐 이식

■ 폐암

폐암은 원발성 및 이차성 종양 중 세 번째로 흔하게(매년 약 180,000건이 발생) 발생하는 신생물로서(CDC, 2008), 흔히 유방암이나 간암에서 전이되거나 흔치 않지만 폐 자체에서 전이되며, 남녀를 통틀어 가장 치명적인 암으로 사망률이 약 90%에 이른다. 가장 큰 원인은 흡연(80-90%)인데, 담배 연기에는 발암물질과 섬모를 마비시키는 화학물질을 포함하여 4,000개 이상의 화학물질이 들어 있으며 폐암 발병 위험은 흡연 기간 및 담배의 수가 직접적으로 관련이 있다. 간접 흡연 또한 폐암 발생에 상당한 요인으로 작용하는데, 일부 연구에서 직접 흡연보다 더 위험하다는 보고도 있다. 따라서 금연이나 담배 연기에 노출을 피함으로써 점진적으로 폐암 발생 위험을 낮출 수 있다. 그 외 다른 화학물질(예:석면, 타르, 대기오염원)이나 만성 폐질환 또한 폐암 발생 위험을 높인다[그림 5-24].

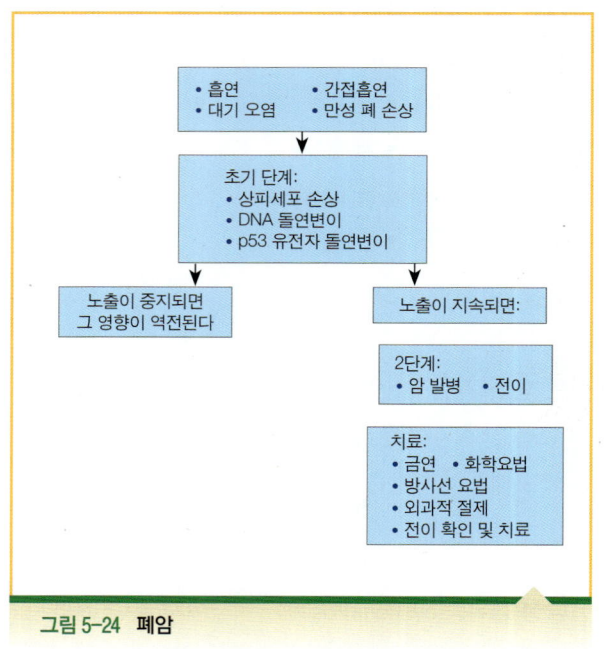

그림 5-24 폐암

폐는 종양 발생 및 성장에 최적의 조건을 제공한다. 발암물질은 기도에 머물면서 세포 손상을 초래한다. 폐에 혈액을 공급하는 수십 개의 혈관이 멀리 폐 외부에서 발생한 암이 폐로의 접근을 가능하게 하고 이 혈관들은 암에게 풍부한 혈액을 공급해준다.

폐암은 소세포성과 비소세포성의 두 가지 유형으로 나뉜다. **소세포암**(small cell carcinoma)은 종종 귀리세포암(oat cell carcinoma)으로 불리며 비소세포암보다 발병률이 상대적으로 낮고 담배를 많이 피는 사람에게 주로 발생한다. **비소세포암**(non-small cell carcinoma)은 기관지원성 암(bronchogenic carcinoma)으로 악성 폐암의 가장 흔한 유형이며, 편평상피암(squamous cell carcinoma), 선암(adenocarci noma), 세기관지폐포암(bronchioalveolar carcinoma) 등의 하부 유형을 가진다. 발암물질에 노출되면 암유전자 DNA의 비가역적인 돌연변이와 함께 종양억제유전자의 비활성화가 진행되고 발암물질에 지속적으로 노출되게 되면 암이 발생하게 된다[그림 5-25].

폐의 종양은 아래와 같은 문제를 일으킨다.

- 기도 폐쇄
- 기침을 유발하고 감염을 일으키는 폐 조직의 염증
- 흉막강에 수분 축적(예:흉막 삼출, 혈흉, 기흉)
- 부종양성증후군(paraneoplastic syndrome)(종양에서 분비되는 호르몬과 관련된 내분비계 기능 장애)

폐암의 증상 발현은 잠행적인데 이는 흡연의 증상과 유사하기 때문이다. 증상은 다음과 같다.

- 지속적인 기침이나 평소의 기침 상태의 변화
- 호흡곤란
- 객혈
- 잦은 호흡기 감염
- 흉통
- 쉰 목소리
- 체중 감소
- 빈혈
- 피로
- 전이가 된 부위에 따른 기타 증상

폐암의 진단은 병력 청취, 신체검진, 흉부 X-선, CT, MRI, 기관지 내시경, 객담 검사, 생검, 양전자방출단층촬영술(PET), 뼈 스캔, 폐기능 검사 등이 있으며 치료는 암의 단계에 따라 화학요법, 수술, 방사선 요법 등의 일반적인 항암 치료를 준수한다[표 5-5, 5-6]. 치료는 일

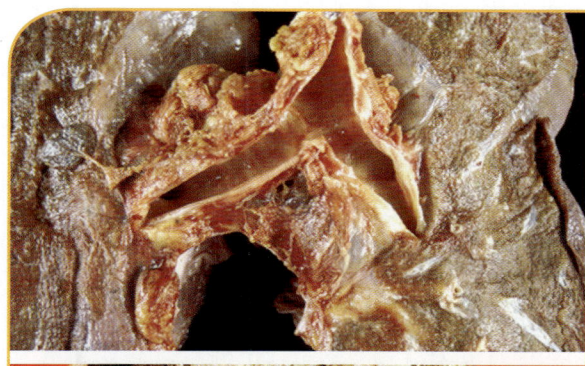
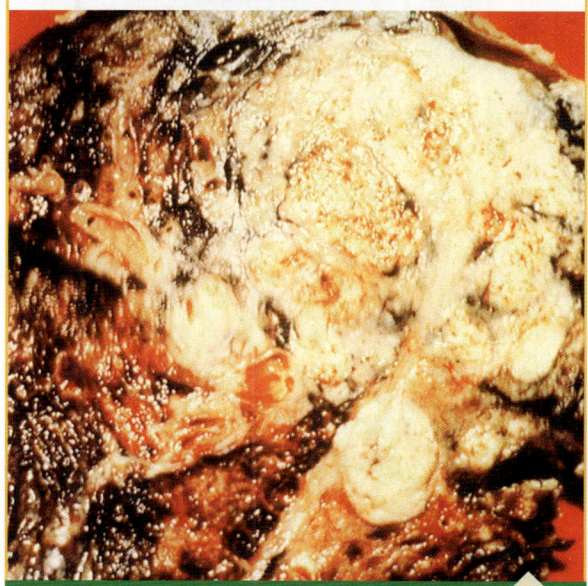

그림 5-25 정상 폐(위)와 폐암(아래)

표 5-5. 비소세포성 폐암의 단계와 치료

단계	양상	일반적인 치료
stage I	폐 조직 하부까지 암이 침범했지만 림프절로 퍼지지 않은 상태	수술
stage II	주변 림프절이나 흉벽까지 암이 퍼진 상태	수술, 방사선 치료, 화학 요법
stage III A	암이 폐에서 흉부 중앙의 림프절로 퍼진 상태	화학요법과 방사선 치료의 병행 때로는 치료 결과에 따른 수술
stage III B	흉곽 내 기관인 심장, 혈관, 기관, 식도 등에 국소적으로 암이 퍼진 상태, 또는 쇄골 주변 림프절이나 흉곽 내부의 폐를 둘러싼 조직(흉막)으로 암이 퍼진 상태	화학요법, 때로는 방사선 치료
stage IV	간, 뼈, 뇌 등 인체의 다른 부위로 암이 퍼진 상태	화학요법, 표적 약물 요법(targeted drug therapy), 임상 시험, 완화 치료

표 5-6. 소세포성 폐암의 단계와 치료

단계	양상	일반적인 치료
국소적	한쪽 폐 및 그 폐의 인접 림프절에 국한	화학요법과 방사선 치료 병행, 때로는 수술
광범위	한쪽 폐와 그 주변 림프절 외에 양쪽 폐 및 멀리 떨어진 림프절이나 다른 장기에 암이 퍼진 상태	화학요법, 임상시험, 완화 치료

반적으로 완화요법인데 그 이유는 폐암이 치료에 잘 듣지 않기 때문이다. 그 외 최적의 호흡 기능 유지를 위한 산소 요법, 기관지 확장제, 항생제(세균 감염 존재시) 등이 있다.

억제성 질환

▪ 무기폐

무기폐(Atelectasis)는 폐포의 불완전한 팽창 또는 허탈을 일컫는 것으로 폐포의 벽이 서로 들러붙었을 때 발생하며, 원인은 다음과 같다.

- 계면활성제(폐포의 내부를 덮고 있는 지단백으로 호기 말에 폐포가 개방되도록 함) 결핍
- 기관지 폐쇄
- 폐 조직 압박(예:암, 기흉, 흉막 삼출)
- 표면 장력 증가(예:폐부종)
- 폐 섬유증(예:폐기종)

폐포에서 공기가 빠지게 되면 건포도처럼 쪼글쪼글해지게 되고 환기의 문제가 발생하면서 결국 폐 전체의 혈류에 장애를 일으키게 되는데, 비효과적인 환기와 관류는 결국 가스 교환에 문제를 일으키게 된다. 수술과 부동은 이러한 이유로 무기폐 발생 위험을 높인다. 무기폐는 작거나 넓은 영역에서 발생할 수 있는데, 작은 부위만 무기폐가 생겼다면 이산화탄소 수치를 조절하기 위해 호흡률이 증가할 것이고 넓은 부위에 생겼다면 더 심각한 증상이 나타날 수 있을 것이다. 폐포가 신속하게 재팽창되지 않는다면 괴사, 감염(예:폐렴), 영구적인 폐 손상이 일어날 수 있다.

무기폐의 임상증상은 환기 및 관류 장애로 인하며 그 증상은 다음과 같다.

- 감소된 호흡음
- 호흡 곤란
- 빈호흡
- 비대칭적인 흉곽 움직임
- 불안
- 안절부절못함
- 기관 편위
- 빈맥

진단은 병력 청취, 신체검진, 흉부 X-선, CT, 기관지 내시경, ABGs, CBC 등을 포함하며 치료는 기저 원인을 교정(예:항생제 치료, 흉막천자)하고 폐포를 재팽창시키는 데 초점을 둔다. 폐활량계(incentive spirometer, 환기를 증진시키는 기구)는 폐를 재팽창시키는 데 효과적이다. 더 심각할 경우, 지속적 양압 호흡(continuous positive airway pressure)이나 기관 삽관이 환기 보조를 위해 필요할 수 있다. 무기폐는 1-2시간마다 운동(예: 몸을 돌리기, 걷기), 기침, 심호흡(예: 폐활량계)을 통해 예방할 수 있으며 통증 관리와 수술 후 절개 부위 지지는 이러한 운동을 효과적으로 할 수 있게 한다.

▪ 흉막 삼출

흉막 삼출(pleural effusion)은 흉막강에 과도하게 액체가 축적된 상태로, 보통 매우 적은 양의 액체가 흉막강에 존재하는데, 이 액체는 지속적으로 움직이는 폐에 윤활제 역할을 하며 림프를 통해 배출된다. 이는 과도한 액체가 폐를 압박하여 흡기 동안 팽창을 억제하게 된다. 삼출은 그 양상이 매우 다양하고 양측 폐 또는 한쪽 폐에 영향을 미칠 수 있다. 삼출을 형성하기 위해 축적된 액체는 감염으로 인한 삼출액(exudate), 증가된 정수압으로 인한 여출액(transudate), 외상으로 인한 혈액, 감염으로 인한 농 등이 있을 수 있다. 삼출의 결과는 유형, 위치, 양 및 축적 비율에 따라 달라진다. 다량의 액체는 흉막을 분리시켜 흡기 동안 서로 달라붙는 것을 방해하여[그림 5-26, 5-27] 폐가 완전하게 팽창되는 것을 저해하며 이로 인해 무기폐나 기흉이 발생할 수 있다. 다량의 삼출은 또한 하대정맥과 심장을 압박하여 정맥 귀환과 심장 충만을 방해한다.

흉막염(pleurisy, pleuritis)은 흉막 삼출 전후로 나타나거나 삼출과 상관없이 나타나며, 흉막이 부풀고 불규칙한 조직을 초래하는 흉막의 염증을 일컫는다. 이 염증은

종종 폐렴과 관련이 있으며 흉막의 마찰을 유발한다.

흉막 삼출의 임상증상은 다음과 같다.

- 호흡곤란
- 흉통(보통 날카로운 통증이며 흡기 시 악화됨)
- 빈호흡
- 기관 편위(건측으로)
- 환부의 폐음 소실
- 환부의 타진 시 탁음
- 빈맥
- 흉막 마찰음(흉막염)

흉막 삼출의 진단은 병력 청취, 신체검진, 흉부 X-선, CT, ABGs, CBC, 흉막액 검사를 위한 흉강천자가 있으며, 치료는 기저 원인의 제거에 초점을 두지만 원인과 상관없이 폐의 완전한 팽창을 위해 흉강천자, 흉광배액 등 흉막액을 제거하고 항생제를 투여한다.

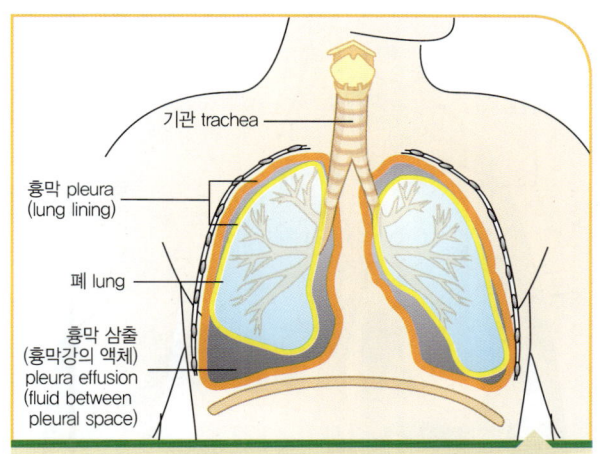

그림 5-26 흉막 삼출은 폐 주위를 따라 액체가 축적되는 것이다.

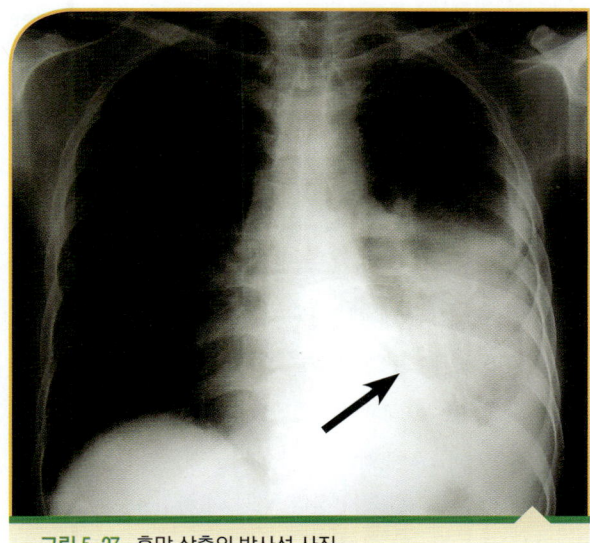

그림 5-27 흉막 삼출의 방사선 사진

■ 기흉

기흉(pneumothorax)은 흉막강에 공기나 가스가 차는 것으로 두 개의 흉막이 서로 떨어져 있는 상태로 폐가 완전 또는 부분적으로 허탈되며 이로 인해 무기폐가 생길 수 있다[그림 5-28]. 기흉의 크기가 작을 경우에는 증상이 경미하고 자연 치유가 될 수도 있지만 크기가 클 경우에는 일반적으로 공기를 제거하고 폐의 음압을 다시 회복하기 위해 매우 적극적인 치료를 필요로 하게 된다. 기흉의 위험 요인으로는 흡연, 큰 키, 폐 질환이나 기흉의 과거력 등이 있다.

기흉은 원인에 따라 여러 유형이 있다. **자연 기흉**(spontaneous pneumothorax)은 내부 기도의 개구부로부터 공기가 흉막강으로 유입되었을 때 발생한다. 원발성 자연 기흉은 블렙(bleb)이라고 불리는 작은 기포가 폐가 파열된 부위에 있을 경우에 발생한다. 블렙은 약한 폐조직에서 발생하며 스쿠버다이빙, 비행, 등산이나 매우 시끄러운 음악을 들을 때 등 기압의 변화에 의해 파열된다. 때로 마리화나를 피울 때 발생하는데, 이는 마리화나 연기를 폐로 깊게 들이마시기 위해 흡기를 길게 하고 호기 시 입술을 부분적으로 오므려 내뱉기 때문이다. 가장 흔하게는 특별한 이유없이 블렙이 파열되지만 유전적 요인이 관여하기도 한다. 원발성 자연 기흉은

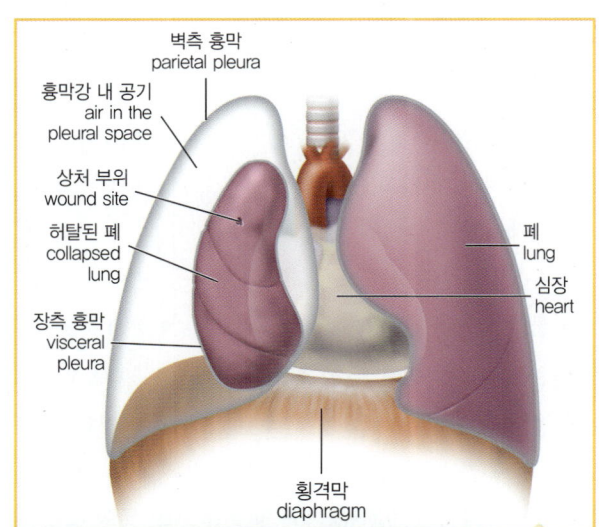

그림 5-28 기흉은 장측 흉막과 벽측 흉막 사이의 흉막강으로 공기가 새어 발생하며 공기가 흉막강에 차게 되면서 폐는 허탈되고 이 두 개의 막은 더는 서로 맞닿을 수 없게 된다.

증상이 보통 경미한데, 그 이유는 허탈된 폐의 부위에서 발생하는 압력으로 인해 블렙이 허탈되기 때문이다. 이차성 자연 기흉은 폐에 질환(예: 폐기종, 폐렴, 낭성 섬유증, 폐암)이 있는 경우에 발생하며, 이 경우 기흉은 약해진 병든 폐 조직이 원인이다. 이차성 자연 기흉은 병든 조직이 큰 개구부를 형성하여 더 많은 공기가 흉막강에 유입되기 때문에 더욱 심각하고 때로 치명적일 수 있다. 또한 폐 질환이 있는 경우 폐의 예비량(lung reserves)을 감소시켜 폐 기능의 저하를 가져와 더 심각해질 수 있다. **외상성 기흉**(traumatic pneumothorax)은 흉부의 둔상(예: 자동차 에어백 작동)이나 관통상(칼이나 총)으로 인해 발생하는데, 이러한 손상은 의도하지 않게 흉관 삽관, 심폐소생술, 폐나 간의 생검 등 의학적 시술 동안에도 발생할 수 있다. **긴장성 기흉**(tension pneumothorax)은 가장 심각한 유형의 기흉으로 흉막강의 압력이 대기압보다 더 클 때 발생한다. 압력 증가는 흉막강 내에 갇힌 공기나 기계 양압 호흡으로 인해 유입된 공기 때문이며, 이 공기로 인해 환측의 폐가 완전히 허탈되어 심장은 손상되지 않은 폐 쪽으로 편위되고(종격동 편위) 건측 폐와 심장을 압박하게 된다[그림 5-29]. 긴장성 기흉은 빠르게 진행되며 즉각적으로 치료받지 않으면 치명적일 수 있다.

기흉의 유형에 따라 임상증상의 중증도는 다양하며, 임상증상은 아래와 같다.

- 손상된 폐의 급작스런 흉통
- 흉부 조임감
- 호흡 곤란
- 빈호흡
- 손상되지 폐의 호흡음 감소
- 비대칭적 흉곽 움직임
- 손상받지 않은 쪽으로의 기관과 종격동 편위
- 불안
- 빈맥
- 저혈압
- 창백

기흉의 진단방법은 병력 청취, 신체검진, 흉부 X-선, CT, ABGs를 포함하며, 치료는 보통 폐의 완전한 팽창을 위해 공기 제거와 음압 회복에 초점을 두며, 흉강천자, 흉부배액 및 흡인(액체 제거 및 음압 회복) 등의 방법을 이용한다.

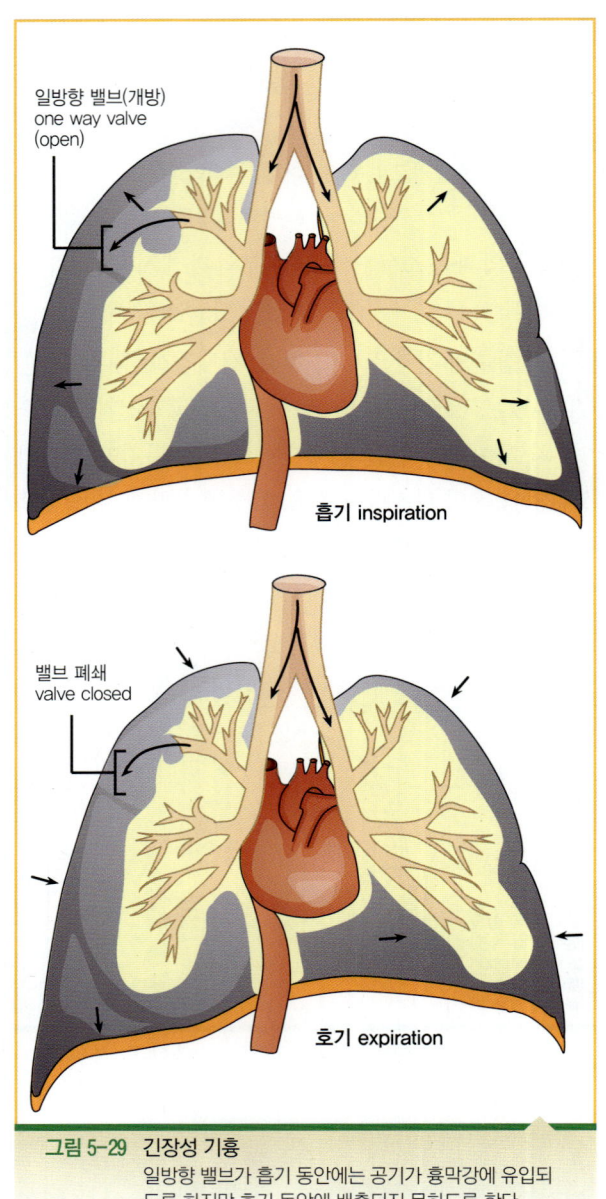

그림 5-29 긴장성 기흉
일방향 밸브가 흡기 동안에는 공기가 흉막강에 유입되도록 하지만 호기 동안에 배출되지 못하도록 한다.

급성호흡곤란증후군

급성호흡곤란증후군(acute respiratory distress syndrome, ARDS)은 폐포에 수분이 축적되면서 발생하는 급작스런 호흡계 부전을 말하며, shock lung, wet lung, stiff lung 등의 다양한 이름으로 불린다. 쇼크의 지연, 화상, 흡인(aspiration), 연기 흡인(inhalation) 등의 다양한 상태가 ARDS를 촉발시키는데, 심인성이 아닌 전신성(예:외상, 패혈증, 췌장염, 약물 과용) 또는 폐성(예:불법 마약이나 독성 가스의 흡인(inhalation), 익사, 지방 색전증)

으로 인한 급성 저산소증의 증상을 보인다. ARDS는 종종 전신 염증 반응 후 90분 이내나 폐 손상 후 48시간 이내에 급격하게 발생하며, 많은 경우 치명적이다. ARDS에서 생존한 사람은 충분히 회복되지만 폐 기능을 완전히 회복하려면 1년 정도 소요된다.

폐포 및 모세혈관의 막 손상은 화학 염증 매개물질의 유리를 일으키며 이 매개물질은 모세혈관 투과성을 증가시켜 수분과 단백질이 폐포에 축적되게 하고 계면활성제를 생산하는 세포를 손상시켜 가스 교환 감소, 폐 혈류 감소, 폐 확장 제한을 초래한다[그림 5-30, 5-31]. 무기폐의 확산과 폐활량 저하가 뒤따르며 폐의 손상은 중성구가 손상부위로 이동하여 단백질 분해효소와 그 외 매개물질을 분비하면서 점진적으로 이루어진다. 유리막은 조직의 얇은 층으로 폐포에서 형성되며 폐포를 딱딱하게 만든다. 또한 증가된 혈소판 응집은 미세색전의 형성을 초래하여 환자가 생존했을 경우 산재한 괴사와 섬유증이 폐 전반에 걸쳐 관찰된다. ARDS는 심각한 상황으로 아래의 합병증을 유발할 수 있다.

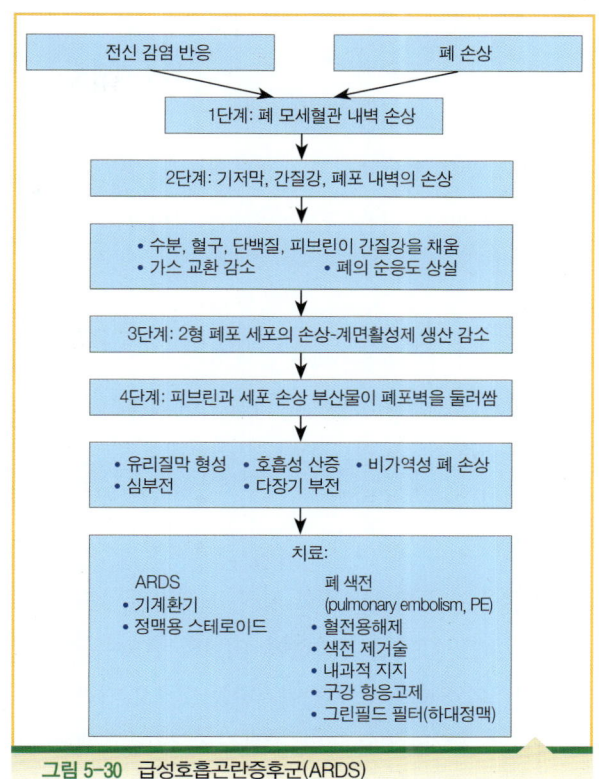

그림 5-30 급성호흡곤란증후군(ARDS)

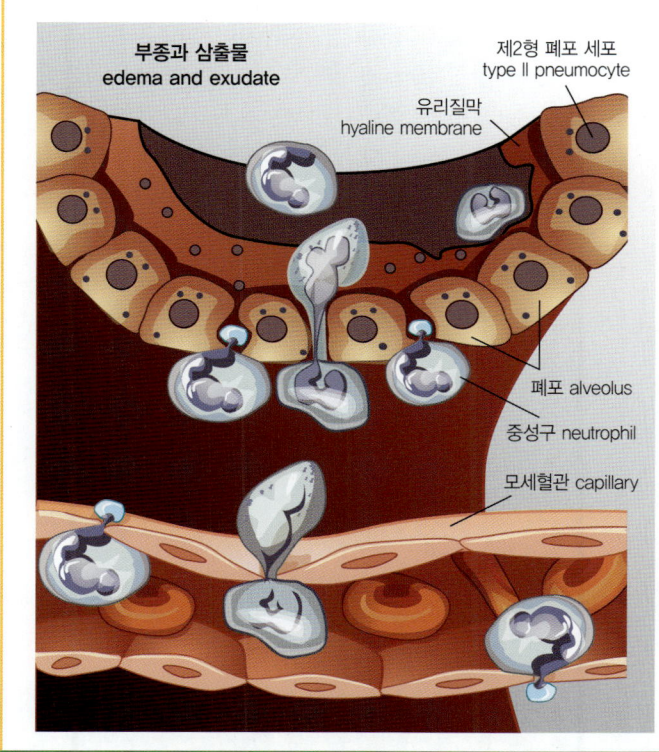

그림 5-31 급성호흡곤란증후군(ARDS)

성인호흡곤란증후군(adult respiratory distress syndrome, ARDS):

ARDS는 제 1형 폐포세포가 광범위한 폐포 손상의 결과로 죽는다.

단백질성의 삼출물과 세포 파괴물로 구성된 유리질막이 형성된 후 폐포 내 부종이 발생한다.

급성기에 폐가 현저하게 울혈되고 무거워진다.

제 2형 폐포세포가 폐포 표면을 뒤덮기 위해 증식한다.

간질의 감염이 특징적으로 나타난다.

병소는 완전히 치유되거나 간질 섬유증으로 진전된다.

- 호흡 부전
- 호흡성 및 대사성 산증
- 폐 섬유증
- 기흉
- 세균 감염
- 폐 기능 감소
- 근 소모
- 기억, 인지, 정서적 문제

ARDS의 임상증상은 급작스럽게 발현되며 증상은 다음과 같다.
- 호흡 곤란
- 부속근의 사용을 동반하는 얕은 호흡
- 수포음
- 거품이 든 가래 섞인 기침
- 저산소증
- 청색증
- 발열
- 저혈압
- 빈맥
- 안절부절못함
- 혼돈
- 기면
- 불안

ARDS의 진단 절차는 병력 청취, 신체검진, ABGs, 흉부 X-선, CT, CBC를 포함하며, 치료의 주요 목표는 적절한 산소화와 호흡 상태를 유지하는 것으로 기관 내 삽관 및 기계 환기, 산소 요법, 스테로이드, 항생제(세균성 감염이 있을 때), 색전의 예방 및 치료(색전제거술, 항응고제, 항혈소판제) 등이 있다.

■ 급성호흡부전

급성호흡부전(acute respiratory failure, ARF)은 심각하고 치명적인 상태로 다양한 폐 질환의 결과로 나타난다. 정상인의 경우 산소는 80-100mmHg이며 이산화탄소는 35-45mmHg이지만, 급성 호흡 부전에서는 산소가 위험수준으로 낮아지거나(50mmHg 미만) 이산화탄소가 위험수준으로 높아진다(50mmHg 이상). 낮은 산소 수준으로는 인체 대사에 필요한 요구량을 충족시킬 수 없어 신경계가 빠르게 영향을 받는다. 급성 호흡 부전에서 대상자의 상태가 악화됨에 따라 산소와 이산화탄소가 점진적으로 변하게 되는데, 호흡성 산증이 이산화탄소가 상승하면서 나타난다(6장 참고). 저산소증과 산증은 반사성 폐혈관 수축(reflex pulmonary vasoconstriction)을 촉진시켜 가스 교환을 더 악화시키고 심장 부하를 증가시킨다. 산소 결핍에 대한 심장의 보상이 이루어지지 않으면 심정지를 초래하게 되며 이러한 상태가 지속되면 호흡계의 모든 활동이 멈추면서 호흡 정지가 발생할 수 있다.

임상증상은 보통 명확하며 가스 교환의 장애로 인해 발생하는데, 다음과 같다.
- 얕은 호흡
- 두통
- 빈맥
- 부정맥
- 기면
- 혼돈

급성호흡부전의 진단은 병력 청취, 신체검진, ABGs, 흉부 X-선, CBC를 포함하며, 치료는 원인을 제거하고 적절한 호흡 상태를 유지하는 데 초점을 둔다. 치료는 산소 요법, 기관내삽관 및 기계 환기, 기관지 확장제, 항생제(세균 감염이 있을 때), 스테로이드, 색전 관리(색전제거술, 항응고제)가 있다. 보통 심정지로 인해 심장 지지(심폐소생술, 교감신경흥분제, 강심제)가 불가피하다.

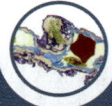

임상 사례

Emma는 7살 소녀로 심각한 호흡 곤란으로 중환자실에 입원하였다. 부모는 Emma가 3일 전 발열, 근육통, 콧물 등이 있어 소아과 의사에게 데려갔는데, H1N1을 진단받았고 항바이러스제 처방 및 발열 관리와 수화에 대한 의사의 지시가 있었다. 부모에 의하면 24시간 전에 Emma는 열이 거의 없고 많이 마시며 놀기 시작하는 등 호전되고 있었다. 갑자기 Emma의 증세가 악화되어 부모가 Emma를 응급실로 데려왔는데, 부모는 수 시간 내에 Emma의 호흡이 더 힘들어지고 열이 치솟으며 기침이 시작되었다고 진술하였다. 응급실 의료진은 ARDS로 급격하게 진전되고 있는 이차성 세균성 폐렴으로 진단을 내렸다.

응급실에서 Emma는 기관내삽관 및 기계환기를 시행하고 기관지 확장제와 정맥용 항생제 주입을 시작하였다. 중환자실에 입원하자마자 상태는 안정되었지만 여전히 병약했다.

아래는 최근 검사결과이다.
- ABG : pH 7.32, PaO_2 72mmHg, $PaCO$ 48mmHg, HCO_3 23mmHg
- CBC : 백혈구 16,000mm³, 중성구 8,000mm³

1. Emma를 위해 수행되어야 할 우선적인 간호중재는?
2. 대상자의 상태 변화를 단순 독감에서부터 생명에 위협적인 ARDS 순으로 기술하시오.
3. 검사 결과에서 중요한 정보는?
4. 대상자의 예후가 어떠리라 생각하는가? 근거를 제시하시오.
5. 기대되는 치료법은?

요약

호흡계는 세포 대사에 필요한 산소를 공급하고 대사 부산물인 이산화탄소를 배출하는 데 중요한 역할을 한다. 이러한 생명에 직접적으로 관련되는 기능으로 인해 호흡기 장애는 인체 전반에 걸쳐 광범위하고 파괴적인 문제를 일으킬 수 있다. 종종 의료팀은 호흡기 질환으로 인한 부정적 결과를 막기 위해 질병을 확인하고 이를 치료하기에 시간이 부족하다. 또한 많은 호흡기 질환이 예방가능하기 때문에 위험군을 파악하고 예방책을 수행함으로써 질병의 심각성을 약화시키고 질병의 악화를 막을 수도 있다. 예방, 조기 발견 및 즉각적인 치료는 호흡기 질환으로 고통을 받는 대상자의 예후를 개선할 수 있을 것이며, 간호사는 이런 측면에서 대상자의 건강에 긍정적으로 영향을 미칠 수 있는 위치에 있다.

사례연구 풀이

1. 산소 요법과 기계환기를 통한 호흡 치료를 유지하고 산소 소모를 예방하기 위해 불안을 경감(예:진정제 투여, 자극원 제거, 일관된 간병인)시킨다.

2. 바이러스 감염이 기도의 점막을 손상시켜 세균이 침범할 수 있는 계기가 되었다. 면역 체계가 바이러스 및 세균 감염에 대하여 광범위하고 심각하게 반응하여 폐포에 수분이 축적되고 이것이 ARDS를 촉발시켰다.

3. 검사 결과에서 중요한 정보는 다음과 같다.
   - ABG에 의하면 호흡성 산증(pH가 낮고 $PaCO$가 높다)이 있으며, 이는 ARDS로 인해 가스 교환이 감소되어 발생한 것이다.
   - 호흡성 산증은 HCO_3가 정상 범위에 있기 때문에 보상되지 않았다.
   - ABGs상 저산소혈증이며(PaO_2가 낮음), 이것도 가스 교환 장애로 인한 것이다.
   - CBC상 현저한 감염이 있다(백혈구와 중성구 수치가 높다. 3장 참고).

4. 회복까지는 장시간이 걸리겠지만 나이, 조기 치료 및 과거 특이 병력이 없는 것을 고려할 때 생존할 것이다.

5. 치료는 다음과 같다.
   - 지속적인 산소 및 호흡지지
   - 지속적인 정맥용 항생제
   - 혈전 방지(예:체위 변경, 수동적 관절운동(range of motion), 항응고제, 항혈소판제)
   - 대상자 및 부모에 대한 정서적 지지
   - 상태의 지속에 따라 가능한 물리 치료

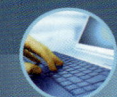

참고문헌

Chiras, D. (2008). *Human biology* (6th ed.). Sudbury, MA: Jones and Bartlett.

Elling, B., Elling, K., & Rothenberg, M. (2004). *Anatomy and physiology.* Sudbury, MA: Jones and Bartlett.

Gould, B. (2006). *Pathophysiology for the health professions* (3rd ed.). Philadelphia, PA: Elsevier.

Madara, B., & Pomarico-Denino, V. (2008). *Pathophysiology* (2nd ed.). Sudbury, MA: Jones and Bartlett.

Professional guide to pathophysiology (2nd ed.). (2007). Philadelphia, PA: Lippincott Williams & Wilkins.

Resources

www.the-abg-site.com
www.cancer.gov
www.cancer.org
www.cdc.gov
www.cff.org
www.lungusa.org
www.medlineplus.gov
www.nih.gov

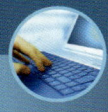

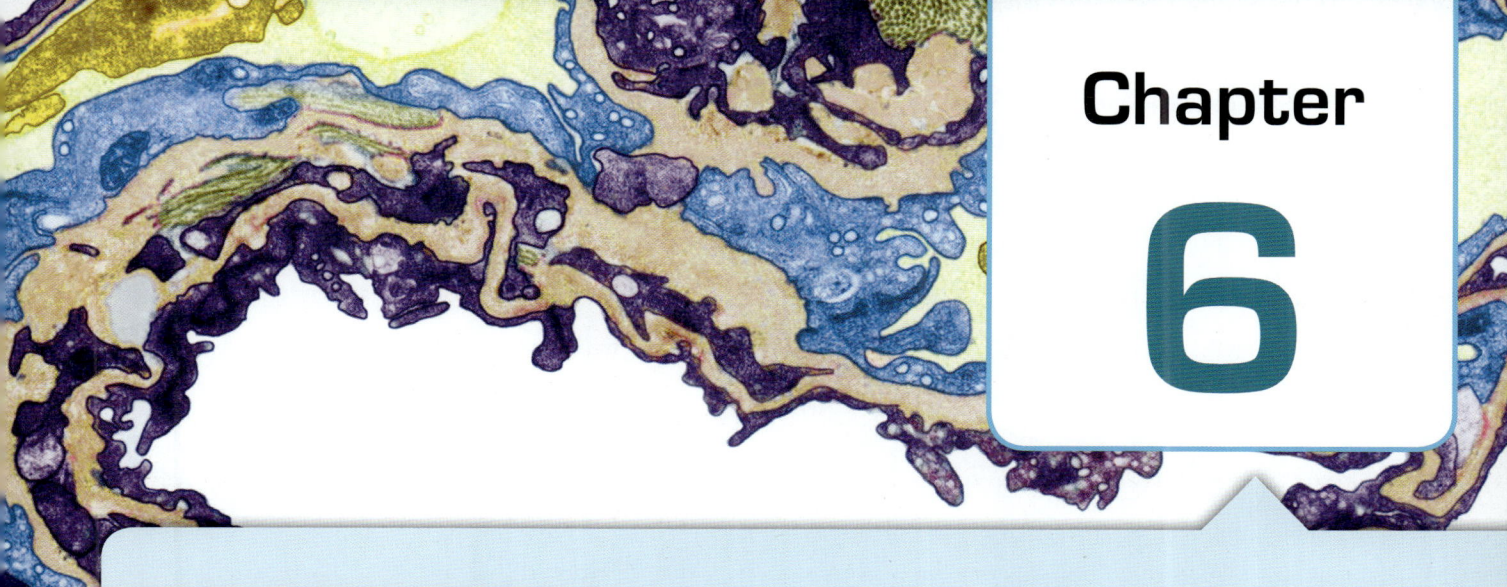

Chapter 6

수분, 전해질, 산-염기 항상성
Fluid, Electrolyte, and Acid-Base Homeostasis

학습목표

- 체액의 분포와 이동에 대하여 설명할 수 있다.
- 체액 불균형 장애를 비교하여 설명할 수 있다.
- 정상적인 신체의 전해질 기능에 대하여 설명할 수 있다.
- 전해질 장애를 비교하여 설명할 수 있다.
- 정상 산도 조절에 대하여 설명할 수 있다.
- 산-염기 장애를 비교하여 설명할 수 있다.
- 동맥혈 가스를 분석할 수 있다.

주요 용어

간질 interstitial
갈증 기전 thirst mechanism
고나트륨혈증 hypernatremia
고마그네슘혈증 hypermagnesemia
고염소혈증 hyperchloremia
고인산혈증 hyperphosphatemia
고장액 hypertonic solution
고칼륨혈증 hyperkalemia
고칼슘혈증 hypercalcemia
나트륨 sodium
단백질 체계 protein system
대사성 산증 metabolic acidosis
대사성 염기증 metabolic alkalosis
동맥혈 가스 artrial blood gas (ABG)
등장액 isotonic solution
마그네슘 magnesium
미보상 uncompensated

보스텍 사인 Chevostek's sign
부분 보상 partially compensated
부종 edema
비휘발성 산 nonvolatile acid
산도 pH
삼투압 농도 osmolarity
세포간 transcelluar
세포내액 intracellular fluid
세포외액 extracelluar fluid
수분 중독 water intoxication
심방성 나트륨이뇨 펩티드 arterial natriuretic peptide
알도스테론 aldosterone
양이온 cation
염화물 chloride
완전 보상 fully compensated
음이온 anion
음이온 차 anion gap
인 phosphorus

인산체계 phosphate system
장력 tonicity
재분극 repolarization
저나트륨혈증 hyponatremia
저마그네슘혈증 hypomagnesemia
저염소혈증 hypochloremia
저인산혈증 hypophosphatemia
저장액 hypotonic solution
저칼륨혈증 hypokalemia
저칼슘혈증 hypocalcemia
전신부종 anasarca
제 3공간 third spacing
중탄산염-탄산 체계 bicarbonate-carbonic acid system
체액 용적 과다 fluid volume excess
체액 용적 부족 fluid volume deficit
체액결핍 fluid deficit
체액과다 fluid excess

칼륨 potassium
칼슘 calcium
탈분극 depolarization
탈수 dehydraion
트루소 사인 Trousseu's sign
항이뇨 호르몬 antidiuretic hormone(ADH)
혈관내 intravascular
혈량과다증 hypervolemia
혈량과소증 hypovolemia
혈색소 체계 hemoglobin system
호흡성 산증 respiratory acidosis
호흡성 염기증 respiratory alkalosis
휘발성 가스 volatile gas
휘발성 산 volatile acid

신체는 일정한 상태를 유지하려고 한다. 즉, 항상성을 유지하는 것이다. 체액, 전해질, 그리고 산도는 항상성(homeostasis)을 유지하는 데 상당히 중요한 역할을 한다. 체액은 다양한 신체 구획에 분포되어 평형을 유지시키기 위해 구역 사이를 이동한다. 전해질은 세포기능에 필수적인 요소이며, 수액과 함께 안정성을 유지하는 데 작용을 한다. 산-염기 균형은 건강에 있어 매우 중요하며, 복잡한 완충체계를 통하여 얻을 수 있다. 체액, 전해질 그리고 산도는 이 중 한 개라도 불균형 상태에 있을 때 다른 두 가지에 불균형을 초래할 수 있는 역동적인 관계이다. 뿐만 아니라 불균형이 발생했을 때 보상하기 하기 위한 기능으로서 작용할 수도 있다. 항상성을 유지하기 위한 보상기능이 제대로 기능하지 못할 때 많은 신체의 기능들은 장애가 생기고, 심각한 결과들이 초래될 수 있으며, 안정을 찾기 위한 의학적인 중재가 요구된다.

체액 균형

■ 분포

체액은 물과 용질로 구성되어 있다. 물은 대사 반응과 다양한 과정들이 발생되는 매개체이다. 물은 영양소를 세포 안으로 운반하고 부산물을 세포 밖으로 이동시키며 소화분비 효소와 혈액세포를 신체 곳곳으로 이동시킨다. 또한 체액은 신체 부분의 이동을 용이하게 한다(예, 관절, 폐, 심장). 체액은 **세포내액**(intracellular fluid)과 **세포외액**(extracellular fluid)으로 구분된다. 세포외액은 세포 사이의 **간질액**(interstitial)과 **혈관내**(intravascular)의 혈장으로 구분된다. 세포막은 세포 내에서 물과 물질의 장벽으로서의 기능을 한다. 세 번째 구획의 체액은 **세포간구획**(transcellular compartment)이다. 이 구획에는 다음과 같은 것이 포함된다.

- 뇌척수액
- 관절강, 림프계, 눈, 위장관의 체액
- 복막, 흉막, 심막강내 체액

세포내액은 체액의 약 2/3를 차지하며, 칼륨, 마그네슘, 인, 단백질이 풍부하다. 나머지 1/3의 체액은 세포외액이다. 세포외액의 80%가 간질액, 20%가 혈관내 혈장으로 분포되어 있다. 세포외액는 나트륨, 염소, 중탄산염이 풍부하다. 혈액(혈청) 전해질 검사는 혈관 내 분포한 전해질만 검사할 수 있으며 세포간액(체강액, transcelluar fluid)은 체액의 1%이다.

■ 체액 이동

체액은 항상성을 유지하기 위해 지속적으로 신체를 순환하고 구획들 사이를 움직인다. 안정성을 유지하기 위해 신체는 손실이 증가된 혹은 감소된 상황을 보상하려고 구획 사이로 용질과 물을 교환한다. 이러한 구획사이의 이동은 반투과막을 통하여 용질의 농도가 낮은 곳의 물이 용질의 농도가 높은 곳으로 이동하는 삼투현상을 통하여 이루어진다. 물은 세포막을 자유롭게 이동할 수 있기 때문에 보통은 평형히 쉽게 이루어지며, 농도의 평형이 될 때까지 이동하게 된다. 그 움직임은 정수압(밀기)과 삼투압(당기기)에 의한다[그림 6-1]. 단백질과 전해질이 체액의 삼투압에 관여한다[그림 6-2].

모세혈관 동맥 말단에서 혈액의 정수압은(혈압)은 간질 정수압을 초과하여 혈관 밖으로 체액을 밀어내어 간질 구획으로 보낸다. 모세혈관 정맥 말단에서는 혈액의 정수압이 감소되고 삼투압은 증가하여 간질구획에서 혈관구획으로 체액을 이동시킨다. 효과적인 삼투가 되려면 용질은 수동적으로 반투막을 통과할 수 없어야 한다(예: 단백질).

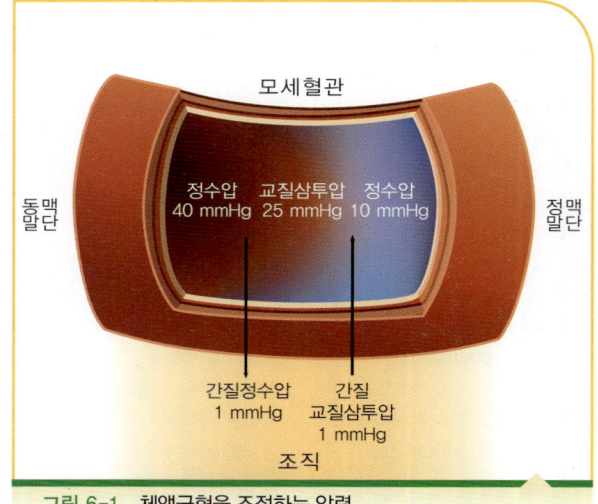

그림 6-1 체액균형을 조절하는 압력

장력(tonicity)은 반투과막을 사이에 두고 구분된 두 용액의 삼투압 차이다. 장력은 종종 외부의 용액에 대한 세포의 반응으로 설명된다[그림 6-3]. 삼투압과 마찬가지로 장력도 막을 통과하지 못하는 용질에 의하여 영향을 받는다. 건강을 돌보는 데 있어서는 장력이 언급된 외부에서 투여되는 용액, 특히 전해질이 함유된(정질) 것이 다양한 상태의 환자의 치료에 이용되어 왔다(예: 탈수, 쇼크). 이러한 용액에는 세 가지 — 등장성, 저장성, 고장성 — 부류가 있다. **등장성**(isotonic solutions)(예: 0.9% 생리식염수, 하트만 용액)은 혈관 구획에 있는 것과 동일한 용질의 농도를 가진다. 이러한 용질 농도 때문에 등장액은 구획사이로 체액이 동등하게 이동하게 하고 주목할 만한 치우침이 없다. **저장액**(hypotonic solutions)(예: 0.45% 생리식염수)은 혈관 구획에 있는 용질보다 낮은 농도를 가진다. 저장액은 체액이 혈관 내로부터 세포 내로 체액이 이동하도록 유발한다. **고장액**(Hypertonic solutions)(예: 5% 포도당 생리식염수, 3% 생리식염수)은 혈관 내 구획보다 높은 용질의 농도를 가지고 있다. 고장액은

학습요점

장력은 물을 당기는 일부 영양소와 전해질의 관계에 의해 작용된다. 나트륨과 포도당은 모두 물을 당긴다 – 물은 나트륨과 포도당의 농도가 높은 곳으로 이동을 한다. 정맥으로 수액을 주는 경우에 혈관내 구획의 나트륨과 포도당의 농도는 물을 당기거나 밀어내는 것으로 조절이 된다. 예를 들어 0.9%(등장성) 생리식염수를 정맥으로 주사한 경우는 혈관내 공간과 같은 나트륨 농도이기 때문에 구획 간의 수분이동은 없다. 그러므로 세포내액의 용적 변화없이 주입한 양만큼의 세포외액이 증가한다. 저장성(0.45%) 생리식염수는 혈관내 공간의 나트륨보다 농도가 낮아서 물을 혈관 내에서 세포내 구획으로 밀어내게 된다. 용액에 포도당이 있는 경우에도 같은 원리가 작용한다. 마지막으로 고장성(3%) 생리식염수는 혈관내 공간의 나트륨보다 농도가 높아서 수분을 세포 내로부터 혈관내 구획으로 당긴다. 물과 포도당이 가는 곳에 물이 따른다는 것을 기억한다.

수액이 세포내에서 혈관으로 이동하도록 한다.

체액은 음식, 수분 그리고 세포 부산물로 추가되며 섭취된 100kcal 당 약 100㎖의 물이 대사와 제거를 돕기 위해 필요하다. 체액은 일차적으로 소변, 변을 통해 손실 되지만 피부와(예: 발한) 호흡기(예: 호흡, 기침, 말하기, 기계적 환기)를 통해 추가적인 (측정할 수 없는)불감성 소실이 발생한다. 체액의 섭취와 배설의 균형은 여러 기전을 통해 유지되며 삼투 수용체 세포가 혈관내 수분 용적을 감지한다. 감소된 수분량 또는 증가된 **삼투압**(용질 농도)은 시상하부의 갈증 기전(thirst mechanism)을 자극하여 구강으로의 물 섭취가 증가하도록 조절한다. 목마른 느낌은 매우 적은 수분의 손실에서조차도 발생될 수 있고 이것은 최고의 수분 균형 조절자이다. 갈증 감각은 노화에 따라 감소될 수도 있다(예: hypodipsia, 갈증저하증). **항이뇨 호르몬**(antidiuretic hormon, ADH)은 소변으로의 수분 배설을 조절함으로써 체액량을 조절한다. 수분량이 감소하거나, 삼투압이 증가하였을 때 뇌하수체 후엽으로부터 ADH가 분비되어 신세뇨관에서 혈액으로의 수분 재흡수를 촉진한다. **알도스테론**(aldosterone)은 체액량과 전해질 농도를 조절하는 호르몬이며(예: 혈압이

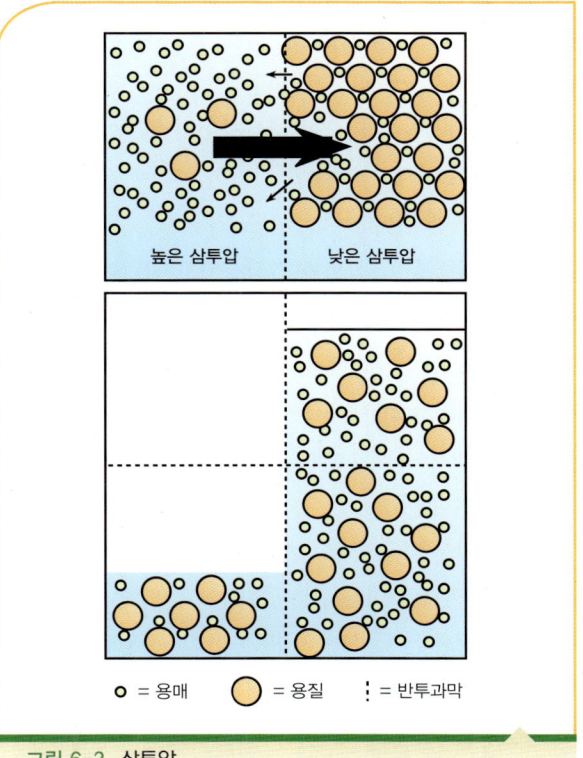

그림 6-2 삼투압

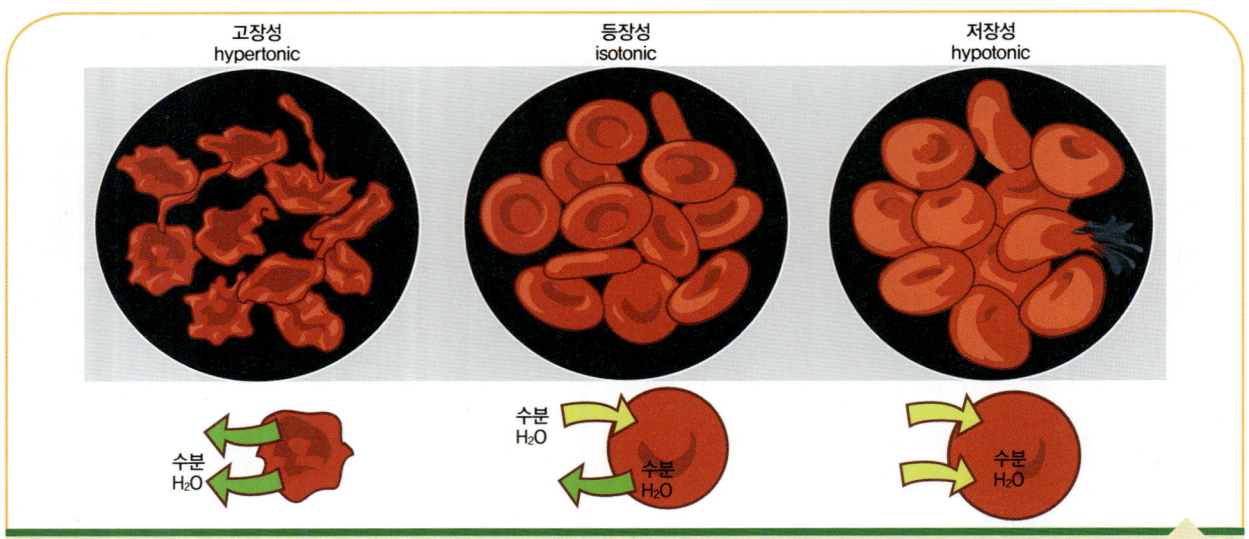

그림 6-3 삼투압

낮은 경우) 신세뇨관에서 물과 나트륨의 재흡수를 증가시킨다.

심방성 나트륨이뇨 펩티드(arterial natriuretic peptide, ANP)는 혈액량이 증가하여 심방 근육이 과다하게 늘어날 때, 반응하여 분비되는 호르몬이다. ANP는 신장혈관을 이완시켜서 소변 배출량을 증가시킨다. 또한 알도스테론 분비를 억제하여 소변 배출량을 증가시킨다.

■ 체액 과다

수분균형은 1일 수분의 섭취량과 배설량이 동등할 때 이루어진다. 수분이 증가하면 간질, 혈관 또는 세포내 공간에 축적된다. 다량의 하루 수분량의 축적이나 손실은 세포분비구획에서는 잘 발생하지 않는다. 그러나 수분 증가는 어떤 신체적 상태 또는 외상 상황(예: 심낭염, 늑막염, 복수)에서 발생할 수 있으며, 다른 세포외액 사이에 쉽게 교환되지 않기 때문에 체강 구획에 상당한 수분의 증가가 있는 것을 **제 3공간 소실**이라고 부른다.

체액 과다는 여러 개의 다른 이름을 가지고 있으며 일부는 발생한 구획에 따라 불린다. 간질공간에 발생한 과잉수분은 일반적으로 **부종**(edema)이라 한다. 부종은 체액 분배의 문제이며 수분이 과다해서 발생하는 것만은 아니다. 부종은 정수압과 삼투압의 힘으로 수분이 혈관내 공간에서 간질공간으로 이동하여 생긴다. 부종은 정수압이 삼투압보다 클 때 발생한다. 심부전으로 말초에 혈액이 정체되어 정수압이 높아져서 혈관 밖으로 수분을 밀어낼 때가 바로 그 예이다(4장 참고). 부종은 다리같이 한 곳에만 발생할 수도 있고 신체 전반에 발생(**전신부종**, anasarca) 할 수도있다. 혈관내 구획에 수분이 초과된 경우 **혈량과다증**(hypervolemia) 또는 **수분 용적 과다**(fluid volume excess)라고 한다.

종종 과체액량은 과도한 나트륨이나 물 섭취 및 불충분한 배설로 인해 발생된다. 이러한 섭취는 신체 보상기전을 초과하게 된다.

초과된 수분은 좌심실을 긴장시키고 시간이 지나면서 좌측 심장의 부전으로 이어질 수 있다(4장 참고). 세포내 공간에서도 수분이 초과될 수 있으며 이것을 **수분 중독**(water intoxication)이라고 한다. 세포내 수분 과다는 세포의 파열이나 용해로 이어질 수 있다. 뇌세포가 용해에 가장 민감하다.

체액 과다는 다음과 같은 상태로부터 발생할 수 있다.

- 과도한 나트륨이나 수분 섭취
  - 고 나트륨 식이섭취(예: 가공된 음식, 소다, 일부 양념)
  - 심리적인 다음다갈증(과다한 물 섭취)
  - 고장성 수액 투여 • 대사수(free water) • 장관영양

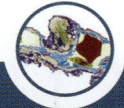

임상 사례

수분중독의 심각성을 보여주는 예를 들어 보자. 즉, 라디오 방송국에서 참가자 중 배뇨 없이 가장 많은 물을 마시는 사람이 우승하는 대회를 개최하였다. 하지만 간호사가 라디오 방송국에 그 대회의 위험성을 경고하였으나 방송국은 그대로 진행하였으며, 결과는 좋지 않았다. 물은 나트륨 같은 전해질이 거의 없기 때문에 단시간의 과다한 물 섭취는 혈관 내의 나트륨 농도를 낮출 수 있다. 또한 조직 나트륨 농도는 혈액 내 나트륨 농도보다 높아져 수분이 혈관에서 간질로 이동하게 된다. 이것은 급속하게 유입된 수분에 의해 뇌부종을 발생하고(11장 참고), 신경기능이 감소되어 가장 많은 물을 마신 참가자가 사망하게 되었다.

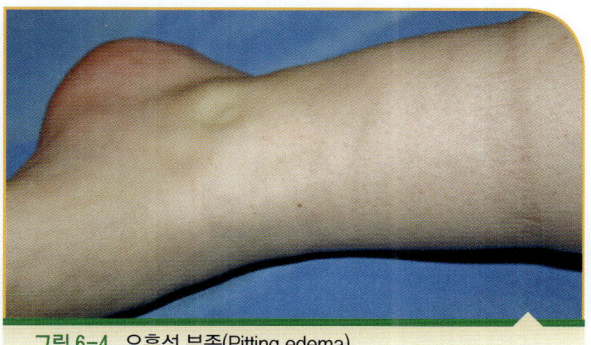

그림 6-4 요흔성 부종(Pitting edema)

- 부적절한 나트륨 또는 수분 제거
  - 고알도스테론증(나트륨의 정체를 유발하여 수분이 정체되도록 함)
  - 쿠싱증후군(코티코스테로이드가 과다한 상태로 나트륨 농도가 높음;10장 참고)
  - 항이뇨호르몬 분비이상 증후군(과도한 항이뇨 호르몬 수치, 수분 정체 증가)
  - 신부전(신장이 수분이나 부산물을 제거할 수 없음;7장 참고)
  - 간부전(간이 단백질을 합성하지 못하여 교질압의 이상;9장 참고)
  - 심부전(심장이 혈액을 효과적으로 분출하지 못하여 신장으로의 혈액흐름이 감소되고 수분의 이동 발생;4장 참고)

체액 과다의 임상증상은 다음과 같다.
- 말초 부종(피부가 압력에 움푹 들어가며 요흔성이라고 함; [그림 6-4])
- 안와주위 부종(눈 주위 부종)
- 전신부종(전반적인 부종; 피부로 수분이 스며나오기 시작할 수도 있음)
- 뇌부종(두통, 혼돈, 불안정, 불안, 오심과 구토)
- 호흡곤란   • 강한 맥박(bounding pulse)
- 빈맥   • 경정맥 팽대   • 고혈압
- 다뇨(다량의 옅은 노란색 소변)
- 급격한 체중증가(일주일에 약 1.4kg, 혹은 하루에 0.45-0.90kg, 0.45kg는 물 500cc와 동일)
- 수포음(crackles, 우발성 호흡음)   • 천공의 팽대(영아)

체액과다의 진단은 전혈검사를 통해 이루어진다. 용질의 희석 때문에 소변과 혈액의 비중, 삼투압 농도가 감소될 수 있다. 혈구 중 특히 적혈구, 혈소판이 수분이 과다하여 상대적으로 비율이 감소할 수 있다.

관리는 기저원인을 밝혀서 치료하는 데 중점을 둔다. 치료 전략은 압박스타킹 적용, 이뇨제 투여, 나트륨과 수분 제한, 고 파울러씨 체위(high Fowler's position)를 취해준다. 세포와 간질 구획의 체액 과다일 경우, 이러한 공간에서 혈관 내 공간으로의 수분이동을 하기 위해서 고장성 용액이 투여될 것이며 혈관으로 수분이 이동되면 배출을 돕기 위해 이뇨제가 투여되기도 한다.

■ 체액 결핍

체액 결핍(fluid deficit)은 전체 신체 수분 수준이 그 요구량에 미치지 못할 때 발생한다. 체액 결핍은 **탈수**(dehydration)라고도 한다. 혈관 내 구획에 수분이 부족할 때 **혈량과소증**(hypovolemia) 또는 **수분 용적 부족**(fluid volume deficit)으로 불린다. 체액 결핍은 독립적으로 혹은 나트륨 같은 전해질 부족과 함께 발생한다. 수분의 수준이 감소할 때, 다른 혈액의 용질(예: 혈구세포, 전해질)과 함께 나트륨은 혈액이 농축되기 때문에 증가하게 된다. 나트륨 증가는 항상성을 유지하기 위하여 수액이 다른 구획으로부터 이동하게 만든다. 손실이 증가하면 이동이 증가하여 세포는 쭈그러들게 된다. 수분 용적이 감소하면 저혈압이 발생된다. 체액결핍의 원인은 다음과 같다.

- 부적절한 수분섭취

- 구강섭취 불량(뇌졸중이나 치매인 경우에 발생 가능)
- 부적절한 정맥 내 수분 투여
• 과다한 수분이나 나트륨 손실
  - 위장관계 손실(구토, 설사, 비위관 흡인이 있을 때 손실 가능)
  - 과도한 발한(땀) • 지속된 과다환기 • 출혈
  - 신장증(신증후군;과다한 단백질 손실을 유발하여 혈관 밖으로 수분이동을 초래하는 퇴행성 신장 질환)
  - 당뇨병(신장의 포도당 분비를 증가시켜 결과적으로 수분손실 증가)
  - 요붕증(소변 농축 이상으로 과다한 수분손실 증가)
  - 화상(열이 단백질을 변성시키고 교질압의 장애 초래)
  - 개방성 상처(배액 증가)
  - 복수 • 삼출물 • 과다 이뇨
  - 비경구 또는 경구로 고장액 용액을 빠르게 투여하였을 때 발생하는 삼투성 이뇨

체액 결핍의 임상증상은 다음과 같다.
- 갈증 • 의식 수준 변화 • 저혈압
- 빈맥 • 약하고, 실낱같은 맥박
- 납작한 경정맥 • 마른 점막 • 감소된 피부장력
- 핍뇨 • 체중 감소 • 푹 꺼진 천공(영아)

체액 결핍의 진단 절차는 병력청취, 신체검진, 섭취와 배설량 측정, 매일의 체중측정, 생화학 검사, 요분석, 전혈검사를 통해 이루어진다. 소변과 혈액의 비중, 삼투압 농도 증가는 용질의 농도 증가를 의미한다. 혈구세포, 특히 적혈구와 혈소판은 수분에 비하여 상대적으로 적

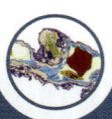

임상 사례

삼투성 이뇨의 비극적 예를 들면 신생아에게 실수로 농축된 분유(formula)를 제공한 이야기가 있다. 종종 튜브를 통해 식이를 제공하거나 신생아에게 제공되는 분유에 포도당과 다른 전해질이 높을 때가 있다. 많은 경우 운송 목적으로 이러한 제품을 농축시킨다. 신생아의 아버지는 아이에게 분유를 제공하기 전에 희석해야 한다는 사실을 알지 못했다. 고농도의 포도당은 심각한 이뇨를 유발하였다. 그 아기는 고장성 탈수로 사망하게 되었다.

은 농도 때문에 증가할 것이다. 관리는 기저 원인을 확인하고 치료하는 데 중심을 두어야 한다. 전략은 가벼울 경우 구강으로 수분섭취, 심각할 경우 정맥 내로 수분을 보충(저장성 또는 등장성)한다.

전해질 균형

전해질(electrolyte)은 항상성에 매우 중요한 역할을 한다. 전해질은 혈액, 소변, 다른 기타 체액에 있는 전기적 성질을 가진 미네랄이다. 신체의 전해질에는 나트륨, 염화물, 칼륨, 칼슘, 마그네슘, 인이 있다[표 6-1].
양이온(Cations)은 양전하를 띤 반면 **음이온**(anions)은 음전하를 띤다. 전해질은 근육과 신경활동, 그리고 산-염기 및 수분 균형에 매우 중요한 역할을 한다.

표 6-1. 주요 전해질의 혈청 수치

전해질	정상 범위
나트륨 (Na^+)	135–145 mEq/L
염화물 (Cl^-)	98–108 mEq/L
칼륨 (K^+)	3.5–5 mEq/L
칼슘 (Ca^{++})	4–5 mEq/L
인 (P)	2.5–4.5 mg/dL
마그네슘 (Mg^{++})	1.8–2.4 mEq/L

*정상 범위는 약간의 차이가 있을 수 있다.

나트륨

나트륨(sodium)은 가장 중요한 양이온이다. 나트륨은 세포외액에서 가장 많은 전해질로 일차적 기능은 혈청 삼투압 농도와 수분 균형을 조절하는 것이다. 나트륨은 염화물과 친화력을 지녔으며, 중탄산염(HCO_3)결합할 때는 산-염기 균형유지에 도움을 준다. 나트륨은 신장과 부신피질에서 분비되는 알도스테론에 의해 조절된다. 혈압이 낮아지면 알도스테론 분비가 촉진되고 신장 나트륨 재흡수되어 혈청 삼투압은 증가한다. 혈압이 높아지면 알도스테론 분비가 억제되고 신장은 나트륨 재흡수가 줄어들어 혈청 삼투압은 감소한다. 교감신경계는 나트륨 조절을 하는 데 있어 신장 혈류를 반영하는 사구

체 여과율을 변화시킴으로써 신장을 보조한다. 사구체 여과율의 증가는 나트륨 분비를 증가시킨다; 사구체 여과율의 감소는 나트륨 분비를 감소시킨다. 레닌-안지오텐신-알도스테론 기전(7장 참고) 또한 신장에서 나트륨을 조절한다. 신장 관류가 감소한 경우(예: 혈량과소증, 저혈압) 단백질 효소인 레닌이 안지오텐시노젠을 안지오텐신 I 로 전환시키고, 폐에서 전환효소에 의해서 안지오텐신 I 이 II로 된다. 안지오텐신II는 신장에서 나트륨과 물의 재흡수를 증가시킨다.

세포막은 나트륨-칼륨 펌프에 의하여 나트륨 이동이 가능하다(1장 참고). 나트륨은 펌프를 통해서 근육과 신경 충동 역할을 담당한다. 나트륨이 세포 안으로 들어가면 칼륨이 바깥으로 이동해서 세포막이 **탈분극(depolarization)**된다(막전위 또는 흥분성 상승). 나트륨이 세포 밖으로 이동할 때 칼륨도 세포 안으로 다시 이동을 해서 세포막은 다시 **재분극(repolarization)**이 된다(안정막 전위 회복).

나트륨은 일차적으로 식품의 섭취를 통해 신체로 들어온다. 나트륨의 섭취 권장량은(Recommended dietary allowance, RDA)은 2-4g이다. 나트륨은 식탁용 소금(1티스푼은 2g 이상의 나트륨을 보유하고 있다), 정제되거나 포장된 음식(예: 캔 음식, 가공된 육류), 스낵류(예: 과자), 조미료(예: 케첩, 핫소스), 일부 조리된 양념(예: 마늘맛 소금, 조미된 소금)에 많이 들어있다.

정상적으로 나트륨은 신장에서 소실된다. 과다한 소실은 구토, 설사, 비위관 흡인, 넓은 부위 화상, 피부 및 과도한 발한을 통해서 발생할 수 있다(예: 열과 강한 운동).

고나트륨혈증

고나트륨혈증(hypernatremia)은 혈청의 나트륨 농도가 높은 것을 의미한다(>145mmEq/L). 일반적으로 과다한 나트륨의 농도는 나트륨과 수분의 불균형 때문에 높은 삼투압으로 이어진다(>295mOsm/kg). 나트륨의 농도가 증가하면 간질과 세포내 공간에서 혈관내 구획으로 수분이 이동한다.

고나트륨혈증은 과다한 나트륨 섭취와 다량의 수분손실로 인해 발생하며, 원인은 다음과 같다.

- 과다 나트륨
  - 다량의 나트륨 섭취
  - 고장성 생리식염수(3% 생리식염수) 투여
  - 쿠싱증후군(높은 나트륨 수준을 포함하는 코티코스테로이드 과다 상태)
  - 코티코스테로이드 사용
- 수분 부족
  - 물 섭취 감소
  - 갈증 감각의 소실
  - 수분 섭취 능력 소실(무의식 또는 혼돈 상태일 때 발생 가능)
  - 제 3공간
  - 구토
  - 설사
  - 과도 발한
  - 과다환기의 지연(불감지 소실의 증가)
  - 이뇨제 사용
  - 요붕증(항이뇨 호르몬 수치의 부족으로 과다한 수분 손실)

고나트륨혈증의 임상증상은 그 정도에 따라 미미하거나 심각할 수 있다. 임상증상은 다음과 같다.

- 체온 증가
- 따뜻하고 홍조된 피부
- 마르고 끈적한 점막
- 연하곤란(삼키기 어려움)
- 갈증 증가
- 불안정과 초조
- 허약감
- 두통
- 경련
- 기면
- 혼수
- 혈압변화
- 빈맥
- 약하고 실낱같은 맥박
- 부종
- 감소된 소변 배출량(요붕증의 경우는 증가 가능)

고나트륨혈증의 진단은 과거력, 신체검진, 생화학검사, 요분석을 통해 이루어진다. 원인을 규명하기 위해 다른 절차(예: CT, computed tomography / MRI, magnatic resonance imaging)들이 수행될 수도 있다. 고나트륨혈증의 관리는 기저 원인의 치료에 중점을 둔다. 만약 원인이 수분손실과 관련이 있다면 치료는 수분과 전해질의 보충으로 시작한다. 경미할 경우는 포도당-전해질 용액(예: 스포츠 음료)을 구강으로 보충한다. 보다 심각한 경우는 정맥으로 저장성 용액을(예: 5% DW, 0.45% 생리식염수) 이용하여 교정을 한다. 이때 너무 빠른 속도로 고나트륨혈증을 교정하는 것은 주의해야 한다. 뇌가 높은 나트륨의 농도에 익숙해져 있다가 나트륨 수치가 감소하면 뇌세포 내로 물이 이동하여 뇌부종을 유발할 수 있다. 일반적으로 시간당 1mEq/L 이상 감소시키지 않는 것을 원칙으로 한다. 만약 환자가 과다혈증 상태라면 이뇨제가 필요하며 추가적으로 경련 주의(예: 약한 조명, 자극 감소)와 신경학적 검사가 환자의 치료 계획에 포함되어야 한다.

저나트륨혈증

저나트륨혈증(hyponatremia)은 혈청의 나트륨 농도가 낮은 것을 의미한다(<135mEq/L). 혈청 삼투압 농도는 275mOsm 이하이다. 나트륨 농도가 감소하면, 수분이 뇌세포로 이동을 하여 뇌부종을 유발하며, 신경 전도에 장애가 온다.

저나트륨혈증은 과다한 나트륨 소실과 수분 섭취가 많은 경우에 발생한다(희석 저나트륨혈증이라함).

저나트륨혈증의 원인은 다음과 같다.

- 나트륨 부족
  - 이뇨제 사용
  - 비위관 소실(예: 구토, 설사)
  - 과도한 발한
  - 불충분한 알도스테론 수치(에디슨병)
  - 부신기능 부전(adrenal insufficiency)
  - 식이 나트륨 제한
- 수분 과다
  - 저장성 생리식염수(0.45% 생리식염수) 정맥 투여
  - 고혈당증(혈액의 높은 당수치는 세포내와 간질공간으로부터 수분을 당김)
  - 과다한 수분 섭취
  - 신부전
  - 항이뇨호르몬 분비이상 증후군
  - 심부전(순환 부전은 신장 배설로 이어짐)

저나트륨혈증의 임상증상은 그 심각성이 나트륨 수준에 따라 다양할 수 있다. 임상증상은 다음과 같다.

- 식욕부진
- 위장관 문제(예: 쥐어짜는 듯한 복통, 구토, 오심, 설사)
- 피부 긴장도 감소
- 마른 점막
- 혈압 변화(혈량과소증에서 감소, 혈량과다증에서 증가)
- 맥박 변화(혈량과소증에서 약함, 혈량과다증에서 반동)
- 부종
- 두통
- 기면
- 혼돈
- 감소된 심부건반사
- 근력 약화
- 경련
- 혼수

저나트륨혈증의 진단적 절차는 고나트륨혈증과 비슷하다. 관리는 기저 원인의 치료에 초점을 둔다(예: 에디슨병에서 코티코스테로이드 투여).

수분이 과다한 경우에 구강 섭취를 제한하기도 하며, 나트륨이 부족한 경우 구강 섭취를 증가시키기도 한다. 나트륨 농도의 교정은 혈관내 공간으로의 수분이동 때문에 심장에 부하가 걸리지 않도록 하기 위해 조심스럽게 천천히 이루어져야 하며 경련 주의(예: 약한 조명, 자극 감소)와 신경학적 검사가 환자의 치료 계획에 추가되어야 한다.

▪ 염화물

염화물(chloride)은 무기물 전해질이고(mineral electrolyte) 세포외액이 주요 음이온이다. 염화물은 나트륨이나 수분을 당김으로써 수분 분배를 조절한다. 염화물은 음성 전하성질 때문에 양이온 성질을 가진 이온과(예: 나트륨, 칼륨, 칼슘 등) 결합하여 이동을 한다. 염화물은 위분비액, 췌장액, 담관에서 발견이 되며 위에서 수소와 결합하여 염산을 형성한다.

염화물은 뇌척수액에 풍부하며, 나트륨과 결합되어 있다. 나트륨과 결합할 때 수분균형과 관련하여 나트륨처럼 작용한다. 수소와 결합을 하면 염화물은 산-염기 균형에 중요한 역할을 하게 된다. 염화물은 1차적으로 신장으로 배출되고 발한을 통해서 소실한다.

염화물 섭취는 식이를 통하여 공급되며, 염화물 섭취 권장량은 3-9g이다. 염화물은 균형된 식사를 통해서는 쉽게 섭취할 수 있다. 일반적인 염화물의 공급은 소금, 과일, 채소, 치즈, 우유, 달걀, 생선, 캔 음식, 가공된 고기 등으로 이뤄지며, 대부분의 염화물은 신장에서 배설된다.

고염소혈증

고염소혈증(hyperchloremia)은 혈중 염화물이 과다한 상태이다(>108m Eq/L). 고염소혈증은 임상증상이 거의

동반되지 않는다. 고염소혈증의 원인은 다음과 같다.

- 염화물 섭취 또는 교환의 증가
  - 고나트륨혈증
  - 고장성 용액의 정맥 주입
  - 대사성 산증
  - 고칼륨혈증
- 염화물 배출 감소
  - 부갑상선기능항진증(칼슘 수준이 증가하여, 염화물을 당김)
  - 고알도스테론증(나트륨 수준이 증가하여, 염화물을 당김)
  - 신부전(염화물 배출 감소)

진단은 과거력 청취, 신체검진, 생화학 검사, 요분석, 동맥혈 가스분석을 통해 이루어진다.

고염소혈증의 관리는 기저 원인의 치료에 중점을 둔다. 나트륨 제거를 돕기 위해 이뇨제를 투여하면 염화물이 함께 제거되며 필요시 중탄산염의 투여는 산증을 교정할 수도 있다.

저염소혈증

저염소혈증(Hypochloremia)은 염화물이 98mEq/L이하로 감소된 경우 발생한다. 저염소혈증은 다른 비정상 상태가 없으면 임상증상이 거의 동반되지 않는다. 원인은 다음과 같다.

- 염화물의 섭취 및 교환 감소
  - 저나트륨혈증
  - 5% DW 수액 정맥 투여
  - 수분 중독
  - 저칼륨혈증
- 염화물 배출의 증가
  - 이뇨제(나트륨 소실이 염화물 배출 증가로 이어짐)
  - 구토(과도한 염산 소실)
  - 대사성 알칼리증
  - 다른 위장관계 소실(누공, 회장술, 비위관 흡인, 설사와 같은 상황들)

저염소혈증의 진단적 절차는 고염소혈증의 것과 비슷하다. 치료는 기저 원인을 교정하는 데 중점을 둔다. 전략은 구강으로 나트륨 섭취를 증가시키거나 정맥으로 나트륨이 포함된 수액을 투여하는 것이다. 추가적으로 염화물 수치를 높이기 위해 암모늄 염화물이 주의 깊게 투여될 수도 있다. 또한 위장관 튜브를 세척할 때는 생리식염수가 이용될 수 있다.

■ **칼륨**

칼륨(potassium)은 세포내 주요 양이온이다. 칼륨은 전기 전도, 산-염기 균형, 대사(탄수화물, 단백질, 당)에 매우 중요한 역할을 한다. 칼륨은 세포 내에 풍부하게 있어 혈청 농도가 감소하면 이용할 수 있다. 그러나 어떠한 상황이(예: 용해) 칼륨을 혈관 내로 이동한다면 매우 큰 위험이 될 수 있다(특히 심장). 혈청 칼륨은 중대한 사건 없이는 변동의 폭이 매우 제한적이다. 나트륨-칼륨 펌프와 신장은 칼륨을 조절한다.

식이(예: 멜론 cantaloupes, 건포도 raisins, 바나나 bananas, 오렌지 oranges, 초록잎 야채 green leafy vegetables, 콩 lentils)는 칼륨의 주요 공급원이 된다. 칼륨의 섭취 권장량은 40-60mEq/L이다. 칼륨은 주로 신장으로 배설되고 일부는 위장관계를 통해 배출된다.

고칼륨혈증

고칼륨혈증(hypercalcemia)은 혈청 칼륨 농도가 5mEq/L 이상일 때를 말한다. 고칼륨혈증은 건강한 사람에게는 드물며, 이는 의학적인 응급상황일 것이다. 일반적으로 고칼륨혈증의 원인은 배설 장애, 섭취 증가, 세포 내에서 세포외액으로 칼륨 이동이 된다. 고칼륨혈증의 원인은 다음과 같다.

- 배설 감소
  - 신부전
  - 에디슨병(감소된 알도스테론 수준이 칼륨 분비 감소)
  - 일부 의학적인 상태(예: 칼륨 보유 이뇨제, 비스테로이드성 항염증 약물, 안지오텐신 전환 효소 억제제)가 알토스테론 수준을 변화시킬 수 있음
  - 고돈증후군(Gordon's syndrome, 드문 유전적 질환으로 신장이 알도스테론에 반응하지 못함)
- 과도한 섭취
  - 구강으로 칼륨 보조제 섭취
  - 소금 대용물("소금" 맛을 내기 위해 다량의 칼륨이 포함)
  - 정맥내 칼륨 희석된 용액의 빠른 투여(희석하지 않은 칼륨 투여는 매우 치명적일 수 있음)
- 세포 내에서 세포외액으로의 이동

- 산증(증가된 혈청의 수소 수준이 칼륨을 세포 밖으로 이동하게 만듦;당뇨성 케톤산증에서 인슐린의 부족이 세포내 칼슘 수송 장애 유발)
- 수혈(혈구세포의 용해로 세포내 칼륨 분비를 유발)
- 화상 또는 다른 세포 손상(세포 용해로 세포내 칼륨 분비를 유발)

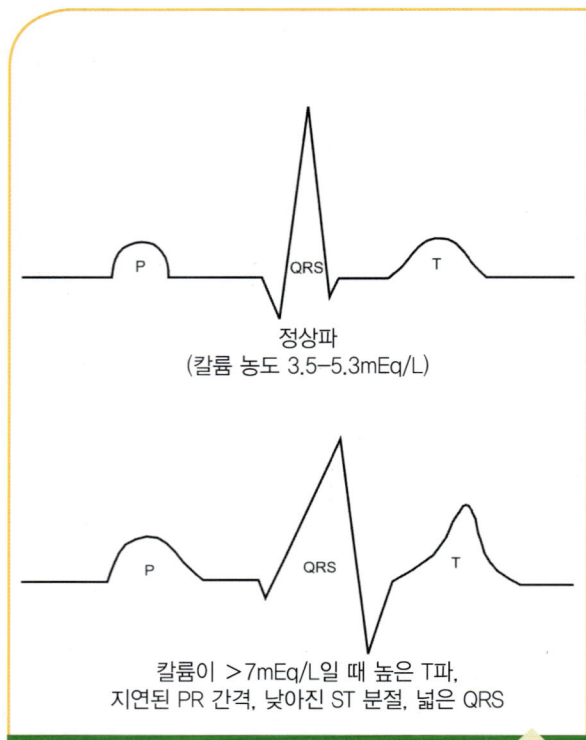

그림 6-5 심전도에 미치는 고칼륨의 영향

고칼륨혈증은 칼륨의 기능 때문에 신경, 심장, 호흡, 위장관계와 같은 다양한 신체 계통에 영향을 준다. 이러한 영향의 정도는 고칼륨혈증의 정도에 따라 다르다. 고칼륨혈증의 임상증상은 다음과 같다.

- 근육 약화
- 이상감각(저린감 또는 무감각)
- 이완성 마비
- 서맥
- 부정맥(일부는 매우 치명적)
- 심전도 변화(길어진 PR 간격, 넓어진 QRS, 높은 T파, 낮아진 ST 분절, [그림 6-5], 4장 참고)
- 심정지
- 호흡억제(근육 약화로 인함)
- 복부 통증
- 오심
- 설사

고칼륨혈증의 진단적 절차는 과거력 청취, 신체검진, 생화학 검사, 심전도검사와 동맥혈 가스 분석을 통해 이루어진다. 관리는 원인의 규명과 치료에 초점을 둔다(예: 산증의 치료를 위한 중탄산 나트륨). 만약 산증이 있다면, 고칼륨혈증보다는 산증의 치료를 우선으로 하여 세포 내로 칼륨의 이동을 통해 실제 칼륨양이 유지될 수 있도록 한다. 칼슘 글루코네이트도 부정맥을 최소화하기 위해 투여될 수 있다. 또한 흡수 감소, 분비 증가, 세포의 칼륨 교환 조절을 통한 방법이 있을 수 있다.

치료 전략은 다음과 같다.

- 식이조절을 통한 칼륨 섭취 감소
- 분비 증가
  - 투석
  - kayexalate(sodium polystyrene sulfonate가 장관내 칼륨 분비를 증가시킴)
  - 정맥내 수액 투여
  - 칼륨 소실 이뇨제
- 인슐린 투여로 세포 교환 조절(정맥내 dextrose 투여로 혈액의 당 저하를 예방할 수 있음)

저칼륨혈증

저칼륨혈증(hypokalemia)은 칼륨이 3.5mEq/L이하로 감소될 때 발생한다. 저칼륨혈증은 전형적으로 과도한 소실, 부적절한 섭취 또는 증가된 세포내로의 칼륨 이동으로 발생될 수 있다. 원인은 다음과 같다.

- 한 개 또는 그 이상 포함된 과도한 손실
  - 구토
  - 설사
  - 비위관 흡인
  - 누공 또는 루
  - 완화제 또는 설사제
  - 칼륨 소실 이뇨제
  - 쿠싱 증후군(감소된 나트륨 배출로 칼륨 배출이 증가됨)
  - 코티코스테로이드(감소된 나트륨 배출로 칼륨 배출이 증가됨)
- 감소된 섭취
  - 영양결핍
  - 과도한 다이어트
  - 알코올 중독(부적절한 영양, 오심, 구토 발생)
- 세포내로의 이동 증가
  - 염기증(감소된 혈청 수소 수준이 칼륨을 세포내로 이동 유발함)
  - 인슐린 과다(세포내로 칼륨 수송 증가)

고칼륨혈증과 같이 저칼륨혈증도 신경, 심장, 호흡, 위장관계를 포함한 칼륨의 기능 때문에 여러 체계에 영향

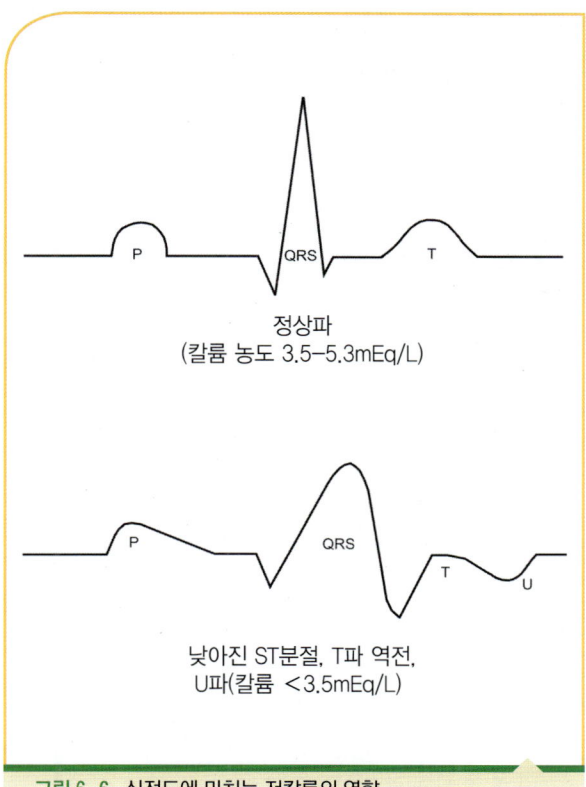

그림 6-6 심전도에 미치는 저칼륨의 영향

을 미칠 수 있다. 이 영향의 정도는 저칼륨혈증 정도에 비례한다. 저칼륨혈증의 임상증상은 고칼륨혈증과 비슷하며 다음과 같다.

- 근육 약화
- 이상 감각
- 반사저하증
- 다리 경련
- 약하고 불규칙한 맥박
- 저혈압
- 부정맥(일부는 치명적)
- 심전도 변화(지연된 PR간격, 낮아진 ST분절, 평평한 T파, U파[그림 6-6], 4장 참고)
- 감소된 장음
- 복부 팽만
- 변비 및 마비성 장폐색
- 심정지

저칼륨혈증의 진단적 절차에는 과거력 청취, 신체검진, 생화학 검사, 심전도와 동맥혈 가스 분석 검사가 포함된다. 관리는 원인을 규명하고 치료하는 것이 중점이 된다(예: 염기증 교정). 또한 이용 가능한 칼륨을 증가시키는 것을 지향한다. 저칼륨혈증이 경미하면 구강으로 칼륨을 투여하며 심한 경우는 정맥으로 수액에 희석된 칼륨을 투여한다.

■ 칼슘

신체의 **칼슘**(calcium) 약 99%는 뼈와 치아에 있다. 나머지 1%는 혈관 내에서 생리적인 과정에 이용될 수 있도록 이온화된(결합하지 않은) 형태로 있다. 혈액 응고, 호르몬 분비, 수용체 기능, 신경 전달, 근육 수축에 관여한다. 칼슘은 인과 반비례적이며 마그네슘과는 상승적인 관계를 갖고 있다. 칼슘농도가 올라가면 인은 반대로 내려간다. 칼슘은 완전한 기능과 균형 유지를 위하여 마그네슘이 필요하다.

칼슘은 위장관계, 특히 소장에서 섭취된 식이의 흡수를 통해 인체로 공급된다. 즉, 그러므로 장 흡수에 영향을 미치는 상태 혹은 장에 변화를 준 수술은 칼슘 흡수에 영향을 줄 수 있다(예: 위전환술). 비타민 D는 칼슘의 흡수를 돕는다. 비타민 D는 일차적으로 햇볕에의 노출로 인하여 획득되고 유제품 섭취를 통해 보강된다. 비타민 K 또한 칼슘 조절과 뼈 형성에 중요한 역할을 한다(비타민 K는 뼈에서 칼슘에 결합한다). 비타민 K는 녹색 잎 채소에서 주로 많다. 칼슘은 일차적으로 유제품, 연어, 정어리, 녹색 잎 채소, 콩, 아몬드, 무화과 같은 식품에 존재한다. 칼슘의 권장섭취량은 일일 800 - 1,200mg이지만 일일 요구량은 어떠한 상태에 있는지에 따라 변화가 있다(예: 임신, 유년기, 골다공증). 칼슘은 소변과 대변으로 배출된다. 칼슘은 부갑상선 호르몬과 칼시토닌(갑상선 호르몬)에 의해 조절된다. 혈청의 칼슘 농도가 낮으면, 부갑상선 호르몬이 분비되어 뼈에 축적되어 있는 칼슘을 혈액으로 이동시켜서 혈액의 칼슘 농도를 맞춰준다. 신장에서는 원위세뇨관에서 칼슘 재흡수를 증가시키는 역할을 하며 장에서는 비타민 합성의 증가에 의하여 칼슘 흡수를 촉진시킨다. 혈중 칼슘 농도가 증가되면 칼시토닌이 분비되어 칼슘을 뼈에 흡수하고 신장에 칼슘 재흡수를 억제하며 소장에서 칼슘 흡수를 억제한다.

고칼슘혈증

고칼슘혈증(hypercalcemia)은 이온화 칼슘 농도가 5mEq/L 이상일 때 발생한다. 고칼슘혈증은 과도한 칼슘의 섭취 또는 뼈로부터의 분비, 부적절한 배설로 인해 생긴다. 원인은 다음과 같다.

- 증가된 섭취와 분비
  - 칼슘 제산제(예: Tums)
  - 칼슘 보충제
  - 암(특히 뼈뿐만 아니라 폐, 유방, 난소, 전립선 백혈병, 위장 관계 암)
  - 부동
  - 코티코스테로이드
  - 비타민 D 부족
  - 저인산혈증
- 배설 감소
  - 신장 부전
  - 이뇨제(Thiazide diuretics)
  - 부갑상선 항진증

고칼슘혈증의 임상적 증상은 세포막 흥분성을 감소시키며, 심장, 신경, 근골격계, 위장관계, 신장계에 영향을 준다. 고칼슘혈증의 임상증상은 다음과 같다.

- 부정맥(일부는 치명적일 수 있음)
- 심전도 변화(짧은 QT 간격)
- 성격 변화
- 혼돈
- 감소된 기억
- 두통
- 기면
- 무감각
- 혼수
- 근육약화
- 심부건반사 감소
- 식욕부진
- 변비
- 복부 통증
- 췌장염
- 신결석
- 다뇨증(높은 칼슘 수준은 항이뇨호르몬과 길항하여 수분 배출 증가)
- 탈수

진단적 절차는 과거력, 신체검진, 생화학 검사, 12 리드 심전도 검사를 통해 이루어진다. 고칼슘혈증의 관리는 기저 원인을(예: 신부전시 투석) 규명하여 치료하는 데 중점을 둔다. 또한 전략에는 임상적인 증상을 치료하기 위한 중재를 할 수도 있다(예: 항부정맥제). 구강용 인산제, 움직임 증가, 칼시토닌을 투여하는 것은 칼슘의 이동을 혈액으로부터 뼈로 이동하게 하는 데 도움이 된다. 정맥용 수액 투여 증가가 칼슘의 신장 배설을 증가시킬 수 있다. 이뇨제도 이러한 배출을 보다 강화시키기 위해 필요할 수 있다.

저칼슘혈증

저칼슘혈증(hyponatremia)은 이온화 칼슘의 수준이 4mEq/L 이하로 감소될 때 발생한다. 저칼슘혈증은 칼슘 손실의 증가 또는 섭취 감소로 인해 발생한다. 원인은 다음과 같다.

- 과도한 손실
  - 부갑상선 저하증
  - 신부전
  - 고인산혈증
  - 염기증(혈청 수소 수치가 감소할 때, 칼슘 수준도 감소함)
  - 췌장염(지방의 장 흡수 감소;칼슘은 지방과 결합하여 배출됨)
  - 완화제(흡수 감소)
  - 설사
  - 다른 약물(예: 이뇨제, 칼시토닌, 겐타마이신)
- 섭취 감소
  - 감소된 식이 섭취 감소
  - 알코올중독증(식이섭취 감소와 불충분한 흡수)
  - 흡수 장애(예: 크론씨 병)
  - 저알부민혈증(많은 칼슘이 단백질과 결합)

고칼슘혈증과 반대로 저칼슘혈증은 세포막 흥분성을 증가시킨다. 낮은 칼슘 수치는 심장과 신경계, 근골격계, 호흡기계, 위장관계에 영향을 준다.

저칼슘혈증의 임상증상은 다음과 같다.

- 부정맥(일부는 치명적임)
- 심전도 변화(지연된 QT 간격)
- 증가된 출혈 경향(예: 멍과 반상출혈)
- 불안
- 혼돈
- 우울
- 불안정성
- 피로
- 기면
- 이상감각
- 심부건반사 증가
- 진전
- 근육 연축
- 발작
- 후두 연축
- 장음 증가
- 복부 경련

이러한 임상적인 증상 외에도 두 가지 징후 ― 트루소 징후(Trousseau's sign)와 보스텍 징후(Chvostek's sign) ― 가 존재할 수 있다. 트루소 징후를 평가하기 위해 혈압계 커프에 공기를 주입하여 동맥혈류를 차단한다. 커프는 상완에 위치시키고 커프는 개인의 측정된 수축기 혈압보다 높게 하여 부풀린다. 부푼 커프는 약 3분간 그대로 유지한다. 만약 이것이 손목 연축을 유발시키면(손목과 손허리 손가락 관절이 굴곡되고 손가락 마디 관절은 펴지며 엄지는 내전됨) 신경근육이 불안정한 것으로 양성으로 간주된다[그림 6-7]. 보스텍 징후를 평가하기 위해서, 귀 앞의 안면신경을 가볍게 친다. 입가, 코, 눈, 볼의 근육이 가벼운 수축이나 연축이 있으면 양성 징후이며 신경근육의 불안정성이 증가한 것이다[그림 6-8].

저칼슘혈증의 진단적 절차는 고칼슘혈증과 비슷하다. 관리는 기저 질환의 규명과 치료에 중점이 있다. 칼슘 수준이 구강 보충제와(경한 결핍) 정맥으로 투여하는 칼슘 글루코네이트(중등도에서 중증 결핍)으로 상승될 수 있다. 비타민 D 보충제는 장의 칼슘 흡수를 증가시킬 수 있다. 추가적으로, 칼슘 수준을 증가시키기 위해 인의 흡수가 감소될 수 있다.

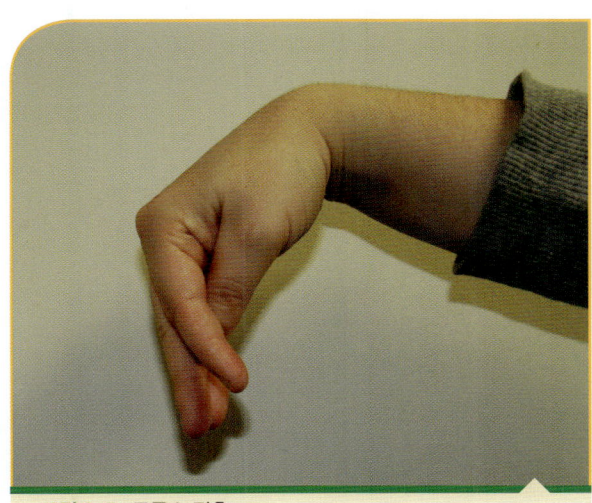

그림 6-7 트루소 징후

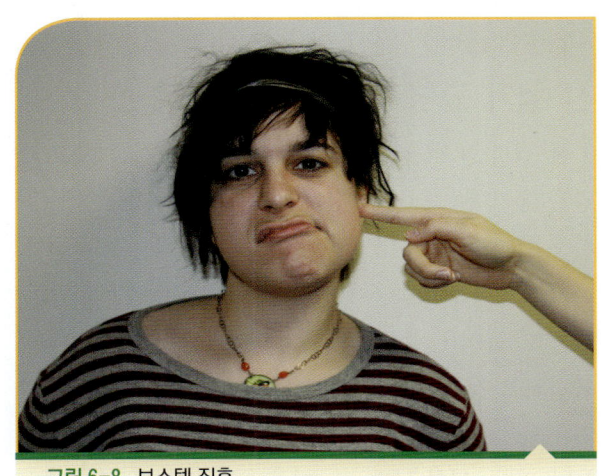

그림 6-8 보스텍 징후

■ 인

신체 대부분의 인(phosphorus) 또는 인산염은 뼈에서 발견되며 매우 적은 양만 혈액에서 순환한다. 인은 칼슘과 역관계를 갖고 있다. 인의 기능은 뼈와 치아의 무기질 침착, 세포 대사, 산-염기 균형, 세포막 형성에 있다. 인은 일차적으로 식이 섭취를 통해 신체로 들어가고, 소변을 통해 주로 배출된다. 인이 많이 들은 음식에는 유제품, 단백질 공급원(예: 닭, 소고기, 생선, 견과류), 곡물과 소다(carbonated soda)가 있다. 인의 권장섭취량은 하루 약 1,000mg이다. 인의 흡수는 칼슘, 마그네슘, 알루미늄이 포함된 음식을 섭취했을 때 감소되며 모두 인과 결합한다.

고인산혈증

고인산혈증(hyperphosphatemia)은 인의 농도가 4.5mg/dL보다 높을 때 발생한다. 고인산혈증은 인의 감소된 분비나 과도한 섭취로 인해 생긴다. 원인은 다음과 같다.

- 감소된 분비
  - 신부전
  - 부갑상선 기능저하증(신장 분비 감소)
  - 부신 부전
  - 갑상선 기능 저하증
  - 완화제, 특히 인을 포함한 약품(칼슘 수준 감소하고, 인 수치 증가)
- 과도한 섭취나 세포 교환
  - 세포 손상(예: 화상, 외상, 화학요법)
  - 저칼슘혈증
  - 산증(세포 내에서 혈관 구획으로 인의 이동 증가)

임상증상은 저칼슘혈증과 비슷하며 단독으로는 드물다. 고인산혈증의 진단적 절차는 과거력 청취, 신체검진, 생화학 검사로 통해 이루어진다. 고인산혈증의 관리는 기저 원인의 규명과 치료가 포함된다(예: 신부전시 투석). 알루미늄 제제(aluminum hydroxide, aluminum carbonate)는 인과 결합하여 장 배출을 증가시키실 수 있다. 또한 저칼슘혈증의 치료가 필요할 수도 있다.

저인산혈증

저인산혈증(hypophosphatemia)은 인 농도가 2.5mg/dL이하로 감소하였을 때 발생한다. 저인산혈증은 보통 인의 증가된 배출과 감소된 섭취로 인해 발생된다.

원인은 다음과 같다.
- 증가된 배출 또는 세포 교환
  - 신부전
  - 부갑상선 기능항진증(신장 분비 증가)
  - 염기증(혈관내로부터 세포내 구획으로 인의 이동을 증가시킴)
- 불충분한 섭취
  - 흡수 장애
  - 비타민 D 결핍
  - 마그네슘과 알루미늄 제산제
  - 알코올 중독
  - 감소된 식이 섭취 감소(드뭄)

임상증상은 고칼슘혈증과 비슷하다. 진단적인 절차는 과거력, 신체검진, 생화학 검사를 통해 이루어진다. 저인산혈증의 관리는 기저 원인의 규명과 치료에 초점을 둔다(예: 신부전 시 투석). 인의 농도는 구강 보충제(경한 결핍)와 정맥으로 투여하는 인산염(중등도에서 중증 결핍)으로 상승이 가능하다.

▪ 마그네슘

마그네슘(magnesium)은 세포내 양이온으로 대부분 뼈와 근육에 저장된다. 마그네슘은 정상 근육과 신경 기능, 규칙적인 심장 리듬, 면역체계, 뼈의 강도, 혈당, 정상 혈압을 도울 뿐만 아니라 에너지 대사와 단백질 합성에도 관여한다. 마그네슘은 칼슘과 직접적인 관계가 있고 인과 역 관계가 있다. 마그네슘은 신장으로 배설되고, 식이 섭취를 통해 신체로 들어온다. 마그네슘이 풍부한 음식은 녹색 잎 채소, 콩류, 견과류, 씨앗, 곡물이 있다. 마그네슘의 권장섭취량은 약 하루 400mg이다.

고마그네슘혈증

고마그네슘혈증(hypermagnesemia)은 마그네슘이 2.5mEq/L보다 높을 때 발생한다. 고마그네슘은 드물고 일반적으로는 신부전, 과도한 완화제나 제산제 사용으로 발생한다. 고마그네슘혈증의 임상적인 증상은 고칼슘혈증과 비슷하다. 진단 절차는 과거력, 신체검진, 생화학 검사를 통해 이루어진다. 치료 전략은 이뇨제, 신기능을 촉진시키기 위해 혈액 투석이 가장 확실한 치료 방법이 된다. 또한 정맥내 칼슘을 투여하는 것이 마그네슘의 효과를 최소화하는 데 필요할 수도 있다(칼슘은 마그네슘의 직접적인 길항제).

저마그네슘혈증

저마그네슘혈증(hypomagnesemia)은 마그네슘의 농도가 1.8mEq/L 이하로 떨어졌을 때 발생한다.

저마그네슘혈증은 부적절한 섭취, 만성 알코올중독, 영양결핍, 임신(예: 자간전증), 설사, 이뇨제, 스트레스로부터 유발된다. 임상적인 증상은 저칼슘혈증의 것과 유사하다. 진단적인 절차는 고마그네슘혈증과 비슷하다. 치료는 경한 정도의 저마그네슘혈증에는 마그네슘 구강 보충제를 복용하고, 심각한 경우에는 정맥내 마그네슘을 투여한다.

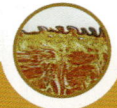

학습요점

각각의 이온의 관계를 이해하는 것이 신체에서 무엇이 일어날 것인지를 이해하는 데 도움을 준다.
- 나트륨은 칼륨과 역의 관계가 있어 하나가 오르면 다른 것은 떨어진다.
- 칼슘과 인은 역의 관계이다.
- 칼슘과 마그네슘은 상승적인 관계로 서로 다른 것을 강화시킨다.

산-염기 균형

산-염기 균형(Acid-Base Balance)은 삶을 영위하고 건강을 유지하는 데 필수적이다. 산-염기 균형은 다양한 완충 체계와 보상 기전을 통해 이루어진다. 체액, 신장, 폐가 이러한 균형을 유지하는 데 중추적인 역할을 한다. 산-염기 균형은 수소의 농도를 의미하는 pH를 확인하여 측정되고 정상적인 혈청 pH는 7.35-7.45이다. 산-염기 불균형은 pH 농도변화의 정도에 따라 다양한 심각성을 보인다. 혈청 pH가 6.8이하나 7.8 이상으로 상승하

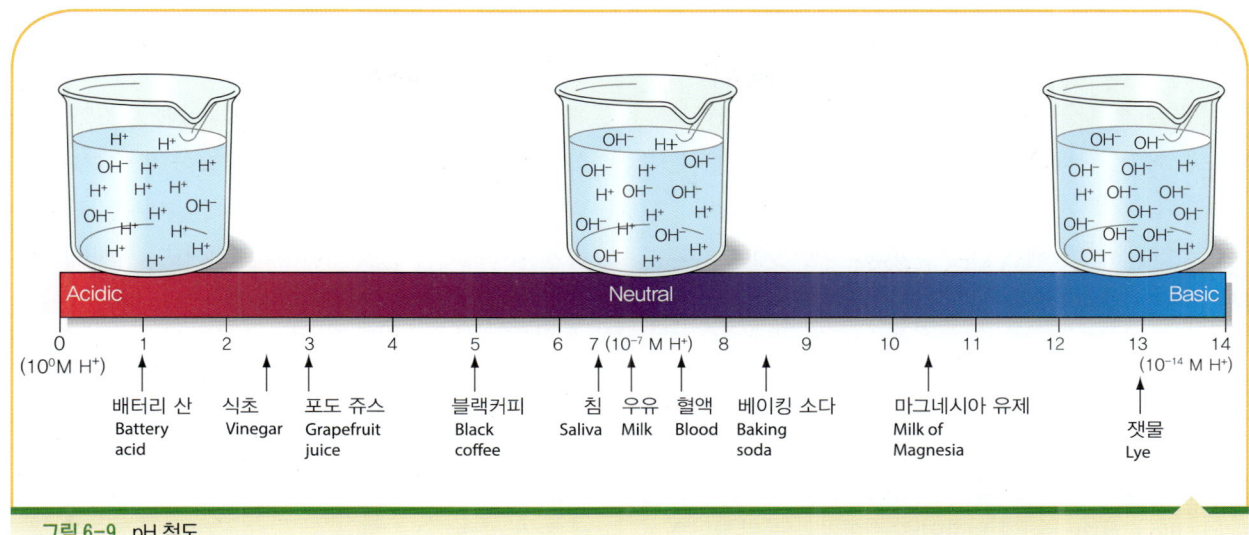

그림 6-9 pH 척도

면 사망할 수 있다. 감염, 장기 부전 또는 외상 같은 다양한 상태로 변화가 발생할 수 있다. 많은 경우에서 산-염기의 변화는 원인이 되는 상태보다 더 부정적인 영향을 미칠 수 있으므로 근본 질환이 치료되기 전에 발생되는 산-염기 불균형을 교정해야 한다.

■ pH 조절

혈청 수소를 측정하는 한 방법이 pH에 의한 것이며, 이는 산-염기 상태를 반영한다. pH는 수소 이온 농도를 반영하는 로그수이다; 수소 농도가 높으면 pH가 낮다[그림 6-9]. 수소는 세포막과 효소 활동에 필수적이다. 산은 단백질, 탄수화물, 지방 대사의 산물로 생성되며 휘발성산과 비휘발성산으로 나눌 수 있다. **휘발성 산(volatile acid)**은 탄산이 있으며, 탄산은 수소와 중탄산염으로 분해된다. **산성 휘발성 가스(volatile gas)**는 세포 호흡의 산물로 생성되며 이산화탄소가 그 예이다. 이산화탄소는 호흡을 통해 배출되고 나머지 휘발성 산은 비휘발성 산으로 전환되어(예: 염산, 인산, 황산) 소변으로 배출된다. 산-염기 균형은 완충체계, 호흡기계, 신장계의 세 가지 체계를 통하여 조절된다.

■ 완충체계

완충(buffers)은 산 또는 염기와 결합하여 pH를 변화

> **학습요점**
>
>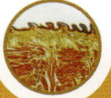
>
> 혈액의 pH는 7.35-7.45 사이에서 유지되어야만 한다[그림 6-10]. 신체의 목표는 들어오는 / 생성된 산과 염기(열려 있는 수도꼭지와 비슷함)와 제거되는 산과 염기의 일정한 균형 상태이다(열린 배수로). 불균형은 산증(산쪽 수조가 넘침)이나 염기증(염기쪽 수조가 넘침)을 유발한다. 균형은 제거를 증가시킴(배수 증가)이나 넘침을 감소시킴(떨어지는 속도를 늦춤)을 통해서 회복될 수 있다.

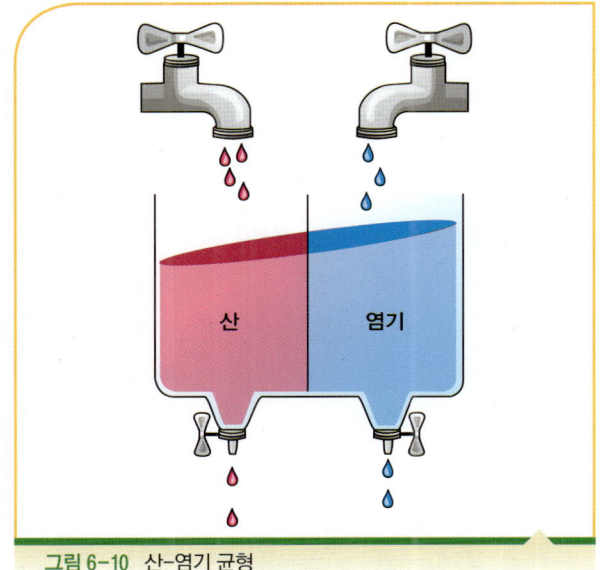

그림 6-10 산-염기 균형

시키는 화학반응이다. 완충은 보상이 시작되기까지 pH의 변화에 반대로 작용하기 위해 발생하는 즉각적인 반응이다. 신체는 중탄산염-탄산 체계, 인산염 체계, 헤모글로빈 체계, 단백질 체계 네 가지 주요한 완충기전을 작용한다.

중탄산염-탄산 체계(bicarbonate-carbonic acid system)는 세포외액에서 가장 중요하다. 탄산과 중탄산염(염기)은 이 체계에서 매우 중요한 역할을 한다. 이산화탄소가 세포대사의 산물로 만들어지면 이산화탄소는 간질액과 혈액으로 확산되고, 거기서 물과 반응하여 탄산을 형성한다. 탄산은 즉각적으로 탄산무수화효소(carbonic anhydrase)에 의하여 수소이온과 중탄산염으로 분리된다.

이 효소는 폐, 신장을 포함하여 많은 장소에 있다. 폐에서 이 반응은 반대로 발생하여 이산화탄소가 수분과 함께 배출될 수 있다. 이 과정은 탄산의 양을 감소시킨다. 신장에서 소변으로 배출되는 수소와 혈액으로 되돌아오는 중탄산염을 형성한다.

인산염 체계(phosphate system)는 중탄산염-탄산 체계와 매우 비슷하다. 인산염은 세포내 수분에 높은 농도로 있다. 일부 인산염은 약한 산으로 작용하고 일부는 약한 염기로 작용하기도 한다. 이 체계의 완충작용은 일차적으로 신장에서 수소를 받거나 내줌으로써 발생한다.

헤모글로빈 체계(he moglobin system)는 적혈구에서 수소와 이산화탄소를 결합 또는 분리하면서 작용하는 완충체계이다. 산소와 결합했을 때 헤모글로빈은 수소를 분리하는 경향이 있다. 모세혈관에서 산소 농도가 낮거나 산에 노출되는 것이 헤모글로빈으로 하여금 산소를 분리하게 만든다. 그리고 헤모글로빈은 약한 산이 되어, 여분의 수소와 결합한다. 이 변화는 모세혈관의 pH를 유지시킨다. 헤모글로빈이 폐에서 높은 농도의 산소에 노출되면 반대의 변화가 일어난다. 헤모글로빈이 산소와 결합하면 보다 산성을 띤다(수소를 내놓기 쉬워짐). 수소는 중탄산염과 결합하여 탄산을 형성하고 이산화탄소로 전환되어 폐포로 배출된다.

단백질 체계(protein system)는 가장 풍부한 완충체계이다. 단백질은 수소와 결합 또는 분리됨으로써 산이나 염기로써 작용할 수 있다. 단백질은 세포내액과 세포외액에 존재하나 세포 안에 가장 풍부하다. 수소와 이산화탄소는 세포막을 가로질러 확산되어 세포내 단백질과 결합하는 반면, 알부민과 혈장은 혈관내 공간의 일차적인 완충제제이다. 이러한 체계 외에도 두 개의 양전하 이온이 – 칼륨과 수소 – pH 균형을 위해 세포 내외로 상호 교환하면서 이동한다. 세포외에 수소가 초과되면 수소는 완충되기 위해 세포내로 이동하고 반대로 칼륨은 세포밖으로 나온다. 칼륨의 불균형은 산-염기불균형을 초래하고, 산-염기 불균형은 칼륨의 불균형을 유발할 수 있다.

■ 호흡기계 조절

호흡기계는 이산화탄소(산) 분비를 변화시킴으로써 pH를 조절한다. 호흡이 빨라지면 보다 많은 이산화탄소가 배출되면서 산도가 감소하게 된다. 호흡이 느려지면 보다 적은 이산화탄소를 배출하여 산도를 높인다. pH의 변화를 감지하는 화학수용체는 호흡 양상에 변화가 생기도록 자극을 유발한다.

폐가 산을 제거하는 유일한 방법은 탄산으로부터 이산화탄소의 제거를 통한 방법이다. 폐는 다른 산은 제거할 수 없다. 호흡기계는 pH 불균형에 신속히 반응할 수 있는 기전이지만, 그 빠른 반응은 일반적으로 짧다.

호흡기계는 12-24시간 안에 최고 반응에 도달하고, 피로를 느끼기 전 제한된 시간 동안만 호흡양상의 변화를 유지할 수 있다.

■ 신장계 조절

신장계는 pH 변화에 반응하는 가장 느린 기전으로 몇 시간에서 수일까지 걸리지만 가장 지속시간이 길다. 신장은 수소(산) 또는 중탄산염(염기)의 배출과 보유를 변화시킴으로써 반응한다. 신장계는 신체에서 영구적으로 수소를 제거함으로써 pH 균형에 효과적이다. 또한 신장계는 산이나 염기를 재흡수할 수 있을 뿐만 아니라 pH 불균형을 교정하기 위해 중탄산염을 생성할 수도 있다.

■ 보상

항상성을 유지하기 위해 신체는 pH 변화에 따른 보상 기전을 취할 것이다. 신체는 절대 과도하게 보상하지 않기에 pH는 정상 범위 내에서만 조정되도록 한다. 불균형의 원인이 종종 보상 변화를 결정한다. 예를 들면, 만약 pH가 가스교환 제한이 발생하는 폐질환(예: 폐기종) 때문에 산성화 되었다면 신장계가 그 문제를 보상하기 위해 보다 많은 중탄산염을 분비하고 보다 많은 수소를 배출하려고 할 것이다. 만약 폐의 문제로 이산화탄소를 많이 배출시킨다면(과다환기), 신장은 중탄산염 생성과 수소 배출을 줄임으로써 보상하려 할 것이다. 반면 문제가 폐외에서 기인한 것이라면 폐는 그것을 보상할 수 있다. 예를 들어, 어떤 상태로 산을 많이 잃게 되었다면(예: 구토), 폐는 호흡의 수와 깊이를 줄여 보다 많은 이산화탄소를 유지하려고 할 것이다. 만약 염기를 잃는 상태라면(예: 설사) 폐는 호흡의 깊이와 수를 늘여 보다 많은 이산화탄소를 배출하려고 할 것이다. 만약 신장이나 폐가 pH수준을 정상으로 회복하지 못한다면 세포 활동을 영향 받아 심각한 질환상태로 이끌 것이다.

■ 대사성 산증

대사성 산증(metabolic acidosis)은 중탄산염(염기)의 부족이나 수소이온(산)의 과다로 인해 발생한다[표 6-2]. 이러한 상태에서는 pH가 7.35 이하로 감소한다. 대사성 산증의 원인은 다음과 같다.

- 중탄산염 결핍
  - 장관에서의 손실(예: 설사와 누공)
  - 신장에서의 손실(예: 신부전)
- 산 과다
  - 조직 저산소증이 젖산 축적 유발(예: 쇼크나 심정지)
  - 케톤산증(예: 조절되지 않은 당뇨, 과도한 알코올 소비, 기아, 극심한 다이어트)
  - 약과 독성물질(예: 부동액, 아스피린, 과영양)
  - 신장 정체(예: 신부전)

대사성 산증은 중탄산염과 pH가 정상보다 감소할 때 생긴다[표 6-3]. 대사성 산증은 존재하고 있는 문제 때문에 발생하므로 그 상태의 특성에 따라 산증과 함께 증상이 나타난다. 대사성 산증의 임상적인 증상에는 대체로 신경계 증상이 나타나고 위장관, 심장, 호흡기계 등도 영향을 받을 수 있다. 임상증상은 다음과 같다.

- 두통
- 권태감
- 허약감
- 피로
- 기면
- 혼수
- 따뜻하고 홍조된 피부
- 오심과 구토
- 식욕저하
- 저혈압
- 부정맥
- 쇼크
- 쿠스마울 호흡(kussmaul's respiration, 더 많은 이산화탄소의 배출을 통해 과도한 산을 제거하기 위해 깊고 빠른 호흡 발생)
- 고칼륨혈증(혈중의 증가된 수소는 칼륨을 세포 밖으로 이동시킴; 당뇨성 케톤산증에서 부족한 인슐린이 세포의 칼륨 수송에 장애 유발)

대사성 산증의 진단은 과거력 청취, 신체검진, 동맥혈 가스분석, 생화학, 전혈검사를 통해 이루어진다. 동맥혈 가스분석 결과에서 음이온 차의 평가가 대사성 산증의 원인을 결정하는 데 도움이 될 수 있다[그림 6-11].

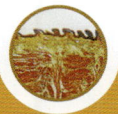

학습요점

보상은 이해하기 어려운 부분일 수도 있다. 첫째 산과 염기가 무엇인지부터 이해해야 한다. 이산화탄소와 수소는 산이다. 중탄산염은 염기이다. 신체는 이러한 화학물질들을 pH균형을 위해 늘이거나 줄인다. 만약 신체가 더 많은 산을 배출하거나 염기를 생산한다면, 그 때 pH는 보다 염기성으로 기울게 된다. 만약 신체가 보다 많은 산을 보유하고, 염기를 덜 생산하게 된다면 pH는 산으로 기운다. pH 불균형을 보상하는 두 가지 신체 체계는 신장과 호흡기계이다. 만약 불균형의 원인이 그들 중 하나라면 다른 하나가 우선적인 보상 기전이 될 것이다. 이러한 체계는 자신에게서 유래한 문제를 해결할 수 없다. 만약 문제가 폐에서 시작된 것이라면 신장이 관리할 것이고, 문제가 폐 외에서 발생한 것이면, 폐가 그것을 회복하려고 할 것이다.

음이온 차는 측정되지 않은 음이온을 규명하는 데 이용한다. 과도한 산 때문에 대사성 산증을 유발한 상태는 음이온 차가 증가할 것이다. 그렇지 않으면 음이온 차는 정상이다. 정상적으로 세포외액에서 양이온의 합은 거의 음이온의 합과 동일하다. 세포외액에서 나트륨은 가장 풍부한 양이온인 반면 중탄산염과 염화물은 가장 풍부한 음이온이다. 음이온 차를 확인하기 위해 중탄산염과 염화물 수치결과를 함께 합하여 나트륨으로부터 뺀다($Na-(HCO_3^-+Cl^-)$). 정상 음이온 차는 6–9mEq/L이다. 원인이 되는 상태를 규명하여 치료하는 것은(예: 지사제 또는 투석) 환자의 성공적 치료에 필수적이다. 산증을 교정하는 치료는 원인이 되는 상태가 관리될 수 있을 때까지 단지 환자를 안정 시킬 뿐이다. 산증을 교정하기 위한 전략은 다음과 같다.

- 정맥내 중탄산염 투여
- 고칼륨혈증과 같은 전해질 불균형 교정
- 산소화 개선(예: 산소 치료와 기계적 환기)
- 당뇨성 케톤산증의 치료를 위해 인슐린 투여(아마도 정맥내 투여)

대사성 염기증

대사성 염기증(metabolic alkalosis)은 과도한 중탄산염, 부족한 산 또는 이 두 가지 모두에 의해 발생한다[표 6-2]. 이러한 상태는 pH를 7.45 이상으로 상승하게 한다. 대사성 염기증의 원인은 다음과 같다.

- 중탄산염 과다

표 6-2. 산-염기 불균형

	산증	염기증
호흡성		
원 인	느리고 얕은 호흡 호흡기 울혈(respiratory congestion)	과다환기
영 향	$PaCO_2$ 증가	$PaCO_2$ 감소
보상기전	신장이 더 많은 수소를 배출하고 중탄산염을 더 재흡수함	신장이 적게 수소를 배출하고 중탄산염을 적게 재흡수함
진단결과	$PaCO_2$ 상승 중탄산염 상승 보상된 경우: pH = 7.35–7.4 미보상된 경우: pH < 7.33	PO_2 감소 중탄산염 감소 보상된 경우: pH = 7.4–7.45 미보상된 경우: pH > 7.47
대사성		
원 인	설사 신부전 당뇨성 케톤산증 조직 저산소증	구토 과도한 제산제 사용
영 향	중탄산염 감소	중탄산염 증가
보상기전	빠르고, 깊은 호흡 신장은 더 많은 수소를 배출하고 중탄산염 흡수를 증가함(해당 없을 때)	느리고, 얕은 호흡 신장은 적게 수소를 배출하고 중탄산염 적게 흡수함(해당 없을 때)
진단결과	중탄산염 저하 $PaCO_2$ 저하 보상된 경우: pH = 7.35–7.4 미보상된 경우: pH < 7.33	중탄산염 상승 $PaCO_2$ 상승 보상된 경우: pH = 7.4–7.45 미보상된 경우: pH > 7.47

$PaCO_2$ = 동맥혈 이산화탄소분압(partial pressure of carbon dioxide) ; PO_2 = 산소분압(partial pressure of oxygen)

- 과도한 제산제 사용
- 중탄산염 포함 수액의 사용(예: 젖산 링거 용액, lactated Ringer's)
- 저염소혈증(중탄산염의 재흡수가 증가)
- 산 결핍
  - 위장관계에서의 손실(예: 구토나 비위관 흡인)
  - 저칼륨혈증(낮은 칼륨 수치는 수소를 세포 안으로 이동하게 함)
- 신장에서의 손실(예: 신부전 또는 이뇨제)
- 혈량과소증(신장 관류 감소)
- 고알도스테론증(과도한 알도스테론이 신장의 수소 배출을 증가시킴)

표 6-3. 정상 혈청 동맥혈 가스 수치

혈액 가스	정상 범위
pH	7.35 – 7.45
동맥혈 산소분압(PaO_2)	95 – 100mmHg
동맥혈 이산화탄소분압 ($PaCO_2$)	35 – 45mmHg
중탄산염 (bicarbonate, HCO_3)	22 – 26mmHg
염기과다 (BE, base excess)	−2.4 – +2.5mEq/L
동맥 산소포화도 (arterial O_2 saturation)	96-98%

*수치는 약간 차이날 수 있다.
$PaCO_2$ = 동맥혈 이산화탄소분압(partial pressure of carbon dioxide)
PaO_2 = 산소분압(partial pressure of oxygen)

대사성 염기증은 중탄산염과 pH가 정상보다 상승할 때 생긴다[표 6-3]. 대사성 산증과 같이 대사성 염기증의 증상은 일반적으로 원인이 되는 상태와 함께 발현한다(저혈량증). 대사성 염기증의 임상적인 증상은 대부분 신경계이지만 호흡기계, 심장이 포함될 수도 있다.

임상증상은 다음과 같다.
- 의식 혼돈
- 반사 항진
- 이상 감각
- 테타니(강직)
- 발작
- 호흡억제(호흡이 보다 많은 이산화탄소를 잡기 위한 시도로 감소할 것)
- 부정맥
- 혼수

대사성 염기증의 진단적 절차는 과거력 청취, 신체검진, 동맥혈 가스분석, 생화학 검사, 전혈 검사를 통해 이루어진다. 원인이 되는 상태를 규명하고 치료하는 것이(예: 항구토제 또는 제산제 사용 중지) 환자치료를 성공적으로 이끄는 데 매우 중요하다. 염기증을 교정하는 치료는 원인이 되는 상태가 관리될 때까지만 안정화하는 것이다.

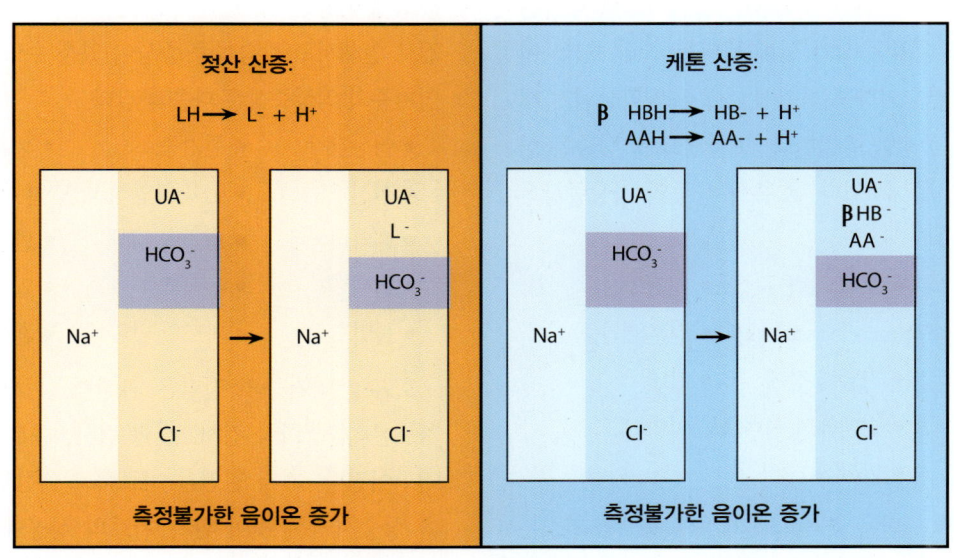

그림 6-11 대사성 산증에서 음이온 차

염기증을 교정하는 전략은 다음과 같다.
- 정맥내 수액 투여를 포함하는 적절한 수화
- 저칼륨혈증과 저염소혈증 같은 전해질 불균형 교정
- 조심스런 다이아목스 투여(Diamox, acetazolamide) (이것은 중탄산염 배출을 증가시키지만, 칼륨 배출 또한 증가시킬 수 있음)
- 아르기닌(arginine hydrochloride) 투여(이것은 염화물 수치를 증가시킴)
- 약한 염산 용액(weak hydrochloric acid) 투여

■ 호흡성 산증

호흡성 산증(respiratory acidosis)은 이산화탄소 정체로 탄산이 증가하면서 pH 수준이 감소하여 발생한다 [표 6-2]. 이산화탄소의 증가는 일반적으로 폐에서의 과소 환기 상태 또는 감소된 가스교환으로 인해 발생한다. 많은 경우에서 과소환기 그리고 가스교환 장애를 유발하며 원인은 다음과 같다.
- 급성 천식악화
- 만성 폐쇄성 폐질환(폐기종과 만성 기관지염)
- 기도 폐쇄
- 폐부종
- 폐렴
- 약물 남용
- 호흡기계 부전
- 중추신경계 억제

호흡성 산증은 이산화탄소 수준의 상승과 pH가 정상보다 감소할 때를 말한다[표 6-3]. 일반적으로 증상은 원인이 되는 상태의 증상과 함께 나타난다(예: 천식). 이산화탄소는 혈관-뇌장벽을 쉽게 가로질러 확산되기 때문에 신경학적 증상을 유발한다. 또한 호흡성 산증은 심장에도 영향을 줄 수 있다. 호흡성 산증의 임상증상은 다음과 같다.
- 두통
- 흐린 시력
- 진전
- 근육 단일 수축(muscle twitching)
- 현훈(현기증)
- 불안정성
- 지남력 장애
- 기면
- 혼수
- 빈맥에서 서맥으로 이어짐
- 혈압 변동
- 발한

호흡성 산증의 진단은 과거력, 신체검진, 동맥혈 가스분석, 생화학 검사, 전혈검사, 흉부 X-선을 통해 이루어진다. 치료는 저산소증과 고탄산혈증을 개선함으로써 호흡상태를 개선하는 데 중점을 둔다. 전략은 다음과 같다.
- 산소 치료
- 기계적 환기
- 환기를 최대화 하는 환자의 자세(고 화울러씨 좌위)
- 기관지 청결 방법(예: 기침, 심호흡과 흉부 물리요법)
- 기관지 확장제
- 원인이 되는 상태의 치료(예: 폐렴에서의 항생제)

■ 호흡성 염기증

호흡성 염기증(respiratory alkalosis)은 일산화탄소의 과도한 배출로 탄산이 결핍되고 pH가 상승한 것을 말한다[표 6-2]. 호흡성 염기증은 일반적으로 과다환기를 유발하는 상태 때문에 발생한다. 원인은 다음과 같다.
- 급성 불안
- 통증
- 발열(과다한 산소이용으로 호흡을 증가시킴)
- 저산소증(예: 산소박탈과 높은 고도)
- 그람음성 패혈증(뇌의 호흡기 중추에서 호흡을 증가하게 함)
- 아스피린 과다사용(연수를 자극하여 호흡을 증가하게 함)
- 과도한 기계적 환기
- 갑상선 기능항진증 같은 과도 대사 상태(과다한 산소이용으로 호흡을 증가시킴)

호흡성 염기증은 이산화탄소가 감소하고 pH가 정상보다 상승할 때 생긴다[표 6-3]. 임상적인 증상은 중추신경계의 불안정성을 반영하는 것이다. 칼슘 결합 단백질로 인해서 고칼슘혈증 증상이 있을 수도 있다. 호흡성 염기증의 임상증상은 다음과 같다.
- 이상감각
- 현기증
- 현훈(움직임 착각)
- 실신
- 근육 불안정성, 단일 수축
- 테타니
- 집중력 장애
- 발작
- 빈맥
- 부정맥
- 입 건조감
- 불안
- 과도한 발한
- 혼수

호흡성 염기증의 진단은 과거력, 신체검진, 동맥혈 가스분석, 생화학 검사, 전혈 검사, 흉부 X-선을 통해 이루어진다. 기저 원인을 치료하고 이산화탄소의 수준을 상승시키는 것이 환자 치료의 성공에 필수적이다. 종종 종이 봉지를 통해서 호흡을 하는 것만으로도 간단히 해결된다. 이 중재는 뱉어낸 이산화탄소를 다시

폐로 호흡하도록 한다. 환자가 만약 지시에 따를 수 없거나 의식이 없는 경우에는 더욱 적극적인 전략이 요구된다. 추가적인 전략에는 조절된 기계 환기와 불안감소 중재가 포함될 수 있다(예: 진정제와 치료적 의사소통).

혼합된 장애

혼합된 장애는 호흡과 대사장애가 산성 상태 또는 염기성 상태를 유발할 때 발생한다. 이러한 경우는 호흡기계와 신장계가 산 또는 염기의 불균형을 보여줄 때 발생한다. pH의 불균형 정도에 따라 산과 염기의 장애 정도가 결정된다. 많은 경우가 이러한 상승효과를 유발해낼 수 있다[그림 6-12]. 이러한 혼합된 장애는 환자를 심각한 상태로 만들 수 있고, 치료를 복잡하게 만든다.

동맥혈 가스 분석

동맥혈 가스(artrial blood gas, ABG)는 산-염기 균형을 위한 기본적인 진단적 도구로써 오랜 기간 사용되고 있다[표 6-2]. 동맥혈 가스의 해석은 많은 간호대학생과 간호사를 어려움에 처하게 한다. 간단한 단계를 통해서 동맥혈 가스라는 수수께끼를 풀 수 있고 환자는 적절한 관리를 받을 수 있다. 첫째 동맥혈 가스 분석결과 해석에는 순서가 있고, 일부는 이미 논의되었다.

- pH는 혈장의 수소 농도를 측정한 것이다.
- $PaCO_2$는 이산화탄소의 부분압이고, 이것은 폐 환기의 적절성을 의미한다.
- HCO_3는 중탄산염이고 이는 신장에서 중탄산염을 배출하고 보유하는 활동정도를 나타낸다.
- PaO_2는 산소의 부분압이고 혈액의 산소 농도를 의미한다.
- 염기 초과/결핍은 특히 중탄산염의 완충 농도를 말한다. 양의 수치는 염기 과다 또는 산의 결핍 상태를 반영한다. 음의 수치는 염기 결핍 또는 산의 과다를 말한다.

동맥혈 가스 분석결과를 해석할 때 pH, $PaCO_2$, HCO_3에 집중한다. 동맥혈 가스분석의 해석에서 양상을 찾아야 하고 이러한 양상이 의미하는 것이 무엇인지, 환자의 전체적인 상태와 함께 이해해야 한다는 것을 잊어서는 안된다. $PaCO_2$는 산이고, HCO_3는 염기였다는 것을 기억해라. 더 많은 산은 pH를 낮추며, 적은 산은 pH를 높인다. 더 많은 염기가 pH를 높이고, 적은 염기는 pH를 낮춘다.

동맥혈 가스분석 결과를 평가할 때는 체계적인 접근법을 이용해야 한다.

환자의 pH, $PaCO_2$, HCO_3를 종이 위에 적는다. pH를 가장 먼저 본다. 이것이 높은가? 낮은가? 정상인가? 이것은 퍼즐의 반쪽이다. pH는 상태가 산증인지 염기증인지 결정해준다. 그것이 만약 높으면 염기를 뜻하는 B(Base)라고 적는다. 만약 pH가 낮다면 산을 의미하는 A(Acid)를 옆에 적는다. 만약 정상이라면 정상에서도 어느쪽인가? < 7.4인 경우 A, > 7.4인 경우 B를 쓴다. 다음 $PaCO_2$를 확인한다. 높은가? 낮은가? 혹은 정상인가? 호흡기의 문제가 있는 상황에서는 pH와 CO_2가 반대로 움직일 것이다. CO_2가 올라가면 pH가 낮아지고 반대도 마찬가지이다. CO_2가 산성 영향을 끼치기 때문에 높으면 A라고 쓰고 낮으면 B라고 쓴다. 만약 정상 범위

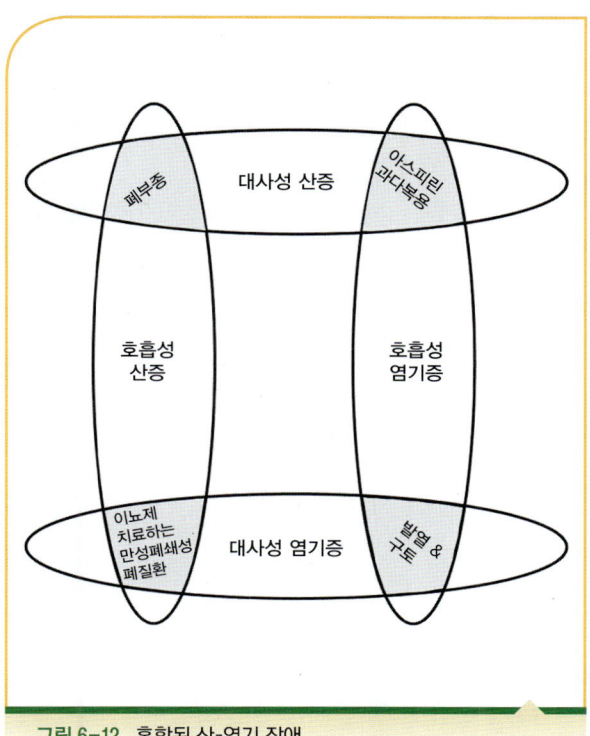

그림 6-12 혼합된 산-염기 장애

라면 N이라고 옆에 쓴다. 그리고는 HCO_3를 확인한다. 그것이 높은가? 낮은가? 정상인가? 대사 문제가 있다면 pH와 HCO_3은 같은 방향으로 움직인다. HCO_3가 염기성 영향을 미치기 때문에 그것이 높으면 B라고 쓰고, 낮으면 A라고 쓴다. 만약 정상 범위라면 옆에 N을 쓴다. 이제 당신은 당신의 환자의 동맥혈 가스분석 결과 옆에 세 개의 글자를 썼을 것이다. 이 시점에서 당신이 썼던 A와 B들을 맞춘다. 마지막으로 신체가 보상을 하고 있는지 결정해야 한다. 짝을 이룬 A와 B는 일차 변화이다. 세 번째는 홀로 남은 결과는 보상을 의미한다. 만약 홀로 남은 결과가 여전히 정상이라면 그것은 보상되지 않은 것이다. 만약 홀로 남은 결과가 짝과 반대의 글자로 변하고 여전히 pH가 비정상이라면 부분적으로 보상된 것이다. 즉, pH가 정상으로 돌아왔다면, 그것은 완전히 보상된 것이다.

동맥혈 가스분석의 단계

1 pH가 높은가? 낮은가? 또는 정상인가?
    a. 만약 > 7.4이면, 염기를 상징하는 B를 쓴다.
    b. 만약 < 7.4이면, 산을 상징하는 A를 쓴다.
    c. 정상 범위안에 있는지 확인한다(7.35–7.45).

2 $PaCO_2$가 높은가? 낮은가? 또는 정상인가?
    a. 만약 35–45mmHg 사이라면 정상을 상징하는 N을 쓴다.
    b. 만약 > 45mmHg라면 산을 상징하는 A를 쓴다.
    c. 만약 < 35mmHg라면 염기를 상징하는 B를 쓴다.

3 HCO_3가 높은가? 낮은가? 또는 정상인가?
    a. 만약 22–26mmHg 사이라면 정상을 상징하는 N을 쓴다.
    b. 만약 > 26mmHg라면 염기를 상징하는 B를 쓴다.
    c. 만약 < 22mmHg라면 산을 상징하는 A를 쓴다.

4 양상을 관찰하라
    a. 두 개의 A는 산증을 의미한다. 만약 A의 하나가 CO_2라면 질환은 호흡기 문제이다. 만약 A의 하나가 HCO_3라면 질환은 대사 문제이다. 두 개의 경우에서 다른 A는 pH이다.
    b. 두 개의 B는 염기증을 의미한다. 만약 B의 하나가 CO_2라면 질환은 호흡기 문제이다. 만약 B의 하나가 HCO_3라면 질환은 대사 문제이다. 두 개의 경우에서 다른 B는 pH이다.
    c. 세 개의 A또는 B는 혼합 장애이다. 모든 A는 혼합된 호흡기와 대사성 산증을 의미한다. 모든 B는 혼합된 호흡기와 대사성 염기증을 의미한다.

5 보상을 결정한다
    a. 만약 홀로 남은 결과가 정상범위라면, 장애는 보상되지 않았다.
    b. 만약 홀로 남은 결과가 두 개의 짝을 이룬 값과 반대이고, pH가 여전히 비정상이라면 장애는 부분적으로 보상되었다.
    c. 만약 홀로 남은 결과가 반대이고 pH가 정상범위라면 장애는 완전히 보상되었다.

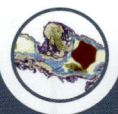

동맥혈 가스분석 해석 실전 연습

연습 1
pH: 7.32 A
PaCO₂: 37 mm Hg 정상
HCO₃: 14 mEq/L A

연습 2
pH: 7.50 B
PaCO₂: 30 mm Hg B
HCO₃: 24 mEq/L 정상

연습 3
pH: 7.33 A
PaCO₂: 55 mm Hg A
HCO₃: 28 mEq/L B

연습 4
pH: 7.47 B
PaCO₂: 48 mm Hg A
HCO₃: 29 mEq/L B

연습 5
pH: 7.38 A (정상범위)
PaCO₂: 48 mm Hg A
HCO₃: 29 mEq/L B

연습 6
pH: 7.44 B (정상범위)
PaCO₂: 49 mm Hg A
HCO₃: 29 mEq/L B

연습 7
pH: 7.30 A
PaCO₂: 50 mm Hg A
HCO₃: 19 mEq/L A

연습 8
pH: 7.49 B
PaCO₂: 32 mm Hg B
HCO₃: 30 mEq/L B

요약

수분, 전해질, 염기와 산은 신체 구획 사이에서 끊임없이 이동한다. 이러한 이동은 섭취, 배설, 세포대사와 병적인 상태에 의해서 영향을 받는다. 신체는 수분, 전해질, pH 항상성을 이러한 구획 내에서 유지하기 위해 다양한 기전을 갖추고 있다. 이러한 기전이 실패하면 개체의 안녕을 위협하는 상황이 발생한다. 조기에 규명하고 조치를 취하는 것은 이러한 상태를 직면하게 된 사람의 예후를 개선하는 데 필수적이며 간호사는 이러한 환자 돌봄 계획의 관리에 있어 중추적인 역할을 하게 된다.

동맥혈 가스 분석 결과

1. 보상되지 않은 대사성 산증
2. 보상되지 않은 호흡성 염기증
3. 부분적으로 보상된 호흡성 산증
4. 부분적으로 보상된 대사성 염기증
5. 보상된 호흡성 산증
6. 보상된 대사성 염기증
7. 혼합된 호흡성과 대사성 산증
8. 혼합된 호흡성과 대사성 염기증

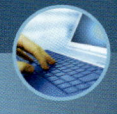

참고문헌

Baumberger-Henry, M. (2008). *Fluid and electrolytes* (2nd ed.). Sudbury, MA: Jones and Bartlett.

Chiras, D. (2008). *Human biology* (6th ed.). Sudbury, MA: Jones and Bartlett.

Elling, B., Elling, K., & Rothenberg, M. (2004). *Anatomy and physiology.* Sudbury, MA: Jones and Bartlett.

Gould, B. (2006). *Pathophysiology for the health professions* (3rd ed.). Philadelphia, PA: Elsevier.

Madara, B., & Pomarico-Denino, V. (2008). *Pathophysiology* (2nd ed.). Sudbury, MA: Jones and Bartlett.

Resources

www.labtestsonline.org/understanding/conditions/acidosis.html
www.the-abg-site.com
www.cdc.gov
www.manuelsweb.com/abg.htm
www.medlineplus.gov
www.nih.gov

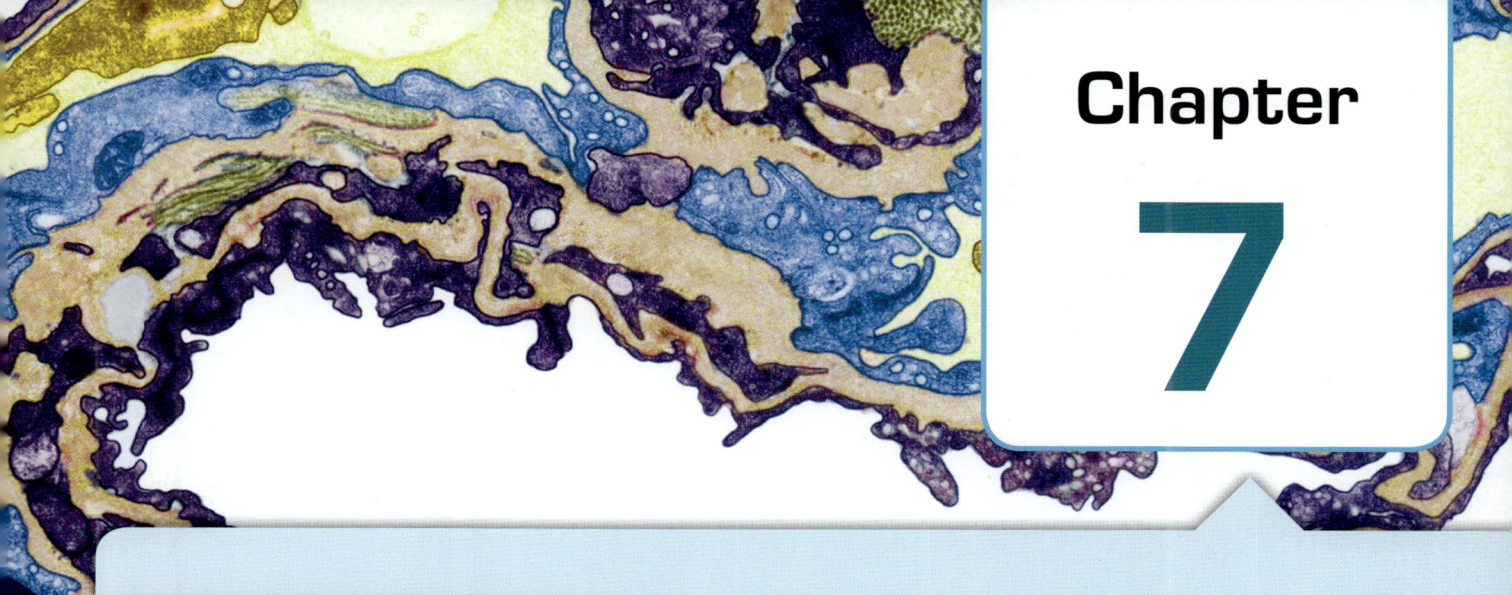

Chapter 7

비뇨기계 기능
Urinary function

학습목표

- 비뇨기계의 해부 생리를 설명할 수 있다.
- 배뇨와 관련된 문제를 찾아낼 수 있다.
- 선천적인 비뇨기계 장애에 대해 설명할 수 있다.
- 비뇨기계의 감염성 장애를 비교하여 설명할 수 있다.
- 비뇨기계의 염증성 장애를 비교하여 설명할 수 있다.
- 비뇨기계의 폐쇄성 장애를 비교하여 설명할 수 있다.
- 급성 및 만성 신부전을 비교하여 설명할 수 있다.

주요 용어

과활동성 방광 overactive bladder
급성신부전 acute renal failure, ARF
기능성 요실금 functional incontinence
네프론 nephron
다낭성 신장병 polycystic kidney disease, PKD
레닌-안지오텐신-알도스테론 renin-angiotensin-aldosterone
만성과잉팽창 chronic overdistension
만성신부전 chronic renal failure, CRF
말기신질환 end-stage renal disease
반사성 요실금 reflex incontinence
방광 bladder
방광암 bladder cancer
방광염 cystitis
배뇨 micturition
배뇨 urination

배뇨근반사항진 detrusor hyperreflexia
범람성 요실금 overflow incontinence
보우만 주머니 Bowman's capsule
복압성 요실금 stress incontinence
복합성 요실금 mixed incontinence
사구체 glomerulus
사구체 여과율 glomerular filtration rate, GFR
사구체신염 glomerulonephritis
수신증 hydronephrosis
수입세동맥 afferent arteriole
수출세동맥 efferent arteriole
신경성 방광 neurogenic bladder
신기능부전 renal insufficiency
신내성 상태 intrarenal condition
신문 renal hilum
신배 calyx

신부전 renal failure
신염증후군 nephritic syndrome
신우 renal pelvis
신우신염 pyelonephritis
신장동 renal sinus
신장동맥 renal artery
신장세포암종 renal cell carcinoma
신장애 renal impairment
신장피막 renal capsule
신장피질 renal cortex
신증후군 nephrotic syndrome
신후성 상태 postrenal condition
암모니아 ammonia
야뇨증 nocturnal enuresis
요관 ureter
요도 urethra
요독증 uremia
요로감염 urinary tract infection, UTI

요로결석증 urolithiasis
요산 uric acid
요소 urea
요실금 urinary incontinence
윌름종양 Wilms' tumor
유뇨증 enuresis
일과성 요실금 transient incontinence
적혈구형성인자 erythropoietin
전립선비대 benign prostatic hyperplasia
전신부종 anasacra
전신성 상태 prerenal condition
절박성 요실금 urge incontinence
정체, 잔류 retention
질소혈증 azotemia
총체적 요실금 gross total incontinence
탈아미노화 deamination

비뇨기계는 항상성 유지에 있어서 중요한 역할을 담당한다. 비뇨기계는 신장, 요관, 방광, 요도로 구성되며, 체액의 양과 혈압, 대사성 산물, 약물의 배설, 비타민 D의 합성, pH 유지, 호르몬 합성을 조절한다[그림 7-1]. 비뇨기계의 장애는 체내 항상성의 불균형을 초래하기 때문에 적절한 치료와 중재가 필요하다. 이 장에서는 비뇨기계의 정상적인 상태와 비정상적인 상태에 대해 알아볼 것이다.

표 7-1. 비뇨기계의 구성 요소와 기능

구성 요소	기능
신장	혈액으로부터 나온 노폐물을 제거하고, 체액의 농도와 혈압, 혈액의 산도를 유지하도록 돕는다.
요관	소변을 방광으로 운반한다.
방광	소변을 저장하고, 저장된 소변을 제거하는 역할을 한다.
요도	소변을 체외로 운반하는 통로가 된다.

해부생리

비뇨기계는 체액의 양(6장 참고), 혈압(4장 참고), 대사성 산물, 약물의 배설, 비타민 D의 합성, pH의 유지(6장 참고), 호르몬 합성을 조절한다. 비뇨기계는 신장, 요관, 방광, 요도로 구성된다[표 7-1]. 신장은 사람의 주먹만 한 크기의 콩 모양을 한 기관으로 후복막 공간에 척주의 양 옆으로 위치하고 있으며, 신장피막(renal capsule)이라는 결합조직으로 둘러싸여 있다. 신장피막의 바로 아래에는 신장피질(renal cortex)이 위치하고 있고, 이 피질은 신장의 기능적 단위인 네프론을 포함하고 있다. 신장에 혈액을 공급하는 혈관은 신장동맥(renal artery)으로 신장으로 열려 있는 신문(renal hilum)을 통해 신장동맥과 신경이 들어오고, 신장정맥과 요관은 밖으로 나가게 된다. 신문은 신장동(renal sinus)이라고 불리는 공간의 가운데로 열려 있다. 신장동의 중심부에는 신우(renal

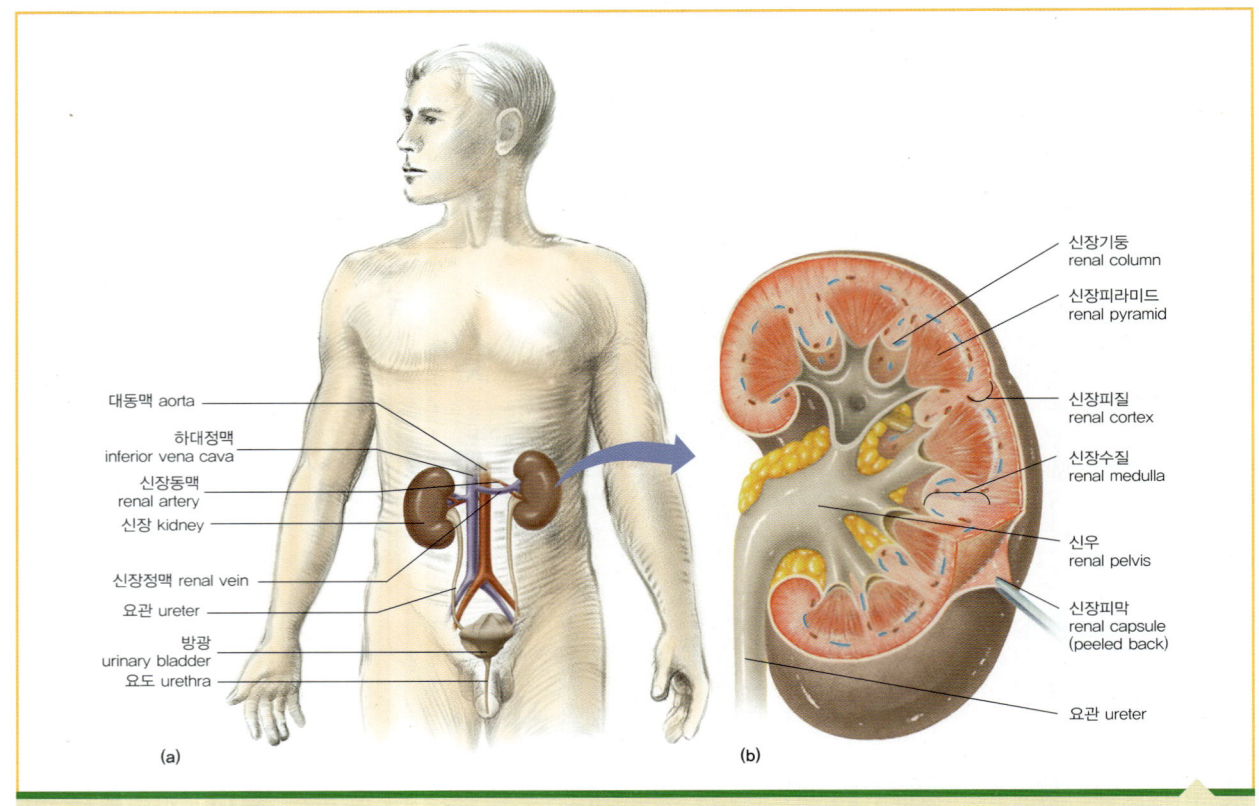

그림 7-1 비뇨기계.
(a) 신장, 요관, 방광, 요도의 관계를 보여주는 전면 그림. (b) 신장의 피질, 수질, 신우를 보여주는 신장의 횡단면

pelvis)가 형성되어 있다. 소변의 배출은 신배라고 하는 튜브를 지나 깔때기 모양의 신우를 통해 이루어진다. 신배는 요관(ureter)으로 소변을 배출시키고, 소변은 연동운동을 통해 방광(bladder)으로 운반되어 저장된다. 방광은 소변을 체외로 배출할 때까지 저장하는 역할을 한다. 방광 내의 소변의 양이 증가되면 두 개의 방광 괄약근에 가해지는 압력이 증가되고, 방광 내의 신장수용기가 자극되어 소변을 체외로 배출하는 것이다.

괄약근에 가해지는 압력이 200-300ml 이상이고, 수용체가 뇌로 신경자극을 보내면 요의를 느끼게 된다[그림 7-2]. 배뇨(urination or micturition)는 수의적인 활동으로 배뇨가 시작될 때는 방광이 수축하고, 외괄약근이 이완되며, 요도(urethra)를 통해 소변을 밖으로 보내는 힘이 작용한다. 여성의 요도는 약 3.8cm, 남성은 약 15-21cm로 여성의 요도가 남성에 비해 짧기 때문에 요로감염이 발생할 위험이 높다.

비뇨기계의 기능을 수행하는 데 있어 가장 중요한 부위는 신장이다. 한 개의 신장은 1-2백만 개의 현미경적 여과 단위인 네프론(nephron)을 포함하고 있어 이러한 기능을 수행하게 된다[그림 7-3]. 각각의 네프론은 긴 줄기를 가진 깔때기 모양을 하고 있으며, 분비와 재흡수를 위한 복합적인 구조(예:헨레고리, 근위곡세뇨관, 원위곡세뇨관)로 이루어져 있다[표 7-2].

표 7-2. 신장단위의 구성 요소과 기능

구성 요소	기능
사구체	혈액을 기계적으로 여과시킴
보우만 주머니	혈액을 기계적으로 여과시킴
근위곡 세뇨관	75%의 물과, 염분, 포도당, 아미노산을 재흡수
헨레고리	농도 경사에 따라 역류교환에 참여
원위곡 세뇨관	H^+, K^+, 약물의 세뇨관분비를 담당

근위곡세뇨관의 끝은 이중막으로 이루어진 보우만 주머니(Bowman's capsule)를 형성한다. 보우만 주머니는 모세혈관 집합체를 둘러싸고 있는데, 이 모세혈관 집합체를 사구체(glomerulus)라고 한다. 수입세동맥(afferent arteriole)을 통해 사구체로 혈액이 들어오고, 수출세동맥(efferent arteriole)을 통해서 혈액이 나가게 된다[그림 7-4]. 사구체로의 혈액 공급은 소변이 생성되는 양을 결정짓기 때문에 신장 기능의 유지를 위해 필수적인 요소이다. 사구체를 통과하는 혈액의 속도를 사구체 여과율(glomerular filtration rate, GFR)이라고 하며, 이는 신장 기능을 가장 잘 나타내는 수치이다. 사구체 여과율은 혈청내 크레아티닌 농도와 나이, 성별, 민족에 대한 정보를 통해 계산할 수 있다. 정상적인 사구체 여과율은 125mL/min으로 이는 하루에 약 1500mL의 소변이 배출됨을 뜻한다.

인체는 신장과 피부, 간, 장을 통해 노폐물을 배출하는데 그중에서도 신장은 배설을 위한 가장 중요한 부위이다. 신장은 체내의 안정성을 유지하기 위해 전해질 농도를 조절하여 체액의 균형을 유지한다(6장 참고). 항이뇨 호르몬이나 알도스테론과 같은 호르몬은 이와 같은 과정에서 중요한 역할을 한다[그림 7-5]. 이러한 전해질 균형은 혈압 관리에도 도움이 된다. 또한 신장은 레닌-안지오텐신-알도스테론(renin-angiotensin-aldosterone) 시스템과 같은 호르몬 체계를 통해 혈압을 조절하는데도 기여한다(4장 참고).

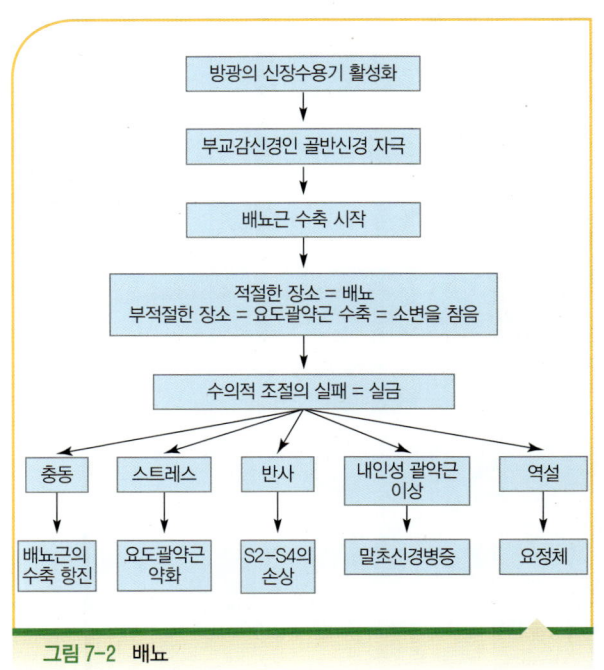

그림 7-2 배뇨

세포는 고유의 기능을 수행하면서 지속적으로 노폐물을 생성하고[표 7-3], 이렇게 생성된 노폐물을 소변을 통해 배출하여 체내의 항상성을 유지한다. 체내의 대사 과정을 통해 생성된 세 가지 대표적인 노폐물은 암모니아와 요소, 요산으로 신장이 이들을 배출하는 역할을 담당한다. **암모니아**(ammonia)는 높은 독성 화학물질로 간에서 아미노산이 분해되면서 생성되며, 일반적으로 아미노산의 분해는 음식에 단백질을 과다섭취하거나 탄수화물이 부족한 경우에 발생하게 된다. 그러나 산업화된 현대 사회에서는 고단백식이의 섭취가 일반적이므로 탄수화물의 부족은 거의 발생하지 않는다.

아미노산이 분해되면서 아미노기가 분자로 분해되는 과정을 **탈아미노화**(deamination)라고 하고, 아미노기가 탈아미노화를 거치면서 암모니아로 변화된다. 이렇게 형성된 암모니아의 대부분은 간에서 **요소**(urea)로 변화되며, 이 과정에 불균형이 발생하여 체내 암모니아의 농도가 높아지게 되면 간 질환이 발생하게 되는 것이다(9장 참고). 요산(uric acid)은 DNA의 일부인 뉴클레오티드가 간에서 분해되면서 생성되는 또 하나의 대사산물로 체내 요산의 농도가 높아지면 관절에 요산 결정이 침착되어 통풍이 발생하게 된다(12장 참고).

표 7-3. 인체에서 생성되는 중요한 대사산물과 배출 기관

화학물질	생성	배출 기관
암모니아	간에서 아미노기의 탈아미노화를 통해 생성	신장
요소	암모니아의 분해 과정에서 생성	신장과 피부
요산	간에서 뉴클레오티드가 분해되면서 생성	신장
담즙색소	간에서 혈색소가 분해되어 생성	간 (소장으로 흡수)
유로크롬	간에서 혈색소가 분해되어 생성	신장
이산화탄소	세포에서 포도당이 분해되면서 생성	폐

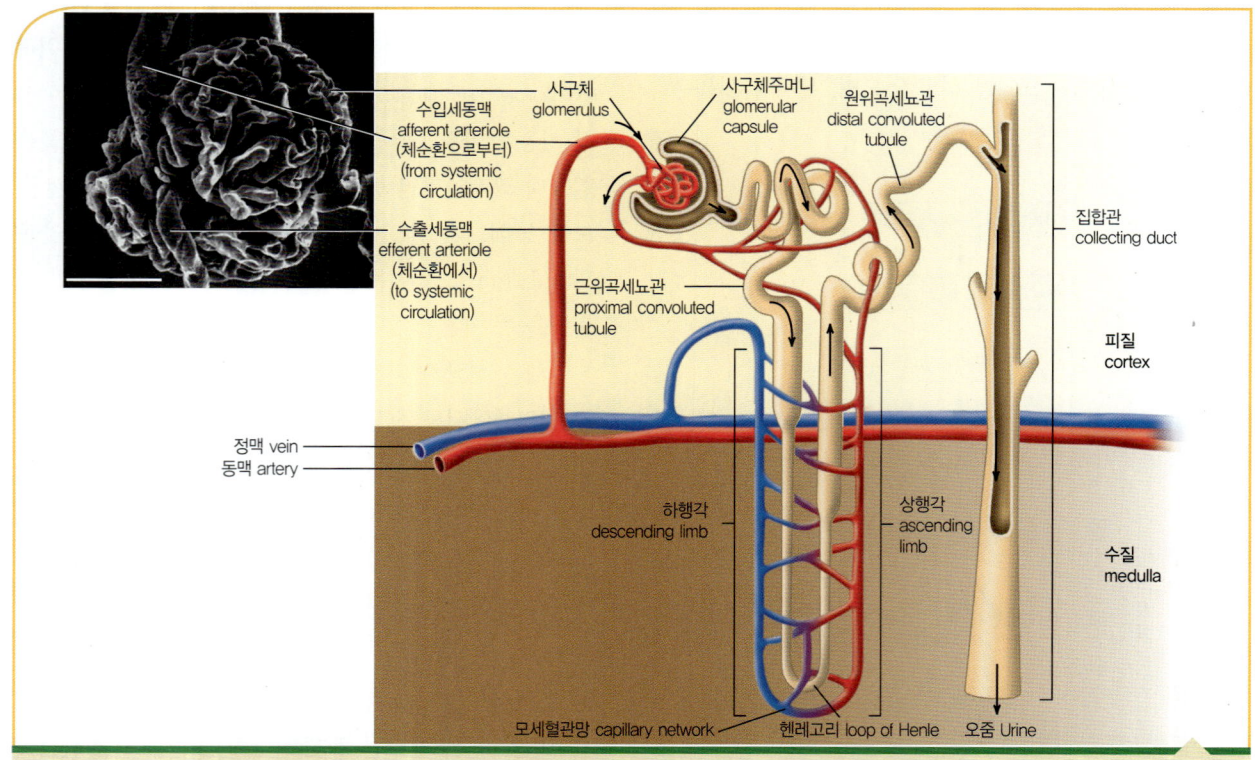

그림 7-3 신장의 네프론(nephron). 네프론은 피질과 수질로 구분되며, 전자현미경을 통해 네프론에서 사구체를 관찰한 모습

이와 같은 과정을 통해 생성된 노폐물과 더불어 소변은 정상적으로 나트륨과 포타슘, 소량의 단백질과 박테리아를 포함하며, 연한 노란색이면서 깨끗하다. 앞서 설명한 물질 외의 추가적인 물질이 포함되거나 소변의 색깔이나 투명도에 변화가 나타나면 신장에 병리적 변화가 발생한 것이 의심되므로[표 7-4] 다양한 검사들을 통해 신장의 기능이 적절한지를 확인하게 된다.

신장은 비타민 D를 활성형으로 변화시키는 역할도 한다. 비활성형 비타민 D는 피부에 있는 콜레스테롤이 자외선에 의해 활성화되거나 소화를 통해 활성화되어 칼슘과 인의 재흡수를 돕는다. 신장 질환이 있는 사람은 비타민 D를 활성형으로 변화시키지 못하게 된다. 그리고 신장은 중탄산염을 분비하고, 수소 이온을 배출하여 체내의 산도를 유지하는 역할도 한다(6장 참고). 신장은 심방나트륨 이뇨펩티드(6장 참고), 적혈구형성인자와 레닌(4장 참고) 등의 호르몬을 합성한다.

ADH 농도	신장에서의 효과
ADH 농도 상승	집합관과 원위세뇨관에서 물이 투과되어 관 밖으로 빠져나와 혈액 안으로 들어간다. 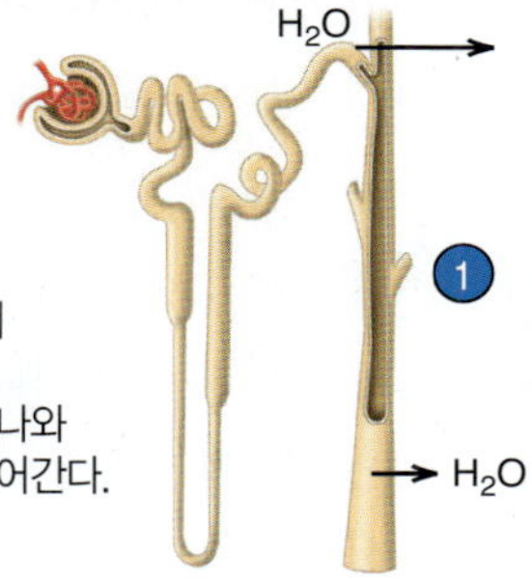
ADH 농도 저하	집합관에서 물을 투과시키지 않아 물이 여과된 후 재흡수되지 못하고 배출된다. 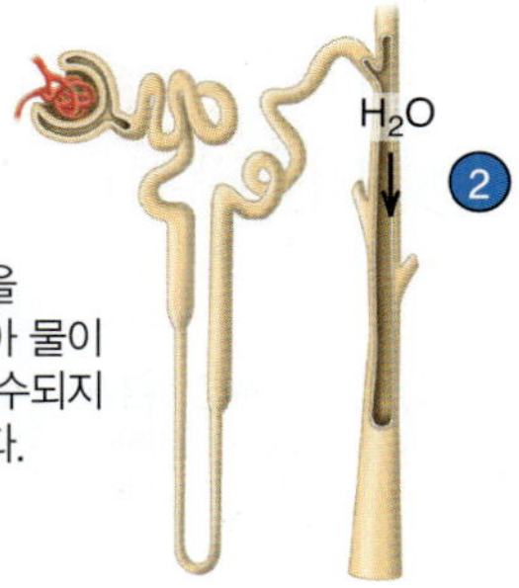

알도스테론 농도	신장에서의 효과
알도스테론 농도 상승	세뇨관에서 Na^+의 재흡수는 증가하나 K^+의 재흡수는 감소하여 물과 Na^+는 여과되어 혈액으로 들어가지만 과도한 K^+는 배출된다. 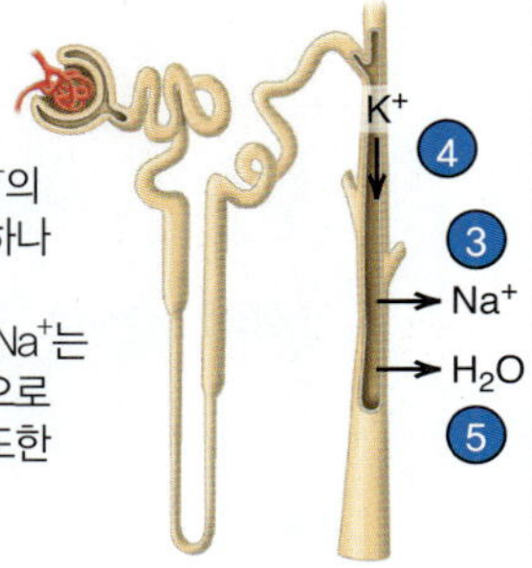
알도스테론 농도 저하	세뇨관의 Na^+과 K^+ 흡수는 정상적으로 이루어지지만 물은 여과 후 재흡수되지 못하고 배출된다. 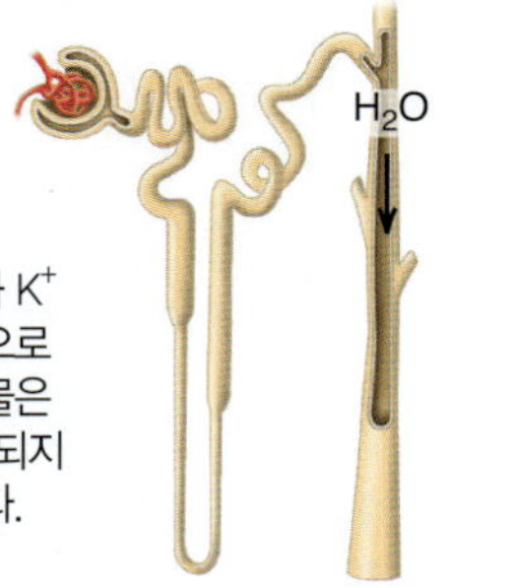

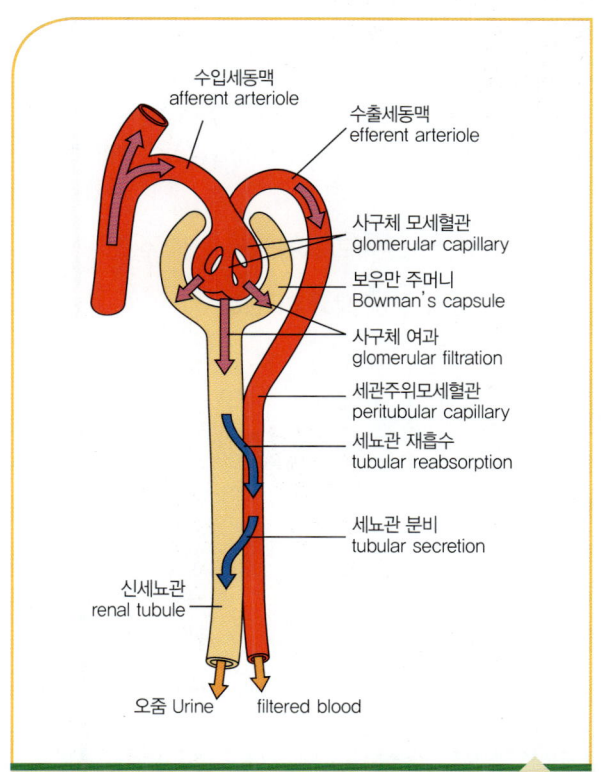

그림 7-4 신장의 사구체. 네프론은 3단계로 물질의 운반이 진행된다. 사구체 여과, 세뇨관 재흡수, 세뇨관 분비. 이 3단계는 혈액을 여과시키는 과정이다.

그림 7-5 신장의 ADH와 알도스테론 역할

신장은 빈혈이나 심혈관계 질환과 같은 저산소화에 대한 반응으로 **적혈구형성인자**(erythropoietin)를 분비한다. 적혈구형성인자는 골수를 자극하여 더 많은 적혈구를 생성하게 하고, 저장된 철이 부족할 때는 적혈구의 산소 운반 능력을 향상시켜서 저산소증을 감소시킨다. 나이가 들어감에 따라 신장 기능의 효율성이 저하되며 당뇨나 고혈압, 동맥경화증과 같은 만성 질환이 있는 경우에는 더욱 빠른 신장 기능의 이상이 발생하게 된다. 이러한 신장 기능의 감소는 여과 능력의 소실을 가져오게 되고, 그에 따라 체내에 노폐물이 축적되어 항상성의 균형이 깨어지면서 체액의 전해질 불균형이 초래된다. 노화에 따라 신장과 관련된 합병증인 빈혈, 고혈압, 골다공증 등도 발생하며 신장의 여과 능력의 부족으로 인하여 노인에게는 약물의 용량을 적절히 조절하고 처방하여 신독성을 예방해야 한다.

배뇨장애

배뇨는 (1) 방광에 소변이 차면 신장수용기가 이를 감지, (2) 부교감신경인 골반신경으로 신호가 전달, (3) 배뇨근이 수축하면서 방광을 수축시켜 소변을 배출하는 과정으로 이루어진다[그림 7-2]. 배뇨근과 내괄약근에 분포된 교감신경은 부적절한 배뇨 자극을 예방하고, 상위운동신경은 요도괄약근을 조여 배뇨를 지연시킬 수 있다. 배뇨는 수의적 조절이 가능하지만 긴박한 요의가

표 7-4. 신장 기능 검사

검사	생리적 기전
BUN(혈액요소질소)	단백질 대사과정의 마지막 산물인 요소는 신장을 통해 모두 배출되어야 하므로 BUN은 간과 신장의 기능을 평가하는 지표가 된다.
혈청요소질소	크레아티닌 인산이 골격근의 수축에 사용되면서 크레아티닌이 형성되고, 이는 신장을 통해 모두 배출되어야 한다. 그러므로 혈청요소질소의 수준은 신장 기능의 지표가 되며, 간 기능에 영향을 받는 BUN과 달리 혈청요소질소는 신장의 기능을 정확하게 반영하는 지표이다. 사구체 여과율이 50% 감소하면 크레아티닌 수준은 2배가 된다.
크레아티닌 청소율 검사를 위한 24시간 소변 수집	신장 동맥의 관류와 사구체 여과에 따른 사구체 여과율을 측정할 수 있다.
요검사	소변이 탁하거나 냄새가 나고, 백혈구가 존재 > 요로감염 어두운 노란색 > 탈수 아세톤 냄새 > 당뇨병케톤산증 단백질이 존재 > 사구체 세포막의 손상 포도당 > 당뇨 케톤 > 지방산 대사 결정 > 결석 형성 가능성 많은 유리질원주 > 단백뇨 세포원주 > 신증후군
IVP(정맥신우조영사진)	정맥 내로 방사선 비투과 조영제를 투여하여 신장과 신우, 요관, 방광을 시각화하는 검사이다.
PSA(전립선 특이항원)	PSA는 전립선 상피세포에서 발견되는 당단백질로 PSA의 증가는 전립선의 비대를 나타내는 지표가 되므로 전립선암을 진단하거나 치료의 성공과 실패는 판단하는 지표로 사용된다.

있을 때 너무 긴 시간 소변을 참게 되면 비정상적인 방광수축으로 인하여 불수의적인 배뇨가 발생하게 된다.

■ 요실금

배뇨는 신생아에서는 반사적으로 일어나지만 아동이나 성인은 의식적으로 조절할 수 있다. 3세까지의 아이들에게 배뇨는 완전한 반사활동으로 방광에 소변이 차면 바로 배뇨가 일어난다. 하지만 아동이나 성인은 외괄약근을 의식적인 조절하에 두기 때문에 소변을 스스로 조절할 수 있게 되어 배뇨를 스스로 허용하기 전까지는 괄약근을 이완시키지 않게 된다.

아동과 성인도 때로는 배뇨가 조절되지 않는 경우가 발생하는데, 이와 같은 상태를 **요실금**(urinary incontinence)이라고 한다[그림 7-2]. 요실금은 흔하지만 여러 가지 원인으로 종종 당황스러운 문제를 유발한다. 요실금은 원인에 따라 매우 다양하며, 유형은 원인에 따라 분류된다.

- 방광 조절이 시작되는 4-5세 사이에 불수의적인 배뇨가 발생하는 **유뇨증**(enuresis)은 불안과 같은 생리적인 원인과 정상보다 작은 방광이라는 구조적인 원인으로 인해 발생한다. 동기화, 지지, 알람체계, 밤에 소변을 집중시키는 약물 등 다양한 치료와 전략이 가능하지만 대개 시간이 지남에 따라 치료가 없이도 해결된다.
- **일과성 요실금**(transient incontinence)은 일시적인 상태로 발생하는 요실금이다. 섬망이나 감염, 위축성 질염, 약물(이뇨제, 안정제 등), 생리적 요인(우울, 불안), 과다수분공급으로 인한 소변량 증가, 운동성 제한, 분변매복, 알코올, 카페인 등이 원인이 된다.
- **복압성 요실금**(stress incontinence)은 기침, 코풀기, 웃음, 운동, 무거운 물건을 드는 등의 복압이 상승하는 행위로 인하여 방광에 압력이 가해져서 소변이 배출되는 상태이다. 복압성 요실금은 방광의 괄약근이 약해져서 발생하는 것으로 여성의 임신과 출산, 폐경기에 괄약근이 약해지면서 발생하는 경우가 많다. 방광이 질벽을 뚫고 나오는 방광류(8장 참고)가 발생하게 되면 이러한 생리적인 변화로 인해 복압성 요실금의 발생 위험도 높아지게 된다. 남성의 경우에는 전립선을 제거하면 복압성 요실금이 발생하기도 하며, 비만과 만성적인 기침은 남성과 여성에서 모두 복압성 요실금을 발생시킬 수 있는 위험요소이다. 비만은 방광과 주변 근육에 가해지는 압력을 높여 골반근육이 약해지게 되며, 또한 기침이나 폐질환으로 인한 만성적인 기침은 요도괄약근의 압력을 높여 요도괄약근의 약화에 원인이 된다.
- **절박성 요실금**(urge incontinence)은 갑자기, 극심한 요의가 느껴지면서 불수의적인 소변의 배출이 일어나는 것으로 절박성 요실금이 있으면 야간을 포함하여 수시로 요의를 느끼게 된다. 요로감염, 방광자극, 장의 상태, 흡연, 파킨슨병, 알츠하이머, 뇌졸중, 외상, 다발성 경화증과 같은 신경계의 손상 등이 절박성 요실금의 일으키는 원인이 된다. 과활동성 방광(overactive bladder)은 절박성 요실금의 원인으로는 알려져 있지 않다.
- **반사성 요실금**(reflex incontinence)은 외상이나 S2-4의 척수손상, 다발성 경화증, 당뇨 등으로 인한 신경계 손상이 원인이 되어 발생하는 요실금의 유형이다. 배뇨근반사항진(detrusor hyperreflexia)은 요의가 없음에도 불구하고 배뇨근의 수축성이 증가되는 상태를 말한다. 반사성 요실금이 있으면 일반적으로 절박뇨는 나타나지 않는다.
- **범람성 요실금**(overflow incontinence)은 방광을 비우는 기능에 이상이 생기거나 소변이 정체(retention)되는 상태를 말하며, 방울져서 떨어지는 소변이나 소변이 약하게 나오게 된다. 방광 손상이나 요도가 막힌 경우, 당뇨로 인한 신경 손상, 전립선의 이상이 범람성 요실금의 원인이다. 만성과잉팽창(chronic overdistension)은 간호사의 방광 또는 선생님의 방광이라고도 불리며, 요의가 인지되었으나 다른 활동으로 인해 배뇨를 하지 못하는 상태가 지속되는 경우로 이와 같은 경우에 배뇨근의 무반사와 범람성 요실금이 발생하게 된다.
- **복합성 요실금**(mixed incontinence)은 한 가지 이상의 요실금을 경험하는 상태를 말한다.

- **기능성 요실금**(functional incontinence)은 노인, 특히 요양병원과 같은 곳에 장기간에 거주하는 노인들에게서 나타나며, 신체적, 정신적 문제로 제시간에 화장실을 갈 수 없는 상태에서 발생한다. 예를 들면, 심한 관절염을 앓고 있는 사람은 빨리 옷을 벗고, 소변을 보는 것이 불가능하여 요의가 있어도 화장실에 바로 갈 수가 없고, 변기에 빨리 앉아 배뇨를 시작하기도 어렵다.
- **총체적 요실금**(gross total incontinence)은 밤낮을 가리지 않고 지속적으로 소변이 새거나 주기적으로 많은 양의 소변이 조절할 수 없이 새어나오는 경우를 말한다. 이러한 경우는 방광이 저장할 수 있는 능력을 상실한 것으로 해부학적 결함이나 척수손상, 비뇨기계의 손상, 방광과 인접한 구조(예:질) 사이에 부적절한 개구부(누공)가 발생한 경우 등이 원인이 된다.

일반적으로 요실금이 발생할 수 있는 위험 요소는 다음과 같다.

- *여성* – 여성은 임신과 출산, 폐경기를 거치게 되고, 해부학적인 차이가 있기 때문에 여성은 남성에 비해 복압성 요실금이 많이 발생한다. 그러나 남성은 전립선의 상태에 따라 절박성 요실금이나 범람성 요실금이 발생할 위험이 높다.
- *노화* – 방광과 요도의 근육은 나이가 들어감에 따라 약해진다. 노화는 방광의 용적을 감소시키고, 불수의적인 배뇨를 증가시킨다. 하지만 노화에 따른 요실금은 피할 수 있는 것으로 요실금은 신생아기를 제외한 어떤 연령에서도 정상적으로 발생하지는 않는다.
- *비만* – 비만이나 과체중은 방광과 주변 근육에 가해지는 압력을 증가시켜 이들이 약해지게 만들어 기침이나 코풀기 등으로 유발되는 복압 증가를 감당하지 못하여 요실금이 발생할 수 있다.
- *흡연* – 흡연으로 인한 만성적인 기침은 요실금을 발생시키고, 다른 원인으로 발생한 요실금을 더욱 악화시킬 수 있다. 지속적인 기침은 요도괄약근에 압력을 가하게 되어 복압성 요실금을 발생시키고, 흡연은 과활동성 방광을 유발하기도 한다.
- *기타 질환* – 신장 질환이나 당뇨가 있는 경우는 신장의 기능이나 신경전도의 변화로 인해 요실금이 발생할 위험이 높다.

요실금은 다양한 수준의 합병증을 유발한다. 피부 문제(예:발진, 피부감염, 궤양 등)는 소변으로 인해 피부의 습기가 지속되면서 발생하게 되고, 재발하는 요로감염은 방광을 완전하게 비우지 못하기 때문에 발생한다. 또한 요실금은 부정적인 자아상, 당혹감, 성기능장애, 불안, 우울 등과 같이 심리적인 건강에도 영향을 미치게 되어 개인의 일상생활에도 변화를 일으키게 된다.

요실금을 진단은 문진과 신체검진, 배뇨일지, 요검사, 요배양검사, 방광요관조영상, 방광경검사, 골반 초음파, 배뇨후 잔뇨검사, 요역동학검사 등과 같은 다양한 방법을 통해 이루어진다. 요실금의 치료는 요실금의 유형과 원인, 중등도에 따라 달라지며, 치료와 관리는 보존적 치료에서부터 침습적인 처치까지 다양하다.

- 방광훈련
- 화장실 시간표 정하기
- 식이관리(예: 알코올이나 카페인, 산성 음식 피하기, 수분 섭취 줄이기, 체중 감량하기, 신체 활동 늘리기 등)
- 골반저근강화운동(예: 케겔 운동)
- 전기적 자극(직장이나 질에 일시적인 전극을 심어 전기적 자극을 통해 골반저근을 강화하는 방법)
- 약물(예: 항콜린성 약물, 에스트로겐 대체요법)
- 요관 삽입(예: 작고, 지혈마개처럼 생긴 일회용 장치를 요관에 삽입하는 것)
- 질좌제(예: 딱딱한 고리를 질로 삽입하여 방광을 잠그는 방법)
- 고주파요법(예: 비수술적인 시술로 고주파 에너지를 사용하여 딱딱해진 하부 요로계를 따뜻하게 해주는 방법)
- 방광 근육 내로 보톡스를 주입하는 방법은 과활동성 방광에 효과가 있음이 입증되었으나 FDA 미승인 상태
- 확장성 물질(예: 콜라겐)을 요관 주변 조직으로 주입
- 천골신경을 자극하는 장치를 삽입하여 전기적 자극을 주는 방법
- 인공요도괄약근을 방광목 부위에 이식하여 수동으로 피하조직 내의 밸브를 조작할 수 있도록 하는 방법
- 걸이 시술(수술적으로 골반걸이나 걸이침대를 방광목 부위에 설치하여 요관이 조직이나 합성물질, 그물의 띠를 사용하여 요관을 만들어주는 방법)

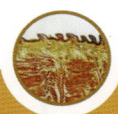

학습요점

급성 요실금의 원인을 기억하기 쉽게 도와주는 약어 두 가지를 제시한다.

DRIP

- D = Delirium(섬망), dehydration(탈수), diapers(기저귀)
- R = Retention(정체, 저류), restricted mobility(운동성 제한)
- I = Impaction(분변매복), infection(감염), inflammation(염증)
- P = Pharmaceuticals(제약), polyuria(다뇨), Paget's disease(파제트병)

DIAPPERS

- D = Delirium(섬망)
- I = infection(감염)
- A = Atrophic vaginitis or urethritis (위축성 질염 또는 요도염)
- P = Pharmaceuticals(제약) (아편제나 칼슘길항제는 소변의 정체와 변비를 유발 / 항콜린성 약물은 배뇨 후 잔뇨량을 증가시키고, 소변의 정체를 유발 / 알파아드레날린 길항제는 여성에서 요도의 내성을 저하시킴)
- P = Psychologic problem(우울, 신경증, 불안)
- E = Excess fluid input or output (이뇨제, 야간다뇨증)
- R = Restricted mobility(운동성 제한)
- S = Stool impaction(분변매복, 변비)

- 방광목 걸기(수술적으로 방광을 정상적인 해부학적 위치보다 더 높게 올려서 지지해주는 방법)
- 흡수성 패드와 보호용 옷
- 도뇨관을 사용하여 간헐적으로 자가 삽관하도록 하는 방법
- 피부보호크림
- 안전 도모(예: 러그 치우기, 화장실 가는 길에 가구 치우기, 적절한 실내 조명, 화장실 문 넓히기, 높이 조절 가능한 변기 설치 등)
- 침술   • 최면요법   • 허브
- 대처전략과 지지

■ **신경성 방광**

신경성 방광(neurogenic bladder)은 정상적인 방광의 신경전도를 방해하는 원인에 의해 발생하는 모든 방광의 기능장애를 말한다. 다음을 포함하는 많은 요인들이 방광의 신경전도에 장애를 일으키게 된다.

- 뇌 또는 척수의 손상   • 신경계 종양
- 뇌 또는 척수의 감염   • 치매
- 파킨슨병   • 이분척추
- 당뇨   • 뇌졸중
- 약물(예: 항우울제, 항히스타민제, 진통제, 항고혈압제, 항구토제)
- 질식 분만   • 다발성 경화증
- 만성 알코올중독증   • 전신홍반루푸스
- 중금속중독   • 대상포진

신경성 방광의 임상증상은 다뇨, 절박뇨와 같은 과활동성 방광의 증상과 배뇨지연, 소변의 정체와 같은 저활동성 방광의 증상이 함께 나타난다. 신경성 방광의 진단은 문진과 신체검진, 배뇨일지, 요검사, 요배양검사, 방광요관조영상, 방광경검사, 골반 초음파, 배뇨 후 잔뇨 검사, 요역동학검사 등과 같은 다양한 방법을 통해 이루어진다. 또 CT와 MRI를 사용하여 원인을 알아내기 위한 추가적인 검사를 시행하기도 한다. 치료는 병인에 따라 다라지며, 요실금의 예방을 위한 전략도 포함되어야 한다.

선천성 질환

선천성 질환의 대부분은 비정상적인 비뇨기계와 생식기계로 인해 발생하는 문제이다(8장 참고). 비뇨기계와 생식기계는 서로 밀접하게 관련되어 있기 때문에 한 계통에 장애가 발생하면 다른 한 계통도 따라서 비정상을 초래한다. 수많은 비뇨기계의 선천성 질환이 있지만 그 중 대부분은 구조적인 결함에서 기인한다. 일부 결함은 증상이 나타나지 않지만(예: 두 개의 요도가 한 개의 신장으로만 배액되는 경우, 신장의 위치가 잘못된 경우) 생명을 위협할 수 있는 문제도 있다(예: 신장무발생 – 자궁에서 기관의 형성에 실패한 경우). 신장의 발달과 관련된 문제는 대부분 심각하며, 신장은 일반적으로 임신 5주에 생성되기 시작하며, 9 – 12주 사이에는 소변이 형성되기 시작한다.

■ 다낭성 신장병

다낭성 신장병(polycystic kidney disease, PKD)은 유전질환으로 두 개의 신장에서 수많은 포도 모양의 체액으로 가득 찬 낭이 생기는 질환이다[그림 7-6]. 다수의 낭들로 인해 신장이 압박되고, 기능적인 신장조직들이 낭으로 대체되면서 신장의 크기가 커지게 된다. 낭이 형성되는 정확한 원인은 아직 밝혀지지 않았다.

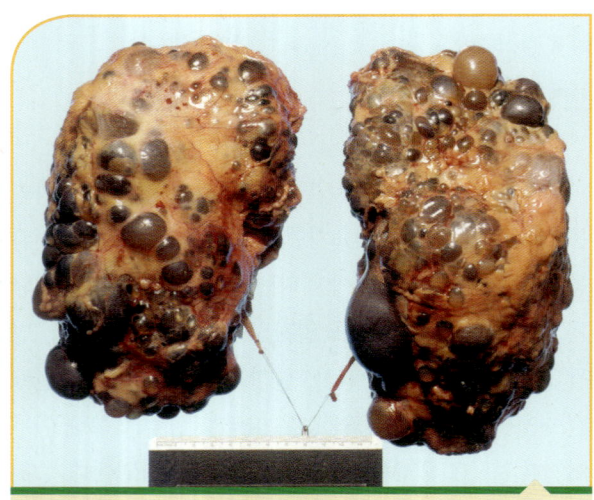

그림 7-6 다낭성 신장병(polycystic kidney disease, PKD)

예후와 진행 경과는 PKD의 유형에 따라 매우 다양하다. PKD는 상염색체 우성으로(1장 참고) 16번과 4번 염색체의 짧은 팔에서 찾아볼 수 있다. 아이들이나 성인에서 모두 나타나지만 성인에서 좀 더 흔하게 나타나며, 미국 국립보건원에 따르면 미국인 1,000명당 한 명의 비율로 발생한다고 한다. 하지만 보고되지 않은 PKD 환자는 더 많을 것이며, 일부는 증상이 없는 경우도 있다. 많은 사례에서 적절한 검사를 시행하지 않아 질환을 발견하지 못하고 있다.

대부분의 열성 질환(1장 참고)에 비해 상염색체 열성 PKD는 흔하게 나타난다. 주로 신생아기나 아동기에 나타나며, 중등도가 매우 높고, 진행이 빠르며, 말기 신부전으로까지 진행되어 신생아기나 아동기의 흔한 사망 원인의 하나가 된다. PKD는 남성과 여성에서 발생률의 차이는 없다.

임상증상은 나이와 PKD의 유형에 따라 달라진다. 신장 구조의 변화와 불균형의 결과로 다양한 임상증상이 나타난다.

신생아에서 나타나는 임상증상은 다음과 같다.
- Potter facies(코 양측의 눈의 모서리에 있는 피부가 접혀서 눈꺼풀이 겹쳐지고, 코가 돌출되고, 턱이 작아지고, 귀가 얇아져 하늘거리는 상태)
- 옆구리에 크고, 양측성으로 대칭적인 덩어리(종괴)
- 호흡곤란(신장장애로 인해 체액이 축적되어 발생하는)
- 요독증(uremia)(신장장애로 인해 노폐물이 축적되어 발생하는)

성인에서 나타나는 임상증상은 다음과 같다.
- 고혈압(레닌-안지오텐신-알도스테론 시스템의 활성화로 인해)
- 요통
- 허리둘레의 증가
- 부풀어 오르고, 물렁거리는 복부
- 전반적으로 커지고, 촉진되는 신장

신생아와 성인에서 모두 나타날 수 있는 추가적인 증상은 다음과 같다.
- 혈뇨(사구체 여과의 장애로 인해)
- 야뇨증(소변 농축 능력의 장애와 관련하여)
- 졸음, 기면(노폐물의 축적 때문에)

PKD의 진단은 문진과 신체검진, 배뇨일지, 요검사, 혈액화학검사, 요로조영술(신장 X-선), 복부 초음파, CT, MRI, 정맥신우조영사진 등과 같은 다양한 방법을 통해 이루어진다. PKD는 천천히 진행되지만 결국은 신장 질환의 말기 상태에 이르게 된다. 치료는 증상을 조절하고, 합병증을 예방하는 데 초점을 맞추게 되며, 다음의 전략을 포함한다.
- 약물요법
  - 항생제(감염이 존재할 때)
  - 진통제(통증을 위해)
  - 항고혈압제
  - 이뇨제
- 적절한 수분공급
- 저염식이
- 수술적으로 낭종 내 농양이나 후복막의 출혈을 제거
- 투석
- 신장이식

윌름종양

윌름종양(Wilms' tumor) 또는 신장모세포종은 어린이에게 발생하는 드문 신장암 중의 하나이다.

미국국립보건원에 따르면 매년 500명 정도의 환자가 발병하고 있으며, 가장 많이 발생하는 연령은 3~4세이다. 윌름종양은 주로 한 개의 신장에서 발생하지만 두 개 모두에 영향을 미치고, 대개 홑종괴로 성장하여서 점차 커지게 된다[그림 7-7]. 직접적인 원인은 알려져 있지 않지만 자궁에서 발생한 세포가 정상적인 신장의 형태로 성장하지 못하고, 종양이 된다. 윌름종양은 무홍채(눈에 홍채가 없는 상태), 반비대(인체의 한쪽이 커진 상태), 비정상적인 요로(예:아래로 향하지 않는 고환, 요도하열)를 포함하는 심각한 선천적 결함으로 인해 발생하는 암의 한 유형이다. 드물게 나타나지만 가족력이 있으며, 유전이 매우 잘 되는 질환으로 여성에게서, 아프리카계 미국인에서 발생 위험이 높은 것으로 알려져 있다. 반대로 아시아계 미국인에게서는 다른 민족에 비해 발생이 매우 낮은 것으로 나타났다.

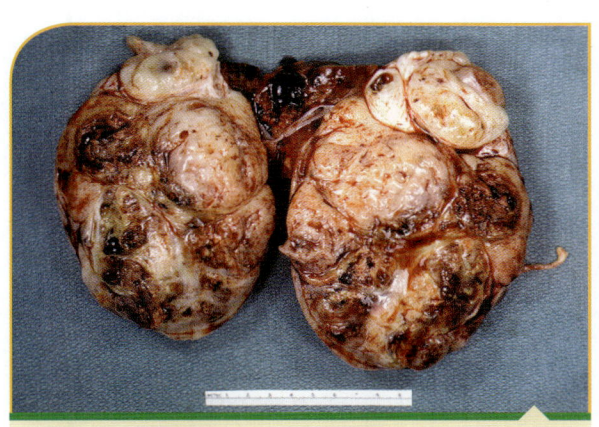

그림 7-7 윌름종양(Wilms' tumor)

진단 기술이 발전하면서 윌름종양도 더 빨리 발견되고 있고, 그에 따라 질병의 예후도 좋아지고 있어 조기진단과 치료가 시행되었을 때의 장기간 생존율은 매우 높다. 윌름종양의 종괴는 통증 없이 매우 크게 성장하여 조기에 진단되지 못할 수 있으나 대부분의 경우, 전이가 발생하기 전에 진단이 가능하다.

윌름종양의 임상증상은 다른 종류의 암과 비슷하다.
- 무증상의 복부 덩어리
- 높은 혈압
- 혈뇨
- 요로감염
- 복부 통증(후기)
- 오심, 구토
- 장 패턴의 변화
- 체중 감소
- 피로

윌름종양의 진단은 문진, 신체검진, 신장 초음파와 생검을 통해 이루어진다. 진단 시에는 다음의 단계를 활용하여 치료를 결정하게 된다.

- 1단계 - 암이 한 개의 신장에서만 발생하였고, 수술로 완전한 제거가 가능한 상태
- 2단계 - 암이 신장의 주변 조직이나 구조물에 전이되었으나 여전히 수술로 완전한 제거가 가능한 상태
- 3단계 - 암이 신장을 넘어서 근처 림프절이나 복강 내 다른 구조물에 전이되었고, 수술로 완전한 제거가 불가능한 상태
- 4단계 - 폐, 간, 뇌와 같이 신장에서 먼 조직까지 전이가 진행된 상태
- 5단계 - 암세포가 양쪽 신장에 모두 영향을 미친 상태

윌름종양의 기본적인 치료는 수술(예:단순, 부분, 근치적 신장절제술), 화학요법이며, 방사선요법은 조직학적으로 종양이 입증된 경우에만 적용한다. 대처전략과 지지(예: 자조집단, 여가시간 제공)도 가족과 아이를 위한 좋은 중재가 될 수 있다.

요로감염

요로감염(urinary tract infection, UTI)은 매우 흔한 질환으로 미국국립보건원에 따르면 인체에서 발생하는 감염 중 두 번째로 그 빈도가 높다고 한다. 하부요로계(방광과 요도)는 감염이 가장 자주 발생하는 부위이며, 주로 요로에 적용되는 침습적 처치로 인해 박테리아가 유입되어 발생한다. 소변에 포함된 단백질이 미생물이 번식할 수 있는 최적의 배지가 되기 때문에 요로의 말초 부위에서부터 요도를 통해 행해지는 침습적인 처치를 통해 유입

된 박테리아가 번식하여 감염을 일으키게 되는 것이다. 미생물은 요도를 통해 방광, 방광을 지나서 요관과 신장까지 침입하게 되고, 혈액을 통해 미생물이 신장을 침범하게 되는 경우도 있다.

요로감염은 주로 장내 정상 균주의 하나인 대장균에 의해서 유발된다. 독성 대장균은 소변에 의해 씻겨 내려가지 않으며, 특히 여성은 요도와 항문이 가까워 요도로부터 감염이 쉽게 이루어진다. 이러한 근접성과 더불어 여성은 다음의 요인들로 인해 요로감염에서 취약하다.

- 여성은 요도가 짧다(미생물이 이동해야 하는 경로가 더 짧아지는 것).
- 여성은 소변을 앉아서 본다(방광을 완전하게 비우지 못함).
- 여성은 성생활이나 탐폰의 사용, 거품목욕, 목욕가운, 몸에 맞아 꽉 조이는 바지, 데오드란트, 나일론이나 레이스 소재의 속옷 등으로 인해 말초 조직에 자극이 증가한다.

요로감염이 발생하는 다른 위험요소는 다음과 같다.

- 전립선비대(소변 정해로 인한)
- 선천성 요로 비정상
- 부동(방광을 완전하게 비우지 못함)
- 요실금 또는 변실금
- 신결석(소변 배출이 막힘)
- 인지 저하
- 임신
- 면역장애(예:당뇨)
- 도뇨관 삽입(첫 번째 방어막을 파괴)
- 부적절한 개인위생(미생물의 수를 증가시킴)

요로감염은 증상이 없을 수도 있지만 일반적으로 다음과 같은 임상증상을 보인다.

- 절박뇨
- 배뇨곤란
- 소변 횟수 증가
- 혈뇨
- 세균뇨
- 혼탁하고, 불결한 냄새가 나는 소변
- 감염의 징후(예: 발열, 오한, 피로)

요로감염의 진단은 문진, 신체검진, 요검사, 요배 양검사, 방광경검사와 CBC를 통해 이루어진다. 요로감염의 치료는 항생제를 사용하여 미생물을 완전하게 제거하는 것에 중점을 두며, 다음의 중재도 함께 시행한다.

- 물이나 주스를 섭취하도록 하여 수분공급 증가(요로를 씻어내기 위함)
- 자극피하기(예:거품목욕, 데오드란트)
- 적절한 개인위생 시행(여성은 뒤에서 앞으로 닦도록 하고, 포경수술을 시행하지 않은 남성은 음경꺼풀을 뒤집어 당겨서 청결히 하도록 함)
- 면 소재의 속옷 착용
- 소변을 지연시키지 않기
- 방광을 충분하게 비우기(특히, 성교 이후)
- 도뇨관 관리를 적절하게 하기(도뇨관을 가지고 있을 때)

방광염

방광염(cystitis)은 방광에 염증이 생긴 것을 말한다. 방광이나 요도벽에서 염증 반응이 시작되면 발적이 생기고, 부종이 발생하게 된다. 감염은 대부분 이와 같은 과정으로 시작되지만 외부적인 자극(예:방사선, 도뇨관)으로 인해 직접적으로 유발되기도 한다. 일반적인 요로감염의 증상과 더불어 방광염에서 나타나는 임상증상은 복통과 골반 압박이 있다. 진단과 치료는 요로감염과 비슷하다.

신우신염

신우신염(pyelonephritis)은 감염이 발생하여 한 개 또는 두 개 신장 모두에까지 파급된 상태를 말한다. 미생물은 하부요로에서부터 위쪽으로 올라올 뿐만 아니라 혈류를 타고 이동한다. 대장균이 가장 흔한 원인균으로 신장은 전체적으로 붓게 되고, 삼출물로 인해 신장이 가득차게 되어 신장동맥까지 압박하게 된다. 농양이 발생하고, 괴사가 진행되면서 신장기능장애가 발생하여 신장에 영구적인 손상이 발생하게 된다. 신우신염은 급성과 만성으로 구분된다. 신우신염에서는 일반적인 요로감염의 증상과 더불어 더 심각한 임상양상을 나타내며, 옆구리 통증과 혈압의 상승도 함께 나타난다. 진단은 문진, 신체검진, 요검사, 요 및 혈액배양검사, CBC, 방광경검사, 정맥신우조영사진, CT, 신장 초음파, 생검, 방광 요관조영상을 통해 이루어진다. 치료를 통해 대부분 합병증 없이 회복될 수 있다. 일반적인 요로감염의 치료와 함께 장기간의 항생요법(4-6주)이 필요하다. 드물게는 신부전, 재발성 요로감염, 패혈증이 합병증으로 발생할 수 있다. 합병증 발생에 대한 감시와 치료도 필수적이다.

염증성 장애

염증성 장애(2장 참고)는 비뇨기계, 특히 신장의 이상으로 인해 발생한다. 염증성 매개물질과 그들의 영향으로 신장의 부종이 발생하고, 구조적인 손상을 입게 된다. 이와 같은 변화로 인해 신장의 적절한 기능이 파괴되고, 심각한 결과를 초래하게 된다.

■ 사구체신염

사구체신염(glomerulonephritis)은 사구체의 염증성 장애가 양측성으로 발생하는 것으로 연쇄구균감염으로 인해 초래된다. 미국에서는 여성에 비해 남성에서 더 많이 발생하며, 신부전으로 진행되는 경우가 많은 것으로 보고된다. 사구체신염은 염증성 변화(예:울혈과 세포 증식)로 인해 노폐물과 불필요한 체액을 배출하는 신장의 기능에 이상이 발생하는 것으로 급성과 만성으로 구분된다. 사구체신염은 여러 가지로 구분되는데, 그중 신증후군, 신염증후군이 가장 널리 알려진 종류이다[그림 7-8].

신증후군

신증후군(nephrotic syndrome)은 사구체막에 존재하는 항원-항체복합체에서 보체 형성이 유발되어 발생한다. 신증후군은 전신성 질환(예: 전신성 홍반성 루프스, B형 간염, 당뇨)이나 요실금 치료로 인해서 발생하거나 특발성으로 유발되기도 한다. 염증 반응의 결과로 사구체 모세혈관의 투과성이 증가하여 단백뇨와 지질뇨, 저알부민혈증, **전신부종(anasarca)**이 발생한다. 소변의 높은 단백질 함량은 사구체 여과에 이상이 발생하였다는 지표가 된다. 소변에 단백질이 증가하면 저알부인혈증이 발생하고, 소변이 어둡고 혼탁한(거무칙칙하거나 커피 색깔과 같은) 양상을 보인다. 또한 소변에서 면역글로불린이 배출되기도 하는데, 이처럼 소변을 통해 면역세포들

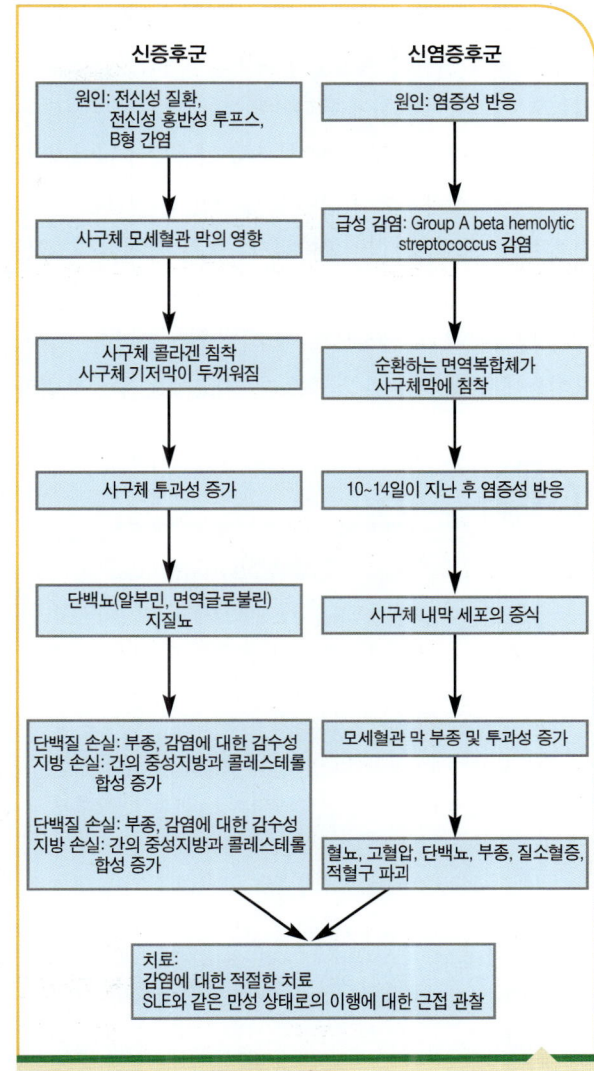

그림 7-8 신증후군과 신염증후군

이 소실되면 감염의 위험이 높아진다. 소변을 통한 단백질 소실을 보상하기 위해 간의 알부민과 중성지방, 콜레스테롤 생산이 증가하여 결과적으로 동맥경화증이 발생할 위험이 높아지게 되는 것이다.

신염증후군

신염증후군(nephritic syndrome)은 사구체에 정상적으로 존재하는 항원에 대한 항체의 반응으로 발생하는 염증성 손상으로 감염과 같은 염증성 반응으로 인해 초래된다. 임상증상은 광범위한 혈뇨, 요결석과 백혈구, 낮은 사구체여과율, **질소혈증(azotemia)**(노폐물의 축적), 핍뇨

(소변 배출량 감소), 고혈압 등으로 다양하게 나타난다. 염증성 반응의 결과로 적혈구가 소변으로 배출되고, 순환압력의 변화가 발생하게 된다.

이러한 압력 변화로 인해 사구체 여과율이 낮아지고, 결과적으로 신장기능의 장애가 발생한다. 진단은 문진, 신체검진, 요검사, 혈액화학검사, 혈청 항체검사, CT, 신생검으로 이루어진다. 치료는 유형, 원인, 중등도에 따라 달라지며, 일반적으로 예후는 좋은 편이다. 특히, 아이들에서 예후가 가장 좋으며, 치료에는 항생요법과 코르티코스테로이드, 혈압관리(예:이뇨제, 안지오텐신 전환효소 억제물질), 일시적인 투석이 포함된다.

요로폐쇄

비뇨기계는 우리 인체에서 집의 배관과 비슷한 역할을 한다. 물이 흐르는 배관은 어느 부분에서도 막히는 곳이 없도록 관리되어야 한다. 하지만 비뇨기계의 흐름을 막을 많은 위험요소들이 존재하고, 실제로 요로 폐쇄가 흔하게 일어난다. 돌이나 종괴의 형태로 형성된 물질의 극히 작은 조각들이 요로를 막는다.

■ 요로결석증

요로결석증(urolithiasis)은 신결석이 존재하는 상태로 신결석은 신장에서 정상적으로 배출되는 무기질로 구성된 결정의 단단한 덩어리이다[그림 7-9]. 신결석의 크기는 쌀알만 한 크기부터 골프공만 한 크기까지 매우 다양하고, 이것이 요로폐쇄를 일으키는 가장 흔한 원인이다. 요로결석증은 백인 남성에서 더 흔하게 나타난다. 일반적으로 결석은 신우, 요관, 방광에서 형성되고, 칼슘, 옥살산염, 인산염 등의 다양한 화학물질로 이루어져 있다[표 7-5]. 결석의 유형은 스트루바이트 결석, 감염성 결석, 요산 결석, 시스틴 결석 등이 있다. 결석은 부드럽거나 들쑥날쑥한 모양이고, 노란색이나 갈색을 띤다.

건강한 사람은 소변에 결석의 형성을 방지하는 화학물질이 포함되어 있다. 결석이 형성될 수 있는 환경을 조성하는 요인은 요로감염 등으로 인한 pH 변화, 소변

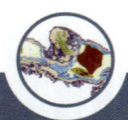

임상 사례

이틀 동안 지속되는 인후통을 호소하던 13세 소년이 있다. 그로부터 2일 후에는 열, 오심, 권태감이 발생하였고, 인후 배양을 통해 Group A beta hemolytic streptococci(GAb HS)가 검출되어 항생요법을 시작하였다. 이후 증상이 점차 호전되었으나 약 2주 후 열, 오심, 권태감이 다시 발생하여 병원을 내원하였다. 소년은 빠르고, 짧은 호흡을 하고 있었으며, 소년의 엄마는 소년이 눈과 발목이 부어올랐고, 소변은 어두우면서 혼탁한 양상을 보였다고 한다.

혈압은 148/100mmHg, 맥박은 분당 122회, 호흡은 분당 35회로 측정되었고, 눈과 발목의 부종은 지속되는 상태였다. 흉부에서는 비정상 호흡음인 수포음이 양측에서 청진되었고, 비정상 심음은 청진되지 않았다. 옆구리 부위를 타진했을 때는 경한 압통이 확인되었다.

흉부 X-선에서는 폐의 울혈과 부종이 관찰되었고, 혈액검사에서 적혈구용적률 37%, 백혈구 11,200/mm³, 요검사에서 BUN 48mg/dl(정상치 20mg/dl 이하), 단백뇨 2+(24시간 소변에서 총 0.8g), 요비중 1.012, 중등도의 적혈구와 백혈구가 소변내에 존재하는 것으로 확인되었다. 혈청 알부민은 4.1g/dl(정상치 3.5-4.5g/dl)이었다.

문제
1. 이 환자에게 신장 질환이 있다고 할 수 있는 근거는 무엇인가?
2. 이 환자가 가지고 있는 신장 질환의 임상증상은 무엇인가?
3. 신장의 형태적인 변화는 무엇인가?
4. 예후는 어떨 것이라 생각하는가? 이 질환에서 발생할 수 있는 단기간 또는 장기간의 합병증은 무엇인가? 입원이 필요하다고 생각하는가?

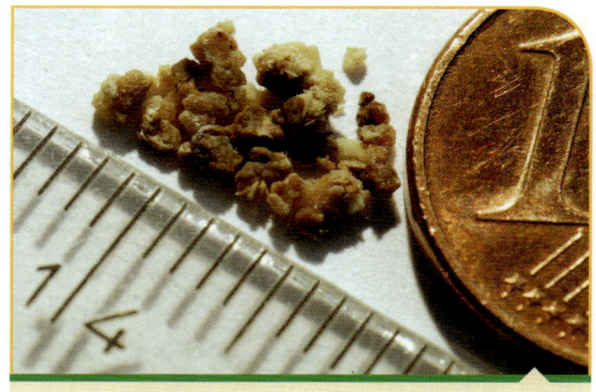

그림 7-9 신결석

에 녹지 않는 염분이 과도하게 농축되는 경우(예: 탈수, 골 질환, 통풍, 신장 질환, 식이섭취의 증가), 요정체(예: 부동) 등이다. 기타 요인으로는 가족력, 비만, 고혈압, 식이(고단백식이, 고염식이, 저칼슘식이)가 포함된다.

결석이 소변의 흐름을 막으면서 증상이 유발된다. 이러한 폐쇄는 수신증(신장 내 소변의 축적)을 유발하게 되며, 결석은 요도를 따라 이동하면서 심한 통증과 점막의 자극을 유발하여 요로감염의 발생 위험 또한 높인다. 요로결석증의 임상증상은 다음과 같다.

- 급성경련통(20-60분 지속되는 심한, 요동치는 양상의 통증; 결석이 요관의 벽을 손상시키는 경우에는 극심한 통증 유발; 결석의 이동에 따라 요관의 경련이 유발되므로 경련과 같은 양상의 통증 발생)
- 혈성, 혼탁한 양상, 불결한 냄새가 나는 소변
- 배뇨장애
- 소변의 빈도 증가
- 생식기의 분비물
- 오심, 구토
- 발열, 오한(감염이 있을 경우)

요로결석증의 진단은 문진, 신체검진, 소변검사(요검사, 배양, 24시간 소변), 신장-요관-방광 X-선, CT, 초음파, 정맥신우조영사진, 결석검사, 혈청검사(칼슘, 요산 등)을 통해 이루어진다. 치료는 존재하는 결석의 유형에 따라 결정되며[표 7-5], 결석의 유형을 결정하는 것은 현재의 결석을 제거하고, 향후 발생 가능한 결석을 예방하기 위해 중요하다. 결석의 유형을 판단하기 위해 작은 결석이 소변을 통해 배출될 수 있으므로 모든 소변을 모아야 한다. 결석이 소변을 통해 나오도록 하기 위해서 하루에 2.5-3.5ℓ의 물을 마시도록 하고, 가능하다면 신체활동도 해야 한다. 비뇨기계의 수분량이 증가

표 7-5. 신결석의 유형

유형	원인	치료
칼슘	▪ 소장에서 칼슘의 재흡수 증가 ▪ 갑상선기능항진증 ▪ 신세관의 칼슘 재흡수 감소 ▪ 과다칼슘식이 ▪ 만성 장질환의 결과로 지방변; 지방이 칼슘과 결합하여 칼슘이 옥살산염과 결합할 수 없게 하여 결석 형성 유발	▪ 셀룰로오스 인산염이나 thiazide계 이뇨제를 사용하여 칼슘의 재흡수를 감소 ▪ 수술적 절개를 통한 갑상선 크기 감소 ▪ Thiazide계 이뇨제로 신세관의 결함을 교정하여 칼슘 재흡수 증가 ▪ 퓨린 함유 식이를 제한하여 요산의 생성을 방지 ▪ 수분 섭취를 증가시키고, 만성 설사를 치료
스트루바이트 (마그네슘- 암모니아 -인산염)	박테리아 pH 7.2 가량의 소변 크기가 큰 경우 조직이 비교적 부드러운 경우 잦은 요로감염 여성에서 더 흔하게 발생	요로감염의 예방 경피적 신쇄석술
요산	pH 5.5 이하의 소변 용해되지 않는 요산 형성 요산 결석의 흔한 원인 빠르고 극적인 형성 체중감소, 암	큰 결석은 칼륨 구연산염과 함께 소변의 pH를 6.5 이상으로 높여 분해(소변에 용해되는 염이 증가)
시스틴	시스틴(아미노산), 오르니틴 리신, 아르기닌의 비정상적 배출	예방 : 수분 섭취 증가, 소변의 pH 7.5 이상으로 증가

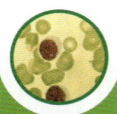

궁금증 해결

신결석에 대한 궁금증에 대한 답변을 제시한다.

궁금증 1. 남성에서만 신결석이 나타나는가?

여성에서 신결석이 발생하는 비율에 비해 남성에서 신결석이 발생하는 비율이 더 높다. 여성에서도 신결석이 나타난다.

궁금증 2. 결석을 형성하게 하는 주요 식이는 무엇인가?

결석의 과거력이 없는 사람에서 결석을 형성하게 하는 식이는 알려져 있지 않다.

궁금증 3. 대부분의 결석은 칼슘으로 이루어져 있다고 하는데, 칼슘의 섭취를 감소시키면 되는 것인가?

한동안 의료계에서 저칼슘식이가 신결석을 예방하는 가장 좋은 방법으로 고려되었으나 최근 연구에서 저칼슘식이는 결석을 예방하는 데 효과적이지 않은 것으로 나타났고, 골다공증의 위험을 높여 오히려 해로울 수 있음을 경고하였다. 연구자들은 적당량의 칼슘을 섭취할 것을 권장하고 있다. 그러므로 한 잔의 우유를 마시고, 결석의 위험을 줄이기 위해 햄버거나 과자는 피하도록 한다.

궁금증 4. 신결석을 가지고 있는 사람은 담석증이 발생할 가능성도 높아지는 것인가?

전혀 그렇지 않다. 담석증과 요로결석증은 전혀 관련이 없다. 담석증의 발생 위험군과 신결석의 위험군이 서로 다르다. 여성, 미국 인디언과 맥시코계 미국인, 60세 이상, 식이 섭취를 자주 하는 사람들이 담석증의 위험군이다.

하면 요관과 요도의 직경이 커지면서 결석이 빠져나오기 더 쉬운 환경이 조성된다. 결석의 크기가 큰 경우에는 더 작은 조각으로 부서서 요로를 통해 배출되도록 해야 하므로 체외충격파쇄석술(높은 주파수의 음파를 결석에 직접적으로 쏘아 결석을 분쇄시키는 방법)이나 경피적 신쇄석술(내시경을 이용하여 결석에 직접 레이저를 쏘는 방법), 요관경검사(내시경을 통하여 겸자를 삽입하여 결석을 직접 집어내는 방법)을 적용하기도 한다. 결석을 수술적으로 제거하여야 하는 경우는 다음과 같다.

- 결석이 충분한 시간이 지났음에도 배출되지 않고, 지속적인 통증을 유발하는 경우
- 결석이 너무 커서 스스로 빠져나올 수 없고, 다른 위치에 정체되어 있는 경우
- 결석으로 인해 요로감염, 신장 손상, 지속적인 출혈이 발생하는 경우
- 결석이 커지는 경우

결석의 제거와 더불어 결석이 생성된 원인에 대한 치료(항생요법, 항통풍약물, 소변의 pH를 조절하는 약물)와 통증 관리가 병행되어야 한다. 최근 요로결석이 흔히 발생하고 있으므로 예방을 위한 전략도 필요하다. 식이변화가 가장 중요한 결석 예방법이며, 적절한 수분 섭취(2~2.5L/day), 신체적 활동도 포함된다.

수신증

수신증(hydronephrosis)은 신배와 신우가 비정상적으로 확장된 상태로 이차적인 질환을 유발한다[그림 7-10]. 소변의 흐름을 막는 질환인 요로결석증, 종양, 전립선비대, 협착 등이 있고, 선천성 요로계 결함 또한 신장으로 소변이 다시 들어오게 되는 역류성 신병변인 수신증을 유발한다. 하나의 요관이 막히면 하나의 신장이 침범되었다는 지표가 되며, 양측 신장이 침범된 것은 요도의 폐쇄로 알 수 있다.

소변이 계속해서 형성되기 때문에 수신증의 임상증상은 요로폐쇄의 정도에 따라 다양하게 나타난다. 경한 수신증에서 요로의 부분 폐쇄는 초기 증상이 나타나지 않을 수 있다. 중등도의 수신증에서 요로의 완전 폐쇄는 조직에 직접적인 압력을 가하게 되고, 혈관의 위축과 괴사, 사구체 여과의 중단을 유발한다.

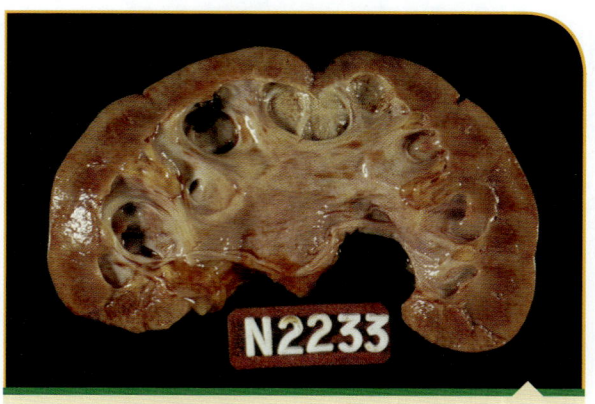

그림 7-10 수신증

임상증상은 다음과 같다.
- 급경련통, 옆구리 통증 또는 압력
- 혈성, 혼탁한 양상, 불결한 냄새가 나는 소변
- 배뇨장애
- 소변량 감소
- 소변의 빈도 증가
- 절박뇨
- 오심, 구토
- 복부 팽만
- 요로감염

수신증의 진단은 문진, 신체검진, 요검사, 신장초음파, CT, 정맥신우조영사진, MRI를 통해 이루어진다. 예후는 중등도와 조기 치료 여부에 따라 달라진다. 치료는 기저 질환을 치료하고, 소변의 흐름을 원활하게 하는 것을 목표로 한다. 수신증이 오래 지속되면 신장에 영구적인 손상을 남기게 된다.

■ 종양

비뇨기계는 양성 종양이 드물고, 대부분의 종양은 악성으로 나타난다. 비뇨기계의 어느 부위에서도 종양은 발생할 수 있고, 위치에 따라 소변의 흐름을 막거나 신장 기능 장애를 유발하게 된다.

신장세포암종

신장세포암종(renal cell carcinoma)는 50-70세의 성인에서 가장 흔하게 발생하는 신장암의 종류이다. 미국국립보건원에 따르면, 2010년에만 58,000건 이상의 신장암 사례가 발생하였고, 13,000명 이상이 이로 인해 사망하였다. 신장세포암종은 신세관에서 가장 먼저 발생하며[그림 7-11], 신장세포암종의 위험 요인으로는 남성, 흡연이 제시되고 있다. 전이는 간, 폐, 뼈 또는 신경계에 이르기까지 다양하게 일어난다. 신상세포암종은 초기에는 전형적으로 무증상이다. 임상증상은 다음과 같다.

- 통증 없는 혈뇨(육안적 또는 현미경적)
- 비정상적인 소변 색깔(어둡고, 녹슨 색이나 갈색)
- 둔하고, 쑤시는 양상의 옆구리 통증
- 소변 정체
- 침범된 신장에서 촉진되는 덩어리
- 설명할 수 없는 체중 감소
- 빈혈(종양에 의해 호르몬 분비가 감소된 경우)
- 다혈구증(종양이 적혈구형성인자나 적혈구형성인자 유사물질을 분비하는 경우)
- 고혈압
- 고칼슘혈증과 같은 신생물딸림증후군(종양에 의해 이소성 부갑상선호르몬이 생성되거나 골 전이가 일어났기 때문)이나 쿠싱증후군(부신피질자극호르몬의 증가)
- 열

신장세포암종의 진단은 종양의 존재를 확인하고, 전이 여부를 판단하기 위해 문진, 신체검진, 요검사, CT, MRI, 양전자방출 단층촬영, 골스캔, 흉부 X-선, 정맥신우조영사진, 방광경검사, 신장동맥조영상, 생검, 간기능검사, CBC, 혈액화학분석을 통해 이루어진다. 다중표적 항암제와 같은 새로운 화학요법을 포함한 화학요법과 방사선요법을 적용했음에도 불구하고 반응이 없는 경우, 수술을 통해 부분적 또는 완전하게 신장을 절제하게 된다. 흐르몬이나 면역요법은 종양의 크기를 줄이는 데 적합한 치료법이다. 긍정적인 예후를 기대하기 위해서는 암의 전이가 일어나기 전에 진단을 하는 것이 가장 중요하다.

방광암

방광암(bladder cancer)은 방광의 조직에 암이 발생한 상태를 말한다. 대부분의 방광암은 정상적인 방광벽을 형성하는 세포로 시작하여 암종으로 변이되어 형성되며, 편평세포암종(얇고, 편형한 세포에서 시작한 암종), 샘암종(점액이나 다른 체액을 형성하여 분비하는 세포에서 시작한 암종)도 포함된다. 편평세포암종과 샘암종은 방광 내벽

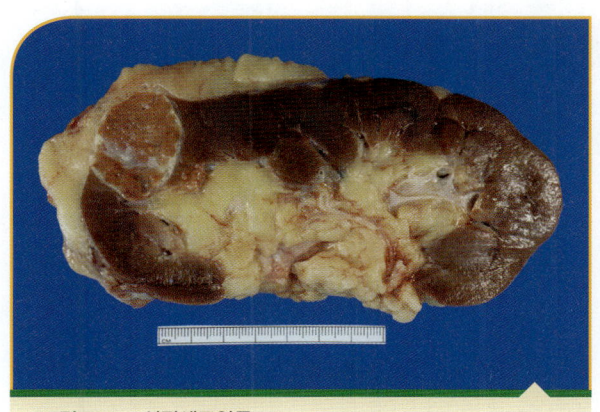

그림 7-11 신장세포암종

을 형성하는 세포에 만성적인 자극이나 염증이 발생한 경우에 발생하며, 대개 방광벽 전체와 주변 구조물을 침범하게 된다. 전이는 흔히 골반 림프절이나 간, 뼈로 발생한다. 미국국립보건원에 따르면, 2010년에만 71,000건의 방광암 사례 발생이 보고되었고, 거의 15,000명에 이르는 사람들이 이로 인해 사망하였다.

방광암은 어느 연령대에서도 발생할 수 있지만 노인에서 발생하는 빈도가 높으며, 남성과 백인에서 더 많이 발생한다. 이 외에도 화학물질(예:염료, 고무, 알루미늄)을 다루는 직업을 가졌거나 흡연을 하는 경우, 진통제 과다 사용, 재발성 요로감염의 과거력, 유치도뇨관의 장기간 사용, 항암화학요법이나 방사선요법을 받은 경우에도 방광암의 발생 위험이 높다. 방광암의 임상증상은 다음과 같다.

- 통증 없는 혈뇨(육안적 또는 현미경적)
- 비정상적인 소변 색깔(어둡고, 녹슨 색이나 갈색)
- 소변 빈도 증가
- 배뇨장애
- 요로감염
- 등이나 복부 통증

방광암의 진단은 종양의 존재를 확인하고, 전이 여부를 판단하기 위해 문진, 신체검진, 요검사, CT, MRI, 양전자방출 단층촬영, 골스캔, 흉부 X-선, 정맥신우조영사진, 방광경검사, 신장동맥조영상, 생검, 간기능검사를 통해 이루어진다. 조기 진단과 치료에도 불구하고 방광암은 재발하는 경우가 많다. 치료는 수술을 통한 종양의 제거, 방사선요법, 화학요법, 면역요법이 있다.

■ 전립선비대

전립선은 남성 생식기계를 구성하고 있으나 전립선 질환은 폐쇄적 근접성 때문에 비뇨기계 질환의 중요한 문제로 여겨진다[그림 7-12].

전립선비대(benign prostatic hyperplasia)는 흔하게 발생하며, 전립선의 양성 비대가 발생하는 것으로 남성

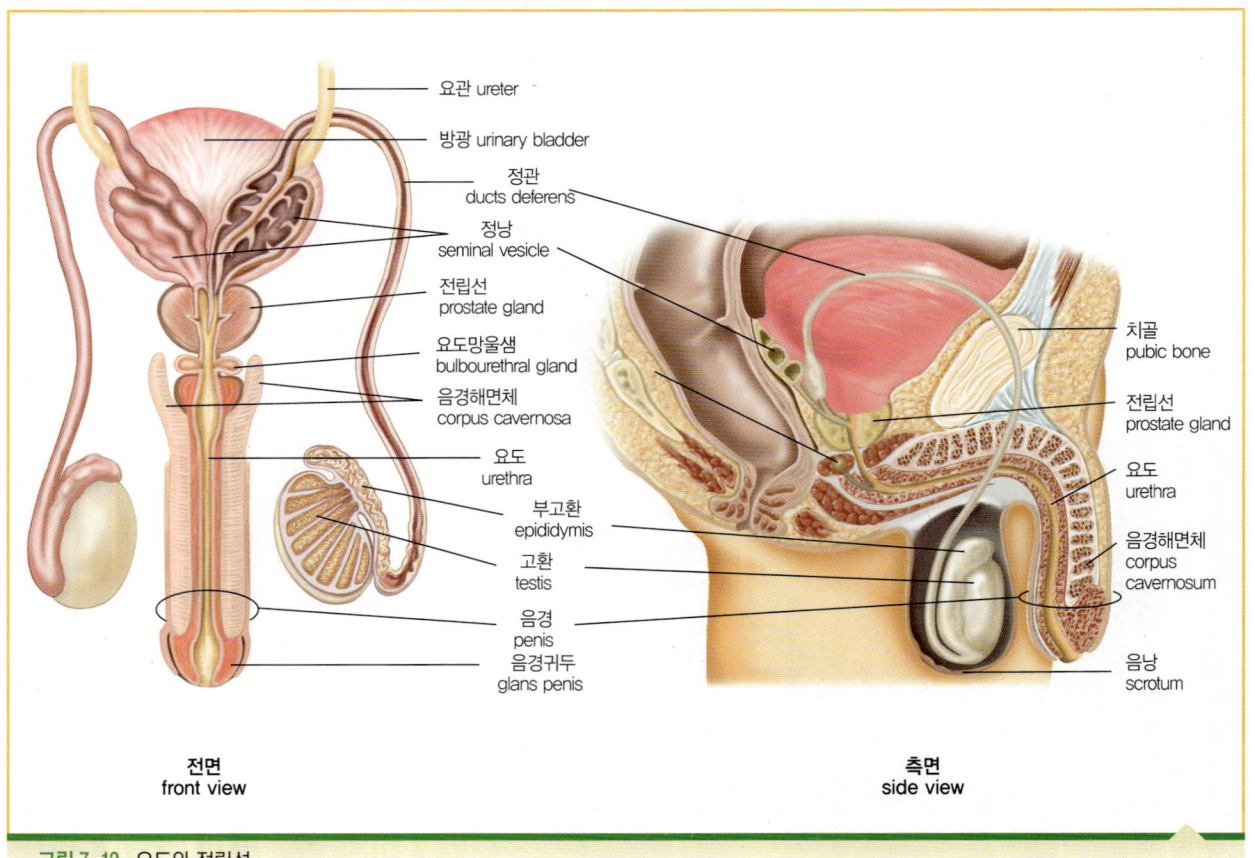

그림 7-12 요도와 전립선

의 어느 연령대에서도 발생할 수 있다. 직접적인 원인은 알려져 있지 않지만, 테스토스테론의 감소와 에스트로겐의 증가로 인해 전립선 간질세포의 증식이 유발되어 전립선이 커지게 된다는 이론이 제시되었다. 전립선 비대에 대한 두 번째 이론은 전립선에 있는 줄기세포가 성숙하지 않고, 세포자멸사하게 되면서(1장 참고) 발생하는 불균형이 세포의 추가적인 생성을 유발하게 되면서 전립선이 커지게 된다는 것이다. 전립선의 비대는 요도에 압력을 가하게 되어 물이 흐르는 호스를 막는 것과 같은 현상을 발생시켜 소변의 흐름이 원활하지 못하게 되고, 그 결과 소변 정체가 발생하고, 요로감염이 발생하게 된다. 소변이 가득차게 되면 방광벽은 두꺼워지고, 계속적인 자극을 받게 된다. 방광은 적은 양의 소변이라도 배출하기 위해 수축을 시작하게 되고, 이러한 수축이 지속되면 방광을 완전하게 비울 수 있는 능력을 상실하게 된다.

전립선비대의 임상양상은 배뇨 시에 처음 나타난다. 증상의 중등도는 전립선의 크기에 따라 달라지며, 다음의 증상을 포함한다.

- 소변 빈도 증가
- 절박뇨
- 소변 정체
- 배뇨 시작의 어려움
- 약한 소변 줄기
- 방울처럼 떨어지는 소변
- 야간뇨
- 방광팽만
- 범람성 요실금
- 발기부전

전립선비대는 전립선암의 위험을 증가시키지는 않지만 임상양상은 매우 비슷하다. 전립선비대와 전립선암에서 모두 전립선이 커지기 때문에 둘 중 무엇 때문에 증상이 발생한 것인지를 확인하기 위한 진단이 이루어져야 한다(8장 참고). 진단은 문진, 신체검진(직장수지검사 포함), 소변 흐름 측정, 요검사, 전립선특이항원, 직장 초음파, 생검, 방광경검사를 통해 이루어진다. 치료는 요

표 7-6. 전립선비대의 최소 침습치료

치료방법	설명
레이저 치료 장점 ▪ 실혈의 최소화 ▪ 경요도절제증후군 발생이 드뭄 ▪ 외래수술 가능 단점 ▪ 조직에 대한 병리적 검사 부족 ▪ 수술후 카테터 삽관 기간 증가 ▪ 소변 시 자극 ▪ 장비가 비쌈	두 가지의 주요 에너지원을 사용한다. ▪ 아그레이저 ▪ 홀미움-아그레이저 ▪ TULIP(초음파를 사용하여 전립선 절제를 최소화하는 경요도레이저) ▪ 시각적 접근 → 응고 → 완전한 조직의 가피 형성에는 12주 이상이 필요
TUNA(경요도적 침 절제술)	요도를 통해 접근 조직에 열이 가해지고, 괴사 발생 가능
경요도적 전기기화술	조직에 열을 가해 기화시키는 방법
온열요법	초음파 온열요법으로 조직을 파괴
HIFU(고강도 집속협 초음파술)	높은 에너지의 초음파를 단시간에 조직에 쪼여 열을 가함으로써 응고성 괴사를 유발
요도내 스텐트	전립선와내에 스텐트를 삽입
경요도 풍선확장술	비대가 작을 경우에 효과적이나 드물게 사용

로폐쇄 완화와 성기능 회복(가능하다면)에 중점을 두고, 소변의 흐름을 향상 시키기 위한 약물요법(예: 알파차단제, 5알파-환원 효소억제제)과 전립선의 성장을 둔화시키거나 제한하기 위한 중재를 적용한다. 이 외에도 전립선비대의 증상을 호전시키기 위해 부분적 혹은 완전한 수술적 전립선 제거와 같은 최소침습치료가 시행된다[표 7-6]. 알코올은 증상을 악화시킬 수 있으므로 반드시 금해야 한다.

신부전

신장의 핵심적인 역할은 체내 항상성을 유지하는 것이다(6장 참고). 신장이 제기능을 다하지 못하는 상태를 신부전(reanal failure)이라고 하며, 신부전은 급성과 만성으로 구분된다.

■ 급성 신부전

급성 신부전(acute renal failure, ARF)은 급성 신장 손상을 의미하며, 신장 기능이 갑작스럽게 소실된 상태를 말한다. 이러한 기능 소실은 일반적으로 가역적이며, 대부분 갑자기 질환이 발생하여 병원에 입원하게 된다. ARF는 병인에 따라 사망률이 10-60%에 이르는 질환으로 원인은 크게 세 가지로 구분된다.

1 전신성 상태(prerenal conditions)
(신장으로 가는 혈류가 방해받는 경우)
- 어려움 심각한 저혈압이나 혈액량이 감소한 상태(예: 출혈, 패혈증, 탈수, 쇼크, 외상상 손상)
- 심장 기능 이상(예: 심근경색, 심부전)

2 신내 상태(intrarenal conditions)
(신장의 구조에 직접적인 이상이 발생한 경우)
- 신장 내의 혈액 공급이 감소된 상태(예: 동맥경화증)
- 용혈요독증후군(어린이에서 발생하며, 대장균의 독소에 의해 작은 혈관벽들이 손상을 입어 급성 신부전이 발생)
- 신장의 염증(예: 사구체신염, 급성 간질성 신장염)
- 알코올, 코카인, 중금속, 화학요법, 조영제 등으로 인한 독성 손상

3 후신성 상태(postrenal conditions)
(소변의 배출에 이상이 있는 상태)
- 요관 폐쇄(예: 요로결석증, 종양)
- 방광 폐쇄 및 기능장애(예: 전립선비대, 종양, 신장전도 장애)

위와 같은 원인 외에도 ARF 발생의 위험을 높이는 요인으로는 노화, 자가면역질환, 간 질환 등이 있다.

ARF의 경과는 크게 4단계로 나뉜다. 1단계는 대개 무증상이다. 신장 손상이 발생하여 신장단위가 보상작용을 통해 손상된 기능을 회복하려 하지만 회복되지 않는다. 2단계(핍뇨)는 사구체 여과에 장애가 발생하여 용질과 수분이 재흡수되게 된다. 재흡수로 인해 소변 배출량이 하루에 400ml 이하로 감소하여 노폐물은 축적되어 요독증이 유발된다. 2단계는 며칠에서 몇 주까지 지속된다. 3단계(이뇨)는 세포가 재생되고, 신장의 기능이 서서히 회복하려고 하는 단계이다. 소변을 농축하는 신장의 능력에 이상이 발생하여 신세관이 손상되면서 이뇨가 일어난다. 일일 소변량이 5ℓ를 넘게 되어 과도한 소변 배출 때문에 탈수와 전해질 불균형이 발생한다. 3단계도 몇 주 동안 지속된다. 마지막 4단계인 회복단계는 사구체 기능이 서서히 정상으로 회복되는 단계로 3-12개월간 지속된다. 개인의 연령과 전신 상태에 따라 신장 기능의 완전한 회복 여부가 결정된다.

앞서 언급한 바와 같이 ARF의 초기 단계는 무증상이다. 신장 기능이 점차 소실되면서 증상이 나타나게 되므로 ARF의 임상양상은 단계에 따라 다르게 나타난다. 핍뇨 단계에서는 다음과 같은 증상이 나타난다.

- 소변 배출량 감소
- 전해질 불균형
- 체액 과다
- 질소혈증
- 대사성 산증

이뇨 단계에서는 다음과 같은 증상이 나타난다.

- 소변 배출량 증가
- 전해질 불균형
- 탈수
- 저혈압

회복 단계에서는 증상이 회복되기 시작한다.

ARF의 진단은 신장 손상을 확인하고, 원인을 찾아내기 위한 과정인 문진과 신체검진, 혈액화학분석, 동맥혈가스검사, 요검사, 전혈검사, 신장 초음파 및 생검을 포함하여 이루어진다. 치료는 ARF의 단계에 따라 다양하게 시행된다. 예를 들어 전해질 불균형은 2단계와 3단계에서 서로 다르게 나타나므로 치료방법도 달라져야 한다.

신장이 회복될 때까지 일시적인 투석을 시행해야 하는 경우도 있다. 이 외의 지지적인 치료방법은 다음과 같다.

- 고칼로리의 식이를 섭취하고, 단백질과 나트륨, 칼륨, 인산염의 섭취를 제한
- 고혈압 관리
- 적혈구형성인자의 합성을 촉진하는 빈혈 치료
- 감염 예방 전략(예:손씻기, 방문객 제한, 무균술 적용)

■ 만성 신부전

만성 신부전(chronic renal failure, CRF)은 비가역적인 신장 기능의 손상을 의미한다. 네프론이 손상된 조직으로 대체되는데, 다음과 같은 상태에서 네프론의 손상이 천천히 시작되어 점진적으로 진행된다.

- 이뇨제(1형 및 2형 이뇨제)는 혈관 손상을 야기하여 CRF를 유발한다(10장 참고).
- 고혈압은 CRF를 유발하는 질환으로 사구체와 네프론에 손상을 일으켜 그들이 혈액에서 노폐물을 걸러내는 기능을 할 수 없게 만든다.
- 요로 폐쇄(예:요로결석증, 전립선비대)는 소변의 흐름을 막아 신장에 가해지는 압력을 증가시켜 신장 기능을 감소시킨다.
- 신장질환(예:다낭성 신장 질환, 신우신염, 사구체신염)은 다양한 경로를 통해 신장단위에 손상을 유발한다.
- 신장동맥경화(신장에 동맥혈을 공급하는 동맥이 좁아지거나 막힌 경우)로 인해 신장의 혈류가 감소되어 신장 손상을 일으킨다.
- 독성 물질에 노출(예:연료, 용매 등)되거나 신독성 약물(예:항생제, 항암화학요법, NSAIDs)은 신장 순환에 직접적인 손상을 유발한다.
- 전신성 홍반성 루푸스는 자가면역항체가 신장의 정상 세포를 파괴하여 직접적인 신장 조직의 손상이 발생한다.
- 흡연은 전신의 혈관벽을 두꺼워지게 하는데, 특히 신장의 작은 혈관의 벽을 두꺼워지게 하고, 혈관 수축을 유발하여 신장 조직의 만성적인 허혈과 괴사를 일으킨다.
- 노화가 진행됨에따라 신장의 기능이 점차 비효율적으로 변화되며, 신장 손상을 유발할 수 있는 상태의 노출이 많아지게 된다.

CRF의 3단계를 거치면서 서서히 많은 수의 네프론의 기능이 감소된다. **신장 장애**(renal impairment)(신장 회복력 감소)인 1단계에서는 약 60%의 네프론이 소실된다. 임상적으로 신장 기능은 서서히 감소하여 50% 수준으로 저하된다. 하지만 주변의 네프론의 비대되면서 여과, 재흡수, 분비 기능이 증가되어 비교적 정상적인 기능을 유지한다. 그러나 다음 단계인 **신장 기능 부전**(renal insufficiency)으로 진행되면 신장단위의 75%가 소실되고, 사구체 여과율도 정상의 20%로 저하된다. 신장 기능이 감소함에 따라 노폐물이 축적되고, 소변 농축, 혈압 유지, 적혈구형성인자 분비라는 신장 고유의 역할도 수행하지 못하게 된다. 이러한 변화는 전신적인 문제를 유발한다[표 7-7]. 합병증이 발생하게 되면 신장 기능도 더욱 나빠지게 된다. 신장 질환의 말기(end-stage renal disease)인 마지막 단계에 이르면 네프론의 90%가 파괴되고, 사구체 여과율은 10ml/min으로 떨어진다(정상 125ml/min). 신장은 항상성 유지라는 중요한 역할을 할 수 없게 되고, 노폐물과 체액, 전해질이 체내에 축적되게 된다. 임상증상은 복합적으로 나타나고, 신장 기능 소실의 정도에 따라 다양하게 나타난다. CRF로 인해 발생하는 합병증[표 7-7]도 다음에 제시된 임상증상에 포함되어 있다. 요약하면 CRF 초기는 남아있는 네프론의 보상작용에 의해 무증상이나 네프론의 50% 이상이 소실되면 여러 가지 증상이 나타나게 된다.

- 고혈압(4장 참고)
- 소변의 색이 옅어진 다뇨증(초기)
- 소변의 색이 진해진 핍뇨 또는 무뇨(말기)
- 빈혈
- 멍이나 출혈 경향

표 7-7. 만성 신부전의 합병증

계통	병인	치료
외형	빈혈이나 독소로 인해 피곤하고, 약해 보이면서 피부가 창백	투석, 적혈구생성촉진제(예:epogen)
피부계	요독성 서리로 인해 가려움증이 발생하여 체내에서 독소가 제거될 때까지 지속	투석, 완화요법
순환기계	고혈압 • 나트륨과 수분 정체, 적혈구형성인자(환자의 20%에서 치료 시행), 레닌 생산의 증가와 관련 • 조절되지 않으면 신장 손상이 급속하게 악화 • 울혈성 심부전으로 진행 심막염 • 대사성 독소로 인해 발생 • 흉통, 발열, 흉막마찰음, 심장박출량 감소 울혈성 심부전(75%에서 투석 필요) • 빈혈, 투석, 체액 과다, 고혈압, 동맥경화증에 따라 이차적으로 발생하며, 좌심실 비대로 심장에 부담이 증가되어 유발	• 나트륨과 수분 제한 • 안지오텐신 전환효소제제(ACE), 안지오텐신 II 수용체 차단체, 칼슘채널차단제, 베타 차단제 • 혈압 130/80mmHg 목표 • 혈액투석 • 나트륨과 수분 제한 • 고리이뇨제 • 안지오텐신 전환효소억제제, 안지오텐신 II 수용체 차단체
혈액계	응고병증 • 비정상적인 공격과 두꺼워짐으로 인한 혈소판 기능 장애 • 출혈 시간 증가 • 혈소판수 감소 • 점상출혈, 자반증 빈혈 • 적혈구형성인자의 생산 감소가 원인(사구체 여과율이 20~25ml/min 이하로 감소되면 철 결핍이 발생) • 혈액투석으로 인한 일부 적혈구 파괴	• 수술전 항이뇨 호르몬제 사용(예:desmopressin - 내피세포로부터 응고인자 8번의 방출을 촉진) • 적혈구용적율이 33% 이하로 떨어지면 적혈구생성촉진제(예:epogen) 사용(헤모글로빈 농도가 3-4주는 1g/dl 이상 상승하지 않아야 고혈압으로 진행되지 않음) • 투석을 시행하면서 정맥 내로 철 주입(경구로는 흡수가 잘 되지 않음)
위장관계	대사성 독소로 인한 식욕부진, 오심, 구토, 딸꾹질	투석
내분비계	성욕 감소, 발기부전, 불임 • 여성에서 에스트로겐 농도가 감소하여 배란이 되지 않게 됨 • 남성은 테스토스테론 농도가 감소됨 당불내성 말초 인슐린 저항성 혈청 인슐린 농도 증가 • 신장이 혈류에서 인슐린을 깨끗하게 하지 못함	• 투석과 생식능력 유지를 위한 건강한 식이 • 당뇨 환자는 저용량의 혈당강하제를 사용하여야 함

표 7-7. 만성 신부전의 합병증 (계속)

계통	병인	치료
무기질 대사	신장 골형성장애(칼슘과 인, 뼈의 장애)로 뼈 통증과 골절, 근육 약화, 혈관 및 심장, 폐 등 조직 내 칼슘 침착 • 낮은 사구체 여과율 = 인의 분비가 지연되어 칼슘의 분비가 증가 → 부갑상선 호르몬의 분비가 증가되어 골형성과 소실이 빠르게 일어남 • 말기신부전에서 과다한 수소이온은 뼈에서 나온 인산칼슘과 탄산칼슘에 다량 저장되어 완충작용을 함 = 골격탈회(무기질 제거)	• 인 함유 식이 섭취 제한 • 탄산칼슘과 같이 인과 결합하는 약물을 사용 • 비타민 D(부갑상선 호르몬 분비 저하)
신경계	요독뇌병증 • 부갑상선 기능항진증으로 인해 사구체 여과율이 10-15㎖/min 이하로 떨어지게 되어 발생 • 증상:집중력 저하(초기 증상), 혼돈, 자세고정불능, 쇠약, 안구진탕, 반사항진 • 말초 뇌병증(하지불편증후군, 원위부 통증, 심부건 반사 소실) • 발기부전, 자율신경 기능부전	• 투석
대사	고칼륨혈증 • 사구체 여과율이 10-20㎖/min 이하로 떨어지면서 발생 • 용혈, 외상, 산증 • 신 과일이나 주스를 과다 섭취한 경우 • 안지오텐신 전환효소억제제나 NSAIDs 약물을 사용한 경우	• 심장 상태 관찰 • 염화칼슘, 인슐린, 포도당, 중탄산염의 사용이나 수지교환 • 칼륨 제한 식이
전해질 불균형	신장 손상 • 암모니아나 완충제인 수소 이온을 충분하게 생산할 수 없는 경우 • 동맥혈의 pH가 7.33-7.37 범위에 있을 때 • 과다한 수소이온은 뼈에서 나온 인산칼슘과 탄산칼슘에 저장되어 완충작용을 함	• 알카리성 물질인 중탄산염나트륨이나 염화칼슘, 구연산나트륨을 제공하여 혈청 중탄산염의 농도를 21mEq/L 이상으로 유지

- 전해질 불균형(예:고칼륨혈증, 저칼슘혈증, 저마그네슘혈증, 고인산혈증)
- 저칼슘혈증이나 고인산혈증으로 인한 근육의 연축 및 경련(6장 참고)
- 심장막염, 심낭삼출, 흉막염, 흉막삼출(요독증으로 인한 2차적 증상)
- 호흡곤란, 비정상 호흡음(울혈성 심부전에 의한 폐부종과 관련되어 증상 발생, 4장 참고)
- 갑작스러운 체중 변화(일반적으로 체액 정체로 인해 체중 증가)
- 발과 발목의 부종(체액 정체로 인한)
- 질소혈증
- 말초신경병증, 하지불편증후군, 발작
- 오심, 구토
- 식욕부진
- 권태감
- 피로 및 허약감
- 다른 원인과 관련 없는 두통
- 수면장애
- 의식 저하
- 옆구리 통증
- 황달
- 지속적인 가려움
- 재발하는 감염(요독증으로 발생한 면역반응장애로 인해)

초기 증상이 애매하고, 비특이적이기 때문에 CRF 진단을 내리기가 어렵다. CRF를 조기에 명확하게 진단하고, 합병증을 발생하지 않도록 하는 것이 가장 중요하다. CRF의 진단은 문진, 신체검진, 요검사, 혈액화학검사 (특히, 크레아티닌과 BUN), CT, MRI, 신장 초음파, 생검, CBC, 동맥혈 가스분석을 통해 이루어진다. CRF 치료의 목표는 질병의 진행을 멈추거나 천천히 진행되도록 하는 것으로 원인을 조절하기 위한 치료를 적용하고, 증상에 대한 치료와 합병증 예방을 위한 중재도 반드시 포함되어야 한다[표 7-7]. 신장의 배출 능력이 제한되어 약물로 인한 독성이 유발될 수 있으므로 약의 용량을 조정해야 한다. 적절한 치료를 시행하지 않으면 CRF의 사망률은 100%이다. 보존적 치료는 초기에 반드시 시작되어야 하며, 신장 기능 감소에 진행됨에 따라 더 적극적인 치료를 시행해야 한다.

요약

비뇨기계는 신장의 복합적인 여과 기능을 통해 체내의 산도와 체액 및 전해질, 혈당의 균형을 조절하여 항상성을 유지하고, 체내에서 생성된 노폐물과 음식 및 수분의 섭취를 통해 체내로 들어온 유해물질들을 배출하는 역할을 한다. 이러한 비뇨기계의 기능은 건강 유지에 결정적인 영향을 미치며, 비뇨기계에 질병이 발생하게 되면 신체 전반의 다른 계통에까지 모두 영향을 미치게 된다. 비뇨기계 질환은 예방과 조기 치료를 통해 합병증이 발생하지 않도록 하는 것이 매우 중요하다. 그러므로 건강한 생활양식(예: 충분한 수분 섭취, 유해화학물질 피하기, 성 매개 질환 감염 예방, 운동, 금연 등)을 유지하여 비뇨기계의 건강을 도모해야 한다.

사례연구 풀이

1. 증상과 징후 : 부종, 고혈압, 옆구리 압통, 어두운 색의 소변
   병리검사 결과 : BUN 상승
   요검사 : 단백질, 적혈구, 백혈구 검출
2. 급성 신장염증후군이 나타난 상태이다. BUN 상승은 사구체 여과율 저하의 지표가 되며, 비정상적인 소변의 침전물과 옆구리의 압통은 사구체에 염증이 있음을 알려주는 소견이다. 혈청 알부민은 정상이므로 이 사례에서 부종은 단백뇨로 인한 것은 아니다. 부종, 고혈압, 순환울혈은 체액 정체로 인한 증상으로 사구체 여과율 감소의 결과로 나타난 것이다.
3. 사구체내 세포 증식 및 중성구 증가
4. 어린이에서 발생한 급성 신장염증후군은 대부분 몇 주에서 몇 달 이내에 완전히 회복되므로 예후가 좋다. 그러나 수개월에서 2년까지 회복에 장기간이 소요되는 경우도 있다.
   발생할 수 있는 단기 합병증은 다음과 같다.
   - 신부전 – 사구체 여과율이 심하게 저하되면 질소혈증이나 사망에 이를 수 있다.
   - 울혈성 심부전 – 체액 정체와 고혈압이 심해지면 사망에 이를 수 있다.
   - 신증후군 – 드물게 단백뇨가 심한 환자에서 저알부민혈증이 유발되어 신증후군과 신장염증후군이 복합된 형태의 임상양상이 나타날 수 있다.

   앞에서 제시한 증상들로 환자들은 입원을 하게 된다.

   장기 합병증은 다음과 같다.
   - 혈뇨나 단백뇨와 같은 영구적인 비뇨기계 비정상
   - 지속적인 고혈압
   - 신장의 손상으로 인해 사구체 여과율이 정상으로 완전하게 회복되지 못함

   급성 단계에서 질병의 치료는 만성 사구체신염으로의 진행을 늦추기 위해 시행되며, 성인에서는 전형적으로 좋지 못한 예후를 보인다.

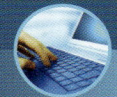

참고문헌

Baumberger-Henry, M. (2008). *Fluid and electrolytes* (2nd ed.). Sudbury, MA: Jones and Bartlett.

Chiras, D. (2008). *Human biology* (6th ed.). Sudbury, MA: Jones and Bartlett.

Elling, B., Elling, K., & Rothenberg, M. (2004). *Anatomy and physiology.* Sudbury, MA: Jones and Bartlett.

Gould, B. (2006). *Pathophysiology for the health professions* (3rd ed.). Philadelphia, PA: Elsevier.

Madara, B., & Pomarico-Denino, V. (2008). *Pathophysiology* (2nd ed.). Sudbury, MA: Jones and Bartlett.

National Cancer Institute. (2010a). Retrieved from http://www.cancer.gov/cancertopics/pdq/treatment/renalcell/HealthProfessional/page2

National Cancer Institute. (2010b). Retrieved from http://www.cancer.gov/cancertopics/types/bladder

National Cancer Institute. (2010c). Retrieved from http://www.cancer.gov/cancertopics/pdq/treatment/wilms/HealthProfessional/page2

National Institutes of Health. (2002). Retrieved from http://www.nih.gov/news/WordonHealth/nov2002/kidneystones.htm

National Institutes of Health. (2010). Retrieved from http://www.genome.gov/20019622

Newman, D. K. (2010). *Causes of acute incontinence.* Retrieved from http://www.seekwellness.com/incontinence/incontinence-causes.htm

Professional guide to pathophysiology (2nd ed.). (2007). Philadelphia, PA: Lippincott Williams & Wilkins.

Resnick, N., & Yalla, S. (1998). Geriatric incontinence and voiding dysfunction. In P. C. Walsh, A. B. Retik, E. D. Vaughan, & A. J. Wein (Eds.), *Campbell's urology* (7th ed., p. 1045) Philadelphia, PA: W.B. Saunders Co.

University of Colorado Health Sciences Center. (2010). *Renal unit: Case 5.* Retrieved from http://www.uchsc.edu/pathology/smallgroups/renal/renc5.htm

Resources

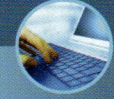

www.labtestsonline.org/understanding/conditions/acidosis.html

www.the-abg-site.com

www.cancer.gov

www.cancer.org

www.cdc.gov

www.kidney.org

www.mayoclinic.com

www.medlineplus.gov

Chapter 8

생식기계 기능
Reproductive Function

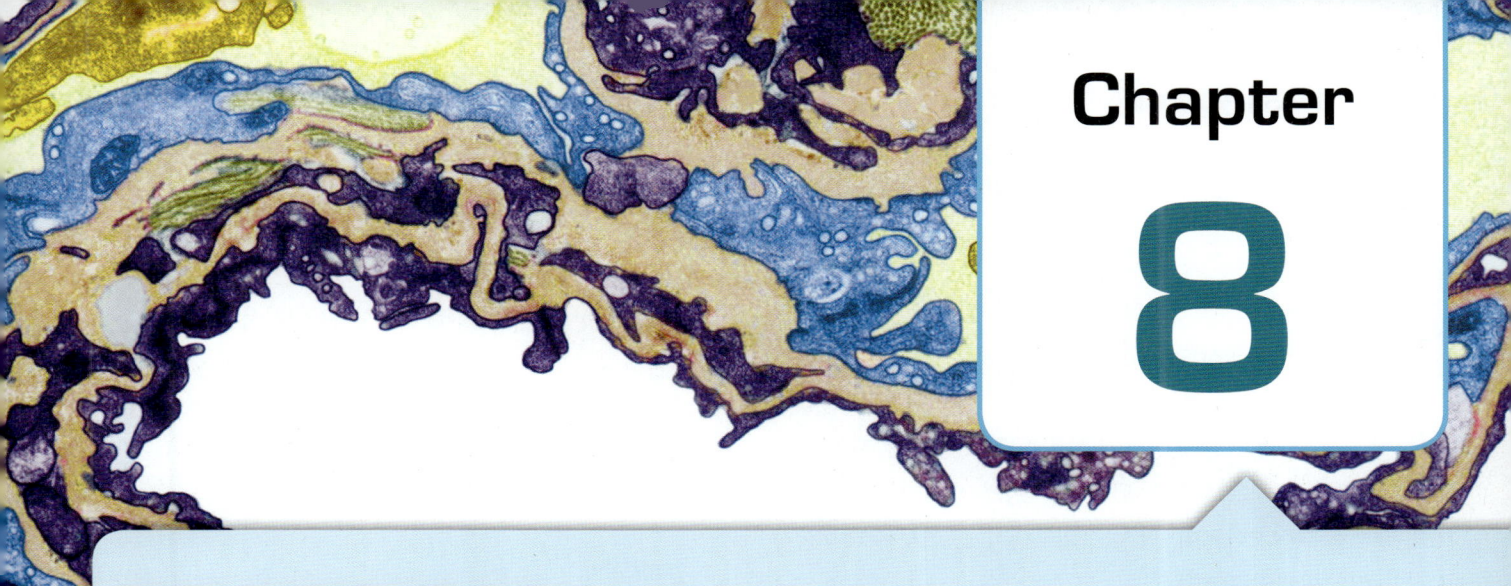

학습목표

- 생식기의 해부학적 구조와 기능을 설명할 수 있다.
- 선천적 생식기 이상에 대하여 기술 할 수 있다.
- 불임에 대하여 설명할 수 있다.
- 월경장애에 대하여 서술할 수 있다,
- 생식기 구조의 이상에 대하여 설명할 수 있다.
- 생식기 감염에 대하여 서술할 수 있다.
- 생식기 암에 대하여 설명할 수 있다.

주요 용어

감돈포경 paraphimosis
고환 testes
고환암 testicular cancer
고환염전 testicular torsion
골반염증성질환 Pelvic Inflammatory Disease
굳은 궤양 chancre
귀두지 smegma
길 meatus
난관 fallopian tube
난소 ovaries
난소낭 ovarian cyst
난소암 ovarian cancer
난자형성 oogenesis
다낭난소증후군 polycystic ovarian syndrome
단순헤르페스바이러스 Herpes Simplex Virus
대음순 labia majora
매독 syphilis
무월경 amenorrhea
무월경 amenorrhea

바르톨린선 Bartholin's gland
발기부전 erectile dysfunction
발기지속증 priapism
방광탈출증 cystocele
배란 ovulation
부고환 epididymis
부고환염 epididymitis
분만 parturition
분두덩 mons pubis
불임 infertility
빈발월경 polymenorrhea
뾰족콘딜로마 condyloma acuminatum
사정 ejaculation
사정관 ejaculatory duct
삼차 매독 tertiary syphilis
성매개감염 Sexually transmitted infections
소음순 labia minora
수유 lactation
수정 impregnation
수축고환 retractile testicle

스킨선 Skene's gland
오르가즘 orgasm
외음 vulva
요도밑열림증 hypospadias
요도위열림증 epispadias
월경 menstruation
월경과다 menorrhagia
월경전불쾌증후군 premenstrual dysphoric syndrome
월경전증후군 premenstrual syndrome
월경주기 menstrual cycle
월경통 dysmenorrhea
유두 nipple
유륜 areola
유륜선 areola gland
유방섬유낭병 fibrocystic disease of breast
유방암 breast cancer
유방염 mastitis
유선 mammary gland

음경 penis
음경굽음 chordee
음경꺼풀 foreskin
음경암 penile cancer
음낭 scrotum
음낭수종 hydrocele
음부포진 genital herpes
음핵 clitoris
이소성고환 ectopic testes
이차 매독 secondary syphilis
인간유두종바이러스 Human Papilloma Virus
임신 gestation
임질 gonorrhea
자궁 uterus
자궁경부 cervix
자궁경부암 cervical cancer
자궁근층 myometrium
자궁내막 endometrium
자궁내막암 endometrial cancer
자궁내막증 endometriosis

자궁외 임신 ectopic pregnancy
자궁외막 perimetrium
자궁출혈 metrorrhagia
자궁탈출증 uterine prolapse
잠복고환증 cryptorchidism
잠복기 매독 latent syphilis
잠복기 음부포진 latent herpes genitalis
재발성음부포진 recurrent herpes genitalis
전굴 anteflexed
전립선암 prostate cancer
전립선염 prostatitis
전정 vestibule
접합체 zygote
정계정맥류 varicocele
정관 vas deferens
정낭 seminal vesicles
정삭 spermatic cord
정액 semen
정액낭 spermatocele

정자발생 spermatogenesis
직장탈출증 rectocele
질 vagina
처녀막 hymen
초기 매독 primary syphilis
초기음부포진 primary herpes genitalis
출혈성음부포진 shedding herpes genitalis
칸디다증 candidiasis
쿠퍼선 Cowper's gland
클라미디아 chlamydia
태반 placenta
테스토스테론 testosterone
트리코모나스증 trichomoniasis
팽대 ampulla
평활근종 leiomyoma
폐경 menopause
포경 phimosis
프로락틴 prolactin
후굴 retroflexed

생식계는 복잡한 구조로 이루어져 있으며 자손을 가질 수 있는 능력이 있어서 다음 세대로 유전자를 물려주게 된다(1장 참고). 남성 생식계는 정자를 생산하여 여성 생식기 내로 이동시키며, 여성 생식계는 난자를 만들고, 정자와 난자가 만나 수정된 수정란은 자궁에 자리를 잡아 태어날 때까지 안전하게 보호받는다. 남성과 여성의 생식계는 분비되는 호르몬이 다르며, 남성은 외부생식기, 여성은 내부생식기가 발달하였다.

해부생리

■ 정상적인 남성 생식계

남성 생식기는 정자를 만들어(정자발생) 운반하는 역할을 하며, 음경, 음낭, 고환, 정관, 분비선으로 구성되어 있다[그림 8-1], [표 8-1]. 또한 테스토스테론이란 성 호르몬을 생성하여 남성의 이차성징을 발현시키기도 한다(수염, 근육량 증가, 저음의 음성). 요관은 생식계에 포함이 되면서 비뇨기계에도 포함된다. 생식계와 비뇨기계는 통합되어 있는데, 한 기관이 잘못되면 다른 기관에도 영향을 미치게 된다(비뇨기계에 관련된 사항은 7장에서 논의).

음경

음경(penis)은 남성의 외부생식기 중 하나로 성 행위 시 혈액으로 가득차게 되면 발기되는 조직이다. 음경은 한 개의 요도해면체와 두 개의 음경해면체로 구성되어 있고[그림 8-2], 음경뿌리, 음경체부, 음경귀두로 나뉜다. 음경의 길이는 보통 2-5인치이나 발기되면 4-7인치가 되고, 모양은 사람마다 다르다[그림 8-3]. 음경꺼풀(foreskin)은 태어날 때 음경귀두를 덮고 있으나 위생, 문화 혹은 종교적인 이유 때문에 외과적 수술을 통하여 제거한다(포경수술). 음경귀두는 기름을 분비하며, 이 기름과 죽은 피부들이 결합하여 치즈 같은 모양의 귀두지(smegma)를 만드는데, 귀두지가 많이 쌓이면 음경에 염증이 생길 수 있다. 음경귀두에는 사정(ejaculation) 시 정액과 정자가 나오는 길(구멍)(meatus)과 소변이 배출될 수 있는 길(구멍)이 있다.

음낭

음낭(scrotum)은 음경 아래에 위치하며 고환, 부고환, 정관을 싸는 주머니로 정자 생성을 위해 적절한 온도를 유지해 준다. 음낭은 추운 날씨에는 위축되어 몸쪽으로 붙어 고환을 따뜻하게 하며, 더운 날씨에는 이완되어 몸쪽에서 떨어져 고환을 시원하게 만들어 일정한 온도를 유지하게 한다.

고환

고환(testes)은 정자와 남성호르몬을 생산하는 기관으로 16세가 되면 정자를 생산할 수 있게 된다. 고환은 태생기 때 복강 안에 들어있다가 임신 7개월쯤 되면 음낭 안으로 내려온다. 정세관에서 생산된 정자는 사정될 때까지(약 6주) 부고환에 저장되어 성숙된다. 고환은 분당 50,000개의 정자를 만들어낼 수 있다.

고환은 테스토스테론(testosterone)이란 호르몬을 만드는데, 이 호르몬이 활성화되면 남성의 이차성징(수염, 굵은 목소리)이 발현되고, 성 행위도 할 수 있게 된다. 또한 이 호르몬은 대사 작용에도 관여하며, 단백질 동화작용(골격근 성장, 근육 발달), 칼륨배출, 신장에서 나트륨 재흡수 등을 돕는다. 남성의 대머리와 여드름에도 관여한다.

관 계통

이 관은 여성의 생식기 내에 남성의 고환에서 생성된 정자를 들여보내 주는 역할을 한다. 여기에는 부고환, 정관(vas deferens), 정삭, 사정관, 요관이 포함된다. 성숙된 정자는 부고환을 떠나 정관으로 이동한다. 고환동맥, 정맥, 림프관, 신경, 결합조직, 고환올림근 등은 정삭에 의해 둘러싸여 있다. 이 관은 전립선 부근에서 넓어져 팽대(ampulla)라 불리는 주머니를 형성하고, 팽대는 정낭과 연결되어 있으며, 정낭은 사정관(ejaculatory duct)과 연결되어 있다. 사정관으로 이동한 정자는 성 행위 시 요관을 통해 음경 밖으로 배출된다.

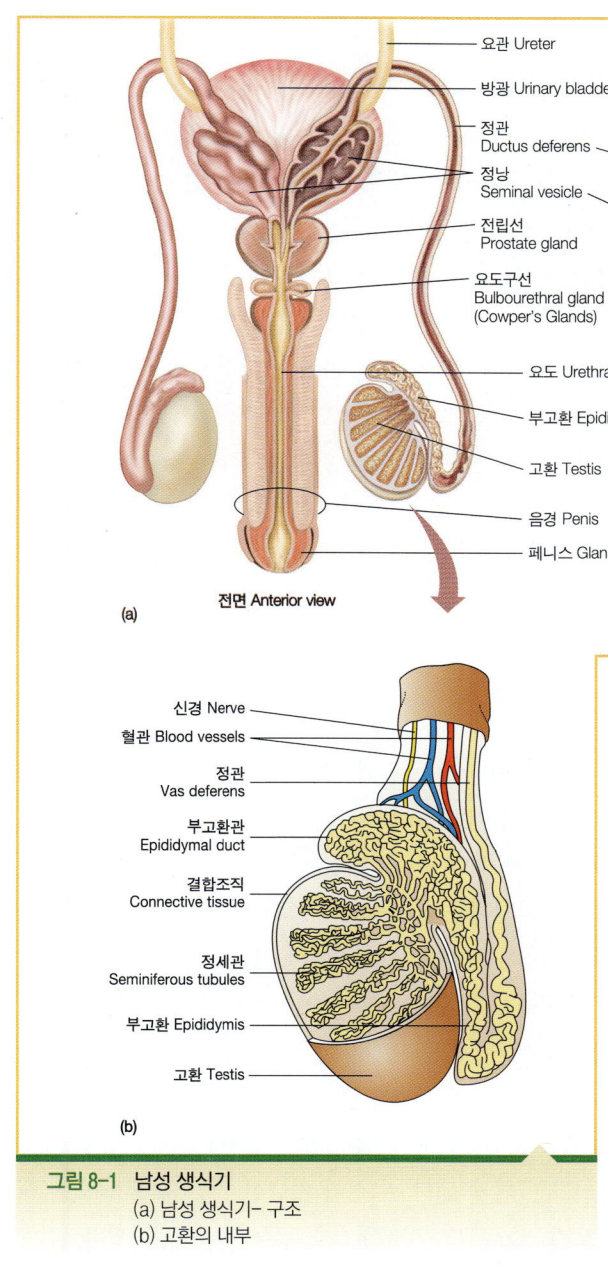

그림 8-1 남성 생식기
(a) 남성 생식기- 구조
(b) 고환의 내부

분비선

분비선은 남성이 사정을 할 수 있게 해주는 기관으로, 성적으로 자극되면 사정과정은 시작된다. 성적으로 자극이 되면 정자는 부고환, 정관, 정낭으로 이동한다. 전립선에서 분비되는 액체와 정낭에서 분비되는 액체가 정자와 섞인다. **전립선(prostate)**에서 분비되는 묽은 약산성인 액체는 정자의 활동을 증가시키고, 정자의 수명을 길게 한다. **쿠퍼선(Cowper's gland)**은 요관 내에 알칼리성 액체를 분비시켜 소변으로 인해 산성화된 요관을 중성화시킨다. 성 행위 시 쿠퍼선에서 분비된 알칼리성 액체가 음경으로부터 사정된 정자와 섞여 정자의 생존을 도와 임신이 가능하도록 한다.

사정은 자동신경자극근육 수축을 통해서 일어나며, 사정이 되는 동안 방광밸브는 닫혀 소변이 요관으로 나와 정자를 죽이는 것을 예방한다. 극치의 기쁨을 뜻하는 오르가즘은 사정하면서 느끼는 감정이며, 사정된 정액에는 정낭, 전립선, 쿠퍼선에서 분비되는 액체가 포함되어 있고, 1회 사정 시 300만 마리의 정자가 배출된다.

표 8-1. 남성 생식기

구분	기능
고환	정자와 남성호르몬을 생성함
부고환	정자를 저장함
정관	요관에서 정자를 유도함
분비선	정액을 생산하여 정자에게 영양을 공급함
요관	정자가 배출되는 곳
음경	접합 기관
음낭	고환의 온도를 일정하게 유지시켜 줌

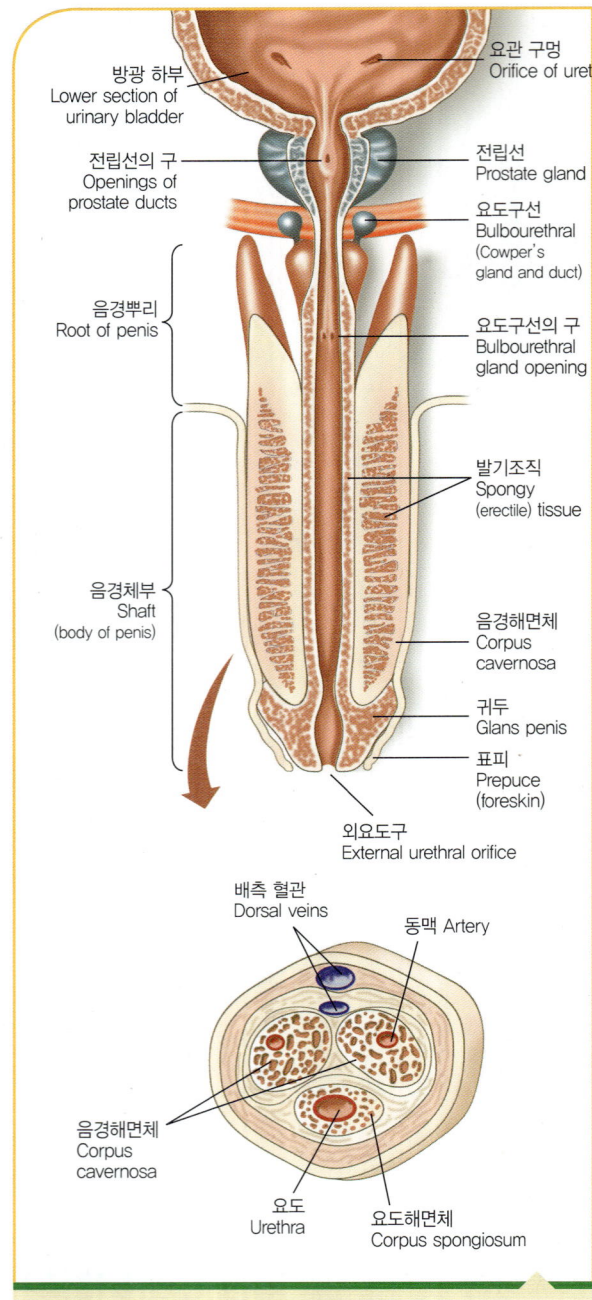

그림 8-2 음경 구조

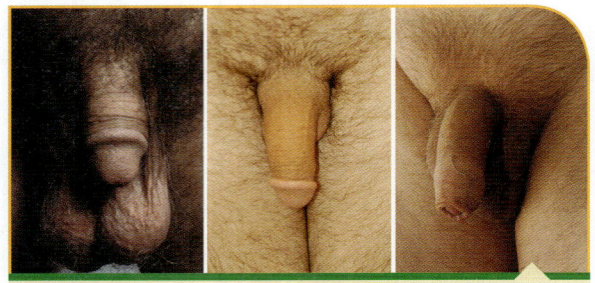

그림 8-3 남성 생식기 모양

■ 정상적인 여성 생식계

여성의 생식계는 난자를 만들고(난자 생성), 수정을 위해 난자를 이동시키고(배란), 임신 동안 태아를 보호하며, 분만(parturition) 후 수유(lactation)를 통해 아기를 키운다. 이러한 기능을 하는 기관은 난소, 난관, 자궁, 질, 외부생식기와 유선이다[그림 8-4, 8-5, 8-6, 8-7]. 위와 같은 기능 수행을 위해 생식계에서는 에스트로겐과 프로게스테론이란 호르몬을 생산하는데, 이는 여성의 이차성징을 일으킨다(유방과 엉덩이가 커짐, 고음의 목소리). 여성 생식계는 몸을 활성화시키는 중추적인 역할을 하는데, 생식계의 기능은 골반의 기능과 밀접한 관련이 있다. 여성의 골반은 비뇨기계와 위장관계와도 연결되어 있어 소변, 대변, 월경, 배란, 수정, 성 행위, 임신, 수유 등에 관여한다.

난소

난소(ovaries)는 두 개로 아몬드 모양이고 자궁의 옆에 하나씩 놓여있다[그림 8-5, 8-8]. 두 개의 인대(현수인대, 난소인대)와 난소간막은 난소가 제자리에 있을 수 있도록 지탱해준다. 난소는 에스트로겐과 프로게스테론을 생성하며, 생식기능과 여성의 이차성징(가슴과 엉덩이 발달, 고음의 목소리)을 나타나게 한다. 난소는 난자를 생산하여 성숙시키는 역할을 한다. 임신 30주가 되면 태아는 7백만 개의 난포를 갖게 되고, 7백만 개의 난포는 태어날 때 2백만 개로 줄어들며, 사춘기가 되면 40만 개의 난포만 남게 된다. 임신이 가능한 기간 동안 난포는 여포자극호르몬과 황체형성호르몬에 의해 성숙된다.

배란기 동안 성숙되었던 난포가 터지면서 그 안의 난자는 난관으로 이동하여 자궁 내로 들어왔던 정자와 만나 수정이 된다[그림 8-9]. 배란 전에 난소 내에서 10여 개의 난포가 성숙되며 그중 한 개의 난자만 배란된다. 두 개 이상의 난자가 배란되어 수정이 되면 쌍둥이가 되는 것이다. 성숙된 난포에서 난자가 배란된 후 빈 난포는 프로게스테론을 분비하여 자궁내막을 두껍게 하는 등의 수정을 위한 준비를 한다.

8장 | 생식기계 기능

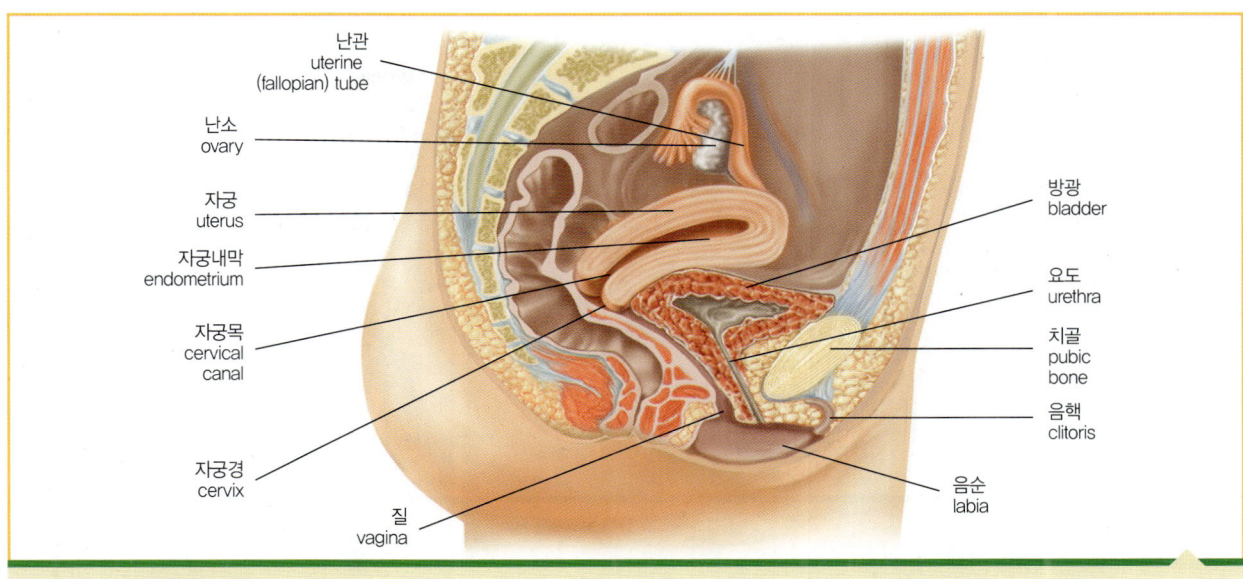

그림 8-4 여성 생식기 단면

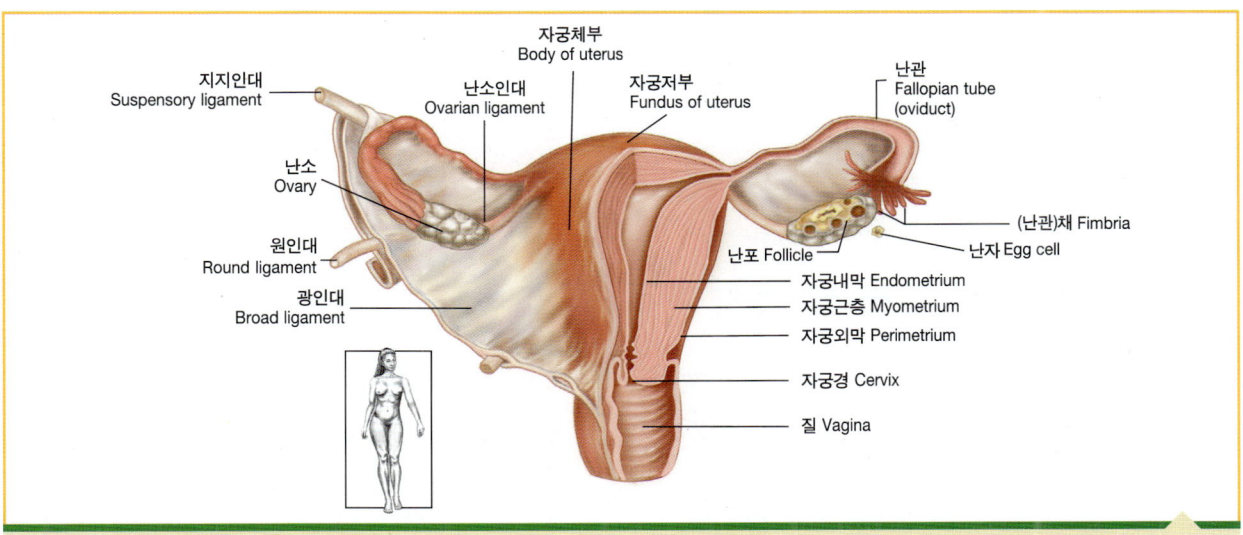

그림 8-5 여성 생식기 단면

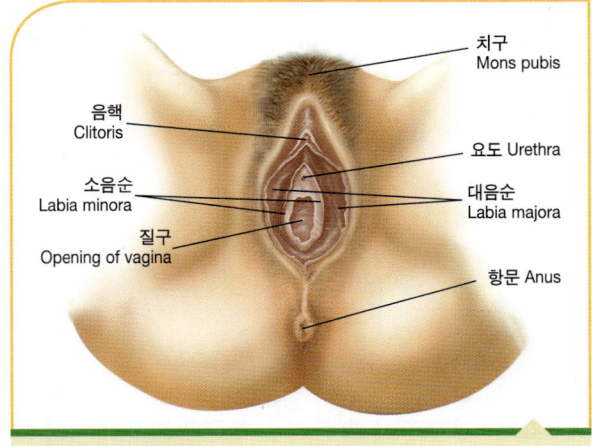

그림 8-6 여성 외생식기

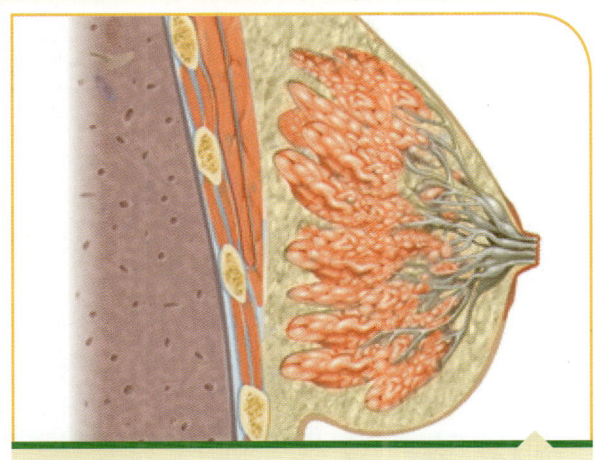

그림 8-7 유선

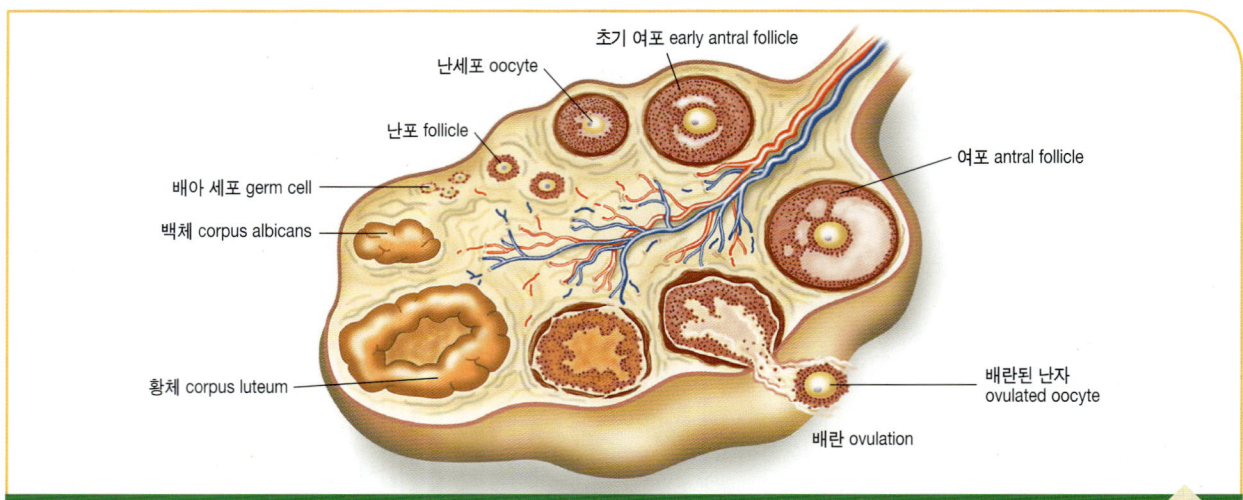

그림 8-8 난소의 구조

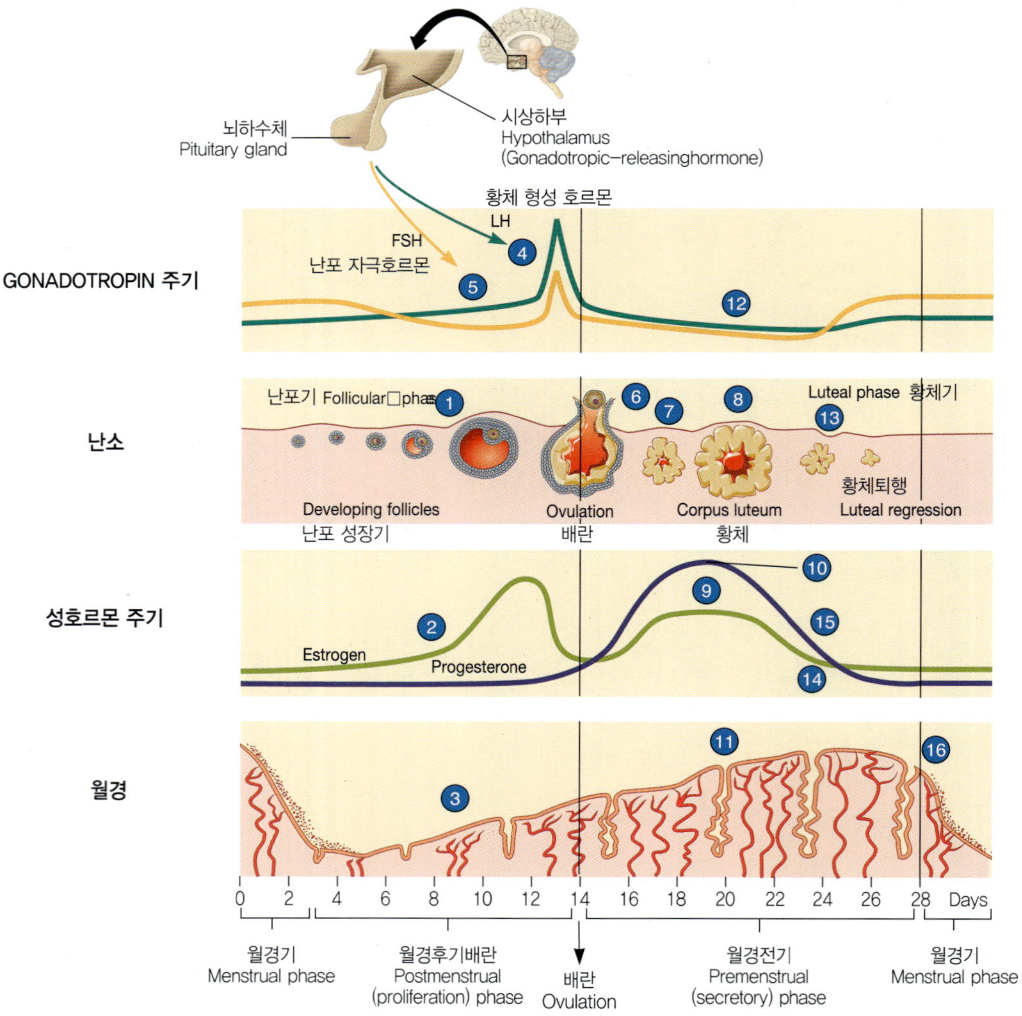

그림 8-9 월경주기

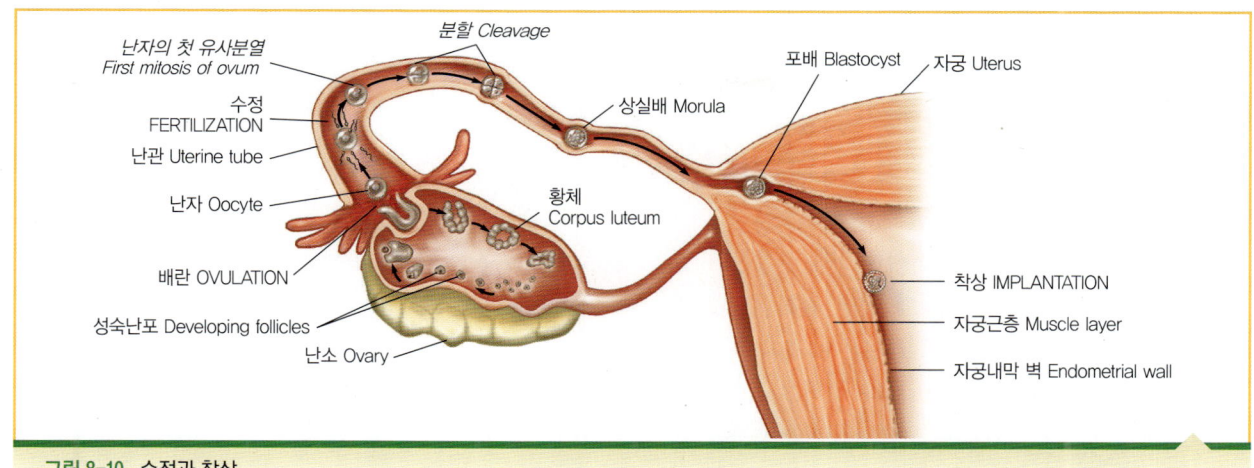

그림 8-10 수정과 착상

난관

난관(fallopian tube)은 두 개로 난소의 근처에 위치하고 있으며 자궁저부와 연결되어 있다. 난관의 끝은 손가락 모양의 채로 되어 있어 배란된 난자를 잡아채는 역할을 한다. 난관은 섬모와 근육의 운동을 이용하여 자궁 내로 들어온 정자와 배란된 난자가 만나기 용이하도록 난자를 자궁 쪽으로 이동한다. 수정이 되면 섬모와 근육의 운동을 이용하여 수정된 접합체를 난관에서 자궁쪽으로 이동시킨다[그림 8-10]. 때로는 수정된 접합체(zygote)가 자궁 내로 들어오지 못하고 자궁 밖에 자리를 잡는 경우도 생긴다(자궁외 임신). 자궁 외 임신이 흔하게 발생하는 곳은 난관이며 정상적으로 임신을 유지할 수 없을 뿐만 아니라 생명을 위협하기도 한다.

자궁

자궁(uterus)은 속이 빈, 서양배와 같은 모양을 하고 있으며 광인대, 원인대, 자궁천골인대에 의해 지지되고 있다. 일반적으로 자궁은 앞쪽으로 기울어져 있으며(전굴(anteflexed)), 약 20% 정도는 뒤쪽으로 기울어져 있다(후굴(retroflexed)). 여성들은 뒤로 굽은 자궁 때문에 월경 시 불편감을 경험하긴 하나 임신에는 영향을 미치지 않는다. 임신 동안 태아는 자궁 내에서 자라는데, 두꺼운 자궁벽은 3층으로 구성되어 있어, 태아를 안전하게 지켜준다. 자궁내막(endometrium)은 자궁의 가장 안쪽의 층으로 호르몬의 변화 등에도 임신이 유지될 수 있도록 하며, 임신 동안 혈관 조직인 태반(placenta)은 탯줄을 통하여 태아에게 영양을 공급한다. 태반의 한쪽은 자궁내막, 다른 한쪽은 태아와 연결되어 있으며, 분만 후 수분 내에 태반은 자궁에서 떨어져나간다[그림 8-11]. 자궁근층(perimetrium)은 자궁의 중간층으로 평활근으로 되어 있고, 혈관계도 분포하여 임신 기간 동안 혈관계는 태아를 지지하기 위해 서서히 활성화된다. 분만 시 자궁

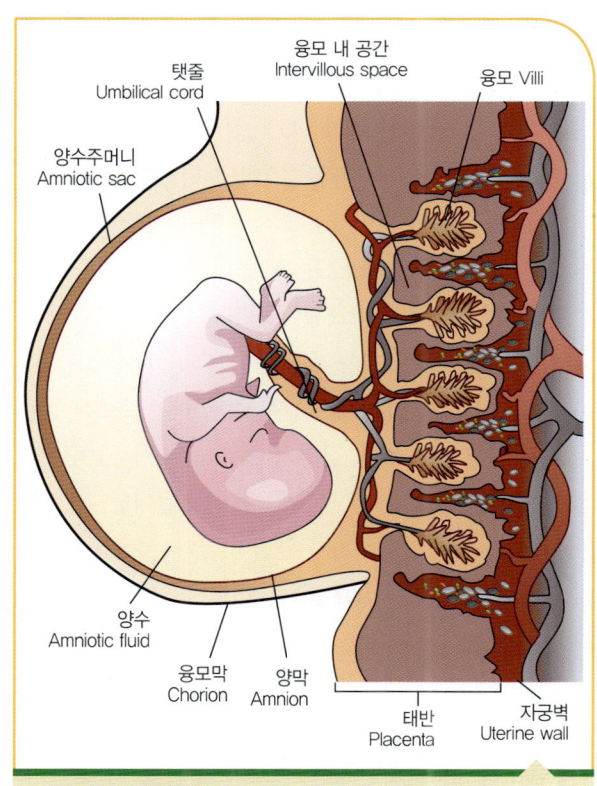

그림 8-11 태반과 태아

근층이 수축하여 태아를 질 쪽으로 밀어내고, 분만 혹은 유산 후에는 혈관을 수축하여 출혈을 막는다. **자궁외막**(perimetrium)은 자궁의 가장 바깥층으로 장액성 층이며 자궁저부와 자궁체부의 일부분을 덮고 있으나 **자궁경부**(cervix)는 덮고 있지 않다.

월경주기(menstrual cycle)는 사춘기에 시작하여 임신 가능기 동안 계속되는 월경의 월별 변화이다[그림 8-10]. 평균적으로 13세가 되면 월경을 시작한다. 시상하부가 성숙되어 호르몬이 증가하면 월경주기가 시작된다. 월경주기는 **월경**(menstruation)부터 시작되고, 보통 28일 주기이며 월경기, 증식기, 분비기 세 단계로 구분된다. 분비기 말에 자궁은 수정란을 받아들여 영양을 공급할 준비를 한다. 만약 수정란이 착상되지 않으면 에스트로겐과 프로게스테론의 분비는 증가하고 황체형성호르몬과 여포자극호르몬의 분비는 감소한다. 자궁은 자궁내막이 점차 두꺼워졌다가 떨어져 나가면서 월경이 시작된다. 월경 시 수정이 안 된 난자와 수정을 위해서 준비되었던 건강한 자궁내막들이 모두 밖으로 나온다. 수정이 되어 임신이 되었다면 자궁내막은 두꺼워지고 혈관계는 발달하기 시작한다. 수정 후 5-6일 지나면 태반은 에스트로겐과 프로게스테론의 분비를 지속하기 위한 황체를 자극하려고 HCG를 분비한다. 에스트로겐과 프로게스테론의 분비가 증가하면 황체형성호르몬과 여포자극호르몬의 분비가 감소하여 더는 배란이 되거나 월경을 하지 못한다. HCG는 태반이 완전히 성숙할 때까지 분비하다가 임신 3개월이 되면 분비를 종료한다.

월경주기는 임신 가능기간 동안 그리고 에스트로겐 분비가 감소되기 전까지는 반복된다. 에스트로겐 분비가 감소되면 배란이나 월경의 횟수도 점차 줄어든다. 월경주기의 변화는 45-55세 사이에 일어난다. **폐경**(menopause)은 월경주기가 완전히 끝나는 것을 의미하며, 에스트로겐의 분비가 저하되면 다음의 증상들이 나타난다.

- 유방이나 내부생식기관들의 위축
- 질 분비물 저하로 성관계 시 통증을 느끼기도 함
- 행동의 변화(불안정, 우울)
- 두통
- 불면증
- 야간의 식은땀
- 일과성 열감
- 골밀도 저하

이러한 여러 가지 증상들은 대부분 시간이 지나면 완화되거나 없어진다. 증상들이 심하면 호르몬대체 요법으로 완화시킬 수 있으나 유방암, 혈전증, 뇌졸중 등을 유발시킬 수 있으므로 주의해야 한다.

질

질(vagina)은 속이 빈, 터널 같은 구조로 되어 있고, 자궁경부와 외부생식기를 연결하고 있으며, 방광과 직장 사이에 위치한다. 질은 근육성 기관으로 길이는 2-4인치정도이고 늘어나는 성질을 가지고 있다. 질은 정자를 통과시켜 난관으로 가는 통로가 되며, 월경 시 혈액을 배출하고, 분만 시 아기가 나오는 길이기도 하다. 성교 시 질로 삽입된 음경에서 정자가 나와 난관으로 들어간다. **스킨선**(Skene's gland)은 액체를 분비하여 성교 시 통증이 없도록 한다. 질은 얇은 결합조직으로 되어 있으며 외부생식기는 **처녀막**(hymen)으로 덮여 있다[그림 8-12]. 처녀막은 월경 시 혈액이 나올 정도의 구멍과 탐폰을 삽입할 수 있을 정도의 개구부를 가지고 있으나 발기된 음경이 삽입되기 위해서는 처녀막이 찢어져야 한다. 처녀막이 찢어지면 보통 큰 불편감은 없으나 소량의 출혈이 되기도 한다. 처녀막은 성행위뿐만 아니라 운동을 통해서도 손상을 입을 수 있으므로 처녀막의 유무로 순결한지 그렇지 않은지를 판단할 수 없다.

외부생식기

외부생식기는 여러 가지로 구성되어 있으며 종종 **음부**(vulva)라고 불린다. 이 구조는 불두덩, 대음순, 소음순, 음핵과 전정으로 구성되어 있다. 외부생식기의 크기, 색, 모양, 음모의 분포 등은 사람마다 다르다[그림 8-13].

불두덩(mons pubis)은 치골을 덮고 있는 지방층으로 사춘기 이후에는 음모로 덮여 있다. **대음순**(labia majora)은 회음을 보호하기 위한 지방층인데 두 개이며 미끄럽게 하는 성질이 있다. **소음순**(labia minora)은 두

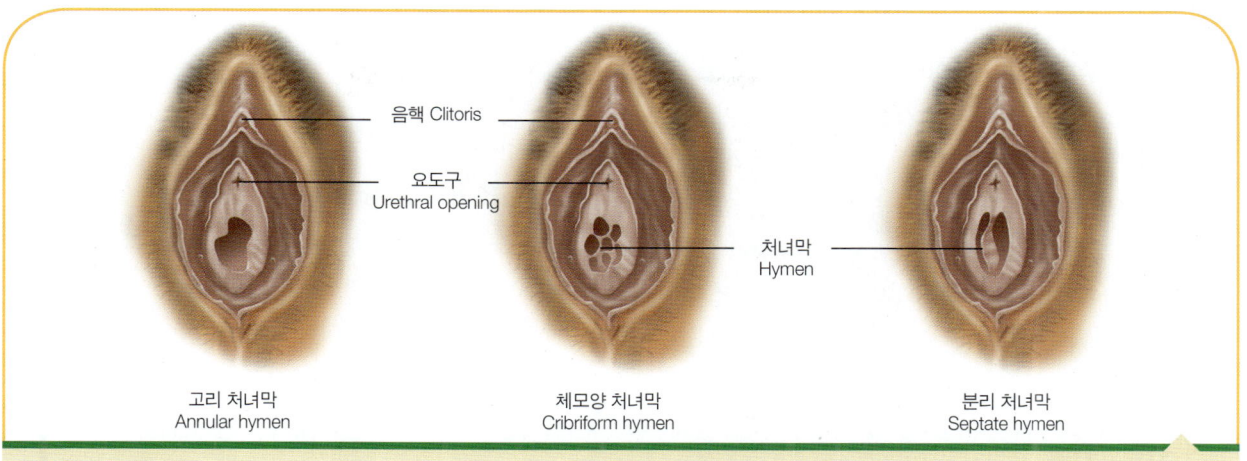

그림 8-12 처녀막

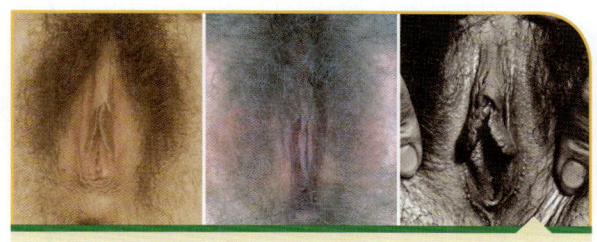

그림 8-13 여성 외부생식기

개의 작은 기관으로 대음순 안에 숨겨져 있고, 혈액이 풍부하며 신경이 지나간다. 두 개의 소음순이 합쳐지는 곳에 음핵(clitoris)이 있는데, 자극에 매우 예민하여 성교 시 혈액으로 가득차 음경처럼 발기된다. 바르톨린선(Bartholin's glands)은 소음순 사이에 있으며 성교 시 부드럽게 하기 위한 윤활유를 분비하며 전정(vestibule)은 요도구와 질구 등의 공간을 의미한다.

유선

유선(mammary gland)은 남녀의 유방에 존재하나 여성에서만 기능이 나타난다. 유선은 생식기관은 아니나 성행위 시 사용되며 신생아에게 유즙을 공급하는 기관이다. 각 유방마다 우유를 분비하는 15-20개의 유선엽이 존재하여 젖꼭지 쪽으로 열려 있으나 자극이 없으면 유즙을 만들지 않는다. 프로락틴(prolactin)은 뇌하수체 전엽에서 분비되는 호르몬으로 모유 생성을 촉진한다. 임신 시 에스트로겐과 프로락틴의 분비가 증가하면 유선이 발달하면서 모유를 생산할 준비를 한다. 분만 후 에스트로겐이 분만 전 수치로 돌아가고 신생아가 젖꼭지를 빨면 프로락틴 분비가 자극되어 모유가 나오기 시작한다. 유방은 양쪽에 젖꼭지(nipple)가 있고, 젖꼭지 주변에 유륜(areola)이 있으며, 유륜선(areola gland)은 모유수유 동안 젖꼭지나 유륜이 찢어지지 않도록 보호하기 위해 분비물을 생산한다.

선천적 장애

가장 흔한 선천적 장애는 비뇨기계나 생식기계에 발생한다. 비뇨기계나 생식기계는 매우 밀접한 관계가 있어 한 기관에 이상이 생기면 다른 기관에도 이상이 생기는 경우가 많다. 생식계통은 출생 후에도 계속 발달하여 태어날 때 생식기 모양을 형성하고 사춘기 때 성숙된다. 수많은 선천적인 생식기 질환이 있으며 대부분이 구조적인 문제를 가지고 있다. 어떤 장애는 심하지 않은 증상(요도위열림증이나 요도밑열림증)을 보이기도 하며, 어떤 경우에는 불임을 초래하기도 한다(고환이나 난소 발육부전).

■ 요도위열림증

요도위열림증(epispadias)은 요도구가 음경의 끝이 아닌 음경의 위쪽에 있는 것이다[그림 8-14]. 미국국립보건원에 의하면 요도위열림증은 희귀한 질병으로 신생아 남아 117,000명 중 한 명 꼴로 발생하고, 보통 임신 1개월 내에 발생한다고 한다. 이 기형은 신생아 여아에서는 484,000명 중 한 명꼴로 발생하는데, 음핵의 끝에 요도구가 생기는 것이다. 요도위열림증은 남성에게는 비뇨기계 문제를 초래하지만 여성에게는 성적 불만족을 초래할 수 있다. 요도위열림증을 가진 남성은 불임이 되지는 않지만 사정 시 정자가 앞으로 나아가기 어렵다. 남성과 여성 모두에게 비뇨기계 감염의 위험성이 있으며, 방광외반증 등의 비뇨기계 결함을 동반하는 경우가 많다. 신체검진을 통해서 진단을 내리며, 외과적 수술로 치료가 가능하나 수술 후 요실금이 많이 생기므로 요실금, 성 기능 회복 등 다각적인 면에서 치료가 필요하다.

■ 요도밑열림증

요도밑열림증(hypospadias)은 요도구가 음경의 끝이 아닌 음경의 아래쪽에 있는 것이다[그림 8-15]. 미국 국립보건원에 의하면 신생아 남아 1,000명 중 네 명꼴로 발생한다고 한다. 요도위열림증이나 요도밑열림증은 증상은 다양하며, 음경의 길이에 따라 요도구를 넓힐 수도 있다.

요도밑열림증을 가진 남아는 음경하만곡, 즉 음경이 아래쪽으로 휘어져 있어 발기가 된 것처럼 보인다. 요도밑열림증은 보통 여아에게서는 흔하게 나타나지는 않는다. 신체검진을 통해 진단을 내리며, 음경의 모양을 변형시키는 외과수술을 통해 비뇨기계와 성적 기능을 모두 좋게 할 수 있다.

■ 잠복고환증

잠복고환증(cryptorchidism)은 선천적인 질환으로 한 개 혹은 두 개의 고환이 복강 내에서 음낭으로 내려오지 않은 질환이다[그림 8-16]. 고환이 음낭으로 내려오는 도중에 멈춰버린 것이다(고환딴곳증). 신생아 남아의 2-5%에서 한 개 혹은 두 개의 고환이 내려오지 않은 경우도 있으며 드물게는 두 개의 고환이 내려오지 않은 경우도 있다. 잠복고환은 37주 이전에 태어나거나 저체중으로 태어난 경우에 흔하다. 다음의 요인이 있는 경우 잠복고환증이 발생할 수 있다.

- 가족력이 있거나 생식기 발달문제가 있을 경우
- 다운 증후군이나 복벽 결함 등이 있는 경우
- 산모가 임신 시 음주를 했을 경우
- 산모가 임신 시 흡연을 했거나 간접 흡연에 노출되었을 경우
- 산모가 당뇨병이 있을 경우
- 산모가 살충제(농약)에 노출되었을 경우

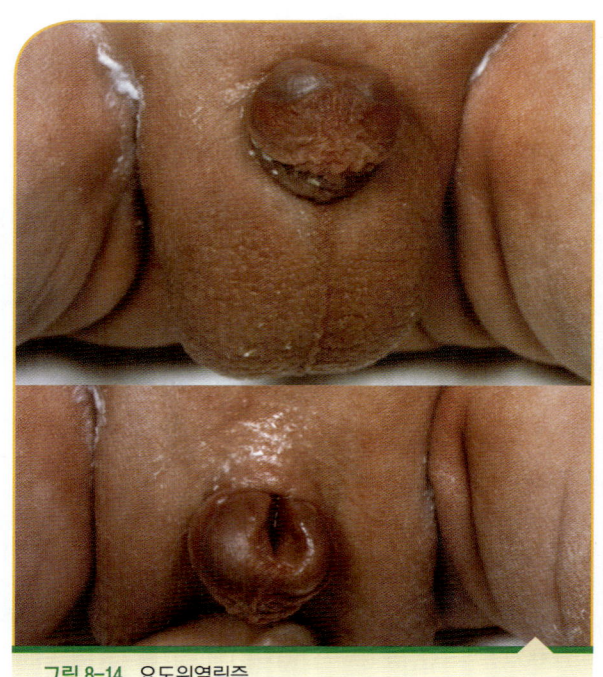

그림 8-14 요도위열림증

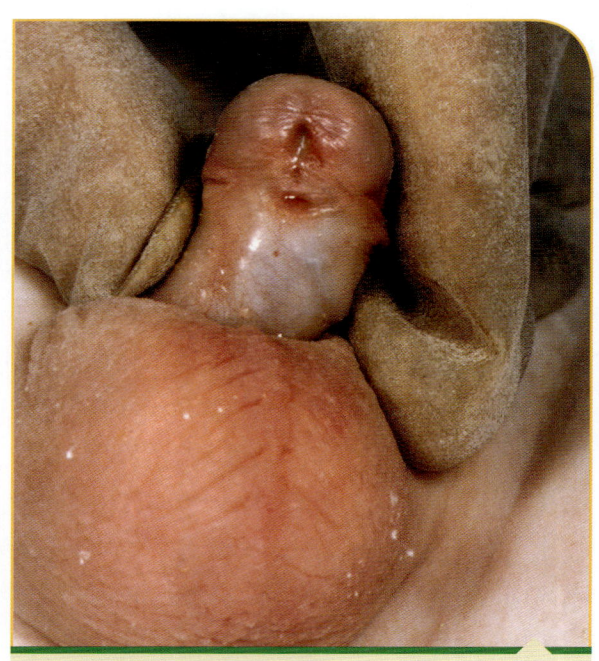

그림 8-15 요도밑열림증

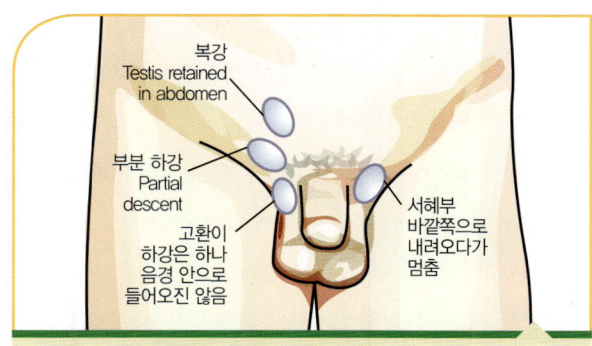

그림 8-16 잠복고환의 발생 가능 부위

때로는 처치없이도 고환이 정상적으로 내려오기도 한다. **수축고환**(retractile testicle)은 음낭과 하복부 사이로 내려오기도 하는데, 이런 경우 고환은 손으로 만져주기만 해도 제자리로 쉽게 돌아온다. **상승고환**(ascending testicle) 혹은 후천적 상승고환은 하복부로 가는 경우는 많지만 음낭으로 쉽게 돌아오진 않는다.

잠복고환은 과거력, 신체검진, 고환자가검진, 복부초음파, MRI, 복강경 검사, 개복 수술을 통해 진단할 수 있으며, 호르몬과 유전검사를 통해 잠재적인 원인과 합병증을 알 수도 있다. 대부분의 경우 별 처치없이 생후 9개월이 되면 고환이 음낭 안으로 내려오기도 하는데 생후 1년이 지났음에도 두 개의 고환이 내려오지 않는다면 치료를 시작해야 한다. 만약 치료하지 않는다면 고환에 영구적인 손상을 입을 수 있다.

고환은 태어나기 전에 자연적으로 음낭으로 내려오는데 그렇지 않다면 암이나 불임의 위험이 높아지므로 다음과 같은 처치를 받아야 한다.

- 손으로 만져줌
- 복강경이나 개복을 통한 외과적 수술
- 고환절제술 • 고환이식술
- 호르몬 대체요법(테스토스테론)

불임증

불임증(infertility)은 자손을 낳지 못하는 생물학적 불가능상태를 의미하는데, 여성이나 남성의 생식기관은 임신하고, 태아를 보호하는 능력을 가지고 있다. 불임의 원인은 남성의 경우 정자 수의 부족이나 비정상적 정자, 호르몬 불균형, 신체적 장애 등이며, 여성은 배란장애, 호르몬 불균형, 난관 막힘, 생식계 감염 등이다. 임신하기 위해 노력했음에도 1년 이상 임신이 안되었다면 전문가에게 상담을 받아야 한다.

■ 발기부전

발기부전(erectile dysfunction)이란 음경이 성교를 할 수 있을 만큼 발기가 되지 않는 상태를 말한다. 발기부전은 어느 연령대나 생길 수 있는데, 특히 나이가 들수록 흔히 발생하는 문제이다. 발기부전은 일시적 혹은 영구적일 수 있으며 심리, 신경 및 혈관 문제로 발생한다. 발기부전을 발생시키는 심리적 원인들은 다음과 같다.

- 불안   • 우울   • 죄책감
- 스트레스   • 부적절한 감정   • 관계 문제

발기부전을 발생시키는 신체적 원인들은 다음과 같다.

- 순환계 문제(동맥경화증)   • 당뇨병
- 다발성 경화증
- 전립선 문제(양성 전립선 비대 혹은 전립선 암)
- 고혈압
- 신경 기능부전(척추손상, 파킨슨병, 뇌 손상)
- 약물(항고혈압약, 항정신병약)
- 테스토스테론 분비 저하
- 음주·흡연   • 간경화

발기부전의 진단은 과거력, 신체검진, 음경초음파, 동적주입물 해면체압 측정술, 만성질환 검사 등을 통해 내릴 수 있다. 치료방법은 다양하나 비용이 비싸며 대부분 보험의 혜택을 받을 수 없다. 불임 문제 발생 시 우선 다음의 치료방법을 고려하도록 한다.

- 정신과 상담   • 테스토스테론 대체요법
- 포스포디에스테라아제(비아그라, 시알리스, 레비트라)
- 약물   • 항아드레날린 제제
- 한방치료(은행, 인삼, 톱야자)
- 음경해면체 속에 프로스타글란딘 E 주사
- 음경 펌프(진공 장치)
- 외과적 음경 수술   • 혈관 수술

고환이나 음낭의 장애

고환이나 음낭에는 흔히 구조적인 문제로 잠복고환 등이 불임의 원인이 되기도 한다. 이런 장애는 선천적 혹은 후천적으로 발생할 수 있으며 대부분 후유증 없이 치료가 가능하다.

■ 포경

포경(phimosis)은 포피가 귀두를 덮고 있는 상태를 의미하며, 3세까지 흔히 생기나 성장함에 따라 포피가 벗겨진다. 위생상태불량, 감염, 염증 등으로 인해 포경이 생기는데, 요도를 막거나 통증을 유발할 수 있다. 감돈포경(paraphimosis)은 표피가 귀두 뒤쪽으로 반전되어 있는 상태인데 표피가 귀두를 눌러 귀두 부종이 생긴다. 감돈포경을 치료하지 않으면 혈액순환이 안 되어 괴사를 초래하여 응급상황을 일으킬 수 있어 포경수술, 스테로이드 크림, 표피당김 등의 치료를 해주어야 한다.

■ 발기지속증

발기지속증(priapism)은 발기가 지속되는 것으로 성적 자극이 없이 원하지 않을 때도 발기가 유지된다. 이것은 음경해면체에 혈액의 양이 너무 많거나 혈액의 흐름이 느릴 때 발생한다. 발기지속증은 5-10세 아동과 20-50세 성인에게서 흔히 나타나는 문제이며 다음과 같은 혈액, 순환, 신경 장애 등의 원인으로 발생한다.

- 겸상적혈구빈혈
- 백혈병
- 외상
- 암
- 당뇨병
- 척수 손상
- 신경 질환(다발성경화증, 뇌졸중)
- 약물(포스포다이에스테라아제 저해제, 항응고제, 항우울제)
- 술이나 불법약물(코카인, 엑스타시, 마리화나)
- 전갈이나 거미의 독

진단을 위해 과거력, 신체검진, 복부나 음경초음파, ABGs, CBC, 독소검사, CT 등의 검사를 실시할 수 있다. 발기지속시간이 4시간 이상이 된다면 비뇨기계 문제도 고려해 보아야 하며 병원에서 치료를 받아야 한다. 치료를 받지 않는다면 허혈, 괴사, 발기부전, 불임 등을 초래할 수 있다. 다양한 치료방법이 있으나 허혈성 지속발기증은 다음과 같은 치료를 실시할 수 있다.

- 침 흡인
- 음경에 직접 약물 주입
- 외과적 대체법(션트)

허혈성이 아닌 지속발기증 치료 방법은 다음과 같다.

- 냉 요법 적용
- 복부에 압력 감소
- 외과적 처치

허혈성 혹은 허혈성이 아닌 지속발기증 치료방법은 다음과 같다.

- 진통제
- 진정제
- 수화(수액)
- 비뇨기계 관 삽입

■ 음낭수종

음낭수종(hydrocele)은 고환을 덮고 있는 막 사이나 정삭에 액체가 고인 상태이다[그림 8-17].

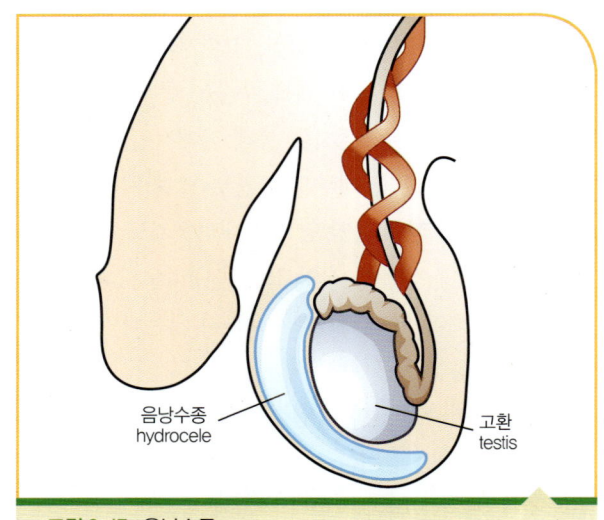

그림 8-17 음낭수종

음낭수종은 한쪽 혹은 양쪽 고환에 잘 생기는데, 선천적인 결함에 의해서 생기며 신생아 남아의 10%에서 발생한다. 복벽을 통해 장이 빠져나가는 서혜부 탈장이 있는 신생아에게서 흔히 발생한다. 성인 남성은 염증, 감염, 외상, 종양 등의 원인 때문에 후천적으로 생긴다.

음낭수종은 보통 통증이 없으나 음낭이 무겁게 느껴지기도 한다. 음낭에 광선을 투과시켜 보면 다른 질환(고환 암 등)에 비해 음낭이 매우 커져 있음을 알 수 있고, 딱딱한 암 덩어리는 발견되지 않는다[그림 8-18].

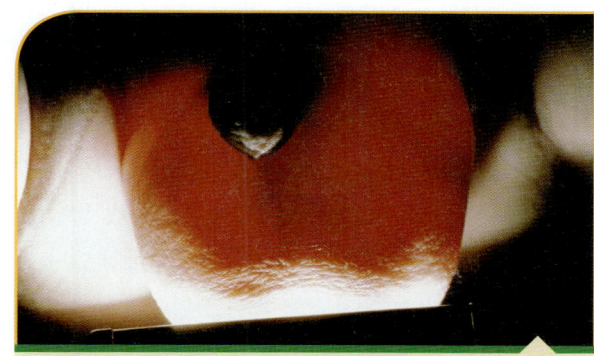

그림 8-18 광선을 투과시켜서 본 음낭수종

진단을 위해 과거력, 신체검진, 초음파를 실시한다. 음낭수종은 수건을 사용하여 음낭 올리기, 온수 좌욕, 냉/온요법 등을 통해서도 치유가 되나 음낭에 차 있는 액체의 양이 너무 많다면 침이나 외과적 수술을 통해 액체를 제거한다.

■ 정액낭

정액낭(spermatocele)은 고환이나 부고환에 정액이 모여서 덩어리를 형성하는 것으로 통증은 없으나 덩어리가 커지면 불편감을 초래한다[그림 8-19].

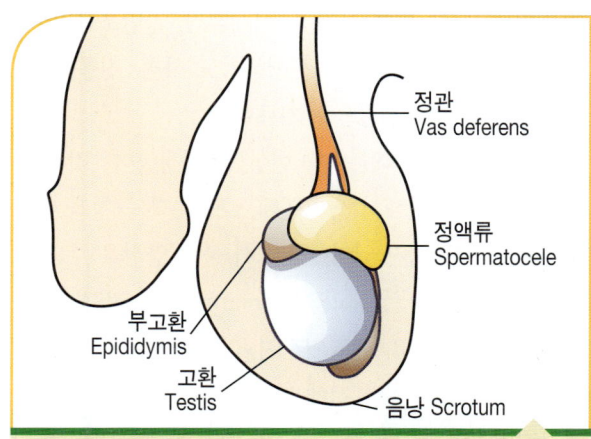

그림 8-19 정액낭

덩어리의 발생원인은 알려져 있지 않으나 생식계 내 관들의 차단, 감염, 염증, 외상 등으로 생기는 것으로 추정된다. 음낭수종 진단법과 유사하며, 별다른 치료가 필요하지 않으나 덩어리가 커질 경우 외과적 수술을 통해 제거해 주어야 한다.

■ 정삭정맥류

정삭정맥류(varicocele)는 정삭 내 정맥이 늘어난 것으로 다리의 정맥류와 흡사하며, 정맥 내 혈액의 흐름이 원활하지 않아서 생긴다[그림 8-20](4장 참고). 발생원인은 명확하게 밝혀지진 않았지만 불임 남성의 40%에서 발견된다. 정삭정맥류가 있는 경우 고환에 혈액 공급이 잘 안되므로 정자의 수가 적고 건강하지 않다. 자각 증상은 없으나 정맥류가 커지면 통증을 느끼게 되며, 음낭이 커진다. 진단방법은 음낭수종과 비슷하며, 불편함을 느끼지 않는다면 치료를 할 필요는 없다. 복강경, 개복수술, 색전제거술, 경화치료 등의 치료법이 있다.

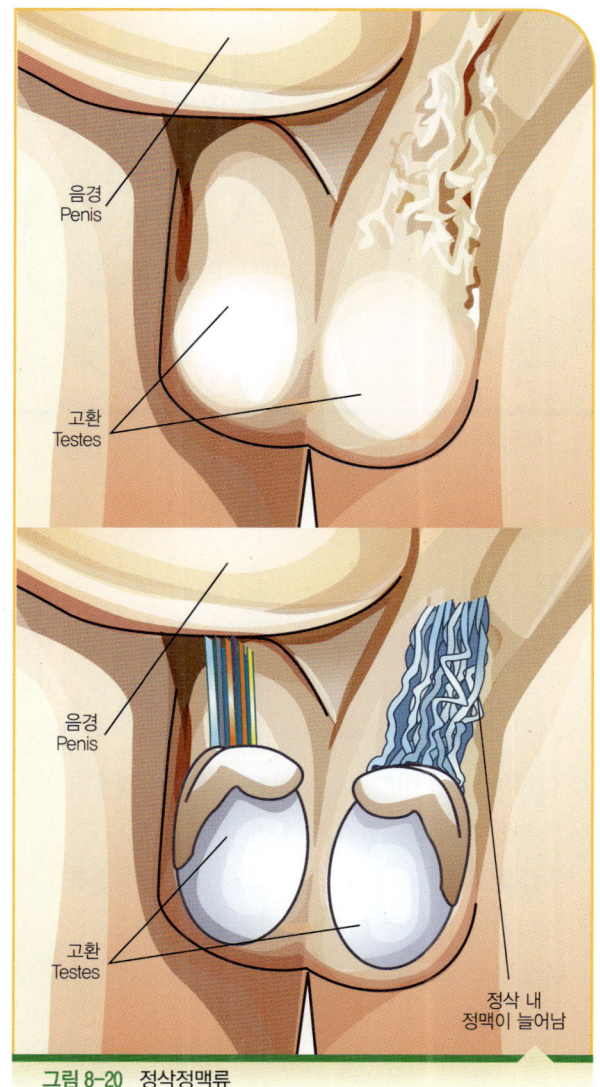

그림 8-20 정삭정맥류

■ 고환염전

고환염전(testicular torsion)은 고환의 정삭이 비정상적으로 꼬인 상태를 의미한다[그림 8-21]. 갑작스럽게 음낭에 부종이 생기거나 통증을 호소한다면 혈관이 꼬여 혈액순환이 방해를 받아 허혈이나 괴사가 생긴 것으로 의심해야 한다. 증상 발생 시 즉각적으로 혈액순환을 원활하게 하여 고환의 손상을 최소화해야 한다. 고환염전은 사춘기 때나 외상 시 흔히 발생하며 선천적인 결함에 의해 음낭 안에 고환이 없는 경우에 잘 발생한다. 과거력, 신체검진, 음낭초음파를 실시하여 진단을 내린다. 손으로 만져 치료하기도 하지만 고환을 보호하고 재발 방지를 위해서는 수술하는 것이 바람직하다.

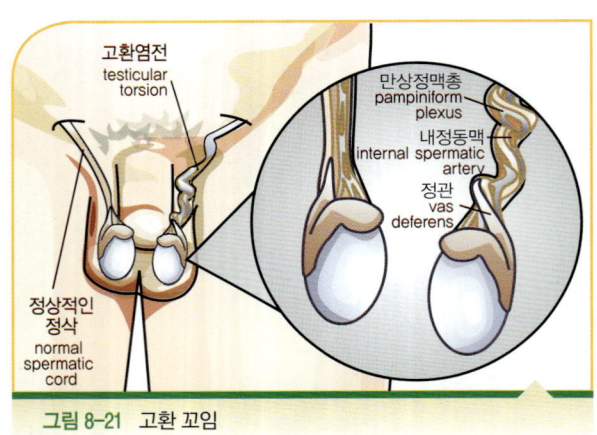

그림 8-21 고환 꼬임

월경 장애

월경주기는 사람에 따라 차이가 있다. 보통 월경기간은 4-6일 정도이고, 양은 총 30㎖정도이다. 불규칙적이거나 비정상적인 출혈은 생식계에 문제가 있다는 것을 알려주는 것이며, 치료가 필요하지 않은 경우도 있으나 경우에 따라 적절한 치료를 해야 한다.

무월경은 월경을 하지 않는 것을 의미하며 초경을 하지 않았거나 월경이 중단되는 경우를 말한다.

무월경(amenorrhea)은 16세가 되어도 초경을 하지 않는 경우(원발성), 월경이 있던 여성이 연속하여 3회의 월경주기 또는 6개월 이상 월경이 없는 경우를 말한다(속발성). 터너 증후군 등의 유전적 질환이나 자궁이나 시상하부가 불완전하게 형성된 경우 생길 수 있다. 시상하부암, 스트레스, 체중감소, 지방질감소, 빈혈, 화학요법 등은 호르몬의 수치를 변화시켜 무월경을 초래하기도 한다. 정상적인 무월경은 임신, 수유, 폐경 시에 생긴다. 무월경의 잠재적인 원인까지도 파악하여 치료해야 한다.

월경통(dysmenorrhea)은 월경 시 경험하는 통증을 의미한다. 많은 여성들은 생리 시 불편감을 경험하는데, 경련과 같은 심한 통증은 일상생활을 하는 데 어려움을 준다. 통증은 배란이 되면서 시작되어 월경기간 내내 지속된다. 일차적인 월경통은 월경주기 때 나타나는데, 명확한 원인은 밝혀지지 않았고, 이차적인 월경통은 자궁내막증이나 암 때문에 생긴다. 일차적 월경통의 경우에는 분만 후 완화되는 경우가 많다. 프로스타글란딘의 분비가 많아지면 자궁 근육의 수축이 강해지고, 혈관이 수축되어 자궁 허혈이 생기게 된다. 이러한 자궁 수축과 허혈은 강하고 간헐적인 복통을 만들어내는데 허리, 다리와 회음부까지 퍼진다. 또한 프로스타글란딘의 분비가 많아지면 오심, 구토, 설사, 통증, 어지러움증도 생길 수 있다. 진단을 위해 과거력, 신체검진, 골반초음파, 복강경검사와 자궁절제술을 시행하기도 하며, 진통제, 경구피임약, 온요법 제공으로 치료한다.

몇 가지 비정상적인 출혈 현상 중 가장 흔한 것은 배란의 부족으로 인해서 생기는데, 호르몬 불균형과 암과 같은 질병과 관계가 있다. 월경 시 출혈 양상을 주의 깊게 관찰해야 한다. **월경과다**(menorrhagia)는 월경 시 총 출혈량이 80㎖이고, 월경기간이 8-10일이다. **자궁출혈**(metrorrhagia)은 월경 전에 발생하는 질 출혈을 의미한다. **빈발월경**(polymenorrhea)은 월경주기가 21일 미만이며, 월경을 자주하는 것을 말하며, 이에 반해 **과소월경**(oligomenorrhea)은 월경주기가 42일 이상일 때를 일컫는다.

월경전증후군(premenstrual syndrome)은 많은 여성들이 일상적인 활동을 방해받을 정도의 신체적, 정신적 증상들이 나타나는 것을 말하며 확실한 원인을 알 수 없다. 미국국립보건원에 의하면 분만 경험이 있는 여성의 75%가 월경전증후군 때문에 고통받는다고 한다. 월경전증후군의 증상으로는 불안정, 우울, 피로, 두통, 복부팽만, 관절통, 유방의 민감성 증가, 몸무게 증가, 불면증이 있고, 월경 전 5-11일쯤에 경험한다. 월경전불쾌증후군은 월경전증후군의 심한 형태로 심한 우울, 긴장, 불안정 등을 호소한다. 월경전증후군은 과거력과 신체검진을 통해 진단한다. 치료적 접근으로는 개별적으로 호르몬요법과 이뇨제를 사용하며 특이적으로는 항우울제를 사용하기도 하며 일반적으로 진통제, 온열요법, 따뜻한 물로 샤워, 휴식, 가벼운 운동, 카페인 섭취를 줄이게 하며, 소다, 초콜릿, 지방, 설탕, 술 등은 증상을 완화시켜 주기도 한다.

골반지지 장애

근육, 인대, 근막은 여성의 골반(방광, 자궁, 직장)을 지탱해준다. 이러한 지지조직은 노화, 분만, 외상 등으로 인해 약해진다. 폐경으로 인한 호르몬 분비의 감소는 골반지지 조직을 더 위축시켜 장기들이 제자리를 빠져나오게 한다.

■ 방광탈출증

방광탈출증(cystocele)은 질의 앞쪽 벽으로 방광이 튀어나오는 것을 의미하는데 분만, 만성변비, 무거운 것을 드는 것과 같이 과도하게 힘을 줄 때 종종 발생한다. 방광을 완전히 비우는 것만으로도 방광탈출증을 예방할 수 있다. 방광탈출증이 심하지 않은 경우는 증상이 없을 때도 있으며 흔히 나타나는 임상증상은 다음과 같다.

- 질구로 방광이 보임[그림 8-22]
- 골반이나 질이 꽉 찬 듯한 느낌
- 스트레스성 요실금
- 요정체·빈뇨·긴박뇨
- 성교 시 통증이나 요실금

과거력, 신체검진, 방광요도조영상 등으로 진단을 내리고, 페사리 삽입, 외과적 수술, 에스트로겐요법, 실금치료, 케겔운동, 압박감 피하기 등의 방법으로 치료한다.

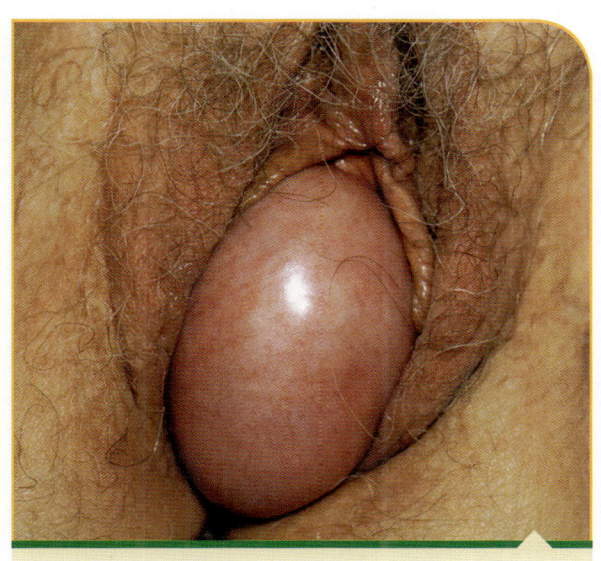

그림 8-22 방광탈출증

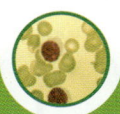

궁금증 해결

월경에 관한 다음과 같은 오해들이 있었다.

궁금증 1. 월경 기간 동안 머리를 감거나 샤워를 하면 안 된다.
월경 기간 동안 머리를 감거나 샤워를 하면 안 된다란 것은 완전히 잘못된 이야기다. 따뜻한 물로 샤워를 하면 자궁근육을 이완시켜 불편감을 완화해 준다.

궁금증 2. 월경 기간 동안 성교를 하면 임신이 안 된다.
아니다. 배란이 된 상태이므로 임신 가능성이 높고, 월경주기 동안 언제든지 임신이 가능하다.

궁금증 3. 월경 중에 성교는 피하는 것이 좋다.
어떤 여성들은 월경 중 성교하는 것을 불편하게 생각할 수 있으나 하지 말아야 할 특별한 이유는 없다. 때로는 성교가 월경 시 불편감을 완화시켜 줄 때도 있다.

궁금증 4. 월경 중 발을 적시면 안 된다.
아니다. 발을 적시면 안 될 의학적 근거는 없으며 전해져 내려오는 이야기일 뿐이다.

궁금증 5. 월경 시 감기에 잘 걸리므로 차가운 음료수를 피해야 한다.
차가운 음료수는 복통을 더 심하게 할 수는 있으나 감기에 더 잘 걸리는 것은 아니다.

그 외에도 많은 이야기가 있으나 흔히 잘못 알고 있는 사실 몇 가지만 언급하였다.

■ 직장탈출증

직장탈출증(rectocele)은 질의 뒤쪽 벽으로 직장이 튀어나오는 것을 의미하며 폐경 후 에스트로겐의 분비 저하로 근막의 압력이 낮아져서 발생한다. 직장탈출증 시 불편하긴 하지만 통증은 거의 없다.

상태가 심각하지 않은 경우에는 증상이 없으나 다음과 같은 증상이 나타나기도 한다.

- 질구 쪽으로 직장이 보임
- 골반이나 질이 꽉 찬듯한 느낌
- 대변 보기 어려움
- 직장의 압력
- 변실금

진단은 방광탈출증과 유사하며 외과적 수술, 에스트로겐요법, 방광훈련, 압력주지않기 등의 방법으로 치료한다.

■ 자궁탈출증

자궁탈출증(uterine prolapse)은 자궁이나 자궁경부가 질 쪽으로 내려오는 것으로 출산, 노화, 비만, 만성기침, 만성변비 시 골반이 약화되어 생길 수 있다. 자궁탈출증은 다양한 증상을 나타내며, 다음의 단계로 분류할 수 있다.

- 1도 - 자궁경부가 질 속으로 들어옴
- 2도 - 질구에서 자궁경부가 보임
- 3도 - 질구를 통해 자궁경부와 자궁이 빠져나옴

자궁탈출증 초기에는 증상이 없으나 자궁이 더 내려오면 다음과 같은 증상이 나타난다.

- 질구에서 자궁경부가 보임
- 골반이나 질이 꽉 찬 듯한 느낌
- 성교 시 통증
- 질 출혈
- 소변이나 대변보기 힘듦

진단이나 치료법은 방광탈출증, 직장탈출증과 유사하다.

■ 자궁의 이상

자궁은 생식을 담당하는 중요한 기관 중 하나이다. 자궁에 생길 수 있는 질환에는 양성 혹은 악성 종양, 선천적 질환(자궁의 비정상적 위치), 감염, 호르몬 불균형 등이 있으며, 이것은 월경이나 임신에 영향을 미친다.

■ 자궁내막증

자궁내막증(endometriosis)은 자궁의 바깥부분에 자궁내막이 자라는 것을 의미하는데, 이소성 자궁내막조직은 흔히 난관, 난소, 복막에서 자라며 신체 어느 곳에서든지 자랄 수 있다. 비정상적인 자궁내막조직은 월경 기간 동안 활성화되는데(두꺼워지고, 떨어져나가고, 출혈되고), 자궁 밖에서도 이러한 현상이 일어난다. 출혈이 된 혈액은 출구가 없어 조직 주변에 고이게 된다. 염증으로 인해 통증, 낭종, 흉터, 유착이 생기기도 하며 흉터나 유착은 종종 불임의 원인이 되기도 한다.

자궁내막증의 원인은 명확히 밝혀지진 않았으나 여러 가지 이론들은 있다. 월경 혈액에 들어있던 자궁내막세포가 난관에 흘러가 뿌리를 내리고 자란다는 이론도 있고, 혈액의 흐름에 따라 자궁내막 세포가 체내 여러 곳으로 흘러간다는 이론도 있으며, 유전, 가족력, 면역력 떨어질 때, 환경적인 요인들에 의해서 생긴다는 이론도 있다. 자궁내막증이 진행되는 과정은 [그림 8-23]과 같다. 자궁내막증은 월경 시 시작되었다가 시간이 지나면서 진행된다. 대부분 25세 - 35세 사이의 여성에게 많이 발생하며 임상증상은 다음과 같다.

- 월경통
- 월경과다
- 골반통
- 불임

진단은 과거력, 신체검진, 복강경검사, 골반초음파로 하며, 증상들로 인한 불편감을 최소화하고 임신할 수 있는 능력을 최대한 보존한다.

이를 위한 치료는 다음과 같다.

- 진통제
- 호르몬 요법(피임약, 고나도트로핀 분비 호르몬, 안드로젠)
- 외과적 수술(복강경수술, 자궁적출술)

■ 평활근종

평활근종(leiomyoma)은 자궁섬유종이라고도 하며 자궁근층에 딱딱하며, 고무 같은 조직이 자라는 것이다[그림 8-24]. 평활근종은 여성에게 생기는 양성 종양으로 발생하는 위치에 따라 분류된다[그림 8-25]. 미국국립보건원에 의하면 여성의 25%는 증상이 있는 평활근종을 가지고 있으며, 그중 77%는 증상 때문에 영향을 받을 것이라고 하였다.

평활근종은 아프리카계 미국여성에게 많으나 원인은 알 수 없다. 월경기간 중에는 에스트로겐 분비가 많았다가 폐경 후 에스트로겐의 양이 줄어드는 것과 관련이 있을 것이라고 생각하고 있다. 종양은 임신 기간 동안 커지나 최근 연구에 의하면 임신 기간 동안 종양의 크기는 오히려 작아졌다는 내용도 있다. 평활근종이 있다고 해서 불임이 되는 것은 아니나 자연유산되거나 조산의 가능성은 높아진다. 불임의 위험성이나 임신 시 발생하는 문제들은 종양의 크기가 커지면 더 많아진다.

대부분의 평활근종은 증상이 없거나 자각하지 못하는 경우가 많으나 평활근종의 크기가 커지면 다음의 증상들이 나타난다.

- 월경 과다
- 골반, 허리, 다리의 통증

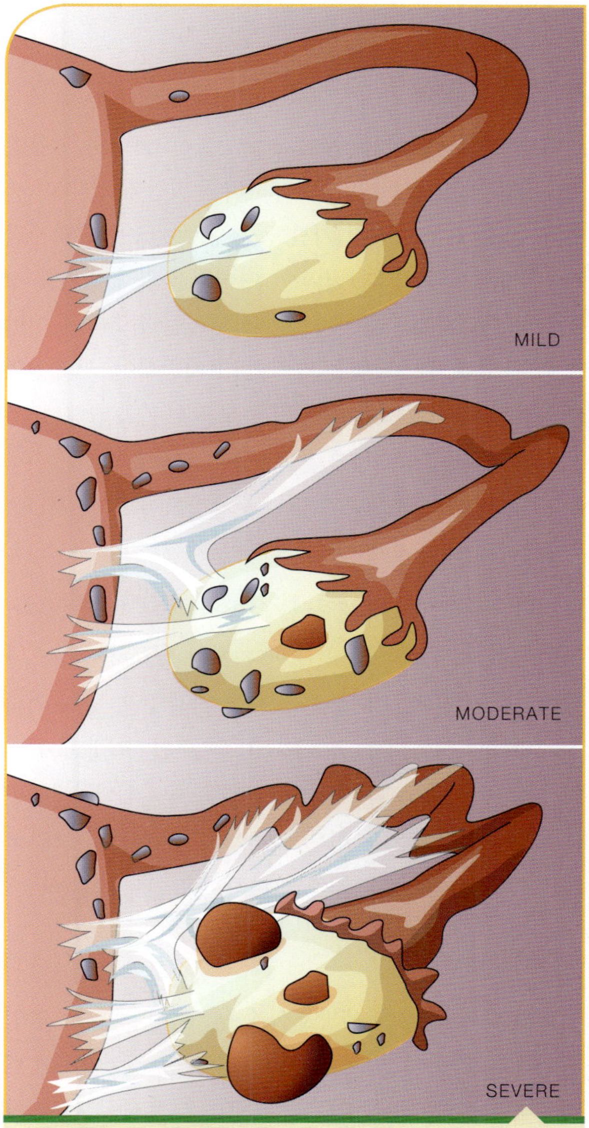

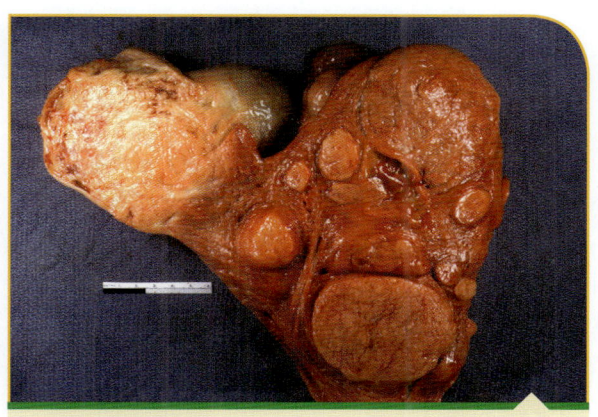

그림 8-24 평활근종

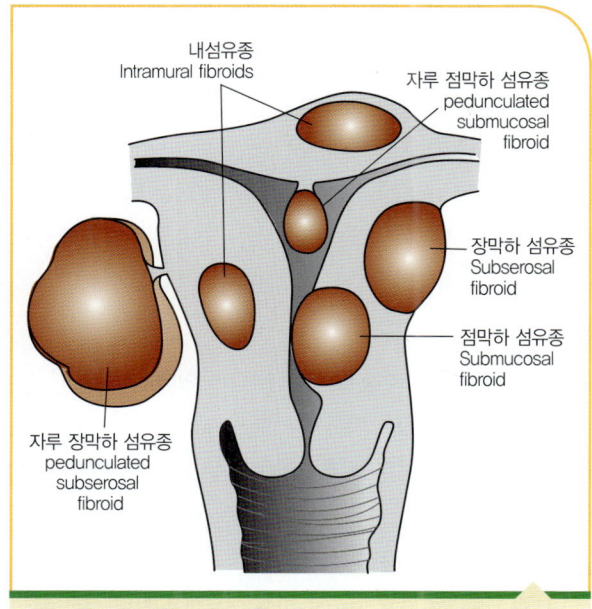

그림 8-25 평활근종의 분류

그림 8-23 자궁내막증 진행단계

- 빈뇨 · 요정체
- 비뇨기계 감염
- 변비
- 복부 팽만
- 성교 시 통증
- 빈혈

과거력, 신체검진, 복부초음파, 질초음파, 자궁경검사, 조직검사, 복강경검사, CT, MRI, CBC 등으로 진단한다. 일반적으로 평활근종은 해롭지 않아 특별한 치료가 필요 없으나, 증상이 심해지거나 임신을 시도하기 위해서는 호르몬요법, 진통제, 수술, 근 융해, 자궁내막 제거, 자궁동맥폐색술, 빈혈치료 등의 요법을 시행해야 한다.

난소 장애

양성 혹은 악성 종양은 난소에 영향을 미친다. 난소 장애는 터너 증후군 같은 선천적 장애와 난소암과 같은 후천적 장애로 구분되며 유전적인 원인 때문에 생기는 경우가 많다. 난소 장애는 여성의 호르몬 불균형과 임신에 영향을 미친다.

■ 난소낭

난소낭(ovarian cyst)은 양성 종양이며 난소 안에 액체로 가득 차는 질병이다. 낭은 배란과정에서 주로 형성된다. 여포 안에 난자가 자라는 것이 아니라 액체가 고여 낭을 이룬다. 대부분의 경우 이 낭은 해롭지 않으며 저절로 없어진다. 때때로 낭이 터져서 불편감을 느끼기도 한다. 합병증은 거의 없으나 난소낭은 출혈, 복막염, 불임, 무월경을 초래할 때가 있다.

복부통증이나 불편감을 경험할 수 있는데, 낭이 꼬이거나 터졌을 때, 장 운동이 활발하거나 성교 시 통증이 유발된다. 또한 비정상적 월경 출혈이나 복부팽만감을 호소할 때도 있다.

다낭낭소증후군(polycystic ovarian syndrome)은 난소가 커져 있거나 낭의 개수가 많을 때를 일컫는데, 원인은 알려져 있지 않지만 호르몬 요법이나 내분비의 이상 시 발생하며, 불임, 무월경, 다모증, 여드름, 남성형 대머리 등의 증상이 나타난다.

다낭낭소증후군은 비만, 당뇨, 심혈관질환, 암 등이 발생할 위험이 높다. 과거력, 신체검진, 복부초음파, CT, MRI, 복강경검사, 생검, 호르몬검사 등의 방법을 통해 진단하며 다음과 같은 방법으로 치료한다.

- 호르몬 요법(경구 피임약)
- 진통제
- 대사장애 관리(당뇨병)
- 외과적 수술(복강경 수술)

유방 장애

유방에는 양성 혹은 악성 종양이 발생할 수 있으나 악성 유방암을 제외하고는 생명을 위협하는 위험한 질환들은 아니다. 그러나 모유수유, 자기 이미지에 영향을 미친다.

■ 유방 섬유낭병

유방 섬유낭병(fibrocystic disease of breast)은 유방에 생기는 양성결절이다. 딱딱하며 움직임이 있는 이 결절은 점점 커져서 월경 기간 동안에는 통증을 유발시킨다. 유방조직의 이러한 변화는 여성의 60%가 경험할 정도로 흔한데, 많은 전문가들은 정상적인 변화라고 이야기한다. 유방 섬유낭병은 가족력, 고지방식이, 카페인의 과다섭취 시 발병률이 높으며, 증상은 다음과 같다.

- 딱딱하고 불규칙하고 울퉁불퉁한 유방 조직
- 묵직하고 심한 유방 통증
- 유방이 팽만한 느낌
- 유방 분비물(혈액성은 아닌)

진단은 과거력, 신체검진, 유방조영술, 유방초음파, 생검 등으로 진단하고, 특별한 처치는 필요하지 않으나 증상이 심해질 경우 바늘을 이용한 액체흡인, 낭의 외과적 절제술, 진통제, 보정브라, 냉/온요법, 지방식이 제한, 카페인 섭취 제한 등의 치료법을 실시한다. 비타민 E, 비타민 B_6 등은 증상을 완화시킬 수 있으나 논란이 많다. 경구피임약도 증상을 완화시키기 위해 사용한다.

■ 유방염

유방염(mastitis)은 유방조직에 생기는 염증으로 감염과 수유와 관련이 있다. 유방염은 출산 후 6주 이내에 호발하며 수유 시 젖꼭지를 통해 들어온 포도상구균이나 연쇄상구균에 의해 발생하는데, 모유수유를 하지 않아도 생길 수 있다. 유방염은 젖꼭지 손상 시 더 잘 생기며 유방 내 농양으로 인해 모유가 잘 나오지 않을 수 있다.

유방염 시 나타날 수 있는 증상은 다음과 같다.
- 유방의 민감성 증대, 종창, 발적, 열감[그림 8-26]
- 불안
- 수유 시 통증 혹은 타는 듯한 느낌
- 발열

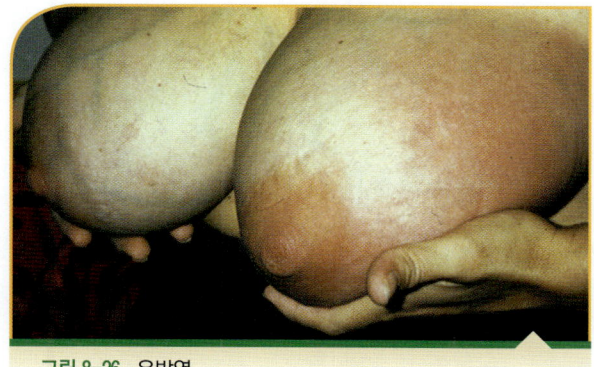

그림 8-26 유방염

진단은 과거력, 신체검진을 통해 내리며, 항생제 투여, 수분공급, 휴식, 진통제, 보정속옷, 냉요법 적용, 젖짜기, 바늘 흡인 등의 방법으로 치료한다.

감염 질환

감염은 생식기계 어디서든 일어날 수 있는데 가장 흔하게 감염이 발생하는 곳은 비뇨기계이다. 생식기계에서 발생한 감염이 비뇨기계 쪽으로 이동하기도 한다. 대부분의 감염은 쉽게 치료되나 만약 치료되지 않으면 불임 같은 합병증을 유발할 수도 있다.

■ 전립선염

전립선염(prostatitis)은 전립선에 생기는 염증으로 급성 혹은 만성 질환이다. 전립선염은 박테리아, 정자, 외상, 스트레스, 요관삽입 등의 원인으로 발생된다. 전립선은 상행감염을 예방하는 기전을 가지고 있고, 항균성 액체를 분비하는데, 이 기능을 하지 못하면 전립선뿐만 아니라 요도도 감염될 수 있다. 전립선염은 다음의 네 가지로 분류할 수 있다.

1 급성 바이러스성 전립선염
- 비뇨기계 감염으로 인해 발생함
- 흔히 발생함
- 조기 진단과 치료가 가능함

2 만성 바이러스성 전립선염
- 잦은 요도계 감염으로 인해 발생함
- 흔하지 않음

3 만성 전립선염/만성 골반통증
- 원인을 알 수 없음
- 박테리아는 발견할 수 없으나 면역세포는 발견됨
- 흔히 나타남
- 증상이 3개월 이상 유지됨

4 무증상 전립선염
- 원인을 알 수 없음
- 박테리아는 발견할 수 없으나 면역세포는 발견됨

전립선염에서 흔히 나타나는 증상은 다음과 같다.
- 핍뇨
- 소변을 보기 어려움
- 빈뇨·긴박뇨
- 야뇨증
- 복부, 서혜부, 허리, 회음부 혹은 성기의 통증
- 사정 시 통증
- 발열, 오한, 근육통 증의 감염증상
- 반복되는 비뇨기계 감염

과거력, 신체검진, 요분석, 정자분석, 배양, 방광경, 초음파 등으로 진단하며, 항생제, 진통제, 해열제, 수분섭취, 좌욕, 전립선 마사지 등의 방법으로 치료한다.

■ 부고환염

부고환염(epididymitis)은 고환과 정관으로 연결된 부고환에 염증이 생긴 것으로 박테리아의 상행성 감염이나 성병으로 인해 시작된다. 대장균이 비뇨기계로부터 부고환으로 올라와 생기며, 임질이나 클라미디아와 같은 성병이 문제를 일으키는 주요 원인이 된다. 나이든 남성은 비뇨기계 질환을 많이 경험하며, 젊은 남성은 성병에 자주 노출된다. 드문일이지만 결핵에 걸렸거나 항부정맥약 투여 시에도 발생할 수 있으며 위험 요인은 다음과 같다.
- 포경수술을 하지 않은 경우
- 최근에 비뇨기계 수술을 했거나 문제가 발생했을 경우
- 요관삽입
- 성행위 파트너가 여러 명이거나 콘돔을 사용하지 않았을 때

감염이나 염증은 종양이나 루(구멍), 불임, 고환 괴사, 만성 부고환염을 초래할 수 있으며, 부고환염의 증상은 다음과 같다.
- 발열, 오한, 근육통 등의 감염증상
- 음낭 압통, 홍반, 부종
- 음경 분비물
- 혈액 섞인 정액
- 사정 시 통증
- 핍뇨
- 서혜부 통증

과거력, 신체검진, CBC, 초음파, 요분석, 배양 등을 통해 진단을 내리며, 감염을 없애고, 불편감을 줄이는 방법으로 치료를 하며, 치료는 다음과 같다.
- 항생제
- 진통제
- 침상 안정
- 음장 지지
- 냉 요법
- 성교 파트너와 함께 치료

■ **칸디다증**

칸디다증(candidiasis)은 *Candida labicans*에 의해서 감염되는 질병으로 기회감염에 의해서 발생하며(2장 참고), 신체 어느 부위에서든지 발생할 수 있으나 특히 생식기계에서 잘 발생한다. 생식계 중에서도 질에서 호발하여 질염의 원인이 되기도 한다. 칸디다는 질에 사는 정상 균주인데 질의 pH가 변하면서 발생한다. 항생제, 거품 목욕, 질 세정제는 질의 pH를 높여 원래 산성이었던 환경을 알칼리성으로 바꾸어 효모균을 잘 자라게 한다. 스테로이드 제제 등의 이용으로 인해 면역력이 저하되거나 임신, 경구피임약, 당뇨, 비만 등으로 인해 질 분비물에 당이 증가할 경우에도 잘 생긴다. 칸디다증은 성병이 아니며 남성의 경우 칸디다에 감염된 여성과 성교 후 증상이 약하게 나타난다. 이러한 증상들은 별다른 치료없이 완화된다.

칸디다증의 임상증상은 다음과 같다.
- 흰 치즈와 같은 질 분비물
- 음부 발적과 부종
- 질과 음순의 가려움
- 질 벽의 흰색 병변
- 핍뇨
- 성교 시 통증

칸디다증은 질염처럼 보이므로 잘 판별해야 하며 과거력과 신체검진, 질 분비물 배양 및 분석 등의 방법으로 진단내린다. 정상균주가 조화를 이루고 불편감을 줄일 수 있는 치료법을 선택해야 하며, 대부분의 집에서도 치료가 가능하나 다음의 증상들이 나타났을 때는 병원을 방문해야 한다.
- 증상이 심해질 때
- 열이나 골반통증이 동반될 때
- 칸디다에 걸려본 적이 없는 경우
- 임신
- 질염에 감염되었을 위험이 높을 때

자가치료로 증상이 호전되지 않는다면 다음의 방법을 적용해보도록 한다.
- 항진균제
- 용변 후 앞쪽에서 뒤쪽으로 닦기, 회음부를 청결하고 건조하게 유지, 비누를 사용하지 않고 물로 생식기 닦기, 온 좌욕
- 질 세척 금지
- 긁지 않도록 함
- 살아있는 유산균 요거트를 섭취하거나 젖산균이 함유된 약 섭취
- 안전한 성 생활
- 생식기 부위에 여성청결 스프레이, 향수, 파우더 사용을 삼갈 것
- 꽉 끼는 옷 착용하지 않기
- 면 속옷 착용
- 월경 동안 탐폰 대신 생리대를 쓸 것
- 당뇨병 등 혈당을 조절할 것

■ **골반염증성질환**

골반염증성질환(Pelvic Inflammatory disease, PID)은 일반적으로 여성 생식기의 감염을 일컫는다. 박테리아는 질을 통해 생식기를 감염시키는데, 골반염은 성병에 의

해 많이 발생한다. 미국국립보건원에 의하면 20세 이전에 성 행위를 시작한 여성 여덟 명중 한 명에서 골반염이 발생한다고 한다. 박테리아는 분만 동안, 수술 등의 자궁내막 처치, 유산 시 생식계로 퍼진다. 급성 박테리아는 자궁내막이 연약해져 있는 월경 중에 잘 퍼진다. 드문 일이긴 하지만 박테리아는 순환계를 공격하기도 한다. 점막이 자극을 받았을 때, 부종, 고름 등의 삼출물이 생겼을 때 감염이 잘된다. 부종이나 삼출물은 생식계가 폐쇄되었을 때 생기며 삼출물이 복막강 내로 이동하면 복막염이 생기기도 한다(9장 참고). 농양이나 폐혈증은 생명을 위협하기도 하며, 생식기가 유착되거나 위축되면 만성 골반통, 자궁 외 임신, 불임 등을 유발하기도 한다.

급성 혹은 만성 골반염증성질환의 임상증상은 다음과 같다.

- 발열, 오한, 근육통, 백혈구 증가
- 골반, 허리 및 하복부 통증
- 비정상적 질 분비물
- 성교 시 출혈   • 성교 시 통증
- 빈뇨   • 핍뇨   • 월경곤란증
- 무월경   • 월경과다   • 식욕부진증
- 오심 · 구토

골반염증성질환은 과거력, 신체검진, 분비물 배양, 자궁경부암 검사, CBC, 골반 초음파, CT, 자궁경검사 등을 통해 진단 내리며 다음과 같은 치료를 실시한다.

- 항생제 투여   • 성교 파트너와 함께 치료
- 안전한 성 생활   • 질 세척 피하기
- 농양 치료   • 재검사   • 불임검사

성병

성병(sexually transmitted infections)은 성적 접촉(구강, 항문 및 질 접촉)을 통해서 생기는 질환이다.

성병을 일으키는 박테리아나 바이러스는 30종류 이상으로 확인되었고 이 병균 중 일부는 임신 시 태아에게 전달될 수 있으며, 분만 시 혈액을 통해 전달될 수 있다(2장 참고). 음부포진이나 콘딜로마에 비해 클라미디아나 임질은 쉽게 치유될 수 있다. 2008년 미국질병통제예방본부(The Center for Disease Control and Prevention, CDC)에 의하면 미국에서 해마다 새롭게 성병 진단을 받은 사람은 19만 명이며, 이들 중 절반은 15-24세에 해당한다. 클라미디아, 임질, 매독 등은 법적으로 CDC에 보고하게 되어 있으나 음부포진이나 콘딜로마는 보고하지 않아도 되므로 실제 성병 환자는 더 많을 것으로 추측된다. 성병의 유병률은 지역마다 다른데 임질을 제외한 성병은 교육을 시킴에도 불구하고 증가하고 있는 추세이다. 성병이 증가하고 있는 원인은 성행위나 임신에 대한 두려움이 사라지고, 성과 관련된 미디어가 범람하며, 진단검사법이 발달되었기 때문이다.

■ 세균성 성병

세균성 성병은 흔한 질병이긴 하지만 후유증 없이 치유된다. 분비물 배양, 신속한 assay test, 항원형광항체 검사 등을 통해 원인을 밝혀낸다. 항생제를 사용하여 치료하는 데 적절한 항생제를 사용한다면 치유는 잘 된다. 재감염률이 높지만 콘돔을 사용하거나 성교 파트너도 함께 치료를 받는다면 재감염을 막을 수 있다.

클라미디아

클라미디아(chlamydia)는 *Chlamydia trachomatis*에 의해 발병하는데, 이 균은 번식을 위해 숙주세포 내에 기생한다. 클라미디아는 성병 중 가장 많은 질병으로 CDC(2015)에 의하면 14만 명 이상이 감염되었다고 보고하였으며, 지난 20년 동안 점차 증가하고 있다[그림 8-27]. CDC(2008)에 의하면 클라미디아는 미국의 모든 연령층과 지역에서 유병률이 높은데 특히 고학력 여성,

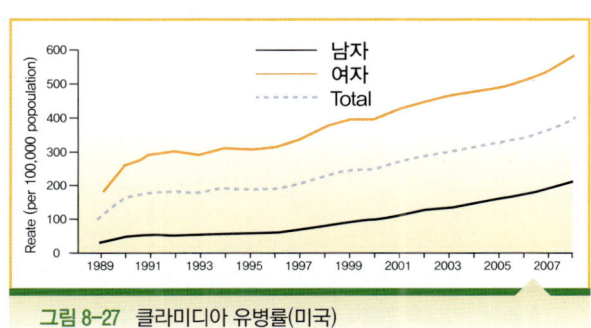

그림 8-27 클라미디아 유병률(미국)

아프리카계 미국인, 미시시피에 살고 있는 사람들에게서 많이 발견되었다고 한다.

클라미디아는 성행위를 통해, 분만 시 엄마로부터 아기에게 옮겨질 수 있으며, 신생아에게 결막염이나 폐렴을 유발시킨다. 클라미디아의 합병증은 골반염, 부고환염, 전립선염, 불임, 자궁 외 임신 등이 있다. 더욱이 이 균은 생식계 감염을 일으키며 다른 성병을 일으키는 원인이 되기도 한다.

침묵의 성병이라고 불리는 클라미디아는 증상이 없을 수 있으며, 나타나는 증상은 다음과 같다.

- 핍뇨
- 음경, 질, 직장의 분비물
- 고환 압통
- 직장 압통
- 성교 시 통증

높은 유병률과 신생아에게 합병증을 유발할 수 있기 때문에 임신한 여성은 클라미디아 검사를 하고, 치료를 받아야 한다. 과거력, 신체검진, 분비물 배양을 통해 진단을 내리며, 항생제를 투여하고 성교 파트너도 함께 치료해야 한다. 질 분만을 피하고 제왕절개를 하면 성병 감염의 위험을 낮출 수 있다.

임질

임질(gonorrhea)은 호기성 박테리아인 *Neisseria gonorrhoeae*균에 의해 생기는 질환으로 미국에서는 지난 20년간 발병률이 줄고 안정기에 이르렀다[그림 8-28]. 임질은 CDC에 보고된 성병 중 두 번째로 많은 질환으로 CDC(2008)에 의하면 남자, 아프리카계 미국인, 미시시피에 사는 사람에게 많다고 한다. 박테리아균은 질, 구강, 항문 등의 점막을 파고들어 감염시킨다. 임질은 성행위나 분만 시 엄마로부터 아기에게 옮겨질 수 있으며 신생아에게 결막염을 유발시킨다. 임질균은 사람의 몸 밖으로 나가면 수 초 후에 죽는다.

임질균의 합병증은 골반염, 부고환염, 전립선염, 불임, 자궁외 임신 등이며 그밖에도 관절염, 피부염, 심내막염 등을 일으키기도 한다. 감염 후 2-10일까지는 증상이 나타나지 않으며, 남자가 여성에 비해 증상이 나타나지 않는 경우가 많다. 임질 시 나타날 수 있는 증상은 다음과 같다.

- 핍뇨
- 빈뇨 혹은 긴박뇨
- 음경, 질, 직장 분비물[그림 8-29]
- 요도구의 발적이나 부종(남성)
- 고환 압통
- 직장 통증
- 성교 시 통증
- 인후염
- 흰색 수포[그림 8-29]

과거력, 신체검진, 분비물 배양으로 진단을 내리며, 항생제를 투여한다.

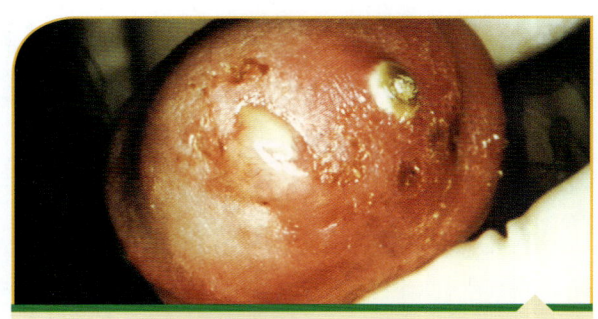

그림 8-29 임질에 걸린 생식기

매독

매독(syphilis)은 나선형 박테리아균인 *Treponema pallidum*에 의한 궤양성 감염으로 이 균은 따뜻하고 습한 환경에서 산다[그림 8-30]. 매독은 감염된 피부나 궤양성 조직(하감성 궤양)의 접촉을 통해 옮는다. 이 균은 임신 4개월 이후에는 태반을 통해 태아에게 옮겨질 수 있다.

임질은 몇 단계를 거쳐 발병하며 각 단계별 증상은 다음과 같다.

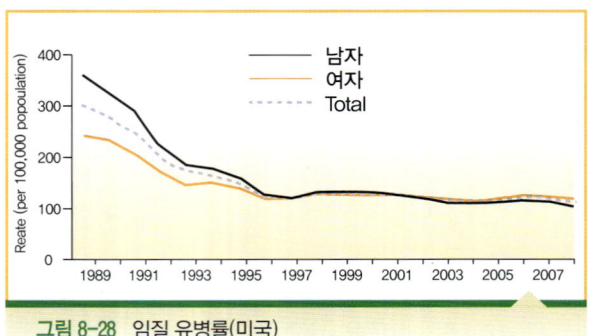

그림 8-28 임질 유병률(미국)

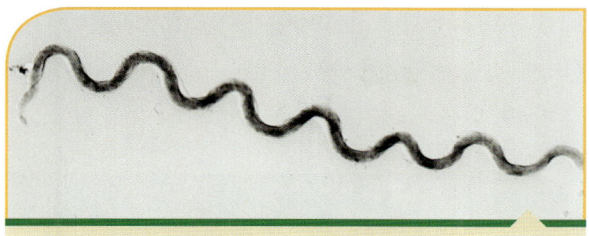

그림 8-30 매독의 원인균(*Treponema pallidum*)

- *제 1기 매독* - 초기 감염 후 2-3주 후 감염부위가 형성되나 증상은 없다[그림 8-31]. 감염부위는 4-6주 후면 별다른 치료없이 사라진다. 박테리아가 휴면기에 들어가면 증상은 없다. 이 단계에 검사를 해보면 음성이므로 추후에 다시 검사해야 한다. 검사결과 음성으로 나왔다 하더라도 감염된 것으로 보아야 한다.

- *제 2기 매독* - 첫 증상이 발현한 후 2-8주 후로 1기 매독 시 치료를 받지 않은 사람의 33%는 2기로 진행된다. 일반적으로 가려움증은 없으며 붉거나 갈색의 발진이 발생하며[그림 8-32] 발열, 탈모 등의 증상이 나타나기도 한다. 이런 증상들은 박테리아의 휴면기 때는 별다른 치료 없이 사라졌다가 다시 나타난다. 검사 결과는 양성반응을 보이며 발진을 통해 직접적으로 감염된다.

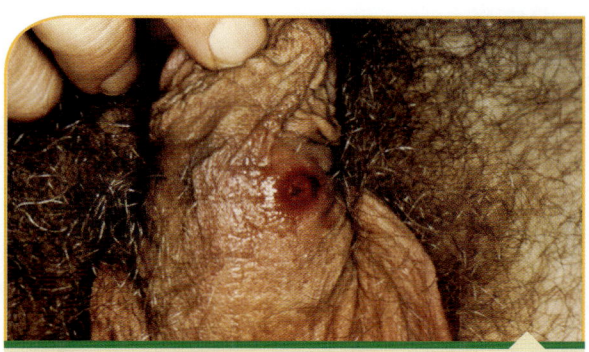

그림 8-31 1기 매독(하감성 궤양)

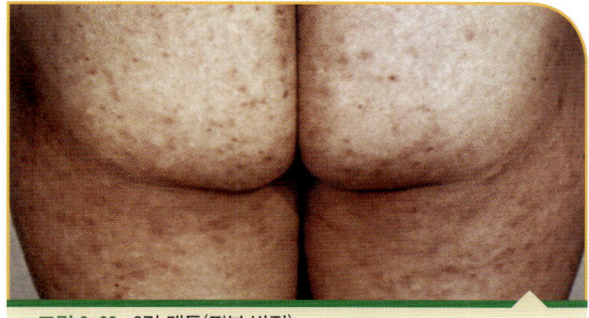

그림 8-32 2기 매독(피부 발진)

- *제 3기 매독* - 매독의 마지막 단계로 초기잠복기는 2차 매독이 증상이 사라진 1-4년 후에 시작된다. 후기 잠복기에는 뇌, 신경계, 심장, 피부, 뼈까지 균이 퍼진다. 감염으로 인해 시력을 잃기도 하고, 마비, 치매, 심혈관질환, 병적 골절을 일으키고, 사망에 이르기도 한다.

검사 결과는 양성반응을 보이며 이 시기의 초기에만 감염력이 있다.

지난 40년간 미국에서 매독의 유병률은 1, 2, 3기 매독 모두 일정하게 유지되고 있다[그림 8-33]. CDC에 의하면 매독은 남성, 아프리카계 미국인, 루이지애나에 사는 사람들에게 많은 것으로 보고되었다.

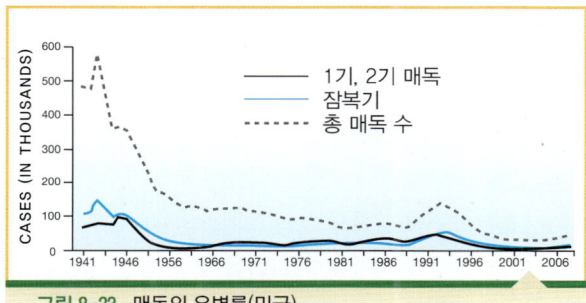

그림 8-33 매독의 유병률(미국)

진단은 과거력, 신체검진, 혈청검사 등을 통해서 내린다. 임신 4개월까지 태아는 세포영양막에 의해 매독으로부터 보호되므로 임산부는 임신 4개월 이내에 매독 검사와 치료를 실시해야 태아를 보호할 수 있다.

그러나 매독검사 결과가 양성이라면, 고위험 산모는 임신 말기에 재검사를 해야 한다. 임신 초기에 매독을 치료하지 않으며 태아의 40%는 사망한다. 선천성 매독은 태아의 뼈, 치아, 간, 폐, 신경계 등 여러 장기에 손상을 줄 수 있다. 임신하지 않은 여성과 남성은 매독이 의심이 되는 부위가 있다면 신속히 치료를 받아야 한다. 페니실린 등의 항생제로 치유되며 치유하지 않으면 매독이 진행되게 된다.

■ 바이러스성 성병

성병은 바이러스에 의해서도 흔히 걸린다. 콘딜로마와 같이 증상이 심하지 않은 질환부터 HIV와 같이 생명을 위협하는 질환 등 다양한 질환 등이 포함된다. 바이러스성 성병은 몇 가지 생식기암을 유발하기도 한다. 바이러스는 계속 변화하고 찾기 힘들어서 치료하기 매우 어려우므로 원인이 되는 바이러스를 찾아 치유해야 한다.

음부포진

음부포진(genital herpes)은 성기와 생식계의 수포로 인하여 발생하는 감염으로 herpes simplex virus(HSV)에 의해서 감염되고 70% 이상이 가족에게서 옮는다. 가족 내에서 쉽게 걸릴 수 있는 바이러스는 거대세포 바이러스(cytomegalo virus, 정신지체, 산모감염으로 인한 태아 사망의 원인이 되는 바이러스), 수두대상포진 바이러스(varicella-zoster virus, 수두, 대상 포진을 일으키는 바이러스), 엡스타인 바이러스(Epstein-Barr virus, 림프마의 원인이 되는 바이러스)이다. HSV은 두 가지 종류가 있는데 1형은 허리 위쪽으로 증상이 나타나고 2형은 허리 아래쪽으로 증상이 나타난다. 1형은 입술이나 코에 발진을 보이며, 음부포진은 2형으로 헤르페스의 70%를 차지한다. 구강성교로 인해 2형도 허리 위쪽으로 증상이 나타날 수 있으며 1형이라도 허리 아래쪽으로 증상이 나타날 수 있다. 2형은 직접적인 피부의 접촉으로 감염될 수 있는데 병변이 나타났을 때 감염력이 가장 높지만 병변이 사라졌다하더라도 감염될 수 있다. 2형은 엄마로부터 아이들에게도 옮겨진다.

임신 동안 음부포진이 생겼다면 태아가 사망할 수도 있으며, 정상 분만으로 아기가 음부포진 바이러스에 감염될 수 있고, 감염이 되면 뇌염이나 뇌에 손상을 줄 수 있으므로 제왕절개를 해야 한다. 태반을 통해서도 태아에게 감염될 수 있으므로 산모는 임신 동안 음부포진 검사를 실시해야 한다.

1형, 2형 음부포진 모두 재발이 잘 되며, 특히 1형보다는 2형이 재발이 잘된다. 병변이 나타나기 전(전구증상)에 따끔거리거나 불에 타는 듯한 느낌이 든다. 첫 번째 병변은 홍반주위에 수포가 나타나고 수포가 터지면 통증이 있는 궤양 병변은 없어지고 삼출물이 나온다[그림 8-35]. 궤양 위로 가피가 형성되고 3-4후면 자연적으로 치유된다. 음부포진은 방어기전을 깨기 때문에 다른 성병에 걸릴 위험성이 높아진다. 음부포진의 네 가지 진행과정은 다음과 같다.

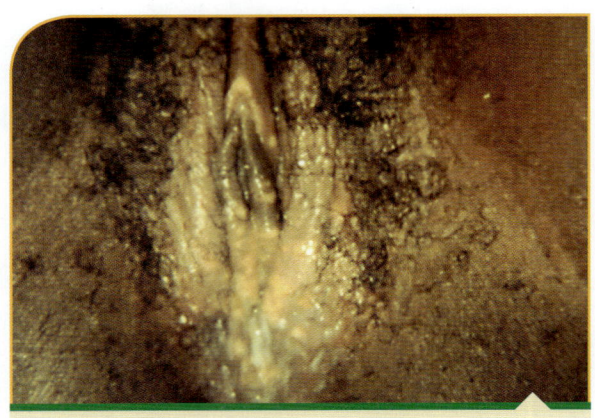

그림 8-35 음부포진

1 초기 음부포진

첫 번째 단계로 감염이 되고 항체가 형성되는 시기이다. 감염원에 노출된 지 2-20일쯤 된다. 감염의 발생 시 매우 아프거나 혹은 증상이 없을 수도 있다(75%). 통증 있는 병변, 근육통, 미열, 림프절 비대 등의 증상이 나타난다.

2 후기 음부포진

두 번째 단계로 항체가 형성된 후 발생하는데 항체는 재감염을 막지는 못하지만 증상을 약화시킬 수는 있다[그림 8-36]. 이 기간 동안 바이러스는 신경계를 타고 이동하거나 휴지기에 들어서는데 휴지기 때에는 증상이 나타나지 않는다.

3 출혈 음부포진

세 번째 단계로 이 기간 동안 바이러스는 활성화지만 증상은 없고 성행위를 통해 다른 사람에게 감염시킬 수 있다. 이 단계는 거의 나타나지 않는다(1% 미만).

4 재발 음부포진

바이러스가 활동을 시작하고 임상적인 증상이 나타나는 시기이다. 이 단계 동안 바이러스는 신경계와 피부를 돌아다니며 처음 병변이 나타났던 곳에 병변을 만든다. 재발이 되지 않는 경우도 있고 재발이 많이 되는 경우도 있다. 스트레스, 월경, 질병 등이 있을 때 재발이 잘 된다.

과거력, 신체검진, 조직 및 분비물 배양. 세포포말검사법(Pap smear). PCR 검사(polymerase chain reaction) 등을 통해 진단을 내린다. 음부포진 시 증상이나 병변이 항상 나타나는 것이 아니지만 증상이나 병변이 없을 때도 감염력이 있으므로 항상 주의해야 한다. 항생제를 사용하여 증상들을 약화시킬 수 있고 재발을 방지할 수 있다. 재발 방지를 위해 특히 스트레스를 주의해야 하며, 요가, 명상, 여행, 오락 등을 통해 스트레스를 해소해야 한다.

이차적 감염은 병변 부위를 비누와 물로 씻고, 건조시키며, 헐렁한 옷을 입고, 면 속옷을 입는다면 호전될 수 있다. 음부포진은 생식계 암 발생을 증가시키므로 6-12개월에 한번씩 Pap smear 검사를 시행해야 한다. 병변이 나타났을 때 감염력이 매우 높으므로 성행위를 금지하도록 하고, 콘돔을 사용하고, 성교 파트너 수를 제한하여 질병을 예방해야 한다.

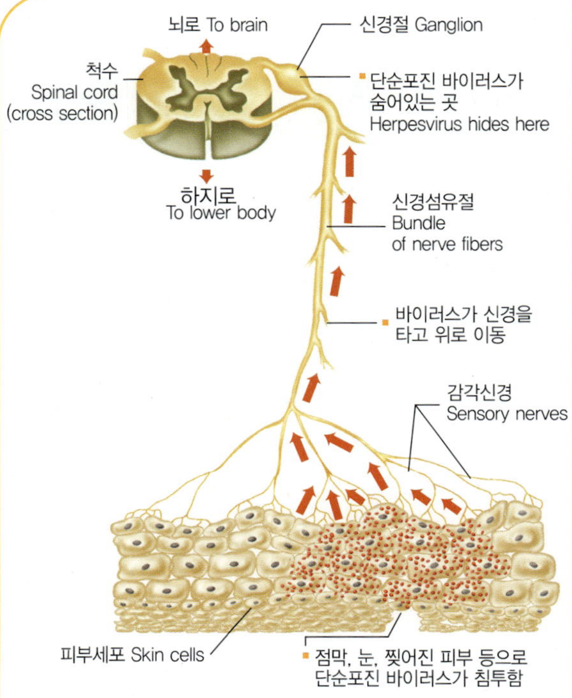

뾰족콘딜로마

뾰족콘딜로마(condyloma acuminatum)(생식기 혹)는 human papillomavirus(HPV)에 의해서 생기는 질환이다. 70종 이상의 HPV가 있는데 뾰족콘딜로마를 일으키는 바이러스는 대여섯 가지 종류가 된다. HPV는 생식계 암과 항문의 암을 유발하기도 한다. 뾰족콘딜로마의 발생률은 CDC에는 보고되진 않았지만 의료기관의 자료에 의하면 미국에서는 지난 40년간 꾸준히 증가하였다고 한다[그림 8-37]. 뾰족콘딜로마는 외부생식기, 자궁경부, 항문에 발생하며, HPV는 잠복기가 있으므로 6개월까지 생존할 수 있다.

뾰족콘딜로마는 증상이 없을 수 있으며 생식기에 생긴 혹의 모양, 질감, 크기 등이 다양하다[그림 8-38, 그림 8-39]. 비정상적인 출혈, 분비물, 가려움증 등의 증상을 보이기도 한다. 과거력, 신체검진, Pap smear, 생검, polymerase chain reaction 검사 등을 통해 진단을 내린다. 암 발생위험이 있으므로 모든 여성들은 HPV 백신을 맞아야 한다. 대부분의 뾰족콘딜로마는 해롭진 않으나 미관상 보기 좋지 않으므로 제거하고 싶어하는데 제거한다고 치료되는 것은 아니지만 보이지 않게는 할 수 있다. 뾰족콘딜로마는 화학적 방법, 저온수술, 전기소작법, 레이저, 외과적 수술 등으로 제거할 수 있다.

파트너와 함께 성병 검사를 받고 치료해야 한다. 뾰족콘딜로마는 분만 시 신생아에게 감염될 위험이 있으므로 제왕절개를 실시해야 한다.

그림 8-36 단순 포진바이러스의 신경계 침투

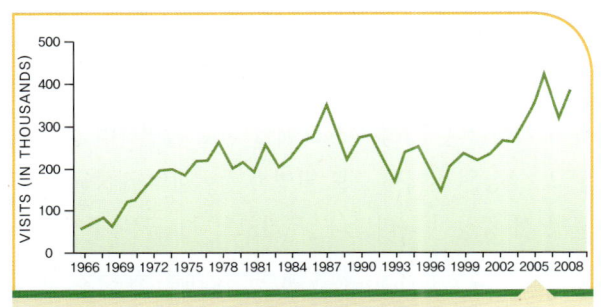

그림 8-37 생식기 혹으로 인한 병원방문률(미국)

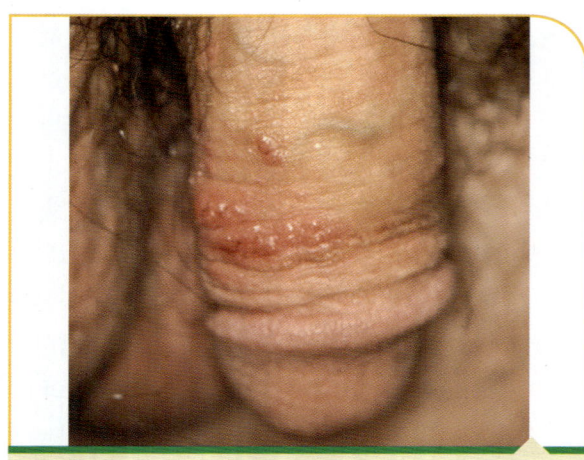

그림 8-38 생식기 혹(남성)

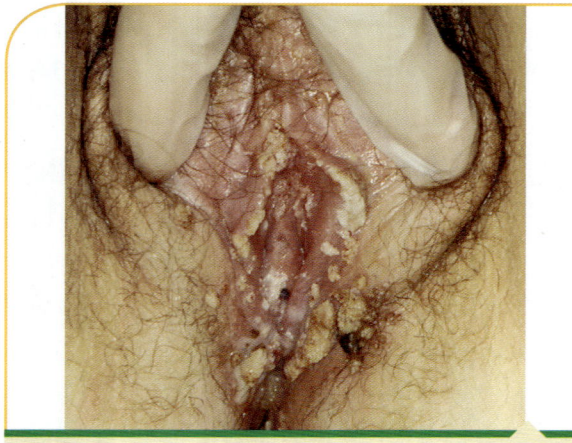

그림 8-39 생식기 혹(여성)

만 의료기관의 자료를 보면 미국에서 지난 40년간 트리코모나스 증은 여성에게서 발병률이 증가하지 않았다[그림 8-40]. 남성은 증상이 나타나지 않으면 치료 없이도 치유된다. 여성의 질 분비물은 심하게 냄새나고, 거품이 있으며, 황녹색의 질 분비물이 생긴다.

이 분비물은 질과 음순을 자극하며, 가려움증, 성교 시 통증, 핍뇨 증상을 동반한다. 과거력, 신체검진, 세포도말 검사로 진단하며, 항생제를 투여하면 쉽게 치유된다. 배우자와 함께 치료해야 하며, 치료하지 않으면 자궁경부암에 걸릴 위험이 높아진다.

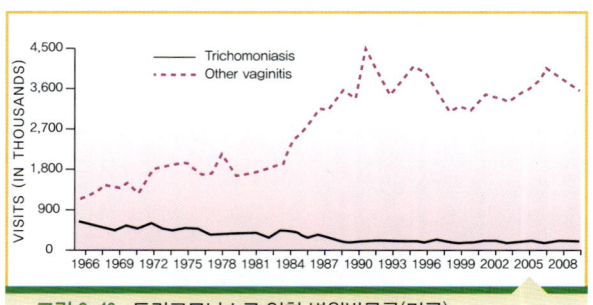

그림 8-40 트리코모나스로 인한 병원방문률(미국)

■ 원충 성병

칸디다증과 같이 원충 감염은 인간의 자연적 방어기전이 잘못되었을 때 생기나 칸디다증과는 달리 원충감염은 성적 접촉을 통해 감염된다. 쉽게 치료할 수 있으며 후유증도 거의 없다.

트리코모나스증

트리코모나스증(trichomoniasis)은 *Trichomonas vaginalis*에 의해서 생기는 질환으로 점막 안으로 파고들어 기생한다. 남성은 요도에서 주로 발병하며 증상은 없고, 여성은 질에서 주로 발병하는데 질의 정상균주 불균형 시 증상이 나타난다. 트리코모나스균은 구강이나 직장에서는 생존할 수 없으며, 목욕, 보호 속옷 등 습한 환경에서도 활성화되지 못한다. CDC에 보고되진 않지

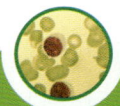

궁금증 해결

콘돔이 모든 성병을 막을 수 있는 잘못된 생각을 하고 있다. 콘돔을 사용하여 많은 성병을 예방할 수 있지만 그렇지 못한 성병들도 있기 때문이다. 성병은 피부와 피부의 접촉으로 생기기 때문에 콘돔을 사용하면 HPV, HSV, 매독은 막을 수 있다. HPV 백신을 투여하면 음부포진을 예방할 수 있으며 매독을 손쉽게 치유할 수 있다.

암

생식계에 발생하는 악성 종양은 원래 생식계에서 발생하기도 하며, 다른 부위에서 전이되기도 한다. 고환암과 같이 치료가 잘 되는 암이 있는가 하면 난소암과 같이 사망률이 높은 암도 있다. 암의 진단. 단계, 치료 등은 1장을 참고하기 바란다.

■ 음경암

음경암(penile cancer)은 드물게 발생하는 악성 종양이다. 확실한 원인은 밝혀지지 않았지만 귀두지가 있을 때, 포경수술을 하지 않았을 때, 위생상태가 불량할 때, 포경상태인 경우, HPV에 감염되었을 경우에 발병위험이 높다고 한다. 음경암은 두껍고, 회색 병변 혹은 빨갛고 반짝이는 병변이 나타난다[그림 8-41]. 조기진단 후 치료를 마치면 예후는 좋으나 암이 넓게 퍼졌거나 화학요법, 방사선요법, 외과적 수술로 치료할 수 없다면 음경절제술을 시행할 수도 있다.

■ 전립선암

전립선암(prostate cancer)은 남성에게 발생하는 가장 흔한 암으로 CDC(2006)에 의하면 아프리카계 미국인에게 발생률이 높다. 암은 서서히 자라며 80% 이상이 전립선에만 생기고 예후도 좋다. 조기진단과 치료 시 예후는 좋으며 나이가 들수록 예후는 나빠진다. 발병원인은 명확히 밝혀지진 않았지만 성병의감염력, 가족력, 고지방식이, 안드로젠 호르몬 요법 시행 시 발생할 위험이 증가한다. 종양이 자라면서 전립선이 커져 요도를 누른다. 전립선암은 전립선비대 증상(소변 보기 어렵고, 발기부전과 유사하며(7장 참고), 정액에 피가 섞여 나오거나 혈뇨를 보기도 한다. 생검, 전립선 특이항원검사, 유리 전립선 특이항원검사, 혈청 전립선산 포스파타아제 검사를 통해 진단한다.

전립선암 치료는 암 진행 단계에 맞게 실시한다. 전립선절제술, 방사선요법, 고환절제술, 항테스토스테론제 복용 등을 복합적으로 시행하기도 한다. 소변보는 것과 발기부전은 치료가 가능하다.

■ 고환암

고환암(testicular cancer)은 흔치 않은 암으로 15-35세 남성, 백인에게서 더 많이 발견된다. 고환암은 서서히 자라는 종양(정상피종)과 빨리 자라는 종양(비정상피종)으로 구분된다. 고환암은 가족력, 감염, 외상, 잠복고환일 때 발병위험이 높다. 고환암은 흔히 한쪽에 발병하나 양쪽에 발생하기도 한다. 림프절, 폐, 간, 뼈, 뇌로 흔히 전이된다. 고환암은 종종 증상이 없으며, 고환이 딱딱해지거나, 덩어리가 만져지기도 하고, 고환이 커져서 아프기도 하며, 여성형 유방이 되기도 한다. 고환암은 다른 곳으로 전이가 되었을 때도 치유율이 높으며 조기발견하여 치료가 되면 예후도 좋다. 매달 자가고환검진을 하여 조기 발견하도록 하고, 종양 표지자(tumor maker), 젖산탈수소효소 검사 등을 통해 진단 내린다. 대부분 고환절제술을 시행하며 방사선이나 화학요법도 시행한다. 고환암은 남아있는 고환에 재발할 수 있으며 자가고환검진과 병원 방문을 통해 고환암 예방에 힘써야 한다.

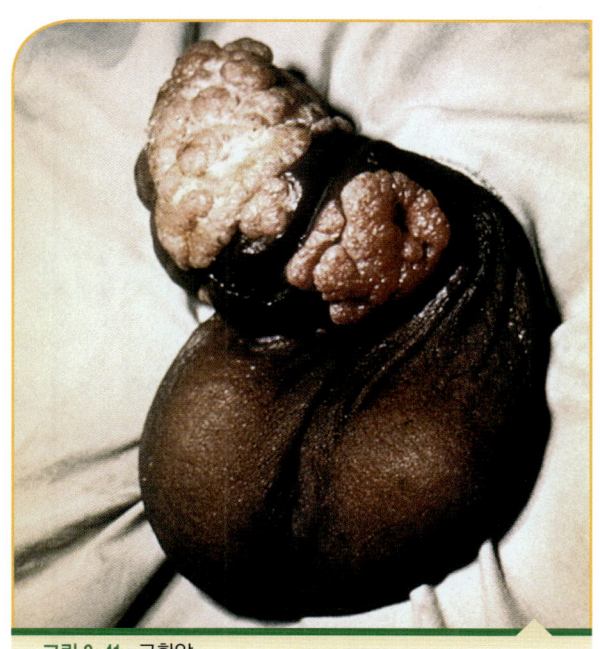

그림 8-41 고환암

유방암

유방암(breast cancer)은 여성에게 가장 많이 발생하는 악성 종양이며 여성의 암으로 인한 사망 중 사망원인 2위에 해당한다(American Cancer Society, 2010). 유방암은 백인여성에게 가장 잘 발생하나 아프리카계 미국인 여성이 가장 많이 사망한다. 유방암은 드물게 남성에게도 발생한다. 연령이 증가할수록, 초경이 빠를수록, 가족력, 유전적 소인, 비만, 방사선요법 시행, 과다한 음주 섭취시 잘 발생한다. 그 외에도 경구피임약, 호르몬 요법들도 유방암의 원인이 된다. 유방암은 대부분 관에서 시작되는데 유선에서 생기기도 한다. 종양은 조직 주변에 침투하며, 피부를 유착시키고, 피부를 움푹 파이게 한다.

암 초기에 종양은 자유롭게 움직이다가 커지면 정착한다. 전이는 암 초기에 흔히 발생하며 액와림프절, 폐, 뇌, 뼈, 간에 전이된다.

유방암 초기 단계에는 종종 증상이 없으며 암 덩어리가 커지면 증상이 나타난다. 남성의 경우 유방결절, 유방압통 등의 증상이 있으며, 여성의 유방암 증상은 다음과 같다.

- 유방이나 액와에서 통증은 없으나 딱딱한 덩어리가 만져짐
- 유방이나 젖꼭지의 크기, 모양, 촉감의 변화가 생김
- 젖꼭지에서 붉은, 노랑, 녹색의 분비물이나 고름이 나옴

전이가 되면 뼈의 통증, 피부 궤양, 유방암이 생긴 쪽 팔의 부종, 체중감소 등의 증상이 나타난다.

조기 진단과 치료는 예후를 좋게 한다. 매월 유방자가검진을 해야 하는데 자가검진을 통해 암을 많이 발견해 낸다. 미국암학회(2009)는 40세 이상의 모든 여성은 해마다 유방조영술을 시행하도록 권장하고 있으며, 발생 위험성이 높은 여성은 유방조영술 시행을 서둘러야 한다. 화학요법을 통해 생존률은 높아지고 있으며, 이외에도 방사선요법, 외과적 수술, 호르몬 요법 등을 통해 치료하고 있다.

유방암은 생명을 위협할 뿐만 아니라 신체 이미지를 변화시키므로 변화된 신체에 적응할 수 있도록 지지해주어야 한다.

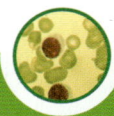

궁금증 해결

유방암을 둘러싼 몇 가지 오해에 대하여 언급한다.

오해 1. 유방확대술, 발한억제제 투여, 와이어 있는 브라 착용 시 유방암 발생 위험이 있다.

근거 없는 이야기이다. 유방확대술 시 자가검진을 통해 유방암을 발견하는게 더 어렵긴하나 유방 확대 시 근육벽 뒤쪽으로 이물질을 삽입하므로 유방암을 유발시킨다고 보기는 어렵다. 따라서 유방확대술, 발한억제제, 와이어 있는 브라를 착용했다고 유방암 발병위험이 높아지는 것은 아니다.

오해 2. 나이 든 여성만 유방암에 걸린다.

유방암은 나이가 들수록 발병 위험이 높긴하지만 모든 연령의 여성에게 발병 가능하다.

오해 3. 유방암은 항상 가족력이 있다.

가족력이 있는 경우 유방암 발병의 위험이 크긴 하지만 유방암에 걸린 모든 여성이 가족력이 있는 것은 아니다.

오해 4. BRCA1이나 BRCA2가 없다면 유방암에 대해 염려하지 않아도 된다.

유방암 유전자인 BRCA1이나 BRCA2이 있다면 유방암 발병 위험이 증가하나 유방암 진단을 받은 여성의 90-95%는 가족력도, BRCA1이나 BRCA2도 없었다.

자궁경부암

자궁경부암(cervical cancer)은 검사 기술의 발달로 인해 발생률이 감소하고 있다. 자궁경부암 검사인 Pap smear를 통해 세포의 변화를 감지해 낼 수 있다. 검사를 통해 암 발병 전의 세포를 제거할 수도 있고, 악성암으로 변할 것 같은 세포도 찾아낼 수 있다[그림 8-42]. 암 발병 전의 세포는 100% 치료가 가능하다. 그러나 계속적으로 발암물질에 노출된다면 악성으로 변하게 된다.

거의 모든 자궁경부암은 HPV가 원인이며 섹스파트너가 여러 명이거나 안전하지 못한 성 행위를 많이 하는 여성에게 발병률이 높다. 국립암센터(2009)에 의하면 아프리카계 미국인이 자궁경부암 발병률과 사망률 모두 높다고 한다.

초기 자궁경부암은 보통 증상이 없으며 진행이 되면 다음의 증상을 보인다.

- 질 분비물(맑은 색, 흰색, 분홍색, 갈색, 혈액이 섞임, 악취가 심함)
- 월경 사이, 성교 후, 폐경 후 비정상적인 출혈
- 월경과다증
- 체중감소
- 피로
- 골반, 허리 혹은 다리 통증
- 한 쪽 하지 부종
- 다량의 질 출혈
- 질에서 소변이나 대변이 나옴
- 골절

Pap smear는 초기에 자궁경부암을 발견할 수 있는 방법이다. HPV 백신접종으로 암을 예방할 수 있으며, 암의 초기에는 냉동요법, 방사선요법, 외과적 수술을 통해 치료할 수 있다. 진행된 암은 화학요법, 방사선 요법, 자궁적출술 등의 수술을 시행해야 하며 조기 치료하면 100% 생존가능하나 암이 진행된 상태라면 생존률은 감소한다.

자궁내막암

자궁내막암(endometrial cancer)은 자궁에 생기는 암으로 여성에게 발생하는 악성 종양이다. 미국암학회(2010)에 의하면 자궁내막암은 여성에게 생기는 암 중에서 네 번째로 많으며, 암으로 인한 사망률의 8위를 차지한다. 5년 생존률은 95%이다. 백인 여성에게 발생률이 높으며 아프리카계 미국여성의 사망률이 더 높다. 확실한 발병원인은 알 수 없으나 에스트로겐 분비가 많이 되는 것이 주요 원인인 것 같다.

비만, 당뇨, 고혈압은 자궁내막암 발병률을 높이는 위험요인이다. 통증은 없으며 비정상적인 질 출혈(특히 폐경 후)이 있다면 자궁내막암을 의심해보아야 한다. 질 분비물, 골반통, 체중감소, 복부에서 만져지는 덩어리, 성교 통증 등의 증상이 있다. Pap smear는 자궁경부암 이외의 암은 찾아내지 못하며, 생검을 통해 진단해야 한다. 초기에 암을 발견했다면 화학요법, 방사선 요법, 자궁적출술, 호르몬 요법 등으로 치료할 수 있다.

난소암

난소암(ovarian cancer)은 여성에게 비교적 많이 발생하는 암이다. 미국암학회(2010)에 의하면 여성에게 발생하는 암 중 9번째이며 암으로 인한 사망순위는 5위를 차지한다. 발생률과 사망률 모두 백인여성에게 높다. 난소암의 발생원인은 명확히 알 수 없고 확진하는 검사가 따로 없다. 치료하기도 어려울 뿐만 아니라 진단했을 때는 이미 다른 장기에 전이된 경우가 많다. 그러나 치료방법이 좋아지면서 5년 생존률이 46% 정도 된다. 유전적인 요인, 나이, 불임, 에스트로겐 분비 과다, 비만, 안드로겐 호르몬 요법을 받을 때 발병률이 높은 것으로 조사되었다. 복부팽만, 골반통, 식욕부진, 대변 패턴 변화, 위장관계 불편, 성교 시 동통, 근육통, 빈뇨, 월경주기 변화 등의 증상을 보인다. 난소암이 생겼을 경우 체내에 증가되는 단백질인 CA 125는 진단과 치료의 효과 파악 시 사용되며 암 치료가 잘되고 있다면 CA 125 수치는 줄어든다. 수술이나 화학요법, 양쪽 난소와 난관절제술, 자궁절제술을 시행하기도 한다.

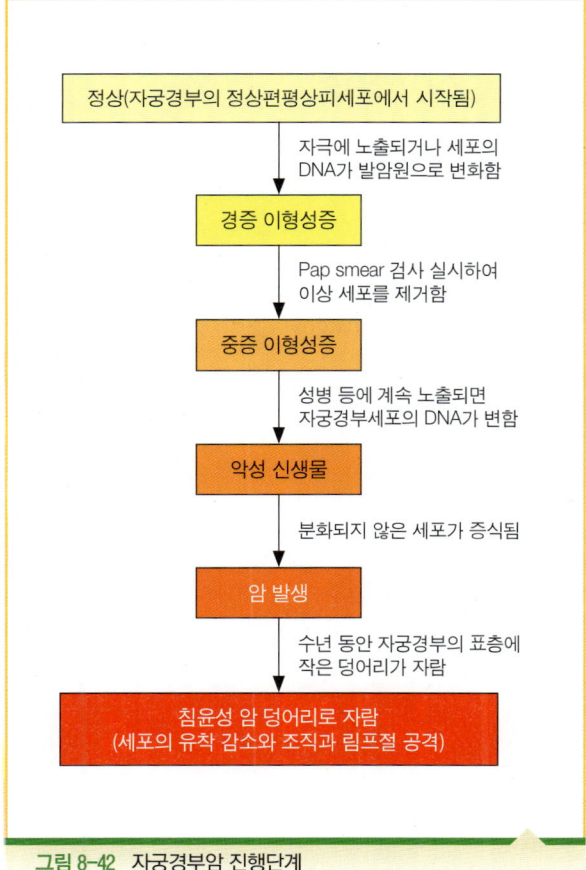

그림 8-42 자궁경부암 진행단계

요약

남성과 여성의 생식기는 출산을 하고 호르몬 균형을 맞추는 기능을 한다. 생식계에 이상이 생기면 해가 없을 수도 있고 생명을 위협할 수도 있다. 이러한 장애들은 감염이나 종양 때문에 생긴다. 생식계는 내분비계, 심혈관계, 신경계 등과 밀접한 관련이 있어 다른 기관들에도 영향을 미친다. 생식계를 건강하게 유지하려면 안전한 성생활, 금주, 금연, 불법약물 사용금지, 체중조절, 방사선이나 화학물질 노출 제한 등의 노력이 필요하다.

참고문헌

American Cancer Society. (2009). What are the risk factors for breast cancer? Retrieved from http://www.cancer.org/Cancer/BreastCancer/DetailedGuide/breast-cancer-risk-factors?rnav=cri

American Cancer Society. (2010). Cancer facts and figures 2010. Retrieved from http://www.cancer.org/acs/groups/content/@nho/documents/document/acspc-024113.pdf

Centers for Disease Control and Prevention. (2006). Prostate cancer fast facts. Retrieved from http://www.cdc.gov/cancer/prostate/basic_info/fast_facts.htm

Centers for Disease Control and Prevention. (2008). Sexually transmitted disease surveillance. Retrieved from http://www.cdc.gov/std/stats08/default.htm

Chiras, D. (2008). *Human biology* (6th ed.). Sudbury, MA: Jones and Bartlett.

Elling, B., Elling, K., & Rothenberg, M. (2004). *Anatomy and physiology*. Sudbury, MA: Jones and Bartlett.

Gould, B. (2006). *Pathophysiology for the health professions* (3rd ed.). Philadelphia, PA: Elsevier.

Greenger, J., Bruess, C., & Conklin, S. (2007). *Exploring the dimensions of human sexuality* (3rd ed.). Sudbury, MA: Jones and Bartlett.

National Institutes of Health. (2006). Uterine fibroids. Retrieved from http://www.nichd.nih.gov/publications/pubs/fibroids.cfm

National Institutes of Health. (2007). Epispadis. Retrieved from http://www.nlm.nih.gov/medlineplus/ency/article/001285.htm

National Institutes of Health. (2008). Hypospadis. Retrieved from http://www.nlm.nih.gov/medlineplus/ency/article/001286.htm

National Institutes of Health. (2009). Pelvic inflammatory disease. Retrieved from http://www.nlm.nih.gov/medlineplus/ency/article/000888.htm

National Institutes of Health. (2010). Premenstrual syndrome. Retrieved from http://www.nlm.nih.gov/medlineplus/ency/article/001505.htm

Professional guide to pathophysiology (2nd ed.). (2007). Philadelphia, PA: Lippincott Williams & Wilkins.

Resources

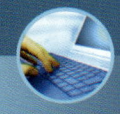

www.cancer.gov
www.cancer.org
www.cdc.gov
www.mayoclinic.com
www.medlineplus.gov
www.nih.gov
www.who.int

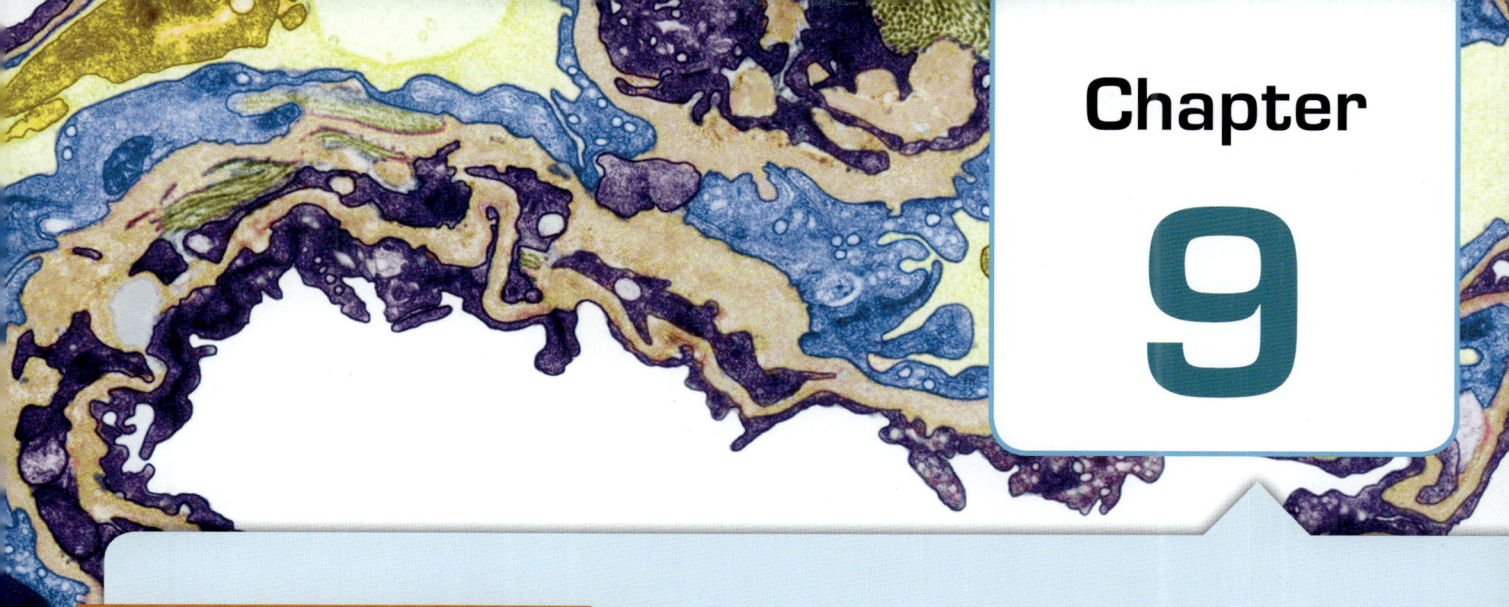

Chapter 9

위장관계 기능
Gastrointestinal Function

학습목표

- 위장관의 해부와 생리에 대하여 설명할 수 있다.
- 위장관의 선천성 기형을 설명하고 비교할 수 있다.
- 상부 위장관계의 질환을 대조 비교할 수 있다.
- 담낭, 간 및 췌장의 질환을 설명하고 비교할 수 있다.
- 하부 위장관계의 질환을 대조 비교할 수 있다.
- 위장관계의 암에 대해 설명하고 비교할 수 있다.

주요 용어

간 liver
간경화 cirrhosis
간담도계 hepatobiliary system
간동맥 hepatic artery
간문맥 portal vein
간암 liver cancer
간염 hepatitis
게실 diverticulum
게실 질환 diverticular disease
게실염 diverticulitis
게실증 diverticulosis
결장 colon
결장직장암 colorectal cancer
과민성대장증후군 irritable bowel syndrome
구강암 oral cancer
구개열 cleft palate
구순열 cleft lip
구역질 retching

구토 emesis
구토 vomiting
구토물 vomitus
궤양성대장염 ulcerative colitis
근육층 muscle layer
급성위염 acute gastritis
내장쪽복막층 visceral peritoneum layer
담낭 gallbladder
담낭염 cholecystitis
담석증 cholelithiasis
담즙 bile
대변 feces
대장 large intestine
마비성장폐색증 paralytic ileus
만성 위염 chronic gastritis
맹장 cecum
무위산증 achlorhydria
문맥고혈압 portal hypertension

배변 defecation
벽쪽복막층 parietal peritoneum layer
변비 constipation
복강질환 celiac disease
복막 peritoneum
복막강 peritoneal cavity
복막염 peritonitis
복수 ascites
선혈 frank blood
설사 diarrhea
소장 small intestine
소화성궤양질환 peptic ulcer disease(PUD)
스트레스궤양 stress ulcer
식도 esophagus
식도암 esophageal cancer
십이지장 궤양 duodenal ulcer
연동운동 peristalsis

연하곤란 dysphagia
열공탈장 hiatal hernia
염증성장질환 inflammatory bowel disease
오심 nausea
위 stomach
위궤양 gastric ulcer
위식도역류병 gastroesophageal disease(GERD)
위염 gastritis
위장염 gastroenteritis
위주름 rugae
위축성위염 atrophic gastritis
유문괄약근 pyloric sphincter
유문협착증 pyloric stenosis
유미즙 chyme
잠혈 occult blood
장간막 mesentery
장막 serosa

장폐쇄 intestinal obstruction
저작 mastication
점막 mucosa
점막하층 submucosa layer
직장 rectum
충수염 appendicitis
췌장 pancreas
췌장암 pancreatic cancer
췌장염 pancreatitis
컬링 궤양 Curling's ulcer
쿠싱 궤양 cushing ulcer
크론병 Crohn's disease
토혈 hematemesis
하부식도조임근 lower esophageal sphincter(LES)
황달 jaundice
흑색변 melena
흡인 aspiration

위

장관계 또는 소화계는 소모, 소화, 그리고 음식물을 배출하는 기관으로 구성되어 있다. [그림 9-1]. 이러한 과정은 신체의 생리활동에 필요한 필수 영양소, 물, 그리고 전해질의 공급에 기여한다. 위장관계의 구조는 음식물이 통과하는 소화관과 소화를 돕는 부속기관으로 이루어져 있다[그림 9-2]. 소화관은 구강, 인두, 식도, 위, 소장, 대장, 항문을 포함한다. 부속기관에는 타액선, 간, 담낭, 담관, 췌장이 포함된다. 소화계의 질환은 영양 결핍과 대사의 불균형을 유발할 수 있다. 이러한 질환은 경미한 질환(예: 변비)부터 생명을 위협하는 질환(예: 췌장염)까지 다양하게 나타나고 소화계의 기능 저하를 반영하는 모호하고 비특이적인 증상으로 나타난다.

해부생리

위장관계는 상부와 하부로 나뉘며 이어진 단원에 자세히 설명되어 있다. 간, 담낭, 췌장(pancreas)은 위치상 근접해 있고 상호보완적인 기능을 하기 때문에 통틀어 **간담도계(hepatobiliary system)**라 한다. 위장관계의 벽은 네 개의 층으로 이루어져 있다[그림 9-3]. **점막(mucosa)**은 가장 안쪽 층으로 점액을 만들어 내고, 점액은 위장관의 내용물의 이동을 용이하게 하며 소화에 필요한 높은 산도의 pH(위의 pH는 1-2)로부터 위장관을 보호한다. 음식물의 이동과 높은 산도의 환경으로 인해 상피 점막 세포는 교체 주기가 빠르다. **점막하층(submucosa layer)**은 혈관, 신경, 림프관, 분비선 등이 포함된 결합조직으로 이루어져 있다. **근육층(muscle layer)**은 원형 평활근과 세로 평활근으로 구성되며 이러한 층들은 파도처럼 순차적으로 움직여(연동운동, peristalsis) 음식물이 위장관을 통과하게 한다. **장막(serosa)**은 벽의 바깥 층을 말한다.

복막(peritoneum)은 큰 장액성 막으로 복강(abdominal cavity)을 덮고 있다. 바깥 **벽쪽복막층(parietal peritoneum layer)**은 복벽뿐만 아니라 방광과 자궁의 윗부분도 덮고 있으며 안쪽 **내장쪽복막층(visceral peritoneum layer)**은 복부 장기를 감싸고 있다. 이러한 이중벽막 구조는 심장막주머니(4장 참고), 가슴막(5장 참고)과 유사하다. **복막강(peritoneal cavity)**은 이 두 층 사이의 공간을 말한다. 이 공간에는 장액이 차있어 마찰을 줄이고 운동을 돕는다. **장간막(mesentery)**은 두 층으로 이루어진 복막(peritoneum)으로 장벽에 영양분을 공급하는 혈관과 신경이 지나간다. 장간막(mesentery)은 장을 지지해주는 한편 유연성이 있어 연동운동(peristalsis)이나 다양한 용량의 내용물도 수용할 수 있도록 도와준다.

■ 상부위장관

상부위장관(upper gastrointestinal tract)은 구강, 인두, 식도, 위로 구성된다[그림 9-2]. 음식물은 보통 화학적, 기계적 소화가 시작되는 입(소모)을 통해 위장관으로 들어간다.

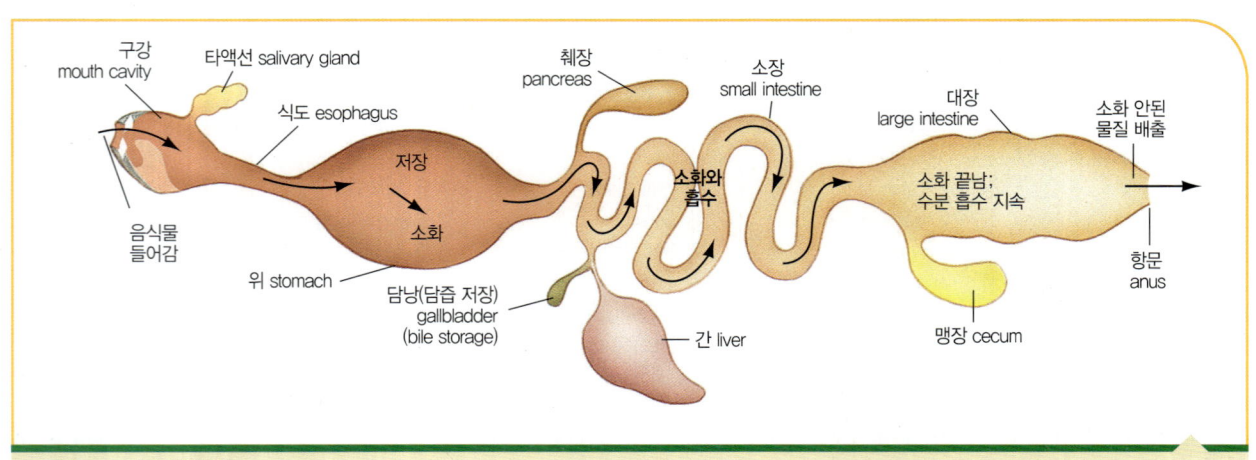

그림 9-1 소화계의 기능

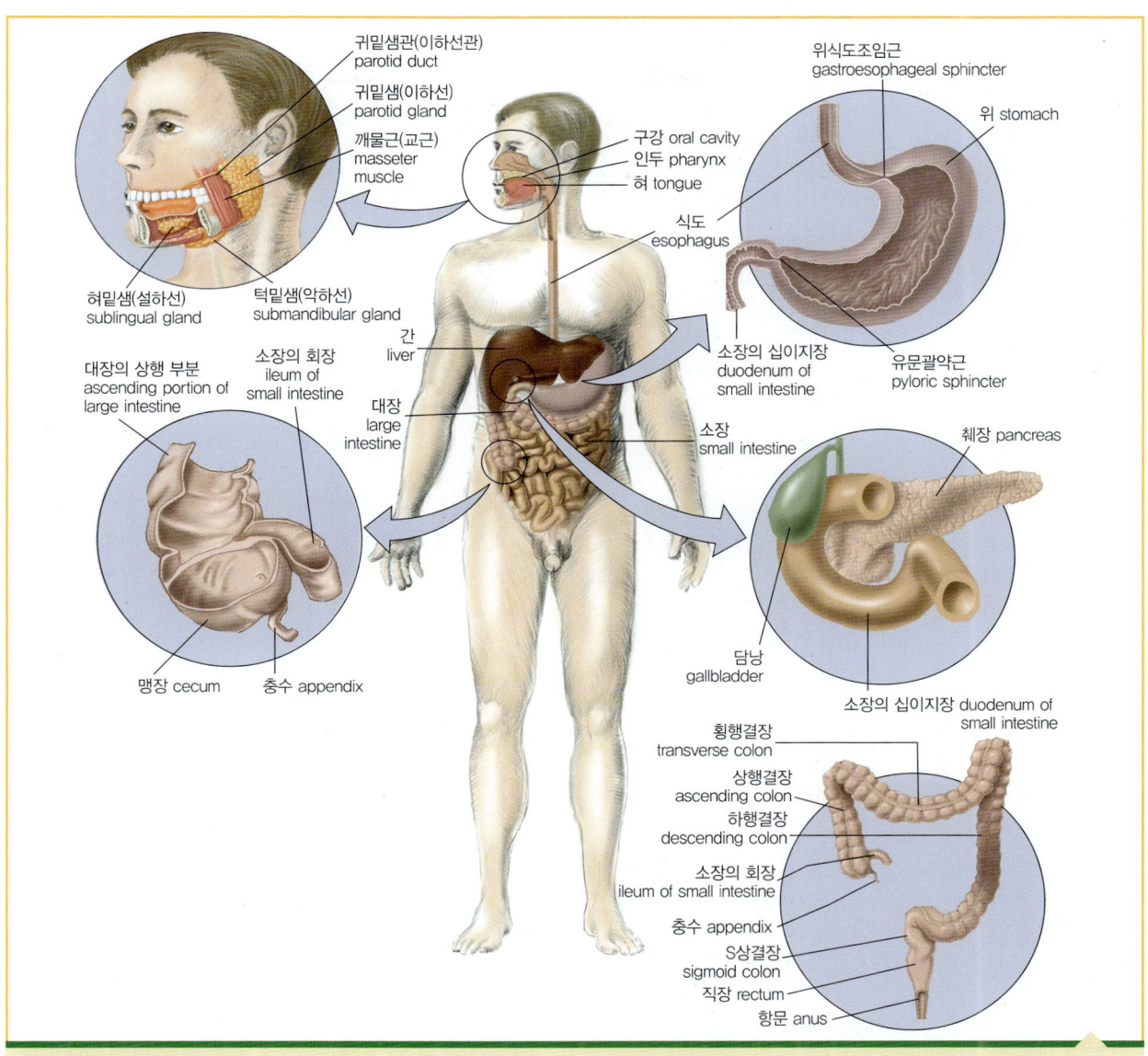

그림 9-2 위장관계의 구조

입이나 삼킴에 문제가 생기면 음식물이나 보조식품이 입과 식도를 우회하여 바로 위나 소장에 도달하게 된다. 씹기(chewing) 또는 **저작(mastication)**은 음식을 분쇄하여 작은 조각으로 만들고 타액선에서 나온 침은 여기에 수분기를 더하여 더 잘게 쪼갠다[표 9-1]. 침은 박테리아를 죽이거나 중화시키는 효소와 항체를 가지고 있다. 냄새, 맛, 감정, 음식에 대한 생각이 타액선의 분비를 촉진시킨다. 건강한 치아와 잇몸은 적절한 영양을 유지하는 데 중요한 역할을 한다.

표 9-1. 소화액과 작용

진단적 검사

- 바륨관장(Barium enema) — 구조적 이상을 밝히기 위한 대장 점막의 바륨검사. 종양, 염증성 장질환, 누공(fistula), 게실염(diverticulitis) 등을 알 수 있다.
- 바륨삼킴검사(Barium swallow) — 인두와 식도(esophagus)를 투시하는 검사로 음식물이 채워지는 양상이나 점막(mucosa), 크기, 형태, 연동운동(peristalsis)을 볼 수 있다.
- 솔 세포검사(Brush cytology) — 내시경, 위내시경, 방광경, 기관지경을 통해 병변으로 접근하여 솔을 이용해 검사를 위한 세포 검체를 얻는다.
- 쓸개관섬광조영술(HIDA 스캔) — 방사성 염료를 정맥내로 주사하여 담낭과 총담관의 기능을 검사한다.

(계속)

- 대장내시경(Colonoscopy) — 굴곡-보개 검사(fiber-optic study)로 대장과 말단 회장의 점막을 시각적으로 접근하여 증식, 염증, 출혈 등을 관찰하고 생검을 시행하거나 병변을 제거할 수 있다.
- 고위관장법(Enteroclysis) — 막힌 부위, 전이성 질환, 크론병(Crohn's disease)의 범위 정도, 소장 막힘 등을 진단하기 위한 소장 바륨 검사이다. 지속적인 위장관 출혈이 있는 환자에게 사용되지만, 상부위장관검사와 대장검사에서 정상 소견인 경우 시행할 수 있다.
- 식도 산도 검사(Tuttle test) — 카테터에 연결된 프로브(probe)를 이용하여 위(stomach)와 식도 내용물의 pH측정, 식도 조임근의 기능이 잘 유지되는지 평가한다. 주로 식도 압력 측정법과 같이 시행된다.
- 식도 압력측정법(Esophageal manometry) — 여러 개의 관으로 구성된 카테터를 환자가 삼키는 동안 식도의 압력을 측정한다. 비정상적인 연동운동과 식도 경련을 진단하는 데 사용된다.
- 식도 역류 검사(Esophageal reflux study) — 민감방사성동위원소 검사로 명치 쓰림과 역류의 평가에 시행된다.
- 단순-편평 X선(Flat-plate X-ray) — 위장관계나 신장계의 이상 여부를 알아보는 선별검사이다. 크기, 형태, 혈관의 위치, 구조, 장내 가스의 패턴 등을 알 수 있다.
- 위장관 출혈 스캔(GI bleeding scan) — 활동성 출혈 중 표지 적혈구를 스캔하여 출혈 지점을 찾아낸다. 일정 시간이 지난 후 영상을 얻기 때문에 간헐적 출혈이나 지속적인 출혈을 찾아내는 데 유용하다.
- 위 산도 분석(Gastric acid analysis) — 벽쪽 샘을 자극하여 위산 분비를 촉진하는 물질을 투여한 후 레빈 튜브를 삽입하여 위산 분비 속도와 양을 측정할 검체를 얻는다. 소화성궤양, 위암, 위염, 악성빈혈의 진단적 목적으로 시행된다.
- 위 배출 검사(Gastric emptying studies) — 방사성핵종 검사로 염증성 또는 종양으로 인한 위배출구 폐쇄나 덤핑 증후군, 위마비 등을 진단한다.
- 위내시경(Gastroscopy) — 굴곡-보개내시경(fiber-optic endoscope) 보개 내시경을 식도와 위, 공장까지 삽입하여 점막 이상, 정맥류, 궤양, 천공, 열상 등을 볼 수 있다. 위(stomach) 점막의 솔 세포검사를 통해 헬리코박터 균의 유무를 확인 할 수 있다.
- 장간막 혈관 조영술(Mesenteric angiography) — 얕은 진정(conscious sedation) 상태에서 보존적 치료에 반응하지 않거나 내시경으로 볼 수 없는 출혈 지점을 찾아내어 치료목적의 색전술을 시행할 수 있다.
- 경구공기방사선촬영(Peroral pneumogram) — 바륨을 섭취해 맹장(cecum)까지 도달하게 한 후 직장(rectum)으로 공기를 주입해 말단 회장의 이상 유무를 확인하는 검사이다. 상부위장관 검사들과 동시에 시행될 수 있다.
- S상결장내시경(Sigmoidoscopy) — 굴곡-보개 내시경을 직장을 통해 삽입하여 S상결장의 점막 이상을 확인하는 검사이다. 폐쇄, 암, 염증성 질환외 다른 이상들의 진단에도 사용된다.
- 상부위장관 검사(Upper GI series) — 상부위장관을 평가하는 데 쓰이는 투시검사이다. 일정간격으로 사진을 찍어 여러 구조를 통과하는 바륨을 확인하며, 평가하고자 하는 질환에 따라 다른 종류의 조영제를 사용하기도 한다. 예를 들어 열공탈장, 식도 정맥류, 암, 상부위장관 천공, 상부위장관 역류의 진단을 위해 시행된다.

검사실 검사

- Ca 50(탄산수소 항원) — 여러 종양의 진행을 인지할 수 있는 표지인자로서 특히 위장관의 종양 진단에 사용된다.
- 암배아항원(CEA) — 상피세포의 증식 기간 동안 방출되는 항원으로 특히 위장관에서 발견된다. 진단적이지는 않지만 지속적인 측정으로 치료 방향을 결정하고 치료 효과를 평가하는 데 도움을 줄 수 있다. 재발성 결장직장 암이 존재할 경우 임상적 증상이 나타나기 3개월 전부터 수치가 상승한다.
- 결장직장암 17p와 18q 염색체 대립유전자분석 — 혈액과 조직 검체는 17p와 18q 염색체 각각이 위치한 세포단위 p53과 DCC 유전자의 유무를 결정하는 데 사용되며, 이 유전자들은 다양한 위치에서 종양의 발생을 억제하는 것으로 알려져 있다. 정상 세포가 결장직장암세포로 되는 과정에서 예측가능한 변화가 발생한다. 이러한 유전자를 억제하는 과정을 포함하여 정상 세포가 암세포로 변화하는 과정을 예측할 수 있다.
- 대변 지방 — 소화 후에 나오는 대변 검체를 통해 소화관을 통과하는 지방의 양을 측정하여 지방 흡수와 관련된 질환을 진단한다(췌장 질환, 크론병, 간담도 질환).
- 대변 항원 분석 — 헬리코박터균 치료의 효과를 알아보는 데 가장 유용한 검사 중 하나이다.
- 헬리코박터 파일로리 — 초기에 혈액검사나 상부위장관 내시경으로 진단한다. 치료를 결정하기 위해 호흡 검사와 대변 검체를 이용한다.
- Ki-67 증식 표지인자 — 결장직장암 등의 특정 암환자들의 예후와 치료 효과를 결정하는데 도움이 되는 표지인자이다. 증식이란 한 번의 순환 주기에 연관된 세포수와 걸리는 시간을 의미한다. 빠르게 자라는 공격적인 종양일수록 예후가 나쁘다. 또한 염증성 장질환의 관리에 도움을 준다.
- 요소호흡검사/C-요소 — 방사능표지 요소를 섭취한 뒤 10분에서 30분 후 호흡 검체를 얻는다. 헬리코박터 파일로리 균이 존재할 경우 분해하면서 방사능표지 이산화탄소를 만들어내고 이를 통해 균의 유무를 확인한다. 비침습적인 검사 중 하나로 치료효과를 알아보는 데 유용한 검사중 하나이다.
- 비타민 B_{12} 흡수검사(실링검사) — 방사성 비타민 B_{12}를 경구로 섭취, 비방사성 비타민 B_{12}를 근육내에 주사한 후 24시간 소변을

(계속)

모은다. 5일 후 경구로 내인자(intrinsic factor)를 섭취하고 다시 같은 검사를 시행한다. 내인자는 위의 방(antrum)에 위치한 벽세포에서 분비되고 인체로 흡수되는 B_{12} 흡수량을 충족시키기 위해서 회장의 정상 흡수력이 요구된다. 회장질환이나 회장절단 수술, 크론병(Crohn's disease), 췌장염(pancreatitis), 위절제술 후, 그리고 낭성섬유증 등이 이러한 과정에 문제를 일으킨다.

소화액의 종류와 기능		
분비장소	종류	기능
타액선	중탄산염 침 리파아제	▪음식에 수분 공급 ▪지방 소화
위	염산 펩신 위 리파아제 내인자 점액	▪세균을 죽임 ▪단백질 소화 ▪지방 소화 ▪소장(small intestine)에서의 비타민 B_{12} 흡수를 도움 ▪위벽 보호
간	담즙산 인지질 콜레스테롤 면역글로불린	▪지방 분해 ▪담즙(bile)에서 배설 ▪지방 흡수를 도움 ▪항체 작용
췌장	물 중탄산염 아밀라제 리파아제 단백분해효소	▪소화효소 보호 ▪산성을 중화시킴 ▪효소 운반 ▪전분과 글리코겐 소화 ▪지방 소화 ▪단백질 소화

혀는 반고체 음식물 덩어리를 음식물 삼킴이 일어나는 목구멍 뒤로 밀어낸다[그림 9-4]. 음식물이 지나가면서 삼차신경과 혀인두신경이 삼킴반사를 일으키게 하며, 이 신경들은 숨뇌(연수)의 삼킴 중추에 정보를 보낸다. 삼킴 중추는 5번, 9번, 10번, 12번 뇌신경과 함께 입에서 식도, 위로의 음식물 이동이 조화롭게 이루어지도록 도와준다. 이러한 조화로운 움직임이 음식물이 기도나 폐로 들어가는 것을 방지한다(흡인, aspiration). **식도(esophagus)**는 위(stomach)로 음식물을 보내는 근육으로 된 관이다[그림 9-5]. 음식물이 위에 가까울수록 **하부식도조임근(lower esophageal sphincter, LES)**이 이완하여 위로 음식물이 들어가게 하고 또한 식도로의 역류를 예방한다.

위(stomach)는 음식물과 액체를 저장하는 기능을 가진 팽창기관이다. 비어있을 경우 **위주름(rugae)**라 불리는 주름을 형성하여 줄어든다[그림 9-6]. 위에 내용물이 찰수록 위주름은 펴지고 2-4리터까지 수용할 수 있도록 늘어난다. 위의 내부에서 염산과 효소[표 9-1]가 음식물을 화학적으로 소화시키고 연동 운동으로 휘저어 기계적으로 소화시킨다. 이러한 새로운 음식 혼합물을 **유미즙(chyme)**이라 한다. 유미즙의 강산성 상태는 소화를 돕고 세균을 파괴한다. 위 안쪽을 덮고 있는 상피세포는 빽빽하게 들어차 있어 산성인 위내용물로부터 손상

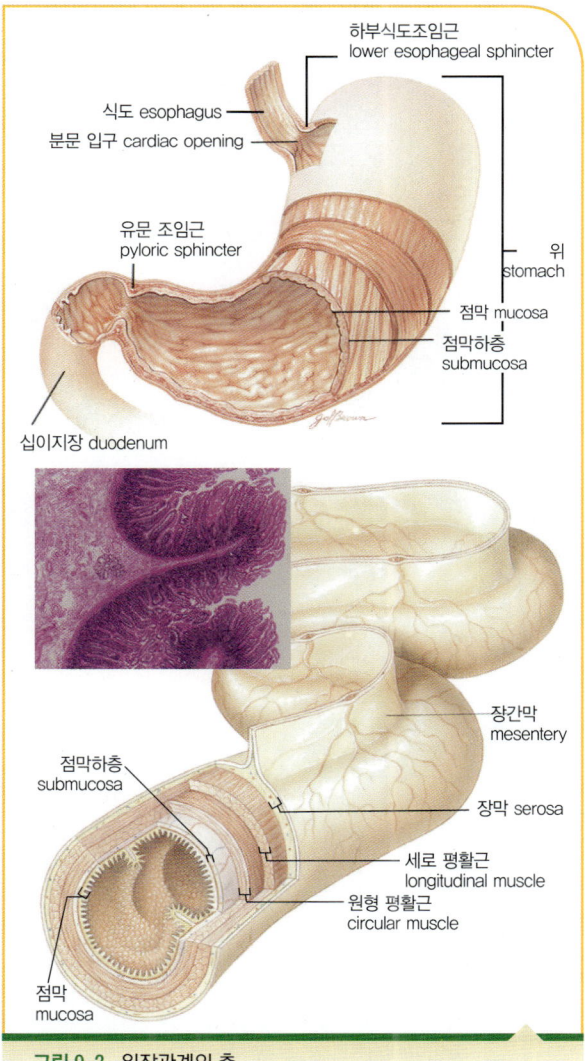

그림 9-3 위장관계의 층

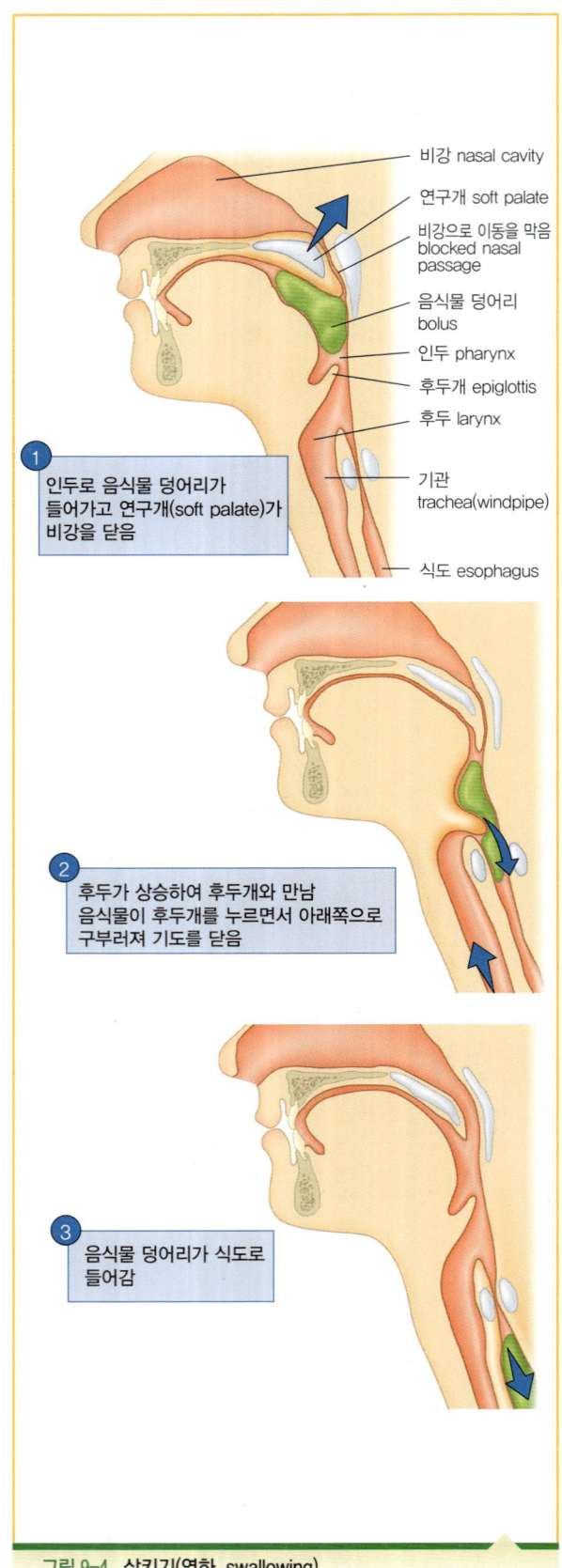

그림 9-4 삼키기(연하, swallowing)

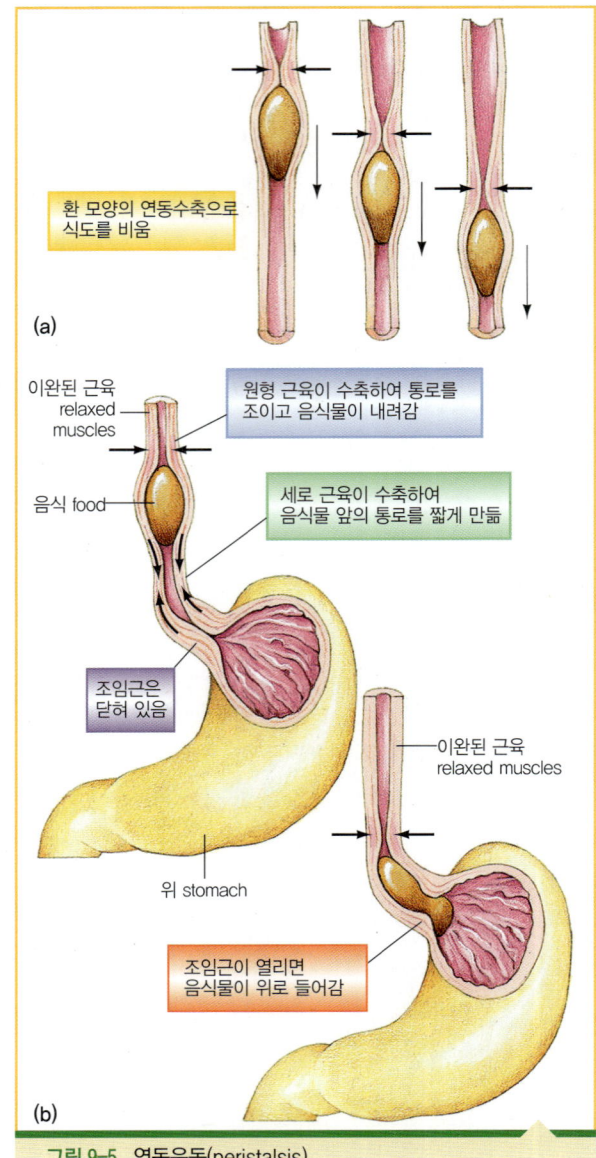

그림 9-5 연동운동(peristalsis)
(a) 식도의 연동수축으로 위로 음식물을 보낸다.
(b) 음식물이 위에 도달하면 위식도 조임근이 열리고 위로 들어가게 된다.

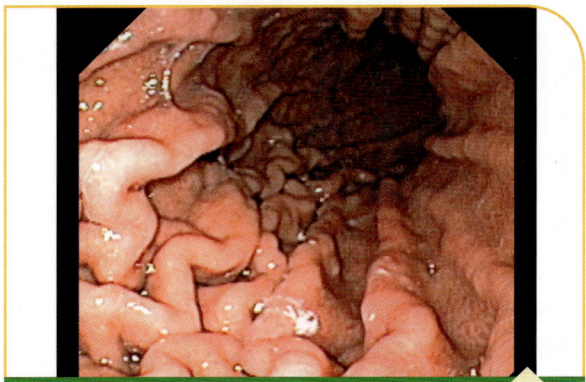

그림 9-6 위의 주름(rugae)

을 예방한다. 추가적인 보호작용으로 위에는 수많은 선(샘)들이 점액의 두꺼운 층을 이루어 위 내부를 덮고 있다. 영양소는 위에서 흡수되지 않고 단순히 흡수의 과정을 준비한다. 하지만 알코올은 위에서 흡수된다. 유미즙은 적은(1-3㎖) 간헐적인 양으로 유문조임근(pyloric sphincter)을 통해 위에서 이동한다. 유미즙이 유문조임근을 거쳐 십이지장으로 이동함에 따라 간과 췌장의 분비[표 9-1]가 소화 과정의 지속을 돕는다. 유문조임근도 하부식도조임근처럼 소장에서 위로 담즙이 역류되는 것을 예방한다.

■ 간

간(liver)은 500가지나 되는 다양한 기능들의 중심이 되는 장기이다. 다음과 같이 항상성에 중요한 역할을 한다.

- 탄수화물, 단백질, 지방의 대사에 관여
- 당, 단백질(알부민), 콜레스테롤, 중성지방, 그리고 응고 인자 합성
- 당(글리코겐), 지방(지질), 그리고 미량영양소(예: 철, 구리, 그리고 비타민 B_{12})를 저장하고 필요 시 내보냄
- 혈액에서 해로울 수 있는 화학성분을 해독(예: 알코올, 니코틴, 약물)
- 순환단백질을 만들어 혈관 내 혈액량을 유지(6장 참고)
- 약물 배출을 위한 약물 대사
- 담즙을 만듦(지방과 지용성 비타민의 유화에 필요)
- 배설을 위한 호르몬 준비 또는 불활성화
- 손상받거나 오래된 적혈구를 없애고 철과 단백질을 재활용
- 혈액의 저장소(필요 시 약 450㎖의 혈액을 저장할 수 있음)
- 지방산을 케톤으로 전환

질긴 막(Glisson's capsule)이 중요한 장기를 보호하고 있으며, 간은 이중으로 혈액을 공급받는다. 간동맥(hepatic artery)은 간에 영양분 공급을 위해 대순환에서 간으로 1분당 약 300㎖의 산소가 풍부한 혈액인 동맥혈을 보낸다. 간문맥(portal vein)은 위, 췌장, 지라(비장)뿐만 아니라 소장과 대장에서 1분당 약 1000㎖의 산소가 부족한 정맥혈을 간으로 보내고 이러한 과정을 통해 영양분을 처리하고 부산물을 소화한다.

간은 재생될 수 있는 몇 안 되는 장기중 하나로서 75%까지 손실되거나 제거되더라도, 남아있는 간조직은 서서히 원래의 간으로 다시 재생된다. 이러한 재생 과정은 줄기세포로 작용하는 간 세포 때문에 가능하다. 단일 간세포는 두 개의 딸세포로 분열되며, 재생과정 동안 간이 손상받지 않도록 해야 한다(간에 손상을 줄 수 있는 약물이나 물질을 피해야 함).

간세포는 이러한 재생 능력뿐만 아니라 담즙을 만들고 간의 다른 여러 가지 역할을 수행한다. 간세포는 1일에 약 600-1200㎖의 담즙을 지속적으로 만들어낸다. 담즙(bile)은 녹색 혹은 노란색의 액체로 물과 담즙산염(콜레스테롤에서 형성), 결합빌리루빈, 콜레스테롤 및 전해질(중탄산염 포함)이 포함되어 있다. 담즙산염은 지방과 지용성 비타민(A, D, E, K)을 유화시켜 소장(small intestine)에서 흡수될 수 있도록 한다. 말단 회장은 담즙의 대부분을 재흡수하고 재활용을 위해 간문맥(portal vein)을 통해 간으로 돌려보낸다. 담즙에 포함된 중탄산염은 위의 산성 내용물을 중화시켜 장과 췌장의 효소의 작용을 돕는다. 담즙은 간에서 나와 담낭에 저장되고 십이지장으로 이어지는 담도계를 통해 분비된다. 담낭은 작은(보통 골프공보다 크지 않음), 주머니 모양의 기관으로 간의 표면 아래 위치하며 담즙의 저장소로 작용한다. 담즙을 저장할 뿐만 아니라 수분을 제거해 담즙을 농축시킨다. 소장으로 유미즙이 들어오면 담낭의 수축이 유발되고 담즙이 분비되어 소장으로 순환한다. 만약 담낭이 수술적으로 제거되면 담즙은 간에서 소장으로 지속적으로 흘러 들어간다.

■ 췌장

췌장(pancreas)은 위와 간의 아래에 위치해 있는 장기이다. 췌장은 외분비와 내분비 기능을 하는데, 외분비 기능은 소화에 필요한 효소와 전해질(예: 중탄산염), 소화에 필요한 물을 만드는 일을 포함한다[표 9-1]. 담도계는 이러한 물질을 십이지장으로 보내 유미즙과 섞이게 한다. 호르몬(인슐린과 글리코겐)을 생성하여 혈당을 조절함으로써 항상성을 유지하는 내분비 기능(10장 참고)도 있다.

하부 위장관

하부 위장관은 소장(십이지장, 공장, 회장), 대장(맹장, 결장, 직장), 항문으로 구성된다[그림 9-2]. **소장(small intestine)**은 위장관에서 가장 길다(성인 기준 약 20피트). 이러한 길이 덕분에 소장이 소화의 과정을 지속할 수 있고 영양분의 충분한 흡수가 가능하다. 소장에서는 효소들이 분비되어 큰 음식물 분자를 작은 분자로 쪼개고 흡수할 수 있게 해준다. 이러한 작은 분자들은 순환계와 림프계로 이동된다. 소장의 근육 고리들이 천천히 연동운동(peristalsis)을 하여 음식 혼합물이 소장을 통과한다. 소장의 벽은 수많은 원형 주름(윤상주름)으로 되어 있고 융모와 미세융모로 덮여 있다[그림 9-7]. 이러한 돌출을 통해 표면적을 늘려 영양분의 흡수를 용이하게 한다. 각각의 융모는 모세혈관, 신경, 흡수를 위한 림프관이 내포되어 있다. 또한 소장은 pH를 중화시키는 체액 분비세포와 소화를 용이하게 하는 효소 분비세포가 있다. 위와 유사하게 소장은 다량의 보호용 점액을 만들어 낸다.

유미즙은 소장을 통해 대장에 이르는 긴 여정을 거친다(약 3~5시간). **대장(large intestine)**은 약 5피트 길이로 융모를 가지고 있지 않다. 소장은 **맹장(cecum)**이라 불리는 주머니에서 끝나며 충수는 맹장에 붙어 있다. **충수(appendix)**는 작은 크기로 벌레 모양의 구조를 가지며 별다른 기능을 하지 않지만 유해한 영향을 끼칠 가능성이 많은 기관이다. **결장(colon)**은 대장의 대부분을 차지한다. 구불구불한 소장과는 달리 결장은 직선 구조의 상행, 횡행, 하행 세 부분으로 나뉜다. 결장으로 들어온 혼합물에는 물, 소화되지 않은 음식 분자들, 소화가 불가능한 음식 찌꺼기(예: 셀룰로오스), 전해질(나트륨과 칼륨) 등을 포함한다. 결장은 물과 전해질의 90%를 흡수하고 대장균(Escherichia coli)은 소화되지 않거나 흡수되지 않은 음식물 찌꺼기를 먹고 산다. 대장균은 정상적으로 위장관에서 발견되는 다량의 정상세균총이며 중요한 비타민(예: B_{12}, B_1, B_2, K)을 합성하고 이 비타민들은 나중에 대장에서 흡수된다. 유미즙이 결장을 지나면 이를 **대변(feces)**이라 부른다. 대변에는 남아있는 소화되지 않거나 흡수되지 않은 찌꺼기와 세균이(대변의 삼분의 일) 포함된다. 대변은 장운동을 위한 점액(약 1일에 300㎖)을 만들어 내고 이는 식사량이 줄더라도 유지된다. 대변은 소장의 내용물보다 밀도가 높기 때문에 **직장(rectum)**까지 대변을 보내기 위해(약 18시간 걸림) 결장의 근육 고리는 더 두껍다. 직장은 대변을 저장하는 역할을 한다.

직장은 방광과 유사하게(8장 참고), 신장수용기를 자극함으로써 팽창한다. 이 수용체는 척수로 자극을 보내 **배변(defecation)** 반사를 일으킨다. 배변 중 안쪽, 바깥쪽 항문 조임근은 이완하고 직장은 수축하여 대변을 내보낸다. 배변은 의식적으로 조절가능하며(영아를 제외하고) 복부 근육의 도움이 필요할 수도 있다. 배변조절은 적절한 근육과 신경기능 둘 다 필요로 한다. 배변은 일정 수준까지 지체시킬 수 있지만 대장에 남아있는 시간이 길어질수록 수분이 더 많이 흡수되기 때문에 배변을 더 어렵게 만든다. 배변을 조절하는 신경과 더불어 교감신경과 부교감신경 또한 위장관에 분포되어 있다. 교감신경

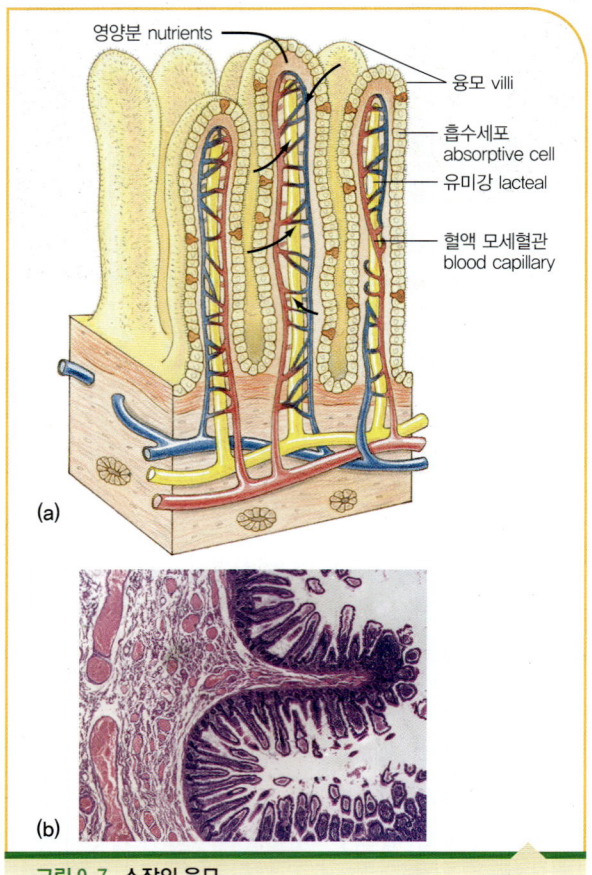

그림 9-7 소장의 융모

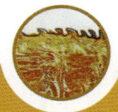

학습요점

위장관은 집의 배관공사와 유사한 구조로 생각될 수 있다. 정상적으로 음식물이 관상계로 들어가면 찌꺼기가 배출될 때까지 한 방향으로 움직인다. 연동운동(peristalsis)은 이러한 구조가 올바른 방향으로 흐를 수 있도록 해주지만 지체, 정지, 역류 같은 상황이 일어날 수도 있다. 너무 빠르게 혹은 너무 느리게 이동하는 경우도 문제가 일어날 수 있다. 집의 배관 공사처럼 막히는 곳이 생기면 모든 구조가 역류하고 전반적인 건강에 영향을 미친다. 만약 구조가 역류하면 기능이 돌아올 때까지 섭취를 멈춰야 한다. '뿌린 대로 거둔다'라는 말을 기억하자.

의 활성은 소화 활동을 늦추고 부교감신경의 활성은 소화활동을 촉진시킨다.

■ 노화에 따른 위장관의 변화

위장관계는 노화에 따라 보통 아주 적은 변화를 거친다. 위의 상피는 쭈그러들고 염증이 생기며 위축성 위염으로 이어진다. **위축성 위염**(atrophic gastritis)으로 간혹 위산의 생산이 줄어들 수 있다(**무위산증**, achlorhydria). 무위산증은 비타민 B_{12}의 결핍과 소화지연을 유발한다. 간은 혈액 흐름의 감소, 약물 분해의 지연, 간세포의 재생 능력 감소 등을 포함한 나이와 관련된 변화가 나타난다. 덧붙여 락토오스, 칼슘, 철의 대사와 흡수에도 영향을 미친다. 소장은 나이가 들수록 칼슘 흡수량이 줄고, 이로 인한 뼈의 무기질 손실과 골다공증을 예방하기 위해 칼슘 섭취를 늘려야 한다. 노화는 락타아제(유제품에 포함된 당분인 락토오스의 소화를 돕는) 같은 몇몇 효소가 감소되며, 연동운동(peristalsis) 또한 감소하여 변비(constipation)의 위험이 높아진다.

상부위장관의 이상

상부위장관의 이상은 경미한 것부터 생명에 위협을 가하는 것까지 다양하며 선천적(예: 구순열, 구개열, 유문협착증) 또는 후천적(예: 소화성궤양)일 수 있다. 심각한 정도에 따라 완전히 치료되거나 약간의 결함을 남기고 치료될 수 있다.

■ 선천적 결함

소화계의 선천적 결함은 주로 상부위장관에 영향을 미친다. 이러한 결함은 흔히 발생하며, 생명에 위협을 가하는 경우는 드물다. 그러나 영양이나 자아상에 영향을 미칠 수 있다.

구순열과 구개열

구순열(cleft lip)과 **구개열**(cleft palate)은 출생 시 입과 얼굴에 흔히 나타나는(약 700명 중 1명) 선천적 결함이다. 대개 임신 2, 3개월에 발생하며 다인성이다. 유전자 돌연변이, 약물, 독소, 바이러스, 비타민 결핍, 흡연들과 연관이 있다. 구순구개열은 북미원주민, 히스패닉, 아시아 인종의 소아에서 많이 발생한다. 아프리카계 미국인 소아에서는 드물게 발생한다. 남성이 여성보다 구순열의 발생가능성이 두 배 정도 높으며, 여성은 구개열의 발생가능성이 두 배 가량 높다. 구순열과 구개열은 외모에 영향을 미치고, 식사나 말하기의 문제, 귀의 감염(중이염), 청각장애 같은 문제로 이어질 수 있다. 구순열과 구개열은 입술의 작은 골에서 입천장, 코로 이어지는 완전한 홈[그림 9-8]까지 다양한 정도로 나타날 수 있다. 이러한 결함은 분리되거나 함께 나타날 수 있다.

구순열은 한쪽 혹은 양쪽(윗입술의 중심을 기준으로)으로 나타날 수 있으며, 이러한 결함은 발생 시기에 위턱뼈돌기와 코 융기(nasal elevation) 또는 윗입술의 융합이 이루어지지 않아 발생한다. 구개열은 발생시기에 경구개와 연구개의 융합이 실패하고 구강과 비강이 열린 상태를 만들면서 발생된다. 입술과 입천장의 변형뿐만 아니

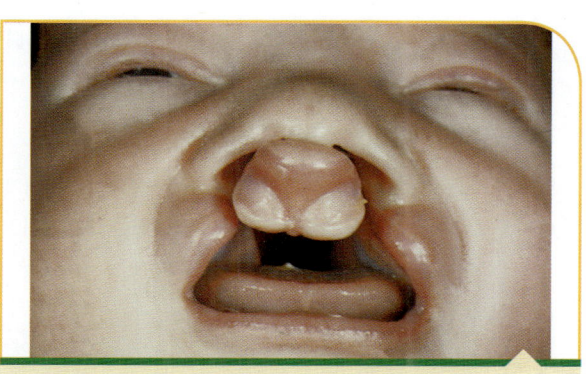

그림 9-8 구순열과 구개열

라 치아와 코의 기형도 발생할 수 있다. 빠는(suck) 능력이 충분치 못하여 음식물을 섭취하는 데 문제가 생긴다. 구순열이나 구개열로 인해 비강이 열려 있는 영아는 흡인(aspiration)의 위험이 높다. 입술과 혀를 이용하여 소리를 잘 만들어내지 못하기 때문에 말하기 발달에도 문제가 생긴다.

구순열과 구개열의 진단은 환자의 병력, 신체검진, 출생 전 초음파 검사로 이루어진다. 구순열과 구개열의 치료에는 수술이 가능할 때까지 행해지는 일시적인 방법(예: 특수 젖꼭지 또는 치과 보조장치)도 포함된다. 수술적 치료는 결함으로 벌어진 사이를 닫는 방법으로 구순열은 생후 3개월 이내에, 구개열은 생후 1년까지 수술하도록 권장된다. 아동기 2년 동안 추적관찰이 필요하며, 미용목적의 성형수술로 외모에 대한 문제를 줄일 수 있다. 현재 자궁내수술이 시도 중이며, 이는 흉터를 남기지 않거나 최소화할 수 있다는 장점이 있다. 언어 중재, 먹기 중재를 포함하는 말하기 치료와 치과교정전문의 상담을 통해 정상적인 성장과 발달을 기대할 수 있다. 심각한 경우에는 다영역적 치료(청각학자, 소아과의사를 포함)가 요구된다.

유문협착증

유문협착증(pyloric stenosis)은 유문조임근이 좁아지고 막히는 질병이다. 유문조임근의 근섬유가 두꺼워지고 뻣뻣해져 위가 소장으로 음식물을 비우는 것을 어렵게 한다. 출생기 또는 발달과정 중에 나타날 수 있으며 명확한 원인은 알려져 있지 않지만 유전적 요소의 작용이 고려된다. 유문협착증은 백인, 남성에서 발생률이 높다. 유문협착증의 임상증상은 보통 출생 수주 후 나타나며 선천성일 경우 비후성 조임근이 복부에서 단단한 덩어리로 만져질 수 있다. 그 밖의 증상은 다음과 같다.

- 역류
- 분출성 구토
- 파도 형태의 위 수축(좁아진 통로로 음식물을 통과시키려는 연동운동의 결과)
- 빈도가 적고 양이 적은 대변
- 체중 증가의 실패
- 탈수
- 과민성(지속적 배고픔에 의한)

유문협착증의 진단을 내리는 데에는 환자의 병력, 신체검진, 복부 초음파, 바륨 X-선, 혈액 화학검사(체액과 전해질 불균형을 알아보기 위해) 등이 시행된다. 조임근을 여는 데 유문근층절개라는 수술적 치료가 쓰이지만 수술의 위험도가 높은 영아에게는 풍선확장술이 시행된다. 증상과 징후는 수술 후 24시간 이내에 사라진다.

■ 연하곤란

연하곤란(dysphagia) 또는 삼킴곤란은 보통 식도의 기계적 폐쇄나 식도 운동의 장애를 유발하는 상황에 2차적으로 발생한다[그림 9-9]. 연하곤란을 유발하는 상황들은 다음과 같다.

- 다음과 같은 기계적 폐쇄
- 선천성 폐쇄증(선천적으로 상부와 하부 식도의 분리)
- 식도의 협착증 또는 협착(발달성 또는 후천성)
- 식도게실(식도벽이 바깥으로 주머니 형성)
- 종양(식도 또는 인접 구조의 종양)
- 다음과 같은 신경계질환
- 뇌졸중
- 대뇌손상(예: 외상성 뇌손상)

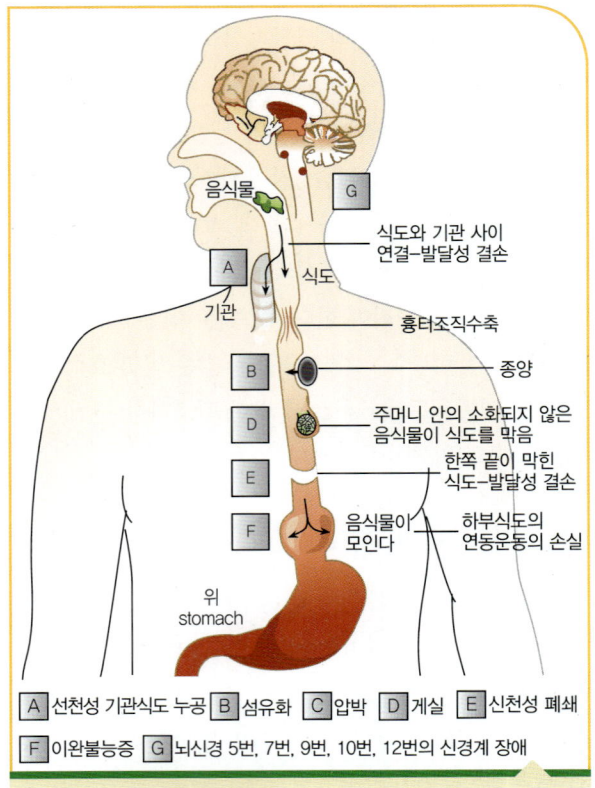

A 선천성 기관식도 누공 B 섬유화 C 압박 D 게실 E 신천성 폐쇄
F 이완불능증 G 뇌신경 5번, 7번, 9번, 10번, 12번의 신경계 장애

그림 9-9 연하곤란의 원인들

- 이완불능증(신경분포의 소실로 하부식도조임근이 이완하지 못함)
- 파킨슨병
- 알츠하이머병
- 근이영양증 같은 근육질환

임상증상은 음식물이 식도에 박힌 느낌, 질식, 기침, 볼에서 '주머니'처럼 음식물 정체, 음식물 덩어리 만들기 힘듦, 삼키기의 지연, 통증을 수반한 삼킴(연하통) 등이 있다. 진단에는 기저 원인을 파악하고 병력, 신체검진, 바륨삼킴검사, 흉부와 경부 X-선, 식도 pH측정, 식도 압력측정법(압력을 측정), 식도위십이지장 내시경(EGD; 식도, 위, 십이지장을 작은 광학카메라로 관찰) 등이 쓰인다. 치료는 유발원인에 따라 다르지만 보통 언어치료를 포함한다.

■ 구토

구토(vomiting, emesis)는 위에서 식도, 입으로 유미즙이 불수의적 또는 수의적으로 분출되는 현상이다. 구토는 여러 상황에서 흔히 겪을 수 있는 현상으로 보호적인 작용(예: 약물남용이나 감염)이나 역류성 연동운동(예: 장폐쇄)에 의해 유발된다. 두개내압(11장 참고)이 상승하게 되면 갑작스런 분출성 구토를 보일 수 있으며 극심한 통증(예: 편두통 또는 요석증)으로 인해 생기기도 한다. 연수는 구토와 관련되며 약물, 독소, 화학물질이 연수의 구토중추를 자극할 수 있다. 원인에 관계없이 구토는 구조들의 협력작용으로 일어난다[그림 9-10]. 불수의적 구토는 다음과 같은 과정으로 일어난다.

1. 깊은 호흡을 한다.
2. 성문이 닫히고 연구개가 상승한다.
3. 흡인의 위험을 줄이기 위해 호흡을 멈춘다.
4. 위식도 조임근이 이완한다.
5. 복부 근육이 수축하고 위를 횡격막으로 쥐어짜면서 유미즙을 식도로 내보낸다.
6. 반대방향으로 일어나는 연동운동을 통해 유미즙을 입 밖으로 내보낸다.

구토에는 **오심**(nausea)(구토할 것 같은 주관적 느낌)이나 **구역질**(retching)(실제 구토물이 없는 강한 운동)이 선행할 수 있다. 반복적인 구토는 근육의 강한 수축으로 인해 사람을 기진맥진하게 만들 뿐만 아니라 체액, 전해질, pH 불균형을 일으킨다(6장 참고). 유미즙이 폐로 들어가는 현상인 흡인(aspiration)은 심각한 손상과 염증을 일으킬 수 있다. 흡인은 무의식적으로 또는 누워 있을 때 구토가 일어나면 발생한다. 또한 약물(예: 마취제 또는 마약)이나 질병(예: 뇌졸중)으로 구토나 기침반사가 억제될 경우 흡인이 일어날 수 있다.

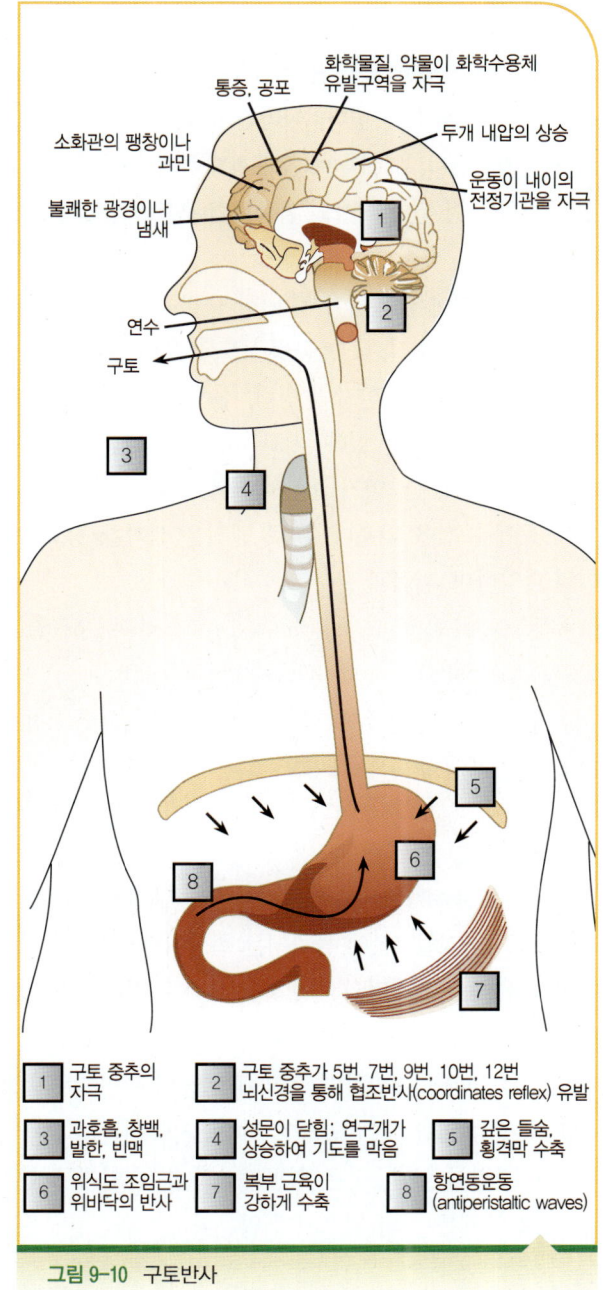

그림 9-10 구토반사

구토되어 나오는 내용물(**구토물, vomitus**)의 특성은 중요하며, 환자가 가지고 있는 질병을 예측하는 데 도움이 된다. 토혈은 구토물에 혈액이 섞인 경우를 말한다. 구토물의 혈액은 특징적인 갈색빛을 띠고 커피가루처럼 과립상을 띤다. 이러한 형상은 위에서 부분적으로 소화된 혈액 내의 단백질 때문이다. 위의 혈액은 위의 점막을 자극하고 위는 이를 배출하려 한다. 토혈은 상부 위장관 출혈을 일으키는 수많은 원인들에 의해 발생할 수 있다(예: 위궤양과 식도정맥류). 노란 또는 녹색의 구토물은 보통 담즙이 섞인 것으로 이러한 구토물은 위장관의 폐쇄에 의해 발생한다. 대변처럼 하부 창자에서 나온 내용물은 진한 갈색을 띤다. 이러한 구토물은 주로 장의 폐쇄에 기인한다. 위배출(예: 유문협착증)에 문제가 생길 경우 소화가 안 된 음식물의 반복적인 구토를 유발할 수 있다.

구토의 진단에는 원인이 될 만한 물질을 밝혀내는 것 외에도 체액, 전해질, pH불균형 등도 도움이 된다. 이러한 다양한 과정에는 환자의 병력, 신체검진, 혈액 화학검사 등이 포함될 수 있다. 치료는 구토를 멈추게 하면서 수분의 유지, 산-염기 균형의 회복, 전해질 불균형의 회복 등에 초점을 맞춘다. 치료 원칙은 심각한 정도에 따라 다양하며, 다음과 같다.

- 항구토제(예: dimenhydrinate(Dramamine), ondansetron(Zofran), promethazine(Phenergan))
- 경구 또는 정맥내 수액 교환
- 전해질 불균형 교정
- 산-염기 균형 회복(6장 참고)

■ **열공탈장**

열공탈장(hiatal hernia)은 횡격막의 틈새(열공)를 통해 폐쪽으로 위의 일부분이 돌출되는 현상이다. 열공은 횡격막 근육이 약해지면서 발생하고 주로 흉강내압의 상승(예: 기침, 구토, 배변 시 힘주기) 또는 복강내압의 상승(예: 임신과 비만)에 기인한다. 그밖에 열공의 원인에는 외상과 선천성 결함 등이 있으며 위험인자들에는 고령과 흡연이 관련이 있다. 작은 열공탈장의 경우 인지 못할 수 있고 문제를 거의 일으키지 않는다. 큰 열공탈장은 식도로 유미즙의 역류를 유발해 점막을 자극할 수 있다. 위가 횡격막을 관통해서 돌출되면 주머니를 만들고 유미즙이 주머니에 모여 점막의 염증을 일으킨다.

임상증상은 식도와 위의 염증 때문에 나타나며 소화불량, 명치 쓰림(작열감), 반복적인 트림, 오심, 흉통, 협착, 연하곤란 등이 포함된다. 증상은 누운 자세, 식사(특히 과식 후), 구부린 자세, 기침할 때 심해지고 배에서 부드러운 덩어리(위 주머니의 돌출)가 나타날 수도 있다.

진단에는 환자의 병력, 신체검진, 바륨삼킴검사, 상부 위장관 X-선, 위내시경 등이 시행된다. 치료는 유미즙의 역류를 줄여 염증을 가라앉히는 것과 점막을 회복시키는 것에 초점을 둔다. 제산제 복용, 위산억제제(예: 히스타민억제제, 양성자펌프억제제), 점막 보호제 외에도 소량의 음식을 자주 섭취(하루에 6회 소량 식사)하고, 음주 피하기, 식사 후 높은 파울러 자세 취하기, 금연, 스트레스 줄이기(스트레스는 위장의 허혈을 증가시킴) 등이 포함된다. 이러한 치료에 효과가 없을 경우 수술적 치료가 필요할 수 있다.

■ **위식도역류병**

위식도역류병(gastroesophageal reflux disease, GERD)은 주기적으로 유미즙이 위에서 식도로 넘어오는 경우를 말한다. 가끔 담즙이 식도로 넘어올 수 있고 이 경우 위의 분비물이 식도 점막을 자극한다. 하부식도조임근의 압력이 줄어들거나 위의 내압이 상승하면 조임근이 열리면서 위의 역류를 유발한다. 이러한 압력 변화의 원인은 다음과 같다.

- 특정 음식(예: 초콜릿, 카페인, 탄산음료, 감귤류 과일, 토마토, 맵거나 기름진 음식, 박하)
- 음주
- 흡연
- 열공 탈장
- 비만
- 임신
- 특정 약물(예: 코르티코스테로이드, 베타차단제, 칼슘통로차단제, 항콜린제)
- 코위삽관
- 위배출지연

위식도역류병은 하부식도조임근의 약화 정도에 따라 그 심각성이 달라진다. 임상증상에는 명치 쓰림, 명치 통증(보통 식후 또는 누운 자세에서), 연하곤란, 마른 기침, 후두염, 인두염, 음식물의 역류, 목구멍의 이물감 등이 포함된다. 위식도역류병과 연관된 통증은 협심증(4장 참고)과 혼동될 수 있는데, 이 경우 심장질환과 감별해야 한다. 위식도역류병은 식도염, 협착, 궤양, 식도암, 만성 폐질환 등을 일으킬 수 있다.

위식도역류병의 진단에는 환자의 병력, 신체검진, 바륨삼킴검사, 위내시경, 식도 pH 모니터링, 식도압력측정법 등이 시행된다. 치료는 압력의 균형을 유지하고 산을 억제하는 데에 초점을 두며, 치료법은 다음과 같다.

- 유발인자를 피함(예: 유발 음식들, 술, 흡연)
- 허리를 조이는 옷을 피함
- 소량의 음식을 자주 섭취
- 식사 후에는 2-3시간 높은 파울러 자세를 취함
- 체중 감량　　● 스트레스를 줄임
- 침대에서 머리를 약 6인치 가량 높임
- 제산제　　● 위산억제제　　● 점막 보호제
- 허브치료(예: 감초, 미국산 느릅나무, 캐모마일)
- 수술(예: Nissen 위저추벽성형술)

■ 위염

위염(gastritis)은 위를 덮고 있는 점막의 염증을 말한다. 급성 또는 만성 둘다 가능하며 각각 고유의 특징을 나타낸다. **급성위염(acute gastritis)**은 일시적 자극의 정도 또는 출혈을 동반한 심한 궤양까지 나타날 수 있다. 급성위염은 보통 급작스럽게 나타나며 오심과 명치 통증을 동반하는 경우가 많다. 반면 **만성염증(chronic gastritis)**은 점진적으로 발생하고 둔한 명치 통증과 소량의 섭취 후에도 포만감이 동반되기 쉽고 증상이 없을 수도 있다. **위장관염(gastroenteritis)**은 위와 창자의 염증으로 보통 감염이나 알레르기 반응에 의해 발생한다.

헬리코박터 파일로리(*Helicobacter pylori*) 감염은 만성염증의 가장 흔한 원인으로 사람에서 사람으로 전염되지만 감염자의 대부분은 위염을 일으키지 않고 일부에서 점막을 보호하는 방어막이 손상되어 염증이 유발된다. 헬리코박터균 감염 합병증의 유발 원인은 밝혀지지 않았지만 유전적 취약점과 생활습관(예: 흡연과 스트레스)이 균에 대한 감수성을 높일 수 있다. 몇몇 다른 균들은 음식과 오염된 물(예: 대장균, 살모넬라균, 로타바이러스, 아메바)에 의해 전파될 수도 있다. 장기간 비스테로이드성 항염증약물(예: ibuprofen(Advil, Motrin), naproxen(Aleve))을 사용할 경우 점막층의 보호를 돕는 시클로옥시게나아제를 감소시켜 급성위염과 만성위염을 일으킬 수 있다. 과도한 음주는 점막층을 자극하고 손상시킬 수 있으며, 큰 수술로 인한 극심한 스트레스, 외상성 손상, 화상, 심각한 감염 등도 조직 허혈과 위의 운동을 감소시켜 급성위염의 원인이 될 수 있다. 자가면역질환(2장 참고)(예: 하시모토병, 애디슨병, 1형 당뇨병, 악성빈혈)은 위의 내층을 공격하는 자가항체를 만든다. 다른 만성 질환들(예: HIV/에이즈, 크론병, 기생충 감염, 피부경화증, 간부전, 신부전)은 만성위염과 연관이 있다.

임상증상은 점막층의 염증과 관련이 있으며, 소화불량, 명치 쓰림, 명치 통증, 복부 경련, 오심, 구토, 식욕부진, 열, 권태 등이 포함된다. 토혈과 검은 타르변은 궤양과 출혈을 의미하며 만성 위염은 소화성 궤양, 위암, 출혈의 위험을 높인다.

진단에는 위장관 X-선, 위내시경, 혈청 헬리코박터균 항체 농도, 헬리코박터 호흡검사, 대변 분석(헬리코박터균 검출과 잠혈검사(occult blood))이 시행된다. 급성위염은 주로 3일 이내에 저절로 치유되며, 치료는 기저질환에 대한 치료가 주를 이룬다. 예를 들어 균감염에는 항생제를 복용한다. 만성위염의 치료는 관련된 합병증을 줄이는 것이 중요한데 원인이 될 만한 기저질환에 대한 치료와 제산제, 위산억제제, 점막보호제 등의 약물치료 등이 시행된다. 또한 위식도역류병에에 대한 치료도 포함된다.

■ 소화성궤양

소화성궤양(Peptic ulcer disease, PUD)은 위 또는 십이지장(환자의 약 80%가 해당)의 점막층 손상을 말한다[그림 9-11]. 질병관리본부(2008)에 의하면 미국 성인의 약 8%가 소화성궤양을 가지며 남성에서 좀 더 발병률이 높다. 위험인자에는 고령, 비스테로이드성 항염제의 사용,

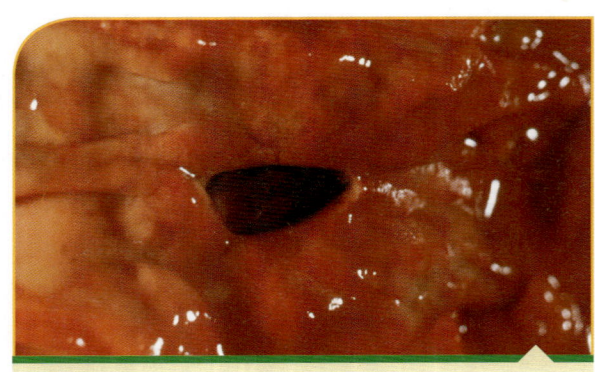
그림 9-11 소화성궤양

헬리코박터균 감염, 위의 종양(예: 졸링거-엘리슨 증후군과 관련) 등이 포함된다. 기여요인에는 위식도역류병(예: 흡연, 음주) 등이 있다. 궤양은 심한 정도에 표층의 미란부터 위장관 벽을 완전히 관통한 것까지 다양하다. 소화성 궤양은 원인에 관계없이 손상(예: 과도한 위산 생성)과 보호기전(예: 점액 생성의 감소)의 불균형에서 기인한다.

십이지장궤양(duodenal ulcers)은 대부분 과도한 산(acid)이나 헬리코박터균 감염과 관련이 있다. 십이지장궤양 환자들은 음식 섭취로 완화되는 명치 통증을 주증상으로 한다. 반면 위궤양은 발병률은 낮지만 더 위험하다. **위궤양**(gastric ulcers)은 보통 암, 비스테로이드성 항염제 사용 등과 관련이 있다. 위궤양은 십이지장궤양에 비해 통증이 더 심하고 식사로 통증이 악화되는 특징이 있다. **스트레스 궤양**(stress ulcer)은 신체의 물리적 스트레스(예: 심한 화상, 외상, 패혈증, 수술, 머리 손상)가 원인이 되며, 화상과 관련된 궤양을 **컬링 궤양**(Curling's ulcers), 머리 손상과 관련된 궤양을 **쿠싱 궤양**(cushing ulcer)이라 부른다. 스트레스 궤양은 국소 조직의 허혈, 조직 산증, 위로의 담즙 역류, 위장관 운동의 감소 등으로 인해 발생하며 위에 주로 생기고 원인이 되는 사건 후 몇 시간 이내에 여러 개의 궤양이 동시에 생길 수 있다. 출혈은 궤양이 심해지고 있다는 의미이며 기저질환에 의해 가려질 수 있기 때문에 궤양의 존재를 시사하는 첫 번째 지표가 된다.

위장관 출혈, 폐쇄, 천공, 복막염(peritonitis) 등이 소화성 궤양의 합병증에 속하며 임상증상은 위장관 염증(예: 위염, 위식도역류병)과 유사하다. 임상증상은 다음과 같다.

- 명치나 복부의 통증
- 복부의 경련
- 명치 쓰림
- 소화불량
- 오심과 구토

진단에는 환자의 병력, 신체검진, 상부위장관 X-선, 위 내시경, 혈청 헬리코박터 항체 농도, 헬리코박터균 호흡검사, 대변분석(헬리코박터균과 잠혈(occult blood)) 등이 포함된다. 치료는 위염 치료와 동일하다. 추가적으로 천공이나 출혈성 궤양에는 수술적 치료가 필요할 수 있다. 스트레스 궤양의 경우 환자의 예후와 연관이 있기 때문에 예방이 중요하다. 예방적 약물(예: 위산억제제)은 스트레스 궤양의 위험이 높은 사람들에게 투여할 수 있다.

■ 담석증

담석증(cholelithiasis) 또는 쓸개돌은 모든 인종과 남성, 여성 모두에게 동일한 빈도로 발생할 수 있는 흔한 질환이다. 담석증의 위험도는 고령에서 증가한다. 결석이라 불리는 돌은 세 가지 종류가 있는데 크기와 모양이 다양하며[그림 9-12] 담낭과 그 주변 담관에서 발생한다[표 9-2], [그림 9-13]. 이러한 담석이 담도계 염증과 감염을 일으킨다(**담낭염**(cholecystitis)).

작은 담석은 무증상이 많고 담즙과 함께 배출되지만 큰 담석의 경우 담즙의 흐름을 막고 증상을 일으키기 쉽다. 담즙의 폐쇄가 지속되면 담낭의 파열, 누공 형성, 괴저, 간염, 췌장염, 암 등을 유발할 수 있다. 담석증의 임상증상은 다음과 같다.

- 담석 산통(복부경련과 기름진 식사 후 악화되는 통증)
- 복부 팽만
- 오심과 구토
- 황달(피부가 누렇게 변함)
- 열
- 백혈구증가증

담석증의 진단에는 환자의 병력, 신체검진, 복부 X-선, 담낭 초음파, 복강경검사 등이 있다. 치료는 담석을 제거하고 담즙의 흐름을 회복시키면서 재발을 방지하는 것으로 치료법은 다음과 같다.

- 기름기가 적은 식사
- 담석을 녹이는 약물(예: 담즙산)
- 항생제치료(감염이 있을 경우)
- 간헐적 흡인(aspiration)이 가능한 코위관의 삽입(폐쇄가 발생할 경우 복부의 압력을 줄이기 위해)
- 쇄석술(예: 체외충격파쇄석술)

9장 | 위장관계 기능

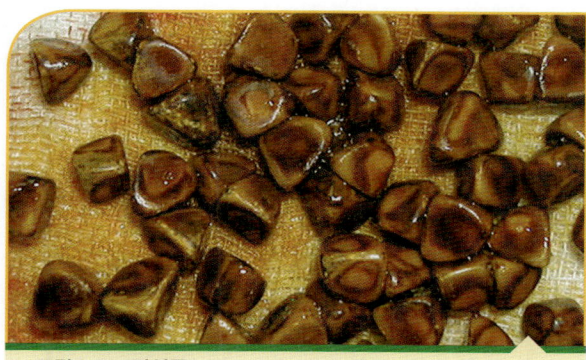

그림 9-12 담석증

표 9-2. 담석증의 종류

종류	특징
콜레스테롤	• 여성호르몬과 연관 • 크기가 다양, 단독으로 또는 여러 개일 수 있음 • 폐쇄, 통증(담석 산통), 황달을 일으킬 수 있음 • 비만, 과도한 다이어트, 고콜레스테롤혈증에서 흔히 발생함
빌리루빈 (색소)	• 보통 여러 개가 존재하며, 작고 검은색의 담석 • 동양인, 만성질환을 가진 환자에서 흔히 발생함
혼합	• 담석중 가장 흔함 • 보통 다량으로 존재 • 빌리루빈이 중앙에 위치하고 주변을 콜레스테롤과 칼슘이 둘러 싸고 있음

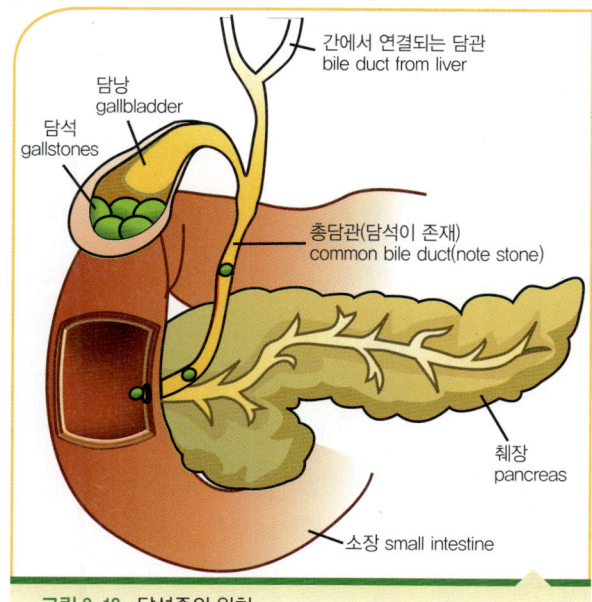

그림 9-13 담석증의 위치

- 수술적으로 담즙이 배출되는 출구를 열어줌(총담관조루술)
- 담석이나 담낭을 복강경으로 제거

간질환

간질환은 심각한 질병으로 생명을 위협할 수 있다. 간은 여러 가지 역할을 수행하는 기관으로 복잡한 문제들을 일으킬 수 있다. 여러 간질환들은 간독성을 지닌 물질(예: 약물 또는 알코올)의 섭취 또는 감염으로 인해 발생한다.

▪ 간염

간염(hepatitis)은 간의 염증으로 감염(보통 바이러스), 알코올, 약물(예: acetaminophen(Tylenol), 항경련제, 항생제), 자가면역 질환(예: 전신홍반루푸스, 류마티스관절염, 피부경화증)에 의해 발생한다. 간염은 급성, 만성 또는 전격성(간부전 같은)으로 생기며, 활성 또는 비활성의 두 가지 상태가 존재한다. 비바이러스성(nonviral) 간염은 대부분 회복되나 간부전, 간암, 간경화(cirrhosis)로 발전하는 경우가 있다. 비바이러스성 간염은 전염성이 없는 반면 바이러스성 간염은 전염성이 있다. 바이러스성 간염 환자의 경우 보통 손상을 남기지 않고 잘 회복되나 고령이나 다른 질병이 동반될 경우 간부전, 간암, 간경화(cirrhosis)로 진행할 위험성이 높아진다. 바이러스성과 비바이러스성 간염은 간세포의 파괴, 괴사, 자가용해, 과형성, 흉터 등을 형성한다. 질병관리본부(2007)에 의하면 모든 종류의 바이러스성 간염의 유병률은 1996년부터 2006년까지 감소해왔다. 다섯 가지의 바이러스성 간염은 각각의 특징을 갖는다[표 9-3].

급성 간염은 명확히 구분되는 4단계의 과정(무증상 잠복기와 증상을 보이는 3단계의 과정)으로 진행된다[표 9-4]. 만성 간염은 6개월 이상 지속되는 특징이 있으며, 증상의 심각한 정도와 악화 정도는 간의 손상정도에 비례한다. 만성 간염 환자는 몇 년간 증상이 없다가 간의 기능이 떨어지면서 급격히 악화될 수 있다. 전격성 간염은 흔하지 않은 질환으로 급작스럽게 악화되는 간질환으로 간부전, 간성뇌증을 일으킬 수 있으며, 3주 이내에 사망에 이를 수 있다.

간염의 진단에는 환자의 병력, 신체검진, 혈청 간염 검사, 간효소 검사, 응고 검사, 간생검, 복부 초음파 등이 이용된다. 치료는 예방이 중요하며 예방접종이 기초

표 9-3. 바이러스성 간염의 종류

특징	A형	B형	C형	D형	E형
전염 경로	수인성 대변-구강경로 성접촉	출산 시 혈액/피부 성접촉	성접촉 혈액/피부	성접촉 혈액	수인성 대변-구강경로
잠복기(-일) 평균	15-42 30	42-160 90	14-160 50	28-49 35	14-56 40
발병	돌연성	잠행성	잠행성	잠행성	돌연성
증상					
열	흔함	드묾	드묾	흔함	흔함
오심/구토	흔함	흔함	흔함	흔함	흔함
황달	아동보다 성인에 흔함	종종 발생	드묾	흔함	흔함
예후					
중증도	경도	중등도	경도	중등도부터 중증까지	중증
전격성간염	> 0.5%	< 1%	드묾	3-4%에서 B형 간염과 동반됨	0.3~3% 임신한 여성의 20%
사망률	낮음(< 1%)	낮음(< 1-3%)	낮음(2%)	높음(5%)	중등도; 임산부에서 높음
만성 간염	없음	있음(5%-0%)	있음(80%)	5%에서 동시감염 80%가 중복감염	없음
보균자	없음	있음(백만 명, 미국)	있음	있음	없음
재발	있음	있음	지속성	모름	모름
암으로의 진행	없음	있음(25%-40%)	있음(25%-30%)	B형 간염보다 높지 않음	모르지만 없을 것으로 예상
간경화로의 진행	없음	40%	30%	중복감염에서 발생함	없음
바이러스의 매개물	대변	혈액/혈액 기원의 체액	혈액/혈액 기원의 체액	혈액/혈액 기원의 체액	대변
전염 경로	대변-구강 경로	피부경유 점막경유	피부경유 점막경유	피부경유 점막경유	대변-구강 경로
만성 간염	없음	있음	있음	있음	없음
예방	노출 전/후 예방접종	노출 전/후 예방접종	수혈자 선별검사; 위험행동개선	노출 전/후 예방접종; 위험행동개선	오염되지 않은 식수의 섭취

표 9-4. 급성 간염의 임상증상

전구기	오심, 구토, 권태, 식욕부진, 미열, 두통 같은 바이러스성 증상; 바이러스 노출 2주 후 증상이 나타나고 황달이 시작되면 사라짐
황달기	황달, 흑차색(dark tea-colored)을 띠는 소변이나 찰흙색의 대변, 간비대와 우측상복부 통증; 전구기 1-2주 후 시작되어 6주간 지속됨
회복기	노출후 약 6-8주가 지나 황달이 사라짐 간비대는 3개월까지 지속될 수 있음

가 된다. 예방접종은 A형 간염과 B형 간염에 대해서 가능하다. A형 간염 예방접종은 모든 만 1세 유아, 특정 국가의 여행객, 남성 동성애자, 정맥내 약물 사용자, 장기간 간질환을 앓고 있는 환자, 반복 수혈을 필요로 하는 환자(예: 혈우병), 그 밖의 위험에 노출된 사람들(예: A형 간염 환자의 동거자)에게 권고된다. B형 간염 예방접종은 출생 시부터 모든 영아와 접종 받지 않은 청소년, 위험성이 있는 성인들(예: 의료기관 종사자, 남성 동성애자, 정

맥내 약물 사용자)에게도 권고된다. 예방은 바이러스에 대한 노출을 줄이는 것(예: 혈액, 체액, 대변 등)을 포함한다. 한번 바이러스에 감염되면 바이러스를 파괴할 방법이 없다. 대부분의 A형 간염과 E형 간염은 치료 없이 회복된다. 다른 종류의 간염들은 면역반응(2장 참고)을 향상시키는 인터페론 주사 치료와 바이러스의 복제를 줄이는 항바이러스 약물치료를 받을 수 있다. 그 밖에 휴식, 적절한 영양섭취(고탄수화물, 고단백, 비타민이 풍부한 식사), 충분한 수분섭취, 복부천자(복부에 축적된 체액을 흡인(aspiration)), 간이식 등이 치료에 포함된다.

■ 간경화

간경화(cirrhosis)는 만성, 진행성, 비가역적인 간의 광범위한 손상으로 간기능을 저하시킨다[그림 9-14].

간경화는 간염과 간염을 일으키는 인자들(예: 알코올, 간독성 약물들, 자가면역 질환)에 의해 발생한다. 미국에서는 만성 알코올 남용이 가장 흔한 원인이며 개발도상국에서는 간염이 가장 흔한 원인이다. 간의 손상은 섬유화, 간결절 형성, 혈류 감소, 담즙의 폐쇄를 일으켜 간부전을 유발한다. 간경화가 되기까지는 40년이 걸리며 원인 인자를 제거하더라도 계속 진행될 수 있다.

임상증상은 원인에 관련 없이 유사하게 나타나며, 간기능의 소실은 간부전을 의미한다[그림 9-15]. 간동맥과 간문맥이 흉터조직에 의해 수축되면서 압력이 상승한다(문맥고혈압, portal hypertension). 보통 식도와 복부에 정맥 울혈과 정맥류(4장 참고)가 발생한다[그림 9-16]. 압력이 상승함에 따라 같은 혈류 공급을 받는 인접장기(예: 비장, 췌장, 위)가 비대해진다. 특히 식도에서는 과팽창된 혈관을 따라 지연출혈 혹은 심각한 출혈이 발생할 수 있다. 식도 출혈은 사망률과 재발률이 높다.

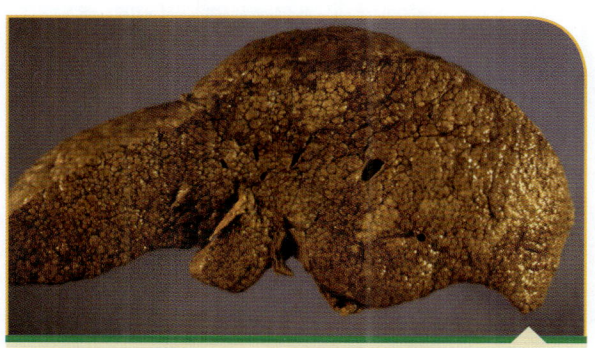

그림 9-14 간경화

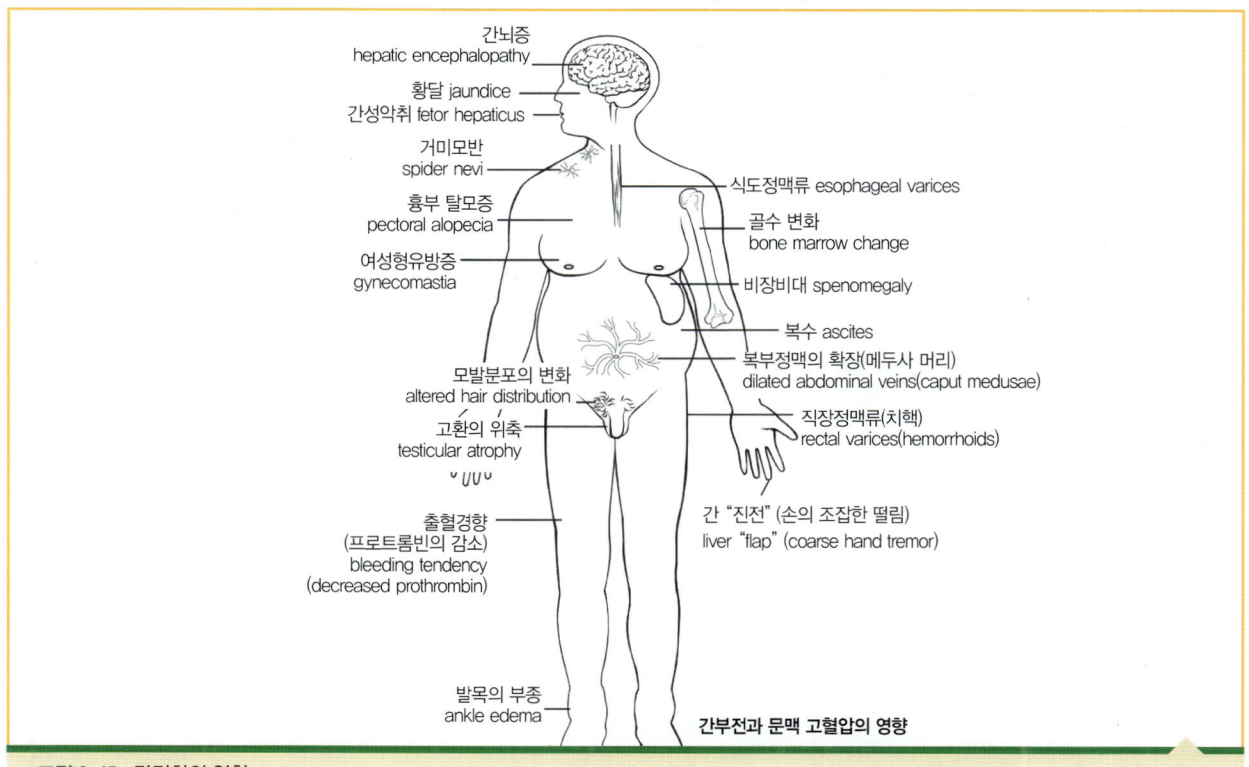

그림 9-15 간경화의 영향

문맥 고혈압은 복강으로 체액을 밀어내고, 손상받은 간이 충분한 양의 알부민(혈관 내의 체액균형을 유지하는 단백질(6장 참고))을 생성하지 못하여 복강 내에 체액저류가 발생한다.

단백질 대사의 변화는 단백 응고 인자들의 감소, 근쇠약, 고지질혈증을 유발하며, 당 대사의 변화는 고혈당증이나 저혈당증을 유발한다. 간에서 담즙이 축적되면 염증과 괴사를 일으키고, 담도계를 통해 소장과 연결되는 흐름에 이상이 생기면 담즙이 혈류로 들어가 **황달(jaundice)**을 유발한다. 담즙 없이는 지방이 소화되지 않고 지용성 비타민이 흡수되지 못하며, 대변은 찰흙색으로 변한다. 신장은 혈액 내의 과도한 담즙을 처리하기 위해 배출을 증가시켜 소변색이 검게 변한다. 과도한 담즙은 땀으로도 배출되어 피부에 축적된다. 이러한 담즙산염은 극심한 가려움증을 유발한다. 간기능이 저하되면 호르몬을 비활성화시킬 수 없게 되어 남성과 여성 모두에서 에스트로겐이 축적된다. 과도한 에스트로겐은 남성에선 여성화를 일으키고 여성에선 월경불순을 유발한다. 간이 혈액을 해독하는 기능이 사라지면 수많은 독소들과 폐기물들이 혈액 내에 축적된다. 특히 암모니아는 착란, 지남력장애, 손의 진전으로 나타나는 신경학적 장애를 일으킨다. 과도한 담즙은 궤양과 위장관 출혈을 유발할 수 있으며, 염증은 점막을 손상시킨다. 위장관 출혈, 고단백식이, 신부전, 감염은 단백 농도의 상승을 유발하고 단백 농도가 상승하게 되면 간성뇌증 발병을 가속화 시킨다. 간경화 환자에서는 생체방어가 약해지고 세균이 과도하게 증식하기 때문에 자발성 세균성 복막염이 발생할 수 있다.

진단에는 병력, 신체검진, 간생검, 복부 X-선, 간효소 검사, 위내시경, 응고 검사, 대변 검사(잠혈검사(occult blood)를 위해) 등이 있다. 간경화의 치료는 복잡하고 기저질환에 따라 달라진다. 간염과 관련된 간경화는 항바이러스제와 인터페론으로 치료하며 알코올, 약물, 간독성 약제를 반드시 피해야 한다. 합병증을 관리하고 최적의 건강을 유지하기 위해 영양 불균형(보통 완전정맥영양(TPN)을 시행)과 대사 이상을 바로잡는다. 담즙산결합제제는 담즙배출을 도울 수 있다. 문맥 고혈압은 수술적으로 션트(shunt)를 삽입하여 치료하고, 복수(ascites)는 수분제한, 저염량식, 이뇨제, 복수천자, 션트 등의 치료방법이 있다. 식도정맥류의 치료법에는 내시경밴드, 션트, 경화요법이 있다. 제산제와 위산억제제는 위장의 염증을 줄이는 데 시행된다. 간뇌증의 치료는 단백질 분해를 줄이는 것이며, 락툴로스는 완화제로, 대변으로 암모니아 배출을 증가시킨다. 항생제는 장세균무리를 억제해

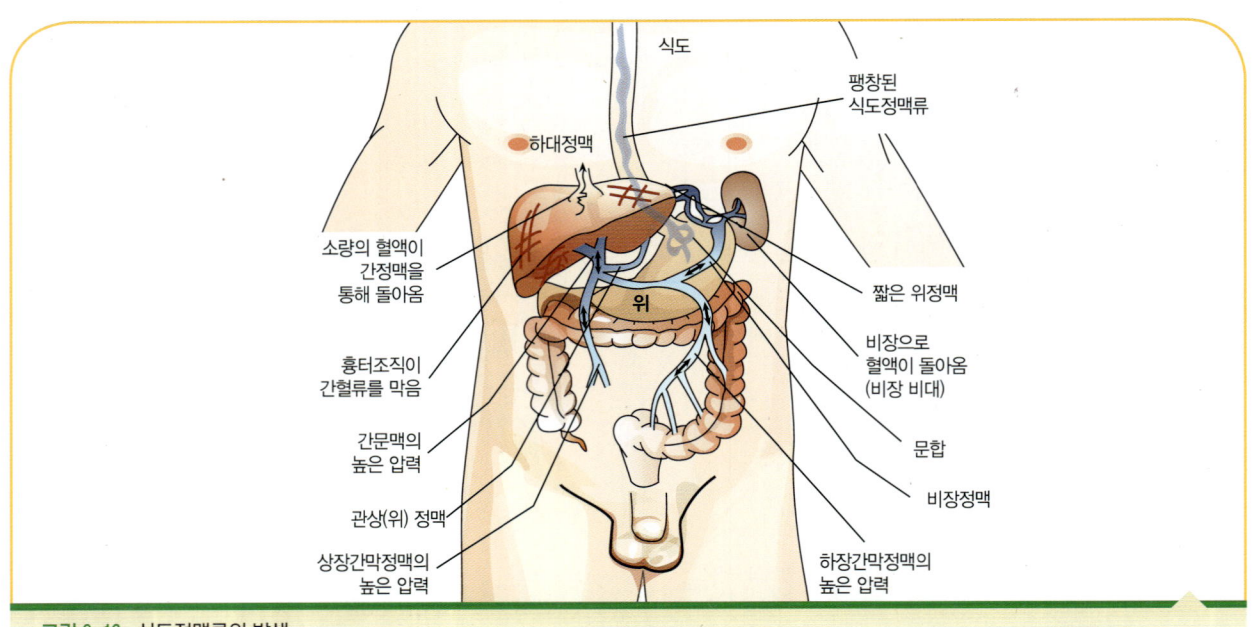

그림 9-16 식도정맥류의 발생

임상 사례

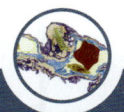

K.S.씨는 35살의 남성으로 5년간 노숙생활을 해왔고 감기증상과 복통을 호소하며 의료기관을 방문하였다. 수많은 문신과 피어싱을 한 모습이었고 정맥내 약물 사용, 많은 파트너와 무방비한 성접촉이 있었음을 밝혔다. 혈액검사에서 K.S.씨의 간효소 수치가 상승되어 있었고 몇몇 종류의 간염을 의심했다.

1. K.S.씨의 생활습관을 고려하였을 때 어떤 종류의 간염이 가장 가능성이 높은가?
   A. A형 간염
   B. B형 간염
   C. C형 간염
   D. B형 간염 또는 C형 간염
2. 간염을 감별진단할 수 있는 소견은?
   A. 대변에 바이러스 입자가 존재
   B. 특정 간염 바이러스가 혈액에 존재
   C. 특정 간염 바이러스에 대한 항체가 혈액에 존재
   D. 황달 증상이 나타남

검사에서는 K.S.씨가 B형 간염에 감염되었다는 결과가 나왔고 치료가 시작되었다. 2주 후 여자친구와 같이 방문하였으며 여자친구 또한 유사한 증상을 호소하였다.

3. 다음 중 여자친구의 증상을 설명할 수 있는 소견은?
   A. 둘이 같은 음식을 먹었다.
   B. 오염된 식수를 같이 섭취하여 바이러스가 유입되었다.
   C. 성적 접촉이나 약물투여를 통해 감염되었다.
   D. 생활환경이 좋지 않아 감염되었다.

내인성 암모니아 생산을 줄여준다. 간이식이 최선의 치료효과가 있으나 모든 환자에게 적용될 수 없다. 알코올 중독환자는 반드시 최소 6개월의 금주 기간을 거쳐야 이식을 고려할 수 있다. 이식 후 재발 가능성이 있는 간염(C형 보다 B형 간염) 환자나 암의 징후를 가진 환자들은 이식 후보자로 고려되지 않는다.

췌장 질환

췌장(pancreas) 질환은 아주 심각한 질병으로 발생하는 경우가 많다. 췌장은 호르몬을 유지함으로써 전해질, 수분, 당 조절에 중요한 역할을 한다. 췌장에 영향을 주는 상황들은 개인의 건강에 중대한 결과를 초래한다. 담낭은 췌장과 밀접한 관계를 형성하고 있어 흔히 췌장질환의 영향을 받는다.

췌장염

췌장염(pancreatitis)은 췌장의 염증으로 급성, 만성으로 발생할 수 있다. 췌장염의 원인에는 담석증(급성 원인으로 가장 흔함), 알코올 남용(만성 원인으로 가장 흔함), 담도계 이상, 간독성 약물, 대사 이상(예: 고중성지방혈증, 고혈당증), 외상, 신부전, 내분비의 이상(예: 갑상선항진증), 췌장암(pancreatic cancer), 관통형 소화성궤양 등이 있다. 췌장이 손상받거나 기능에 이상이 생길 경우 췌장효소(포스포리파아제A, 리파아제, 엘라스타아제)가 췌장 조직으로 흘러나와 자가소화를 시작한다. 트립신과 엘라스타아제는 활성화된 단백질분해효소로 리파아제와 함께 조직과 세포막을 분해하여 부종, 혈관손상, 출혈, 괴사를 유발한다. 췌장조직은 섬유화되고 외분비와 내분비의 변화를 일으켜 랑게르한스섬의 기능이상을 유발한다.

급성 췌장염은 응급질환[그림 9-17]으로 사망률이 20%에 달하며 고령, 동반질병이 있을 경우 사망률이 더 높다. 심각한 합병증이 발생할 수 있으며, 다음과 같다.

- 급성 호흡곤란 증후군(ARDS;5장 참고)(급성 췌장염이 생명을 위협할 정도의 화학물질의 분비를 촉진시킴)

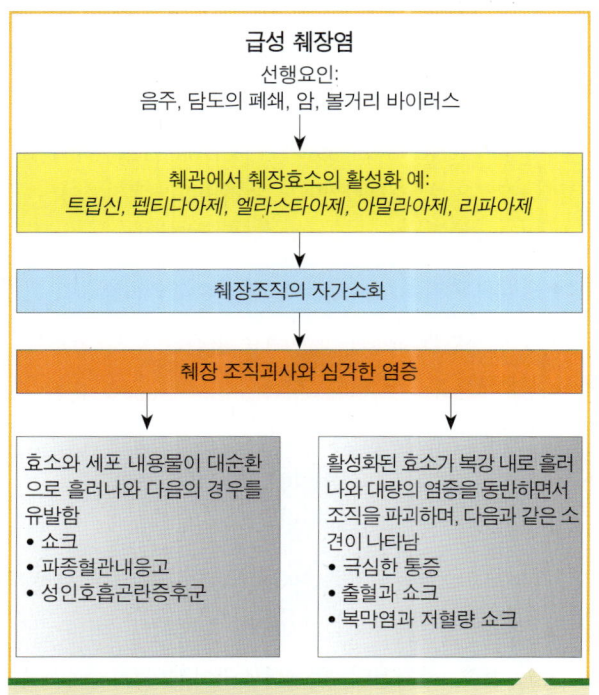

그림 9-17 급성췌장염의 영향

- 당뇨병(10장 참고)(만성 췌장염은 췌장의 인슐린 생성 세포를 손상시킬 수 있음)
- 감염(급성 췌장염은 췌장을 세균과 감염에 취약하게 만듦; 췌장의 감염은 심각한 질환으로 감염된 조직을 제거하는 수술 같은 집중적인 치료가 필요함)
- 쇼크(4장 참고)(감염과 여러 종류의 매개물질들이 쇼크를 촉진함)
- 파종혈관내응고(DIC)(3장 참고)(쇼크와 레닌-앤지오텐신의 활성화로 인한 신장 혈류 감소)
- 영양실조(급성, 만성 췌장염으로 소화와 흡수에 필요한 췌장 효소생성 저하; 음식물 섭취를 유지하더라도 영양실조와 체중감소가 발생할 수 있음)
- 췌장암(급성 췌장염에 의해 장기간 염증이 지속되면 세포의 돌연변이가 발생할 수 있음)
- 췌장가성낭(급성 췌장염에 의해 췌장액과 괴사 조직파편이 낭종에 모임; 크기가 큰 가성낭이나 농양이 파열되면 내부 출혈과 감염 같은 합병증을 일으킬 수 있음)

임상증상은 췌장염이 급성인지 또는 만성인지에 따라 다르다. 보통 급성인 경우 급작스럽게 증상이 나타나고 만성에 비해 정도가 심하다. 반면 만성인 경우 증상이 서서히 나타나게 된다. 환자의 예후를 위해 합병증의 발생을 유심히 관찰하는 것이 중요하다. 급성 췌장염의 임상증상은 다음과 같다.
- 등으로 뻗치는 상복부통증, 식후에 심해지며 앞으로 숙이거나 무릎을 가슴으로 당기면 통증이 완화되는 특징이 있음
- 오심과 구토   • 경미한 황달   • 미열
- 혈압과 맥박의 변화(증가하거나 감소할 수 있음)

만성 췌장염의 임상증상은 다음과 같다.
- 상복부통증   • 소화불량
- 이유없이 발생하는 체중감소
- 지방변증(기름기가 많은 지방질의 냄새나는 변)
- 변비   • 고창

진단에는 췌장염의 유무를 확인하는 검사들과 합병증의 발생여부를 확인하는 검사들이 시행된다. 이와 같은 과정은 병력, 신체검진, 혈청아밀라아제와 리파아제 농도, 혈청 칼슘 농도, 전체혈구계산(CBC), 간효소 검사, 혈청 빌리루빈 농도, 동맥혈가스(ABGs), 대변 분석(지질과 트립신 농도), 복부 X-선, 복부 컴퓨터단층촬영(CT), 복부 자기공명영상(MRI), 복부 초음파, 내시경 역행성 담췌관 조영술(담도계를 볼 수 있음)로 구성된다. 췌장염은 초기부터 치료를 시작해야 하며 합병증을 예방하기 위해 적극적인 치료가 필요하다. 췌장염 환자는 중환자실에서 집중적인 모니터링이 이루어져야 하고 이러한 모니터링에는 활력징후(체온, 맥박, 혈압, 호흡)를 자주 측정하고 섭취량과 배출량(보통 1시간 단위)을 정확하게 측정하는 것이 포함된다.
- 금식과 혈관내 영양(예: 완전정맥영양)으로 췌장의 부담을 줄이며, 경구영양은 유동식으로 시작하여 서서히 저지방식으로 함
- 경구영양이 시작되면 췌장효소제제를 보충함
- 정맥내 수액주사로 수분을 유지
- 오심과 구토를 줄이기 위해 코위관을 삽입하여 간헐적 흡인 시행
- 항구토제(구토가 생길 경우)
- 통증 조절(보통 정맥으로 마약을 주입)
- 제산제와 위산억제제
- 항콜린제(미주신경의 자극을 감소시킴, 위장관 운동을 감소시킴, 췌장효소 분비를 억제함)
- 항생제 치료(감염이 있을 경우)
- 인슐린(일시적인 또는 영구적인 췌장의 손상과 완전정맥영양에 의한 고혈당증 치료)
- 합병증의 발생을 감시하고 초기에 치료(예: 출혈 발생 시 수혈, 신부전 발생 시 투석, 성인호흡곤란증후군 발생 시 기도확보, 농양의 수술적 배농, 담도 폐쇄 치료를 위한 개복술)

하부위장관 질환

하부위장관의 질환은 경미한 것(예: 설사와 변비)부터 생명을 위협하는 것(예: 충수염과 복막염)까지 다양하다. 이러한 질환은 선천성(예: 복강질환) 혹은 후천성(예: 장폐쇄)으로 모두 발생할 수 있으며 병의 심각한 정도에 따라 대부분은 자연적으로 치유되거나 경미한 잔류 증상을 남기고 회복될 수 있다.

■ 설사

설사(diarrhea)는 빈도, 양, 변의 수분기 증가 같은 배변습관의 변화를 일컫는 말로 체액 분비(분비성)의 증가, 체액 흡수의 감소(예: 삼투성) 또는 위장의 연동운동(운동의 장애)의 변화가 생길 경우 발생한다. 설사는 급성, 또는 만성(4주 이상 지속)으로 나타날 수 있으며, 많은 요인들이 영향을 끼친다. 급성 설사는 바이러스나 세균 감염에 의해 발생 가능하며 특정약물(예: 항생제, 제산제, 설사제)에 의해서도 생길 수 있다. 원인에 따라 급성 설사는 보통 자기제어(self-limiting, 스스로 좋아짐)가 된다. 만성 설사의 원인들에는 염증성 장질환(예: 크론병과 궤양성대장염), 내분비질환(예: 갑상선 질환), 항암화학요법, 방사선 등이 있다.

임상증상은 기저 원인들에 많은 영향을 받는데. 소장에서 발생한 설사의 경우 대변의 양이 많고 무르며, 식사에 의해 유발될 수 있고 보통 우측 하복부의 통증이 동반된다. 대장에서 발생한 설사의 경우 대변의 양이 적고 빈도가 많은 것이 특징이다. 그리고 좌측 하복부의 통증과 경련을 동반한다. 급성설사는 보통 감염성 원인으로 복부 경련, 열, 오한, 오심, 구토를 동반한다. 혈액, 농, 점액 등이 변에 섞여 나올 수 있으며 이와 같은 증상들이 진단에 도움이 된다. 변에 혈액이 섞여 나오는 경우 **선혈(frank blood)**(밝은 적색의 피로 변의 겉 부분에 묻어 나옴), **잠혈(occult blood)**(소량이 변에 섞여 보이지 않음), **흑색변(melena)**(타르변으로 주로 상부 위장관의 과다출혈로 인해 발생) 등으로 나타난다. 또한 장음 증가 소견이 있을 수 있으며, 급성, 만성 여부에 상관없이 체액, 전해질, pH(보통 대사산증)의 불균형이 자주 발생한다(6장 참고).

설사의 진단은 기저 원인과 합병증의 발생 여부를 밝혀내는 것으로 병력(평상시 배변, 브리스톨 대변 도표[그림 9-18]), 신체검진, 배변분석(배양검사와 잠혈검사), 전혈구계산, 혈액 화학검사, 동맥혈 가스분석, 복부 초음파 등이 시행된다. 치료는 기저 원인에 따라 다양하며, 보통 감염에 의한 급성 설사는 금식을 할 경우 대부분 회복된다. 음식 섭취는 위장운동을 느리게 하며, 세균과 바이러스 독소의 증가를 유발하고 독소의 수치가 상승하면 설사가 더 심해진다. 음식물 섭취뿐만 아니라 지사제의 사용도 같은 이유로 금기시된다. 항생제는 감염 원인에 따라 필요할 수 있다. 비감염성 설사의 경우 지사제는 위장 운동을 느리게 하고 수분 흡수를 증가시킨다. 항콜린제, 항연축제 같은 추가적인 약물치료가 필요할 수 있다. 보통 경구섭취가 필요하다면 설사가 완화될 때까지 유동식이 처방된다. 이 경우 허용된 규칙적 식사보다 앞당겨진다. 섬유식을 섭취하는 것이 만성 설사를 조절하는 것에 이용되고 있다. 섬유질은 스폰지처럼 작용하여 과도한 수분을 흡수하고 변의 부피를 크게 만든다. 급성과 만성 설사 치료의 중요한 점은 수분 상태를 유지하고 전해질과 pH 불균형을 조절하는 것이다(6장 참고). 대변 실금의 경우 세심한 피부 관리가 필요할 수 있다.

■ 변비

변비(constipation)는 장내 배변이 원활하지 않은 증상으로 주로 배변 횟수의 감소와 배변 습관의 변화에 크게 영향을 주기 때문에 배변 습관에 관한 정보수집이 필요하다. 변비가 생기면 대변이 평상시보다 대장에 오래 머물게 되고 오래 머물수록 수분이 흡수되어 단단해지고 소화관을 통과하기가 어려워진다.

변비는 섬유질이 적은 식사, 적은 신체활동, 불충분한 수분섭취, 배변 참기, 지사제의 남용(장의 주름을 매끄럽게 만듦) 등에 의해 유발된다. 스트레스(교감신경계를 자극하여 위장 운동을 감소시킴)와 여행 또한 변비나 배변 습관의 변화를 일으킬 수 있다. 장 질환(예: 과민대장증후군), 임신, 특정 약물들(마약성 약제, 항콜린제, 철분 보충제), 정신질환(예: 우울증), 신경계 질환(예: 뇌졸중, 파킨슨 병, 척수손상), 대장암 등도 변비의 원인들이다. 변비는 배변 훈련을 하는 아동들 중 훈련을 하기에 미숙하거나 불안해하는 아동들에서도 빈번하게 나타난다.

변비에는 배변 중 통증을 수반하거나, 10분 이상 힘을 주거나 변을 밀어내는 운동을 지속해야 하는 경우, 3일 이상 장운동의 변화가 없는 경우가 포함되며, 장음의 감소가 동반될 수 있다. 크고 굵은 변은 특히 아동들에서 항문 점막층에 손상을 입히기 쉽다. 이러한 손상은 출혈과 항문열창으로 이어지며 만성변비는 pH 불균형(보통 대사성 알칼리증을 유발;6장 참고), 치핵(직장이나 항문이 붓거나 정맥의 염증 발생), 게실염, 매복, 장폐쇄, 누공 등으로 악화될 수 있다.

진단은 기저원인을 찾아내는 데에 초점을 두고 병력(평상시 배변 습관, 브리스톨 배변도표 [그림 9-18]), 신체검진(수지검사 포함), 복부 X-선, 상부 위장관 검사, 바륨 삼킴검사, 대장내시경(대장 내부를 관찰) 등이 시행된다. 치료는 개인의 배변 습관을 원래대로 되돌리고 변비의 발생을 예방하는 것이다. 여기에는 기저 원인의 치료가 포함되며 변비의 예방에는 다음과 같은 방법이 있다.

- 섬유질(예: 채소, 과일, 통밀)과 수분(특히 물과 주스) 섭취의 증가
- 신체 활동의 증가
- 배변 욕구가 생길 시 바로 배변
- 대변 연화제 복용(지질과 물을 결합시킴)
- 설사제와 관장 횟수의 제한
- 분변 매복을 손으로 제거(존재할 경우)

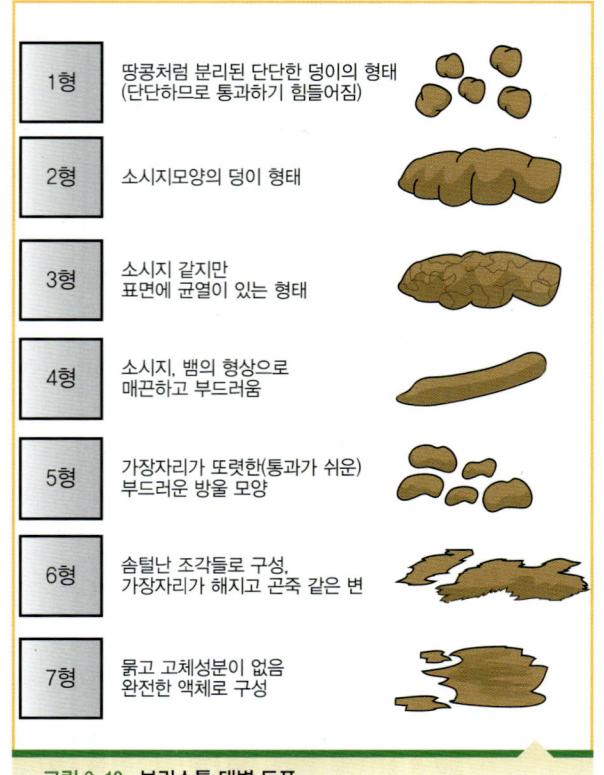

그림 9-18 브리스톨 대변 도표

▪ 장폐쇄

장폐쇄(intestinal obstruction)는 장 내용물이 소장(가장 흔함) 또는 대장에서 막힌 현상이다. 원인은 크게 기계적, 기능적 두 가지로 나눌 수 있고 기계적 폐쇄는 물리적 장애물, 기능적 폐쇄는 위장관의 기능이상에 기인한다. 기계적 폐쇄는 이물질, 종양, 장유착, 탈장, 장중첩증(장의 일부가 다른 장의 일부로 말려들어감), 창자꼬임(장이 비틀림), 협착, 크론병, 게실염, 히르슈슈프룽병(Hirschsprung's disease; 선천거대결장), 분변 매복[그림 9-19] 등이 원인이 된다. 종양, 장유착, 탈장이 소장에서 발생하는 기계적 폐쇄의 90%를 차지한다. 종양, 게실염(diverticulitis), 창자꼬임이 대장에서 발생하는 기계적 폐쇄의 가장 흔한 원인들이다. 마비성장폐색증(paralytic ileus)이라고도 불리는 기능적 폐쇄는 보통 신경계 질환(척수손상), 복부 수술 합병증, 생화학, 전해질 및 미네랄 장애, 복부 감염(복막염과 췌장염), 복부 혈액 순환의 장애, 신장과 폐의 질환, 특정 약물(예: 마약제제) 등이 원인이 된다.

장폐쇄는 원인과 발생 위치에 따라 갑작스럽게 또는 서서히 발생할 수 있고 부분적으로 또는 완전히 장을 막는 형태로 나타날 수 있다. 유미즙과 가스가 막힌 부분에 축적되고 지속될 경우 침, 위액, 담즙, 췌장 분비물 등의 축적이 시작된다. 이런 위장액의 축적은 혈청 전해질과 단백질의 상승을 유발하여 복부 팽만과 통증을 일으킬 수 있다. 장의 혈액 순환에도 이상을 일으켜 창자조임(intestinal strangulation), 괴사 등으로 악화될 수 있다. 장 내용물은 막힌 부분의 압력이 증가할수록 복부로 스며들기 시작한다. 이러한 합병증은 완전 폐쇄에서 더 잘 발생한다. 만약 완전 폐쇄를 치료하지 않을 경우 몇 시간 내에 쇼크나 심혈관허탈로 인한 사망에 이를 수 있다. 추가되는 합병증으로는 천공, pH 불균형과 체액 교란 등이 있다.

위장관 막힘에 의해 다음과 같은 임상증상[그림9-20]이 나타난다.

- 복부팽만
- 복부경련과 산통
- 오심과 구토(보통 위액이나 담즙)

- 변비
- 설사(막힌 주위를 통과하는 액체의 일부)
- 복명(가스가 이동하면서 들리는 장음; 기계적 폐쇄와 연관)
- 장 쇄도(강력한 장수축; 기계적 폐쇄와 연관)
- 장음이 감소하거나 사라짐
- 안절부절증, 발한, 빈맥 등이 발생, 쇠약, 착란, 쇼크로 이어짐

진단에는 폐쇄, 기저원인, 합병증 발생을 알아내는 방법들이 쓰이며 병력(평상시 배변습관 포함), 신체검진, 혈액 화학검사, 동맥혈 가스검사, 전체혈구계산, 복부 CT, 복부 X-선, 복부 초음파, S상결장내시경, 대장내시경 등이 포함된다. 치료는 기저 원인에 따라 달라지며 체액, 전해질, pH 불균형(6장 참고)을 회복시키며; 장감압, 장운동을 회복시키는 것 등이 포함된다.

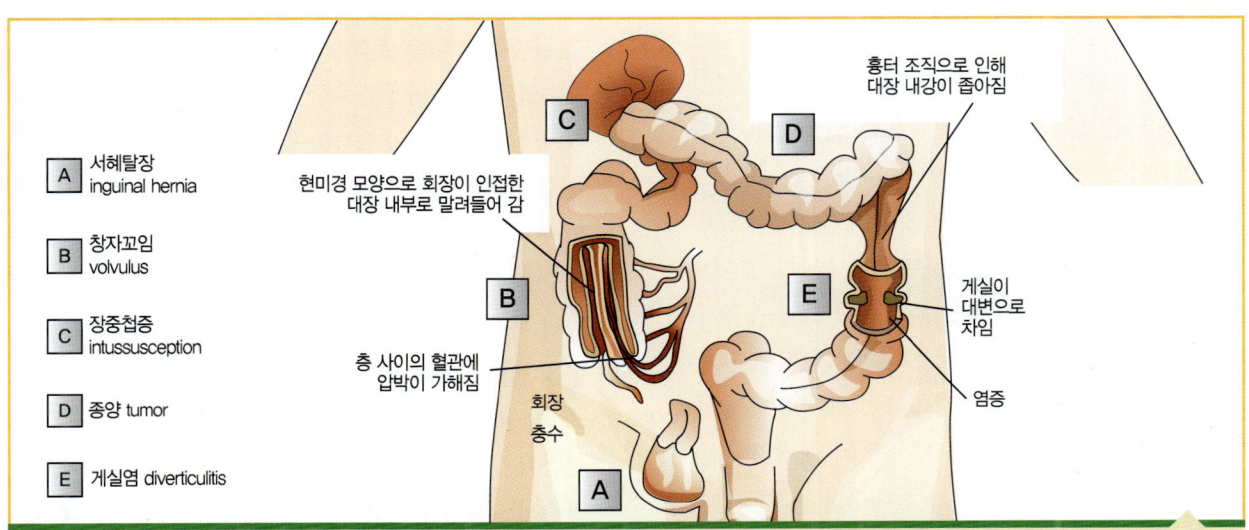

그림 9-19 장폐쇄 원인

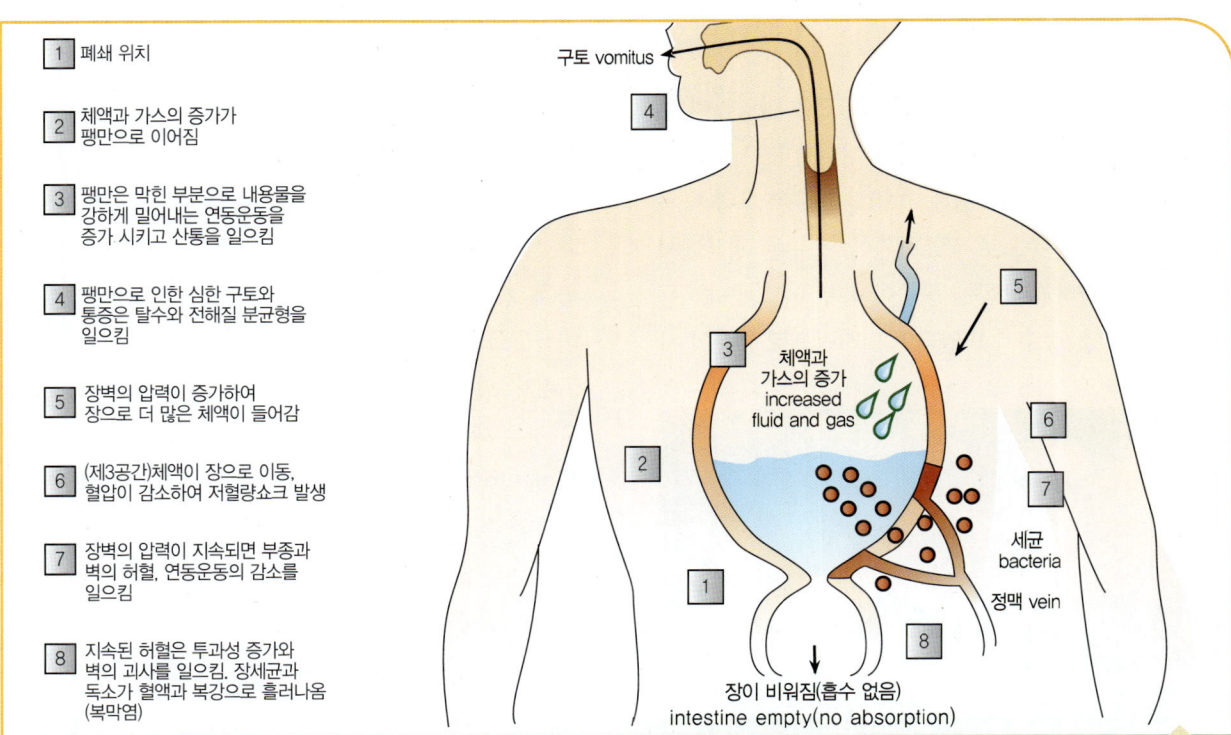

그림 9-20 장폐쇄의 영향

코위관을 삽입, 간헐적으로 흡인을 시행하면 장을 감압시키고 구토를 줄일 수 있다. 환자는 금식을 하여야 하며 장의 기능이 회복될 때까지 완전정맥영양을 유지해야 한다. 보행은 연동운동(peristalsis)을 회복시키는 데 도움이 된다. 설사제는 대부분의 경우 폐쇄가 회복될 때까지 투여해선 안된다. 수술은 기계적 폐쇄를 완화시키기 위해 흔히 시행된다.

충수염

충수염(appendicitis)은 벌레 모양을 한 충수[그림 9-21]의 염증으로 주로 감염에 의해 발생한다. 염증은 국소조직의 부종을 유발하고 이러한 부종으로 작은 충수의 구조가 막히게 된다. 충수 안에서 체액이 축적되고 미생물이 증식하면서 고름삼출물로 차고 늘어나 부어오른 벽이 주변 혈관을 압박한다. 이로 인해 혈액 공급이 원활하게 이루어지지 못하여 허혈과 괴사가 발생한다. 충수안의 압력이 상승하면 세균과 독소가 주변 구조물로 밀려나온다. 세균이 빠져나오면 농양과 복막염(peritonitis)이 발생하게 되고 괴사가 심해지면 괴저로 악화된다. 충수 안의 압력이 계속 증가하면 파열, 천공으로 이어지고 내용물이 방출되며, 이로 인해 치명적일 수 있는 복막염으로 악화된다.

임상증상은 충수염의 특징적 발병기전을 반영하며 무증상부터 급성, 중증까지 다양하게 나타난다. 날카로운 복통이 발생하고 서서히 심해지며(12-18시간) 우측 하복부(맥버니점)의 통증으로 국소화된다. 충수는 정상에서도 구조가 다양하기 때문에 통증이 복부 어느 곳에서든 발생할 수 있다. 충수가 파열되면 일시적으로 통증이 사라지지만 복막염이 진행될수록 통증은 심해진다. 오심, 구토, 배변 습관의 변화가 충수염과 연관있을 수 있다. 다른 증상들은 염증과 감염의 과정을 반영한다(예: 열, 오한, 백혈구증가증). 환자는 복막염의 증상과 징후(예: 복부 경축, 빈맥, 저혈압)가 있는지 지속적인 감시가 필요하다.

신속한 진단과 치료는 환자의 예후와 직결된다. 진단에는 병력, 신체검진, 전체혈구계산, 복부 초음파, 복부 X-선, 복부 CT, 복강경 등이 시행된다. 충수염은 생명을 위협할 수 있는 질환으로 수술이 치료의 근간이 된다. 충수염은 미국 내에서 응급수술의 원인 중 가장 흔한 질환이며 파열 전에 수술하는 것이 중요하다. 파열 전 수술은 위험도가 낮은 복강경을 통해 이루어지며 파열된 상태라면 충수 조각과 감염성 물질들을 제거하기 위해 개복수술이 필요하다. 남아 있는 세균을 없애기 위해 많은 양의 복강 세척이 이루어진다. 개복된 자리는 감염의 위험을 줄이기 위해 열린 상태로 유지하였다가 이차적으로(2장 참고) 봉합될 수 있다. 농양을 배출하기 위해 관이 삽입될 수 있고 감염을 줄이고 예방하기 위해 장기간의 항생제 사용이 필요할 수 있다. 수술 전후로 통증 조절을 위해 진통제가 필요할 수 있으며 복강내압의 상승(힘주기, 기침)을 방지하기 위해 활동을 자제해야 한다.

복막염

복막염(peritonitis)은 복벽과 복부 장기를 덮고 있는 복막의 염증이다. 복막염은 보통 급성 증상으로 나타나며 치료는 기저 원인을 해결하는 것이다. 염증은 화학적 자극(예: 담낭이나 비장의 파열)으로 인한 염증 또는 직접적인 미생물의 침입(예: 충수염과 복막투석)에서 기인한다[그림 9-22]. 화학적 자극은 즉각적인 치료가 이루어지지 않을 경우 세균 침입으로 이어진다. 화학물질로 염증성 반응이 일어나면 장벽의 투과성이 증가되고 장내세균이 통과할 수 있게 된다. 장벽의 괴사나 천공은 장내세균의 침입 가능성을 높인다.

문제를 국소화하기 위해 염증성 반응과 함께 몇몇 보호기전들이 일어나고 이러한 기전들에는 두껍고 끈적한 삼출물을 만들어내 인접구조를 접착시켜 일시적으로

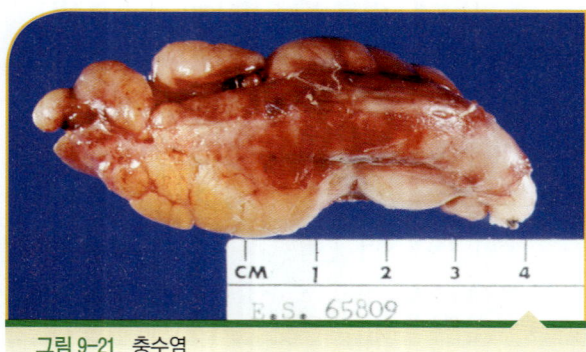

그림 9-21 충수염

밀봉하는 현상이 유발된다. 농양은 감염을 격리하는 과정에서 발생하는 하나의 형태이다. 염증에 대한 반응으로 연동운동(peristalsis)은 느려지고, 느린 연동운동은 독소와 세균이 퍼지는 것을 감소시킨다. 그러나 이러한 기전들은 진행을 늦추는 것에 지나지 않으며, 만약 기저 원인이 치료되지 않는다면 상황이 더 악화되고 패혈증과 쇼크로 이어질 수 있다.

임상증상은 염증과 감염의 진행과정을 반영하며 급작스럽고 중증으로 나타나는 경향이 있다. 복막염의 증상에는 복부 강직이 포함되는데, 이는 복막의 염증에 대한 반사작용으로 복부근육이 수축하고 판자같이 딱딱해지는 현상이다. 염증이 일어난 조직은 복부 압통과 통증을 일으킨다. 많은 양의 체액이 복강(제 3공간이라 부름)으로 흘러나오고 저혈량쇼크(4장 참고)로 이어진다. 이러한 체액에는 단백질, 전해질이 포함되어 있고 세균 증식에 적합한 상태이다. 오심과 구토는 장의 자극에 대한 흔한 반응이다. 지속적인 염증은 신경 전도에 장애를 일으켜 연동운동을 감소시키고 장폐쇄를 유발한다. 패혈증은 세균과 독소가 염증이 일어난 막을 통해 순환계로 이동하면서 발생한다. 감염으로 인해 열, 권태, 백혈구 증가증이 일어난다. 반드시 패혈증과 쇼크의 증상(예: 빈맥, 저혈압, 안절부절증, 발한)을 지속적으로 감시해야 한다.

복막염의 진단에는 병력, 신체검진, 전혈구계산, 복부 X-선, 복부 초음파, 복부CT, 복막천자를 통한 복막액의 분석, 복강경 등이 포함된다. 치료는 기저 원인에 따라 다양하다. 예후 또한 기저 원인에 따라 달라지며 초기의 적극적 치료에도 좌우된다. 치료에는 화학적 누출을 막고 감염된 체액을 배출해내는 수술적 방법이 흔히 필요하다. 특정 원인균에 대해 장기간 항생제 사용이 필요할 수 있고, 체액과 전해질 불균형의 교정이 시행될 수도 있다. 코위관 삽입을 통한 간헐적 흡인은 복부팽만을 줄이고 장폐쇄의 치료에 도움이 된다. 완전정맥영양은 복막염(peritonitis)이 회복될 때까지 영양상태를 유지하기 위해 필요하다.

■ **복강질환**

복강질환(celiac disease)(복강스프루라고도 알려진)은 유전성, 자가면역성, 흡수장애질환이다. 복강질환은 전적으로 아동기질환이지만 모든 연령에서 발생할 수 있다. 정

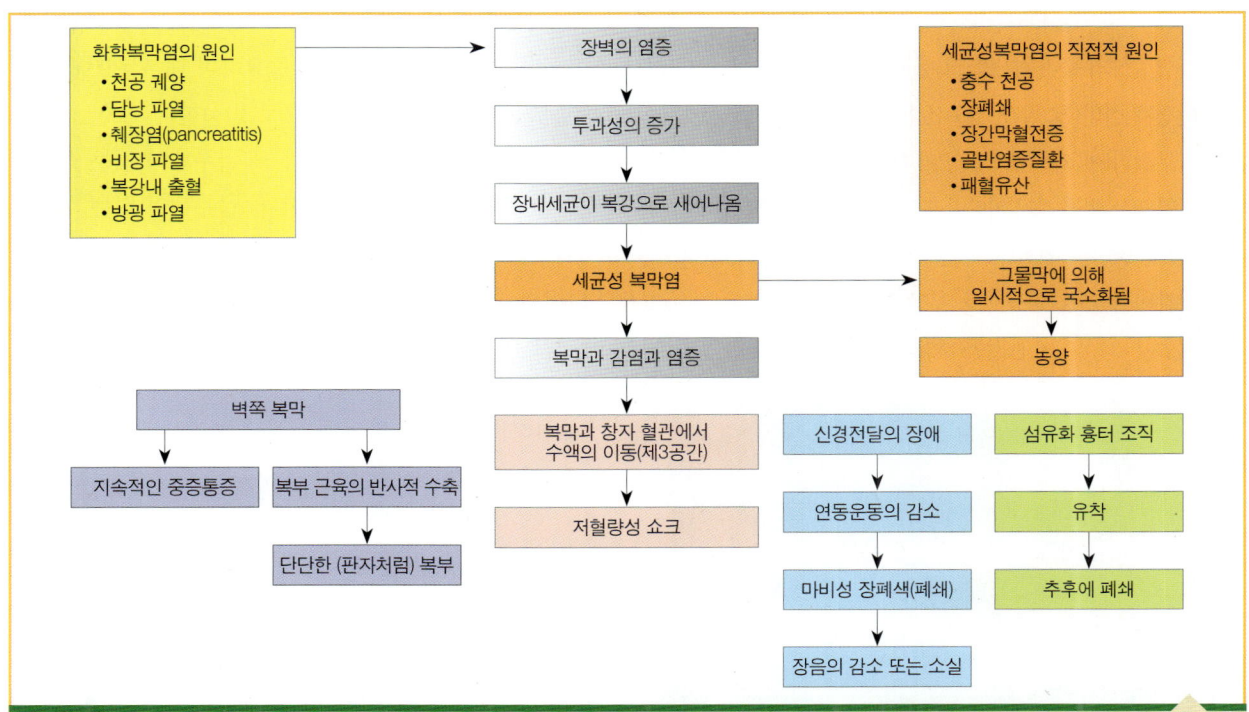

그림 9-22 복막염의 진행

확한 원인은 불명확하지만 백인과 여성에서 가장 흔하다. 열대스프루(tropical sprue)는 열대 지역, 특히 인도, 남아시아, 중앙 아메리카, 남 아메리카, 카리브해에서 주로 발생한다. 세균, 바이러스, 기생충, 아메바 감염이 원인으로 생각되며 평생 지속되는 복강질환과 달리 항생제 치료로 회복될 수 있다. 복강질환은 장효소의 결핍으로 글리아딘(글루텐 소화의 부산물)의 추가적인 소화가 없어 발생한다. 글루텐은 곡물(예: 밀, 보리, 호밀, 귀리)의 구성요소이다. 소화기능의 이상과 면역 활동의영향으로 장융모에 손상을 주는 독성 환경이 만들어진다. 융모는 위축되고 편평해져 효소 생성이 감소되고 영양분 흡수에 필요한 표면적을 유지할 수 없게 된다[그림 9-23]. 결국 복강질환과 연관된 영양실조는 비타민 결핍을 일으키고 뇌와 말단신경계, 뼈, 간, 그 외 장기로의 영양공급을 막는다. 이러한 영양분 결핍으로 다음과 같은 여러 질환을 동반한다.

- 근육통(근육의 통증)
- 뼈 질환(예: 골다공증, 척주측후만증, 골절)
- 치아 사기질(에나멜) 손상과 변색
- 창자암
- 우울증
- 아동의 성장과 발달지연
- 탈모
- 저혈당
- 구강 궤양
- 출혈성향의 증가(예: 멍, 코피)
- 신경계 질환(예: 발작, 말초신경병)
- 피부질환(예: 헤르페스 모양 피부염, 습진)
- 단일 또는 여러 가지 비타민 또는 무기질 결핍(예: 철, 엽산, 비타민 B$_{12}$, 비타민 K)
- 내분비질환(예: 월경 이상, 부신기능부전증)
- 빈혈
- 관절통(뼈와 관절)

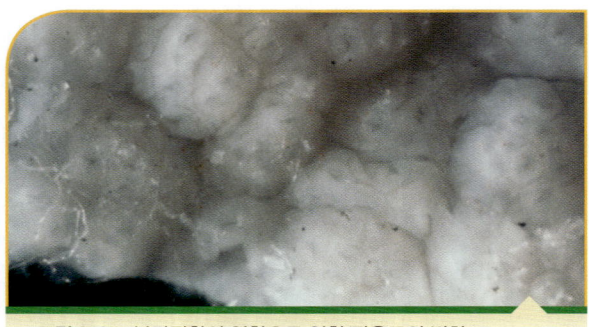

그림 9-23 복강질환의 영향으로 인한 장융모의 변화

임상증상은 개인마다 다르며 이로 인해 진단이 늦어질 수 있다. 영아에서의 임상증상은 보통 곡물이 식사에 포함되면서 나타나기 시작한다(4-6개월). 대부분 증상은 위장관에서 나타나지만 간혹 위장관증상이 전혀 없을 수 있다. 위장관증상이 없는 경우 과민성, 기면, 권태, 행동 변화 등으로 나타날 수 있다. 추가적으로, 복강질환 환자는 합병증 발생을 유심히 관찰해야 한다. 위장관 증상은 다음과 같다.

- 복통
- 복부팽만, 팽창, 가스, 소화불량
- 식욕의 변화(보통 감소함)
- 락토오스 불내성(진단 시 흔함; 보통 치료로 사라짐)
- 오심과 구토
- 지방변증
- 설명되지 않는 체중감소(진단 시 과체중 또는 정상 체중이더라도)

진단에는 병력, 신체검진, 십이지장 생검이 시행된다. 표준화된 혈액검사는 없지만 많은 검사들을 묶어서 하나의 복강혈액검사 패널로 쓰며 진단에 도움을 줄 수 있다. 이 패널은 면역글로불린 A 항체-근내막 항체, 면역글로불린 A 항글리아딘 항체, 탈아미노화 글리아딘 펩티드 항체, 면역글로불린 A 항조직 트랜스글루타미나제, 락토오스 불내성 검사, D — 자일로스 검사 등이 포함된다. 식단 관리가 치료에 중요하며 대부분(90%)은 글루텐을 없앤 식단에 효과적으로 반응한다. 또한 식단의 변화는 진단에도 도움이 된다 — 글루텐이 없는 식단으로 증상이 호전되는지 관찰한다. 글루텐이 없는 식단에서는 밀과 소맥제품을 제외한다. 글루텐이 식단에서 사라지면 장점막은 수주 내에 정상으로 회복한다. 증상이 식단으로 조절되더라도 환자의 창자암에 대한 위험도는 변하지 않는다. 그러므로 주기적으로 암 발생을 관찰해야 한다. 복강질환 아동과 아동의 부모들에게 장기적인 지지가 필요하다.

■ 염증성장질환

염증성장질환(inflammatory bowel disease, IBD)은 위장관, 주로 장에서 발생하는 만성 염증 질환으로 여성, 백인, 유대인, 흡연가에서 호발한다. 염증성장질환은 두 가지, 크론병과 궤양성대장염(ulcerative colitis)이 있다. 두 가지 모두 정도의 차이가 있을 수 있지만 악화와 호전의 반복을 특징으로 하는 질환이다. 정확한 원인은 밝혀지지 않았지만 유전적으로 자가면역과 관련이 있으며 감염에 의해 활성화된다고 추측된다. 면역 세포는 장의 점막(mucosa)에 위치하며 자극에 의해 염증매개물(예: 히스타민, 프로스타글란딘, 류코트리엔, 사이토카인)을 분비한다. 이러한 매개물은 위장관에 위치한 분비세포와 평활근세포의 기능과 신경활동의 변화를 유발하고 체액, 전해질, pH 불균형이 발생한다. 염증성 장질환은 심한 통증, 심신쇠약을 일으키며 생명을 위협하기도 한다. 두 가지 질환은 유사해 보이지만 차이점이 있다.

크론병

크론병(Crohn's disease)은 잠행성으로, 천천히, 점진적으로 진행되는 질환으로 아동에서 자주 발병한다. 크론병은 장벽 전층을 침범하며 궤양을 동반하는 염증을 특징으로 하며 장에서 군데군데 고르지 못한 부분적인 분포를 보인다. 이러한 분포와 궤양은 구역성 병변이라 부르며 정상조직 부위에 의해 분리되어 있다. 궤양은 결절(두터운 융기)로 나뉜 열창을 형성하며 장벽을 조약돌 모양으로 만든다. 결국 벽 전체가 두꺼워지고 단단해지며 장의 내강은 좁아지고 폐쇄될 수 있다. 유상피세포와 면역세포로 구성된 결절인 육아종은 만성염증이 원인이며 장벽과 인접한 림프절에 형성된다. 손상받은 장벽은 음식물을 처리하고 소화하는 기능을 잃고 또한 염증이 장의 운동을 자극하여 소화와 흡수를 감소시킨다. 크론병의 합병증은 다음과 같다.

- 영양실조
- 빈혈(특히 영양실조로 인한 철분 결핍)
- 누공
- 유착
- 장폐쇄
- 천공
- 항문열창
- 체액, 전해질, pH불균형
- 성장과 발달지연(아동에서 발생)

크론병의 임상증상은 염증의 진행과 소화기능이상을 반영한다. 악화기간 동안에 심해지는 증상들은 다음과 같다.

- 복부경련과 통증(전형적으로 우측하복부에서 발생)
- 설사
- 지방변
- 변비(장의 내강이 좁아지면서 발생)
- 촉지가능한 복부의 종괴(두꺼워진 장벽)
- 흑색변(궤양에서 출혈이 발생할 경우)
- 식욕부진
- 체중감량
- 염증의 징조(예: 열, 피로, 관절통, 권태)

진단에는 병력, 신체검진, 대변분석(배양과 잠혈검사 포함), 전혈구계산, 혈액화학검사, 복부 X-선, 복부 CT, 복부 MRI, 바륨검사(삼킴, 관장), S상결장내시경, 대장내시경, 생검이 포함된다. 치료는 영양 보충, 증상 조절, 합병증의 최소화 등이 포함된다.

식단의 관리는 (1) 잔류물이 없는, 고열량, 고단백 식단 (2) 경구 영양보충(예: 엔슈어, 서스테칼) (3) 종합비타민 보충제 (4) 완전정맥영양(질환이 진행할 경우) 등이 포함된다. 약물치료에는 보통 (1) 지사제 (2) 아미노살리실산(5-ASAs; 경증, 중등도의 염증일 경우) (3) 글루코코르티코이드(중증도, 중증의) (4) 면역 조절인자(면역 반응을 줄이기 위해) (5) 생물학적 제제(치료에 반응없는 중증의 크론병의 치료) (6) 진통제 (7) 감염이 존재할 경우 항생제 등이 포함된다. 수술적 장절제는 질병이 진행하고 합병증이 발생하였을 경우 적용된다. 추가적으로 스트레스 관리(예: 운동, 명상, 깊은 호흡, 바이오피드백, 침술)와 지지요법(예: 집단치료와 상담) 등이 포함된다.

궤양성대장염

궤양성대장염(ulcerative colitis)은 10대, 20대에 발생하는 직장과 대장 점막의 진행성 질환이다. 염증은 상피의 소실, 표면의 미란, 궤양을 일으키며, 궤양은 직장에서 시작하여 대장 전체로 퍼진다. 궤양성대장염은 소장은 거의 침범하지 않는다. 점막은 염증, 부종이 나타나며 손상에 약해진다. 상피조직(특히 리버퀸움(crypt of Leberkün)의 바닥)의 괴사는 선와농양(crypt abscess)을 유발한다. 치유과정에서 육아조직이 만들어지나 조직은 손상받기 쉽고 출혈이 일어난다. 궤양은 합쳐지고 점막이 벗겨진 넓은 부위가 형성된다. 흡수가 이루어질 충분한 표면적이 없으므로 영양, 체액, 전해질, pH 불균형이 일어나게 된다. 궤양성대장염의 합병증은 다음과 같다.

- 영양실조
- 빈혈
- 출혈
- 천공
- 협착
- 누공
- 거짓폴립
- 독성거대결장(대장의 과대한 팽창에 의해 발생한 생명을 위협할 만한 질환)
- 결장직장암
- 간질환(담관의 염증과 흉터 생성으로 인해)
- 체액, 전해질, pH불균형

궤양성대장염의 임상증상은 염증의 진행과 소화기능 이상을 반영한다. 크론병처럼 이러한 증상들은 악화기간에 심해진다. 증상들은 다음과 같다.

- 설사(빈번함(하루에 20회), 혈액과 점액이 섞인 물변)
- 뒤무직(배변욕구와 연관된 직장의 지속적 수축)
- 직장염(직장의 염증)
- 오심과 구토
- 체중감소
- 염증의 징조(예: 열, 피로, 관절통, 권태)

궤양성대장염의 진단을 위해 병력, 신체검진, 대변분석(배양, 잠혈검사 포함), 전체혈구계산, 혈액화학검사, 복부 X-선, 복부 CT, 복부 MRI, 바륨관장, 대장내시경, 생검이 시행된다. 크론병과 유사하게 치료에는 영양보충, 증상조절, 합병증의 최소화가 포함된다. 식단관리는 보통 (1) 고섬유질, 고열량, 고단백 식단 (2) 경구영양보충(예: 엔슈어 또는 서스타칼) (3) 종합비타민 보충제 (4) 완전정맥영양 – 질환이 진행할 경우 등이 포함된다. 약물치료에는 보통 (1) 지사제 (2) 항연축제 (3) 항콜린제 (4) 아미노살리실산(5-ASAs)(경증, 중등도의 염증일 경우) (5) 글루코코르티코이드(중등도, 중증의 염증일 경우) (6) 면역 조절인자(면역 반응을 줄이기 위해) (7) 생물학적제제(치료에 반응 없는 중증의 궤양성대장염의 치료) (8) 진통제 (9) 감염이 존재할 경우 항생제 등이 포함된다. 수술적 치료(예: 회장창냄술, 결장창냄술)은 질환이 진행하고 합병증이 발생하였을 경우 적용된다. 추가적으로 스트레스 관리(예: 운동, 명상, 깊은 호흡, 바이오피드백, 침술)과 지지요법(예: 집단치료와 상담) 등도 포함된다.

■ 과민성장증후군

과민성장증후군(irritable bowel syndrome)은 위장관의 만성질환으로 스트레스로 인해 악화되는 특징을 갖는다. 과민성장증후군은 구조적으로 또는 생화학적 이상으로 설명되지 않으며 배변습관의 변화와 복통을 나타낸다. 과민성장증후군은 염증성장질환에 비해 심하지 않으며 염증성이 아니며 영구적인 장손상을 남기지 않는다[표 9-5]. 과민성장증후군은 남성보다 여성에 흔하다. 명확한 원인은 밝혀지지 않았지만 스트레스, 음식물(예: 초콜릿, 알코올, 유제품, 탄산음료, 채소, 과일), 호르몬 변화(예: 월경), 위장관 감염 등에 의해 발생한다고 추측된다. 과민성장증후군은 자극에 대한 장운동과 수축을 동반한 과도한 반응이다.

과민성장증후군 환자는 장평활근의 늘임과 통증에 대한 내성이 적어 보통 사람들에게 반응을 일으키지 않은 자극에 대해 반응이 일어나면서 발생한다. 과민성장증후군의 합병증은 치핵, 영양 결핍, 사회적 문제, 성관계 불편감 등이 포함된다.

임상증상은 개인마다 다르게 나타나며 스트레스와 기분장애(예: 불안과 우울)가 증상을 악화시키며 증상은 다음과 같다.

- 복부 팽만, 포만감, 방귀, 복부팽창
- 식사로 악화되고 배변으로 완화되는 간헐적 복통
- 만성적 빈번한 변비, 보통 통증을 동반
- 만성적 빈번한 설사, 보통 통증을 동반
- 혈액이 섞이지 않은 변, 점액이 섞일 수 있음
- 대변 못 참음
- 특정음식에 대한 불내성(보통 가스를 만들어내는 음식과 소르비톨, 락토오스, 글루텐을 함유)
- 감정불안
- 식욕감퇴

진단은 임상증상에 근거하여 다른 위장관질환과 심리적 질환들을 배제하면서 내려진다[표 9-6]. 진단 방법에는 병력(배변습관, 로마 III 표준 포함), 대변분석(배양, 잠혈검사 포함), 복강혈액패널, 복부 X-선, 복부 CT, 복부 MRI, 바륨검사(삼킴, 관장), S상결장내시경, 대장내시경, 생검이 포함된다. 치료는 증상을 조절하는 것으로 증상

표 9-5. 염증성장질환 과민성장증후군의 비교

염증성장질환 과민성장증후군의 차이점			
	염증성장질환		과민성장증후군
	궤양성대장염	크론병	
역학	급작스럽게 발병	서서히 발병	십대 후기 / 초기 아동
	호발연령 15-30/60	15-40	
	백인 > 아프리카계 미국인	여성 > 남성	여성 > 남성
	여성 > 남성		
병리소견	자가면역 가능성	자가면역 가능성	원인 모름
	감염 촉발 가능	감염 촉발 가능	자극과 내장과민성에 대한 장 반응 증가
	가족력 있음	유전적으로 촉발 가능	중추신경계의 지각 변화
	지속적, 불규칙한 결장과 직장의 점막 표면의 염증	구역성 궤양	
		위장관 전체의 점막과 점막하층을 침범 : 50%는 소장 / 대장 / 협착 / 누공이 흔함	
증상과 징후			
복통	간헐적, 경미한 경련 압통	경련성 또는 지속성배꼽주위 또는 우측하 복부	날카로운, 타는듯한; 광범위하거나 좌측하복부
종괴	없음	흔함	없음
출혈	흔함	간혹 있음	없음
설사	혈액과 점액을 동반한 빈번한 설사	만성, 재발성, 혈액이 섞일 수 있음	보통 간헐적, 개인마다 증상이 다양
항문주위 병변	없음	3분의 1에서 항문주위 농양 또는 누공 발생	없음
체중감소	심한 설사 동반	흔함	없음
열 / 권태	심각한 악화 기간 동안	악화 기간, 농양 형성시	없음
심리적	장기간 투병의 결과	장기간 투병의 결과	스트레스가 심한 상황에서 악화
경과 / 예후	처음 발현한 환자의 75%-80%가 재발; 대다수는 경도에서 중등도 질환 대장암의 위험이 증가하기 때문에 발병 7-8년 후부터 정기적인 대장내시경 시행	재발, 진행성 보통 7년 후 누공이나 농양의 치료를 위해 수술이 필요함 수명이 줄어듦	만성, 간헐적 기능적 제한이 적음

표 9-6. 로마 III 표준

12개월 내에 다음과 같은 양상의 복통 또는 불편감이 12주 이상 발생할 경우 (연속으로 발생하지 않아도 됨)	과민성장증후군을 시사하는 증상들
❶ 배변으로 완화됨 ❷ 대변 빈도의 변화와 관련 ❸ 대변의 형태나 모양 변화와 관련	- 점액배출 - 복부팽창 복부팽만감 - 대변형태의 변화(덩어리. 딱딱하거나 무른 물변) - 대변주기의 변화(하루 3회 초과 또는 주당 3회 미만) - 배변의 변화(배변 시에 과도한 힘을 준다. 배변의 급박, 불완전한 배출감)

에 따라 달라진다. 약물요법에는 지사제, 설사제, 항연축제, 항우울제가 쓰이며 그 밖에 유발인자 피하기, 적절한 섬유질 섭취, 스트레스 관리(운동, 약물, 깊은 호흡, 바이오피드백, 침술과 같은 기술들), 지지요법(예: 집단치료와 상담, 심리치료) 등도 시행된다.

▪ 게실 질환

게실 질환(diverticular disease)은 **게실**(diverticula)의 발생과 연관된 질환으로 점막 단층이나 대장의 점막하층이 약해진 근육층을 통해 창자벽이 밖으로 주머니처럼 튀어나오는 현상이다[그림 9-24].

게실은 선천성 또는 후천성으로 발생 가능하며 만성 변비에서 섬유질이 적은 식단으로 인해 유발된다고 추측된다. 단단한 변을 움직이려는 지속적인 활동으로 근육층이 약해진다. 변을 내보내기 위해 장의 압력은 상승하고 장의 약해진 부위로 점막을 밀어내게 된다. 게실 질환은 섬유질이 풍부한 식사를 하는 개발도상국에서는 빈도가 적고 섬유질이 적은 식사를 하는 선진국에서 흔하다. 식단뿐만 아니라 안 좋은 배변습관(예: 힘주기, 배변 참기)도 게실을 유발할 수 있다.

게실 질환은 대부분 무증상으로 나타나며 우연히 발견된다. **게실증**(diverticulosis)은 무증상으로 보통 다수의 게실이 동반된다. **게실염**(diverticulitis)은 게실의 염증 상태를 말하며 보통 대변의 잔류가 원인이 된다. 게실염은 치명적인 폐쇄, 감염, 농양, 천공, 복막염, 출혈, 쇼크 등을 일으킬 수 있다. 게실염은 상태가 악화될 때까지 증상이 나타나지 않는 경우가 흔하다. 게실염이 생기게 되면 다량의 선혈이 통과하면서 복부경련 같은 증상들이 나타나게 된다. 출혈은 자연적으로 멈추기 전까지 수 시간에서 수일 동안 지속될 수 있다. 대부분(약 80%)의 게실염 환자는 한 번의 출혈을 겪는 경우가 많고 그 이상의 치료를 필요로 하지 않지만 지속적 또는 재발하는 출혈은 추가적인 처치가 필요하다. 출혈과 더불어 미열, 복부압통(보통 좌측 하복부), 복부팽만, 변비, 된변비(장폐쇄로 인한 중증의 변비), 오심, 구토, 복부종괴, 백혈구증가증 같은 증상들이 동반되기도 한다.

진단에는 병력, 신체검진, 대변분석(잠혈검사 포함), 복부 CT, 복부 MRI, 대장내시경, 바륨관장, 생검 등이 쓰인다. 치료에는 섬유질이 풍부한 식단, 씨앗이 들어간 음식이나 팝콘 등을 피하기, 적절한 수분 섭취, 바른 배변습관(배변 참지 않기, 힘주지 않기), 대변 연화제, 항생제(감염이 생긴 경우), 진통제, 결장 절제술 등이 포함된다. 활동성 출혈이 있을 경우 음식 섭취는 줄이는 것이 좋고 출혈량에 따라 수혈이 필요할 수 있다.

암

위장관계의 암은 위장관에서 또는 다른 곳에서 전이되어 발생한다. 중등도의 치료율(예: 결장직장암(colorectal cancer))을 보이지만 높은 사망률(예: 구강암, 췌장암 등)을 보이는 경우도 있다. 전형적인 암의 진단, 병기결정, 치료가 이용된다(1장 참고).

▪ 구강암

구강암(oral cancer)은 입안 어디서나 생길 수 있고 대부분 편평세포암종으로 혀나 구강저(mouth floor)에 발생한다[그림 9-25]. 약 75%가 흡연과 씹는 담배의 영향으로 생기며 알코올 섭취도 구강암의 위험도를 높인다. 바이러스 감염(특히 사람유두종바이러스), 면역저하 상태,

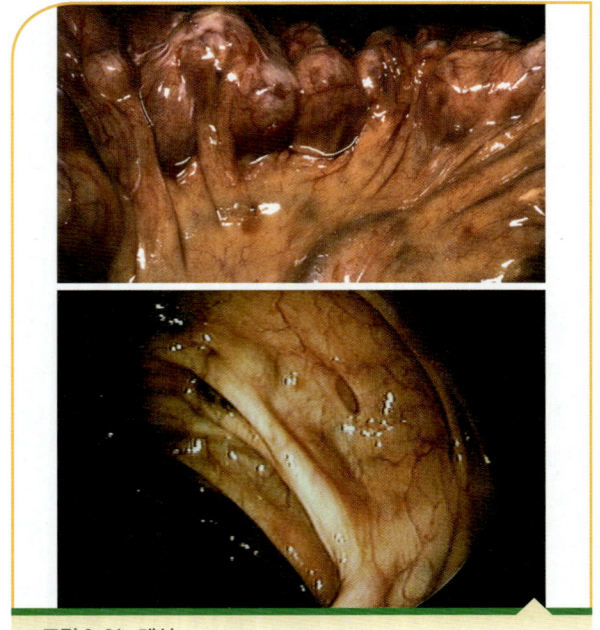

그림 9-24 게실

불충분한 영양, 안 좋은 치아위생, 만성적인 자극(예: 틀니로 인해), 자외선 노출(예: 구순암) 등도 위험인자에 포함된다. 구강암의 발생빈도는 1980년대부터 소폭 감소해오고 있다. 남성이 여성보다 두 배 가량 위험도가 높고 남성에서 발생한 암 중 구강암이 아홉 번째로 유병률이 높다(미국암학회(2010)). 유병률과 사망률은 아프리카계 미국인에서 가장 높지만, 전체 사망률은 1980년대부터 감소하고 있다. 초기 구강암은 치료효과가 좋지만 잠행성으로 진행하는 경향이 있어 대부분은 진행된 상태에서 발견된다. 5년 생존율은 50%이며 1990년부터 눈에 띄게 상승했다. 구강암은 보통 무통성, 백색으로의 색변화, 조직이 두꺼워지는 현상으로 시작하여 결절이나 궤양성 병변으로 진행된다. 다수의 병변들이 관찰될 수 있으며 이러한 병변들은 잘 낫지 않고 지속되며 쉽게 출혈하는 경향이 있다. 그 외에도 덩어리, 두꺼워짐, 입이나 목구멍 또는 혀의 쓰림, 음식물을 씹거나 삼키는 것의 어려움 등도 증상으로 나타날 수 있다. 구강암은 경부림프절과 식도로 전이되어 나타나는 경우가 종종 있으며 치료는 수술과 방사선치료가 주를 이루지만 병변의 위치에 따라 수술이 어려운 경우도 있다. 치료 후 씹기, 삼키기, 말하기 등의 능력을 향상시키기 위해 언어치료가 필요할 수 있다.

- **식도암**

구강암처럼 **식도암**(esophageal cancer) 또한 편평상피세포암으로 주로 남성에서 발생한다. 유병률은 일정 수준을 유지하고 있지만 사망률은 1980년부터 증가하는 추세이다. 미국암학회(2010)에 의하면, 남성에서 발생한 암 중 유병률로는 10위 안에 들지 못하지만 사망률은 일곱 번째로 높다. 원위부 식도가 가장 흔한 위치이며 만성적인 자극(예: 위식도역류병, 이완불능증, 열공탈장, 알코올 남용, 흡연과 씹는 담배)과 연관이 있다. 식도암은 식도의 둘레를 따라 자라 협착을 유발하거나 내강 안쪽으로 자라 폐쇄를 유발한다. 합병증은 식도폐쇄, 호흡부전, 식도출혈 등이 있다. 보통 초기에는 무증상으로 나타나기 때문에 진단과 치료가 늦어지는 경우가 많고 이로인해 예후가 나쁘다. 증상이 나타날 경우 주로 연하곤란, 흉통, 체중감소, 토혈 같은 증상으로 나타난다. 수술이 치료의 주를 이루지만 화학요법과 방사선 치료 또한 치료에 포함될 수 있다. 치료 후 언어치료가 필요한 경우도 있다.

- **위암**

위암(gastric cancer)은 몇몇 형태로 발생 가능하지만 선암종(궤양 병변)이 가장 흔한 형태이다. 유병률과 사망률은 1980년부터 감소하였지만 전 세계적으로 발생률이 높기 때문에(남성에서 두 번째, 여성에서 세 번째로 흔한 종류의 암) 다섯 번째로 사망률이 높은 암이며(세계보건기구, 2015) 특히 일본에서 유병률이 높다. 위암의 유병률은 남성, 동양계, 태평양 섬 거주자에서 높지만 사망률은 아프리카계 미국인에서 높다. 5년 생존률은 약 25%이며 염분이 많고, 소금에 절이거나, 식초에 절인, 보존식품(질산염과 아질산염을 함유한), 훈제요리의 섭취와 강한 연관이 있다. 섬유질이 적은 식단과 변비는 이러한 물질들에 대한 장벽의 노출 시간을 늘리기 때문에 위암의 위험을 높인다. 가족력, 헬리코박터균 감염, 흡연, 악성빈혈, 만성위축성위염, 위폴립 등도 위험인자에 속한다.

위암은 초기에는 무증상이기 때문에 진단과 치료가 늦어지는 경우가 많다. 증상이 있을 경우 다음과 같은 형태로 나타난다.

- 복통과 포만감
- 명치 불편감
- 촉지되는 복부 종괴
- 검은 변, 흑색변
- 심해지는 연하곤란
- 과도한 트림
- 식욕부진
- 오심과 구토
- 토혈
- 식후의 조기 포만감
- 의도치 않은 체중감소
- 쇠약과 피로

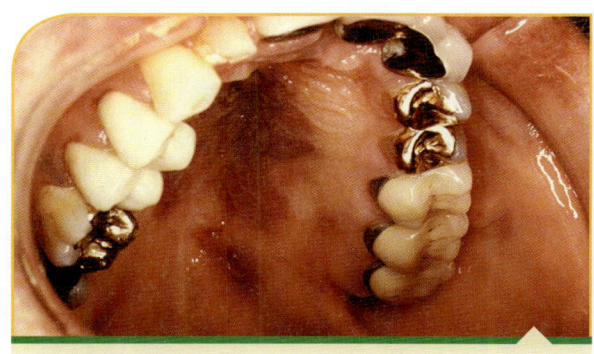

그림 9-25 구강암

위의 수술적 제거(위절제술)가 유일한 완치 치료이며, 화학요법과 방사선 치료가 추가적으로 시행될 수 있다. 영양보충(예: 완전정맥영양), 보조제(예: 비타민 B_{12}와 철분)가 치료 전후로 필요할 수 있다.

간암

간암(liver cancer)은 흔히 유방, 폐, 다른 위장관구조 등에서 전이되어 발생한다[그림 9-26]. 미국 내에서 원발성 종양은 드물지만 유병률과 사망률은 1980년부터 상승하고 있다. 세계적으로 간암은 남성 암 중 세 번째로 흔한 암이며 남성, 여성 모두로 보았을 때 네 번째로 높은 암사망률을 보인다(세계보건기구 2009). 대부분의 원발성 종양은 만성 간경화(cirrhosis)나 간염에서 기인한다. 간암은 남성, 동양계, 태평양섬 거주자에서 호발한다. 미국암학회(2010)에 따르면, 간암은 남성에서 여섯 번째로 높은 암사망률을 보이며 여성에서는 아홉 번째로 높은 암사망률을 보인다. 5년 생존율은 약 13%이다. 초기에는 무증상 또는 경미한 증상을 보이며 다른 간질환과 유사하게 나타난다. 증상들은 다음과 같다.

- 식욕부진
- 열
- 황달
- 오심과 구토
- 복통(보통 우측 상복부)
- 간비대
- 비장비대
- 문맥고혈압
- 부종, 제3공간 이동(수분이 조직이나 신체 내 공동에서 축적), 복수
- 신생물수반증후군(paraneoplastic syndrome, 암에서 기인한 증상과 질환들)
- 발한
- 체중감소

치료는 원발 병변의 위치와 암의 진행 정도에 따라 달라진다. 화학요법은 전이의 증거가 있을 때는 전신적으로 사용하며, 국소화된 종양일 경우 병변에 직접적으로 주입할 수 있다. 종양이 작을 경우 간의 한 구획을 수술적으로 절제(간절제술)할 수 있다. 만약 암이 간 전체에 퍼져있고 심각한 손상을 입혔다면 전이가 없다는 조건 하에서 간이식이 가장 좋은 치료이다. 간암의 그 외 비전형적인 몇 가지 치료 방법으로 동결절제법은 액체질소를 병변에 주입하여 극저온으로 암세포를 파괴시킨다. 고주파열치료는 전류를 이용하여 열로 암세포를 파괴시키는 방법이다. 순수 알코올을 종양에 주입하여 건조시켜 암세포를 파괴하기도 한다.

췌장암

췌장암(pancreatic cancer)은 공격적인 암(대부분 선암종)으로 인접장기(예: 위, 장, 비장, 간, 신장)를 빠르게 침범한다. 발생률과 사망률은 1980년부터 꾸준히 유지되어 왔고 미국암학회(2010)에 의하면 남성과 여성 모두에서 열 번째로 흔한 암이며 암사망률로 따지면 남성, 여성 모두에서 네 번째로 높은 암이다. 췌장암은 남성과 아프리카계 미국인에 호발한다. 다른 위험인자들에는 가족력, 비만, 만성 췌장염, 장기간의 당뇨병, 간경화(cirrhosis), 알코올 남용, 흡연 등이 있다. 5년 생존율은 5%에 지나지 않는데, 이는 증상이 나타나는 경우가 드물기 때문이다. 임상증상은 보통 충분히 진행된 후에 그리고 전이가 될 때까지 잘 나타나지 않으며 진단과 치료가 늦어지게 된다. 임상증상은 다음과 같다.

- 황달
- 우울증
- 체중감소
- 고혈당
- 소화불량
- 식욕부진
- 영양실조
- 응고 경향의 증가
- 검은 요와 찰흙 색깔의 변
- 상복부 통증, 등으로 뻗칠 수 있음(암이 진행할수록 통증이 심해짐)

아직까지 췌장암에 효과적인 치료는 없다. 종양의 수술적 절제(휘플수술)가 권해지지만, 소수의 췌장암에서만 수술적 절제가 가능하다. 화학요법과 방사선치료는 보존적 치료로 또는 수술과 병행하여 시행된다. 담도가 막히는 경우 반드시 수술이나 내시경을 통한 시술이 필요하다.

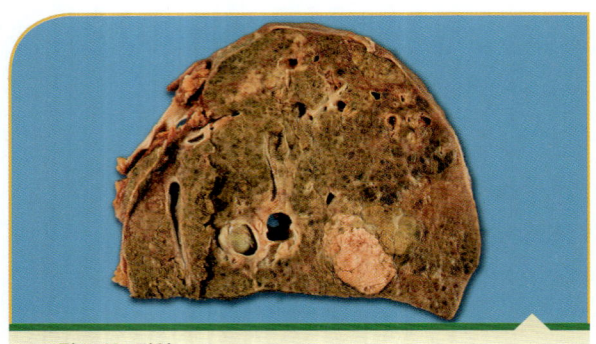

그림 9-26 간암

■ 결장직장암

결장직장암(colorectal cancer)은 흔히 샘종성폴립에서 진행하여 발생한다. 세계보건기구(2009)에 의하면 남성, 여성 모두에서 네 번째로 흔한 암이며 세계적으로 세 번째로 높은 사망률을 보이는 암이다. 미국암학회(2010)에 의하면 결장직장암은 미국 내에서 남성, 여성 모두에게 세 번째로 가장 흔하고 사망률이 높은 암이지만 1980년부터 감소하는 추세이다. 유병률과 사망률은 남성, 아프리카계 미국인에서 높고 5년 생존률은 대략 65%로 추정된다. 결장직장암과 연관있는 식습관은 고지방, 고칼로리 식품, 붉은 고기, 가공된 육류, 알코올의 섭취, 섬유질이 적은 식사이다. 다른 위험인자에는 가족력, 고령, 비만, 흡연, 적은 신체활동, 염증성장질환 등이 포함된다. 다른 위장관암처럼 결장직장암은 진행될 때까지 무증상으로 나타나는 경우가 많다. 증상이 생길 경우 다음과 같은 증상으로 나타난다.

- 장폐쇄
- 의도치 않은 체중감소
- 변이 얇아짐
- 하복부의 통증과 압통
- 설사, 변비, 그 외 배변습관의 변화
- 설명되지 않는 빈혈(보통 철분결핍)
- 혈액이 대변에 섞여 나옴(잠혈 또는 선혈)

선별검사를 통해 예후가 극적으로 상승할 수 있다. 병변이 대장에 국한될 경우 5년 생존률은 약 90%에 이른다. 질병관리본부(2009)와 미국암학회(2010)에서는 남녀 모두 주기적인 결장직장암 선별검사를 50세부터 시작하도록 권고한다(위험인자가 존재할 경우 더 일찍 시행). 이러한 선별검사와 검사 주기는 다음과 같다.

- 대장내시경을 10년마다 시행
- 굴곡직장내시경을 5년마다 시행
- 민감도가 높은 대변 잠혈검사(3번 연속으로 대변검체를 얻어 잠혈을 확인)를 매해 시행

대장내시경은 증상이 있을 경우 진단적 검사로 쓰이며 다른 결장직장암 검사 결과가 모호하거나 비정상일 경우에도 시행된다. 추가적으로 대장내시경을 통해 초기(병기0) 암세포를 제거할 수 있다. 암 병기I 부터 III는 광범위 수술(결장 절제술)이 필요하며 화학요법과 방사선 요법은 병기에 따라 적용된다. 결장을 절제한 경우 결장창냄술(colostomy, 결장을 전환하는 수술로 결장을 복벽에 연결하여 출구를 만들고 주머니를 부착)을 필요로 할 수 있다. 재발하는 경우도 많아 장기생존율을 높이기 위해서는 생활습관의 변화(예: 식습관, 신체활동)와 추적 선별검사가 중요하다.

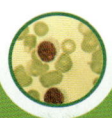

궁금증 해결

위장관계에 대한 궁금증들을 논의해본다.

궁금증 1. 흡연이 명치 쓰림을 완화시킨다.
실제로는 흡연이 명치 쓰림을 유발한다. 명치 쓰림은 하부식도조임근(lower esophageal sphincter, LES)의 이완으로 위의 산성 내용물이 식도로 역류하면서 발생한다. 식도염은 산의 역류가 증가하여 유발된다고 추측되며 흡연이 하부식도조임근(lower esophageal sphincter)을 이완시켜 역류가 증가하므로 흡연자에 호발하는 경향이 있다.

궁금증 2. 창냄술(ostomy) 후에 남성은 발기부전, 여성은 성적 기능의 장애를 가지게 되고 임신이 불가능하다.
창냄술은 보통 성적으로나 생식 능력의 장애와는 연관이 없다. 창냄술은 질환이 있는 소장이나 대장의 일부를 제거하는 방법으로 남아있는 장을 복부로 연결하여 열린 출구를 만드는 수술이다. 대변은 열린 출구의 피부에 부착된 주머니나 내부 주머니에 모이게 된다. 일부 광범위 창냄술을 받은 남성 환자에서 발기를 못하거나 발기 상태를 유지하지 못하는 경우가 있지만 대다수는 그렇지 않다. 음경에 분포하는 신경의 손상으로 일시적인 발기부전이 있을 수 있다. 여성에서는 창냄술이 성적으로 또는 생식기관에 손상을 입히지 않기 때문에 직접적으로 성적 문제나 불임을 유발하지 않는다. 통증이나 2세에 대한 왜곡된 상상이 일시적인 성적 문제를 유발할 수 있지만 보통 시간이 지나면서 사라지고 상담을 통해 해결될 수 있다. 여성에서는 자궁절제술을 받지 않는 한 아이를 가질 수 있다.

궁금증 3. 규칙적 배변은 매일 배변하는 것을 뜻한다.
정상적으로 배변의 빈도는 하루 3회에서 주 3회까지 다양하고 건강한 사람에서도 이보다 적거나 많은 빈도를 보이는 경우가 있다. 하지만 평상시 하루 1회 배변을 하는 사람이 하루 3회 배변을 한다면 비정상이라 할 수 있다. 정상, 비정상에 관한 기준은 개인의 평상시 배변습관과 비교하여 결정할 수 있다.

요약

위장관계는 음식물의 소화, 흡수, 제거의 역할을 한다. 신체활동과 항상성의 유지를 위해 필수영양소, 수분, 전해질을 얻기 위한 이러한 기능들이 필요하다. 위장관계 질환은 무해한 것부터 생명을 위협하는 것까지 다양하며 선천성, 감염, 구조적 혹은 암과 연관되어 나타난다. 위장관질환은 흔히 개인의 전반적인 건강에 영향을 주는 단기적 또는 장기적 영양결핍을 유발할 수 있다. 위장관의 건강 향상을 위해 균형 잡힌 식사를 포함한 식단관리에 주로 초점을 두고 있다.

사례연구 풀이

1. D
2. B
3. C

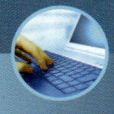

참고문헌

American Cancer Society. (2010). Cancer facts and figures 2010. Retrieved from http: //www.cancer.org/acs/groups/content/@nho/documents/document/acspc-024113.pdf

Centers for Disease Control and Prevention. (2007). Retrieved from http: //www.cdc.gov/mmwr/PDF/ss/ss5803.pdf

Centers for Disease Control and Prevention. (2009). Retrieved from http: //www.cdc.gov/ncbddd/bd/faq1.htm#CommonBD

Chiras, D. (2008). *Human biology* (6th ed.). Sudbury, MA: Jones and Bartlett.

Elling, B., Elling, K., & Rothenberg, M. (2004). *Anatomy and physiology.* Sudbury, MA: Jones and Bartlett.

Gould, B. (2006). *Pathophysiology for the health professions* (3rd ed.). Philadelphia, PA: Elsevier.

Madara, B., & Pomarico-Denino, V. (2008). *Pathophysiology* (2nd ed.). Sudbury, MA: Jones and Bartlett.

Professional guide to pathophysiology (2nd ed.). (2007). Philadelphia, PA: Lippincott Williams & Wilkins.

Resources

www.otolaryngology.emory.edu/GESR/1b.html (geriatric dysphagia tutorial)

www.cancer.gov

www.cancer.org

www.cdc.gov

www.mayoclinic.com

www.medlineplus.gov

www.mypyramid.gov

www.nih.gov

www.who.int

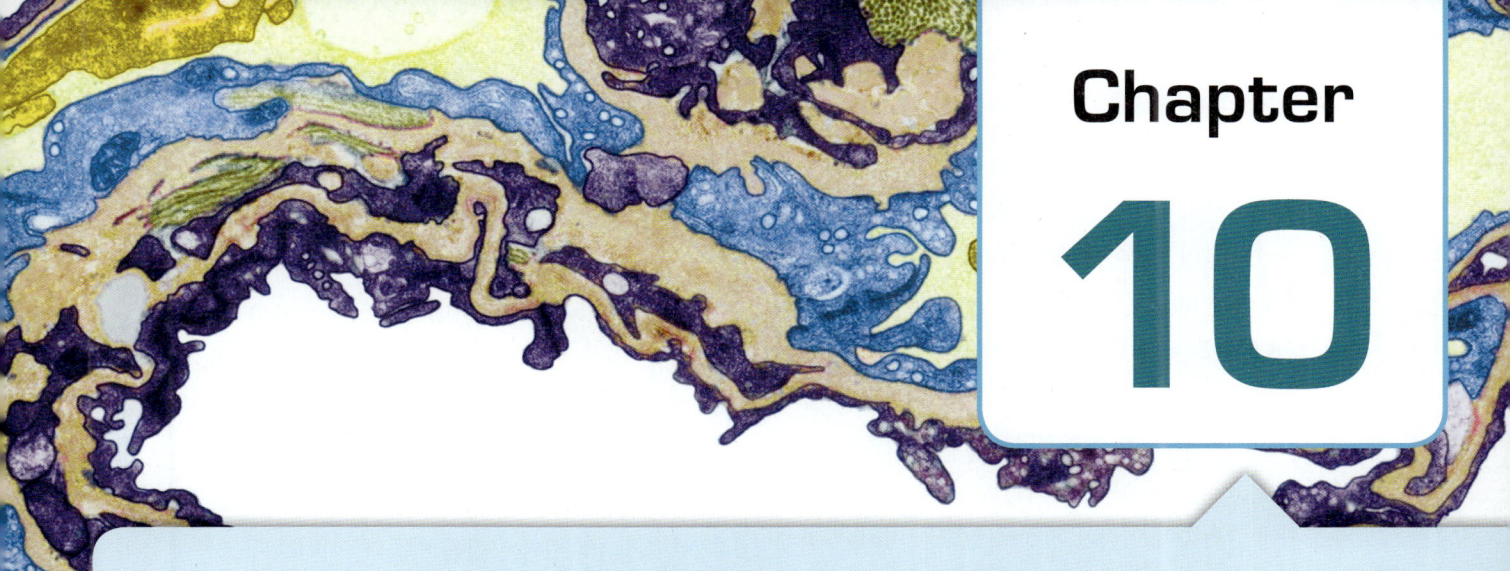

Chapter 10

내분비 기능
Endocrine Function

학습목표

- 정상 내분비 해부생리를 설명할 수 있다.
- 당뇨의 유형에 따른 차이를 설명할 수 있다.
- 갑상선 장애의 차이를 비교할 수 있다.
- 부갑상선 장애의 차이를 비교할 수 있다.
- 부신 장애의 차이를 비교할 수 있다.

주요 용어

갑상선(샘) thyroid gland
갑상선(샘) 자극호르몬 thyroid stimulating hormone(TSH)
갑상선(샘)저하증 hypothyroidism
갑상선(샘)종 goiter
갑상선(샘)중독(갑상선항진증) thyrotoxicosis
갑상선(샘)항진증 hyperthyroidism
거인증 gigantism
겉질(피질) cortex
고나도코르티코이드 gonadocorticoid
고프로락틴혈증 hyperprolactinemia
고혈당증 hyperglycemia
그레이브스 병 Graves' disease
그렐린 ghrelin
글루카곤 glucagon
글루코코르티코이드 glucocorticoid
난쟁이증 dwarfism
노르에피네프린 norepinephrine
뇌하수체 pituitary gland

뇌하수체저하증 hypopituitarism
뇌하수체항진증 hyperpituitarism
다뇨 polyuria
다식증 polyphagia
다음다갈증 polydipsia
당뇨병 diabetes mellitus(DM)
당뇨병케톤산증 diabetic ketoacidosis
대사증후군 metabolic syndrome
델타세포 delta cell
랑게르한스섬 islets of Langerhans
말단비대증 acromegaly
모낭 follicles
무기질코르티코이드, 광물코르티코이드 mineralocorticoid
베타세포 beta cell
부갑상선(샘) parathyroid gland
부갑상선(샘)저하증 hypoparathyroidism
부갑상선(샘)항진증 hyperparathyroidism
부갑상선(샘)호르몬 parathyroid hormone(PTH)

부신(콩팥위샘) adrenal gland
소마토스타틴 somatostatin
속질(수질) medulla
시상하부 hypothalamus
시상하부 뇌하수체 축 hypothalamicpituitary axis
아밀린 amylin
안구돌출증 exophthalmos
알도스테론 aldosterone
알파세포 alpha cell
애디슨병 Addison's disease
양성되먹임기전 positive feedback mechanism
에피네프린 epinephrine
엡실론세포 epsilon cell
요붕증 diabetes insipidus
음성되먹임기전 negative feedback mechanism
이자 폴리펩티드 pancreatic polypeptide
이자, 췌장 pancreas

인슐린 insulin
임신당뇨병 gestational diabetes
저혈당증 hypoglycemia
점액부종 myxedema
제 1형 당뇨병 type 1 diabetes
제 2형 당뇨병 type 2 diabetes
칼시토닌 calcitonin
코티솔 cortisol
쿠싱증후군 Cushing's syndrome
크롬친화세포종 pheochromocytoma
하시모토 갑상선(샘)염 Hashimoto's thyroiditis
항이뇨호르몬 부적절 분비 증후군 syndrome of inappropriate antidiuretic hormone(SIADH)
협부 isthmus

내분비계는 몸 전체에 호르몬과 화학 전달물질의 넓은 범위를 생산하고 분비하는 것을 담당하는 선(샘)으로 이루어져 있다[그림 10-1]. 이 호르몬은 여러 곳으로 이동하여 (1) 성장과 발달, (2) 대사, (3) 성적 기능, (4) 재생 (5) 감정 등 여러 과정을 조절하는 화학적 신호전달물질로서 역할을 한다. 호르몬은 표적 세포 내 또는 표적 세포의 표면에 있는 수용체에 결합하여 이러한 과정에 영향을 미친다. 호르몬은 적은 양으로도 세포 및 유기체에 큰 영향을 미칠수 있는 강력한 물질이다. 호르몬 수준의 미묘한 변화는 신체의 균형을 방해할 수 있다. 유전적 변화, 생활양식, 행동 및 종양을 포함한 다양한 원인으로 인해 호르몬의 부족 혹은 과도한 분비로 인한 특정 기능의 변화로 내분비계의 장애가 유발된다. 이러한 내분비 장애의 심각성은 쉽게 치료할 수 있는 가벼운 질환부터 생명을 단축시키거나 위협하는 것까지 다양하다.

해부생리

내분비계는 복잡하며, 여러 가지 신체 기능과 소통하는 제어 기전이다. 내분비계는 이러한 다면적인 통신 및 제어 작업을 조율하기 위해 호르몬을 사용한다. 몸 전체에 있는 내분비선은 호르몬을 생산하고 분비한다. 내분비라는 의미는 분비물질이 관을 통해서 분비되는 것(위장관의 외분비선 등; 9장 참조)이 아니라 혈류에 직접 분비[그림 10-2]되는 것을 말한다. 이러한 구조물에 추가하여, 생식선도 호르몬을 생산한다(8장 참조). 호르몬은 작용(예: 혈당을 조절하거나), 공급원(예: 뇌하수체 전엽) 또는 화학적 구조에 의하여 분류되거나 설명된다. (1) 지용성 스테로이드(예: 안드로젠, 당질 코르티코이드, 갑상선 호르몬), (2) 수용성인 단백질이나 폴리펩티드(예: 인슐린과 성장 호르몬), (3) 수용성 아민과 아미노산(예: 에피네프린), (4) 지방산 유도체(예: 프로스타글란딘)

선에서 분비된 이러한 호르몬들은 주로 **음성되먹임 기전**(negative feedback system)에 의해 통제되지만

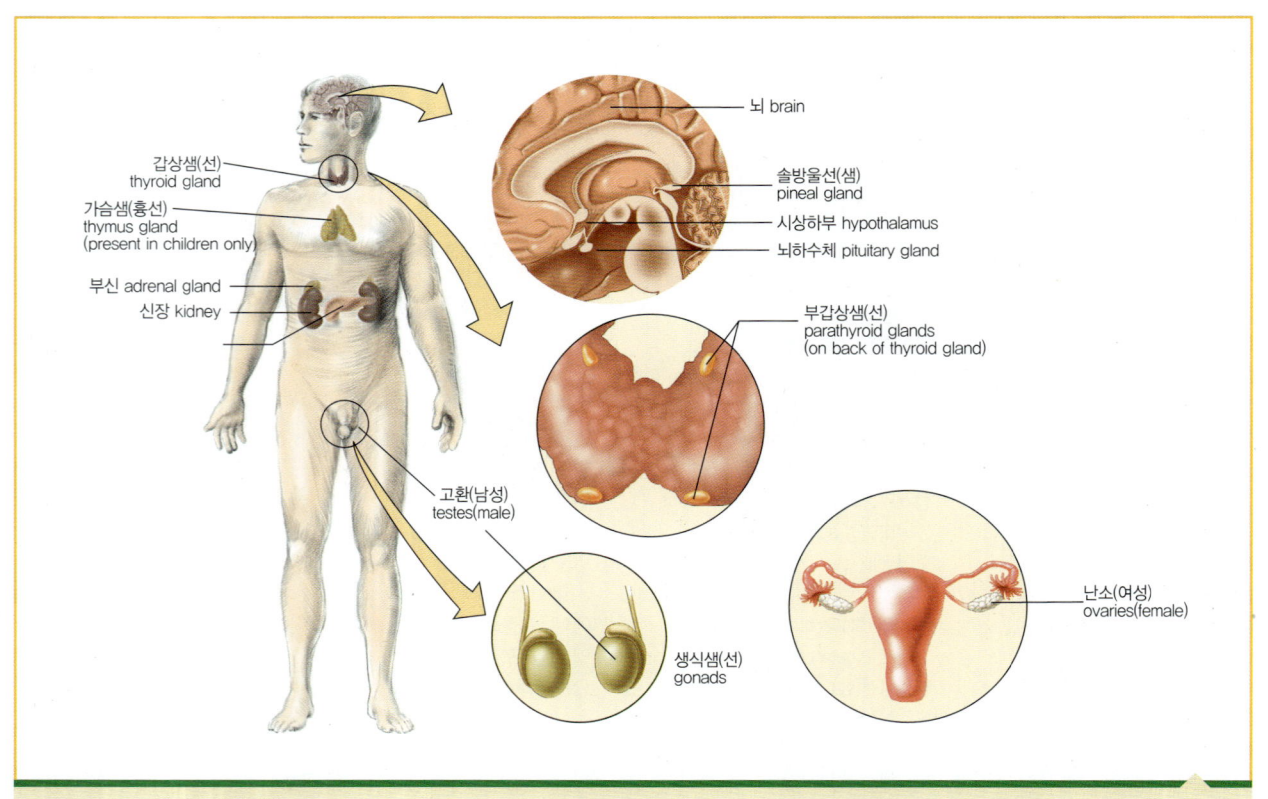

그림 10-1 인간의 내분비계

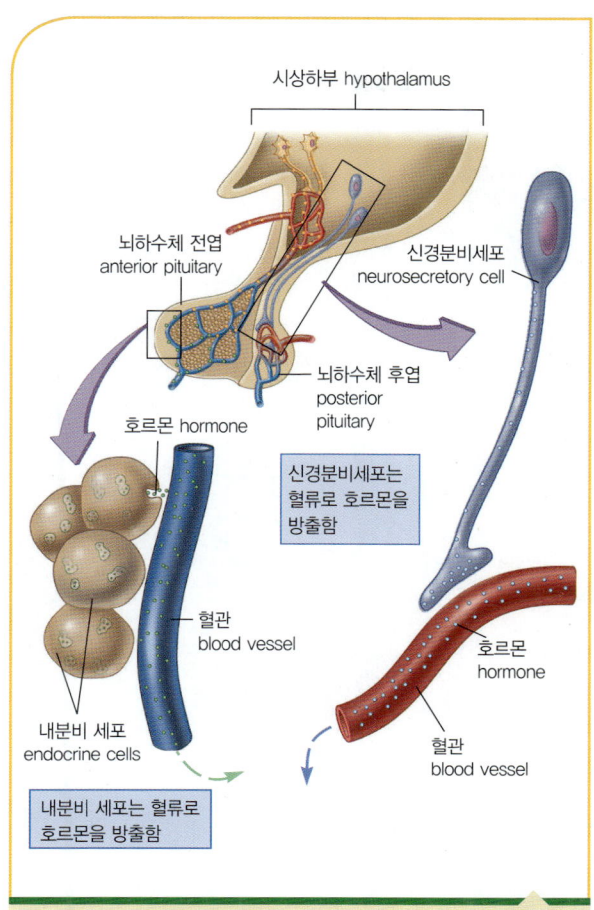

그림 10-2 내분비 호르몬 방출

양성되먹임기전(positive feedback system)에 의해 제어되기도 한다(1장 참조). 신경계와 다른 물질, 그리고 생체 리듬은 이러한 기전에 영향을 미칠 수 있다. 음성되먹임 고리에서, 생화학 과정의 최종 산물(이 경우 호르몬)이 자신의 분비를 억제한다. 즉, 호르몬 수준이 감소할 때 분비되고 수준이 증가할 때 분비는 멈춘다(예: 인슐린은 혈중 포도당 수준에 반응하여 분비됨). 내분비계에서 양성되먹임 고리는 드물고 한 호르몬이 다른 호르몬의 생산을 자극할 때 발생한다(예: 출산 시 옥시토신의 분비). 자극호르몬은 다른 호르몬을 생산하기 위해 내분비선을 조절한다(예: 갑상선 자극 호르몬). 비자극호르몬은 직접 세포의 대사와 기타 활동을 활발하게 한다.

일단 선에서 호르몬을 분비하면, 호르몬은 순환계를 통해 다른 선과 조직에 있는 표적 세포에 작용한다. 많은 호르몬 신호는 지속적으로 이러한 표적 세포와 상호 작용을 하는데, 표적 세포들은 자신의 특정 호르몬에만 반응한다. 이러한 선택적 반응은 세포질 또는 세포막에 위치한 단백질 수용체에 의한 것이다. 호르몬이 표적 세포에 작용하면, 축적 효과를 예방하기 위해 간에서는 대사가 일어나고 신장에서는 호르몬을 배설한다.

▪ 뇌하수체와 시상하부

대략 완두콩의 크기인 **뇌하수체**(pituitary gland)는 뇌의 기저에 위치한다. 뇌하수체는 두 부분으로 나눌 수 있다 – 전방과 후방 뇌하수체. 뇌하수체는 종종 주분비선(masters gland)이라고 한다. 작은 크기에도 불구하고, 뇌하수체는 다른 신체 기능에 영향을 미치는 여러 호르몬을 분비한다[그림 10-3], [표 10-1].

표 10-1. 뇌하수체에서 분비되는 호르몬

호르몬	기능
뇌하수체 전엽	
성장호르몬	세포 성장을 자극. 아미노산의 흡수와 단백질 합성을 자극하는 성장호르몬이 있는 근육과 뼈가 일차적인 목적임. 또한 몸의 지방 분해를 자극
갑상선자극호르몬	티록신과 삼요오드티로닌의 방출을 자극
부신피질자극호르몬	부신피질 호르몬, 특히 당질 코르티코이드의 분비를 자극
성선자극호르몬	생식선에 의해 생식 세포 생산과 호르몬 생산을 자극
젖분비자극호르몬(프로락틴)	모유 생산을 자극
멜라닌세포자극호르몬	인간에서의 기능은 밝혀지지 않음
뇌하수체 후엽	
항이뇨호르몬	신장의 네프론에 의해 수분의 재흡수를 자극
옥시토신	출산하는 동안 가슴과 자궁 수축으로부터 우유의 방출을 자극

간뇌의 기저(바닥) 부분에 있는 **시상하부**(hypothalamus)는 뇌하수체를 조절한다. 시상하부는 신경계와 내분비계를 연결해준다. 시상하부는 호르몬, 영양, 이온 수준을 감시하는 수용체를 포함하고 있다. 이러한 수용체들이 활성화되면 방출 및 억제 호르몬을 분비하기 위해 시상하부에 있는 신경분비 뉴런을 자극한다[그림 10-2].

이 시상하부 호르몬은 뇌하수체 전엽에 의해 생산되는 호르몬을 조절한다(시상하부-뇌하수체 축). 뇌하수체 전엽과는 대조적으로, 뇌하수체 후엽은 그 부위에서 생성한 신경호르몬을 분비한다.

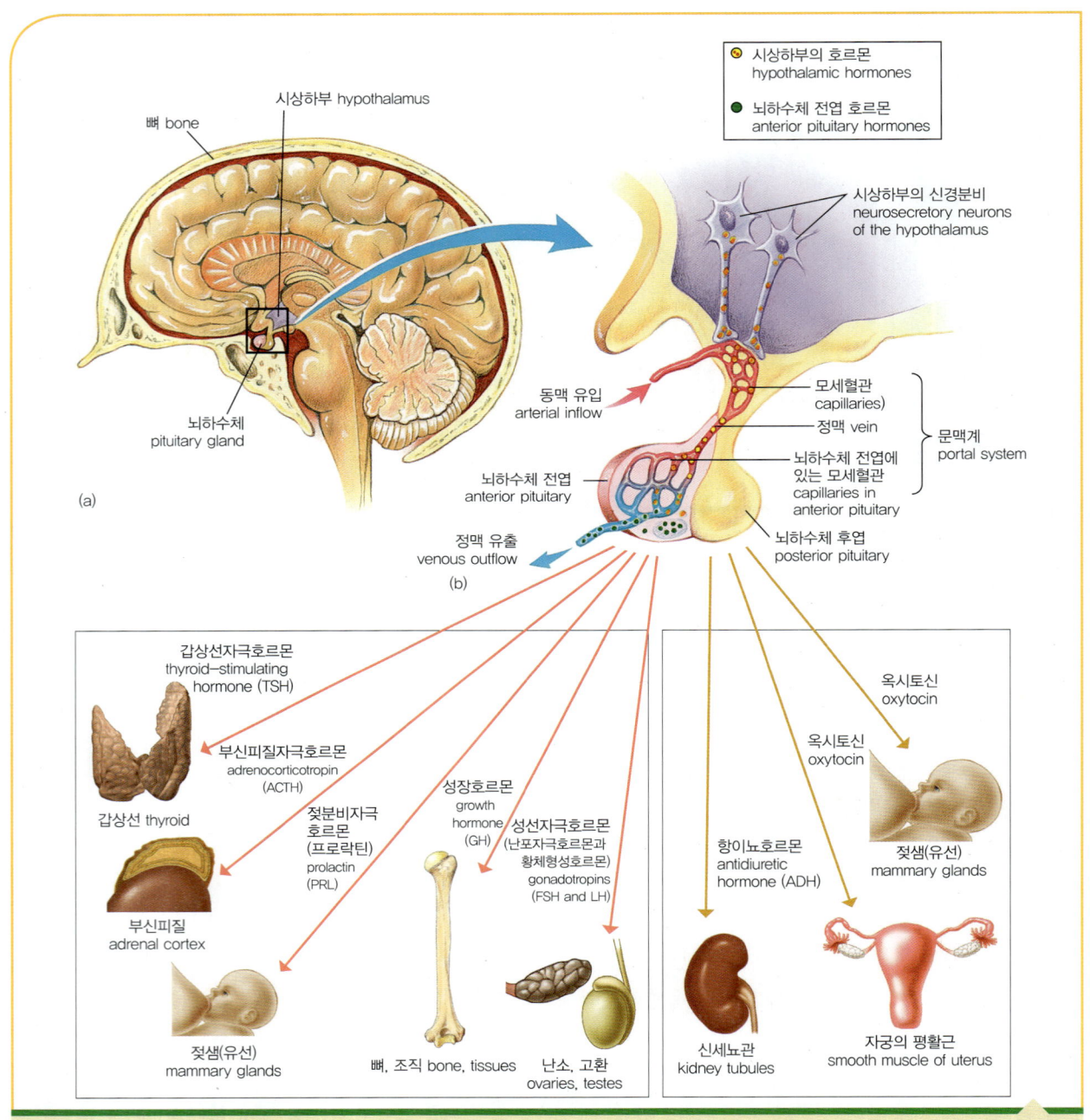

그림 10-3 뇌하수체
(a) 뇌하수체와 시상하부의 위치를 보여주는 뇌의 단면
(b) 뇌하수체의 구조: 방출 및 억제호르몬은 이들의 호르몬 분비에 영향을 주는 시상하부로부터 뇌하수체 전엽으로 문맥계를 통해 작용한다.

췌장

췌장(pancreas)은 외분비 소화기능(9장 참조)과 내분비 기능을 가지고 있다. 췌장은 위(stomach) 아래에 복막 안의 두 신장 사이에 자리 잡고 있다(복막 뒤 공간)[그림 10-4]. 내분비 기능은 췌장에 있는 많은 작은 선방(acini, 소화 효소를 생산하는 세포) 사이에 위치한 랑게르한스섬(islets of Langerhans)에 의해 이루어진다. 인간의 췌장은 약 백만 개의 랑게르한스섬을 포함하고 각 랑게르한스섬은 다섯 가지 유형의 세포로 되어 있다. 이러한 세포는 글루카곤을 분비하는 알파세포(alpha cells), 인슐린을 포함하는 베타세포(beta cells), 소마토스타틴을 분비하는 델타세포(delta cells), 췌장 폴리펩티드를 분비하는 PP세포(PP cells), 그렐린을 분비하는 엡실론세포(epsilon cells)이다. 혈중 포도당 수치가 떨어지면 글루카곤(glucagon)이 분비된다. 글루카곤은 혈중 포도당 수치를 높이기 위해 포도당으로 글리코겐의 분해를 자극한다. 인슐린(insulin)은 혈중 포도당 수치가 증가하면 분비된다. 인슐린은 혈중 포도당 수치를 감소시키기 위해 포도당의 세포 흡수를 자극한다. 아밀린(amylin)은 인슐린과 함께 베타세포에서 방출된다. 아밀린은 포도당을 조절하는 인슐린과 상승작용을 하는 관계를 가지고 있다. 췌장에서 소마토스타틴(somatostatin)은 인슐린과 글루카곤을 조절한다. 췌장 폴리펩티드(pancreatic polypeptide)는 다른 췌장의 활동을 조절하는 것으로 생각된다. 마지막으로, 그렐린(ghrelin)은 배고픔을 자극한다.

갑상선

갑상선(thyroid gland)[그림 10-5]은 후두 아래 목의 기저에 위치해 있다. 갑상선은 기관의 앞쪽 면에 걸쳐있는 조직대(지협)에 의해 연결되어 양쪽에 하나씩, 두 개의 엽으로 구성되어 있다. 갑상선은 여포(follicles)라고 하는 여러 가지 기능의 단위를 포함하는 혈관선(샘)이다. 이러한 여포는 세 가지 호르몬을 생산한다. (1) 티록신(T_4), (2) 삼요오드티로닌(T_3), (3) 티로칼시토닌(칼시토닌). T_3와 T_4(갑상선호르몬 순환의 95%)는 세포의 성장과 발달 뿐만 아니라 대사를 조절한다. 시상하부는 음성되먹임 기전을 사용하여 갑상선자극호르몬(thyroid-stimulating hormone, TSH)을 생산하기 위해 뇌하수체를 자극한다. TSH는 T_3와 T_4를 생산하기 위해 갑상선을 자극한다. 갑상선은 이 호르몬들을 합성하기 위해 요오드를 필요로 한다. 부갑상선호르몬과 함께 칼시토닌(calcitonin)은 혈중 칼슘 농도를 조절한다. 칼시토닌은 파골세포의 활동을 억제(뼈에서 칼슘 방출을 감소시킴)하고 골모세포의 활동을 자극(뼈에서 칼슘 침전물을 증가시킴)함으로써 혈중

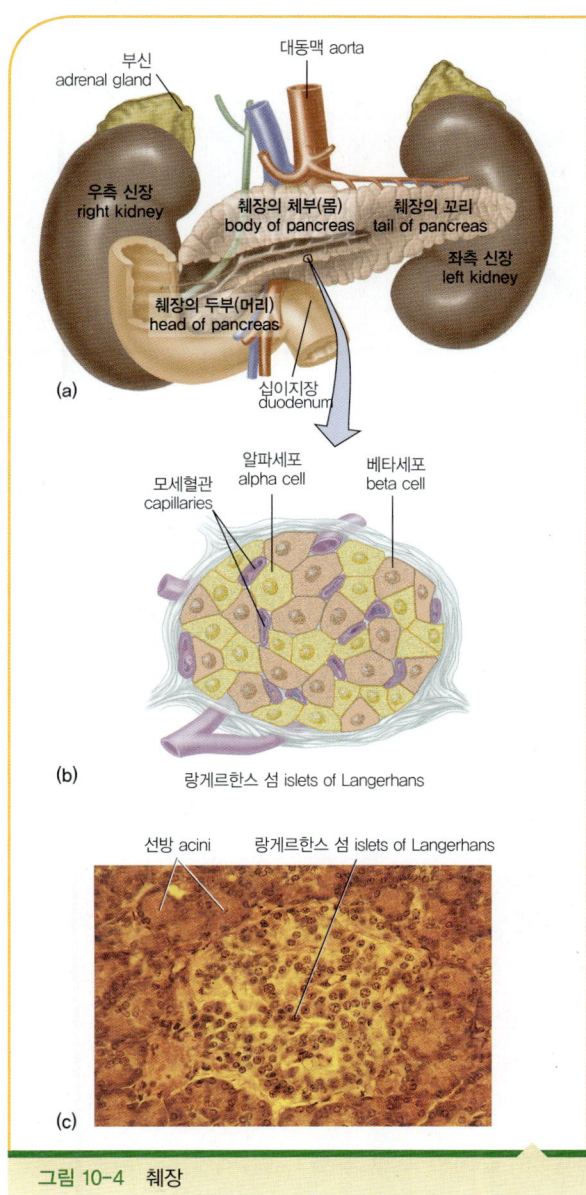

그림 10-4 췌장
(a) 췌장은 소화효소뿐만 아니라 인슐린과 글루카곤 두 가지의 호르몬을 생성한다.
(b) 호르몬은 랑게르한스섬의 특수세포에 의해 생성된다.
(c) 랑게르한스섬은 췌장의 소화효소 생성 세포의 매우 작은 무리인 선방들 사이에 위치한다.

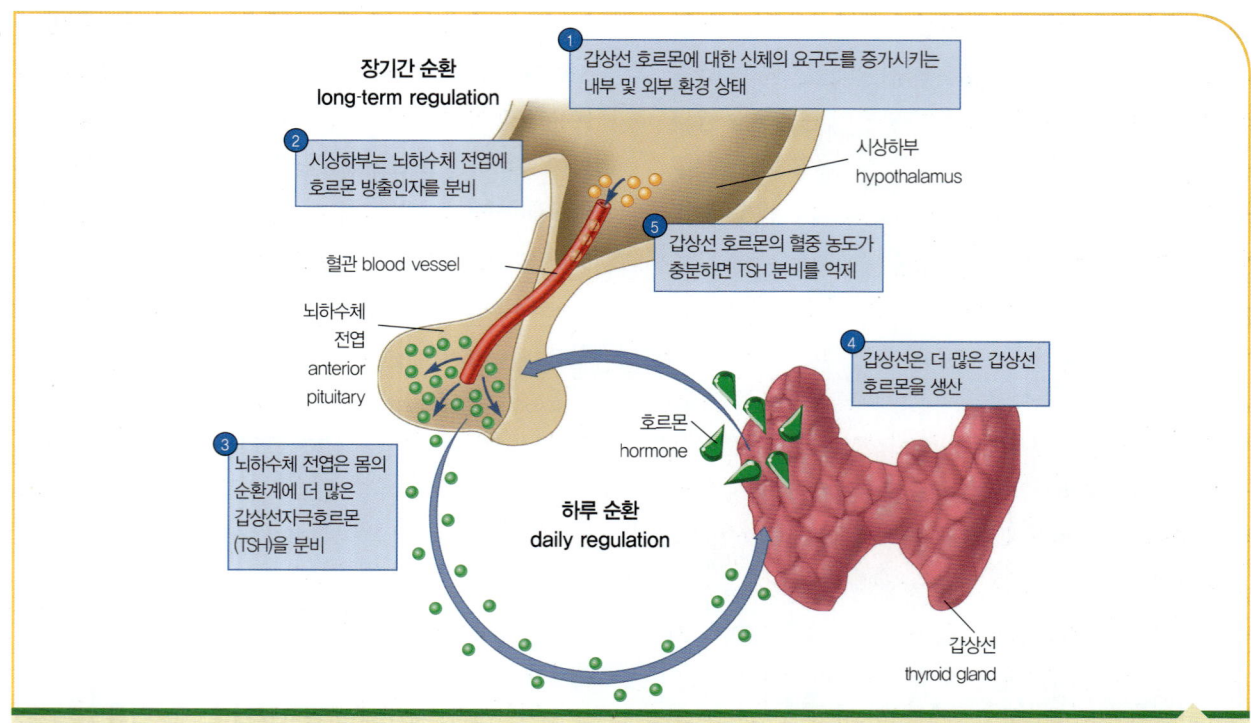

그림 10-5 갑상선(샘)

칼슘 농도를 바꾼다. 칼시토닌은 또한 음성되먹임기전에 의해 조절되고 혈중 칼슘 농도가 높을 때 분비된다.

■ 부갑상선

부갑상선(parathyroid glands)은 일반적으로 네 개이며, 갑상선의 후방 표면에 위치하고 있다. 각각의 부갑상선은 **부갑상선 호르몬**(parathyroid hormone, PTH)을 분비한다. PTH는 혈중 칼슘 농도를 조절하는 칼시토닌의 반대 작용을 하여 혈중 칼슘 농도가 떨어질 때 분비된다. PTH는 위장관과 신장에 있는 칼슘의 흡수를 증가시키는 것뿐만 아니라 파골세포의 활동을 증가시킴으로써 혈중 칼슘 농도를 올린다.

■ 부신

부신(adrenal glands)은 각 신장 위에 붙어 있다. 각각의 부신은 안쪽 부분인 **수질**(medulla), 바깥쪽 부분인 **피질**(cortex)로 되어있다. 시상하부는 부신의 두 부분에 영향을 미치나 그 기전은 서로 다르다. 부신의 피질은 시상하부와 부신피질자극호르몬과 관련된 음성되먹임기전에 의해 조절되고 수질은 시상하부로부터 신경자극에 의해 조절된다. 수질은 스트레스를 받는 동안 **에피네프린**(epinephrine)과 **노르에피네프린**(norepinephrine)을 생산한다. 에피네프린과 노르에피네프린은 교감신경계(2장 참조)의 투쟁도피반응(fight-or-flight response)을 중재한다. 피질은 다른 스테로이드를 생산하는 세 개의 영역으로 나뉜다. **무기질코르티코이드**(mineralocorticoids)는 부신피질의 바깥쪽에서 분비된다. 주요 무기질코르티코이드는 몸에 나트륨과 물을 보존하는 역할을 하는 **알도스테론**(aldosterone)이다. **당질코르티코이드**(glucocorticoids)는 부신피질의 중앙부에서 분비된다. 주요 당질코르티코이드는 혈중 포도당 수치를 증가시키는 **코티솔**(cortisol)이다. 마지막으로, **고나도코르티코이드**(gonadocorticoids)인 성 호르몬은 피질의 안쪽 부분에서 분비된다. 남성 호르몬(예: 안드로겐)과 여성 호르몬(예: 에스트로겐)은 부신피질에 의해 남녀 모두에서 최소한의 양이 분비되지만, 고환과 난소에서 분비되는 호르몬에 의해 그 효과가 감춰진다. 여성에서 안드로겐 분비의 남성화 효과는 난소로부터 에스트로겐의 수치가 감소하는 폐경 후에 분명해질 수 있다.

뇌하수체 장애

뇌하수체는 많은 호르몬을 조절하고 분비과정과 연관되어 있기 때문에 뇌하수체 장애는 심각한 결과를 초래할 수 있다. 종양(가장 일반적), 감염, 외상 및 괴사에 의해(대부분의 내분비 장애와 같은) 뇌하수체[표 10-1]와 연관된 호르몬 양의 증가 또는 감소로 인해 뇌하수체 장애가 발생한다.

뇌하수체저하증

뇌하수체저하증(hypopituitarism)은 뇌하수체가 일부 또는 전체 호르몬(예: 갑상선자극호르몬, 성장 호르몬, 부신피질 자극 호르몬(ACTH), 난포 자극 호르몬, 황(색)체형성호르몬, 프로락틴(젖분비) 멜라닌 세포 자극 호르몬, 항이뇨호르몬과 옥시토신)을 충분히 생산하지 못하는 상태이다. 그 결과 호르몬을 조절하는 선이나 조절 과정이 손상된다. 뇌하수체저하증은 아래를 포함한 일차적 또는 이차적인 원인에서 발생할 수 있다.

- 선천적 결함(예: 뇌하수체 저형성 또는 무형성)
- 뇌 또는 뇌하수체 외상(수술, 감염, 뇌졸중, 방사선, 또는 부상 등으로 인한 것일 수도 있음)
- 자가면역 상태(예: 뇌하수체염)
- 결핵
- 뇌하수체 종양
- 혈색소증 (과도한 철 흡수로 인한 상태)
- 조직구증 X(조직 손상을 초래하는 비정상적인 염증 상태)
- 유육종증(조직 손상을 초래하는 비정상적인 염증 상태)
- 시상하부 장애(단지 이차적인 원인)

뇌하수체저하증은 관련된 호르몬에 따라 여러 가지 조건에서 발생할 수 있으며, 심각성은 호르몬결핍의 정도에 달려있다. 이러한 조건 중 일부는 다음과 같다.

- **난쟁이증**(dwarfism)은 성장호르몬, 소마토트로핀, 또는 소마토트로핀 유리호르몬의 결핍에 의한 저신장[그림 10-6]
- **요붕증**(diabetes insipidus)은 결핍된 항이뇨호르몬의 수준에 의한 신장의 과도한 액체 배설

뇌하수체저하증은 갑자기 발생할 수 있는 점진적인 장애이지만 보통 천천히 발생한다. 임상증상은 크게 영향을 받는 호르몬과 그 변화의 정도에 따라 달라진다. 아래의 증상을 포함할 수 있다.

- 피로
- 두통
- 월경의 정지
- 불임(여성)
- 감소된 성욕
- 스트레스에 대한 낮은 내성
- 근력 약화
- 구역질
- 변비
- 체중 감소 또는 증가
- 복부 불편감
- 저온감수성
- 식욕 부진증
- 체모나 수염의 소실
- 시각장애
- 관절 강직
- 쉰소리
- 얼굴 부음
- 갈증

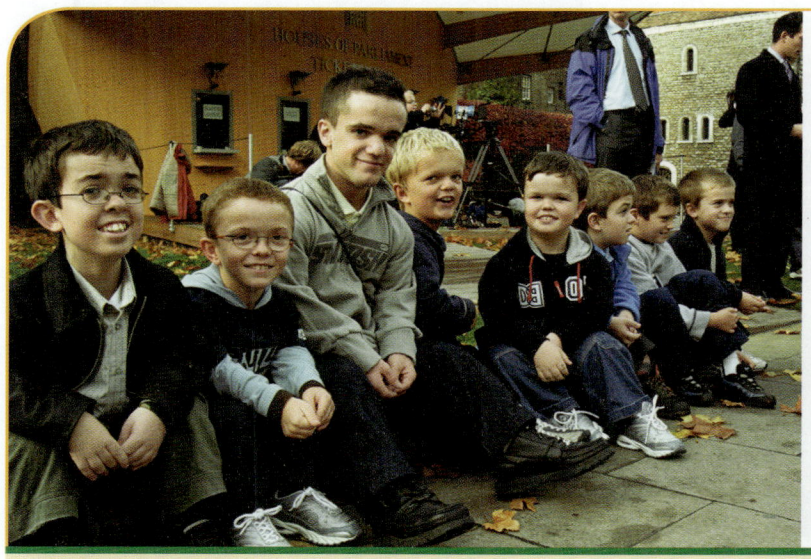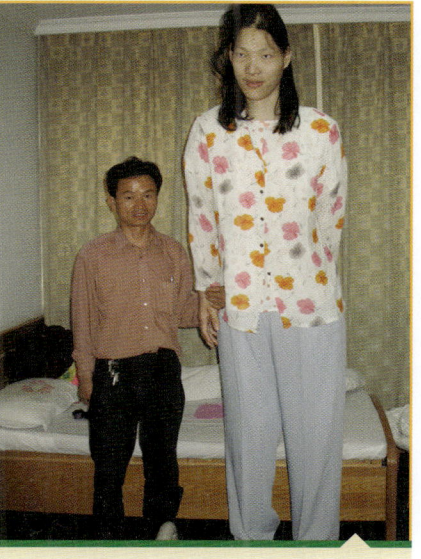

그림 10-6 난쟁이증(dwarfism) / 거인증(gigantism)

- 과도한 배뇨
- 저혈압
- 저신장
- 성장과 발달의 지연

뇌하수체저하증의 진단은 다양한 발현 때문에 종종 지연된다. 진단절차는 일반적으로 병력, 신체검사, 혈청 호르몬 수치, 뇌 컴퓨터단층촬영(CT), 뇌하수체 자기공명영상(MRI), 시력검사 및 X-선을 포함한다(모든 뼈의 이상을 확인하기 위해). 치료는 평생 동안 호르몬 대체요법을 받는 것이다. 해결할 수 있는 원인(예: 암)이라면 가능한 해결하는 것이 중요하다. 특정한 호르몬에 영향을 주는 것이(예: 불임 치료, 상담) 무엇이냐에 따라 추가적인 전략들이 달라진다. 환자는 내분비전문의에게 모니터링을 하고, 의학용 경고 팔찌를 착용하는 것이 필요하다.

■ 뇌하수체항진증

뇌하수체항진증(hyperpituitarism)은 뇌하수체에서 한 가지 또는 모든 뇌하수체 호르몬이 과도하게 분비되는 상태이다. 뇌하수체항진증은 호르몬이나 호르몬과 같은 물질을 분비하는 종양에 의한 것이 가장 일반적이다. 뇌하수체항진증은 포함하고 있는 호르몬에 따라 여러 가지 조건에서 발생할 수 있다. 이러한 상태의 심각성은 호르몬 과잉의 정도에 따라 달라진다. 이러한 조건 중 일부는 다음과 같다.

- **거인증**(gigantism)은 사춘기 이전의 과도한 성장 호르몬 수치에 의한 장신[그림 10-6].
- **말단비대(증)**(acromegaly)은 성인기에서 과도한 성장호르몬으로 뼈의 크기가 증가하여 발생[그림 10-7].
- **항이뇨호르몬부적절분비증후군**(syndrome of inappropriate antidiuretic hormone, SIADH)은 과도한 항이뇨호르몬으로 증가된 신장의 수분 보유.
- **고프로락틴혈증**(hyperprolactinemia)은 과도한 프로락틴 수치가 생리장애 및 젖분비과다(부적절한 수유)를 일으킴.
- **쿠싱증후군**(cushing's syndrome)은 부신피질자극호르몬의 증가로 과도해진 코티솔 수치로 인하여 발생.
- **갑상선항진증**(hyperthyroidism)은 과도한 갑상선자극호르몬의 증가로 분비되는 과도한 갑상선 호르몬에 의해 발생되는 과신진대사 상태.

뇌하수체항진증은 갑자기 발생해서 점진적으로 진행하나 보통 천천히 발생하기도 한다. 임상증상은 호르몬과 그 변화의 정도에 따라 크게 달라진다. 이러한 증상

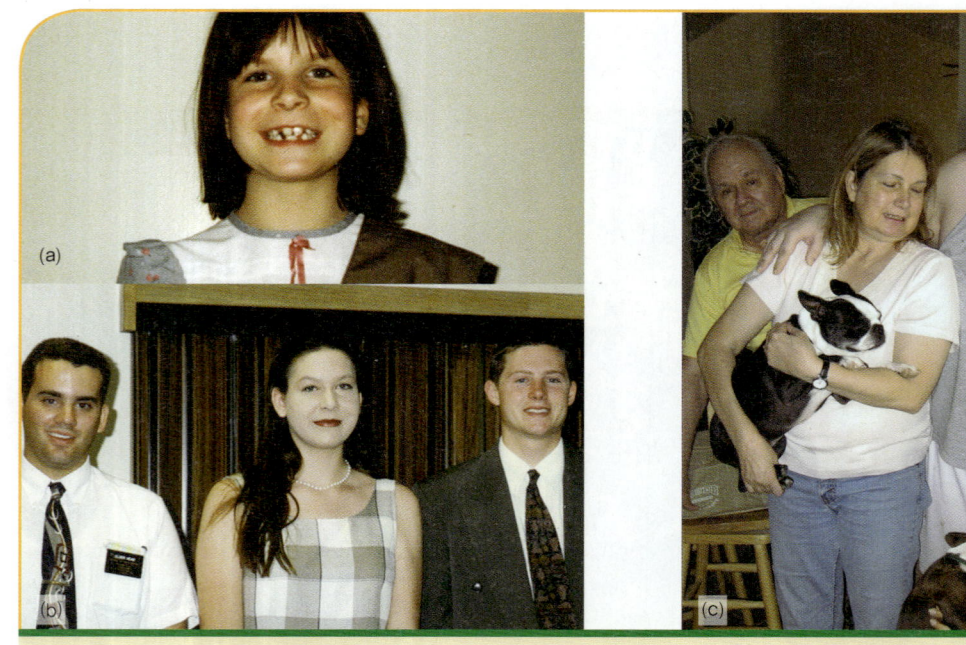

그림 10-7 말단비대증을 가진 여인 (a) 아이 (b) 십대 (c) 어른

은 뇌하수체저하증과 유사하며 다음과 같다.
- 두통
- 시야손실 또는 복시
- 과도한 땀(다한)
- 쉰소리
- 젖분비과다
- 수면 무호흡
- 손목굴증후군
- 관절 통증과 뻣뻣함
- 근력 약화
- 감각이상

뇌하수체항진증의 진단은 다양한 발현을 확인해야 하기 때문에 종종 지연된다. 진단절차는 일반적으로 병력, 신체검사, 혈청 호르몬 수치, 뇌 컴퓨터단층촬영(CT), 뇌하수체 자기공명영상(MRI), 시력검사 및 X-선을 포함한다(모든 뼈의 이상을 확인하기 위해). 치료전략은 근본적인 원인과 영향을 받는 호르몬에 따라 달라진다. 종양은 수술, 방사선, 화학 요법으로 제거될 수 있지만 자주 재발한다. 부가적으로 호르몬 생산을 억제하는 유사체를 사용할 수도 있다.

당뇨병

당뇨병(Diabetes mellitus, DM)은 인슐린 생산, 인슐린 작용, 또는 두 가지 모두의 결함으로 인한 고혈당(높은 혈중 포도당 수준)을 특징으로 한 상태의 집합을 의미한다. 포도당은 몸에 중요한 에너지원이지만, 포도당을 사용하는 세포 내로 이동하기 위해서는 인슐린이 필요하다. 인슐린은 세포막의 잠금을 해제하고 포도당이 들어갈 수 있도록 해주는 열쇠와 같은 역할을 한다. 손상된 인슐린의 생성이나 작용은 포도당 수송문제 때문에 비정상적인 탄수화물, 단백질, 지방대사의 결과를 가져온다. 뇌, 소화 기관과 골격 근육과 같은 일부 세포는 인슐린 없이 어느 정도는 포도당을 사용할 수 있다. DM은 1형, 2형, 임신당뇨병 세 가지가 있는데 각각의 발병기전이 다르다.

DM은 60세 이상의 사람들에게 가장 흔하며, 약 25%가 당뇨병을 가지고 있다. DM은 아메리칸인디언(가장 많음)과 아프리카계 미국인과 히스패닉 사이에서 가장 빈번하다. 미국의 남동부 지역은 당뇨병으로 사회적 부담이 가장 높다. DM은 사망률에 많은 영향을 미친다. 당뇨병이 2007년 사망 원인으로는 일곱 번째이지만, 사망에 많은 기여를 했다. CDC(2007년)에 의하면, DM을 가진 사람들에 대한 사망의 위험은 DM이 없는 사람들의 두 배라고 한다. 2007년 당뇨병으로 인한 비용은 직접 의료비용에서 116억 달러(예: 입원, 치료, 치료물품)이고 간접비용에서는 5백 80억 달러(예: 장애수당, 직장에서 시간 손실 및 조기사망)를 차지했다.

DM은 많은 급성 및 만성 합병증을 발생시킬 수 있다. DM의 급성 합병증은 다음과 같다.
- 고혈당증(hyperglycemia)은 부족하거나 부적절한 당뇨병 약물 치료뿐만 아니라 과도한 식이 탄수화물 섭취의 결과일 수 있다.
- 당뇨병성 케톤산증(diabetic ketoacidosis)은 세포의 에너지가 고갈될 경우 지방을 분해하여 독성 산(케톤)을 생성하고, 인슐린 부족으로 소변에 케톤산이 증가하면서 pH의 불균형이 발생한다.
- 저혈당증(hypoglycemia)(낮은 혈중 포도당 수치)은 불충분한 식이섭취, 증가된 신체활동, 과도한 당뇨병 약물 치료에 의해 발생할 수 있다.

특히, DM이 적절히 관리되지 않아 고혈당이 장기적으로 진행되면, 만성 합병증을 유발한다. 시간이 지남에 따라 고혈당은 혈관 벽의 비후와 경화(케이크에 설탕옷을 견고하게 많이 바른 것 같은)를 유발하여 허혈과 괴사를 일으킨다. DM 합병증은 이러한 순환의 변화를 가져온다. 적절한 DM 관리만이 만성 합병증을 가장 잘 예방할 수 있다. 이러한 합병증은 다음과 같다.
- 심장병 사망률은 DM을 가진 사람에서 2-4배 더 높다.
- 뇌졸중 발생 비율은 DM을 가진 사람에서 2-4배 더 높다.
- DM을 가진 사람들의 75%는 고혈압이 있다.
- 당뇨망막병(증)
- 당뇨망막병증의 결과로 DM은 실명의 주요 원인이다.
- DM은 신부전의 주요 원인이다.
- 당뇨신경병(증)
- DM을 가진 사람들의 약 70%는 신경병(손과 발에 통증과 마비)이 있다.

- 비 외상성 절단의 약 60%가 당뇨병을 가진 사람에서 발생한다.
- 치주 질환 발생 비율은 DM이 있는 사람들에서 약 2배가 높다.
- 임신 합병증(예: 출생 결함과 높은 출생 무게)
- 감염 및 지연된 치유로 증가한 감수성
- 발기 부전

DM의 임상증상은 종류에 따라 다를 수 있다. 이러한 증상은 혈당상승으로 인한 것이며, 다음과 같다.

- 고혈당
- 당뇨(혈중 농도를 낮추는 시도에서 포도당이 소변으로 배설됨)
- 다뇨(소변에서 포도당의 삼투 효과 때문에 소변 배설 증가)
- 다음다갈증(증가된 소변 배설로 인한 탈수 때문에 갈증 증가)
- 다식증(포도당 배설로 에너지손실 때문에 식욕증가)
- 체중 감소(지방 대사 증가)
- 시야 흐림(과도한 혈당은 눈의 수정체의 모양과 유연성을 변화시켜 초점을 맞출 수 있는 능력을 왜곡시키고 시야 흐림의 원인이 됨)
- 피로(에너지원의 부족으로 인해 발생)

DM에 대한 진단 절차는 복잡하다. 이러한 절차는 DM 관리[표 10-2]를 평가하는 것뿐만 아니라 DM과 합병증 진단에도 필요하다. 진단 절차는 병력, 신체검사, 소변검사(포도당의 존재를 발견하기 위해), 공복혈당검사, 경구 포도당내성검사, 임의(무작위) 혈당검사, 당화혈색소(HgbA1C)검사(이전 2-3개월에 대한 혈당 조절의 평균), 혈압측정, 콜레스테롤 조사를 포함한다. DM에 대한 치료 전략은 유형에 따라 다르지만, 식이변화(미국 당뇨병 협회의 권고)와 운동이 치료의 첫 번째 순서이다. 관리는 자가혈당 감시(모니터링), 체중감소(환자가 과체중인 경우), 경구 혈당 약물, 인슐린 보충, 합병증 관리를 포함한다.

■ 제 1형 당뇨병

제 1형 당뇨병(type 1 diabetes)은 이전에 인슐린 의존 당뇨병 및 청소년 발병 DM이라고 불렸다. 제 1형 당뇨병은 몸의 면역계가 베타세포를 파괴할 때 발생한다. 제 1형 당뇨병을 가진 사람들은 살아남기 위해 주입 또는 펌프에 의해 전달되는 인슐린이 있어야 한다. 질병의

표 10-2. 당뇨병 진단 절차

당뇨병 전기의 진단에 대한 기준
공복시 혈당장애 100-125mg/dL(공복혈당)이고/ 또는 내당능장애 140-199mh/dL(75g 당 섭취 후 2시간에) 일 때.
당뇨병의 진단에 대한 기준
증상(다뇨, 다갈, 원인불명의 체중감소)과 함께 임의 혈장 당≥200mg/dL 이고/또는 공복혈장 당≥126mg/dL 이고/또는 75g 당 섭취 후 2시간에 혈장 당≥200mg/dL[a] 일 때.
당뇨병의 상식에 대한 치료 목표
A1C 일반적으로 <7%. 식전 모세혈관 혈당 70-130mg/dL. 최고 식후 모세혈관 혈당 <180mg/dL(식사 시작 후 1-2시간). A1C 값에 대한 헤모글로빈의 영향에 대해 주의를 기울여라. 자세한 내용은 www2.niddk.nih.gov/variants를 참조.
혈압(mm Hg)
수축기 혈압 <130
이완기 혈압 <80
콜레스테롤-지질 구성(mg/dL)
저밀도 지방단백질 콜레스테롤 <100
고밀도 지방단백질 콜레스테롤
남자 >40
여자 >50
중성 지방 <150

[a] 증상이 나타나지 않으면 다음날 반복해서 확인한다.

발병은 모든 연령에서 발생할 수 있지만, 제 1형 당뇨병은 주로 어린이와 젊은 성인에게 발생한다. 성인에서 제 1형 당뇨병은 모든 진단 사례의 5-10 %를 차지한다. 제 1형 당뇨병의 정확한 원인은 알 수 없지만 대부분 유전적으로 감수성 있는 사람들에서 바이러스나 환경적 요인이 자가면역반응을 유발한다. 제 1형 당뇨병은 예방할 수 없다.

■ 제 2형 당뇨병

제 2형 당뇨병(type 2 diabetes)은 이전에 비인슐린 의존 당뇨병과 성인 발병 DM이라고 불렸다. 성인에서, 제 2형 당뇨병은 새롭게 진단한 DM 사례의 약 90-95%를 차지한다. 제 2형 당뇨병은 일반적으로 인슐린 내성, 신체의 세포가 제대로 인슐린을 사용하지 않는 장애로 시

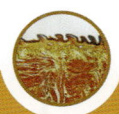

학습요점

당뇨병의 고전적인 임상증상은 3P로 다뇨(polyuria), 다음다갈증(polydipsia), 다식증(polyphagia)이다. 혈류 포도당의 수치증가로 인해, 신장은 소변배설을 증가시켜 보상하려고 한다. 일반적으로, 포도당은 소변에서 발견되지 않는데, 소변에 어떤 포도당이라도 존재하면 비정상 소견이다. 포도당은 나트륨이 하는 것과 같이 물과 유사한 관계(6장 참고)를 가지며 포도당이 어디에 있던지 물은 포도당을 따라갈 것이다. 포도당은 소변에서 배설되기 때문에 수분은 더 많이 배설된다(다뇨). 과도한 수분 손실은 체액량 부족상태로 인해 체액을 대체하고자 하는 시도로 갈증 감각을 유발한다(다음다갈증). 또한 포도당의 손실은 에너지의 부족으로 인해 굶주림 감각(다식증)을 유발한다.

작한다. 인슐린에 대한 요구증가로, 췌장은 점차 인슐린의 생성능력을 상실한다. 제 2형 당뇨병은 연령증가, 비만, 당뇨병의 가족력, 임신당뇨병의 과거력, 포도당 대사 장애, 그리고 신체활동부족과 연관되어 있다. 아프리카계 미국인, 히스패닉, 아메리칸 인디언, 아시아인, 하와이 원주민 및 기타 태평양 제도민은 제 2형 당뇨병과 그 합병증의 위험이 높다. 아직 드물지만, 어린이와 청소년에서 제 2형 당뇨병은 아메리칸 인디언, 아프리카계 미국인, 히스패닉, 아시아인, 태평양 제도민들 사이에서 더 빈번하게 진단되고 있다. 제 2형 당뇨병은 일반적으로 처음에 인슐린의 생성과 작용을 증가시키는 경구용 항당뇨병 약물로 관리한다. 상태가 진행됨에 따라, 췌장에서의 인슐린 생산이 감소하므로 인슐린 보충제를 필요로 한다.

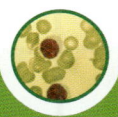

궁금증 해결

흔히 당뇨병에 대해 잘못 알고 있는 상식이 몇 가지 있다.

궁금증 1. 당뇨병을 가진 사람들은 단것이나 초콜릿을 먹을 수 없다.
초콜릿과 다른 단것은 건강한 식사 계획의 일부로 먹게 하거나, 운동과 병행하여 먹는 경우 DM이 있는 사람들에게 단 것과 초콜릿은 더는 제한된 식품이 아니다.

궁금증 2. 설탕을 너무 많이 먹는 것은 당뇨병을 일으킨다.
DM 경우 유전적 생활양식 요인의 결합에 의해 일어난다면, 설탕을 많이 먹는 것은 원인이 아니다. 그러나 과체중은 제 2형 당뇨병을 유발시키는 위험을 증가시킨다. 만약 DM의 가족력이 있다면 건강한 식사 계획과 정기적인 운동은 체중을 관리하기 위해 권장된다.

궁금증 3. DM 약은 경구인슐린이다.
경구용 DM 약물은 인슐린을 생산하고 더 나은 인슐린을 사용하기 위해 작용하지만 경구용 인슐린은 아니다. 위장계를 통과하면서 인슐린이 파괴되므로 인슐린은 주사로 맞는다.

궁금증 4. 혈중 잉여 포도당은 물을 마셔서 배출할 수 있다.
혈액의 잉여 포도당은 여분의 물을 마심으로써 배설될 수 없다. 그러나 DM은 건강식품을 먹고, 신체활동, 일상검사, 처방약 복용, 자주 혈당을 확인함으로써 조절될 수 있다.

궁금증 5. 과일은 건강식품이므로 많이 먹어도 된다.
과일은 섬유소와 비타민과 무기질을 많이 함유하고 있는 건강식품이다. 과일은 단순당으로 빠르게 분해되는 탄수화물을 포함하고 있으므로 건강한 식사계획에 포함될 필요가 있지만, 혈당 수준을 높일 수 있기 때문에 양을 조절해야 한다.

궁금증 6. DM이 있는 사람이 경구용 당뇨병 약이나 인슐린을 섭취할 때 원하는 것을 먹어도 된다.
당뇨병이 있어 투여받은 경구용 약이나 인슐린은 높은 혈당을 떨어뜨릴 때보다 혈당이 적당하여 필요가 없을 시 더 효과적으로 작용을 한다. 건강한 식사 계획, 신체활동 및 약을 병행하면 더 나은 혈당조절을 할 수 있다.

궁금증 7. 제 2형 당뇨병에서 경구용 당뇨병 약이나 인슐린을 복용하기 시작하면 평생을 복용해야 한다.
때때로, 혈당상승의 원인(예: 당질코르티코이드치료, 전체적인 양쪽의 영양관리)이 일시적인 경우가 있고, 당뇨병 약물은 이러한 때에 필요하다. 체중감소, 운동, 건강한 식단으로 경구용 당뇨병 약이나 인슐린을 먹는 사람들의 일부는 약 없이도 그들의 혈당을 조절할 수 있는 것으로 밝혀졌다.

■ 임신당뇨병

임신당뇨병(gestational diabetes)은 임신 중에 진단되는 당 내성의 한 형태이다. 임신당뇨병은 아프리카계 미국인, 히스패닉, 아메리칸 인디언들 또는 비만과 DM의 가족력과 같은 위험 요인에서 가장 빈번하게 발생한다. 임신 중에 임신당뇨병은 임신 후 바로 태아의 합병증을 피하기 위해 임산부의 혈액 포도당 수치를 정상화하는 치료(일반적으로 생활습관 변화와 인슐린)가 필요하고 임신당뇨병 여성의 5-10%는 보통 제 2형의 당뇨병으로 진단된다. 임신당뇨병이 있었던 여성은 5-10년 이내에 40-60%의 당뇨 발생 가능성을 가지고 있다.

■ 대사증후군

대사증후군(metabolic syndrome)은 고혈당증, 고혈압, 고콜레스테롤혈증과 허리둘레 증가와 함께 발생하는 위험 요인이다. 대사증후군은 DM의 형태가 아니라 심혈관질환, 당뇨병, 뇌졸중의 위험증가와 관련이 있다. 대사증후군의 진단 기준은 이러한 위험 요인이 하나 이상 있는 경우를 포함한다. 치료 전략은 합병증 발생을 방지하기 위해 생활습관의 변화(예: 체중감소, 식이변화, 신체활동)에 초점을 맞춘다.

갑상선 장애

갑상선 호르몬의 책임으로, 갑상선질환은 대사활동에 중요한 영향을 미친다. 이 질환은 갑상선 호르몬의 감소 또는 증가로 인한 것이다. 여러 병인은 종양, 선천성 결함, 손상(수술, 방사선, 감염 등), 노화 등이다. 이러한 상황들은 일반적으로 약물이나 수술로 쉽게 관리할 수 있다.

■ 갑상선종

갑상선종(goiter)은 갑상선의 두드러진 비대[그림 10-8]를 의미한다. 이 비대는 일반적으로 통증은 없으나 호흡기 및 위장계에 영향을 미칠 수 있다. 비대가 반드시 악성은 아니다. 갑상선종은 갑상선기능항진증, 갑상선기능저하증 및 정상적인 갑상선 상태에서 발생할 수 있다. 요오드결핍은 미국에서 갑상선종의 가장 흔한 원인이다. 요오드 결핍은 T_3와 T_4 생성 감소로 이어진다. TSH 생성은 갑상선 호르몬의 낮은 수준을 보상하고자 하는 시도에서 증가한다. 증가된 TSH의 수준은 갑상선 증식과 비대를 만든다. 이 유사한 반응은 갑상선기능항진증과 갑상선기능저하증의 상태 모두에서 발생한다.

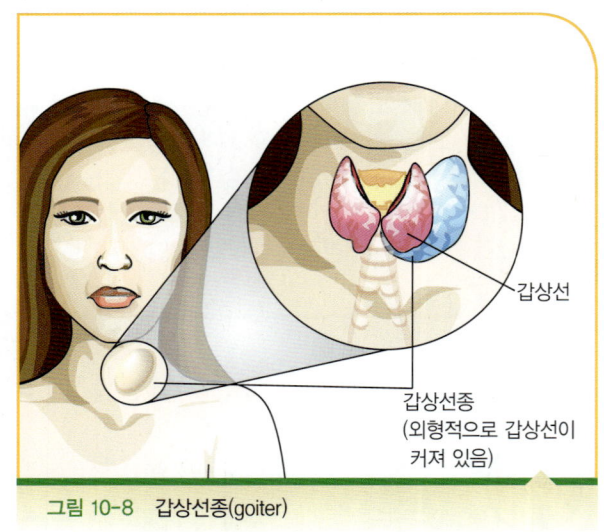

그림 10-8 갑상선종(goiter)

■ 갑상선기능저하증

갑상선기능저하증(hypothyroidism)은 갑상선이 갑상선 호르몬의 충분한 양을 생산하지 못하는 상태를 말한다. 갑상선기능저하증은 흔하고(미국인 500명 중 1명) 시상하부, 뇌하수체, 또는 갑상선(가장 일반적) 기능이상으로 발생한다. 갑상선기능저하증의 위험은 연령(특히 50세 이상)과 함께 증가하며, 몇 가지 조건이 갑상선기능저하증을 발생시킬 수 있다. 첫번째 주요 원인은 이전이나 현재 진행중인 갑상선염증이 충분한 호르몬의 양을 생산하지 못하거나 갑상선 세포에 손상을 유발하여 갑상선에 장애가 생기는 것이다. 갑상선장애의 가장 흔한 원인은 자가면역갑상선염(또는 하시모토 갑상선염(Hashimoto's thyroiditis)이라고 함)이다. 두 번째 주요 원인은 의원성(의료 치료로 인한)이다. 갑상선기능항진증과 같은 갑상선 상태에 대한 치료는 갑상선의 일부 또는 전체를 제거하는 수술이 있다. 만약 남아있는 갑상선을 이루는 세포가 신체의 요구를 맞추기에 충분하지 않다면, 다시 갑상선기능저하증이 발생한다. 이와 같은 갑상선저하 상태는 갑상선암에서 수술 후 자주 발생한다. 비슷한 경우로, 갑상선종과 몇몇 비슷한 갑상선 상태는 방사성 요오드 치료법으로 치료될 수 있다. 방사성 요오드 치료의 목표(양성 조건)는 갑상선기능항진증이 발생하거나 더 커지는 성장으로부터 갑상선종을 막기 위해 갑상선의 일부를 죽이는 것이다. 때때로, 방사성 요오드 치료는 너무 많은 세포를 손상시킬 수 있지만, 이와 같은 결과는 일반적으로 갑상선항진(원래 문제)보다는 더 선호하는 상태이다.

갑상선기능저하증의 임상증상은 폭넓게 호르몬 결핍의 정도에 따라 달라진다. 일반적으로, 임상증상은 종종 수년간에 거쳐 서서히 퍼지고 천천히 발생하는 경향이 있다. 이러한 임상증상은 감소된 갑상선의 활동(예: 대사)을 반영하며 다음과 같다.

- 피로
- 부진
- 저온감수성 증가
- 변비
- 창백하고 건조한 피부
- 얼굴부음
- 쉰소리
- 고 콜레스테롤 혈증
- 원인불명의 체중증가
- 근육통
- 관절통
- 근력 허약
- 정상보다 긴 월경기간
- 부서지기 쉬운 손톱
- 적은 숱의 머리카락이나 머리카락의 손실
- 서맥
- 저혈압
- 우울증
- 갑상선종

점액부종(myxedema)으로 알려진 진행된 갑상선기능저하증은 드물지만, 발생하면 점액부종은 생명을 위협할 수 있다. 임상증상은 뚜렷한 저혈압, 호흡저하, 저체온, 무기력, 혼수를 포함한다.

갑상선기능저하증의 진단 절차는 병력, 신체검사, 혈청 갑상선호르몬 농도, 혈청 TSH, 콜레스테롤 조사를 포함한다. 갑상선기능저하증은 갑상선호르몬을 보충함으로써 쉽게 관리된다. 증상 관리, 체중관리(예: 저칼로리 식단과 신체활동증가), 변비조치(예: 대변연화제 및 식이섬유와 액체 섭취량의 증가) 및 저온 회피 등의 추가적인 방법을 사용할 수 있다.

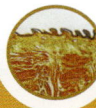

학습요점

갑상선기능저하증과 갑상선기능항진증은 매우 다르게 나타난다. 이러한 장애의 임상적 증상을 고려할 때 무엇이 몸에서 갑상선 호르몬을 증가시키고 감소시키는지에 대해 생각해야 한다. 갑상선기능저하증이 있을 때 호르몬 수치는 감소하고 체중을 제외한 모든 임상증상(예: 서맥, 저혈압, 우울증, 변비)이 나타난다. 갑상선기능항진증이 있을 때 호르몬 수치는 상승하고, 체중을 제외한 모든 임상증상(예: 빈맥, 고혈압, 불안, 설사)이 나타난다.

■ 갑상선기능항진증

갑상선기능항진증(hyperthyroidism)은 갑상선호르몬의 과도한 수준의 상태를 말한다. 이 갑상선호르몬의 과잉은 과신진대사 상태의 결과를 유발한다. 갑상선기능항진증은 다음을 포함한 다양한 조건에서 발생할 수 있다.

- 과도한 요오드
- **그레이브스 병**(Graves' disease, 갑상선호르몬생산을 자극하는 자가면역상태)
- 비악성 갑상선종양(갑상선이나 갑상선과 같은 호르몬을 생산)
- 갑상선염증(염증으로 인해 증가된 모세혈관 투과성이 혈류로 추가적인 갑상선 호르몬 방출)
- 갑상선호르몬 대체의 다량 복용

갑상선기능항진증은 다른 건강문제처럼 보일 수 있고, 임상증상은 다양하여 진단이 어려울 수 있다. 임상증상은 증가된 갑상선의 활동을 반영하며, 다음과 같다.

- 급격한 체중 감량
- 빈맥
- 고혈압
- 식욕증가
- 신경과민, 불안 또는 불안발작, 과민성
- 진전(일반적으로 손에 과한 떨림)
- 발한
- 월경주기의 변화
- 열에 대해 증가된 감수성
- 설사
- 갑상선종
- 불면증

- **안구돌출증**(exophthalmos, 깜박임과 움직임이 감소된 돌출된 눈)[그림 10-9]

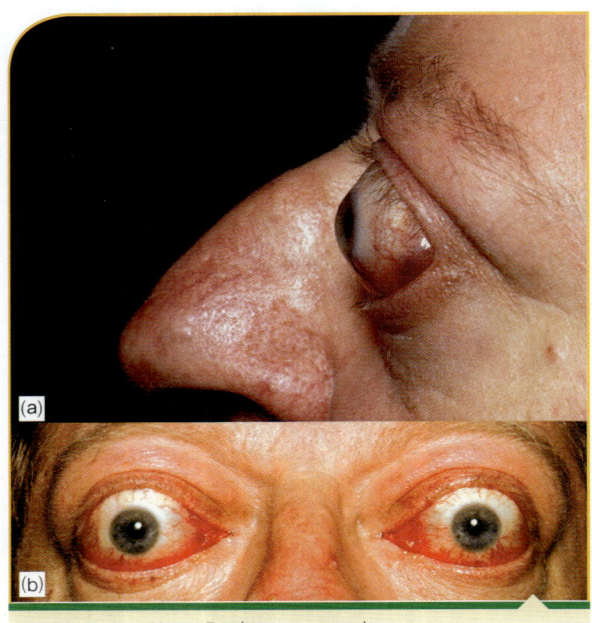

그림 10-9 안구돌출증(exophthalmos)

갑상선중독(thyrotoxicosis), 갑상선항진증과 같은 의미로 불리는 갑상선발작(위기)은 감염이나 스트레스와 함께 발생할 수 있는 갑상선기능항진증 증상의 갑작스런 악화이다. 발열, 의식 수준의 저하, 복부통증이 발생할 수 있다. 갑상선중독은 응급 상황이다. 갑상선기능중독의 추가적인 합병증은 부정맥, 심부전, 골다공증이 있다.

갑상선기능항진증에 대한 진단절차는 병력, 신체검사, 혈청 갑상선호르몬 농도, 혈청 TSH, 방사성 요오드 흡수 검사, 갑상선 스캔이 있다. 갑상선기능항진증은 일반적으로 쉽게 약물 및 수술로 관리할 수 있다. 약물치료는 일반적으로 방사성 요오드(선을 축소하는), 항갑상선제(호르몬생산을 감소시키기 위해), 베타차단제(심장증상을 치료하는)를 포함한다. 이후 환자가 반응하지 않거나 약에 대한 내성이 있을 때는 호르몬 대체와 함께 갑상선의 외과적 제거(갑상선절제술)를 실시한다. 치료를 함에도 안구돌출은 일반적으로 남아있다. 안구돌출과 관련된 불편함을 개선하기 위해 냉찜질, 선글라스 착용, 안약, 그리고 침대의 머리를 올리는 등의 전략을 사용한다. 체중을 유지하고 골손실을 방지하기 위해 열량과 칼슘 섭취를 늘린다.

부갑상선 장애

부갑상선호르몬(PTH)의 감소와 증가로 인해 부갑상선 장애가 나타난다. 칼슘균형에 상당한 영향을 미치는 부갑상선호르몬의 역할로 인해, 부갑상선의 장애는 다른 전해질(인, 마그네슘; 6장 참조)에 도미노 효과를 일으킨다. 부갑상선 장애를 유발하는 원인으로는 종양, 선천성 결함, 손상(수술, 방사선, 감염 등), 신부전 등이 있다. 이러한 상태는 일반적으로 쉽게 약물과 수술로 관리된다.

부갑상선기능저하증

부갑상선기능저하증(hypoparathyroidism)은 부갑상선이 부갑상선호르몬을 충분히 생산하지 못하는 상태를 말한다. 부갑상선기능저하증은 선천성 결함(네 개의 부갑상선 중 하나 이상의 부족)이나, 수술, 방사선 또는 자가면역상태 후에 발생된 손상으로 유발될 수 있다. 부갑상선기능저하증은 저칼슘혈증과 인의 증가를 야기한다. 또한, 저마그네슘혈증과 대사성알칼리증이 나타날 수 있다. 임상증상은 전해질과 pH의 불균형을 반영한다. 이러한 증상은 다음과 같다.

- 손가락, 발가락, 입술의 감각 이상
- 피로나 허약
- 부정맥
- 저혈압
- 복부 경련
- 근육의 연축이나 경련(강직)
- 설사
- 생리통
- 군데군데 있는 탈모
- 건조하고 거친 피부
- 부서지기 쉬운 손톱
- 불안이나 신경과민
- 두통
- 우울증이나 기분의 두드러진 변화
- 기억 상실

부갑상선기능저하증에 대한 진단절차는 병력, 신체검사, 혈청 PTH 검사, 혈액 화학, 심전도(EKG), X-선 및 골밀도 등을 포함한다. PTH 대체요법보다는 일반적으로 전해질과 pH의 불균형(6장 참조) 교정에 초점을 맞추어 치료계획을 세운다.

▪ 부갑상선기능항진증

부갑상선기능항진증(hyperparathyroidism)은 부갑상선에 의한 과도한 PTH 생산의 상태를 말한다. 부갑상선기능항진증은 종양, 과형성, 또는 만성 저칼슘혈증(신부전)으로 인해 발생할 수 있다. 부갑상선기능항진증은 고칼슘혈증을 발생시킨다. 과도한 칼슘 수준은 인의 감소로 이어지고, 마그네슘의 증가 및 대사성산증을 초래(6장 참조)할 수 있다. 임상증상은 전해질과 pH의 불균형을 반영하며 다음과 같다.

- 골다공증
- 신장 결석
- 다뇨
- 복통
- 변비
- 피로나 허약
- 무기력한 근육
- 부정맥
- 고혈압
- 우울증이나 건망증
- 뼈와 관절 통증
- 구역과 구토
- 식욕부진

부갑상선기능항진증에 대한 진단 절차는 병력, 신체검사, 혈청 PTH 검사, 혈액 화학, 심전도, X-선 및 골밀도 등을 포함한다. 치료는 근본적인 원인에 따라 달라진다. 종양은 수술과 방사선으로 치료할 수 있다. 칼시토닌은 혈류로부터 뼈로 칼슘이 이동하게 하기 위해 투여할 수 있다. 인산염은 인부족을 교정하기 위해 투여할 수 있으며, 칼슘 수준을 감소시킨다(6장 참조). 수분섭취를 증가시키게 되면(경구 또는 정맥 중 하나) 신장의 칼슘 배설을 증가시킬 것이다. 또한, 마그네슘 및 pH의 불균형도 교정될 수도 있다(6장 참조).

부신 장애

부신 장애는 부신의 일부분 또는 양측 부분에 이상이 생기고, 하나 이상의 부신 호르몬의 감소 또는 증가를 유발한다. 영향받은 호르몬이나 강도에 따라 심각한 결과를 초래하기도 한다. 종양, 선천성결함, 약물(예: 스테로이드) 및 손상(수술, 방사선, 감염 등으로부터)에 의해 발생한다. 이러한 상태는 일반적으로 쉽게 약물 및 수술로 관리되지만, 신속하게 관리하지 않을 경우 생명의 위협을 받을 수 있다.

▪ 크롬친화세포종

크롬친화세포종(pheochromocytoma)은 부신수질의 드문 종양이다. 이 종양은 에피네프린과 노르에피네프린을 분비하고 에피네프린과 노르에피네프린의 효과(예: 증가된 혈압과 빈맥)의 영향 때문에 생명을 위협받을 수 있다. 크롬친화성세포종은 하나 또는 두 개의 부신에서 단일 종양 또는 여러 종양으로 발생할 수 있지만 드물게는 악성(사례의 10%)이기도 하다. 임상증상은 투쟁도피반응을 반영하며 다음과 같다.

- 고혈압
- 빈맥
- 강력한 심장박동
- 심한 발한
- 복통
- 심한 두통의 갑작스런 발병
- 극단적인 공포의 느낌
- 창백
- 체중 감소

크롬친화세포종에 대한 진단절차는 병력, 신체검사, 에피네프린과 노르에피네프린의 혈중 농도, 복부 CT, 복부 MRI, M-iodobenzylguanidine scintiscan(크롬친화세포종을 확인하기 위한 핵 스캔) 및 생검 등이 있다. 즉시 치료하지 않을 경우, 크롬친화세포종은 고혈압 위기, 뇌졸중, 신부전, 정신병, 발작 등을 일으킬 수 있다. 종양이나 부신 제거 수술이 필요하다. 수술 전까지 항고혈압 약물이 필수적으로 투여될 수 있다.

▪ 쿠싱증후군

쿠싱증후군(Cushing's syndrome)은 당질 코르티코이드의 과도한 양의 상태이다. 이 과잉의 가장 흔한 원인은 스테로이드 약물의 섭취로 인한 의원성이다. 이 약물을 섭취하는 경우, 약물은 자신의 호르몬과 비슷하게 작용한다. 이 상태는 당질코르티코이드를 분비하는 부신종양이나 ACTH와 코티솔을 분비하는 뇌하수체 종양에 의해 발생될 수 있다. 내분비계 외부의 암으로부터 발생하는 신생물딸림증후군은 ACTH와 코티솔의 생성을 증가시킴으로써 쿠싱증후군을 일으킬 수 있다. 당질코르티코이드는 생명에 필수적이지만 과도한 양은 심각한 영향을 야기할 수 있다[그림 10-10]. 임상증상은 당질코르티코이드의 과도한 양의 직접적인 결과이며, 다음과 같다.

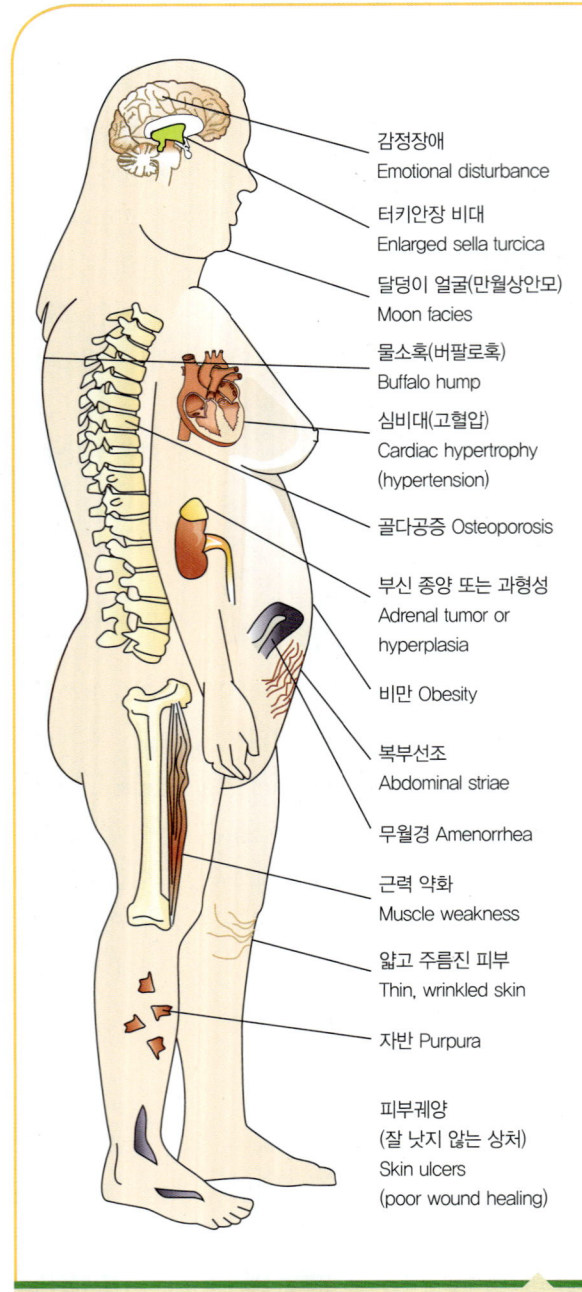

그림 10-10 쿠싱증후군의 징후와 증상

- 비만(특히 몸통 전체에)
- 둥글고 꽉 찬 붉은 얼굴("달"얼굴)
- 어깨 사이에 지방층("버팔로 혹")
- 근력 약화
- 성장과 발달의 지연
- 여드름
- 복부, 허벅지, 가슴에 폭 넓은 보라색 줄무늬(점)
- 멍들기 쉬운 얇은 피부
- 지연된 상처치유
- 골다공증
- 다모증(비정상적인 모발 성장)
- 인슐린 내성
- 고혈압
- 부종
- 저칼륨혈증
- 기분변화 및 정신병

쿠싱증후군 진단절차는 병력, 신체검사, 혈중 호르몬 수치(예: 코티솔과 ACTH), 혈청 포도당, 전혈구 검사(CBC), 혈액 화학, 골밀도 연구, 부신과 뇌하수체 CT 및 MRI, 그리고 생검이 있다. 치료는 근본적인 원인에 따라 달라진다. 투여되고 있는 당질 코르티코이드의 경우 점진적으로 줄이는 것이 매우 중요하다. 약물을 갑자기 중단하는 경우, 부신에서 호르몬 생산을 하지 못하여 부신 위기로 이어진다. 종양은 제거 수술과 방사선 요법이 필요한 경우가 많으며, 특정 합병증 발생시(예: 골다공증, 당뇨병, 고혈압) 관리가 필요하다.

■ 애디슨병

애디슨병(Addison's disease)은 부신 피질 호르몬의 결핍(당질코르티코이드, 무기질코르티코이드 및 안드로겐)을 의미하며, 자가면역상태(가장 흔한 원인), 감염(예: 결핵, 인간 면역 결핍 바이러스, 곰팡이 감염, 뇌수막염), 출혈, 종양 등에 의한 손상으로 발생한다. 추가적으로 애디슨병은 뇌하수체의 기능장애로 인한 불충분한 ACTH의 수치로 인해 발생할 수 있다. 임상증상은 호르몬의 결핍을 반영하고 보통 몇 주에서 몇 개월에 걸쳐 천천히 발생하며, 증상은 다음과 같다.

- 저혈압
- 심장박동의 변화
- 저혈당
- 만성 설사
- 색소 침착
- 창백
- 심한 허약과 피로
- 식욕부진
- 뺨의 안쪽(점막)에 입 병변
- 구역과 구토
- 소금 갈망

- 천천히, 느린 움직임
- 의도하지 않은 체중 감소
- 기분의 변화와 우울증
- 고칼륨혈증

애디슨병에 대한 진단절차는 병력, 신체검사, 혈중 호르몬 수치(예: 코티솔, ACTH, 그리고 안드로겐), 혈중 포도당 수치, CBC, 혈액 화학, 부신과 뇌하수체 CT 및 MRI, 그리고 생검 등이 있다. 애디슨병은 평생 호르몬 대체요법을 필요로 하며, 감염, 스트레스, 외상이 있는 동안에는 호르몬 복용을 증가시킬 필요가 있다. 환자는 의료용 경고 팔찌를 착용하고 항상 여분의 약을 휴대해야 한다.

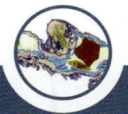

임상 사례

8년 동안 당뇨병(DM)을 앓아온 68세 여성은 호흡곤란과 기침이 점점 악화되어 가고 있다. 그녀는 55세 이후 만성 폐쇄성 폐질환(COPD)(5장 참조)을 가지고 있다. 지속적인 기침뿐만 아니라 거리의 세 블록을 걸을 때마다 호흡곤란이 나타난다. 그녀는 식이요법과 운동으로 제 2형 당뇨병을 관리하고 있다. 한 달 전 마지막 당화 혈색소(HgbA1C)는 6.8%(정상 범위 4–6% 경우)로 측정되었다. 신체검진상 환자는 불안해보였으며, 혈압 134/70mmHg, 맥박수 116, 분당 호흡수 24, 체중은 190파운드였다. 호기 시 양측에 천명이 있었으나, 호흡 보조근을 사용하지 않았고, 청색증도 존재하지 않았다. 동맥혈가스검사 상 ABG 7.46, 산소 분압 60, 이산화탄소 분압 40, 산소 포화도 88%였다. 그녀는 알부테롤(기관지확장제)과 프레드니손(무기질코르티코이드) 40mg/day로 3일간 투약을 시작하였고, 2주 동안 약을 테이퍼링(줄이면서 끊을 예정)할 예정이었다. 3일째 오후 4시 혈당이 358mg/dL로 측정되어, 병원에 전화하였다.

1. 이 환자의 혈당조절의 가장 큰 원인은 무엇인가?
    A. 산-염기불균형
    B. Prednisone 치료
    C. COPD 악화
    D. 알부테롤

2. 당질코르티코이드치료에 관한 모든 내용은 이 환자에게 중요하지만, 가장 중요한 것은 무엇인가?
    A. 치유 중단 감시
    B. 음식과 함께 약 복용
    C. 갑자기 약물복용을 중단하지 말 것
    D. 만약 그녀가 감염의 증상이 있다면 그녀의 주치의에서 연락

3. 이 환자에게 발생할 수 있는 내분비 상태의 위험은 무엇인가?
    A. 갑상선기능항진증
    B. 크롬친화성세포
    C. 애디슨병
    D. 쿠싱증후군

4. 이 환자의 당조절이 제대로 조절되지 않을 때 처방될 수 있는 중재로 예상되는 것은?
    A. 인슐린(혈당 수치에 따라 용량 조절 투여)이 필요할 때 일상적인 슬라이딩스케일 피하 주사법
    B. 운동 증가
    C. 열량 섭취 감소
    D. 프레드니손 용량 감소

요약

내분비계는 다양한 공정에 필요한 광범위한 호르몬을 생산하는 역할을 한다. 내분비 장애는 종종 선천성 결함, 종양, 또는 분비선의 손상으로 발생한다. 이러한 상태는 무해한 것에서부터 생명을 위협하는 것까지 다양하고, 이러한 장애의 대부분은 쉽게 약물이나 수술로 관리된다. 내분비 장애에서 임상증상은 영향 받은 호르몬과 변형된 정도에 따라 나타나며, 장애나 심각성과 무관하게 심각한 합병증이나 사망을 예방하기 위해 평생 관리가 필요하다.

사례연구 풀이

1. B
2. C
3. D
4. A

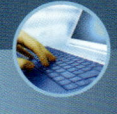

참고문헌

Centers for Disease Control and Prevention. (2007). Retrieved from http: //www.cdc.gov/diabetes/pubs/pdf/ndfs_2007.pdf

Chiras, D. (2008). *Human biology* (6th ed.). Sudbury, MA: Jones and Bartlett.

Elling, B., Elling, K., & Rothenberg, M. (2004). *Anatomy and physiology*. Sudbury, MA: Jones and Bartlett.

Gould, B. (2006). *Pathophysiology for the health professions* (3rd ed.). Philadelphia, PA: Elsevier.

Madara, B., & Pomarico-Denino, V. (2008). *Pathophysiology* (2nd ed.). Sudbury, MA: Jones and Bartlett.

Professional guide to pathophysiology (2nd ed.). (2007). Philadelphia, PA: Lippincott Williams & Wilkins.

World Health Organization. (2009). Retrieved from http: //www.who.int/mediacentre/factsheets/fs312/en/index.html

Resources

www.cancer.gov
www.cancer.org
www.cdc.gov
www.diabetes.org
www.mayoclinic.com
www.medlineplus.gov
www.nih.gov
www.who.int

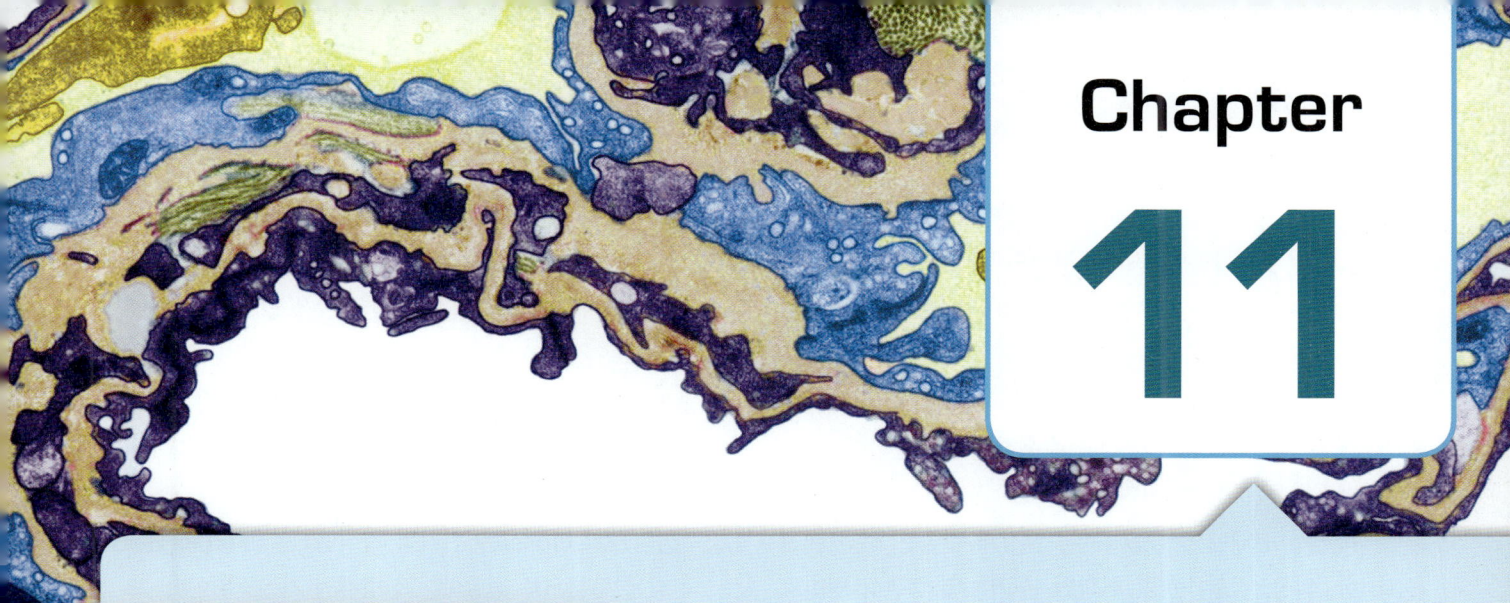

Chapter 11

신경계 기능
Neural Function

학습목표

- 정상 신경해부학과 생리학에 대해 설명할 수 있다.
- 선천성 신경계 질환을 비교하며 설명할 수 있다.
- 외상성 신경계 질환에 대해 설명할 수 있다.
- 감염성 신경계 질환에 대해 설명할 수 있다.
- 혈관성 신경계 질환에 대해 설명할 수 있다.
- 경련성 신경계 질환의 종류에 대해 설명할 수 있다.
- 만성 퇴행성 신경계 질환에 대해 설명할 수 있다.
- 치매의 종류에 대해 설명할 수 있다.
- 신경계 악성종양을 비교하며 설명할 수 있다.

주요 용어

간뇌 diencephalon
간질 epilepsy
간질지속증 status epilepticus
간질후 시기 postictal period
감각신경 sensory nerve
개재뉴런 interneuron
거미막층(지주막층) arachnoid layer
경막 dura mater
경막외혈종 epidural hematoma
관자엽(측두엽) temporal lobe
교 pons
교감신경계 sympathetic nervous system
교통성 뇌척수액 흐름 communicating cerebrospinal fluid flow
구심성 관 afferent tracts
구심성 신경 afferent nerve
국소발작 focal seizure
굴곡반사 flexor reflex
근위축성 축삭 경화증 amyotrophic lateral, ALS
기저신경절 basal ganglia
뇌 brain
뇌 체계 brain system

뇌고랑 sulcus
뇌내혈종 intracerebral hematoma
뇌동맥류(뇌동맥꽈리) cerebral aneurysm
뇌성마비 cerebral palsy, CP
뇌신경 cranial nerve
뇌실 ventricle
뇌염 encephalitis
뇌이랑 gyrus
뇌저 두개 골절 basilar skull fracture
뇌졸중 cerebral vascular accident, CVA
뇌진탕 concussion
뇌척수액 cerebrospinal fluid, CSF
뇌타박상 cerebral contusion
뉴런(신경원) neuron
다발성 경화증 multiple sclerosis, MS
대뇌 cerebrum
대발작 generalized seizure
대후두공 foramen magnum
두개내압 상승 increased intracranial pressure
두정엽 parietal lobe

랑비에 결절 node of Ranvier
마미 cauda equina
마미증후군 cauda equina syndrome
말초신경 peripheral nerve
말초신경계 peripheral nervous system, PNS
망상체 reticular formation
망상활성체계 reticular activation system
무도병 chorea
반대측 충격 countercoup
발작 seizure
백질 white matter
복측근 ventral root
복합두개 골절 compound skull fracture
부교감신경 parasympathetic nervous system
분쇄두개골 골절 comminuted skull fracture
비교통성 뇌척수액 흐름 noncommunicating cerebrospinal fluid flow
상행 섬유 ascending fibers

선상두개골절 linear skull fracture
세근(소근) rootlet
세로 틈새(종열) longitudinal fissure
소뇌 cerebellum
수두증 hydrocephalus
수막 meninges
수막류 meningocele
수막염 meningitis
수상돌기(가지돌기) dendrite
수초(말이집) myelin sheath
숨은척추갈림증(잠재 이분 척추) spina bifida occulta
시냅스틈새(연접틈새) synaptic cleft
시냅스전 종말 presynaptic terminal
시냅스후 세포막 postsynaptic cell membrane
시상 thalamus
시상상부 epithalamus
시상하부 hypothalamus
신경 nerve
신경교 neuroglia
신경전달물질 neurotransmitter

알츠하이머병 Alzheimer's disease, AD
얼기 plexus
연막 pia mater
연수 medulla
연접(시냅스) synapse
엽 lobe
외상성 뇌손상 traumatic brain injury
운동신경 motor nerve
원심성 신경 efferent nerve
원심성관 efferent tracts
일과성 허혈 발작 transient ischemic attack
자동성 automatism
자동조절 autoregulation
자율신경계 autonomic nervous system
자율신경성 반사항진 autonomic hyperreflexia
전두엽 frontal lobe
전조 aura
종말팽대 terminal bouton
중뇌 midbrain
중증근무력 위기증 myasthenic crisis

중증근무력증 myasthenia gravis
중추신경계 central nervous system
지주막하출혈 subarachnoid hemorrhage
척수 spinal cord
척수 수막류 myelomeningocele
척수반사궁 spinal reflex arc
척수쇼크 spinal shock
척수손상 spinal cord injury, SCI
척주관 vertebral canal
척추갈림증(이분척추) spina bifida
축삭돌기 axon
출혈성 뇌졸중 hemorrhagic stroke
치매 dementia
쿠싱 3대 징후 Cushing's triad
쿠싱반사 Cushing reflex
크로이츠펠트-야콥병 Creutzfeldt-Jakob disease, CJD
타격 coup
탈분극 depolarization

탈장 herniation
파킨슨병 Parkinson's disease
폐쇄성 뇌척수액 흐름 obstructive cerebrospinal fluid flow
프라이온(미세단백질) prion
피부분절 dermatome
하행신경 descending fibers
함몰두개골 골절 depressed skull fracture
허혈성 뇌졸중 ischemic stroke
헌팅톤 무도병 Huntington's disease
혈종 hematoma
활동전위 action potential
후근 dorsal root
후두엽 occipital lobe
후천성 면역 결핍 치매 복합AIDS dementia complex
휴지기 resting potential
흑질 substantia nigra

신경계는 신체기능과 인지기능을 조절하는 복합적인 구조로 구성되어 있다. 신경계는 (1) 근육, 선(샘), 기관, (2)심박동, (3)혈류, (4) 호흡, (5)소화, (6)배뇨, (7)배변을 조절한다.

신경계는 항상성을 유지하기 위해 다른 체계들과 함께 주변의 정보에 반응하고 수용하면서 작용한다. 신경계질환은 급성 또는 만성질환으로 생활의 변화를 초래하면서 신체에 영향을 준다. 신경계 질환은 선천적 결함, 외상, 감염, 종양, 화학적 불균형 및 혈관상 변화로 초래된다.

해부생리

신경계는 생리 및 인지적 수준에서 환경자극에 반응하고 수용하는 조직과 세포들로 구성된 미세조직망이다. 이러한 자극과 교류하기 위해 신경계의 구조물은 뇌와 신체조직 간의 전기적 자극을 조절한다. 신경계는 세가지 주요 부분 — 뇌, 척수, 신경 — 으로 구성되어 있다. 뇌와 척수는 **중추신경계**(central nerve system[CNS])를 구성하고, 나머지 신경들은 **말초신경계**(peripheral nerve system[PNS])를 구성한다.

■ 중추신경계

두개골과 척주는 뇌와 척수를 보호하고 있다. 또한 세 겹의 **수막**(menignes)으로 중추신경계를 싸고 있다[그림 11-1]. **경막**(dura mater)은 가장 단단한 바깥층이다. **거미막**(지주막, arachnoid layer)은 중간층으로 거미줄과 같은 혈관계로 구성되어 있다. **연막**(pia mater)은 가장 안쪽의 막으로 직접적으로 뇌와 척수를 보호하고 있다. **뇌척수액**(cerebrospinal fluid[CSF])은 혈장과 같은 액체로 거미막(지주막)과 연막 사이의 공간을 채워 쿠션역할로 중추신경계를 지지하고 보호해 준다. 뇌실의 맥락총 세포에서 지속적으로 뇌척수액을 생산한다. **뇌실**(ventricles)은 서로 연결된 뇌의 공간이며, 뇌척수액은 뇌실 사이에서 자유롭게 이동된다. 뇌척수액이 과도하면, 혈류로 유입된다.

뇌(brain)는 두개내에 위치해 있으며, 수십억 개의 신경원으로 구성되어 있다. 신경조직은 두 가지 형태 — 신경교와 신경원 — 의 세포로 구성된다. **신경교**(neuroglia) 세포는 신경계에서 중요한 지지적 역할을 담당한다. 신경교 세포는 신경조직의 지지뿐만 아니라, 신경원 세포막을 보호하고 분리한다. 더욱이 신경교 세포는 간질액을 조절하며, 병원균에 대해 신경원을 방어하고, 신경계의 복구를 돕는다.

신경원(Neurons)은 전기적 자극을 발생시키고 신체의 다른 부분으로 전달하는 신경계의 기본단위이다. 모든 신경원들은 비슷한 특성을 가지고 있다. 신경원은 분리하는 능력이 없기에, 노화와 질환으로 신경원을 상실했을 때 신경원은 복구되지 않는다. 모든 세포가 죽어서 기능을 상실하는 것은 아니다. 예를 들어, 신경원이 뇌의 한 부분에서 손상되었다면, 다른 부분의 신경원들이 그 기능을 대신한다.

말초신경계에서, 신경들은 조직의 연계를 위해 재생될 수 있다. 뇌 또는 척수에서, 축삭돌기는 복구되지 않는다. 척수신경은 손상부위 아래의 감각은 소실되고 마비된다. 또한 신경세포들은 지속적인 산소와 포도당(글루코즈)의 공급이 필요하다. 이러한 특성으로 신경원은

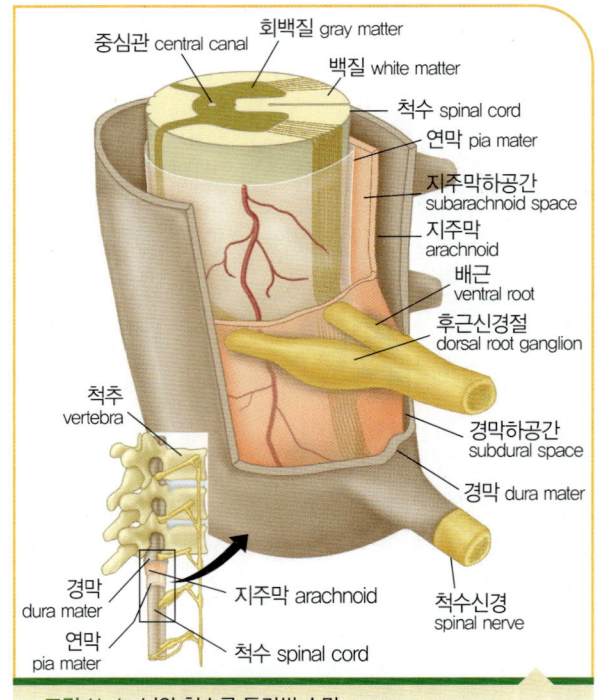

그림 11-1 뇌와 척수를 둘러싼 수막

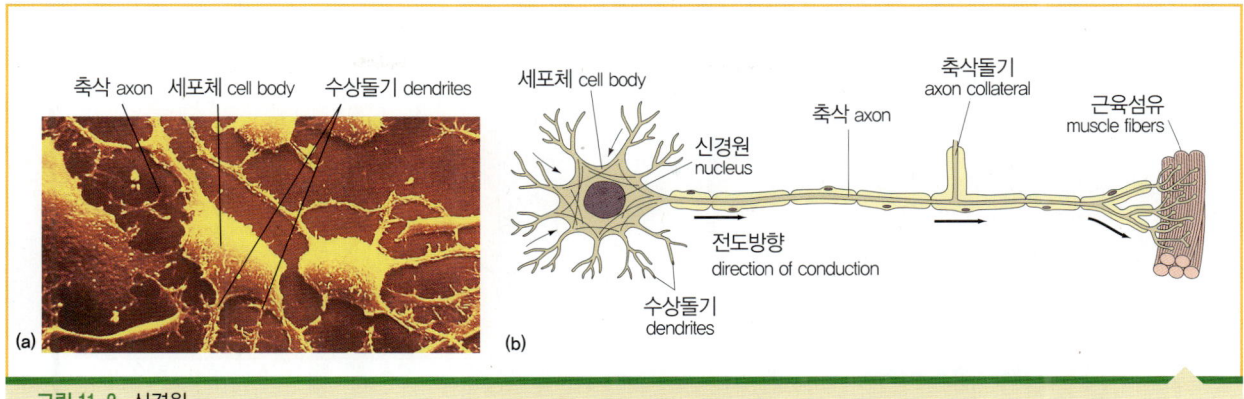

그림 11-2 신경원
(a) 세포체와 수상돌기의 전자 현미경 스캔
(b) 축삭의 길이를 따라 축삭가지 형성. 운동 신경원에서, 축삭이 종료되면, 축삭은 수많은 가지를 치고 결국 근섬유로 이어진다.

저산소증과 저혈당증에서 매우 취약하여, 수분이내에 사멸된다.

대부분 신경원들은 핵, 세포질, 세포소기관으로 구성된 구형체이다. 신경원은 **축삭돌기**(axons)와 **수상돌기**(dendrites)로 구성되어 있다[그림 11-2]. 축삭돌기는 세포체에서의 신경자극을 전달하고, 수상돌기는 세포체로 신경자극을 보낸다. 축삭돌기가 종점에 도달했을 때, **종말팽대**(terminal bouton)라고 하는 미세한 팽대부위로 끝나는 작은 섬유로 가지 치며 연결된다. 이러한 종말팽대부에서 신경원, 근섬유, 또는 선들과 서로 연결되어 있다.

수초(myelin sheath)로 싸여있는 축삭돌기는 수초가 없는 무수신경보다 400배 정도 빠르게 신경자극을 전달할 수 있다[그림 11-3]. **슈반세포**(Schwann cells)는 수초를 생산하며, **랑비에 결절**(nodes of Ranvier)에 의해 분리된다. 수초 때문에, 신경자극들은 빠른 속도로 축삭돌기로 내려가 결절을 뛰듯이 넘어간다.

수초신경다발을 **백질**(white matter)이라고 한다. 무수신경에서 신경자극은 느리고 파도와 같은 양상으로 이동한다. 신경원 사이의 연결을 **신경연접**(시냅스, synapse)이라고 한다. 이 연접에는 **시냅스전 종말**(presynaptic terminal)(예: 종말팽대), **시냅스 간극**(synaptic cleft)(신경원 사이의 공간), **시냅스후 세포막**(postsynaptic cell membrane)등이 있다[그림 11-4]. 시냅스 전과 시냅스 후 종말은 신경의 반대쪽 끝이 된다.

신경계의 전기적 자극은 전류와는 다르다. 미세 이온의 변화(예: 세포막에서의 K^+와 Na^+의 이동)는 신경자극을 생성한다. 이러한 전하의 생성을 **활동전위**(action potential)라고 한다.[그림 11-5]. Na^+이 세포외액에 대부분 분포하기 때문에 신경원 세포막의 혈장측에서는 충전기 또는 **휴지기**(resting potential)을 가진다. 신경원

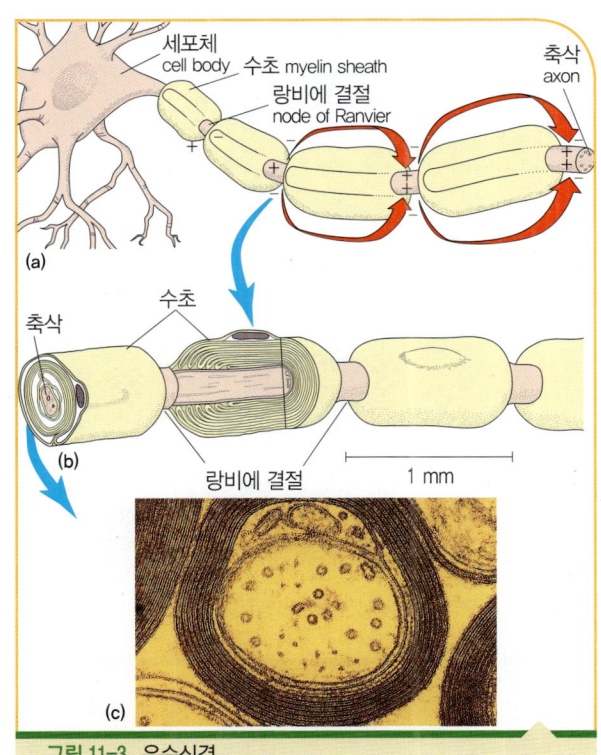

그림 11-3 유수신경
(a) 수초는 충동이 결절 사이를 '점프'하는 것을 허락하여 전도속도를 가속화한다.
(b) 랑비에 결절
(c) 교차영역의 축색에 대한 전자현미경 투시는 수초를 보여준다.

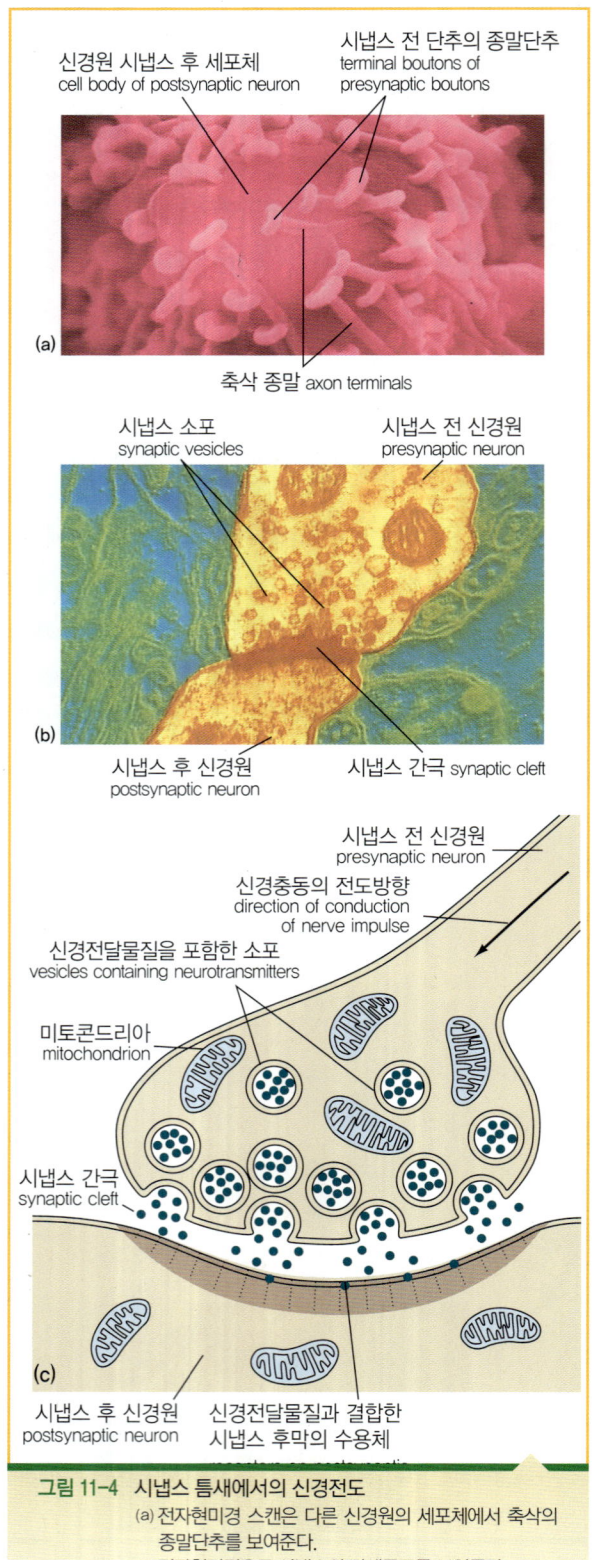

그림 11-4 시냅스 틈새에서의 신경전도
(a) 전자현미경 스캔은 다른 신경원의 세포체에서 축삭의 종말단추를 보여준다.
(b) 전자현미경으로 시냅스의 미세구조를 보여준다.
(c) 축삭종말에서 시냅스 소포의 신경전달물질의 방출을 유도하는 충동이 유발됨. 신경전달물질은 시냅스 간극을 가로질러 확산되고 시냅스후막에 결합한다. 시냅스 후막은 수상돌기가 세포체로 내려가 또 다른 활동전위를 유도한다.

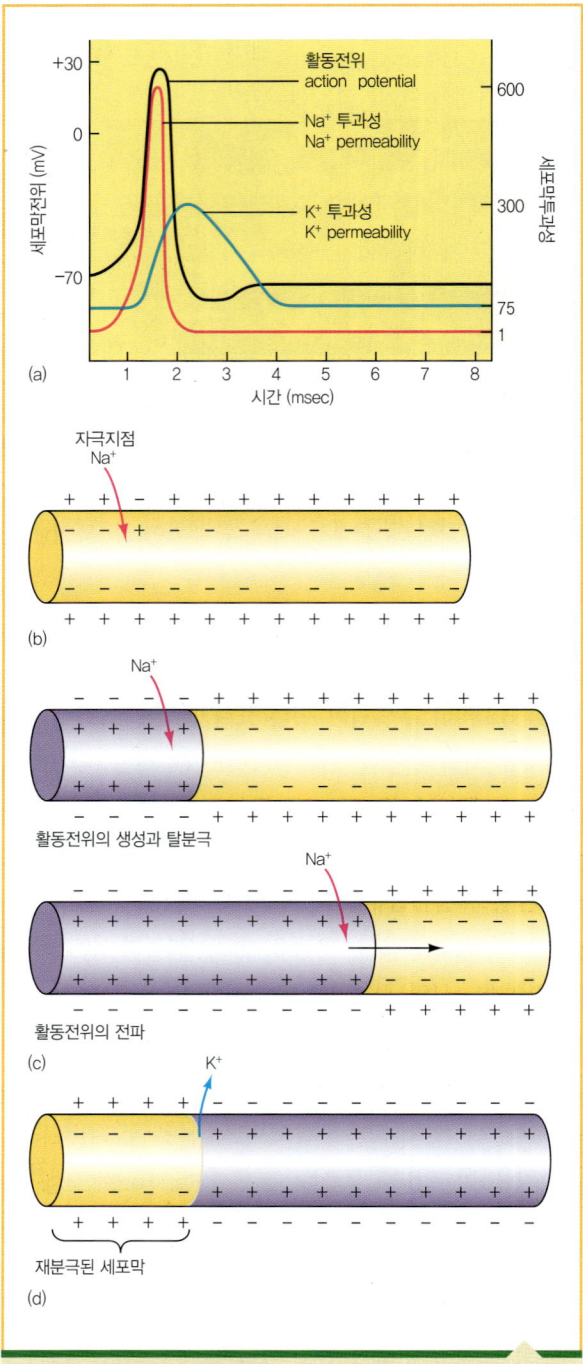

그림 11-5 활동전위
(a) 신경원의 자극은 활동전위로 기록되는 전기충동을 형성한다. 그 결과 전류이동은 270-130millivolt이다. 막은 탈분극된다. 이 그래프는 소디움과 포타슘 이온의 투과성의 변화와 이동을 나타낸다. 이는 활동전위가 필요하다.
(b) 소디움 이온의 유입과 탈분극은 자극지점에서 나타난다.
(c) 충동은 탈분극 파로 막을 따라 이동한다.
(d) 포타슘이온의 유출은 휴지기 전위를 보존하고 신경원이 즉각적으로 추가적인 충동을 전달할 수 있도록 한다.

이 자극을 받으면, 단백질의 세포막을 열어 Na$^+$이 세포 내로 유입된다. 양전하인 Na$^+$의 신속한 유입은 전류를 증가시킨다(이를 **탈분극**(depolarization)이라고 한다).

탈분극 직후, 양전하인 K$^+$의 빠른 세포외 이동으로 세포막은 휴지기로 되돌아온다. 이러한 신경자극이 내려가 시냅스 전 종말에서 **신경전달물질**(neurotransmetters)을 방출시킨다. 신경전달물질은 시냅스 간극을 가로질러 신경원 근처의 전기반응을 자극하기 위해 단지 한 방향으로 전달된다. 신경자극의 시냅스 전달은 매우 빠르다. 전기적 반응은 다음 신경원에서 또 다음 신경원으로 전달되며, 신경원에서 그 과정이 반복된다. 각각의 시냅스 전도에서 신경전달물질의 미세분출이 방출되고 난 후 제거된다. 다음 전도에 재활용하기 위해 신경전달물질은 효소에 의해 파괴되거나 시냅스 후막에 의해 재흡수된다. 또한 신경원의 활동전위를 자극하면, 어떤 신경전달물질들은 활동전위를 방해할 수 있다.

뇌는 다양한 신체적인 기능과 인지적 활동을 주관한다. 뇌신경은 뇌의 기능을 담당한다. 12쌍의 **뇌신경**(cranial nerves)은 뇌의 기저부에서 직접적으로 나온다[그림 11-6]. 뇌신경 중 I, II, VIII번은 감각신경섬유만을 전달하고, III, IV, VI, XI, XII번 뇌신경은 운동섬유신경만을, V, VII, IX, X번 뇌신경은 감각신경섬유, 운동섬유신경 모두를 전달한다. 각 신경은 뇌의 소공을 통해 목적지로 전달된다.

뇌의 주요영역은 대뇌(대뇌피질을 포함하여), 간뇌(시상, 시상하부), 뇌간(교, 중뇌, 연수)과 소뇌이다[그림 11-7]. **대뇌**(cerebrum)가 뇌의 가장 큰 영역이며(뇌의 80%), 고차원적인 사고과정을 조절한다. 회백질의 얇은 층을 대뇌피질이라고 하며, 대뇌를 둘러싸고 있다[그림 11-8].

회백질 아래 중앙에 두꺼운 백질이 위치한다. 백질은 신경자극을 대뇌피질에서 척수로 전달하는 축삭돌기의 다발을 포함하고 있어 신경전도와 신체활동의 조정

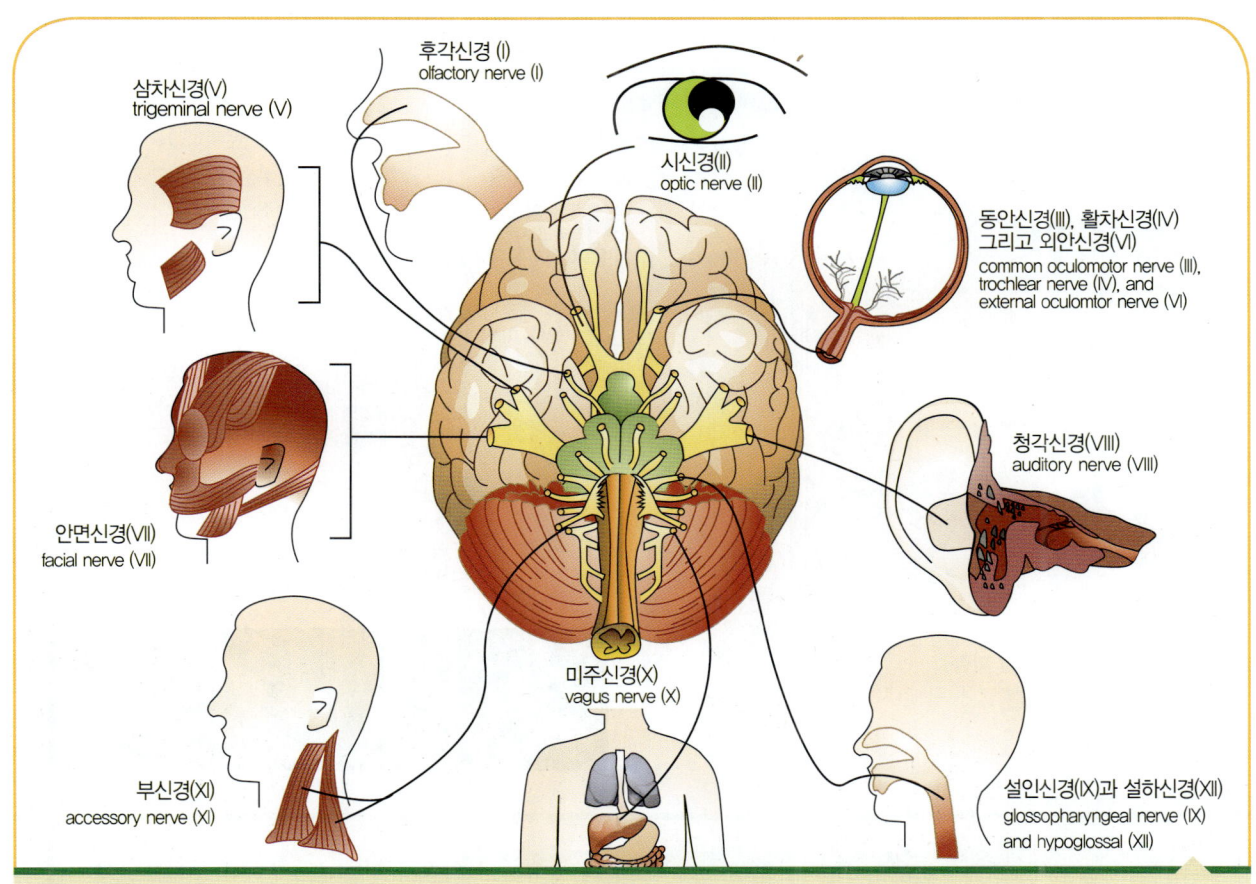

그림 11-6 뇌신경

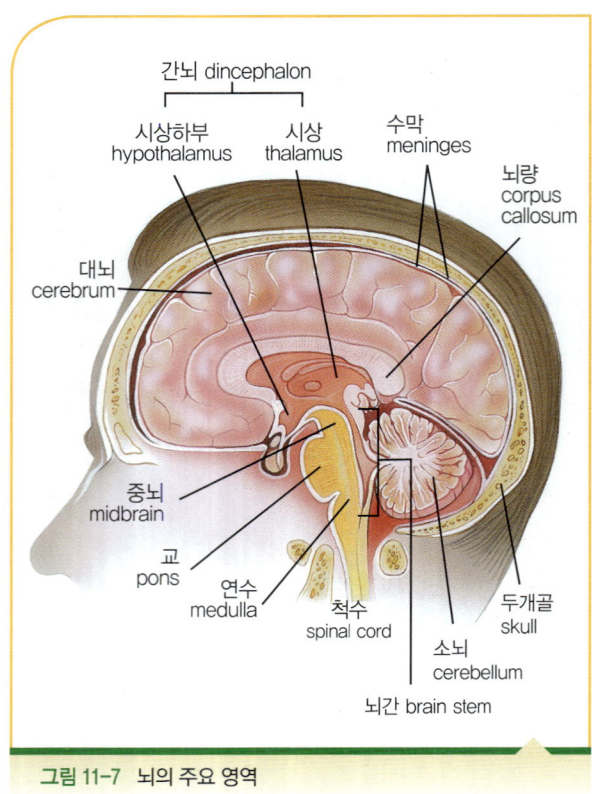

그림 11-7 뇌의 주요 영역

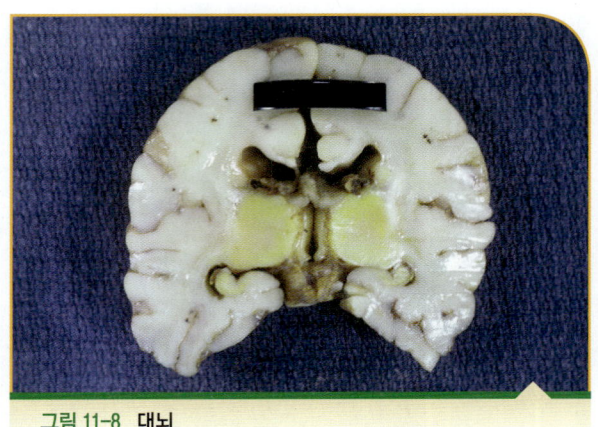

그림 11-8 대뇌

을 향상시킬 수 있다. 대뇌는 **종열**(longitudinal fissure)에 의해 좌·우반구로 분리된다. 비록 반구를 통한 이동이 적을지라도, 한쪽 반구에서의 악영향은 다른 한쪽 반구에 매우 중요하고 생명을 위협하는 영향을 미칠수 있다. 대뇌의 표면은 주름이 많이 있어 호두와 같이 보이는데, 주름 사이의 홈을 뇌구(뇌고랑, sulci)라고 하고 홈 사이의 언덕을 뇌회(뇌이랑, gyri)라고 한다. 출생 시, 뇌의 주름

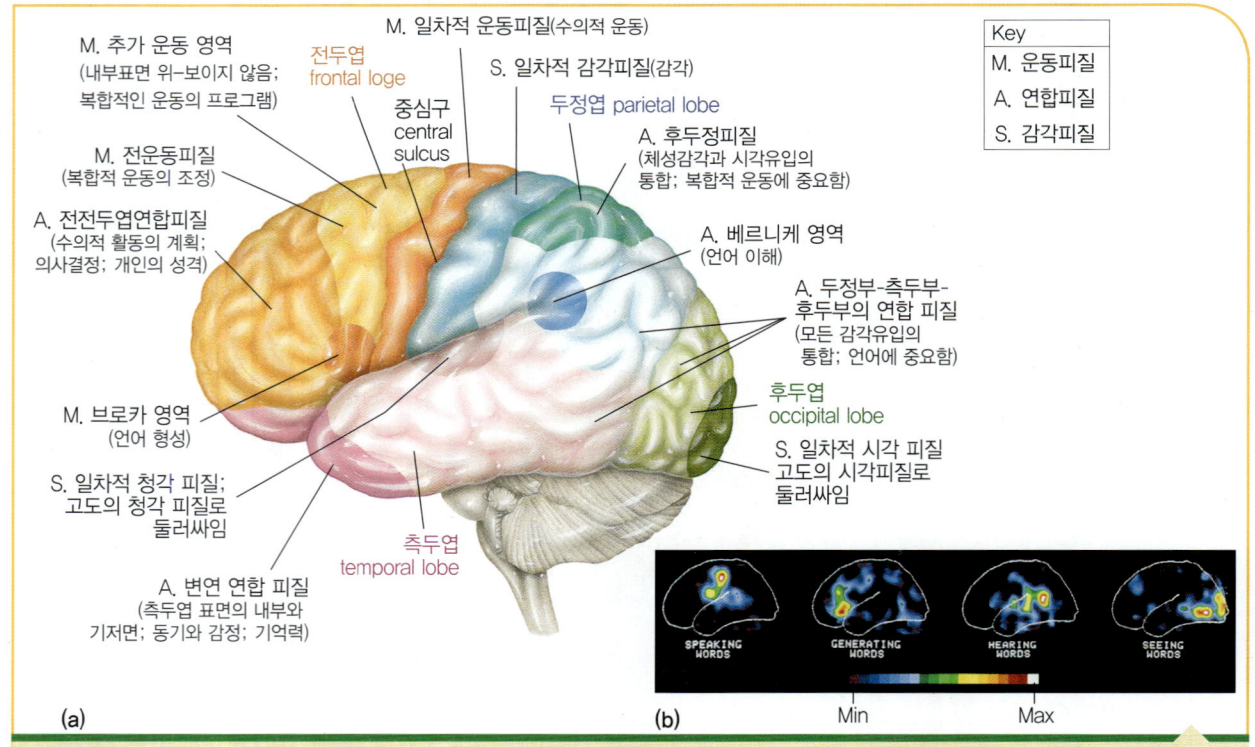

그림 11-9 대뇌의 엽
(a) 대뇌피질은 감각정보수용, 감각정보 통합과 운동반응 생성의 주요 세 가지 기능이 있다. 특수한 감각영역은 시각, 후각, 미각과 청각을 조절한다.
(b) PET 스캔은 특정한 일을 수행하는 동안의 뇌 혈류의 증가된 영역을 보여준다.

들은 최소이지만, 성인기에서는 뇌의 발달에 따라 뇌 주름이 증가된다. 각 반구 내의 두개골을 덮고 있는 세부 영역을 **엽**(lobes)이라고 한다[그림 11-9]. **전두엽**(frontal lobe)은 자발적인 운동기능을 촉진하고 개인의 성격을 나타낸다. **두정엽**(parietal lobe)은 후각, 청각, 시각을 통한 감각자극을 받아들여 해석한다. **후두엽**(occipital lobe)은 시각적 정보를 처리한다. **측두엽**(temporal lobe)은 청각과 기억력에서 필수적인 역할을 한다. 이러한 대뇌엽의 영역은 운동(근육활동을 촉진), 감각(감각정보 수용), 연합(조절된 반응을 시작하고 정보를 통합)의 세 가지 유형으로 분류된다.

간뇌(diencephalon)는 시상과 시상하부를 포함한다[그림 11-10]. **시상**(thalamus)은 대부분의 감각정보를 받아들여 전달하며, 정서에 영향을 주고 신체운동을 시작하게 한다(특히 두려움과 분노와 관련됨). **시상밑부**(subthalamus)는 운동 활동에 관여되지만, **시상상부**(epithalamus)의 기능, 특히 송과체의 기능은 불명확하다. **시상하부**(hypothalamus)는 간뇌의 최하위에 있으며, 신체기능의 대부분을 조절한다(10장 참조).

뇌간(brain stem)(교, 소뇌, 연수를 포함함)은 뇌와 척수를 연결한다. 뇌간은 신체의 기본적 기능에서 매우 중요하다(예: 심박동수, 혈압, 호흡 유지). 뇌간의 외상은 죽음과 직결된다. 뇌간은 시상하부와 협력하여 생명유지 활동을 조절한다. 뇌간은 뇌의 정보를 전달하고 받아들이는 주요 통로이다. 12개의 뇌신경 중 10개의 뇌신경이 뇌간에서 나온다. **교**(pons)는 수면과 호흡을 조절하는 신경을 포함한다. **중뇌**(midbrain)는 뇌의 가장 작은 영역이며, 청각과 시각정보를 전달하는 역할을 한다. 중뇌는 시각과 청각 및 눈의 운동을 조절한다. **연수**(medulla)는 상행과 하행 신경로의 역할을 한다. 연수는 심박동, 말초혈관저항, 호흡, 연하운동, 구토, 기침, 재채기 등을 조절한다. 대부분의 신경섬유들은 뇌간을 통과하여 **망상체**(reticular formation)라고 하는 영역에 이른다. 망상체는 모든 정보들을 받아들이는 문지기 역할을 한다. 망상체는 분화된 신경섬유를 통해서 대뇌피질로 신경자극을 보낸다. 이러한 신경섬유들이 **망상활성체계**(reticular activation system)를 구성한다[그림 11-11]. 망상체와 망상활성체계는 각성과 수면을 담당한다.

소뇌(cerebellum)는 뇌의 다른 영역과 소통하여 근육운동, 균형 및 인지기능의 상승작용을 조절한다. 소뇌, 간뇌, 중뇌의 심층부에 위치한 일련의 구조물을 **기저핵**(basal ganglia)이라고 한다. 기저핵은 조정, 운동기능, 자세에서 중추적 역할을 한다. 소뇌와 간뇌의 일부분이 변연계를 구성한다[그림 11-12]. 시상하부와 함께 작용

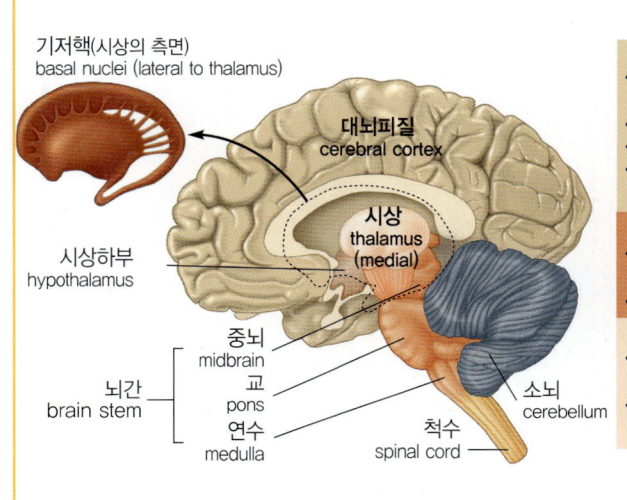

그림 11-10 뇌의 영역과 기능

하는 변연계는 본능적 행동, 감정, 동기, 기분, 통증, 쾌락에 영향을 준다.

척수(spinal cord)는 **대후두공**(foramen magnum)을 통해 두개골에서 나온다. 척수는 **척추관**(vertebral canal)을 통해 두 번째 요추로 뻗어나간다. 이 지점에서 개별적 신경근의 척수 전도를 **마미**(cauda equina)라고 한다. 척수는 일정한 간격을 가진 31쌍의 척수신경으로 구성되었다[그림 11-13].

척수의 중심 부분은 신경세포체를 포함한 H 모양의 회백질로 되어 있다. 백질은 신경섬유관을 구성하며, 회백질로 둘러싸여 있다[그림 11-14]. **상행섬유**(ascending

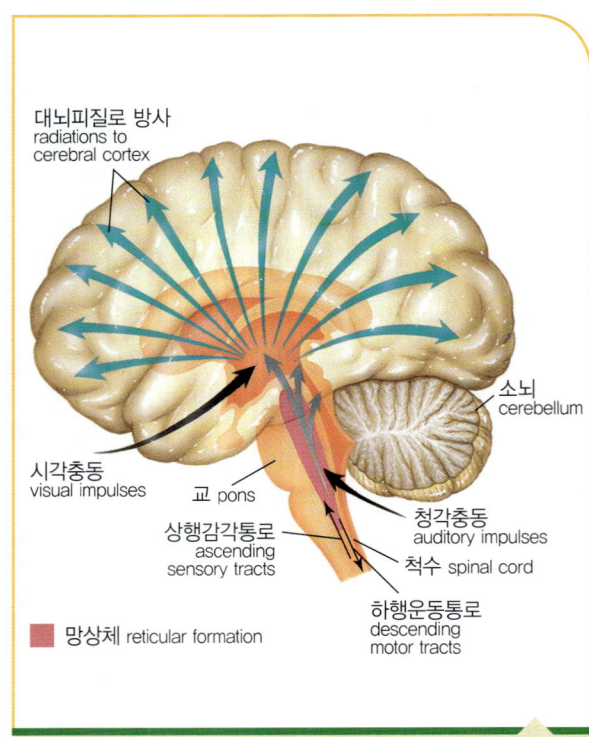

그림 11-11 망상활성계

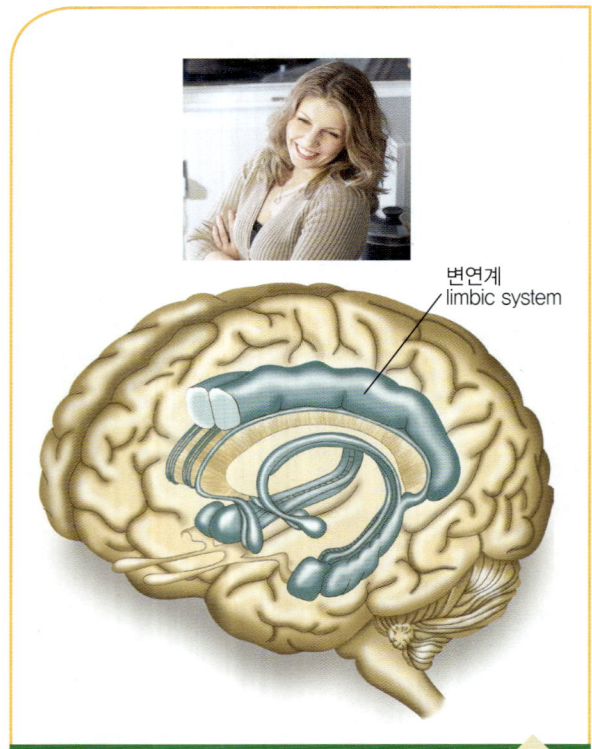

그림 11-12 변연계
푸른색 부분: 변연계이다.
변연계는 기쁨과 같은 감정, 본능의 자리이며, 다른 기능에서도 중추 역할을 한다.

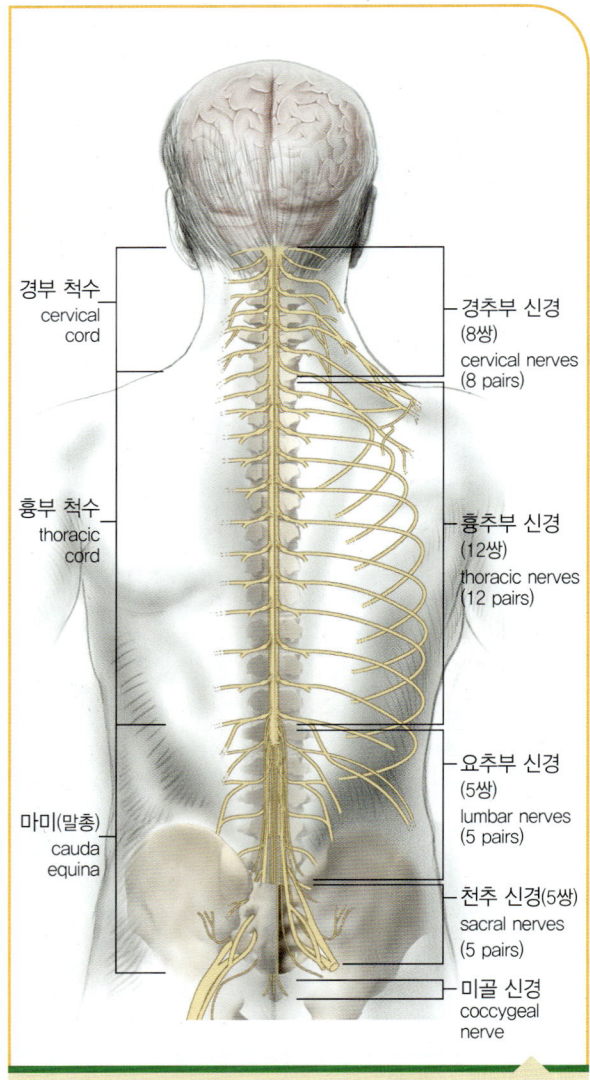

그림 11-13 척수

fiber)/**구심성로**(afferent tracts)는 감각정보를 말초신경계에서 뇌로 전달한다. **하행섬유**(descending fibers)/**원심성로**(efferent tracts)는 운동신경로를 뇌에서 말초신경계로 전달한다. 상행섬유는 분화된 감각정보를 전달하기 위해 다양한 통로를 가지고 있다. 이러한 통로에는 전척수시상로(가벼운 접촉, 압력, 간지럼, 소양증을 감지함), 외척수시상로(통증과 온도감각), 척수소뇌로(소뇌와 관련된 신체자세), 피질척수로(손 등의 운동조정), 전정척수로(무의식적 움직임), 망상체척수로(무의식적 움직임)가 있다.

척수반사궁(spinal reflex arcs)은 자극에 대해 무의식적 반사를 생성하는 과정을 말한다[그림 11-15]. 예를 들어, 타진기로 가볍게 슬개골을 쳤을 때 이 반사를 볼 수 있다. 슬개골을 치면, 건신장반사가 유발되고, 다리 아래쪽은 앞으로 향한(신전) 후에, 뒤로 향한다(굴곡). **굴곡근반사**(flexor reflex)는 불유쾌한 자극(예: 과도한 열)이 닿았을

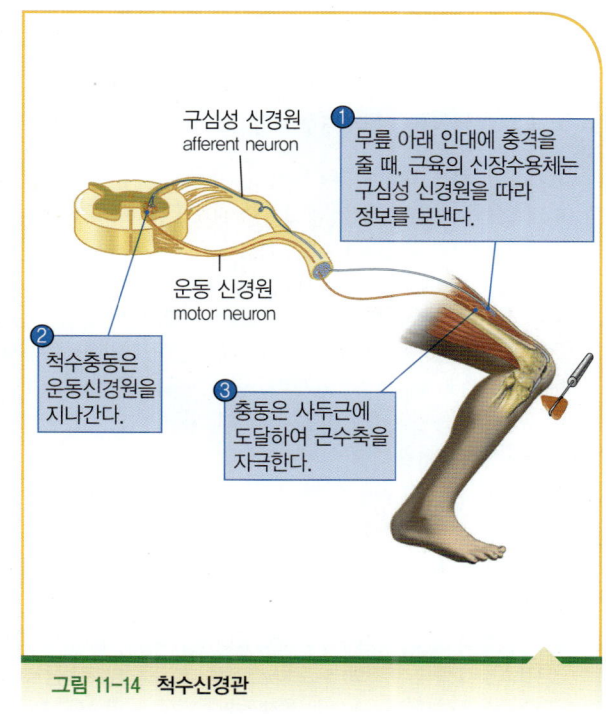

그림 11-14 척수신경관

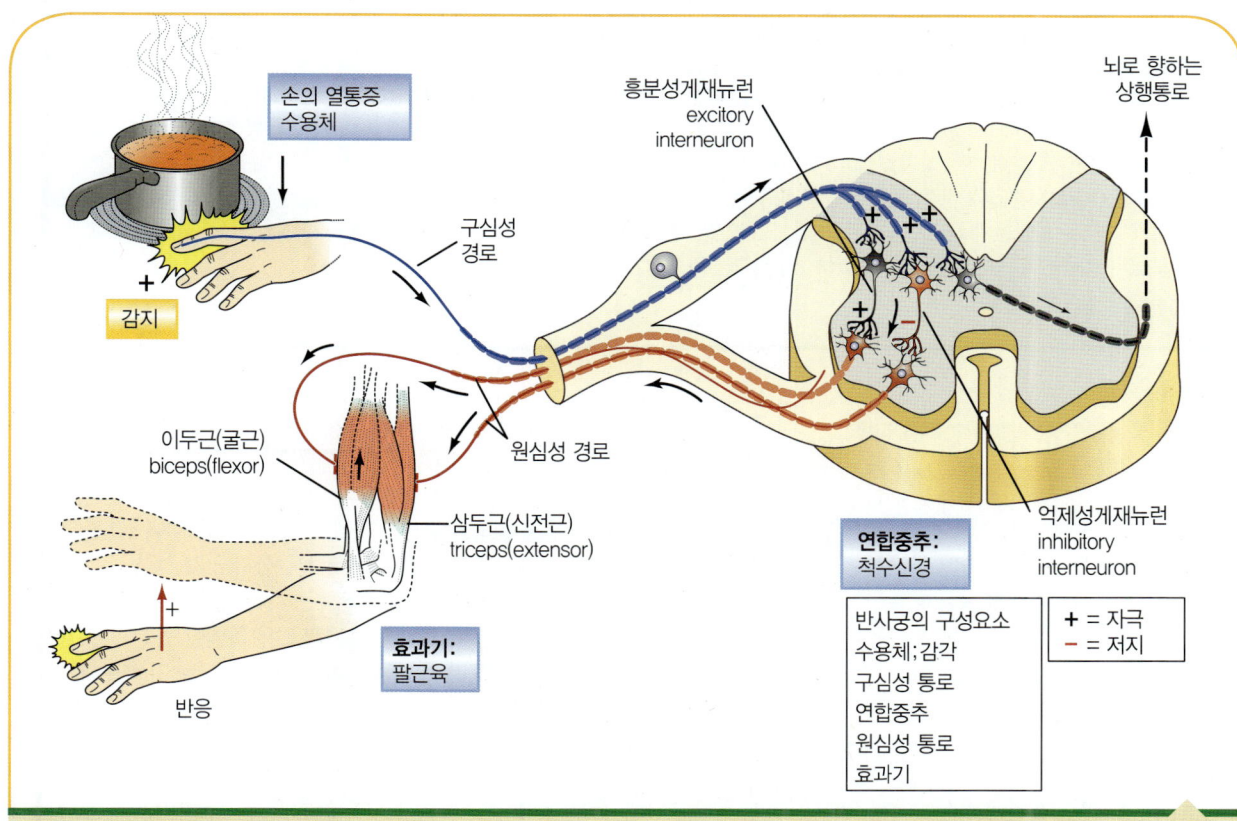

그림 11-15 척수반사궁
우연히 스토브의 뜨거운 팬에 접촉했을 때, 당신은 무엇이 일어났는지 뇌에서 알기 전에 손이 먼저 뒤로 갈 것이다. 이는 척수반사 때문에 일어난 것이다. 감각섬유는 충동을 척수로 보낸다. 감각충동은 척수신경의 운동신경원을 자극한다. 이는 굴근에서의 근수축의 원인이 되며 (1) 신전근의 수축을 억제한다. (2) 손은 뒤로 가게 되며, 신경충동은 뇌로 올라가 무엇이 일어났는지 알게 해준다.

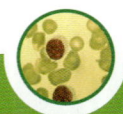

궁금증 해결

뇌에 대한 궁금증을 토의해 봅시다.

궁금증 1. 뇌는 회백색이다.

두개내에 살아있는 고동치는 뇌는 영화에서 묘사되듯이 단조로운 회색의 장기가 아니라, 희고, 검고, 붉은색도 나타낸다. 하지만 뇌의 대부분이 회백색이기 때문에 이러한 궁금증도 사실의 일부이다. 때때로 뇌의 전체가 회백질로 언급된다. 그러나 뇌는 회백질을 연결하는 신경섬유인 백질을 포함하고 있다. 검은 부분은 흑질(substantia nigra)이라고 한다. 흑질은 neuromelanin이라는 색소로 되어 검은색을 나타낸다. 또한 뇌는 많은 혈관이 분포하여 붉게도 보인다.

궁금증 2. 모차르트와 같은 고전음악을 들으면 지적능력이 향상된다.

이 궁금증은 어떻게 시작되었을까? 1950년대, Albert Tomatis라는 의사가 언어와 청각 장애를 가진 사람들에게 모차르트 음악을 사용하여 성공한 것에서 유래되었다. 1990년대, 얼바인의 캘리포니아 대학생 36명에게 모차르트 소나타를 10분간 들려준 후 IQ 검사를 하였다. 그 결과 학생들의 IQ점수는 약 8점 상승되어 모차르트 효과를 나타냈다. 이러한 가정에 근거하여 다양한 상품이 팔렸다. 그러나 얼바인의 캘리포니아 대학에서의 연구는 학회에서 논란을 가져왔다. 다른 과학자들은 본래의 결과를 복제할 수 없었고, 현대 과학적 근거는 모차르트 음악이나 다른 고전음악을 듣는 것이 지적능력을 증가시킨다는 사실을 지지하지 않았지만 어떤 연구에서는 악기를 배우는 것이 집중력, 자신감, 조정력을 향상시킨다고 한다. 확실한 것은 모차르트 음악이 당신에게 해로운 영향을 주지 않는다는 것이다. 또한 당신이 모차르트음악을 듣는다면 즐거움을 줄 수 있지만, 지적능력 향상과는 관련이 없다는 것이다.

궁금증 3. 당신은 뇌의 10%만 사용한다.

이 궁금증은 아마 뇌에 대해 가장 잘 알려진 궁금증이다. 이 추측은 처음에 대충 보면 헷갈리게 한다. 우리는 어느 동물의 몸 중에도 가장 큰 부분을 차지하고 있는 뇌를 가지고 있다. 근데 우리는 왜 그것을 모두 사용하지 않을까? 많은 사람들은 책을 쓰고 물건을 파는 것은 다른 90%도 사용하는 것이라고 그 생각을 비난한다. 초자연적인 능력을 믿는 사람들은 이 능력이 증명해준다고 지적했다. 이런 능력들을 가진 사람들은 그들의 뇌의 여분도 활용한다고 말한다. 이런 미신은 틀렸다. 뇌는 계속 사용 중인 1,000억 개의 또 다른 형태인 뉴런세포들로 가득 차있다. 뇌 정밀검사는 우리가 무엇을 하든지, 우리의 뇌가 항상 활동 중인 것을 보여 준다. 일부 영역은 특정 시간에 다른 영역보다 더 활발하다. 하지만 우리가 뇌 손상을 입었더라도 어느 영역도 완전히 끊어지지 않는다. 활동하는 뇌 영역이라면 당신이 사용할 수 있는 여분의 가능성에 숨겨진 것은 없다.

궁금증 4. sudoku와 brain age 같은 게임이 뇌를 젊게 한다.

이 궁금증에 대한 몇 가지 진실이 있다. 계속해서 식료품 품목을 외우기나 손-눈의 조직화 같은 정신적 업무를 하는 것은 효과가 있다. 그리고 퍼즐은 특정 기술을 얻는 것을 도울 수 있다. 하지만 대부분 증거들은 업무를 실행하는 것은 특정 업무를 잘 하게 하는 데만 도움을 준다고 나타난다. 정신적 기능보다 훨씬 좋은 것은 육체적 운동이다. 규칙적인 신체단련 운동은 특히 미리 계획하기와 추상적인 생각하기와 같은 인지 기능의 점진적인 문제로 힘들어 하는 노인에게 효과적이다.

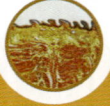

학습요점

우리는 어떻게 배우고, 기억할 수 있을까? 학습은 획득되는 것이며 새로운 정보를 갖는 것이다. 기억은 저장소이며 정보를 상기시키는 것이다. 적절한 영양과 충분한 수면 둘 다 중요하다. 새로 획득된 기억이 몇 초에서 몇 시간까지 단기 기억으로 먼저 저장된다. 벼락치기 공부는 대부분 단기 기억으로 저장된다. 운이 나쁘게도, 시험 직후, 모든 정보는 사라진다. - 이것이 벼락치기 공부를 하면 안 되는 이유이다. 단기 기억을 장기 기억으로 전환하는 데는 반복, 기억술, 운문과 같은 특별한 노력이 필요하다. 장기 기억은 며칠에서 몇 년까지 간다. 단기 기억된 정보를 회상하는 것이 장기 기억된 정보를 회상하는 것보다 빠르다. 단기 기억을 상실했다면 그것은 영원히 잊혀진 것이다. 장기 기억에서 회상할 수 없는 정보는 여전히 그곳에 있는 것이다. 그 정보를 이끌어내기 위한 자극이나 시간이 필요할 뿐이지 잊혀진 것은 아니다. 그러나 모든 정보가 장기 기억에 영원히 저장되는 것은 아니다. 기억은 대뇌피질(특히, 측두엽), 소뇌, 변연계를 통해 뉴런에 저장된다. 해마는 단기 기억에서 장기 기억으로 전환하는 데 중요한 것으로 생각된다. 따라서 이런 지식은 벼락치기가 아니라 집중, 기억할만한 정보를 만들기, 이미 알고 있는 사실과 새로운 정보를 연결시키기와 같은 학습방법으로 단기 기억에서 장기 기억으로 전환을 도울 수 있다. 그러나 학습능력을 최대화하기 위해서는 균형식이와 휴식이 중요하다는 것을 잊지않는다.

때 뒤로 후퇴하는 반사를 말한다. 굴곡근반사는 무의식적으로 자극원에 의해 다리근육을 뒤로 향하게 하는 것이다. 척수와 뇌의 통로는 이러한 자극에 의해 조절된다.

■ 말초신경계

말초신경계(Peripheral Nervous System)의 신경들은 신경다발로 구성되며, 각 섬유들이 신경원을 구성한다. 신경들은 중추신경계와 정보를 상호교환한다. 신경말단의 수용체들은 다양한 내외적 자극에 반응한다. 31쌍의 척수(8 경추, 12 흉추, 5 요추, 5 천추, 1 미추)가 직접 척수에서 나와 말초신경계를 형성한다. 각 척수는 척추 부위에 따라 이름이 주어졌으며(예: C_3은 3번째 경추이며, T_{12}는 12번째 흉추이다.), 신체의 특정 부분에 분포한다[그림 11-16].

신경절은 중추신경계 외부의 신경세포체의 집합을 말한다. 몇몇의 작은 신경들에서 나온 척수들인 **작은뿌리(소근, rootlet)**들은 척수의 전후를 따라 분포된다[그림 11-17]. 대략 6-8개 작은뿌리들이 모여 각각 **전근(복측근, dorsal root)**과 **후근(배측근, ventral root)**을 형성하여 척수로 유입된다.

말초신경계의 척수는 두 가지 종류 — 감각신경과 운동신경 — 의 신경으로 구성된다. **감각신경(sensory**

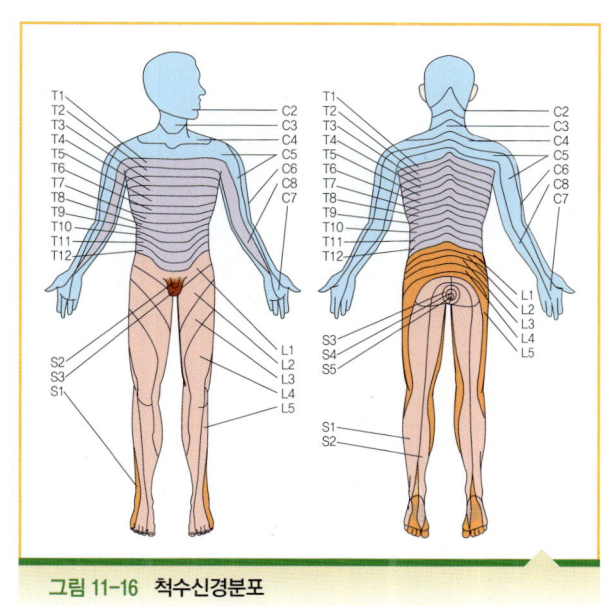

그림 11-16 척수신경분포

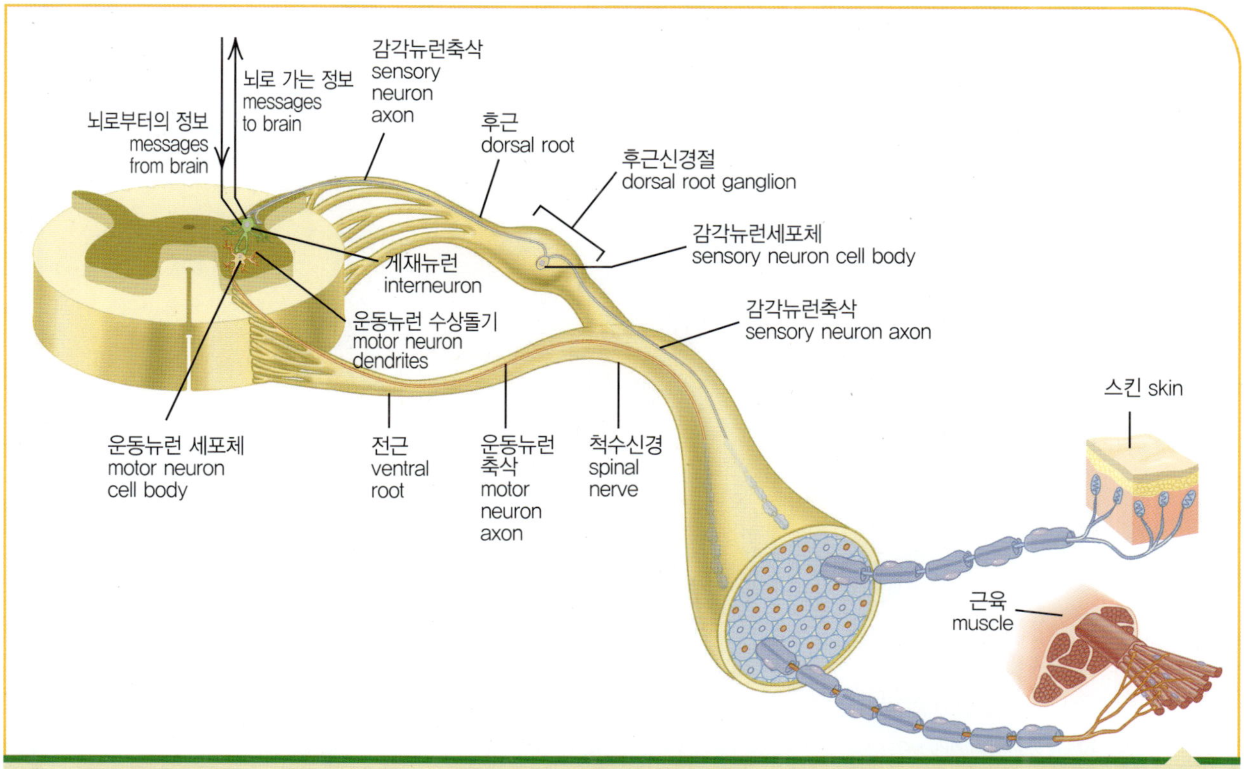

그림 11-17 후근신경절

nerves)/**구심성신경**(afferent nerves)은 신체에서 뇌로 정보를 전달한다. **피절**(dermatome)은 척수감각신경에 의한 피부의 신경분포 영역이다. C_1을 제외한 각각의 척수는 감각정보를 수용하는 특정한 신체영역을 가진다. **운동신경**(motor nerves)/**원심성신경**(efferent nerves)은 뇌에서 근수용체로 행동자극을 전달하여 근육수축과 운동을 유발한다. **개재뉴런**(Interneurons)은 척수에서 감각과 운동 뉴런을 연결한다.

신경들은 교차하여 조직화된 집합, 또는 **얼기**(plexus)를 형성한다. 신체의 네 개의 얼기는 경추(C_1-C_4), 상완(C_5-T_1), 요추(L_1-L_4)와 천추(L_4-S_4)이다. 이러한 얼기는 신체의 많은 부분의 감각과 운동기능을 부여하는 **말초신경**(peripheral nerves)으로 들어간다.

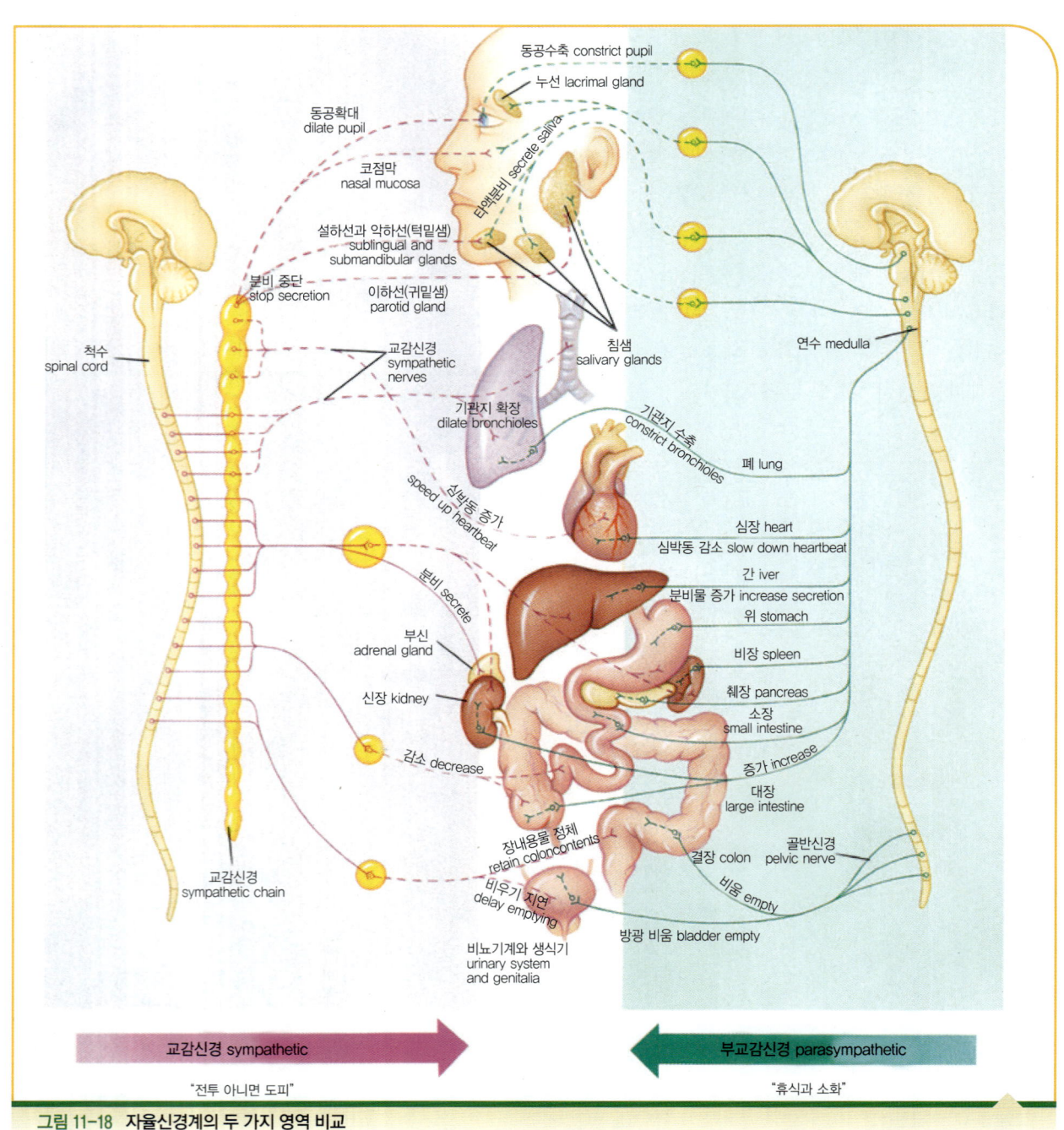

그림 11-18 자율신경계의 두 가지 영역 비교

자율신경계

자율신경계(autonomic nervous system)는 평활근을 조절하고 공격-도피 반응을 담당한다(2장 참조).

자율신경계는 활동 시의 심박동, 혈압, 장운동과 같이 의식적으로 조절하는 것이 아니다. 자율신경계는 교감신경과 부교감신경의 두 하위부분을 가진다. 두 영역은 각각 항상성 유지를 위해 상반되는 효과를 나타낸다[그림 11-18]. 교감신경계(sympathetic nervous system, SNS)는 공격-도피 반응을 담당한다. 이 반응은 어떤 사람이 놀라거나 공포에 처했을 때 시작된다. 또한 부신수질과도 관련된다. 부교감신경계(parasympathetic nervous system)는 휴식과 소화 반응을 담당한다. 자율신경계에서 신경전달물질과 수용체는 생리적 반응에 따라 교감신경계와 부교감신경계를 자극하거나 저지하는 중요한 역할을 한다[표 11-1]. 교감신경계는 아드레날린성 수용체를 자극하고 부교감신경계는 콜린성 수용체를 자극한다. 이러한 수용체를 자극하거나 저지하기 위해 약물을 사용할 수 있다.

표 11-1. 자율신경계의 수용체

신경전달물질	수용체	원발 부위	반응
아세틸콜린 (콜린성)	니코틴	절후 뉴런	평활근과 선분비 자극
	무스카린	부교감신경의 효과: 심장보다는 타기관	평활근과 선분비 자극
		심장	심박동수와 수축력 감소
노르에피네프린 (아드레날린성)	α1	심장을 제외한 기관에 교감신경 효과	혈관수축, 동공이완
	α2	시냅스전 아드레날린 신경종말	노르에피네프린의 방출 억제
	β1	심장, 신장	심박동수, 수축력 증가; 레닌 방출
	β2	심장을 제외한 모든 기관의 교감신경 효과	

선천성 신경계 질환

신경계의 선천적 결함은 일생 내내 심각한 후유증으로 남게 된다. 이러한 질환은 치료방법이 제한적이고 장기간의 합병증 관리를 필요로 한다.

수두증

수두증(hydrocephalus)은 두개내의 과도한 뇌척수액의 축적으로 뇌실을 팽창시켜, 뇌와 혈관을 압박한다[그림 11-19]. 과도한 뇌척수액의 압력은 대뇌피질을 얇게 하여 심각한 뇌손상을 유발한다. 뇌척수액의 흐름이 차단되거나(비교통성(noncommunicating)/폐쇄성 수두증 (obstructive hydrocephalus)), 혈류로 적절히 흡수되지 못했을 때(교통성 수두증(communication hydrocephalus)) 뇌척수

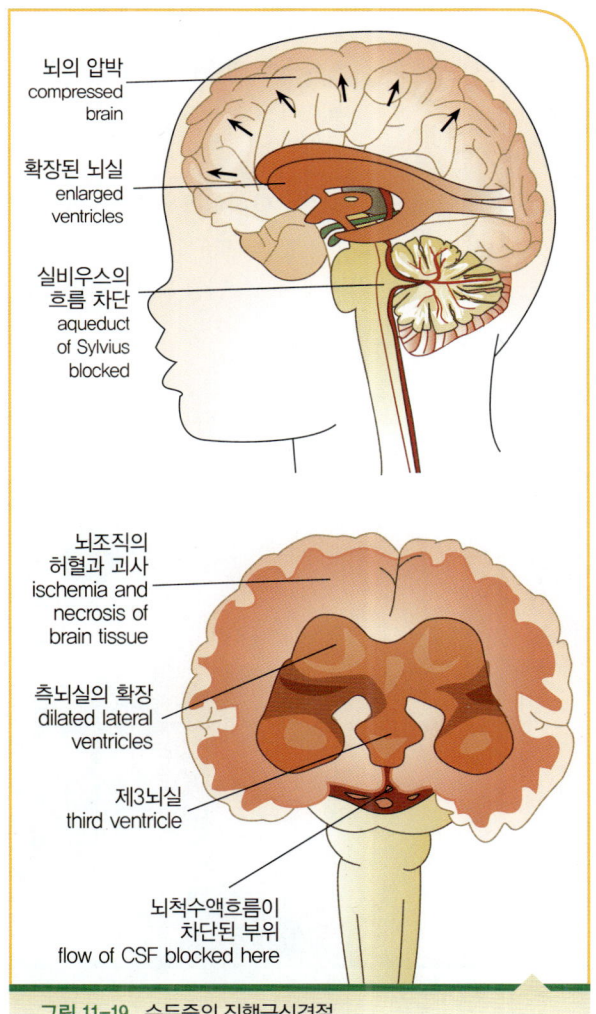

그림 11-19 수두증의 진행근신경절

액은 축적된다. 수두증은 출생 시 또는 발달기에 500명의 소아 중 1명꼴로 나타나는 흔한 질환이다. 수두증의 위험요인은 미숙아, 임신합병증, 다른 선천성 결함(특히, 신경계 결함), 신경계 종양, 중추신경계 감염, 대뇌출혈과 머리중상에서와 같이 어느 연령에서나 올 수 있다. 치료하지 않으면, 수두증은 50-60%의 사망률로 치명적이다. 조기치료와 동반질환에 따라 예후가 달라진다.

수두증의 임상적 징후는 뇌내압의 상승을 반영한다. 이는 연령군, 원인, 질병과정에 따라 다르다. 영아에서 임상증상은 다음과 같다.

- 비정상적으로 큰 머리[그림 11-20]
- 머리크기의 빠른 증가
- 천문의 돌출
- 사출성구토
- 기면
- 불안정함
- 고음의 울음소리
- 수유의 어려움
- 경련
- 아래로 응시하는 눈(일몰 징후)
- 발달지연

아동과 성인에서는 천문이 닫혀있기 때문에 머리 크기가 증가하지 않고 다음과 같은 특성이 있다.

- 구토하는 쪽으로 머리를 향함
- 오심
- 침침한 시야 또는 복시
- 동공의 빛반사가 지연됨
- 아래로 응시하는 눈(일몰 징후)
- 균형, 조정, 걸음걸이의 문제
- 극심한 피로감
- 발달의 지연 또는 퇴보
- 기억력 상실
- 혼동
- 요실금
- 불안정함
- 인격의 변화
- 학업이나 직장에서 업무수행의 어려움

수두증의 진단절차는 임신기나 출생 후 행해진다. 이는 건강력, 신체검진(머리둘레측정과 신경학적 사정), 머리단층촬영(CT), 머리자기공명영상(MRI), 머리 X-선, 그리고 산전 초음파검사가 포함된다. 뇌척수액을 감소시켜 머리의 손상을 최소화하는 것이 치료목표이다. 가능하다면, 막힌 경우는 외과적으로 제거한다. 만약 제거할 수 없다면, 막힌 부위에 뇌척수액이 흐를 수 있도록 우회로(shunt)를 만든다. shunt는 복강이나 오른쪽 심방과 같이 신체의 다른 부위로 뇌척수액을 배출한다. 아동이 성장하거나 shunt가 막히거나 감염되는 경우에는 shunt를 주기적으로 교체한다. 감염에 의한 수두증은 항생제로 치료한다. 내시경 제3뇌실 천공술은 shunt 교체 없이 압력을 제거하기 위해 수행할 수 있다. 아동의 추후검사는 발달과정을 점검하고 지능적, 신경학적, 신체적 문제를 조절하기 위해 일생 동안 지속되어야 한다. 다학제적 팀으로 정서적 지지와 중증뇌손상 환자의 관리를 돕는다.

■ 척추갈림증

척추갈림증(spina bifida)은 매년 1,500명 출생아 중 한 명에게 나타나는 미국에서 가장 흔한 출생결함이다(질병관리센터, 2010a). 신경관의 결함으로 인한 척추갈림증은 증상의 정도가 다양하다. 임신초기 신경관 발달은 제태 4주경 경추에서 요추 부위까지 진행된다. 이분척추는 척추의 후면 극돌기가 융합하지 못하여 생긴 틈으로 수막과 척수가 탈출되어 신경학적 결함을 초래한 것인데, 요추 부위에 가장 흔하다. 척추갈림증의 정확한 원인은 알려지지 않았지만, 유전과 환경적 요인으로 추측된다. 척추갈림증은 백인종과 중남미 지역 인종에게 주로 발생한다. 모성 위험요인으로는 신경학적 결함의 가족력,

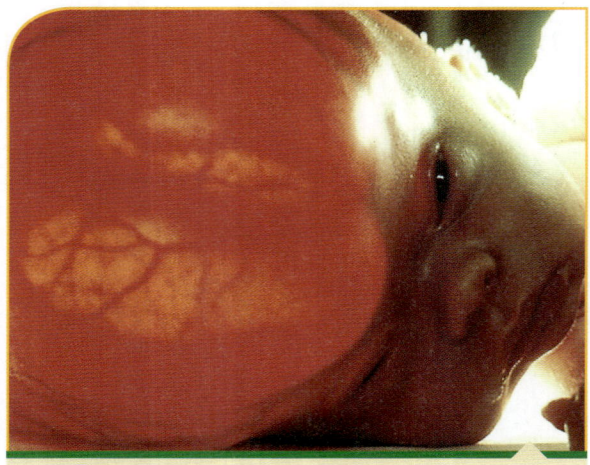

그림 11-20 수두증

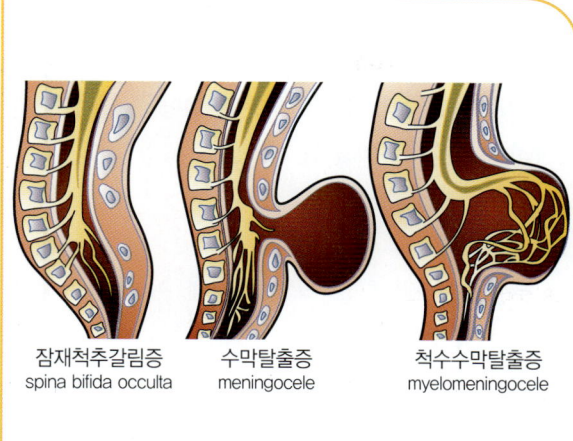

그림 11-21 척추갈림증의 유형

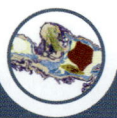

임상 사례

M.S.는 첫 임신을 한 26세 임산부이다. 그녀는 남편과 함께 산전 진찰을 하러 갔다. 제태 34주째 초음파검사를 했는데, 태아가 수두증과 척수막탈출증이라고 나타났다. 그녀와 남편은 첫 임신으로 출산을 앞두고, 매우 충격을 받았고 당황하였다. M.S.는 제태 38주째 제왕절개를 계획하였고, 부부는 그들의 아이의 상태와 출생 후 간호에 대해 걱정하고 있었다.

M.S.는 제왕절개에 의해 남자아이를 분만하였다. 아기는 소아과 중환자실로 입원하였다. 입원 시 아기의 활력징후와 체중은 정상이었지만, 머리둘레가 정상보다 컸다. 아기는 천문이 돌출되었고, 고음으로 울었다. 간호사는 아기의 요추 부위에 낭 모양의 돌출부분을 확인하였다.

1. 제왕절개로 신생아를 분만한 근거에 대해 토의하시오.
2. 이 신생아의 중요한 임상적 특성에 대해 토의하시오.
3. 척수수막탈출증과 관련한 합병증에 대해 토의하시오.

엽산결핍, 항경련제와 같은 약물, 당뇨병, 임신성 비만, 체온상승(예: 온수탕, 사우나, 일광욕) 등이다. 척추갈림증의 합병증은 수두증과 수막염 및 신체적 신경학적 손상이 포함된다. 척추갈림증 어린이들은 정상적인 지능을 가지고 있지만 질병의 만성적 특성으로 인해 학습의 어려움이 있다.

척추갈림증은 세 가지 유형이 있으며, 각기 다양한 중증도를 보인다[그림 11-21].

1 잠재이분척추(spina bifida occulta)

가장 경미한 형태이다. 척추 사이에 하나 이상의 작은 틈이 있다. 척수와 수막은 개구부를 통해 돌출되지 않아, 대부분 이 유형의 어린이들은 신경학적 결함에 대해 어떤 임상증상이나 경험을 나타내지 않는다. 그 부위는 움푹 들어가거나, 모반 또는 머리카락 뭉치 정도 이외에 어떤 징후도 없다.

2 수막탈출증(meningocele)

척추개구부를 통해 수막이 돌출된 상태이다. 수막과 뇌척수액은 신생아 등에 낭을 형성한다. 조직에 빛을 통과시켜보면 낭 속에 신경조직이 없어 투명하다. 척수는 정상적 발달을 하므로 신경학적 결함은 대개 나타나지 않고, 낭조직은 신경통로의 손상없이 수술로 제거할 수 있다. 그러나 낭의 파열이나 감염은 신경학적 손상을 초래할 수 있다.

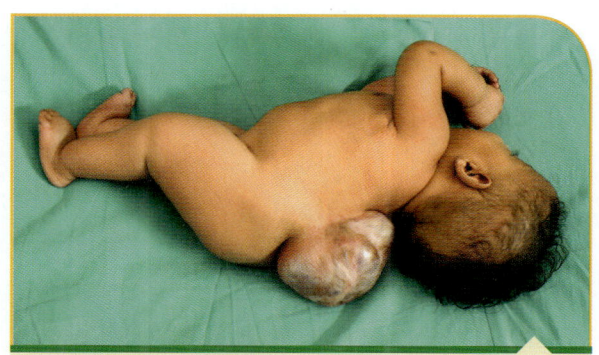

그림 11-22 척수수막탈출증

3 척수수막탈출증(myelomeningocele)

개방성 척추갈림증으로 알려졌으며, 가장 중증의 형태이다. 척수관은 등의 중간 및 하부에서 척추를 따라 내려간다. 수막, 척수, 척수신경과 뇌척수액은 큰 개구부를 통해 돌출되어 신생아의 등에 낭을 형성한다[그림 11-22]. 어떤 경우는 낭이 피부로 덮여 있으나 대부분의 사례에서 조직과 신경이 노출되므로 신생아는 감염에 취하게되어 생명을 위협받게 된다. 신경학적 손상(마비를 포함하여), 장과 방광의 문제(예: 실금, 요관 감염, 변비), 경련, 다른 의학적 합병증(예: 피부상태와 라텍스 알레르기) 등이 흔히 나타난다.

임상적 특징은 척추갈림증의 중증도와 유형에 따라 다르다. 진단적 절차는 임신기와 출생 후에 행해진다. 이는 건강력, 신체검진, 모체혈청과 양수의 alpha-feto-protein 검사, 산전 초음파검사, 척수 X-선, 척수 CT, 척수 MRI 등이 포함된다. 치료전략은 유형과 중증도에 따라 다양하다. 예를 들어, 잠재이분척추는 대부분 치료가 필요없지만, 탈출된 경우에는 수술이 주 치료법이다. 그러나 수술시기(자궁내, 출생직후, 또는 더 늦은 시기에)는 논란의 여지가 있다. 수술은 수막을 교체하고 척추 개구부를 봉합하는 것이다. 수술 전에는 수두증을 조절하기 위해 shunt가 필요하다. 자궁 내에서 수술하는 것은 결과는 좋을 수 있으나, 손상된 신경학적 기능을 복구하지는 못한다. 또한 미숙아나 사산의 위험을 초래할 수 있다. 만약 척추갈림증이 출생전에 진단된다면, 낭의 파열이나 돌출된 신경의 손상을 방지하기 위해 제왕절개 분만이 바람직하다. 다학제적인 팀에 의한 장기적 지지는 합병증을 최소화하고 긍정적인 결과를 도모하기 위해 필요하다.

■ 뇌성마비

뇌성마비(cerebral palsy, CP)는 영아기나 유년기에 나타나는 비진행성 질병 군이며, 영구적으로 운동기능과 근육조정에 영향을 미친다. 운동불능과 더불어 다른 인지와 의사소통기능에도 영향을 준다(예: 인지와 의사소통). 뇌성마비는 주로 출생 전이나 출생 동안의 소뇌손상이 원인이지만, 3세 이전에는 언제나 발생할 수 있다. 미국의 경우 약 1,000명의 출생아 중 3-4명에게 발생한다. 뇌성마비는 완치될 수 없지만, 정확한 치료는 아동의 진행과정에 중요한 영향을 줄 수 있다.

뇌성마비의 유발요인은 다음과 같다.
- 미숙아
- 둔위분만
- 다태아
- 저산소증
- 저혈당증(모체 또는 태아)
- 뇌출혈
- 신경학적 감염(예: 수막염과 뇌염)
- 두부 손상
- 임신기의 모체감염(예: 수두와 풍진)
- 임신기의 독성물질에 노출(예: 수은)
- 중증 황달

출생 시 뇌성마비의 임상적 특성의 근거는 명확하지 않다. 뇌성마비는 사지 마비 같이 전신에 영향을 주거나 혹은 양측마비처럼 어느 일부분만 영향을 줄 수 있다. 임상적 특성은 다음과 같다.
- 초기 반사의 지연(예: 모로반사)
- 발달 지연
- 운동실조(자발적으로 움직이려고 할 때, 근육조정력의 결핍)
- 반사항진증
- 비대칭적 걸음걸이, 한쪽 발이나 다리를 질질 끌며 걸음
- 휴식 시 다리의 이상 자세(예: 가위자 다리 모양)
- 과도하게 침을 흘림
- 연하, 빨기, 말하기의 어려움
- 찡그린 얼굴표정
- 진전
- 정확한 움직임의 어려움(예: 글쓰기, 단추채우기)

뇌성마비의 합병증은 다음과 같다.
- 균형과 조정의 문제
- 경축(움직임의 제한으로 초래되는 근육의 단축)
- 영양불량
- 의사소통의 문제와 언어지연
- 학습 또는 인지 장애
- 경련
- 시력 장애
- 요실금
- 만성적 통증

뇌성마비의 진단적 절차는 건강력, 신체검진, 두부 CT, 두부 MRI, EEG와 시력, 청력검사가 포함된다. 치료목표는 기능을 최대화하고 합병증을 최소화하며 장기적이고 다학제적인 관리가 필요하다. 치료전략은 다음과 같다.
- 음악이완요법
- 경련된 근육부위에 Botulinum toxin type A(Botox)을 직접 주사한다.
- 항경련제 사용
- 통증관리(예: 마사지요법과 통증치료제)
- 물리치료
- 작업치료
- 정형외과적 보정기구(예: 부목)
- 보행 기구(예: 워커, 휠체어)
- 경련된 근육의 신경 또는 경축을 완화하기 위해 수술적 절차
- 지지 그룹
- 개별화된 교육프로그램

감염성 신경계 질환

신경계 감염은 심각한 결과를 초래할 수 있다(2장 참조). 원인은 다양한 박테리아, 바이러스 및 진균이다. 원인균과 상관없이, 일시적이거나 영구적으로 신경학적 결함이 초래될 수 있기 때문에 조기 진단과 치료가 예후에 중요한 영향을 미친다.

■ 수막염

수막염(meningitis)은 수막의 염증으로 뇌척수액에 영향을 미친다. 박테리아(예: Neisseria meningitidis, Streptococcus pniumoniae, Haemophilus influenzae)와 바이러스(예: enterovirus, measles, influenzae, herpes)는 수막염을 유발한다. 병원균은 혈액을 통해 수막을 침범한다(예: 상처). 이외에도 종양과 알레르기원에 의해서도 초래될 수 있다. 감염이나 자극물질로 인한 염증은 수막부종과 뇌내압 상승을 더 악화시킨다. 수막염의 위험요인은 25세 미만자, 공동생활거주자(예: 대학교기숙사), 임신, 동물사육, 면역결핍증 등이다. 감염요인에 따라 바이러스성 수막염은 저절로 치유되지만, 박테리아성은 생명을 위협할 수 있다. 수막염의 합병증은 영구적인 신경학적 손상, 경련, 청력소실, 맹인, 발성곤란, 학습불능, 행동장애, 마비, 신부전, 부신부전, 쇼크, 사망 등이다.

수막염의 임상적 특성은 수막의 염증에서 초래된 것으로 인플루엔자 감염과 유사한 발열, 오한 및 통증 같은 임상징후가 나타난다. 임상적 특성은 보통 감염 이틀 이후 진행되며 다음과 같다.

- 발열과 오한
- 정신상태의 변화(예: 혼동과 기면)
- 오심과 구토
- 광선공포증
- 중증 두통
- 뻣뻣한 목(수막증)
- 초조함
- 팽창된 천문
- 의식의 감소
- 활 모양 강직(강직과 심한 활 모양의 등, 머리는 뒤로 넘어가는 비정상적인 자세)
- 어린이는 잘 먹지 않고 불안정함
- 빈맥(호흡수 증가)
- 발진

진단을 위한 사정으로는 건강력, 신체검진, 비인두 분비물 배양검사, 요추천자로 뇌척수액 분석, 중합효소연쇄반응검사, 두부 CT 등이 있다. 치료로는 항생제(박테리아성), 수분공급, 체온조절 등이 있다. 수막염 예방을 위해 백신주사(Haemophilus influenzae, pneumococal, meningococcal)를 맞는다.

■ 뇌염

뇌염(encephalitis)은 감염으로 인한 뇌와 척수의 염증이다. 바이러스(예: coxsackievirus, echovirus, po liovirus, adenovirus, herpes virus, cytomegalovirus, Eastern equine encephalitis virus, West Nile virus, St. Louis virus, 홍역, 유행성이하선염)가 주 감염 원인이다. 바이러스 노출은 호흡기계 흡입, 오염된 음식과 음료수의 섭취, 곤충에게 물림(예: 모기나 기생충), 피부접촉 등을 통해 발생한다. 또한 박테리아감염(라임병, 결핵, 매독)에 의해서도 초래된다. 감염은 혈관확장, 모세혈관 투과성 증가, 백혈구 침입과 같은 염증반응을 촉발한다. 염증과정은 신경세포 퇴화와 뇌조직 파괴를 초래할 수 있다. 뇌염의 발생은 원발성 또는 속발성으로 진행되며, 원발성 뇌염은 뇌와 척수의 직접적인 감염을 의미한다. 속발성 뇌염은 신체의 다른 부위에서 바이러스 감염이 일어난 후에 2차적으로 뇌가 감염된 것이다.

뇌염의 대부분은 경미하고 저절로 치유되지만 드물게 중증이며 생명을 위협할 수 있다. 면역억제자, 영유아, 노인은 중증 뇌염에 더욱 취약하다. 뇌염의 합병증은 뇌부종, 뇌출혈, 뇌손상이 있다.

뇌염의 임상적 특성은 수막자극증상과 신경학적 손상이다. 이는 수막염과 비슷하나 더욱 점진적으로 시작된다. 대부분의 사례에서, 임상적 특성은 경미하고 특이하지 않지만, 증상 출현 시 수막염의 임상적 특성은 다음과 같다.

- 감기증상(예: 발열, 기면, 관절통증)
- 두통
- 목 경직
- 혼동과 환각
- 인격의 변화(예: 판단력 손상, 사회적 접촉의 결여)
- 복시
- 경련
- 근육약화

- 의식소실
- 진전
- 비정상적인 심부건반사
- 발진
- 천문의 팽대(영유아)

뇌염의 진단적 절차는 건강력, 신체검진, 머리 CT, 머리 MRI, EEG, 뇌척수액 분석을 위한 요추천자, 중합효소연쇄반응검사, 혈청바이러스 항체검사가 포함된다.

치료는 다음과 같다.

- 휴식
- 충분한 영양과 수분섭취
- 기분전환과 정서적지지
- 진통제와 해열제: 두통과 발열 감소
- 항바이러스제: 바이러스 감염
- 항생제 요법: 박테리아 감염
- 코티코스테로이드제제: 뇌부종 감소
- 항경련제
- 안정제: 불안감 완화
- 물리치료, 언어치료 작업치료: 신경학적 기능장애

대부분의 뇌염 원인균은 예방될 수 있다. 예방법으로는 백신, 외출 시 보호할 수 있는 의복착용(예: 긴팔 셔츠), 모기퇴치 스프레이 사용 등이 있다.

외상성 신경계 질환

외상성 신경계 질환은 손상 범위와 위치에 따라 중증도와 예후가 결정된다. 경미한 상해라도 실제적으로 신경학적 기능에 영향을 미칠수 있다. 신경계의 외상은 신체적 손상을 유발하는 사고로 초래되는데(예: 자동차사고, 총상, 낙상), 대부분의 외상질환은 중복되고 동시에 발생한다(예: 경막하혈종과 뇌내압상승).

▪ 뇌 손상

대부분의 **외상성 뇌 손상**(traumatic brain injury, TBI)은 갑작스러운 타격이나 충격이 머리에 가해지거나(폐쇄성 손상) 관통하여(개방성 손상) 뇌기능이 손상된 것이다. 그러나 모든 머리의 타격이나 충격이 외상성 뇌손상을 초래하지는 않는다. 외상성 뇌손상은, 뇌와 두개골의 충돌[그림 11-23]과 물체의 관통[그림 11-24]으로 인한 손상을 뜻한다. 이러한 사건은 뇌에 타박상을 입히고 신경섬유를 손상시켜 출혈을 초래한다. CDC(미국질병통제예

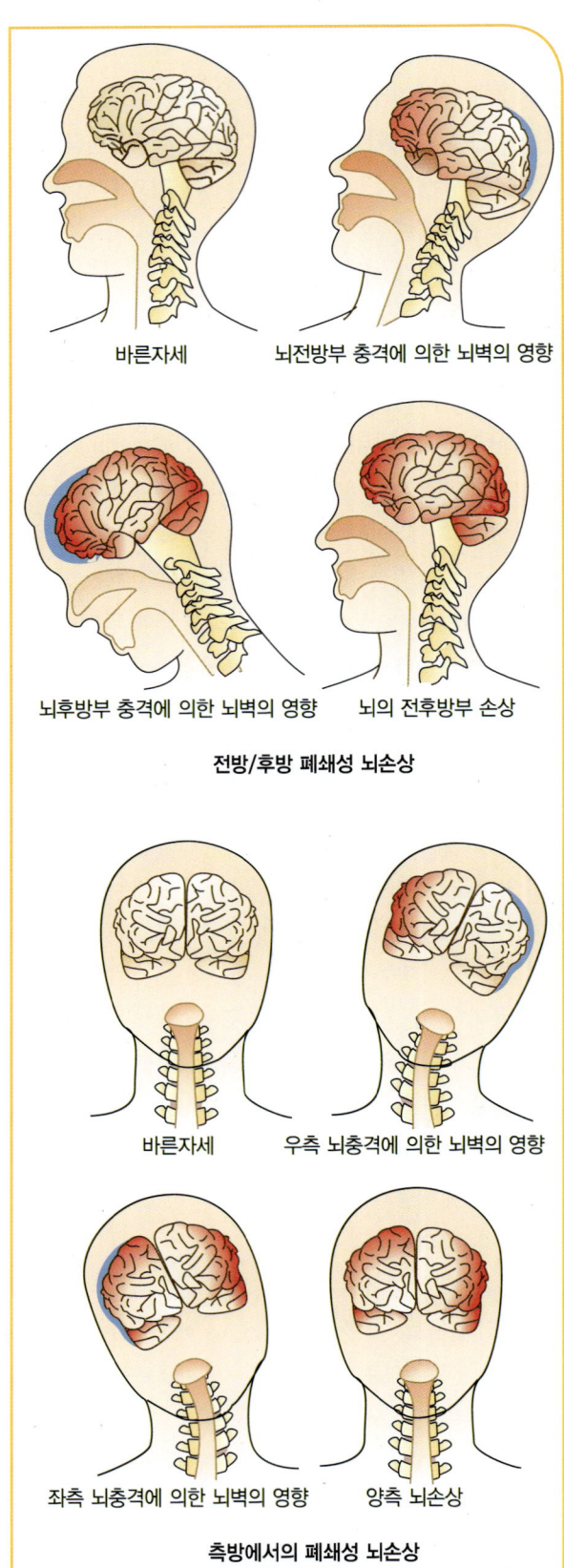

그림 11-23 폐쇄성 외상성 뇌손상(closed traumatic brain injury)

방센터, 2010)는 낙상(25%), 자동차사고(17%), 물체의 관통(17%) 및 폭행(10%)이 외상성 뇌손상의 주요원인이라고 보고하였다. 외상성 뇌손상의 유형은 경미한 형태(예: 단기간의 정신상태나 의식의 변화)에서 중증의 형태(예: 장기간의 무의식 상태 또는 사고 후 기억상실)까지 다양하다. 외상성 뇌손상으로 인한 사망자와 영구적 장애자가 매년 증가하고 있다. CDC(2010d)에 의하면, 연간 170만 명의 미국인들이 외상성 뇌손상으로 부상을 입고 그중 5만 명이 사망한다. 외상성 뇌손상의 위험요인은 다음과 같다.

- 남성(여성의 약 두 배)
- 0-4세의 아동과 15-19세의 청소년
- 75세 이상 • 특정한 군 병력(예: 낙하산병)
- 아프리카계 미국인(가장 높은 사망률)

대부분의 외상성 뇌손상은 인식, 감각, 언어, 또는 감정의 변화 등과 같이 장기적으로 생활양식을 변화시키는 합병증을 초래한다. 외상성 뇌손상은 경련, 알츠하이머병, 파킨슨 질환의 위험요인을 증가시킬 수 있다. 경미하지만 복합적인 외상성 뇌손상은 신경학적 불능, 인지적 결함 및 사망까지 초래할 수 있다.

폐쇄성 외상성 뇌손상은 뇌진탕과 뇌좌상을 초래한다. **뇌진탕(Concussion)**은 뇌기능이 순간적으로 중단된 것으로 갑작스러운 머리의 움직임으로 인한 경미한 두부충격이 신경학적 기능을 방해하여 초래된다. 뇌진탕은 의식소실을 초래할 수도 있다. 뇌진탕으로 몇 주 또는 몇 달간 기억상실증, 혼동, 수면방해, 두통을 경험할 수 있다. **뇌좌상(Cerebral contusion)**은 작은 혈관의 파열과 부종으로 뇌에 멍이 드는 것을 말한다. 대부분의 뇌좌상은 두개골에 갑작스러운 충격을 가하는 머리의 둔상으로부터 초래된다. 이때 발생하는 두개골과 뇌의 부딪힘을 **충격(coup)**이라고 한다. 뇌는 충격으로 인한 반동때문에 반대측 두개면의 충격 손상이 초래되는데, 이러한 손상을 **맞충격(countercoup)**이라고 한다[그림 11-25].

뇌좌상의 중증도는 출혈량과 손상범위에 따라 다양하다.

개방성 외상성 뇌손상은 심각한 문제를 초래한다. 두개골과 뇌의 충격으로 인해 두개골 파편과 조직 관통의 손상을 초래하여 개방성 뇌손상이 일어날 수 있고, 개방성 외상성 뇌손상은 감염위험률이 매우 높아(2장 참조) 신경계 감염의 심각한 결과를 초래할 수 있다.

두개골절은 **선상 두개골 골절**(linear skull fracture: 단순 균열), **분쇄 두개골 골절**(comminuted skull fracture: 중증 골절), **복합 두개골 골절**(compound skull fracture: 뇌조직이 노출된 골절), **함몰 두개골 골절**(depressed skull fracture: 골편의 이탈), **두개저 골절**(basilar skull fracture: 두개골 저부

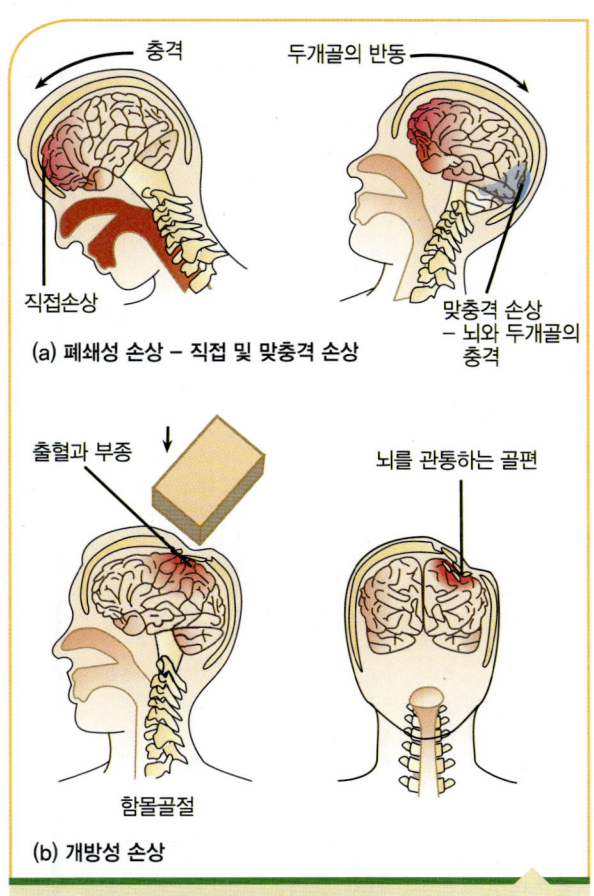

그림 11-24 개방성 외상성 뇌손상(Cerebral contusion)

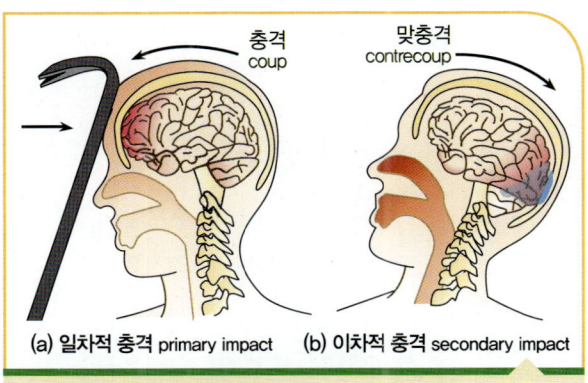

그림 11-25 충격과 맞충격 손상

골절로 뇌척수액 누출이 동반됨) 등이 있다.

외상성 뇌손상의 임상증상은 모호하고 속도가 느리거나, 갑작스러우면서 중증일 수도 있다. 증상이 진행된다면 갑자기 악화된다. 머리의 외관만으로는 손상의 중증도를 파악할 수 없으며 피부 손상이 없더라도 중증도의 손상이 있을 수 있다. 외상성 뇌손상이 의심될 때, 대상자에게 사고의 원인과 사고 후 의식소실과 같은 것들을 질문하여 외상에 대한 정보를 수집해야 한다. 자세한 회상이 어려울 때 외상성 뇌손상일 가능성이 있다.

임상적 특성은 다음과 같다.
- 뇌진탕의 징후(예: 기억력 상실, 혼동, 두통)
- 동공 크기의 변화 또는 양측이 다름
- 경련   • 비대칭적인 얼굴 표정
- 코, 입, 눈으로의 체액 누출(뇌척수액: 투명하거나 혈액성임)
- 두개골의 골절, 멍든 얼굴, 손상부위의 부종, 두부상처
- 청각, 후각, 미각, 언어 또는 시력의 손상
- 움직임의 제한
- 불안정함(특히, 어린이), 인격의 변화, 이상한 행동
- 의식 소실   • 느린 호흡   • 저혈압
- 조정력의 상실
- 기면   • 뻣뻣한 목   • 구토

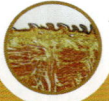

학습요점

다음은 긴급한 두부손상 대상자에게 해서는 안 될 주요 행동이다.
- 출혈 부위를 직접적으로 압박하지 않는다. 상처 부위는 멸균거즈로 덮는다.
- 상처 부위가 깊고 출혈이 심한 두부상처는 씻어내지 않는다.
- 상처 부위의 어떤 조각도 제거하지 않는다.
- 절대적으로 필요한 경우 외엔 대상자를 움직이게 하지 않는다.
- 대상자의 의식을 확인하기 위해서 흔들어서는 안된다.
- 중증 머리손상이 의심 시 헬멧을 제거하지 않는다.
- 넘어진 어린이가 머리 손상의 징후가 있을 때는 병원에서 확인한다.
- 중증 두부손상이 의심되는 경우, 48시간 동안 알코올은 금한다.

외상성 뇌손상의 진단을 위해 건강력, 신체검진(Glasgow Coma Scale의 사용 포함[그림 11-26]), 뇌 CT, 뇌 MRI, 뇌내압 감시 등을 한다. 치료 계획은 사고 후 시간과 중증도에 따라 다르다. 외상성 뇌손상의 즉각적 응급간호는 뇌손상을 최소화하는 것을 목표로 한다. 경미한 외상성 뇌손상은 안정과 두통 감소를 위해 휴식과 진통제(특히, acetaminophen[Tylenol])를 제공한다.

아스피린과 ibuprofen(Motrin)과 같은 비스테로이드성

변수	점수	반응
개안 반응	자발적으로	4
	목소리를 듣고	3
	통증을 가하여	2
	반응 없음	1
언어반응	지남력 있고, 대답한다.	5
	지남력 없이 혼돈된 대화	4
	부적절한 단어	3
	이해할 수 없는 말을 한다.	2
	반응이 없거나, 기관삽관한 상태	1
운동반응	지시에 따른다.	6
	통증 부위를 지적한다.	5
	자극을 피한다.	4
	이상굴곡반응(피질제거 자세)	3
	이상신전반응(제뇌 자세)	2
	반응 없음	1

최고점=15, 최하점=3

의식수준에 대한 용어
- Alert(의식명료): 완전히 깨어 있음; 자신과 환경을 인식함; 자극에 대해 적절하고 자연스러운 반응
- Confusion(혼동): 사람, 시간, 장소에 대한 지남력 없음(시간, 사람, 장소 순서로 진행됨); 지시에 따르기 어려움; 주저하거나 불안정함; 환각을 느낌
- Delirium(섬망): 사람, 장소, 시간에 대한 지남력 없음; 흥분되거나 비협조적임
- Lethargy(기면): 시간, 사람, 장소에 대해 지남력이 있으나, 졸린 상태; 언어와 사고과정이 지연됨
- Obtundation(둔화): 정신운동의 퇴보가 동반된 의식감소; 반복된 언어적 촉각적 자극에 의해서만 깨울 수 있다.
- Stupor(혼미): 흔드는 강한 자극에 의해서만 의식이 깸; 고통스러운 자극에만 적절히 반응; 이해할 수 없는 언어반응
- Coma(혼수): 깨울 수 없음; 언어나 촉각에 반응하지 않음; 뇌간 반사는 있거나 없을 수 있음; 제뇌자세 또는 제피질 자세
- Light coma(경미한 혼수): 깨울 수 있음; 자발적 반응 없음; 고통스러운 자극을 피함; 뇌간 반사(동공반사, 구역반사, 각막반사) 있음.
- Deep coma(깊은 혼수): 깨울 수 없음; 고통에 대해 무반응; 뇌간반사의 부재; 제뇌자세

그림 11-26 GCS 혼수 척도 (glasgow coma scale)

항염증제는 출혈위험이 높기 때문에 피해야 한다.

외부 부종을 감소시키기 위해 냉찜질을 할 수도 있으며, 뇌부종 감소를 위해 삼투성 이뇨제(예: mannitol)를 사용한다. 중증 뇌손상 환자는 중환자실 입원을 통하여 지속적 관리가 필요하다.

뇌내압 상승

뇌내압 상승(increased intracranial pressure)은 두개강의 제한된 공간에 용적이 증가된 것을 의미한다. 뇌내압 상승은 두개골의 용적을 증가시키는 질환(예: 종양, 수두증, 뇌부종, 출혈)과 외상성 뇌질환으로 유발된다.

Monro-Kellie 가설은 뇌내압과 미세한 압력-용적의 관계(뇌척수액, 혈액, 뇌조직의 용적) 및 뇌 관류를 설명한다. 이 가설(정상 뇌내압:60-200mmH2O 또는 4-15mmHg)은 두개골과 그 구성요소(혈액, 뇌척수액과 뇌조직)는 용적 평형상태를 이루고 구성요소 중 어느 한 요소의 용적이 증가되면, 다른 구성요소의 용적이 감소됨으로써 보상작용이 이루어진다는 것이다. 이러한 보상작용으로 뇌내압 증가 초기에는 뇌척수액의 용적을 감소시키고 정맥의 혈류량을 감소시켜 두개내압을 정상으로 유지시킨다. 그러나 두개내압이 25mmHg 이상되면 보상기전이 깨지면서 뇌압은 상승한다. 자세변화, 기침, 재채기 등으로도 뇌내압이 일시적으로 상승할 수 있다. 이외에도 뇌는 조직관류를 유지하기 위해 용적변화 자가조절과 쿠싱반사를 통해 보상기전이 이루어진다.

자가조절(autoregulation)로서 혈관은 혈류량을 증가시키기 위해 혈관을 이완시키고, 이로서 뇌내압이 적정수준까지 조절되면 다시 혈관은 수축된다. **쿠싱반사**(Cushing's reflex)는 혈압상승을 초래하는 복합적인 질병으로 평균동맥압이 뇌내압보다 떨어지면, 시상하부는 교감신경을 자극하여 혈관수축, 심장수축력 증가, 심박출량 증가를 일으키는 것이다. 상승된 뇌내압으로 인한 혈압상승, 서맥, 호흡양상의 변화가 **쿠싱 3대 징후**(Cushing's triad)이다[그림 11-27]. 뇌내압이 상승되면 경동맥의 압수용체는 상승된 혈압을 감지하여 미주신경인 부교감 신경을 자극하여 서맥을 유발한다. 두개골

내의 압력증가에 따라 공간은 더욱 제한되어 뇌조직이 아래로 이동하게 되며 뇌간에 압력이 가해져 불규칙한 Cheyne-Stokes 호흡양상과 뇌간 헤르니아 등이 초래된다.

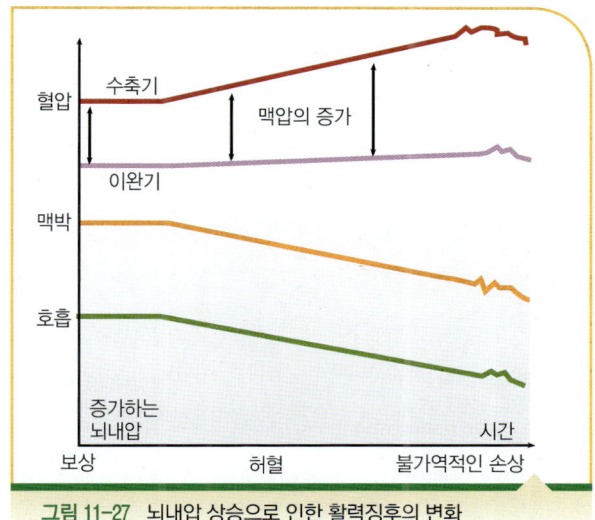

그림 11-27 뇌내압 상승으로 인한 활력징후의 변화

헤르니아 형성(Herniation)은 뇌내압 증가로 인한 뇌조직의 이탈을 의미한다. 헤르니아는 몇 가지 종류가 있다[그림 11-28]. 중심성 헤르니아는 뇌반구, 간뇌, 중뇌의 부위가 아래로 이탈되어 압력이 형성되어 뇌혈류, 뇌척수액, 망상활성계 및 호흡에 장애를 일으킨다. 측두엽 헤르니아는 측두엽의 돌기가 소뇌천막(후두엽의 아랫부분에서 소뇌로 분리되는 척수경질막의 연장선) 아래로 탈출한 것으로 제3 뇌신경, 후대뇌동맥, 망상활성계를 압박한다. 소뇌편도 헤르니아는 소뇌 또는 편도가 대공을 통해 아래로 탈출되어 뇌간을 압박하여 사망을 초래할 수 있다.

뇌내압 상승은 뇌혈관과 다른 구조물을 압박하여 뇌조직을 괴사시킨다[그림 11-29]. 뇌내압 상승은 즉각적인 치료가 필요한 생명이 위협적인 상황으로 치료받지 못한다면, 뇌내압 상승으로 인한 신경학적 기능의 손상으로 사망을 초래한다.

뇌내압 상승의 임상적 특성은 연령에 따라 다양하고 증가된 압력상태를 반영한다. 일반적 특성은 다음과 같다.

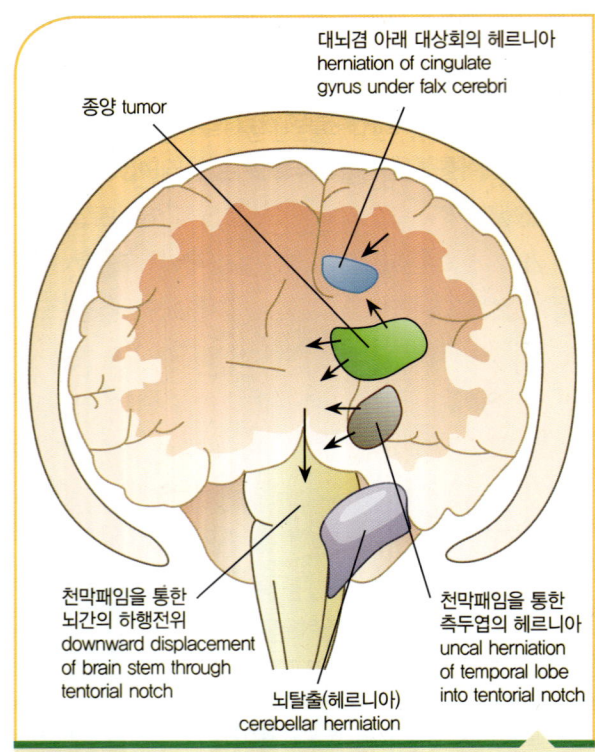

그림 11-28 헤르니아의 종류

- 의식수준의 감소(뇌간과 대뇌피질의 압박에 의한 결과임)
- 연수 압박으로 인한 사출성 구토
- 맥압증가를 동반하는 혈압상승(수축기압과 이완기압의 차이, 쿠싱반사의 결과임).
- 서맥(혈압증가에 대한 반응)
- 유두부종(시신경 유두 부종에 따른 뇌척수액의 압력상승의 결과임)
- 고정되고 확대된 동공(제3뇌신경의 압박으로 초래됨)
- 자세   • 제피질 자세와 제뇌 자세

영아의 임상적 특징
- 분리된 봉합   • 팽창된 천문

아동과 어른의 임상적 특징
- 행동변화
- 극심한 두통(뇌 경질막과 대혈관벽에 뻗치는 통증)
- 기면   • 신경학적 손상   • 경련

뇌내압 상승의 진단을 위해 건강력, 신체검진(Glasgow Coma Scale 포함), CT, MRI, 뇌내압 감시 등을 한다. 뇌내압 상승으로 인한 비가역적 손상을 최소화하기 위해 신속한 진단과 치료를 필요로 한다. 치료는 상태에 따라 다양하며, 가능하다면 종양이나 혈액의 제거로 압력의 원인을 해결할 수 있도록 한다(예: 종양이나 혈액의 제거).

부가적 치료방법은 외상성 뇌손상 환자와 유사하며, 호흡지지(예: 산소요법이나 기계환기를 위한 기관내삽관), 반좌위, 증가된 뇌척수액의 제거, 삼투성 이뇨제, 코르티코스테로이드제제, 경련 예방을 위한 환경(예: 희미한 불빛과 최소한의 자극), 항경련제, 진정제, 변비완화제(뇌내압 상승방지), 항궤양 약물(스트레스성 위궤양 예방), 체온조절, 혈당관리 등이 포함된다.

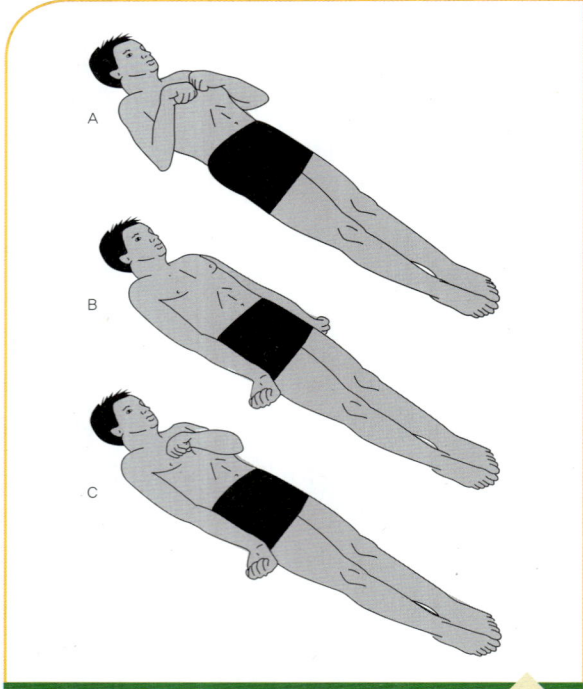

그림 11-29 제피질 자세와 제뇌 자세
(a) 피질제거 반응. 상지에서의 팔, 손목의 굴곡과 손가락의 내전, 하지에서의 신전, 내회전과 발바닥 굴곡.
(b) 대뇌제거 반응. 전박의 과회내전과 발의 족저신전을 포함하는 사지에서의 강직성 신전.
(c) 좌측신체의 피질제거 반응과 우측신체의 대뇌제거 반응

뇌 혈종

이차적인 뇌손상은 출혈과 같은 사고요인에 의해 유발될 수 있다. **혈종**(hematoma)은 파열된 혈관으로 인하여 조직내 혈액이 고이는 것이다. 혈종은 외상성 뇌손상 또는 수술로 인하여 즉시 나타나거나 지연되어 나타날 수도 있다. 혈종은 위치에 따라 분류된다[그림 11-30].

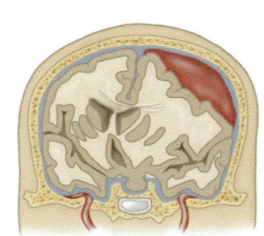
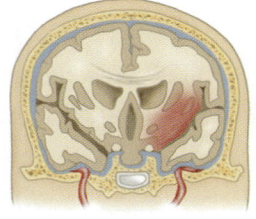
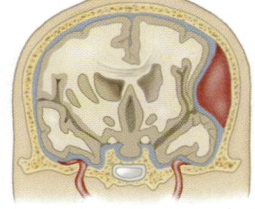

(a) 경막하 subdural
(b) 뇌내 intracerebral
(c) 경막상 epidural

그림 11-30 혈종의 종류
(a) 경막하혈종: 뇌의 바깥쪽 경막 아래
(b) 뇌내혈종: 뇌조직의 표면
(c) 경막상 혈종: 경막 바깥쪽과 두개골 아래

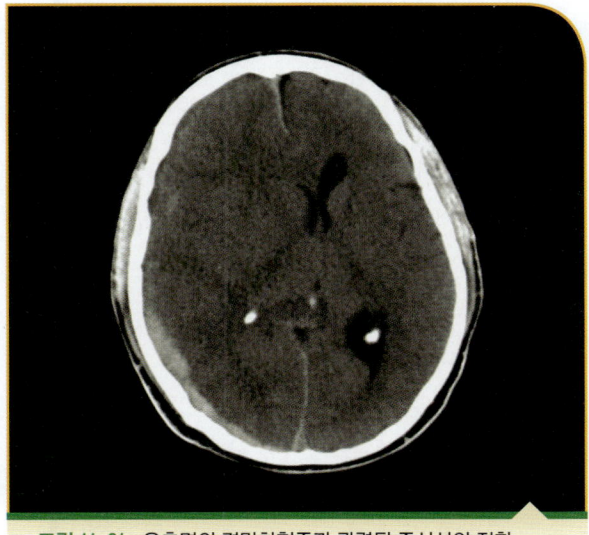

그림 11-31 우측면의 경막하혈종과 관련된 중심선의 전환

경막외혈종(epidural hematomas)은 주로 동맥의 외상으로 경막과 두개골 사이의 출혈로 초래된다. 경막외혈종의 임상적 특징은 사고 후 몇 시간 이내에 진행되는 뚜렷한 신경학적 기능장애이다. 경막외혈종의 전형적인 특징은 짧은 시간에 의식이 소실되었다가 의식이 다시 회복되는 의식명료 후 재발되는 의식소실이다. 이러한 양상이 모든 사람에게 나타나는 것은 아니지만 10-50% 정도에서 의식명료기가 나타나므로 의식이 명료하다고 안심하여서는 안된다.

경막하혈종(subdural hematomas)은 주로 경막과 거미막(지주막) 사이 소정맥의 외상으로 인한 출혈로 일반적으로 느리게 진행된다[그림 11-31]. 경막하혈종은 몇 가지 유형이 있다. 급성은 사고 후 24시간 이내에 신경학적 손상이 급격히 진행되며, 치사율이 높다. 아급성은 사고 후 약 일주일 이후 뇌내압이 상승된다. 만성은 사고 후 몇 주 후에 임상증상이 진행되는데 뇌 위축으로 혈종이 형성될 공간적 여유가 있는 노인에게 더 흔하게 나타난다. **뇌내혈종**(intracerebral hematomas)은 뇌조직 자체의 출혈로 인해 초래되는 것으로 뇌좌상이나 사고로 발생되지만, 고혈압, 뇌졸중, 동맥류 및 혈관기형으로도 발생할 수 있다.

또한 **지주막하출혈**(subarachnoid hemorrhage)은 지주막과 연막 사이의 출혈로 초래된다. 임상적 주요 징후는 갑자기 시작되고 후두부에서 더 악화되는 극심한 두통이다.

모든 혈종은 조직에 압박을 가하게 하며, 뇌내압을 상승시킨다. 혈액은 응고되어 덩어리를 형성할 수 있다. 이렇게 형성된 부종으로 덩어리의 크기가 증가되어 조직 주변을 압박하고 뇌내압을 상승시킨다. 작은 혈관의 출혈은 혈관경련을 일으키고 허혈을 악화시키고 더욱이 뇌내압 상승시켜 헤르니아를 초래한다.

모든 유형의 혈종과 출혈의 진단적 절차는 건강력, 신체검진(Glasgow Coma Scale 포함), 뇌 CT, 뇌 MRI, 뇌혈관조영술과 뇌내압 감시 등으로 구성된다. 치료는 출혈의 중증도와 위치에 따라 다르다. 출혈부위가 작고, 지혈된 경미한 경우는 치료가 필요없으나 출혈 부위가 심부인 경우는 혈액을 제거하는 것이 불가능할 수도 있다. 신경학적 손상을 입은 경우에는 물리치료, 언어치료 및 작업치료가 필요한 경우도 있다. 부가적으로, 외상성 뇌손상과 뇌내압 상승 환자(예: 호흡관리, 경련예방과 체온조절)와 같이 유사한 치료가 필요할 수 있다.

■ 척수신경손상

척수신경손상(Spinal cord injuries, SCIs)은 척수신경의 직접적인 손상 또는 척수 주변의 뼈대, 조직, 혈관의 손상으로 간접적으로도 초래된다. 척수신경손상의 원인은 주로 자동차 사고, 낙상, 폭력, 스포츠 사고가 원인이다. 척수신경의 경미한 손상은 척추구조의 약화(예: 류마티스성 관절염 또는 골다공증)로 발생한다. 척추신경이 당겨지고 압박받는다면 직접적 손상이 유발될 수 있다[그림 11-32]. 사고나 부상에서 머리, 목, 등이 비정상적으로 뒤틀리거나 척수 내부 또는 외부에 출혈, 체액의 축적, 부종이 축적되어 척수를 압박하여 손상이 나타난다. **척수성 쇼크**(Spinal shock)는 척수신경의 압박으로 인한 신경학적 기능이 일시적으로 억압되었다가 점진적으로 회복된다.

척수신경 손상은 즉시 또는 폐렴, 색전증 또는 패혈증 같은 합병증으로 사망을 초래할 수 있으며 장기간의 관리가 필요한 중증 신경학적 기능 상실을 초래한다. 기능장애의 정도는 사고손상의 중증도와 위치에 따라 다르다[그림 11-16]. 손상은 척수 신경원과 신경관의 부분적 또는 전체적으로 파괴된 결과이며 손상 위치(예: C_4, T_{12})와 기능의 정도에 기초하여 분류한다. 경추 손상으로 사지마비를 일으킬 수 있으며 흉추, 요추, 천추 영역의 손상으로 하반신마비를 초래한다. 척수신경은 L_1 아래에 영향을 주지 않아 이 수준 아래의 사고는 척수신경손상의 원인이 아니지만, **마미증후군**(cauda equina syndrome)을 유발할 수 있다. 척추신경손상은 다양한 합병증과 사망을 일으킬 수 있다. 합병증은 다음과 같다.

- **자율신경반사항진**(autonomic hyperreflexia): 대부분 T_6 이상의 손상과 관련되어 두통, 고혈압, 빈맥, 경련, 뇌졸중과 사망을 초래하는 과도한 교감신경계 반사가 나타난다.
- 신경학적 쇼크(교감신경계 억제에 따라 발생되는 비정상적인 혈관운동반응)
- 호흡부전(호흡근육의 마비로 발생됨)
- 부동성으로 인한 합병증(예: 변비, 호흡기계 감염, 요로감염, 혈전, 피부통합성손상, 경축)
- 장과 방광 기능의 변화(예: 소변정체, 실금과 변비)
- 성기능장애(예: 사정의 기능장애)   • 만성적 통증

척추신경손상의 임상적 특징은 손상의 수준에 따라 다르다. 경추손상은 사지에 영향을 주며, 경추손상의 임상적 특성은 다음과 같다.

- 호흡근육의 마비로 초래되는 호흡곤란
- 정상적인 장과 방광의 조절력 상실(예: 변비, 실금과 방광경련)
- 이상감각   • 감각변화

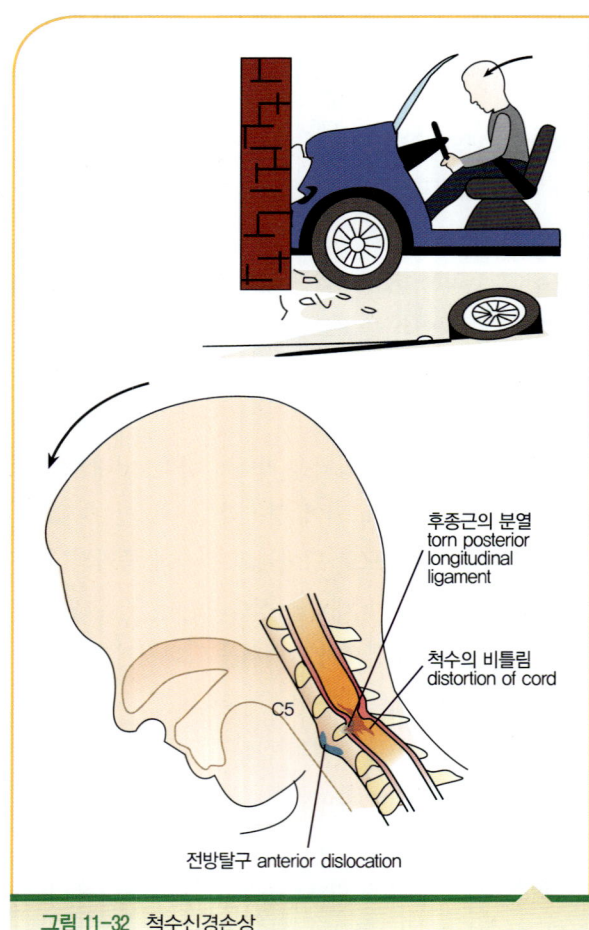

후종근의 분열
torn posterior longitudinal ligament

척수의 비틀림
distortion of cord

C5

전방탈구 anterior dislocation

그림 11-32 척수신경손상

- 강직(근육강도의 증가)
- 통증
- 허약감 또는 마비
- 혈압의 불안정성
- 체온의 변동
- 발한

흉추손상은 하지에 영향을 주며, 경추손상의 증상과 같을 수 있다. 요추, 천추손상도 하지에 영향을 주는데, 요추, 천추손상의 임상적 특징은 호흡곤란만 제외하고 경추손상의 경우와 비슷하다.

척수신경손상의 진단적 절차는 건강력, 신체검진(신경학적 사정 포함), 척수 CT, 척수 MRI, 척수 X-선와 척수조영술 등을 포함한다. 척추신경손상은 즉각적 처치를 필요로 하는 응급상황이다. 치료는 기능 유지를 위한 즉각적인 중재와 합병증을 최소화하기 위한 장기적 중재를 포함한다. 즉각적인 치료와 장기적인 치료는 다음과 같다.

즉각적인 치료
- 척추의 고정
- 부종감소를 위한 코르티코스테로이드 제제 사용
- 골절감소와 척추고정을 위한 척추견인
- 척추골절 또는 척수를 압박하는 체액을 제거하기 위한 외과적 수술
- 호흡관리(예: 산소요법, 기계환기를 위한 기도내 삽관)
- 절대안정

장기적인 치료
- 물리치료, 작업치료와 언어치료
- 이동보조장비(예: 휠체어)
- 장기적 호흡관리(예: 기계환기)
- 철저한 피부관리
- 장과 방광의 훈련 또는 관리(예: 도뇨법과 배변완화제)
- 근육경련을 치료하기 위해 항경련제와 보톡스 주사
- 통증관리
- 영양관리
- 폐렴으로 인한 사망가능성을 줄이기 위해 감염의 즉각적 치료

혈관성 신경계 질환

혈관성 신경계 질환은 혈류의 폐색이나 출혈로 인한 뇌의 허혈성 질환을 포함한다. 이러한 질환은 손상범위와 위치에 따라 중증도와 증상이 다양하며, 신경학적 기능장애를 초래할 수 있다. 선천성 기형 또는 고혈압, 고콜레스테롤혈증과 동맥경화증과 같은 만성질환에 의해 발생된다.

■ 일과성 허혈 발작

일과성 허혈 발작(transient ischemic attack, TIA)은 신경학적 손상의 증상이 초래되는 대뇌의 일시적인 허혈상태를 말한다. TIA는 경미한 뇌혈관 문제 또는 뇌졸중이 드물게 24시간까지 나타날 수 있지만 대부분 1-2시간 이내에 해결되기 때문에 미니뇌졸중이라고 부른다. TIA는 한 번 또는 연속적으로 발생할 수 있다. TIA는 뇌졸중이 임박하다는 경고성 징후일 수 있다. 그러나 모든 뇌졸중이 TIA를 경험하는 것은 아니다. 이러한 허혈증상은 혈전, 색전, 플라크로 인한 뇌동맥의 폐색, 동맥경화증, 동맥경련으로 인한 뇌동맥의 협착, 또는 감염, 고혈압으로 인한 뇌동맥질환에 의해 발생한다. TIA의 다른 위험요인은 편두통, 흡연, 당뇨병, 노화, 불충분한 영양상태, 고콜레스테롤혈증, 경구피임약의 사용, 고도한 음주, 금지된 약물사용 등이 포함된다. TIA의 합병증은 산소와 당의 부족으로 인한 영구적인 뇌손상, 낙상으로 인한 사고 및 허혈성 뇌졸중이다.

TIA의 임상적 특징은 갑자기 시작되고 짧은 기간 지속되어 24시간 이내, 증상이 완전히 사라지는 것이다. TIA는 뇌졸중은 아니지만, 증상은 비슷하다. 임상적 특성은 허혈부위를 반영하며 다음과 같다.

- 근육약화 또는 안면, 팔 또는 다리의 마비(대개 한쪽으로만 옴)
- 신체의 일측의 감각 이상
- 실어증 또는 수용언어 실어증(대화를 이해하지 못함)
- 연하곤란
- 독서곤란
- 시력장애(예: 복시, 안구진탕증과 부분적 또는 완전 시력상실)
- 감각변화(예: 촉각, 통증, 온도, 압력, 청각, 미각)

- 의식수준의 변화(예: 기면, 무의식 또는 혼수)
- 인격, 기분 및 감정의 변화 • 혼동
- 실인증(감각자극을 구별하거나 인식하는 것이 불가능함)
- 운동실조
- 현훈(움직임에 대한 이상감각) 또는 어지러움
- 실변, 실금

진단은 임상증상이 의료기관에 도착하기 전에 사라지기 때문에 질병력에 근거하여 내려진다. 부가적인 진단적 절차는 신체검진(신경학적 사정과 혈압을 포함함), 두부 CT, 뇌 MRI, 공동맥 초음파, 뇌동맥 조영술, EEG, 혈청 응고 검사, 전혈검사, 적혈구 침강속도 검사 및 혈청 지질검사로 구성된다. TIAs의 치료는 뇌졸중이 발생되지 않도록 하는 데 중점을 둔다. 치료방법은 기존질환을 관리하는 것을 포함한다(예: 고혈압, 동맥경화증과 당뇨병). **항혈소판응집제**(aspirin, clopidogrel[Plavix]) 또는 **항응고제**(warfarin[Coumadin])를 혈전방지를 위해 투여할 수 있다. 풍선혈관성형술로 좁혀진 동맥을 넓히거나 경동맥내막절제술로 대뇌혈류를 증가시킬 수 있다. 생활습관 관리로는 금연, 콜레스테롤과 지방섭취 최소화, 과일과 야채의 섭취증가, 규칙적인 운동 및 음주의 제한 등이 있다.

■ 뇌졸중

뇌졸중(cerebral vascular accident, CVA)은 뇌혈류공급의 중단을 일컫는다[그림 11-33]. CVA와 TIA의 주요 차이점은 CVA는 손상이 영구적이라는 것이다. CVA는 일종의 뇌경색으로, 뇌 발작이라고도 말할 수 있다. 이러한 뇌혈류의 중단은 전혈관폐색(예: 혈전, 색전 또는 플라크), 또는 뇌혈관파열(예: 뇌동맥류, 동정맥 기형, 또는 고혈압)로 초래될 수 있다. 가장 흔히 발생되는 유형은 **허혈성 뇌졸중**(ischemic strokes)이지만 가장 치명적인 유형은 **출혈성 뇌졸중**(hemorrhagic strokes)이다. 출혈성 뇌졸중으로 인한 조직 압박으로 발생한 산소부족과 당부족 증상이 5분 이내 교정되지 않으면 비가역적 세포손상이 발생한다. CVA는 심각한 신경학적 장애와 장기간의 기능장애 및 사망을 초래한다. CVA의 위험요인은 신체활동부족, 비만, 고혈압, 흡연, 고콜레스테롤혈증, 당뇨병, 동맥경화증, 피임약복용, 과도한 음주와 환각제 사용 등이다.

CVA의 일반적 특징은 TIA와 같이 시간이 경과하거나 치료하여 호전되지 않고 합병증을 초래한다. 게다가 TIAs와 관련된 신경학적 특징은 두통이 뇌내압 상승으로 인한 출혈성 뇌졸중으로 나타난다.

CVA의 진단은 질병력, 신체검진(신경학적 사정 포함), 뇌 CT, 뇌 MRI, 경정맥 초음파, 뇌동맥 조영술, 혈액학적 응고검사, 혈액분석 및 전혈검사로 구성된다. CVA는 뇌손상을 최소화하기 위해 즉각적인 처치를 필요로 하는 응급 상태이다. 치료중재는 유형에 따라 다르기 때문에, 치료전 CVA의 원인이 출혈성인지 허혈성인지 판단하는 것이 중요하다. 더욱이 허혈성 뇌졸중에 대한 중재는 출혈성 뇌졸중을 악화시킬 수 있기 때문에 유형을 판단하는 것은 중요하다(예: 혈전용해제 사용). 조기치료가 예후를 결정하기 때문에, 가능한 조속히 감별진단이 내려져야 한다. 증상의 시작된 후 3시간 이내에 치료가 되어야 한다. 따라서, CVA 대상자나 그 가족은 언제 증상이 시작되었는지 기록해 놓아야 한다. 허혈성 뇌졸중은 혈전용해제와 아스피린으로 치료하여 이 치료는 최근 출혈 질환이 있었던 환자에게는 금기이다. 동맥류 또는 동맥기형의 수술과 혈액제거는 출혈성 뇌졸중에서 필요하다. 코르티코스테로이드제는 뇌부종을 감소하기 위해 모든 CVA에 다 처방될 수 있으며 항고혈압제도 혈압강하를 위해 사용할 수 있다. 환자가 안정되면 합병증을 예방하고 최소화하기 위해 장기간 다학제적 관리가

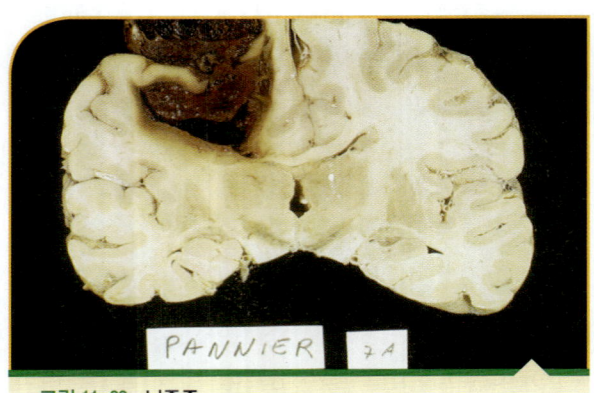

그림 11-33 뇌졸중

필요하다. 기능장애의 정도에 따라, 부동으로 인한 합병증(예: 변비, 피부통합성 손상, 경축과 감염)을 예방하기 위해 치료계획이 다를 수 있다.

■ 뇌동맥류

뇌동맥류(cerebral aneurysm)는 뇌동맥의 약해진 부분이 늘어나 주머니 모양을 형성한 것이다(4장 참조). 이러한 동맥의 약화는 선천성 결함이나 고혈압, 결합조직질환(예: 마르팡 증후군), 외상성 뇌손상, 동맥벽 감염과 같은 후천성 질환으로 초래된다[그림 11-34, 11-35]. 이러한 팽창된 동맥이 주위조직을 압박하거나 누출, 파열되어 CVA나 사망을 초래한다. 몇 가지 종류의 동맥류가 있지만, 대부분 뇌동맥류는 딸기형이나 주머니형이다. 뇌동맥류는 대부분 윌리스환(circle of willis)에서 발생한다.

대부분의 뇌동맥류는 주위조직을 압박할 만큼 크기가 증가하거나 파열되기 전까지는 무증상이다. 임상적 특징은 조직부위를 압박하여 나타나기 시작한다. 복시, 시력상실과 같은 시력문제, 두통, 안통, 목부위 통증으로 나타나며 갑작스러운 심한 두통은 동맥류 파열을 암시한다. 부가적인 임상증상은 뇌내압상승과 CVA와 유사하다.

진단은 주로 뇌 CT 또는 MRI로 한다. 그 외 부가적으로 질병력, 신체검진, 뇌동맥조영술과 EEG 등을 포함한다. 파열되기 전에 발견되면 가능한 수술적 복구를 시행하고 고혈압 같은 파열은 즉각적 수술을 필요로 하는 응급상황이며 부가적인 처치는 뇌졸중이나 지주막하 출혈과 유사하다.

발작성 질환

발작(seizure)은 비정상적인 뇌의 전기활동으로 인해 나타나는 일련의 일시적인 신체적 행동적 증상이다. 질환의 기전은 세포막의 이온 투과성의 변화, 세포외 전해질의 변화, 신경전달물질의 불균형으로 인한 비정상적인 뇌의 전류 등은 신경원을 자극하여 부분적인 탈분극 상태로 흥분성을 증가시킴으로 인해 나타난다. 경련은 외상, 저혈당증, 전해질 질환, 산독증, 감염, 종양 및 화학적 반응(예: 약물, 환각제, 알코올) 등의 원인으로 이차적으로 발생할 수 있다. 경련은 간질(epilepsy)을 유발하기도 한다. 간질은 비정상적인 신경원이 스스로 흥분하는 것이며, 선행질환이나 원인없이 나타나는 반복적이고 만성적인 발작이 특징이다. 미국 CDC(2010b)에 의하면, 약 2만 명의 미국인이 간질 경험이 있다. 발작의 합병증은 뇌손상, 외상성 뇌손상, 흡인, 정서장애와 간질지속증(status epilepticus, 경련이 20분 이상 지속되거나, 완전히 의식을 되찾기 전에 후속적인 경련이 나타나는 것) 등을 포함한다.

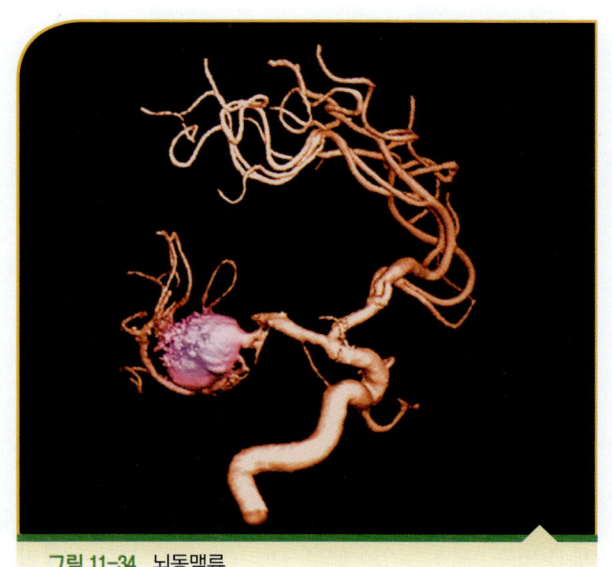

그림 11-34 뇌동맥류

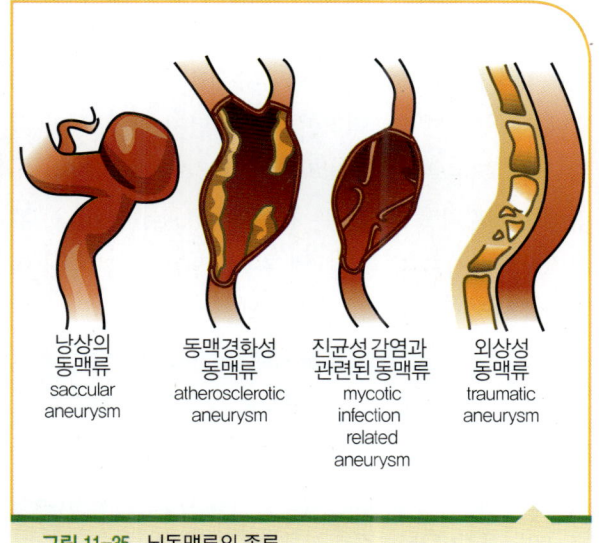

그림 11-35 뇌동맥류의 종류

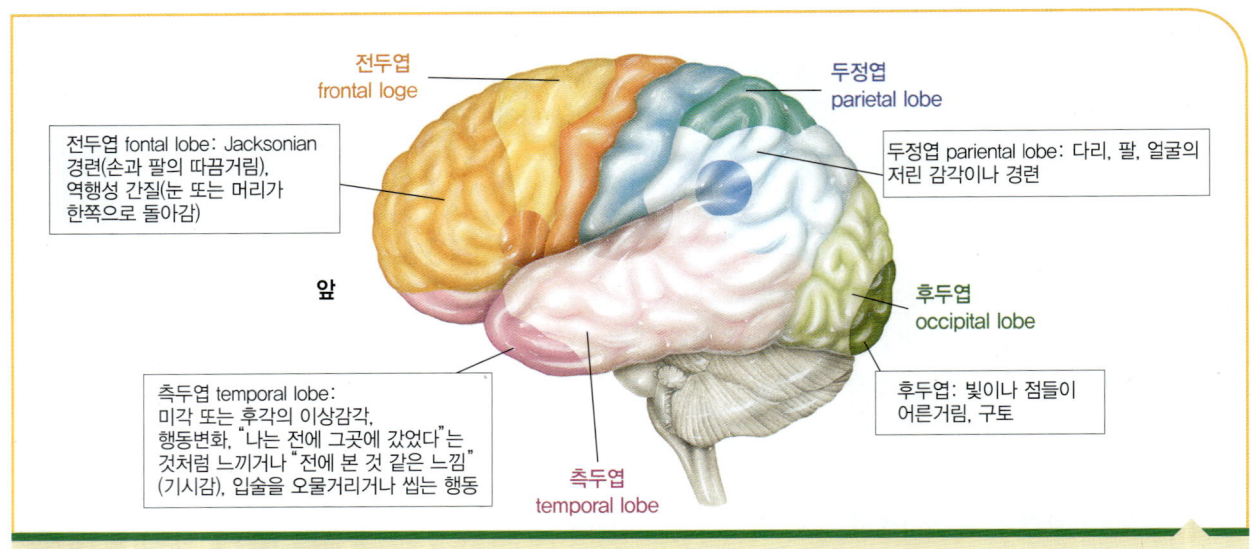

그림 11-36 뇌의 영역에 따른 초점발작의 증상

발작은 부분발작과 전신발작의 두 가지 범주로 분류된다. 부분발작은 초점발작이라고도 하며, 뇌의 어느 한부분에서만 일어난다. 간질환자의 60%가 부분발작을 경험한다. 이러한 발작은 뇌의 손상영역에 따라 다양하며, 발작은 주로 뇌의 기시부에 따라 기술된다[그림 11-36]. 단순부분발작은 발작을 하면서 의식은 있지만 여러 가지 형태의 이상감정이나 감각을 느낀다. 기쁨, 분노, 슬픔 및 메스꺼움과 같은 설명할 수 없는 갑작스런 감정을 경험할 것이다. 또한 실제가 아닌 시각, 후각, 미각 및 청각을 경험한다. 복합부분발작에서는 의식의 변화나 소실이나 꿈 같은 경험을 하게 된다. 복합부분발작을 경험한 사람들은 무의식행동(automatisms)이라는 이상하고 반복적인 행동(눈 깜박임, 잡아당김, 입을 오물거림, 원을 그리며 걷기 등)을 한다. 이러한 발작은 단지 몇 초 동안 지속된다. 특히, 복합부분발작에서는 급작스러운 경련 직전에 이상감각을 경험하는 전조증상(auras)이 있다. 부분발작의 증상은 다른 질환(예: 편두통, 발작성 수면, 실신, 정신과 질환 등)과 쉽게 혼동될 수 있다.

대발작(generalized seizures)은 뇌 양측의 비정상적인 신경활동으로 초래된다. 대발작의 종류는 다양하다. 소발작(결신발작, 실신발작)은 근육을 갑자기 움직이거나 실룩거림 또는 허공을 응시하는 것처럼 보일 수 있다[그림 11-37]. 강직발작은 주로 등과 사지에 나타나 근육을 딱

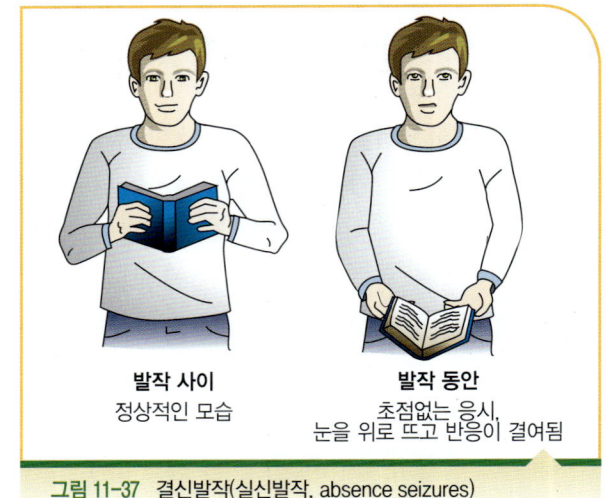

그림 11-37 결신발작(실신발작, absence seizures)

딱하게 한다. 간대성발작은 신체양측 근육의 반복적인 뒤틀림을 나타낸다. 간대성근경련발작은 상체와 사지의 뒤틀림 또는 경련을 유발한다[그림 11-38]. 무긴장성발작은 정상적 근육강도의 소실이 나타나 낙상이나 무의식적으로 머리를 아래로 떨어뜨리게 된다. 강직간대성발작은 혼합된 증상으로, 신체가 뻣뻣해지면서, 의식소실과 함께 반복적인 사지경련을 나타낸다[그림 11-39]. 대발작 환자는 발작 후, 혼동과 피로함을 느끼면서, 깊은 수면을 경험하는 간질 후 시기(postictal period) 증상이 나타난다. 모든 발작을 부분발작 또는 대발작으로 쉽게 정의를 내릴 수 있는 것은 아니다. 어떤 사람들은 발

작을 부분발작처럼 시작하지만 뇌전체에 증상이 나타날 수 있다. 또 어떤 사람들은 명확한 양상없이 발작의 두 종류를 모두 나타내기도 한다.

발작 질환의 진단은 질병력(발작양상의 기술 포함), 신체검진, 뇌 CT, 뇌 MRI, 두부 양전자방출단층촬영술(PET)과 EEG를 포함한다. 치료는 발작의 지속시간을 감소시키고 발생을 방지하는 것에 중점을 둔다. 치료는 급성발작을 관리하는 것과 발작을 저지하는 것의 두 가지 범주로 나눌 수 있다. 대부분의 발작은 수분 이내에 멈추지만, 부상을 예방할 수 있도록 안전예방책을 적용해야 한다. 발작하는 동안, 대상자의 자세를 측위로 하여 구토로 인한 흡인 방지와 머리를 보호해야 한다. 구강보호를 위해 구강 내에 무엇이든 삽입해서는 안된다. 억제대는 부상의 위험이 증가할 수 있기 때문에 사용하지 않는다. 기도관리와 산소요법은 저산소증을 예방하기 위해 최소한으로 적용한다. 간질지속증이 진행된다면, 발작을 멈추기 위해 근이완제, 항경련제와 같은 약물을 투여한다. 발작 후 대상자가 충분히 수면을 취할 수 있도록 한다. 간질로 인한 항경련제는 발작행위의 빈도를 최소화하기 위해서 매일 투여된다. 부작용을 예방하고 치료적 효과를 위해 항경련제는 정확히 투여하고, 세심히 관찰해야 한다. 약물로 조절이 잘 안될 때는 비정상적 전기활동이 나타나는 부위에 수술을 시행한다. 또한 발작환자는 발작을 촉진하는 수면박탈, 알코올, 환각제와 과도한 자극 등과 같은 요인을 피하도록 교육한다.

만성 퇴행성 질환

신경계의 만성퇴행성 질환은 시간이 지나면서 신경기능이 퇴화하는 증상을 갖는다. 따라서 이러한 증상은 일생 동안의 관리가 필요한 신경학적 장애를 초래할 수 있다. 신경계의 만성 퇴행성 질환은 대체로 예방법이 없으며 치료도 제한적이다.

■ 다발성 경화증

다발성 경화증(Multiple sclerosis, MS)은 중추신경계에 염증과 점진적이고 비가역적인 탈 수초화를 일으키는

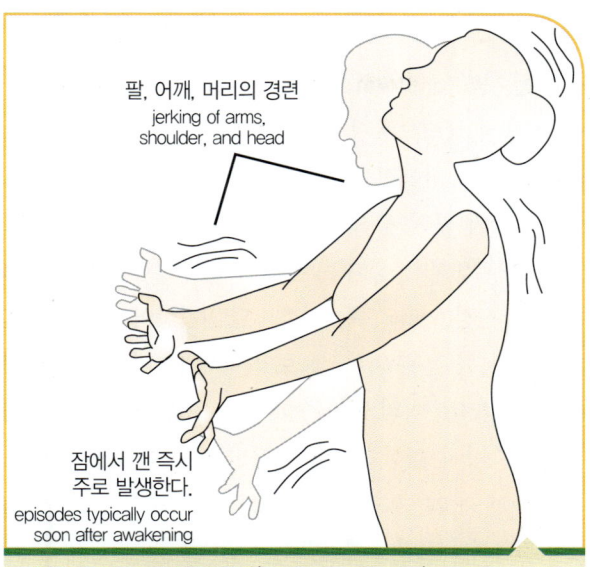

그림 11-38 근간대성 발작(myoclonic seizures)

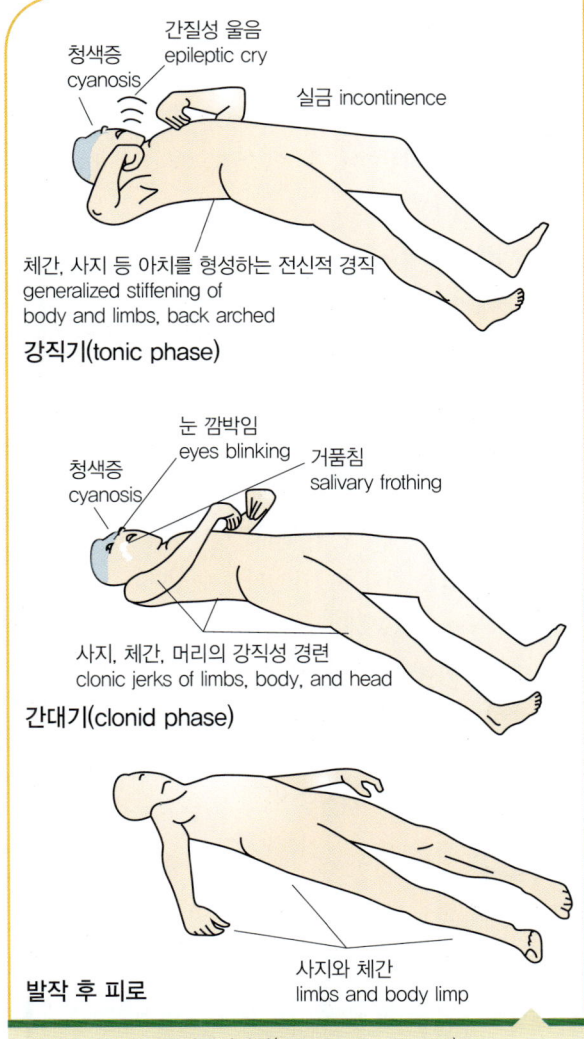

그림 11-39 강직간대성발작(tonic-clonic seizures)

대표적인 자가면역질환으로 신경계 전반에 걸쳐 신경자극을 느리게 하거나 멈추게 하여 질환을 유발한다. 손상의 진행은 대상자마다 다양하다. 대부분의 자가면역질환과 같이 선행질환은 밝혀지지 않았다. 증상의 시작은 대부분 20대에서 40대 사이에서 나타난다. MS의 합병증은 간질, 마비(주로, 하지마비) 및 우울증이다.

MS의 임상증상은 손상된 특정 신경부위의 범위에 따라 다양하다. 발병 초기에는 재발 후 장애없이 호전되는 경우가 많지만 재발이 반복되면서 장애가 남는다. 그러나 조기에 진단하여 치료하는 것이 예후를 좋게 한다. 열, 뜨거운 목욕, 태양광선, 스트레스는 악화기간을 연장시킨다.

임상증상은 다음과 같다.
- 피로
- 균형감의 상실
- 근육경련
- 감각이상
- 사지의 운동장애
- 사지의 허약감
- 불안정한 걸음걸이
- 조정력의 부족
- 사지의 진전
- 빈뇨, 긴박뇨, 요정체 또는 요실금
- 시력장애(예: 복시 또는 시력상실)
- 집중시간의 감소, 판단력 저하와 기억력 상실
- 논리적 추론과 문제해결의 어려움
- 현기증
- 청력 상실
- 성기능의 문제
- 불분명한 발음
- 실어증

MS에 대한 정확한 검사는 없기 때문에, 진단이 지연될 수 있다. MS에 대한 진단은 질병력, 신체검진(신경학적 사정을 포함함), 뇌와 척수의 MRI, 요추천자로 뇌척수액 분석(단백질, 감마글로불린, 림프구 증가됨)과 신경전도 검사 등이다. MS에 대한 치료방법은 없지만, 증상의 진행은 지연시킬 수 있다. 치료는 증상을 최소화하고 삶의 질을 최대한 유지하게 하는 것이다. 이를 위해 약물치료는 악화를 방지하는 코티코스테로이드, 손상을 지연시키는 인터페론, 면역반응을 억제하는 면역요법 등이 있다. 부가적으로 물리치료와 작업치료는 최적의 기능을 유지하는 데 도움을 줄 것이다. 그 외 대처기술, 지지와 적절한 영양, 충분한 휴식은 전반적인 건강을 유지하고 증진시킨다.

■ 파킨슨병

파킨슨병(Parkinson's disease)은 뇌의 흑질을 파괴하는 진행성 질병으로서 근육 움직임의 조정력을 도와주는 도파민과 화학전달물질의 부족으로 인해 진전, 근육의 강직 및 몸의 움직임이 느려지는 서동 증상이 나타난다. 도파민을 생성하는 세포의 80%가 파괴되면, 손과 머리의 진전(tremor, 무의식적인 떨림)현상이 전형적으로 나타난다. 진전은 의식적으로 움직일 때 사라지거나 감소된다. 파킨슨병의 원인은 밝혀지지 않았다.

파킨슨병의 임상증상은 도파민 결핍의 정도에 따라 다양하며 증상은 다음과 같다[그림 11-40].
- 자율적 움직임의 지연 또는 중단(예: 깜박임)
- 변비
- 연하곤란
- 침을 흘림
- 불안적한 걸음걸이
- 무표정한 얼굴
- 근육통
- 다음을 포함하는 움직임의 문제
  - 움직임의 시작이나 지속이 어려움(예: 산책 또는 의자에서 일어서기)
  - 미세한 손동작의 어려움(작게 글쓰기, 읽기, 식사하기는 더욱 어려움)
  - 발을 질질 끌며 걸음
  - 움직임이 느려짐
- 근육의 강직(대부분 다리에서 시작됨)
- 진전
  - 팔, 다리를 뻗거나 휴식할 때 나타난다.
  - 의식적으로 행동할 때 사라진다.
  - 머리, 입술, 혀와 발에서 나타날 수 있다.
  - 피곤하거나 흥분하거나 스트레스를 받을 때 악화된다.
  - 엄지손가락 비비기(환약말이떨림) 증상이 나타날 수 있다.
- 단조로운 음성으로 느리고 작게 이야기함
- 구부정한 자세
- 불안, 스트레스와 긴장감
- 혼동
- 치매
- 우울증
- 실신
- 환각
- 기억력 상실
- 지루증

파킨슨병의 정확한 진단검사는 없지만 질병력, 신체검진(신경학적 사정 포함) 및 다른 질환들과 감별하기 위한 검사들이 있다. 파킨슨병의 치료방법 또한 없다. 치료의 목표는 증상을 조절하는 것이다. 약물(예: 레보도파와 도파민 작용제)은 도파민 수준을 높일 수 있으나, 약물의 효과는 시간이 지나면서 감소하여 용량의 증가를 필요로 한다. 약물을 최대용량으로 사용하여도 증상의 조절은 되지 않는다. 파킨슨병의 수술적 치료는 심부의 뇌를 자극하는 것이다. 부가적으로 보조기구(예: 휠체어, 워커와 손잡이)를 이용한 물리치료와 작업치료를 병행하여 기능을 최대화할 수 있다. 그 외 정서적 지지, 적절한 영양 및 충분한 휴식은 전반적으로 건강상태를 호전시킬 수 있다.

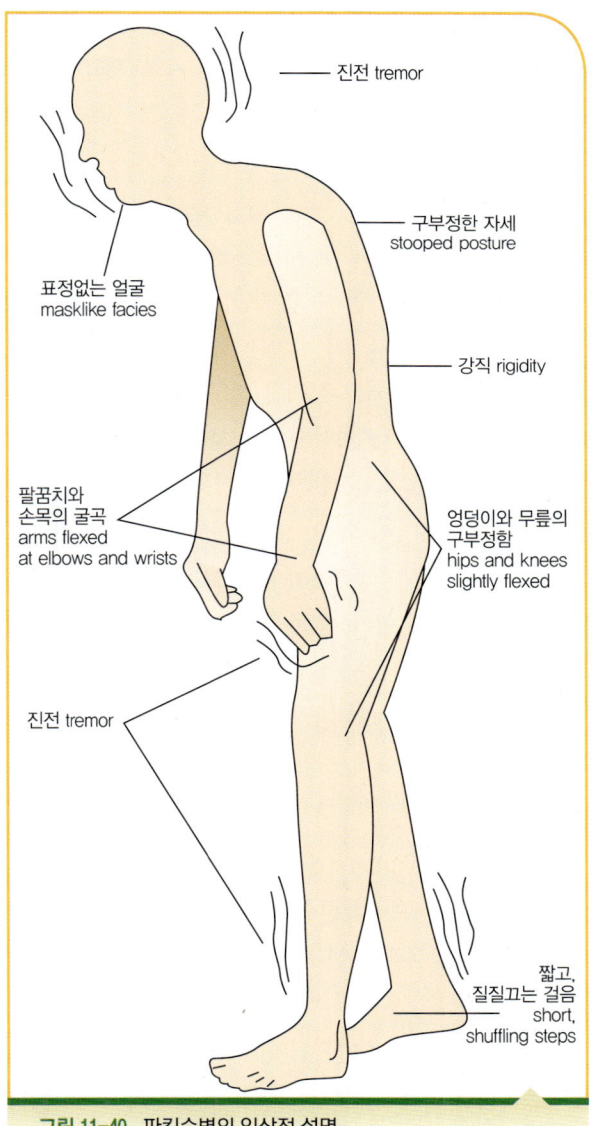

그림 11-40 파킨슨병의 임상적 설명

■ 근위축측삭경화증

근위축측삭경화증(amyotrophic lateral sclerosis, ALS)은 유명한 축구선수의 이름을 따서 일명, 루게릭병이라고도 하며, 이 질환은 대뇌피질의 상위운동신경원과 뇌간의 하위운동신경원 및 척수신경의 손상을 일으킨다. 반면에 감각신경원, 인지기능과 제 3, 4, 6 뇌신경은 손상받지 않는다. 신경손상은 근육약화, 장애, 마비를 일으켜 마침내 사망(대부분 증상 발병 후 5년 이내에 발생함)에 이르게 된다. 또한 ALS는 치매의 위험률을 높일 수 있다. ALS의 원인은 밝혀지지 않았지만, 질환의 약 10%는 유전에 의해서 발생한다. 그 외 ALS의 원인에 대한 연구결과, 첫 번째 요인이 자유라디칼에 의한 손상이다(1장 참조). ALS는 자유라디칼로 인한 손상으로부터 세포를 보호하기 위한 강력한 항산화효소를 만드는 유전자의 돌연변이(mutation)로 안해 초래한다. 두 번째 요인은 글루탐산에 의한 것이다. ALS 환자들은 뇌의 화학적 매개체인 글루탐산의 뇌척수액 수준이 정상보다 증가하여 신경세포에 독성을 일으킨다. 그 외에도 ALS 유발하는 것으로 자가면역반응이 있다고 보고된다.

미국의 ALS 환자는 약 2만 명으로 추정된다(NIH, 2010a). ALS는 운동기능이 지속적으로 빠르게 퇴화되는데 이를 지연시킬 방법이 없다.

ALS의 임상증상은 운동신경원이 많이 손상될수록 점차적으로 더욱 악화된다. 상위운동신경원의 소실은 강직마비와 반사항진을 초래하며, 하위운동신경원의 소실은 이완마비를 초래한다. ALS의 조기증상은 다음과 같다.

- 하수 족 (발과 발가락을 전면으로 들기 어려움)
- 하지의 허약감
- 팔의 허약감 또는 움직임의 서툼
- 불분명한 발음 또는 연하곤란
- 근육경련과 상지와 혀의 경련

ALS 질환은 주로 상, 하지에서 시작되며 신체의 다른 부위로 퍼진다. 질병이 진행됨에 따라 근육은 점진적으로 약화되고 결국 마비된다. ALS는 씹기, 삼키기 및 언어와 호흡기능에도 영향을 미친다.

다른 퇴행성 신경계질환과 같이 ALS도 정확한 검진 방법이 없다. 진단 절차로는 질병력, 신체검진(신경학적 사정을 포함함), 근전도(근육의 전기적 활동을 측정하기 위해 전극을 삽입하여 측정하는 검사), 신경전도검사, MRI(두부와 척수), 뇌척수액 분석을 위한 요추천자 및 근육생검으로 구성된다. 치료는 증상을 조절하고 진행속도를 느리게 하는 것뿐 치료방법이 없다. Riluzole(Ri lutek)은 ALS의 진행을 느리게 하는 유일하게 승인된 약물이다. 이 약물은 글루탐산 수준을 감소시켜 질병의 진행을 지연시키는 것으로 나타났다. 또한 줄기세포를 이용한 치료방법을 연구 중이다. 근경련을 예방하기 위해 항경련제도 사용될 수 있다. 보조장치(예: 휠체어와 교정기)를 이용하는 물리치료, 작업치료 및 언어치료를 통해 근육기능을 최대화할 수 있다. 흡인과 연하곤란의 위험성 때문에 고칼로리, 부드러운 음식 또는 걸죽한 액체와 비경구적 식사를 통해 근육약화에 따른 최적의 건강을 유지하는 것이 중요하다. 산소요법, 호흡기계 치료와 기계환기와 같은 호흡관리는 근육약화가 진행되면서 필요하게 된다. 또한 치료를 잘 이행하고 환자와 보호자를 지지하는 것이 상태가 악화되었을 때 도움이 된다.

■ 중증근무력증

중증근무력증(myasthenia gravis)은 아세틸콜린 수용체가 손상되거나 IgG의 자가항체에 의해 파괴되어 나타나는 자가면역질환이다. 아세틸콜린 수용체의 손상은 신경근 접합부의 신경과 근육 사이의 정상적인 기능을 방해한다. 불충분한 신경자극은 수의적 골격근의 약화를 초래하게 된다. 근약화의 전형적인 특징은 활동하는 동안 심해지며, 휴식 중에는 다소 완화된다. 주침범 부위는 눈과 안검의 운동, 얼굴표정, 씹기, 말하기 및 연하 등과 그 외 호흡, 목, 사지운동을 조절하는 근육이 주로 포함된다. 근무력증은 10,000명 중 2-3명 정도로 흔하며, 성별, 인종 및 연령에 비슷하게 나타난다. 자가면역반응의 정확한 기전은 불분명하지만 비정상적인 흉선(예: 과형성과 종양)과 관련된다고 추정한다. 그리고 피로, 질병, 스트레스, 극심한 열, 알코올과 특정약물(예: 베타차단제, 칼슘통로차단제, 퀴니딘, 항생제) 등은 **근무력증 위기**(myasthenic crisis)를 초래할 수 있다. 근무력증 위기는 심한 근육의 약화로 충분한 환기를 유지할 수 없을 때 발생하며 잠재적으로 생명을 위협하는 합병증이다.

중증근무력증의 임상증상은 주특징인 근육의 허약 이외에 추가적으로 다음과 같다.

- 호흡곤란
- 연하곤란
- 계단 오르기, 물건들기 또는 좌석에서 일어나기 어려움
- 조음장애
- 머리 처짐
- 안면마비 또는 허약함
- 피로
- 쉰 목소리
- 시력의 변화(예: 복시, 안검하수, 희미한 시야, 응시하기 어려움)

중증근무력증의 진단은 우선적으로 임상적 증상에 근거를 두고 질병력, 신체검진(신경학적 사정 포함), edrophonium 검사(단기간 작용하는 anticholines terase 억제제로 edrophonium이 주사되면 갑자기 순간적으로 근강도가 증가되어 중증근무력증을 암시함), 혈청 항체수준, 신경전도검사, 근전도, 흉부CT 및 MRI 등이 있다. 중증근무력증은 완벽하게 치료 할 수 없지만, 적절한 치료로 증상을 완화시킬 수 있다. 이 질환을 치료하기 위한 약물로 근육강도를 증가시키고 신경근 전도를 향상시키는 anticholin-esterase와 면역억제제가 사용될 수 있다. 이러한 약물은 비정상적인 항체의 생산을 억압하여 근육강도를 향상시킨다. 이 외에도 흉선절제술, 혈장분리교환술(혈액의 비정상적인 항체의 제거)과 고농도의 면역글로불린 등의 치료법이 있다. 또한 최상의 건강과 신체기능을 유지하기 위해 자가간호가 필요하며 적절한 영양, 충분한 휴식, 보정기구, 대처전략 및 정서적 지지 등이 있다.

■ 헌팅턴 병

헌팅톤병(Huntington's disease, HD), 또는 헌팅톤 무도병은 유전적으로 뇌 신경원 퇴화로 유발되는 질환이다. HD는 상염색체 우성유전질환으로 4번 염색체 변이가 원인인데 4번 염색체의 염기서열인 CGA가 보통 정상적으로는 10-35번 반복되지만 HD는 40번 이상 반복된다. 이러한 염색체 변이는 특히, 전두엽과 기저핵에서 뇌의 진행적 위축을 초래하여 뇌실이 확장되고, 감마 아

미노부탐산과 아세틸콜린은 감소한다[그림 11-41]. 이러한 유전자는 한 세대에서 다음 세대로 유전되면서, 질환에 이환될 확률은 50%이다. 주로 30대와 40대 연령에서 발병되지만, 어린이나 청소년에서도 나타날 수 있다. HD증상이 빨리 나타날수록, 질병의 진행이 가속화된다. 일반적으로 질병의 기간은 10년에서 30년이다. 사망의 주원인은 감염(주로, 폐렴), 낙상사고 및 다른 합병증 등이다.

HD의 임상증상은 신경학적 퇴행에 의한 대뇌위축 증상이다. 초기증상은 잠행성으로 사람마다 다르며 기분변화나 비특이적인 불안정성, 무감동, 수동성, 우울감, 화를 내는 것으로 가족들이 최초로 발견한다. 또 다른 행동적 증상은 반사회적 행동, 환각, 망상증과 정신 이상이다. 이러한 증상은 질병이 진행되면서 감소될 수도 있고, 어떤 대상자들은 심한 우울이나 폭력성의 증상이 지속될 수 도 있다. HD는 판단력, 기억력, 다른 인지능력이 손상되는 치매를 초래할 수 있다. 초기증상으로 운전, 새로운 것의 학습, 기억력, 질문에 답하기, 의사결정의 어려움이 있다. 어떤 대상자는 심지어 글쓰기에도 변화를 보인다. 질병이 진행되면서 인지적 업무처리에 집중하는 것이 점점 어려워진다. 일부는 손가락, 발, 얼굴 및 몸통에서의 조절 불가능한 경련성 움직임(무도병, chorea:예: 진전, 얼굴 찡그림과 경련)이 조절불가능하며 급속히 시작될 수 있다. 이러한 비정상적인 움직임은 스트레스 증가 시 심해진다. 또한 HD는 경미한 서투름, 불안정한 걸음과 강직으로 시작할 수도 있으며 일부에서는 질병이 진행된 후에 무도병 증상이 늦게 나타나기도 한다. 무도병은 위험성을 증가시킨다. 보행의 심각한 문제를 초래하며, 질병이 진행됨에 따라 발음은 불분명해지고, 삼키기, 식사하기, 말하기, 걷기 등의 기능이 지속적으로 퇴보한다. HD 환자들은 그들의 환경을 인지하고 감정을 표현할 순 있지만, 가족을 알아보지 못한다. 질병의 정신적 증상 때문에 HD를 정신질환으로 착각할 수 있다. HD의 진단검사는 질병력, 신체검진, 신경심리학적 검사, 유전검사, CT, MRI, PET 검사들을 포함한다. HD를 멈추게하는 치료법은 개발되지 않았기 때문에 HD의 치료전략은 질병의 진행을 느리게 하고, 증상을 조절하여 기능을 최대화 하는 것에 중점을 둔다. HD 치료 약물로는 대표적으로 Tetrabenazine(Xenazine)과 Coenzyme Q10이 사용되며 승인된 1차적 약물이다. Tetrabenazine은 뇌의 도파민 증가로 HD의 불수의적인 움직임과 경련을 감소시킨다. 정온제, 항정신 약물도 불수의적 움직임, 폭력성 및 환각을 조절할 수 있다. 항우울제는 우울증과 강박적 행동을 조절한다. Coenzyme Q10은 질병과정을 지연시킬 수 있다. 물리치료, 작업치료, 언어치료는 기능을 최대화 시킬 수 있다. 그 외 대처전략으로는 지지, 충분한 수분공급, 적절한 영양, 규칙적 운동을 통해 최적의 건강상태를 유지할 수 있다. 그 외에도, 줄기세포치료, 신약개발 및 기존약물과 신약과의 복합처방과 같은 최신치료방법 등이 연구되고 있다.

치매

치매(dementia)는 대뇌피질의 기능 감소와 인지적 기술(예: 언어, 논리적 사고, 판단과 학습)과 운동 조정력이 손상된 질병군이다. 치매로 인한 기억력 문제는 흔하며 사건의 혼동과 단기기억상실을 포함한다. 행동과 인격의 변화는 일상생활의 활동, 직업, 대인관계 등을 힘들게 한다. 혈관성 질환(예: 동맥경화증), 감염, 중독 및 유전적 질환은 치매를 유발할 수 있다. 치매의 종류는 신경퇴행성 질환인 알츠하이머병과 크로이츠펠트-야콥병, 경색으로 인한 혈관성 치매 및 기타로는 두부외상, 중독, AIDS, 알코올성 치매 등이 있다.

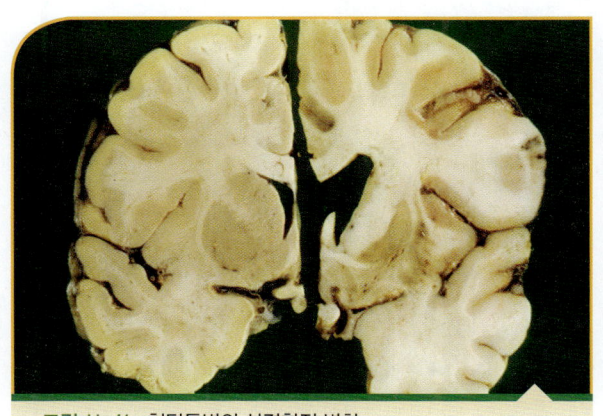

그림 11-41 헌팅톤병의 신경학적 변화

■ 알츠하이머병

알츠하이머병(Alzheimer's disease, AD)은 가장 흔한 치매 유형으로, 뇌조직이 퇴행되고 위축된다[그림 11-42]. 이러한 뇌조직의 위축은 기억력과 정신능력의 점진적 쇠퇴를 초래한다. AD의 정확한 발생기전은 알려져 있지 않지만, AD와 연관된 특징적인 세 가지 신경병리적 소견이 있다. 신경세포 밖에는 베타 아밀로이드 단백결합인 아밀로이드 플라크와 추가 노인반(senile plague, SP)덩어리가 있다. 그 외 추가적으로 신경세포 안에는 과인산화되어 다른 신경세포조각들과 신경원섬유와 얽힌 신경섬유농축제(neurofibrillary tangles, NFI)인 타우(tau)라고 하는 비정상적인 단백질 덩어리가 발견된다. 정상적으로 타우는 건강한 신경원을 위해 필요한 물질이지만, AD에서는 타우가 덩어리로 존재한다. 결과적으로, 신경원은 정상적 기능을 못하게 되어 사멸되고, 결국 기억과 학습에 필요한 신경원 간의 전도 기능을 하지 못하게 된다. 신경원의 연결이 상실되어 신경원은 사라지고, 그 손상부위는 위축된다. 따라서 AD의 마지막 단계에서 손상은 광범위해지고, 뇌조직은 극도로 위축된다.

AD는 정상노화로 발생되는 것이 아니지만, 나이가 증가함에 따라 AD 발병 위험률이 증가된다(시작연령은 60세 이후). 따라서, 여성이 수명이 길기 때문에 발생률도 높다. 어떤 연구에서는 학력이 낮은 사람에게 AD 발생률이 높다고 보고하였지만, 정확한 원인은 밝혀지지 않았다. 위험요인은 가족력, 고혈압, 고콜레스테롤혈증, 당뇨병과 외상성 뇌질환의 발병력 등이 포함된다. AD로 인한 감염(폐렴, 요로감염)과 같은 합병증, 낙상과 관련된 사고, 영양불량, 탈수, 욕창으로 사망할 수 있다.

AD는 잠행성으로 발병되며 임상특징은 경미한 기억력소실과 혼동으로 시작되지만, 결과적으로 기억력, 추론, 학습과 연상 등의 개인적 능력을 파괴하여 되돌릴 수 없는 정신적 결함을 초래한다. 이러한 황폐화 과정은 10~20년간 진행되며 임상증상은 다음과 같다.

- 기억력 상실(예: 반복함, 대화나 약속을 잊음, 물건을 다른 장소에 둠, 결국에는 가족구성원의 이름과 일상생활에서의 사물을 기억 못함)
- 추상적 사고의 문제(예: 계산능력과 인식하는 것이 점차적으로 어려움)
- 사고의 표현 또는 대화에서 적당한 단어를 찾지 못함
- 독서와 글쓰기의 어려움
- 친숙한 환경에서도 지남력이 상실됨
- 판단력 상실(예: 전기레인지에서 음식이 타고 있는데도 무엇을 해야 할지 모름)
- 친숙한 일의 수행이 어려움(예: 운전, 요리, 목욕, 옷입기와 식사)
- 인격의 변화(예: 기분변화, 환각, 고집부림, 퇴행, 우울, 불안감과 공격성)
- 환각
- 실변, 실금

AD의 진단은 다른 질환과 복합적으로 나타날 수 있어서 어렵다. 진단은 질병력, 신체검진(신경학적 사정과 정신상태평가를 포함함), 뇌 CT, MRI 및 PET 등이 있다. AD는 치료할 수 없고, 어떤 처치도 진행을 느리게 할 수 없고 증상을 조절할 뿐이다. 약물은 증상을 관리하고 기능을 극대화할 수 있다. cholinesterase 억제제(예: donepezil[Aricept], rev astigmine[Exelon], galantamine[Razadyne])는 뇌의 신경원전도를 향상시킬 수 있다. Memantine(Namenda)는 N-methyl-D-aspartic acid 수용체를 차단하는 글루탐산염의 수용체로, cholinesterase 억제제와 결합한다. 그 외 비타민 E, 은행, Huperzine A(아세틸콜린의 분해 속도는 늦추고 NMDA 수용

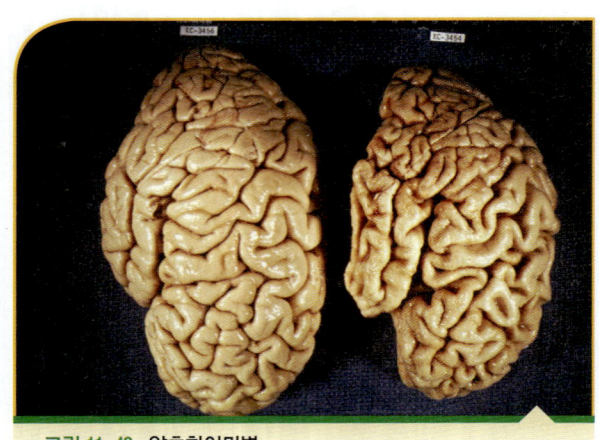

그림 11-42 알츠하이머병

체와 결합하여 작용을 억제시키는 천연식물 건강보조식품)과 같은 대체요법도 증상을 개선시킬 수 있다. 그 외의 방법으로는 달력을 이용한 기억력 보조, 영양공급, 신체운동, 인지적 활동, 안전대책(예: 감시, 혼돈된 환경정리), 조용한 환경유지 및 사회적 접촉을 통한 상호작용 등이 있다(예: 노인복지센터).

크로이츠펠트-야콥병

크로이츠펠트-야콥병(Creutzfeldt-Jakob Disease, CJD)은 매우 드물지만, 프리온의 전염에 의해 빠르게 진행되는 치매의 형태이다. 프리온(prion)은 뇌조직 내의 비정상적인 단백질의 축적으로 만들어진 비정상적 단백질 조각이다. 프리온은 감염성을 가지는 단백질로 빈공간에서 플라크와 공포를 형성하여 단백질을 불활성화 시킨다[그림 11-43]. CJD는 두 가지 유형(고유형과 변종)이 있으며 세 가지 주요 범주로 구분된다(산발성, 유전성과 후천성). 비록 프리온에 의해 발생되어도, 고유형의 CJD는 광우병과 관련이 없다. 그러나, 새로운 변종은 광우병과 관련된다. 가장 흔한 고유형의 CJD는 정상적 프리온 단백질이 비정상적 프리온으로 변형되어 산발성으로 나타난다. 이러한 산발성 형태는 미국을 포함하여 전 세계적으로 약 1만 명 중 한 명 정도로 매년 발생한다(CDC, 2009a). 유전성 CJD는 비정상적인 단백질이 유전되면서 드물게 나타난다. 후천성 CJD는 세계적으로 1% 미만으로 거의 발생하지 않으며, 감염된 물체에 노출되어 발생한다(예: 조직이식 또는 음식섭취). 프리온은 살균과 무균적 처치에 강하여 사멸시키는 데 어려움이 있다.

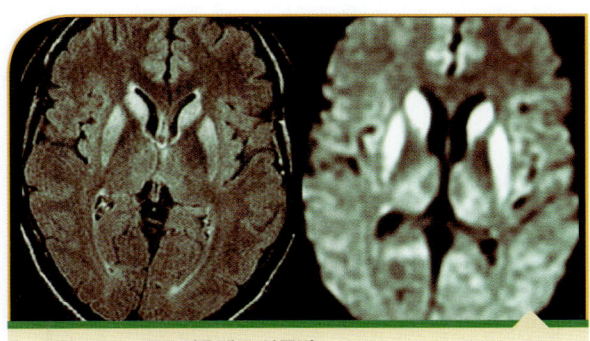

그림 11-43 크로이츠펠트-야콥병

CJD는 뇌로 침입하여 40년 이상 장시간의 잠복기를 가진다. 그러나 CJD는 잠복기가 끝난 후 진행속도가 빠르고 치명적이어서 증상시작 후 1년 이내 사망한다. CJD의 빠른 발현 증상은 다음과 같다.

- 흐린 시야
- 운동실조
- 환각
- 조정력 상실
- 근육경련
- 간대성 근육발작
- 강직
- 불안
- 인격변화
- 혼동 또는 지남력 상실
- 기면
- 언어장애

CJD의 진단은 질병력, 신체검진(신경학적 사정과 정신상태평가 포함), EEG 뇌 MRI, 치매와 감별할 수 있는 검사(예: 요추천자, 혈청검사) 등으로 구성된다. CJD의 치료방법이 알려지지 않아 진행을 느리게 하기 위해 인터루킨과 다른 면역억제제들을 사용한다. 약물요법은 폭력적 행동, 강직성, 통증 및 경련 등을 조절하기 위해 필요하다. 이외에도 질병초기에 지지적 간호가 필요하다. 안전한 환경을 제공하고 폭력적이거나 불안정한 행동을 조절하고 신체적 요구를 충족시키기 위해 가정이나 요양원에서 감시하고 도움을 주는 것이 필요하다.

AIDS 치매 복합체

치매는 AIDS의 마지막 시기에 흔히 나타난다(2장 참조). 이를 AIDS dementia complex(ADC) 또는 인간면역결핍바이러스(HIV)와 관련된 뇌병변이라고 한다. HIV는 뇌조직을 침범하고, AIDS와 관련된 감염이나 종양에 의해 질병을 악화시킨다. 임상증상에는 뇌염, 행동변화와 인지기능의 점진적 쇠퇴가 있다(예: 집중, 기억, 주의에 어려움). AIDS 치매 복합체의 대상자는 민첩함과 조정력의 상실로 운동기능의 점진적 쇠퇴를 보인다. 유전성 HIV 어린이들은 뇌손상으로 정신지체와 운동발달이 지연된다. 질병의 단계는 0(정상)에서 4(식물인간상태)까지 구분할 수 있다. AIDS 치매 복합체의 진단은 질병력, 신체검진(신경학적 사정과 정신상태평가), 뇌 CT, MRI와 생검이다. AIDS는 치료하지 않으면 치명적일 수 있으며 핵심적인 치료방법으로 집중적인 항레트로바이러스 치료가 있다.

암

신경계 악성 종양은 뇌 또는 척수에서 발생하여 다른 부위로 전이될 수 있다. 병태생리와 관련없이, 신경계 암들은 심각한 신경학적 장애와 죽음을 초래한다. 전형적인 암 진단, 암의 단계, 치료법이 사용된다(1장 참조).

■ 뇌종양

뇌종양(Brain tumor or encephaloma)은 그것이 악성이든 양성이든 뇌내압을 상승시키고, 치료적 접근이 어려워 생명을 위협할 수 있다[그림 11-44]. 뇌종양은 원발성일 수 있지만, 대부분이 이차성 종양이다. 어느 곳이나 전이될 수 있으나, 대부분의 전이 암은 유방암, 대장암, 신장암, 폐암, 흑색종과 육종이다. 원발성 암은 유전적 돌연변이에 의해서 유발되는데, 이러한 돌연변이의 위험성은 연령, 방사선과 직업적 화학물질 등의 노출에 의해 증가된다. 뇌종양의 합병증은 신경학적 결함, 경련, 인격변화 및 사망으로 뇌종양의 5년 생존율은 약 35%이다. 뇌종양의 임상증상은 크기와 위치에 따라 다르다. 이러한 임상증상은 뇌내압 상승을 반영하며, 다음과 같다.

- 혼동
- 호르몬(내분비계) 질환
- 언어장애
- 설명할 수 없는 오심과 구토
- 청력의 문제
- 사지의 움직임, 감각의 점진적 소실
- 균형의 어려움
- 두통: 빈도와 정도가 점점 더 심해짐
- 두통의 양상변화 또는 새롭게 시작됨.
- 시력문제(예: 흐린 시야, 복시, 말초시력의 상실)

진단을 위해 질병력, 신체검진(신경학적 사정 포함), 두부 MRI, 생검과 암조직을 확인하기 위한 검사를 실시한다. 뇌종양의 치료는 암 시작부위의 위치와 크기에 따라 다양하다. 우선적으로 암의 외과적 제거를 실시하며 부가적으로 방사선과 화학요법을 병행한다. 치료방법과 관계없이, 재활은 신경학적 장애를 최소화하기 위해 시행해야 한다. 재활치료에는 물리치료, 작업치료, 언어치료 등이 있다.

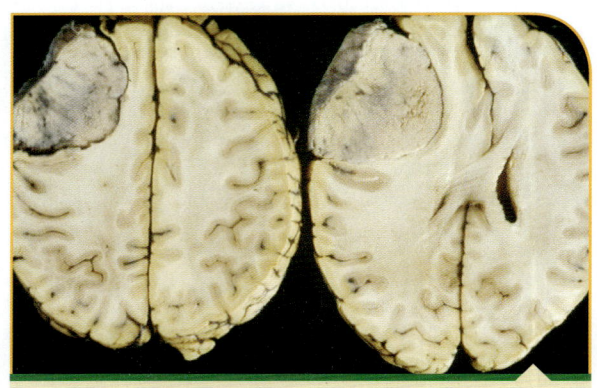

그림 11-44 뇌종양

요약

　신경계는 항상성 유지를 위한 내외적 자극에 반응하고 조직화된 정보를 받는 복잡한 네트워크이다. 신경계는 모든 감각과 운동기능을 조절한다. 따라서 신경계의 손상은 심각한 신경학적 장애를 초래할 수 있다.

　결손의 심각성은 손상범위의 위치에 따라 다르다. 외상, 감염, 종양, 화학적 불균형 및 유전질환으로 초래될 수 있다. 신경학적 질환과 관련없이, 대상자는 심각한 신경학적 장애를 초래하거나 사망할 수도 있다. 신경학적으로 건강을 유지하기 위해서는 안전장비 착용과 같은 사고예방, 환각제 사용금지, 최소한의 음주, 예방접종 및 충분한 영양상태를 유지하는 것이다.

사례연구 풀이

1. 제왕절개분만은 태아의 척수수막류로 인한 합병증 악화를 예방할 수 있다.
2. 수두증의 증상은 천문의 팽창, 고음의 울음소리와 머리둘레의 증가이다. 팽창된 천문과 고음의 울음소리는 뇌압증가의 징후이다. 요추부위의 낭성돌출은 척추갈림증의 증상이다.
3. 척수수막류 신생아에서, 수술적 봉합 전에 낭이 터진다면, 생명을 위협하는 감염을 초래할 수 있다. 척수수막류는 요추부위의 마비, 하지의 약화, 신경학적 방광과 장을 포함하여 척수손상과 비슷한 신경학적 결함을 초래할 수 있다. 흉추 이상의 손상은 더욱 심각한 신경학적 손상을 초래하며 흉추 이상의 척수손상은 미숙아 또는 신생아 사망의 원인이 된다. 수두증은 중추신경계와 인접한 신경관 손상을 초래한다. 신경관 손상이 있는 아동은 매일 간헐적으로 도뇨관을 사용하기 때문에 라텍스 알레르기가 흔히 발생된다.

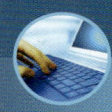

참고문헌

Centers for Disease Control and Prevention. (2004). Retrieved from http://www.cdc.gov/ncbddd/dd/cp3.htm#cost

Centers for Disease Control and Prevention. (2009a). Retrieved from http://www.cdc.gov/ncidod/dvrd/cjd

Centers for Disease Control and Prevention. (2009b). Retrieved from http://www.cdc.gov/stroke/facts.htm

Centers for Disease Control and Prevention. (2010a). Retrieved from http://www.cdc.gov/ncbddd/spinabifida/data.html

Centers for Disease Control and Prevention. (2010b). Retrieved from http://www.cdc.gov/Epilepsy

Centers for Disease Control and Prevention. (2010c). Retrieved from http://www.cdc.gov/traumaticbraininjury/causes.html

Centers for Disease Control and Prevention. (2010d). Retrieved from http://www.cdc.gov/TraumaticBrainInjury/index.html

Chiras, D. (2008). *Human biology* (6th ed.). Sudbury, MA: Jones and Bartlett.

Elling, B., Elling, K., & Rothenberg, M. (2004). *Anatomy and physiology.* Sudbury, MA: Jones and Bartlett.

Gould, B. (2006). *Pathophysiology for the health professions* (3rd ed.). Philadelphia, PA: Elsevier.

Madara, B., & Pomarico-Denino, V. (2008). *Pathophysiology* (2nd ed.). Sudbury, MA: Jones and Bartlett.

National Cancer Institute. (2009). Retrieved from http://seer.cancer.gov/statfacts/html/brain.html

National Institutes of Health. (2008). Retrieved from http://www.nia.nih.gov/NR/rdonlyres/7DCA00DB-1362-4755-9E87-96DF669E-AE20/13991/ADFactSheetFINAL2510.pdf

National Institutes of Health. (2009). Retrieved from http://www.ninds.nih.gov/disorders/huntington/detail_huntington.htm

National Institutes of Health. (2010a). Retrieved from http://www.ninds.nih.gov/disorders/amyotrophiclateralsclerosis/detail_amyotrophiclateralsclerosis.htm

National Institutes of Health. (2010b). Retrieved from http://www.ninds.nih.gov/disorders/multiple_sclerosis/detail_multiple_sclerosis.htm#158953215

National Institutes of Health. (2010c). Retrieved from http://www.ninds.nih.gov/disorders/parkinsons_disease/detail_parkinsons_disease.htm

Professional guide to pathophysiology (2nd ed.). (2007). Philadelphia, PA: Lippincott Williams & Wilkins.

Schwenk, T., Gorenflo, D., Dopp, R., and Hipple, E. (2007), Depression and pain in retired professional football players. *Medicine & Science in Sports & Exercise, 39*(4), 599-605.

Resources

www.alsa.org
www.americanheartassociation.org
www.cancer.gov
www.cancer.org
www.cdc.gov
www.epilepsyfoundation.org
www.mayoclinic.com
www.medlineplus.gov
www.michaeljfox.com
www.nih.gov
www.ninds.nih.gov
www.parkinson.org
www.spinalcord.org
www.strokeassociation.org
www.who.int

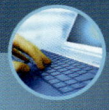

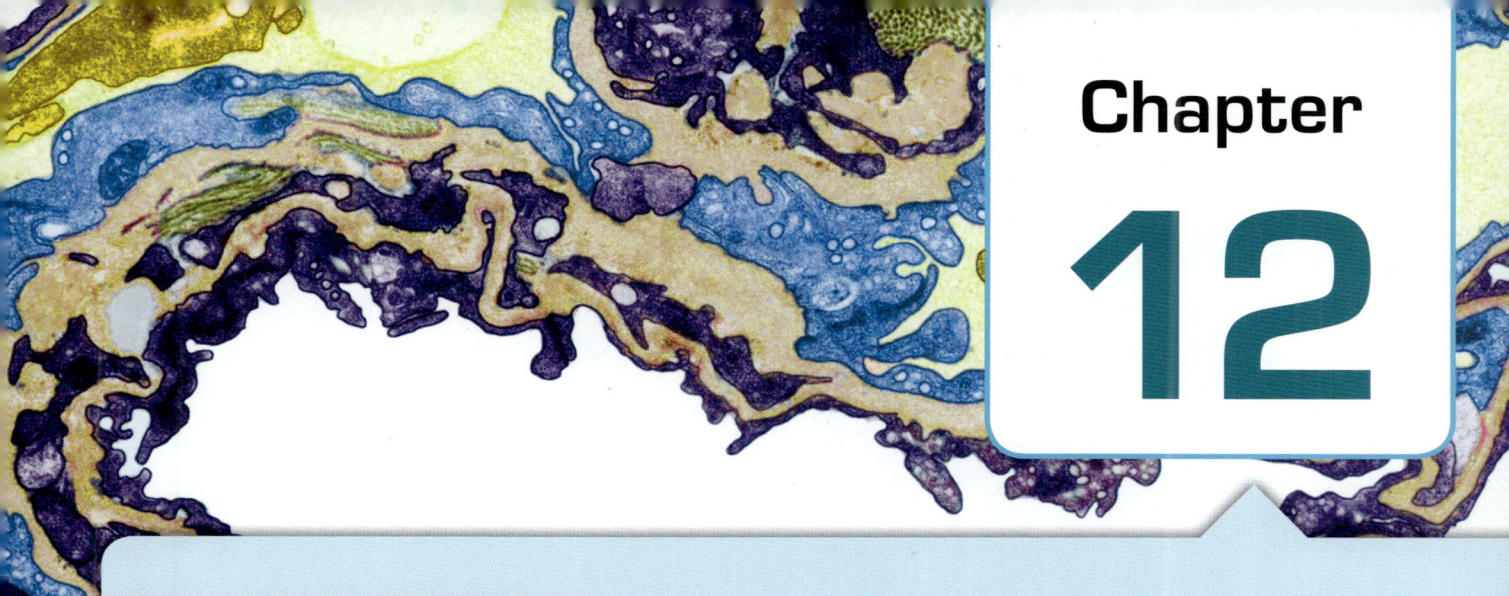

Chapter 12

근골격계 기능
Musculoskeletal function

학습목표

- 근골격계의 해부학과 생리학을 이해 할 수 있다.
- 선천성 근골격계 질환을 구분할 수 있다.
- 외상성 근골격계 질환을 구분할 수 있다.
- 대사성 골 질환을 구분할 수 있다.
- 만성 근육 질환에 대해 설명할 수 있다.
- 골종양에 대해 설명할 수 있다.

주요 용어

가골 callus
강직척추염 ankylosing spondylitis
개방골절 open fracture
골간 diaphysis
골감소증 osteopenia
골격 skeleton
골격근 skeletal muscle
골관절염 osteoarthritis(OA)
골괴사 osteonecrosis
골다공증 osteoporosis
골단 epiphysis
골막 periosteum
골모세포 osteoblast
골세포 osteocyte
골수 bone marrow
골수염 osteomyelitis
골연화증 osteomalacia
골육종 osteosarcoma
골절 fracture

관절 joint
관절강직 ankylosis
관절낭 joint capsule
관절유합종 synarthrose
구루병 rickets
구획증후군 compartment syndrome
근막 fascia
근미세섬유 myofilament
근섬유 muscle fiber
근섬유마디 sarcomere
근원섬유 myofibril
근위축증 muscular dystrophy(MD)
기질 matrix
나선형골절 spiral fracture
단골 short bone
단순골절 simple fracture
류마티스관절염 rheumatoid arthritis(RA)

마찰음 crepitus
몸통뼈대 axial skeleton
미오신 myosin
반관절 amphiarthrose
병리적골절 pathologic fracture
봉합 suture
분쇄골절 comminuted fracture
불규칙뼈 irregular bone
불완전골절 incomplete fracture
불완전굴곡 greenstick fracture
뼈 bone
사선골절 oblique fracture
섬유근육통 fibromyalgia
심근 cardiac muscle
압박골절 compression fracture
액틴 actin
연골 cartilage
연골육종 chondrosarcoma
염좌 sprain
완전골절 complete fracture

유윙육종 Ewing`s sarcoma
윤활관절 synovial joint
윤활액 synovial fluid
인대 ligament
장골 long bone
적골수 red marrow
정복 reductoin
종자뼈 sesamoid bone
좌골신경통 sciatica
좌상 strain
지방 색전증 fat embolism
척주후만증 kyphosis
척추전만증 lordosis
척추측만증 scoliosis
초자연골 hyaline cartilage
추간판탈출증 herniated intervertebral disk
층판 lamella
치밀뼈 compact bone
탈구 dislocation

통풍 gout
통풍결절 tophus
파골세포 osteoclast
파제트병 Paget`s disease
팔다리뼈대 appendicular skeleton
편평골 flat bone
평활근 smooth muscle
폐쇄골절 closed fracture
피로골절 stress fracture
함몰골절 depressed fracture
함입골절 impacted fracture
해면골 spongy bone
황골수 yellow marrow
횡골절 transverse fracture
힘줄(건) tendon

골격계는 뼈, 관절, 근육, 인대, 힘줄(건), 그리고 몸을 지지하거나 장기를 보호하는 다른 결합조직으로 구성되어 있다. 근골격계는 신경계와 상호작용하여 움직이게 되며, 칼슘 및 다른 무기질들을 필요할 때 쓸 수 있도록 항상성에 기여한다. 또한 뼈에서 조혈작용도 일어난다. 근골격계의 장애는 급성 또는 만성일 수 있다. 대부분의 이러한 질환들은 쉽게 치료될 수 있고 흔적을 남기지 않는다(예:골절). 하지만 일부 질환들은 만성통증이나 장애를 일으킬 수 있다(예:섬유근육통). 이런 장애들은 선천적, 유전적, 자가면역, 외상, 영양실조 등의 이유로 생길 수 있다.

해부생리

근골격계의 구조는 직립보행과 운동에 필수적이며, 인체를 구성하고 몸의 주요 장기들을 안전하게 보호해 준다. 근골격계는 항상성에 기여하며, 조혈작용이 일어나는 곳으로, 뼈, 관절, 근육, 인대, 힘줄(건) 그리고 상호 보조작용을 하는 결합조직들로 이루어져 있다. 결합조직은 조직과 장기를 지지하고 연결하는 생물학적 바탕질로서, 이는 주로 탄력섬유와 콜라겐섬유로 이루어져 있다.

■ 뼈

뼈(Bone)는 특별한 형태의 결합조직이다. 얼핏 보면 뼈는 말라있고 죽은 물질처럼 보인다. "골격"이라는 단어는 사실 "말라버린 몸"이라는 뜻의 그리스 단어에서 유래되었다. 그러나 뼈는 살아있는 대사활동을 하는 조직이다. 즉, 지방과 무기질(특히 칼슘)을 저장하는 공간이자 조혈작용이 일어나는 공간이다. 사람의 몸은 206개의 서로 다른 모양과 크기를 가진 뼈가 골격(skeleton)을 이루고 있다[그림 12-1]. 이러한 골격은 심장, 폐, 뇌와 같은 주요 장기들을 지지하고 보호하는 역할을 한다. 골격은 몸통뼈대와 팔다리뼈대 두 부분으로 나뉜다. 몸통뼈대(axial skeleton)는 몸의 긴축을 이루며 두개골, 척추, 흉곽을 포함한다. 팔다리뼈대(appendicular skeleton)는 팔, 어깨, 골반, 다리를 구성하는 뼈들로 이루어져 있다.

골격은 장골, 단골, 편평골, 불규칙골, 종자골 등 다섯 가지 종류의 뼈들로 구성되어 있다[그림 12-2]. **장골(long bones)**[그림 12-3]은 **뼈몸통**(diaphysis)이 길고, 양 끝에 **골단**(epiphysis)이 있으며, 딱딱한 겉질(**피질골**, compact bone)과 속질(**해면골**, spongy bone)로 구성되며, 속질은 겉질보다 밀도가 낮은 골수를 포함하고 있다. 장골의 양쪽 끝은 유리연골로 덮여 있어 충격을 흡수하고 마찰을 줄여 뼈를 보호한다. 장골 중에는 몸에서 긴 뼈(예:대퇴골, 상완골, 경골)들도 포함되지만, 몇 개의 작은 뼈(예:중수골, 중족골, 수지골)들도 포함된다. **단골(short bones)**은 대체로 짧은 뼈로서, 이들의 일차적 기능은 작

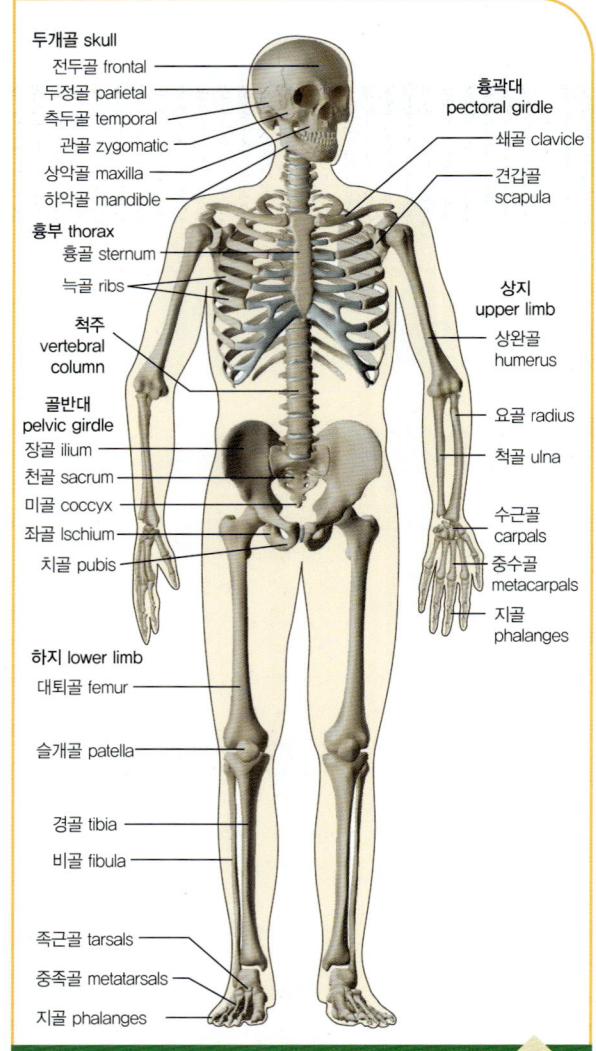

그림 12-1 인체 근골격

은 움직임으로 몸을 지지하고 안정성을 담당한다. 단골은 해면골을 싸는 얇은 막의 치밀골로, 상대적으로 많은 양의 골수를 포함하며, 대표적인 예로는 수근골과 족근골을 들 수 있다.

편평골(flat bones)은 납작하며 강하고, 몸의 주요 장기를 보호하고 근육의 부착부위가 되는 뼈들이다. 편평골의 앞면과 뒷면은 피질골로 이루어져 있고, 중심부는 해면골과 약간의 골수로 이루어져 있다. 성인의 경우, 대부분의 적혈구는 편평골에서 만들어진다. 편평골의 예로는 견갑골, 흉골, 두개골, 골반골, 늑골 등이 있다. **불규칙골**(irregular bones)은 규칙적이지 않은 모양 때문에 이름지어진 뼈들이다. 불규칙골은 일차적으로 해면골로 이루어져 있고, 얇은 막의 피질골이 둘러싸고 있다. 불규칙골의 예로는 척추, 천골, 하악골 등이 있다. **종자골**(sesamoid bones)은 건에 붙어있는 짧거나 불규칙적인 뼈들을 말한다. 종자골은 주로 관절을 지나는 힘줄(건)을 보호하는 작용을 한다. 종자골의 예로는 슬개골, 1번 중족골의 밑부분에 두 개의 작은 뼈들을 들 수 있다.

골막(periosteum)이라 불리는 결합조직층은 피질골의 표면을 덮는다. 골막은 근육이 부착되는 부분이다. 골막의 바깥 면에는 뼈를 재구성하는 세포(**골모세포**, osteoblasts)가 존재하고, 골막은 뼈로 들어가는 여러 혈관에 의해 풍부한 혈류를 공급받는다[그림 12-4].

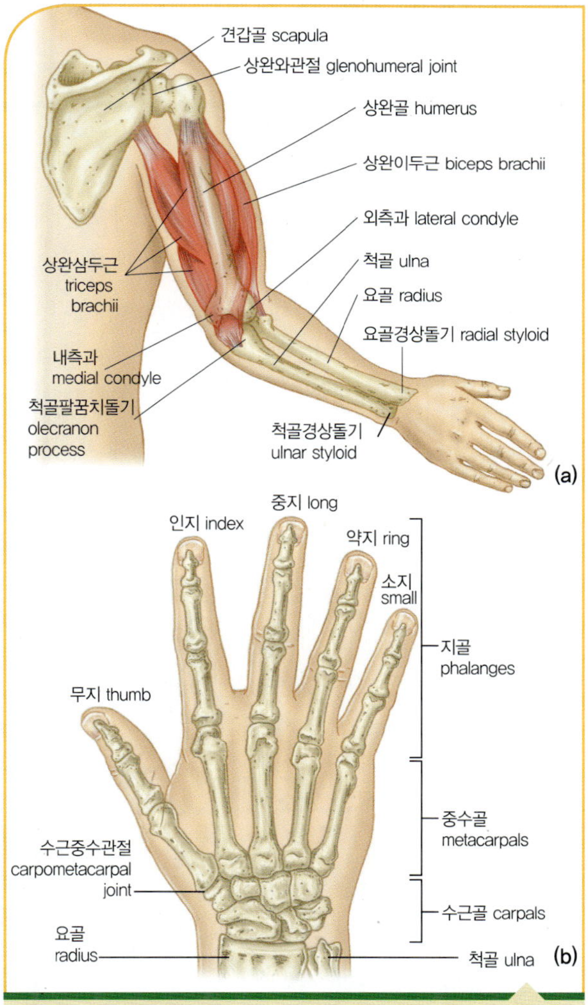

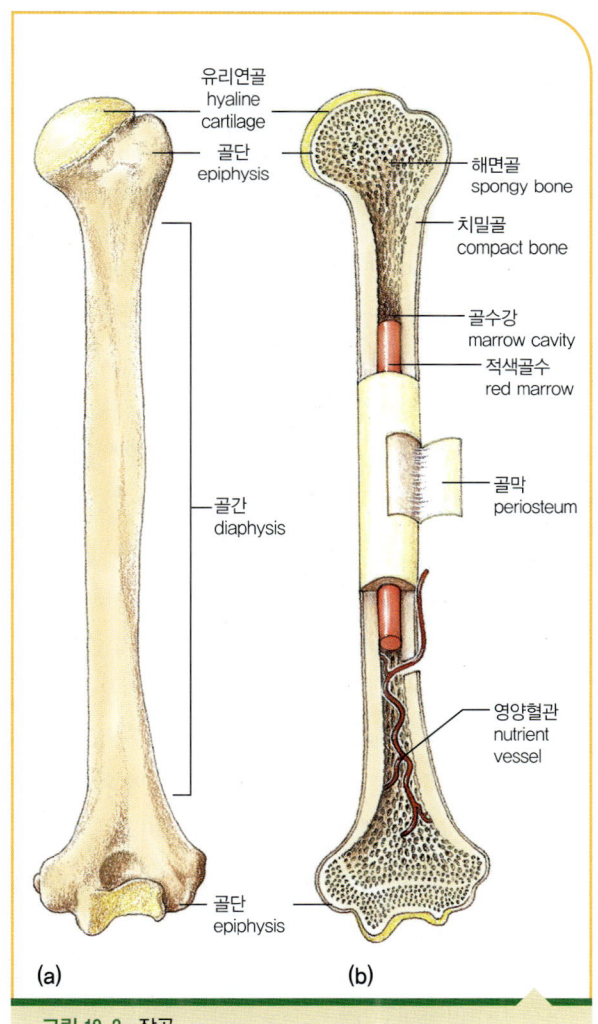

그림 12-2 뼈의 분류
(a) 견갑골은 편평골이고 상완골, 척골, 요골은 장골이다.
(b) 수근골 또는 손목을 구성하는 뼈들은 단골이다.

그림 12-3 장골
(a) 상완골의 그림. 긴 몸통과 넓어진 끝을 주목
(b) 피질, 해면골, 속질이 보이는 상완골의 종단면

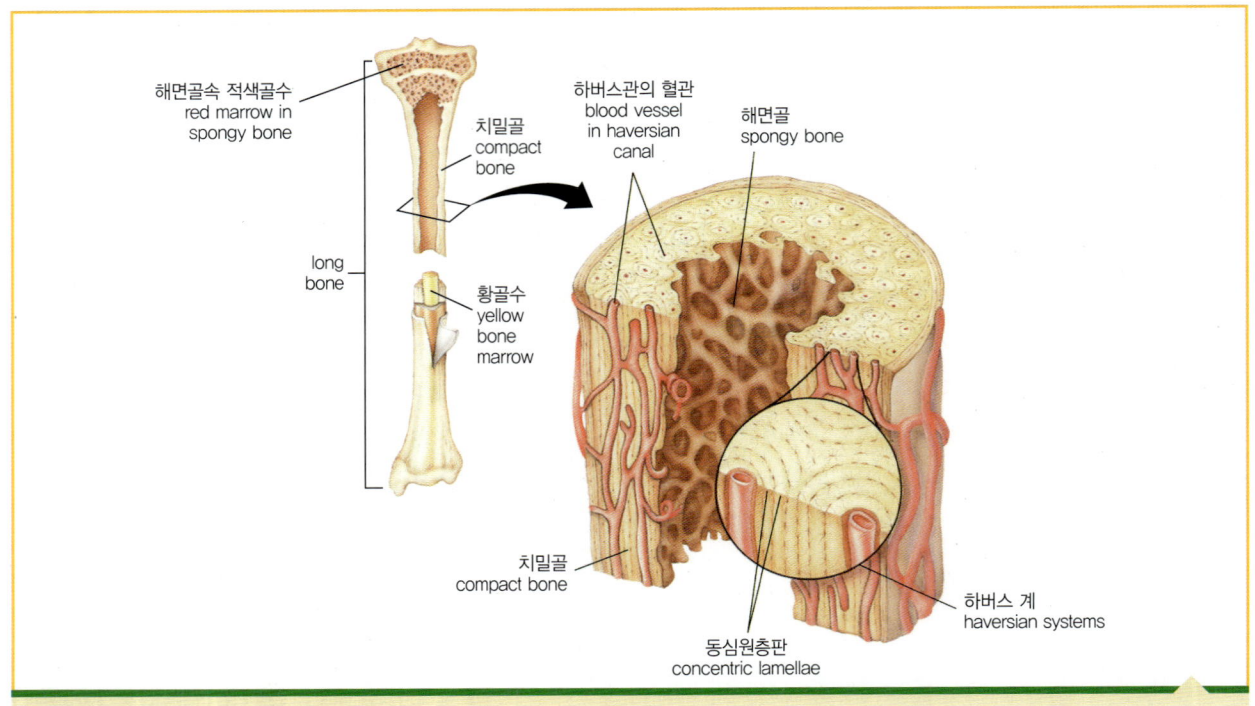

그림 12-4 뼈의 몸통

이런 혈관들은 하버스 관(Haversian canals)을 통해 피질골과 해면골을 지나면서 영양과 산소를 공급함과 동시에 노폐물을 제거한다. 골막에는 신경섬유도 풍부하게 존재한다. 장골의 골간 속에는 **골수**(bone marrow)가 있는 큰 공간이 있으며, 신생아 뼈의 대부분 골수강은 적색골수로 채워져 있다. 색 때문에 이름 붙여진 **적색골수**(red marrow)는 혈액세포 공장 역할을 하는데, 나이가 들어감에 따라 이 적색골수는 천천히 지방으로 대체되며 **황색골수**(yellow marrow)가 된다. 황색골수는 청소년기에 형성되기 시작하며, 어른이 되면 대부분의 뼈에 존재하게 된다. 이 시점에서 조혈 작용은 척추, 골반, 일부 몇 군데에서만 일어난다. 황색골수 또한 특별한 상황에서는 혈액 세포를 생성하도록 재활성화 될 수 있다(예:외상 후).

뼈는 오래된 뼈를 대체하거나 활동의 변화에 대응하기 위하여 계속적으로 재형성되고 있는 역동적인 조직이다. 한 예로, 해면골은 사람의 활동수준이 갑자기 증가하였을 때에는 뼈의 강도를 높이기 위해 재형성된다. 재형성 중, **파골세포**(osteoclasts)라는 세포는 골모세포가 새로운 피질골을 만들어 뼈의 강도를 높이는 동안 해면골을 분해한다[표 12-1]. 재형성 중 골모세포는 새로운 뼈를 만들고, 골모세포들이 석회질의 세포 밖 물질에 의해 둘러싸이면 이것을 **골세포**(osteocyte)라 한다. 뼈 조직은 **층판**(lamellae)이라고 불리는 골세포로 이루어진 얇은 막을 많이 포함하고 있다[그림 12-5]. 골세포들은 **기질**(matrix)이라고 하는 세포 밖 물질에 의해 포함되어 있다. 기질은 뼈를 단단하고 강하게 만들어주는 수산화인회석(calcium phosphate crystals)으로 이루어져 있고, 뼈를 강화하여 유연성을 증가시키는 콜라겐 섬유를 포함하고 있다. 무기질과 콜라겐의 균형이 뼈의 기능에 있어 중요하다. 무기질이 충분하지 않은 뼈는 너무 유연하고, 콜라겐이 부족한 뼈는 너무 단단하다.

표 12-1. 뼈의 구조적인 요소

뼈 세포	기능
골모세포	콜라겐을 통해 뼈를 구성
파골세포	기질이 흡수될 수 있게 하고 칼슘과 인의 분비를 돕는 뼈의 세포
골세포	뼈 기질을 유지하는 데 필요한 뼈 세포를 성숙시킴; 혈액으로 칼슘을 분비하는 주요 역할을 함

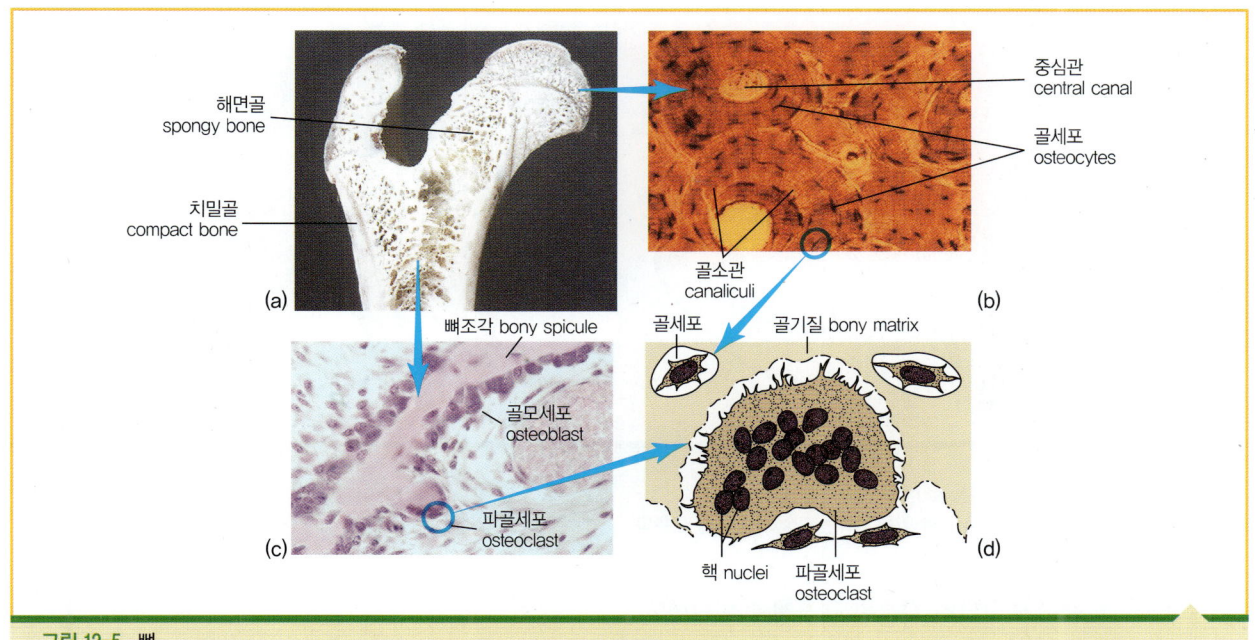

그림 12-5 뼈
(a) 상완골의 피질골과 해면골
(b) 골세포와 소관이 보이는 층판(동심원)의 광학 현미경사진
(c) 골모세포와 파골세포가 보이는 해면골의 현미경사진 (d) 뼈 조각의 표면에서 소화시키고 있는 파골세포(뾰족한 몸과 돌기)

일부 호르몬은 뼈의 구조에 관여한다. 뇌하수체 전엽에서 생성되는 성장호르몬은 갑상선 호르몬과 함께 작용하여 정상적인 뼈 성장을 조절한다. 성장호르몬은 연골과 뼈 세포의 증식과 동시에 기질 사이에 무기질침착을 촉진시켜 뼈 성장을 증가시킨다. 뼈는 뼈끝성장과 연골 내 성장의 두 가지 방법으로 성장한다. 뼈끝성장에서는 새로운 뼈가 뼈의 표면에 생성되나, 연골 내 성장에서는 뼈가 골단판의 새로운 연골성장을 대체한다. 칼시토닌과 부갑상선 호르몬은 골 재형성과 칼슘의 무기질 침착을 조절한다. 에스트로겐은 여성에서 파골세포의 형성을 억제하고, 테스토스테론은 남성에서 뼈의 길이와 밀도를 증가 시킨다. 비타민 D도 뼈의 대사에 중요한 역할을 한다. 비타민 D는 장으로부터 칼슘의 흡수와 신장에서의 칼슘과 인의 재흡수를 조절하는 지용성 비타민으로, 어릴 때부터의 적절한 영양과 신체적 활동이 건강한 뼈의 발달과 유지를 위해 필요하다.

태아발달 과정에서, 골격은 초자연골로부터 형성된다. **연골(Cartilage)**은 거칠고 유연한 빛나는 색의 결합조직이다. 여러 가지의 연골이 귀, 코, 관절 같은 부분에서 발견된다. 하지만 **초자연골(hyaline cartilage)**이 뼈와 가장 관련이 많다. 이 연골은 골격의 뼈를 잇는 구조인 **관절(joints)**에서 주로 발견된다. 관절은 움직이는 정도에 따라 분류하는데, 가장 흔한 종류의 관절은 자유가동관절, 혹은 윤활관절이라 할 수 있다[그림 12-6]. **윤활관절(synovial joints)**은 복잡하고 매우 다양하나 모두 비슷한 기능을 가지고 있다. 윤활관절은 윤활막에서 분비되는 투명한 점액성 액체(**윤활액(synovial fluid)**)에 의해 윤활작용을 하는 연골이다. 윤활연골이 미끌미끌한 표면을 이루어 뼈를 자유롭게 움직일 수 있게 하여 마찰력을 줄인다. 윤활작용과는 별개로, 윤활액은 관절의 감염에 대항할 수 있는 백혈구와 연골에 영양을 공급한다. 그 다음으로 흔한 것은 뼈와 뼈를 연결하는 **관절낭(joint capsule)**의 존재이다. 윤활관절 관절낭의 바깥 층은 인접한 뼈의 골막에 부착하는 결합조직의 층으로 이루어져 있다. 이러한 많은 관절들은 **인대(ligaments)**라 하는 질긴 결합조직의 묶음이 있다. 인대는 관절에서 뼈와 뼈를 연결시켜주며, 관절을 지지해준다.

반가동 관절(amphiarthroses)은 척추에서 볼 수 있다.[

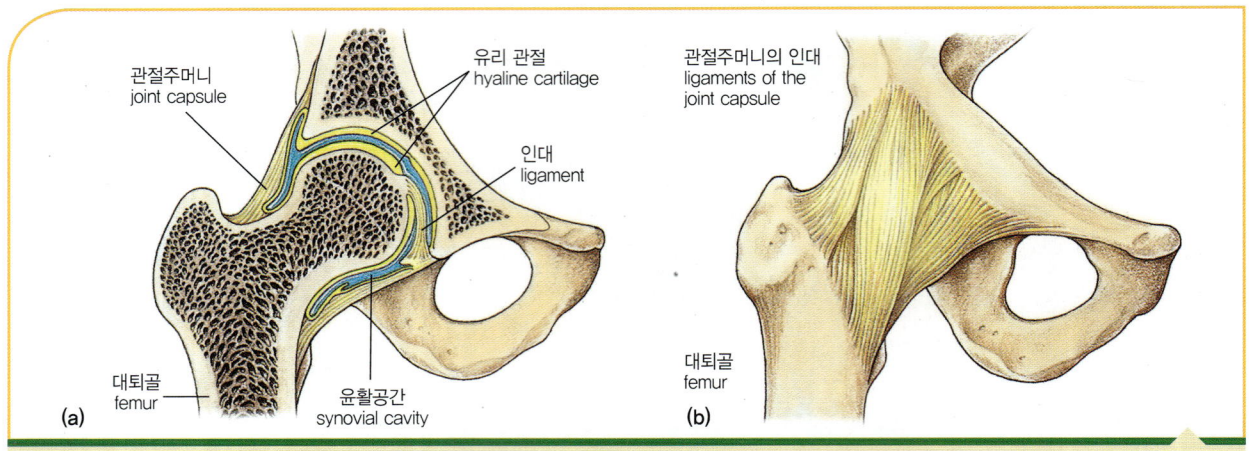

그림 12-6 윤활관절
(a) 윤활관절의 구조를 보여주는 고관절을 통한 횡단면
(b) 관절낭의 바깥 부분에 있는 인대는 관절의 지지를 돕는다.

그림 12-7]. 하나의 추간판이 각각의 척추체를 연결시키고, 추간판의 안쪽은 쿠션작용을 하여 걸을 때나 뛸 때 발생하는 충격을 흡수한다. 섬유질로 된 바깥쪽은 추간판을 고정시키고 척추체들을 연결시킨다.

두개골은 고정된 관절(immoveable joints), 또는 **부동관절**(synarthroses)의 한 예이다[그림 12-8]. 두개골에서의 뼈들은 서로 결합하여 **봉합**(suture)이라는 부동관절을 형성한다. 섬유질의 결합조직은 뼈의 결합부분까지 뻗어있어 뼈들을 하나로 연결한다. 대표적인 부동관절은 치골결합이다. 두 개의 치골이 치골 결합을 형성하기 위해 결합하며, 섬유연골이 이 뼈들을 고정시킨다.

▪ 근육

운동을 하기 위해서는 가동관절(moveable joint)이 있는 골격과 뼈에 작용하는 근육(muscles)들이 필요하다. **골격근**(skeletal muscles)은 뼈에 연결된 근육들을 일컫는다. 다른 형태의 근육으로는 **평활근**(smooth muscles)과 **심장근**(cardiac muscle)이 있다. 평활근은 속이 빈 장기나 관을 싸고 있으며 눈, 피부, 그리고 선(gland)에 존재한다. 심장근은 심장을 구성하며, 불수의근이다. 골격근은 가장 흔한 종류의 근육이며, 몸무게의 약 40%를 차지하며, 350개 이상의 골격근이 뇌의 수의적인 지배를 받고

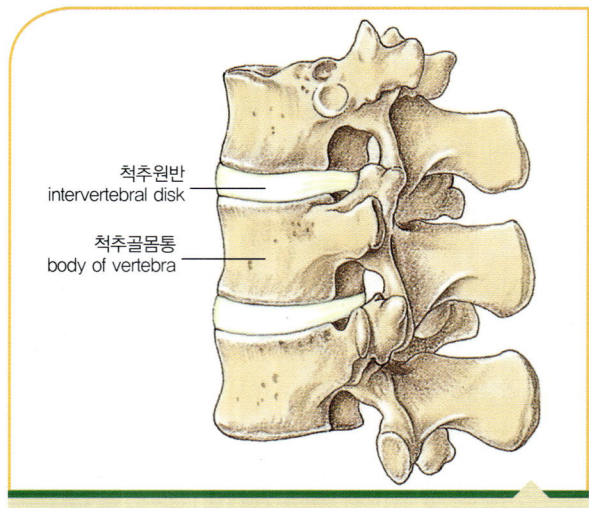

그림 12-7 반가동 관절
척추 유연성을 주기 위해 추간판은 약간의 움직임이 가능하다.

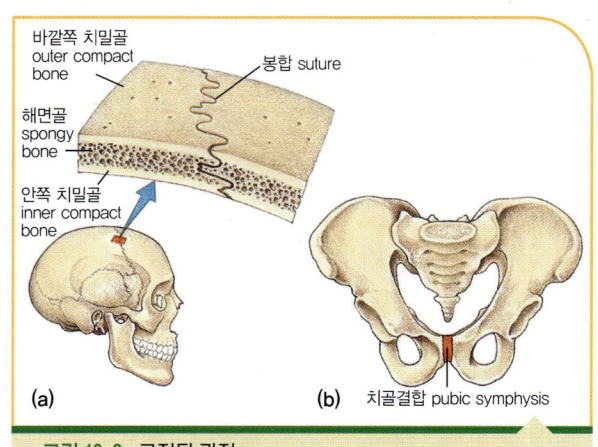

그림 12-8 고정된 관절
(a) 두개의 뼈 대부분은 봉합이라 불리는 관절에 의해 위치가 유지되어 있다. 뼈들은 섬유조직에 의해 연결되고, 관절은 고정되어 있다.
(b) 치골 결합은 또다른 고정된 관절로서 분만 중에 부드러워지고 팽창되어 출산을 가능하게 한다.

있다[그림 12-9]. 몸에 존재하는 거의 모든 근육은 힘줄(건)과 같은 구조를 통해 뼈에 부착되어 있다. **힘줄(건, tendons)**은 거친 끈 혹은 띠 모양의 질긴 결합조직으로, 골막의 연장선에 있다. 대부분의 근육은 하나 또는 그 이상의 관절을 지나는데, 근육들은 수축하여 관절을 구성하는 뼈의 움직임을 만들어낸다. 근육들은 그룹으로 움직여 부드러운 움직임을 만들어낸다[그림 12-10]. 한 근육이 움직임을 만들기 위해 수축하면 반대작용을 하는 근육은 이완하여 움직임을 가능하게 하고, 신경의 자극에 반응하여 수축하며, 수축 이후에는 원래 크기로 돌아가게 된다. 모든 골격근들이 뼈를 움직이는 것은 아니다. 어떤 근육들은 관절을 고정시켜 다른 근육들이 작용할 수 있게 한다. 이런 근육들은 자세를 잡는 데 도움을 주어 앉거나, 중력에 저항하여 바로 설 수 있게 한다. 신경세포와 마찬가지로, 근섬유는 높은 활동전위에서 흥분되어 자극에 반응할 수 있다.

골격근은 근섬유, 결합조직, 혈관, 신경으로 이루어져 있다[그림 12-11]. 각각의 **근섬유(muscle fiber)** 혹은 세포는 여러 개의 핵으로 구성된 원통형 모양이다. 각각의 근섬유 사이에는 **근원섬유(myofibrils)**라는 실 같은 구조가 있어 전체 근섬유의 길이를 늘린다. 근육원섬유는 두 종류의 **근미세섬유(myofilaments)**(단백섬유) — 가는근

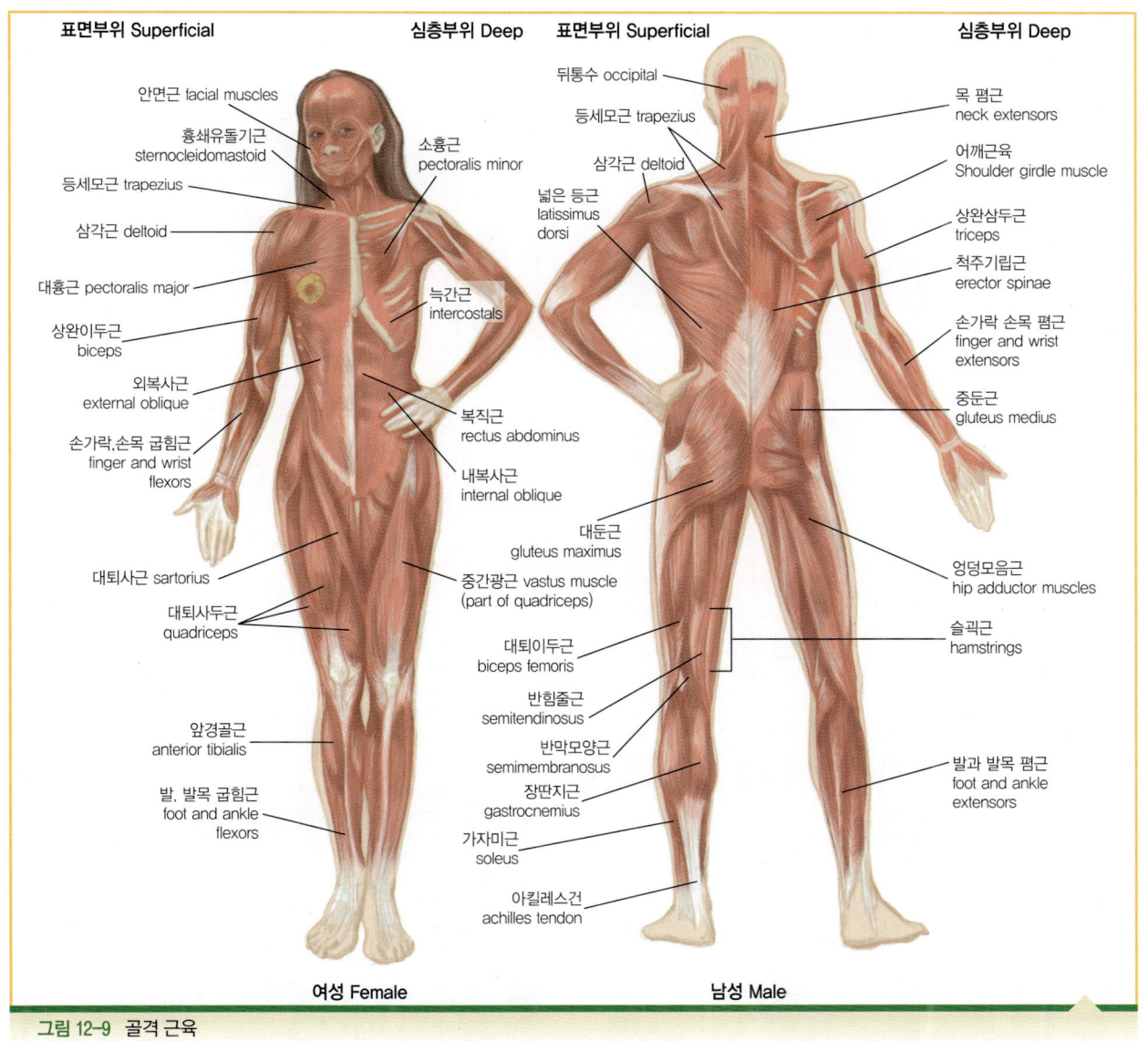

그림 12-9 골격 근육

미세섬유(actin) 그리고 굵은근미세섬유(myosin) ― 를 포함한다. **액틴(actin)** 은 근육의 수축, 세포 운동, 세포형태의 유지에 관여한다. **마이오신(myocine)** 은 액틴보다 더 검고 두껍다. 마이오신은 액틴과 작용하여 액토미오신(actomyosin)을 형성하는 섬유 글로불린(단백질의 일종)으로, 이 두 가지 근미세섬유가 나란히 있는 모습이 골격근을 줄 모양으로 보이게 한다(교차되는 밝고 어두운 띠) [그림 12-12]. 근미세섬유는 **근섬유마디(sarcomere)** 라는 반복적인 구조를 형성한다[그림 12-13]. 근섬유는 액틴이 마이오신 위로 미끄러지면서 수축하는데, 이 미끄러짐은 마이오신이 액틴을 당기면서 일어난다. 마이오

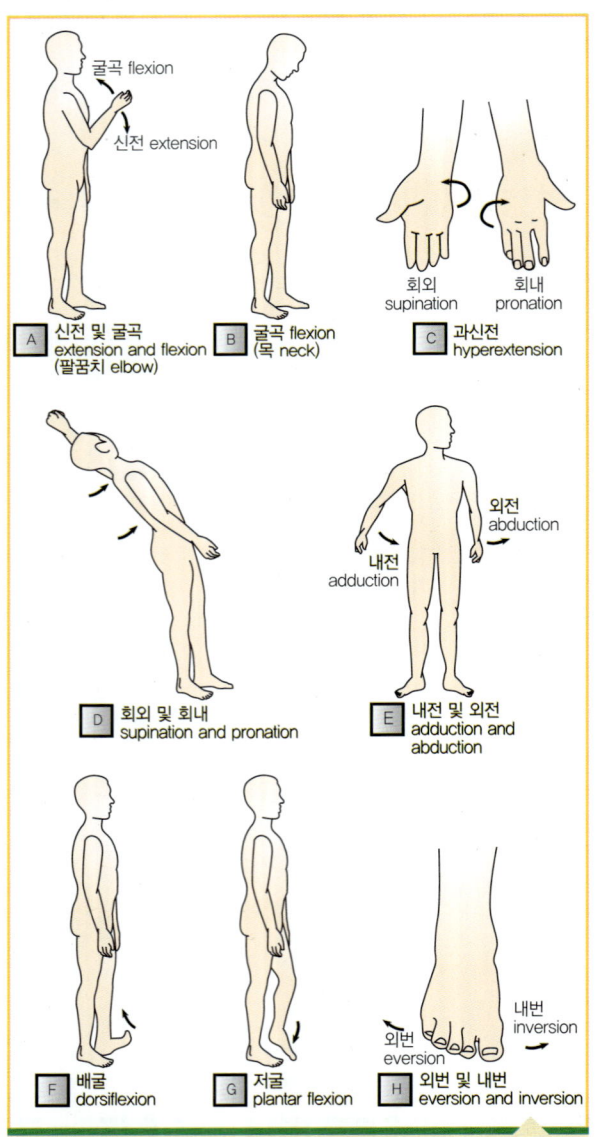

그림 12-10 보통의 신체 움직임

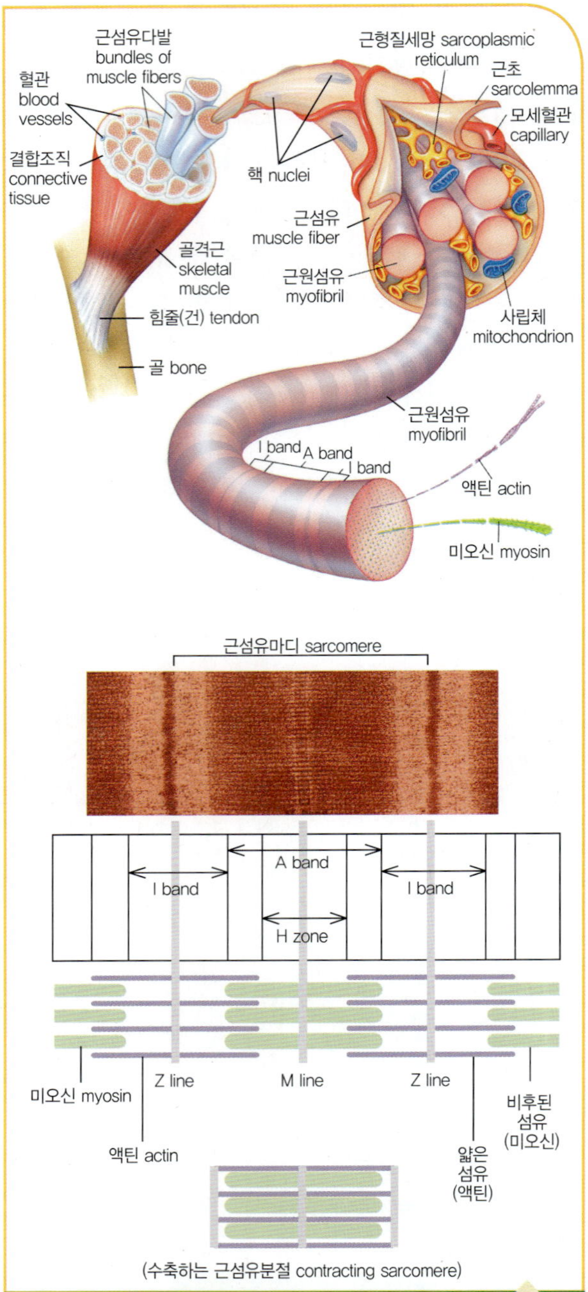

그림 12-11 골격 근육의 구조

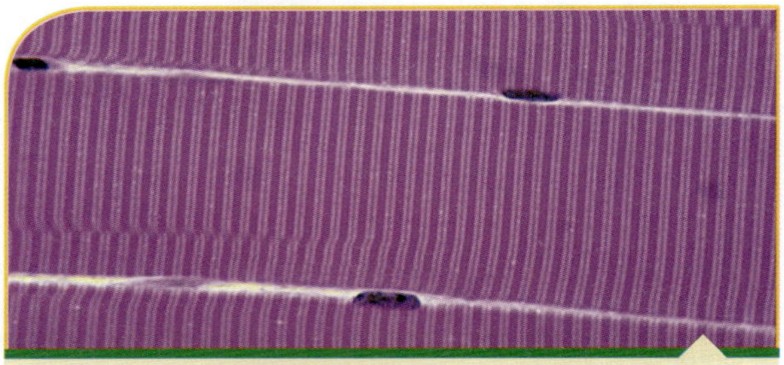

그림 12-12 ㅣ 골격근의 선 모양

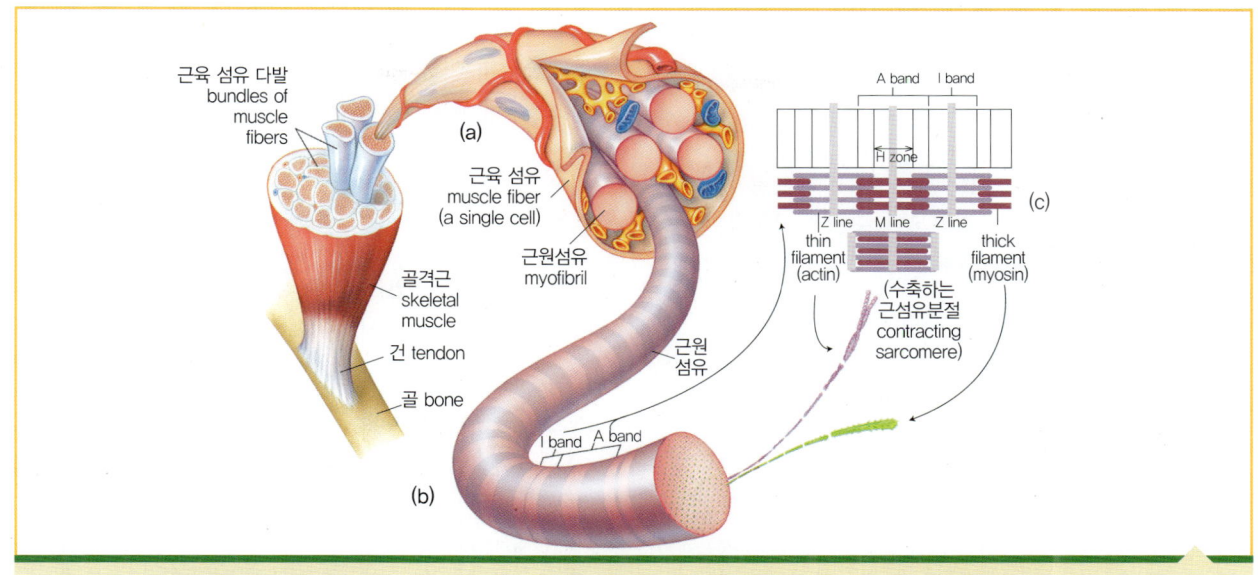

그림 12-13 근원섬유마디의 구조
(a) 각각의 근섬유는 많은 근원섬유로 구성된다. (b) 근원섬유의 줄무늬 모양을 주목. (c) 근원섬유는 두껍고 가는 섬유로 구성된다.

신은 근섬유 안에서 칼슘이 분비될 때 액틴에 부착한다. 칼슘은 근섬유 안의 광범위한 망을 형성하는 무과립형 질내세망에 저장되고, 신경세포로부터 전달된 신호, 특히 운동신경에서 온 신호들이 칼슘의 분비를 촉진시킨다. 칼슘이 마이오신의 머리를 액틴에 부착시키면 근육의 ATP가 액틴을 끌어당길 에너지를 제공하는데, 근육세포의 높은 에너지 소비량을 맞추기 위해 ATP는 빠르게 재활용된다. 격렬한 운동 중 ATP가 다 소진되면 산소포화도가 빠르게 떨어지고 포도당 생산이 중단되면서 젖산이 축적된다.

각각의 근섬유는 세포막(sarcolemma)에 의해 싸여있고[그림 12-14], 많은 근섬유들은 하나로 묶여서 근섬유막(endomysium)이라는 결합조직으로 싸여있다. 근육 다발막이라는 다른 결합조직은 여러 개의 이러한 묶음을 싸고 있어 근육을 형성한다. 근외막과 섬유성 결합조직(fascia)이라는 다른 결합조직 층은 이러한 근육을 싸고 있으며, 이 근막은 근육들을 싸고 있다.

뼈의 성장을 자극함과 동시에 성장 호르몬은 근육의 성장도 촉진시킨다. 근육에 존재하는 근섬유나 세포의 숫자는 평생 대체적으로 일정하게 유지된다. 근육의 크기가 커진다는 것은 각각의 근섬유가 커진다는 것을 의미하며, 근육이 일을 많이 하게 되면 그에 반응하여 더 커지고 강해지게 된다. 크기와 강도의 증가는 근섬유 안의 수축 단백질의 증가에 의해 일어난다. 하지만 안타깝게도 근육 단백질은 쉽게 소모된다. 사실 근력 운동을 통해 얻은 근육의 약 반 정도가 운동을 끊은 2주 정도 지나면 그 절반은 분해된다. 근육을 유지하는 방법은 계속 운동을 지속하는 것이다.

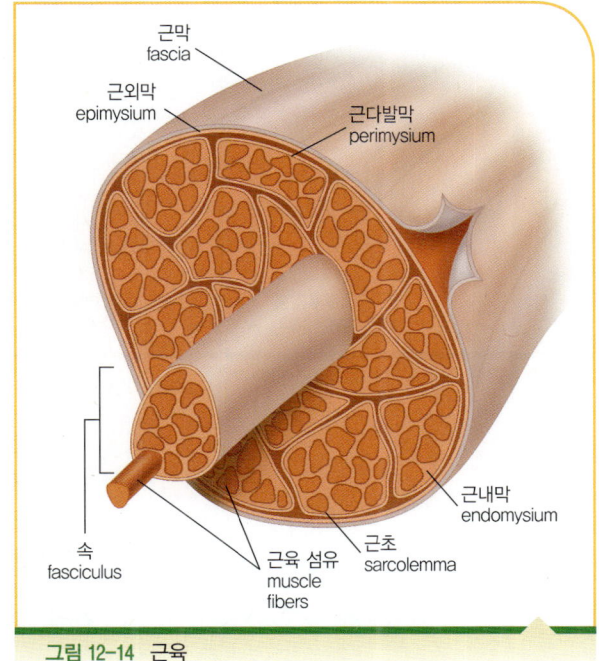

그림 12-14 근육

선천성 근골격 질환

어떤 근골격계 장애는 선천적이며 자세에 영향을 미치기도 한다. 이런 문제들은 태어날 때부터 나타나거나, 아이가 커감에 따라 나타나기도 한다. 왕성한 성장 시기에 근육의 발달은 골격의 발달보다 늦어서, 그 결과 골격을 완벽하게 지지하지 못하게 될 수도 있다. 비정상적 성장을 동반하는 질환(예: 다운증후군과 뇌성마비, Down syndrome and cerebral palsy)에서는 이러한 성장 시기에 악화될 수도 있다. 이러한 자세의 장애는 질병의 진행과 합병증을 예방하기 위해 조기에 치료하는 것이 중요하다.

■ 척주후만증

척주후만증(kyphosis)은 흉추가 정상보다 더 뒤쪽으로 굽은 것을 말한다[그림 12-15]. 꼽추(hunchback)라고 불리는 척주후만증은 청소년기의 성장시기에 자세의 문제, 혹은 이차적으로 골다공증 때문에 생길 수 있다. 심한 척주후만증은 폐의 확장과 호흡에 문제를 야기할 수 있다. 운동과 올바른 자세를 취하면 경도의 기형은 교정될 수 있으나, 심한 경우에는 보조기, 혹은 수술적 치료가 필요할 수 있다.

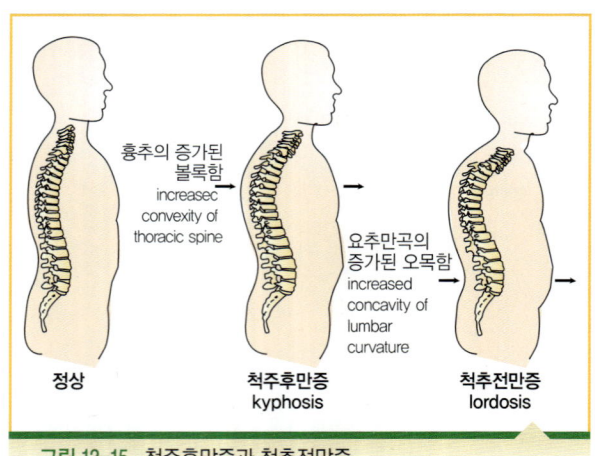

그림 12-15 척주후만증과 척추전만증

■ 척추전만증

척추전만증(lordosis)은 요추가 과도하게 오목한 것을 일컫는다. 만곡증(swayback)이라 불리는 척추전만증은 청소년기의 성장시기 때 발생하거나, 안 좋은 자세 때문에 생길 수 있다. 비만은 이를 더 악화시킬 수 있는데, 무게중심의 이동과 보상적으로 취하는 자세 때문이다. 척주후만증과 마찬가지로 척추전만증의 치료방법도 운동, 올바른 자세, 보조기 및 수술을 들 수 있다.

■ 척추측만증

척추측만증(scoliosis)은 외측으로 휘어진 척추를 말한다[그림 12-16]. 이 외측 만곡은 흉추나 요추부위에 영향을 끼칠 수 있다. 척추가 축에서 회전된 것도 척추측만증에 포함된다. 척추에 가해지는 힘은 파골세포 활동성에 불균형을 초래하게 되어 성장기에 만곡이 더 심해진다. 척추측만증은 척추전만증이나 척추전만증과 연관되어 있을 수 있다. 척추측만증은 정도가 다양하고, 여성에게서 주로 호발하며, 대부분이 특발성이나, 유전적 영향, 배아기 발달 기형(보통 편측 척추증), 퇴행성 질환(예:골다공증과 골관절염), 서로 다른 다리길이, 척수신경

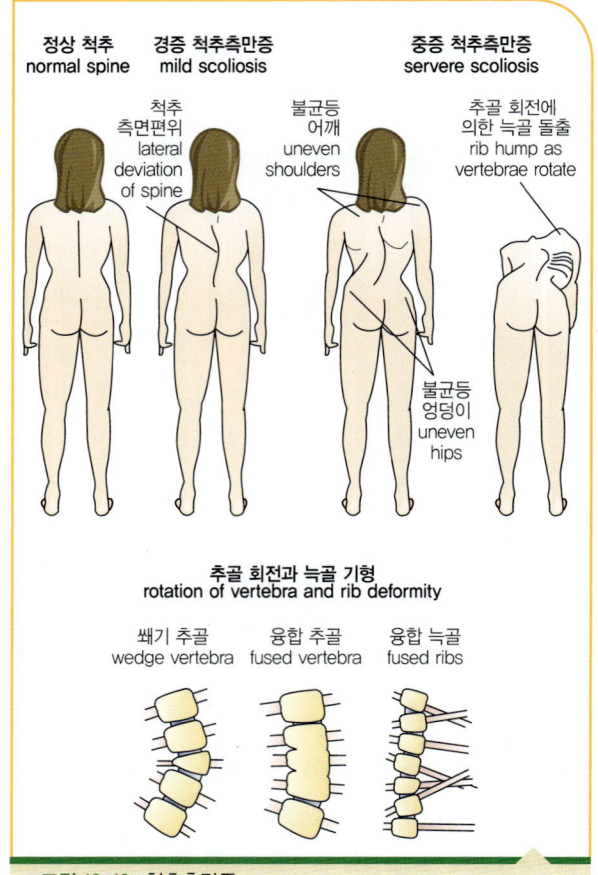

그림 12-16 척추측만증

압박, 그리고 비대칭 근육 지지(예:부분 마비, 근육 이형성증, 뇌성마비, 소아마비, 외상, 혹은 척수 종양)를 동반하기도 한다. 척추측만증의 합병증으로는 호흡기 증상, 만성통증, 척추의 퇴행성 관절염, 추간판 질환, 하지방사통이 있다.

임상적 증상은 만곡의 정도에 따라 다양하고, 굽히면 더 심해지며, 증상들은 다음과 같다.

- 고관절 및 어깨 정렬의 비대칭
- 흉곽의 비대칭
- 비대칭 보행
- 요추부 통증 혹은 불편감
- 피로
- 호흡 저하 징후(예:호흡곤란 및 흉부팽창 감소)

청소년기 여성에게서 척추측만증 발병률이 높기 때문에, 학교에서는 주기적으로 척추측만증 선별검사를 하기도 한다. 진단은 과거력, 이학적 검사, 척추 X-선, 그리고 척추 측만계 측정으로 이루어진다. 조기 치료를 한 경우에 결과가 더 좋으며, 치료를 하지 않으면 만곡은 성인이 될 때까지 진행된다. 치료 방법으로는 운동(후방 스트레칭을 포함), 보조기, 수술적 교정(기구고정이나 유합술) 등이 있다.

외상성 근골격 질환

외상으로 인한 근골격계 이상은 보통 경미하고 쉽게 치료된다. 하지만 어떤 경우에는 생명을 위협하는 합병증(예:지방색전과 골수염)을 야기할 수도 있다. 대부분의 이러한 질환들은 외상으로 인한 신경계 질환을 야기하는 사건들과 비슷한 원인으로 인해 발생한다. 한편 신경학적 장애 또한 근골격계 손상과 동반될 수 있다. 외상으로 인한 질환들은 운동을 하는 어른과 아이들의 숫자가 늘어남에 따라 증가하는데, 손상을 야기하는 요인으로는 부적절하거나 불충분한 장비나 훈련, 혹은 준비운동, 위험한 운동, 그리고 경미한 부상을 치료하지 않은 상태에서 계속 운동하는 것 등이 있다.

■ 골절

골절(fracture)은 뼈의 단단한 구조가 부러지는 것이다 [그림 12-17]. 골절은 외상으로 인한 근골격계 이상 중 가장 흔한 종류로, 넘어짐, 차 사고, 스포츠 관련 손상의 일차적 질환으로 나타난다. 한편 뼈를 약하게 하는 질환에 의해 이차적으로 나타날 수도 있다. 골절은 골절선의 방향, 개수, 혹은 다른 특성에 의해 분류되며, 골절의 종류는 다음과 같다[그림 12-18].

- 단순골절(simple fracture)은 뼈의 단순 파손으로 골절 부위의 정렬 및 위치는 유지되는 상태

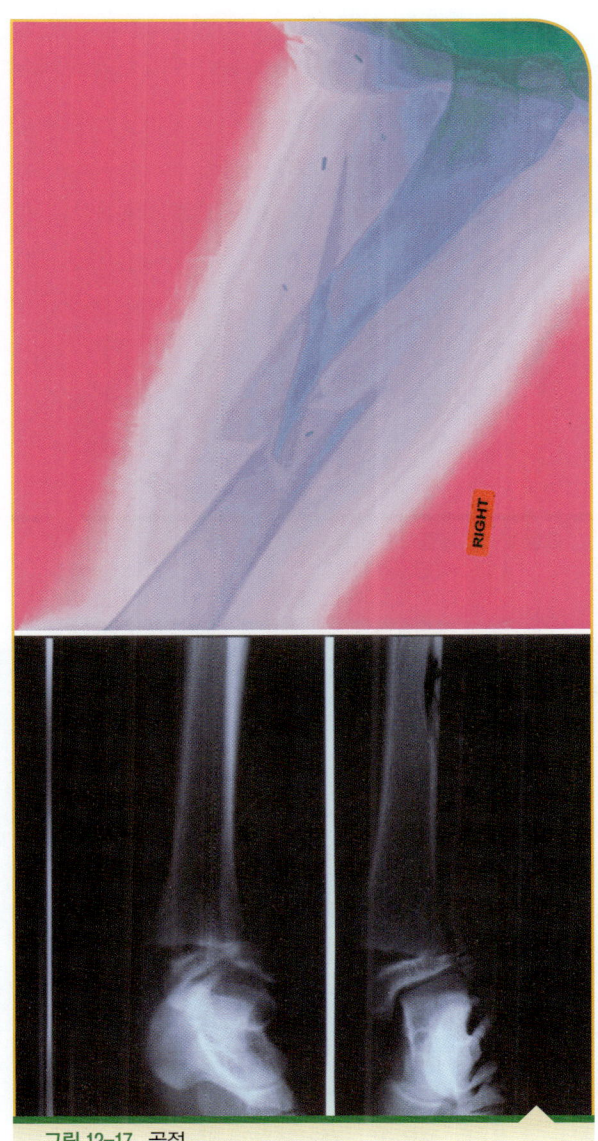

그림 12-17 골절

- **횡골절**(transverse fracture)은 골절선이 골축(bone shaft)과 평행을 이룸
- **경사골절**(oblique fracture)은 골절선이 골축에서 각을 그리면서 경사가 생긴 골절
- **나선형골절**(spiral fracture)은 골절선이 뼈 둘레를 돌면서 나선을 이룬 골절
- **분쇄골절**(comminuted fracture)은 여러 개의 골절면을 가지며 여러 골절편으로 부서진 골절
- **그린스틱골절**(greenstick fracture)은 뼈가 구부러지면서 골피질의 일부가 떨어져 나간 불완전 골절로 뼈의 석회화가 최소한으로 이루어진 소아에 주로 나타나며 대개는 빠르게 치유된다.
- **압박골절**(Compression fracture)은 뼈가 압궤, 붕괴되어 작은 조각으로 부서진 골절

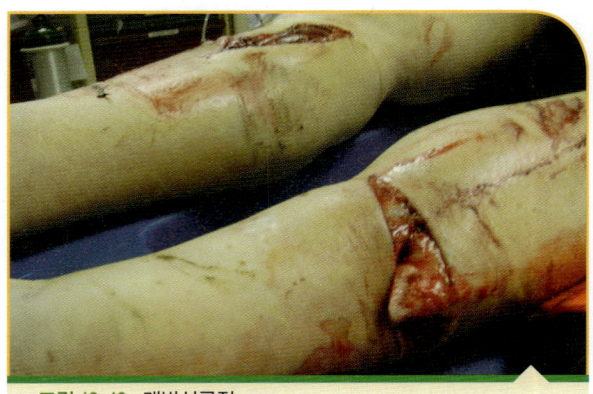

그림 12-19 개방성골절

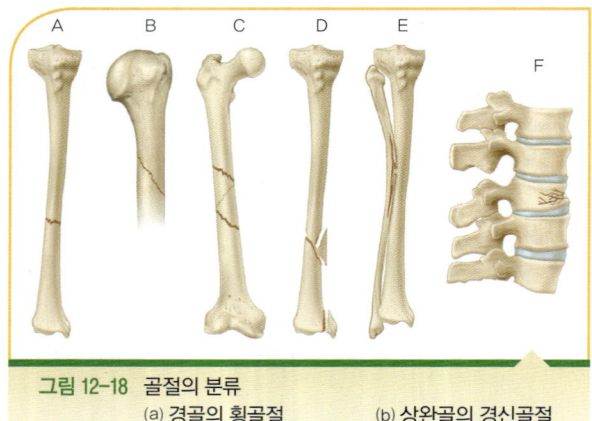

그림 12-18 골절의 분류
(a) 경골의 횡골절 (b) 상완골의 경신골절
(c) 대퇴골의 나선형골절 (d) 경골의 분쇄골절
(e) 비골의 불완전굴곡골절 (f) 척추체의 압박골절

골절은 부러진 정도에 따라 묘사된다. **완전골절**(complete fractures)은 뼈가 두 개 혹은 더 많은 조각으로 부러졌을 때를 말하며, **불완전골절**(incomplete fractures)은 뼈가 부분적으로만 부러진 것이다. 골절은 개방성이나 폐쇄성으로 묘사된다. **개방성골절**(open fractures) 혹은 복합골절은 피부가 찢어졌을 때를 의미하며[그림 12-19], 뼈 조각 혹은 끝부분은 피부를 뚫고 나올 수 있다. 개방성골절은 연부조직에 더 많은 손상을 주고 감염의 위험이 있다. **폐쇄성골절**(closed fractures)에서는 피부는 손상되지 않는다. **감입골절**(Impacted fractures)은 뼈의 끝부분이 인접한 다른 뼈로 진행한 것을 말한다. **병리학적골절**(pathologic fractures)은 암이나 골다공증과 같이 약해진 뼈에 이차적으로 발생한 골절을 말한다. **긴장골절**(stress fractures) 혹은 피로골절은 반복적인 힘에 의해 발생한다. 이 골절은 경골, 대퇴골, 중족골에서 흔하다. 마지막으로 **함몰골절**(depressed fractures)은 두개골에서 부러진 조각이 뇌로 들어갔을 때 발생한다.

뼈가 부러지면 골막의 손상된 혈관에서 나오는 피와 골수가 혈종, 혹은 혈전을 형성한다[그림 12-20]. 혈관의 손상 때문에 뼈의 부러진 끝부분은 괴사가 진행되는데, 괴사된 조직은 재흡수되어 새로운 뼈로 대체된다. 골절 후 며칠 내로 섬유모세포가 응고물을 침범하며, 이 섬유모세포는 콜라겐섬유를 분비하여 **가골**(callus)이라는 세포와 섬유 덩어리를 만든다. 가골은 부러진 뼈의 끝부분을 바깥쪽과 안쪽에서 이어주는 것으로 가골은 형성되는데 2-6주가 걸린다. 그리고는 골막으로부터 나온 골모세포가 가골을 침범하여 가골을 뼈로 서서히 변환시킨다. 이 골화 과정은 3주에서 몇 달까지 걸릴 수 있다. 치유기간은 나이, 영양상태, 혈액공급, 골절의 종류, 위치에 따라 다르다. 가골은 처음에는 크게 만져지지만 파골세포가 단계적으로 초과분을 제거하면서 재형성한다. 이 재형성 과정은 골절의 흔적을 조금 남길 수도 있으며 1년 정도까지 걸릴 수도 있다.

여러 가지 합병증이 골절과 동반될 수 있다. 지연유합, 부정유합, 불유합 등이 영양부족, 불충분한 혈액공급, 정렬 이상, 체중 부하 때문에 발생할 수 있다. 골절

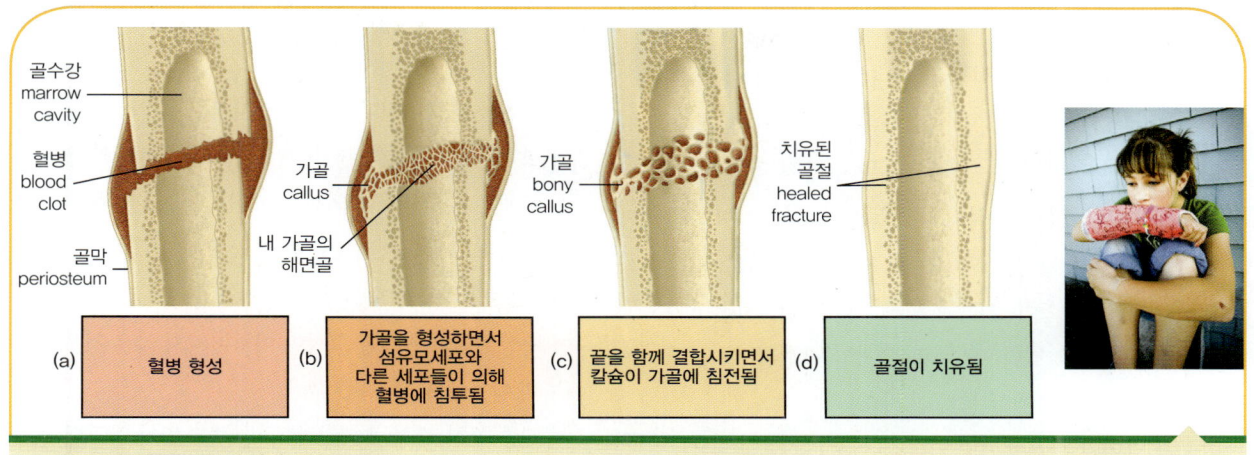

그림 12-20 골절 회복의 단계

의 다른 합병증으로는 구획증후군, 지방색전증, 골수염, 골괴사증이 있다. **구획증후군(compartment syndrome)**은 골절의 경우에 주로 근막에 압력이 증가하면서 나타나는 심각한 질환이다. 이 압력은 구획의 신경과 혈관에 작용하여 잠재적으로 말단에 영향을 끼칠 수 있다. 구획증후군은 즉각적인 진단과 치료가 영구적인 조직 손상을 막기 위해 중요하다. 임상증상은 주로 손상으로 인해 예상되는 통증보다 더한 극심한 통증을 수반한다. 구획증후군은 근막 내의 압력을 측정함으로써 진단할 수 있다. 치료는 석고를 제거하고 압력을 낮추기 위해 근막절개술을 시행한다. **지방색전증(fat embolism)**은 혈류 내로 지방이 들어갈 때 발생한다. 지방 색전은 장골의 골절이 일어난 후에 혈류로 들어갈 수 있다. 이 색전은 폐, 심장, 혹은 뇌와 같은 치명적인 장기로 이동할 수 있다. 지방 색전증은 골절의 조기 고정으로 예방할 수 있다. **골수염(osteomyelitis)**은 뼈 조직의 감염을 말한다. 골수염은 심각한 합병증으로 뼈나 조직의 괴사를 초래할 수 있기 때문이다. 골수염은 항생제와 수술로 치료한다. **골괴사(osteonecrosis)** 혹은 무혈성괴사는 혈류공급의 부족으로 뼈 조직이 죽은 것을 말한다. 골괴사는 전이된 골절이나 탈구에 의해 발생할 수 있고, 골괴사에서는 보통 괴사된 뼈나 관절을 수술적으로 대체해야 한다.

임상증상은 기능의 손상과 함께 뼈 조각에 의한 조직의 손상을 반영하며 다음과 같다.

- 변형(예:각변형, 단축, 회전변형)
- 종창 및 압통(조직 외상으로 촉진된 염증 과정)
- 수상된 사지의 움직임 제한
- **뼈마찰음(crepitus)**(소리 또는 감각)
- 동통(골 파편으로 인해 촉진된 조직 외상 및 근육 연축의 결과)
- 감각 이상   • 근육 연축으로 진행하는 근육 이완

골절의 진단은 과거력, 이학적 검사, 방사선사진촬영이다. 치료계획은 부목이나 견인 등을 이용한 즉각적인 고정이다. 정복은 뼈의 정상적인 위치를 복원하는것으로, 정복은 압력이나 견인을 통한 폐쇄성 도수교정이나 수술적으로 시행하는 개방성 도수교정으로 할 수 있다. 수술 중에는 핀, 판, 막대 혹은 나사와 같은 도구들이 뼈 조각들을 제자리에 위치시키기 위해 사용할 수 있다. 골절이 의심될 때 수술적 치료가 필요하다고 생각되는 환자에게는 금식시킨다. 수술적 치료는 염증에 의해 이차적으로 생기는 부종을 해결하기 위해 며칠 연기될 수도 있다. 그동안의 골절의 고정은 합병증을 예방하기 위해 매우 중요하다. 뼈 치유를 위한 장기간의 고정을 위해 석고, 부목, 혹은 견인을 쓴다. 견인은 뼈의 정렬을 유지하고 근육 경련을 예방한다. 골절이 치유될 때 운동을 하면 근육의 위축, 관절 경직, 구축 형성을 예방하고 충분한 혈류공급도 유지할 수 있다.

■ 탈구

탈구(dislocation)란 관절에서 만나는 두 뼈가 서로 분리된 것으로[그림 12-21], 이 두 뼈는 자신들의 정상 위치에 있지 않다. 탈구에는 완전 혹은 부분적 탈구가 있다. 이 손상은 기형과 관절의 비가동성, 그리고 주변 인대나 신경에 손상을 야기할 수 있다. 탈구는 주로 관절에 가해지는 갑작스런 충격에 의해 생기지만, 선천적이거나, 병적일 수도 있다. 모든 관절에서 발생할 수 있지만, 어깨와 쇄골관절에서 특히 흔하다.

탈구가 일어난 관절에서의 임상적 소견은 다음과 같다.

- 관절 위치의 변화, 변색, 변형된 관절의 관찰
- 관절 운동 제한
- 종창 및 타박상
- 관절 운동 또는 체중 부하 시 통증 증가
- 수상 주변 부위의 감각 이상(대개는 수상부의 원위부)

탈구의 진단 방법으로는 과거력, 이학적 검사, 방사선 사진촬영, 자기공명영상촬영 등이 있다. 손상 즉시 치료는 주변 조직의 손상을 최소화하는 것이 주목적으로 즉각적인 치료는 다음과 같다.

- 부목이나 걸이를 통한 수상 관절로부터 근위부 및 원위부 관절의 고정
- 관절을 움직이거나 펴려고 하지 않도록 함.
- 조직 관류에 대한 평가(예:수상 부위의 피부에 창백반응 검사): 관류 장애가 의심되는 어떠한 소견이라도 관찰된다면 즉각적으로 보고함.
- 통증 및 종창 완화를 위해 냉찜질
- 수상부위의 완전한 고정이 이루어지지 않은 경우 환자의 활동을 제한
- 체중 부하 관절(예:고관절, 골반, 슬관절)이 탈구된 경우 불가피하지 않은 이상 환자의 움직임을 제한
- 수술적 치료가 필요할 수 있으므로 금식 상태 유지

손상부위를 안정화 시킨 후, 치료는 부위와 심한 정도에 따라 달라진다. 정복이 자발적으로 일어날 수도 있고, 약간의 조작으로 뼈들이 원래의 위치로 돌아갈 수도 있다. 붓기와 통증의 정도에 따라 정복술을 시행하기 전 국소마취, 혹은 전신마취를 할 수도 있다. 관절이 정복되고 난 후 통증은 대개 가라앉는다. 반복적인 탈구나 혈관, 신경 등이 손상되었을 때는 수술적 정복술이 필요하다. 정복된 후에 관절은 부목이나 걸이로 몇 주간 고정시켜야 하고, 이 회복기간 동안 진통제나 근육이완제가 필요할 수도 있다. 부목이나 걸이가 제거되면 관절의 운동범위와 힘을 회복하기 위해 단계적인 재활 프로그램이 필요하다. 완전한 운동, 정상적인 힘, 안정성이 회복되기 전까지 관절의 격렬한 운동은 지양해야 한다. 엉덩이와 같은 관절의 탈구는 회복하는 데 몇 달씩 걸릴 수 있으며, 탈구의 회복은 인대나 연조직의 손상이 병행되면 더 느려진다. 부상 전의 기능으로 보통은 회복되지만 심한 손상의 경우에는 결손이 남을 수도 있다.

■ 염좌

염좌(sprain)는 인대가 늘어나거나 찢어지는 손상으로, 관절이 정상적이지 않은 방향으로 움직이도록 힘을 받았을 때 발생한다. 염좌의 심한 정도는 등급 척도를 통해 묘사할 수 있다[표 12-2], [그림 12-22]. 무릎과 발목의 염좌가 가장 흔하며, 이 손상은 염증반응을 유발하

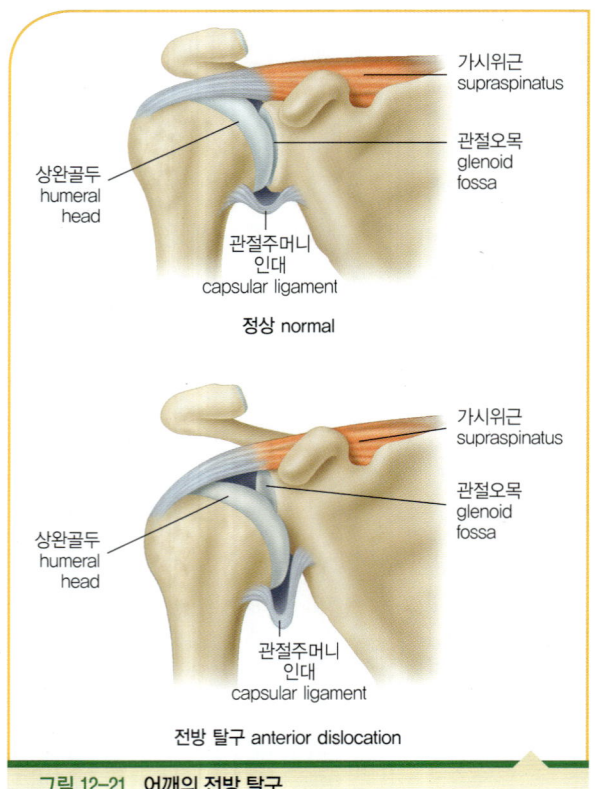

그림 12-21 어깨의 전방 탈구

표 12-2. 염좌 등급 시스템

등급	손상 정도	임상적 결과와 영향
Grade I	최소 손상 또는 파열	예후는 다양함(손상은 수술을 필요로 할 수 있다.) 장기적인 치료/재활 기간이 필요
Grade II	중등도 손상	붓기 없는 압통 멍 없음 능동적 및 수동적 운동 범위에 통증 호소 예후는 불안정 또는 기능 상실의 가능성 없이 좋음
Grade III	인대의 완전 파열	중등도 부기 및 멍 Grade I 보다 더 광범위하고 심한 압통 운동 범위는 제한되고 심한 통증 호소 관절은 불안정할 수 있고 기능 상실이 예상됨

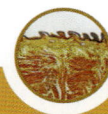

학습요점

염좌나 긴장 같은 연조직 부상을 위한 치료 전략은 PRICE라는 머리글자를 사용해서 기억할 수 있다.

- **P** = 손상된 사지의 관절을 사용하지 않음으로써 더 부상 입는 것으로부터 보호한다. 환자는 보호하기 위해 목발이나 부목이 필요하다.
- **R** = 손상된 사지를 쉬게 해야 하지만 모든 활동을 피해서는 안된다. 따라서 정상 근육의 손상을 최소화하기 위해 다른 근육들을 움직여야 한다.
- **I** = 다쳤을 때 붓는 것을 제한하기 위해서 가능한 한 빨리 환부를 차갑게 해준다(차가운 팩, 찬물에 적신 압박소매 등을 이용). 이틀 동안 하루에 4번 10-5분 간격으로(그 이상은 조직에 손상을 줄 수 있다) 반복한다.
- **C** = 환부를 탄력성 랩이나 밴드를 이용해서 압박해준다. 즉, 고무나 네오프렌으로 만들어진 압박성 랩이나 소매가 가장 좋다.
- **E** = 환부가 붓는 것을 막기 위해서 가능할 때마다 다친 사지를 심장높이보다 위쪽으로 한다.

여 손상부위에 부종과 통증을 야기한다. 그리고 혈관 또한 부상을 당할 수 있는데, 이런 경우에는 출혈이나 멍 등이 생길 수 있다. 관절낭 내로의 출혈은 회복을 더디게 할 수 있다. 인대가 찢어지면 염증을 따라 육아종 조직이 형성이 되고, 찢어진 인대 조각들을 잇기 위해 콜라겐 섬유들이 형성되며, 섬유성 조직이 그것들을 한데 묶는다. 염좌된 인대는 빨리 붓고 통증이 심한데, 보통 통증의 정도가 손상의 심한 정도를 반영한다. 다른 임상 증상으로는 관절 경직, 제한된 기능, 장애, 그리고 변색이 있다. 염좌를 진단하기 위해서는 과거력, 이학적 검사, 방사선사진, 자기공명촬영이 필요하다. 대부분의 염좌는 집에서 치료할 수 있다. 치료는 다음과 같다.

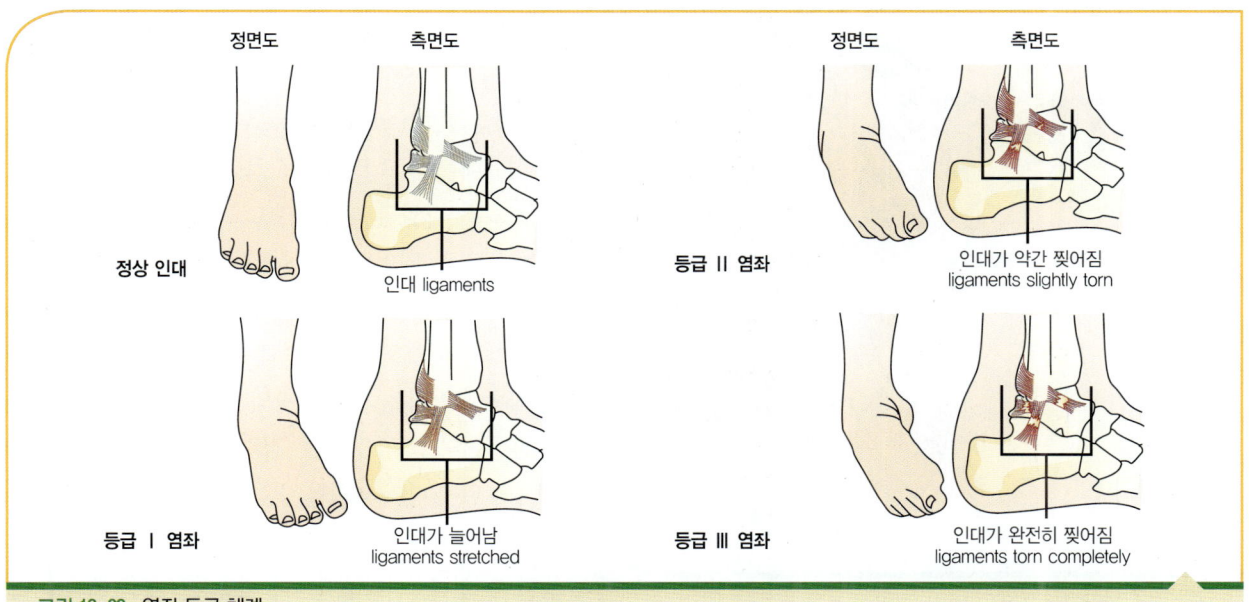

그림 12-22 염좌 등급 체계

- 냉찜질을 통하여 통증 및 종창을 즉각적으로 줄이도록 하며, 연부조직의 손상을 악화시킬 수 있으므로 얼음은 피부에 직접 대지 않고 옷 위로 대도록 한다.
- 부목 고정 또는 압박 붕대 등을 통한 관절의 고정 (예:ACE 밴드)
- 심장높이보다 위로 종창이 있는 관절을 거상
- 수일간 수상부위 관절의 휴식이 필요하며 점진적으로 활동을 허용
- 통증 및 염증 감소를 위해 비스테로이드성 소염진통제(NSAIDs)를 투여함(예:Aspirin, ibupropfen).
- 대개 경도의 염좌의 경우 7-10일간, 중증의 염좌의 경우는 3-5주간 통증이 감소할 때까지 수상부위에 압력이 가해지지 않도록 하며 환자에게 목발을 사용하도록 함.
- 파열된 인대는 수술을 통한 복원이 필요할 수 있다.
- 관절운동 운동 및 근력 회복을 위해 재활운동은 1주 이내에 시작한다(물리치료 포함).

■ 과도긴장

과도긴장(strain)은 근육이나 건이 늘어나거나 찢어지는 손상을 말한다[그림 12-23]. 과도긴장은 갑자기 혹은 서서히 발생할 수 있다. 쇠약한 근육이라고도 불리는 과도긴장은 어색한 근육의 움직임이나 사고, 부적절한 근육의 사용, 혹은 지나친 근육의 사용으로부터 비롯될 수 있는 과도한 힘으로부터 야기된다. 과도한 신체활동, 부적절한 준비운동 및 부족한 유연성은 이 질환이 더 잘 일어날 수 있게끔 하며, 허리 쪽 등이 긴장이 일어나는 가장 흔한 부위이다. 긴장의 심한 정도는 등급 척도를 통해 묘사된다. 긴장은 염좌와 같은 발병기전을 띤다. 긴장의 임상증상으로는 통증, 경직, 다친 근육의 움직임 제한, 피부 변색, 부종 등이 있다. 긴장의 진단에는 과거력, 이학적 검사, 방사선사진, 자기공명영상촬영이 필요하다. 긴장의 치료는 염좌와 비슷하며 다음과 같다.

- 수상 후 3일까지는 냉찜질, 이후에는 온찜질 또는 냉찜질이 도움이 될 수 있다.
- 다친 부위 근육을 적어도 하루 이상 쉬도록 함.
- 가능하다면 심장 높이 위로 다친 근육을 거상
- 통증이 완화될 때까지 수상된 근육 사용을 제한하며 단계적으로 활동을 증가시킴.
- 통증 및 염증을 완화하기 위해 비스테로이드성 소염진통제(NSAIDs)를 이용함.
- 근육 경직이 있다면 근이완제를 사용
- 심각한 건 손상의 경우 수술적 치료가 필요할 수 있음.
- 근육 및 근력 회복을 위해 필요에 따라 재활을 시행한다(물리치료 포함).

■ 추간판탈출증

추간판탈출증(herniated intervertebral disk)이란 수핵이 섬유테를 뚫고 나온 것으로[그림 12-24], 입이 달린 디스크나 파열된 디스크라고도 한다. 관절주머니의 마모는 갑자기 일어나기도 하고 단계적으로 일어나기도 한다. 이 질환은 정형외과적인 질환임과 동시에 신경학적 문제가 되기도 하는데 이는 경막외 공간으로의 돌출은 척수에 압력을 가해 신경의 전도에 문제가 생길 수 있기 때문이다[그림 12-25]. 감각, 운동, 혹은 자율적인 기능이 부위에 따라 영향을 받을 수 있다. 가장 많이 발생하는 척추는 허리, 엉치 부위이지만 목 디스크에서도 발생할 수 있다. 신경조직이나 혈류공급에 가해지는 압

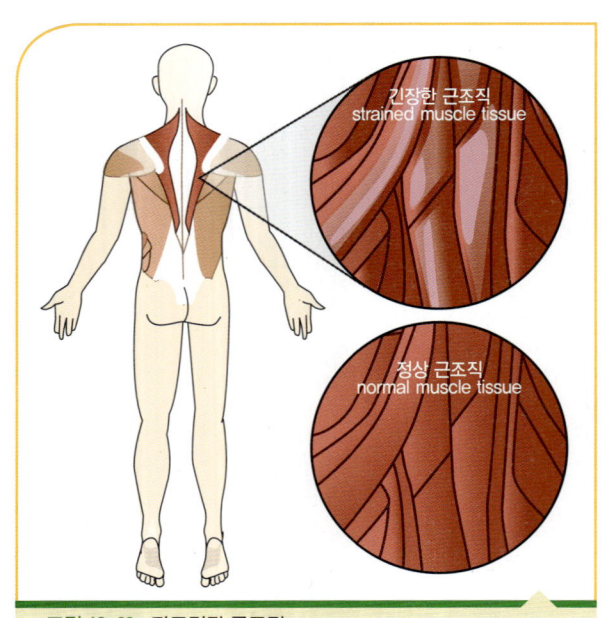

그림 12-23 과도긴장 근조직

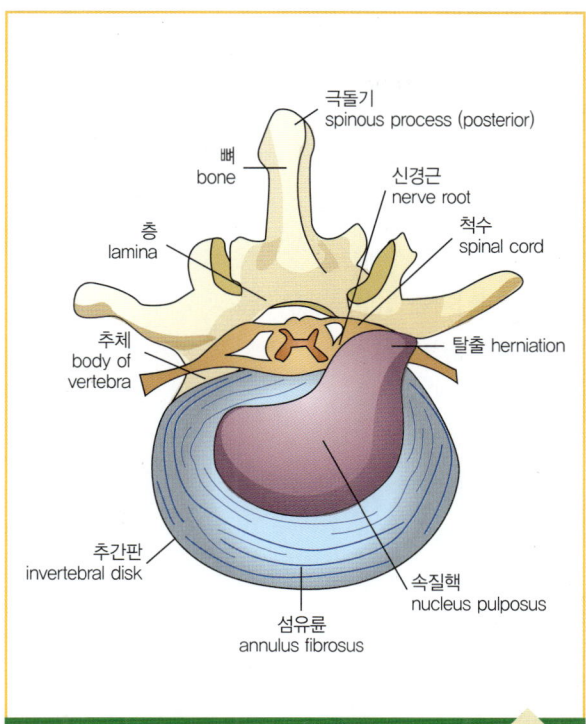

그림 12-24 탈출한 추간판

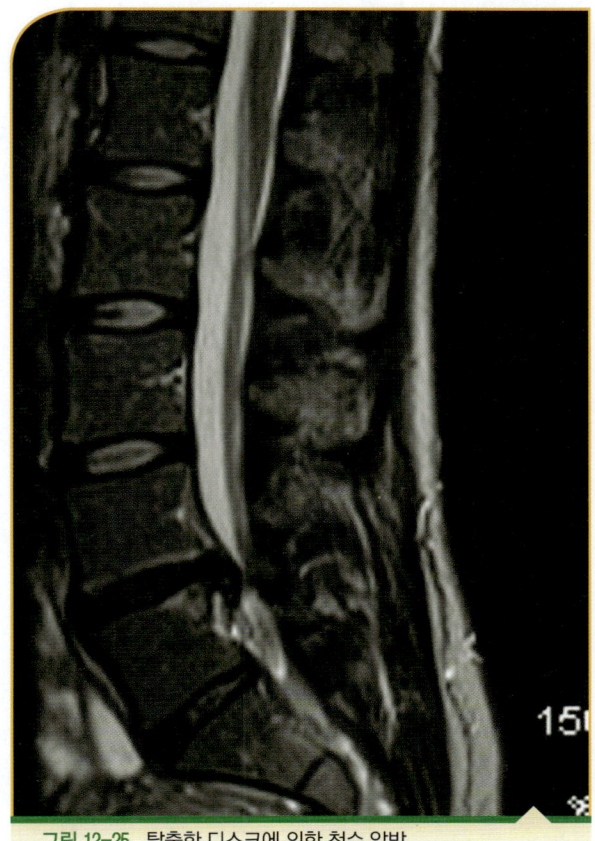

그림 12-25 탈출한 디스크에 의한 척수 압박

력이 크거나 지속되면 영구적인 신경학적 결손이 야기될 수 있다. 추간판탈출증은 부적절한 신체역학, 무거운 물건을 들거나 외상에 의해 주로 발생하나, 또 다른 기여인자로는 나이에 의한 퇴행성 변화와 대사성 질환에 따라 발생할 수 있다.

추간판탈출증은 증상이 없을 수 있으나, 있을 경우 증상은 다음과 같다.

- 좌골신경통(sciatica)(방사통, 저린감, 볼기부터 허리 또는 한쪽 다리까지 퍼지는 저림과 무감각)
- 아래 허리, 한쪽 다리, 경부, 견관절, 흉부, 팔의 통증, 감각 이상 또는 쇠약
- 앉거나, 기침, 재채기, 웃음, 굽힘으로 인한 악화되는 아래 허리 또는 하지 통증
- 제한된 움직임

척추 종양과 추간판탈출증은 증상이 비슷하게 나타날 수 있으므로 감별진단이 필요하다. 진단에는 과거력, 이학적 검사, 척추 방사선사진, 척추 컴퓨터단층촬영, 척추 자기공명영상촬영, 신경 전도 검사, 그리고 근전도 검사 등이 필요하다. 추간판탈출증의 조기 치료에는 짧은 휴식, 진통제, 비스테로이드성 소염진통제(NSAIDs), 근육이완제, 물리치료, 열/한랭 요법, 견인법이 있다. 대부분의 사람들은 회복되어 정상적인 기능을 회복 하지만 소수의 사람들은 손상부위에의 주사, 혹은 수술적 치료 같은 추가적인 치료가 필요하다. 환자가 비만한경우 체중감소가 도움이 된다.

대사성 골질환

대사성 골질환은 무기질 이상 때문에 야기된 다양한 뼈의 질환을 말한다. 이러한 질환은 유전적 요인이나 식사의 불균형 때문에 생길 수 있다. 대사성 골질환은 진단이 되면 쉽게 치료되나, 치료하지 않을 경우 심각한 합병증을 동반할 수 있다.

골다공증

골다공증(osteoporosis)은 뼈의 칼슘이 점차적으로 소실되어 뼈를 약하게 만드는 질환이다[그림 12-26]. 이

손실은 골모세포 활동성이 감소하거나 파골세포 활동성이 증가할 때 발생할 수 있다. 특히 손목과 척추에서 해면골에 구멍이 뚫리고 피질골은 얇아진다[그림 12-27]. 골다공증은 일차적 혹은 이차적으로 발생할 수 있다. 이 흔한 질환은 유전, 식사, 호르몬 등의 여러 가지 요인에 의해 발생할 수 있다. 20세 이후 골밀도의 감소는 골다공증을 유발할 수 있다. 여성에서 골다공증은 주로 폐경 시기에 많이 일어나는데, 이는 호르몬의 변화 때문이다. 어린 나이에 저하된 골밀도를 가지고 있는 사람은 나중에 늙어서도 낮은 골밀도를 가지고 있을 확률이 크므로 젊을 때 최대한의 골밀도를 얻는 것이 평생의 뼈 건강을 위해서 중요하다. 충분한 칼슘 섭취와 운동은 성인시기에 최대한의 골 부피를 이루는 데 필수적이다. 그리고 단백질, 비타민 C, 비타민 D의 섭취부족 혹은 인의 과다한 섭취 역시 골다공증의 위험을 증가시킨다. 백인종과 아시아인은 유전적으로 작은 뼈 때문에 골다공증의 확률이 더 높다. 다른 위험 인자로는 흡연, 과도한 알코올 혹은 카페인 섭취, 특정 약물의 투여, 특정질환, 저체중이 있다. 골다공증은 특히 손목, 엉덩이 그리고 척추에서 골절의 위험을 높인다. 최근의 보고에 따르면 2020년에는 50세 이상의 미국인 중 절반이 골다공증이나 낮은 골밀도로 인한 골절의 위험성이 있을 것이라고 하며, 특히 엉덩이 골절은 노인의 사망률을 높일 수 있다고 하였다.

골다공증은 초기에는 증상이 없으나, 질환이 진행함에 따라 나타나는 임상증상은 다음과 같다.

- **골감소증**(osteopenia)(나이와 민족, 성별에 대하여 기대에 못 미치는 골밀도)
- 골 통증 및 동통
- 약한 또는 외상 없는 골절
- 아래 허리 및 경추부 통증
- 척주후만증
- 시간이 지나면서 키의 감소(6인치 정도)

골다공증은 매우 흔하기 때문에 위험군을 대상으로 하는 주기적인 선별검사가 필요하다. 진단을 위해서는 과거력, 이학적 검사, 골밀도 스캔, 방사선사진, 그리고 척추 컴퓨터단층촬영이 필요하다. 치료는 추가적인 뼈의 손실을 막는 데 집중하고, 어떤 경우에서는 골밀도의 회복을 도모하기도 하는데, 치료는 다음과 같다[그림 12-28].

- 적절한 영양공급(특히 칼슘 및 비타민 D가 증가된 식이)
- 신체적 활동 증가(체중 부하 활동 포함)
- 조절가능한 위험 요소 제거(금연, 술과 카페인 섭취 제한)
- 다음이 포함된 약물학적 치료
  - 비스포스포네이트(골파손의 억제, 골량 보존, 골밀도 증가)
  - 에스트로겐 수용체 조절약(에스트로겐 유사제)
  - 칼시토닌
  - 부갑상선 호르몬

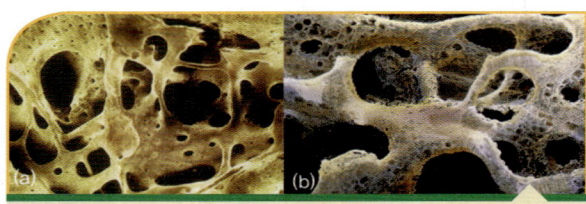

그림 12-26 **골다공증**
에스트로겐의 소실 또는 장기적인 부동은 뼈를 약화시킨다. 이런 상황에서 뼈는 용해되고 잘 부러지고 쉽게 부서지는 상태가 된다. (a) 보통 뼈 (b) 골다공증에 의해 약해진 뼈

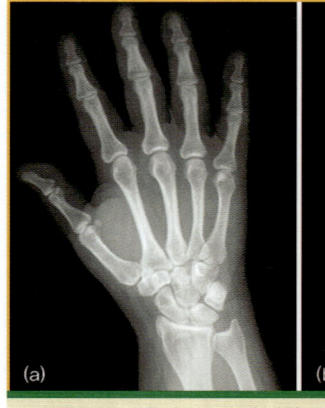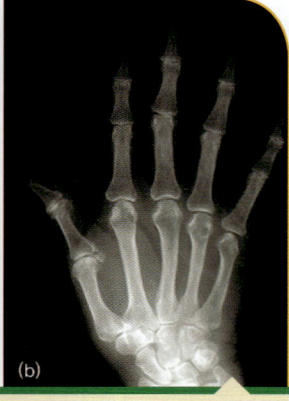

그림 12-27 **골다공증의 뼈 변화**
(a) 보통 뼈의 방사선사진
(b) 골다공증에 영향받은 뼈의 방사선사진

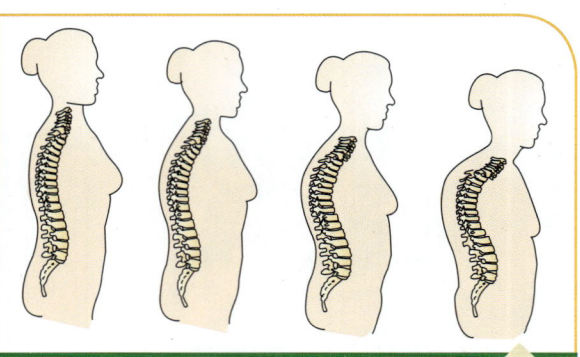

그림 12-28 골다공증과 관련된 척주후만증과 키의 변화

- 안정성 고려(예:보존적 장치, 난간, 잠동사니 제거)
- 통증 조절(예:마취제, 냉온적용, 이완법)
- 약화된 뼈 및 골절의 수술적 치료

■ 구루병과 골연화증

구루병(rickets)은 어린이에서 심하게 지속된 비타민 D, 칼슘, 혹은 인 부족으로 인해 발생한 뼈의 약화 및 연화현상을 말한다. 어른에서 이 질환이 발생하면 골연화증(osteomalacia)이라고 한다. 이러한 무기질의 혈중농도가 심하게 감소하면, 항상성을 유지하기 위해 칼슘과 인이 뼈에서 분비되고, 뼈에서 이러한 무기물의 이동은 뼈를 약하고 부드럽게 만든다. 비타민 D는 위장관으로부터의 칼슘과 인의 흡수촉진에 필수적이다. 비타민 D는 음식에서 흡수되거나 피부가 태양광에 노출되었을 때 생성된다. 태양광에 적게 노출되는 지역에 사는 사람, 실내에만 있는 사람, 낮 동안에 실내에서 일하는 사람에게서는 피부에서 생성되는 비타민 D가 감소할 수 있다. 젖산불내증으로 섭취량이 부족하거나, 유제품을 먹지 않는 사람, 혹은 채식주의자에서도 나타날 수 있다. 모유수유만 하는 유아에서도 비타민 D 결핍이 나타날 수 있는데, 모유는 충분한 양의 비타민 D를 함유하고 있지 않기 때문이다. 매우 강한 선크림을 사용하고 피부암을 예방하기 위해 태양광에 노출을 최소화하는 것도 비타민 D 결핍의 위험을 높인다. 소화가 감소되거나 지방의 흡수가 저하된 상황에서는 비타민 D가 몸으로 흡수되는 것이 더 어렵다. 칼슘과 인의 부족한 섭취도 구루병을 유발할 수 있으나 우유나 채소에 칼슘과 인이 풍부하기 때문에 선진국에서는 드물다. 구루병은 유전적 영향에 의해서도 발생할 수 있다. 유전성 구루병은 신장이 인을 재흡수하지 못할 때 발생한다. 이 이유로 구루병은 신질환에서도 나타날 수 있다. 때때로 간질환이나 비타민 D를 활성 형태로 전환하지 못하는 어린이에서도 구루병이 나타날 수 있다.

구루병과 골연화증의 임상증상은 뼈가 약해짐에 따라 서서히 나타난다[그림 12-29]. 구루병은 부드러워진 뼈가 자라는 아이를 지탱하지 못할 때 명백해지며, 어른과 아이에서의 임상증상은 다음과 같다.

- 골격 변형(예:휜다리, 비대칭 두개골, 척추측만증, 척주후만증, 골반 변형, 흉골 돌출)
- 골절
- 키 및 사지의 지연성장
- 치아 문제(예:치아 구조 결손, 치아 부식, 부족한 상아질, 지연된 치아 형성)
- 골 통증(대개 둔하고 쑤시는 통증 또는 척추, 골반, 하지의 동통)
- 근육 경련 및 약화

구루병과 골연화증의 진단에는 과거력, 이학적검사, 혈청 미네랄 농도, 혈청 부갑상선 호르몬농도, 혈청 alkaline phosphatase, 방사선사진, 골밀도 검사가 필요하다. 치료는 교정에 집중한다. 칼슘, 인, 혹은 비타민 D 등 부족한 물질을 공급해주면 대부분의 증상은 사라진다. 비타민 D의 농도는 음식섭취, 적당한 태양광 노출, 비타민 D 보충제 등을 통해 증가시킬 수 있다. 칼슘 농도는 음식섭취에 의해 증가된다. 자세 잡기와 보조기가 기형의 방지 혹은 최소화를 위해서 이용될 수 있다. 몇몇 골격 기형은 수술적 치료를 요하기도 한다.

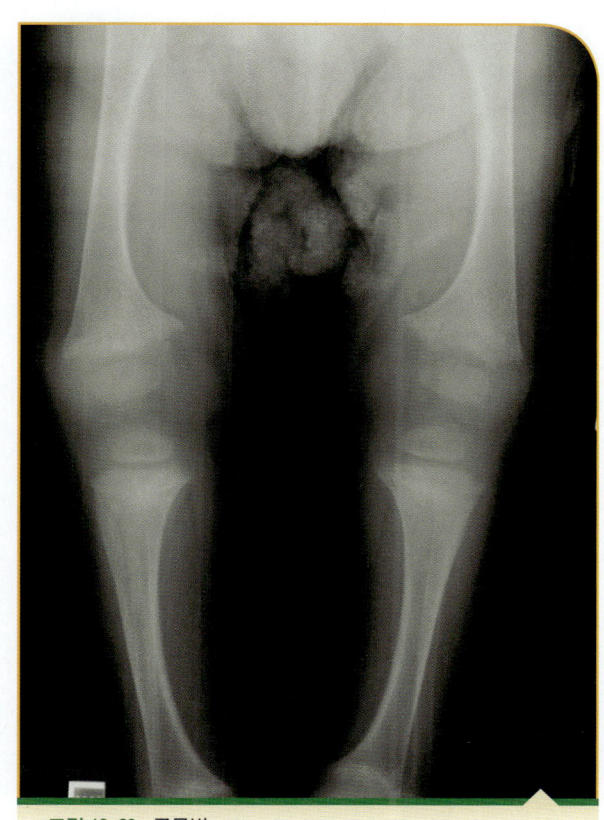

그림 12-29 구루병

파제트병

파제트병(Paget's disease)은 계속 진행반복되는 뼈 파괴와 재형성으로 결국 뼈의 기형을 야기한다[그림 12-30]. 정상적인 골 대사는 오래된 뼈가 새로운 뼈로 대체된다. 하지만 파제트병에서는 오래된 뼈가 분해되고 새로운 뼈가 형성되는 비율이 비정상적으로, 섬유성 조직과 비정상적 뼈가 정상뼈를 대체하면서 과도한 골 파괴가 일어난다. 새로운 뼈는 더 크지만 더 약하고 새로운 혈관으로 이루어져 있어[그림 12-31], 시간이 지남에 따라 파제트병은 쉽게 깨지는 잘못된 모양의 뼈를 만든다. 이 질환은 몸 전체에서 하나 혹은 두 부위에서만 존재하며, 주로 장골, 두개골, 골반, 척추를 침범한다. 파제트병의 정확한 원인은 알려지지 않았으나 파골세포 활동성을 증가시키는 바이러스 혹은 인터페론-6의 생성을 증가시키는 유전적 결손 때문일 것이라고 추측하고 있다. 나이가 들수록 호발하며, 파제트병의 합병증은 병적 골절, 골관절염, 심부전, 골육종, 신경 압박 등이 있다.

파제트병의 임상증상은 질병이 이환된 부위에 따라 다르다. 이 질환은 처음 발생했을 때 초기에는 증상이 없을 수 있으며, 증상은 다음과 같다.

- 골 통증(심각하거나 영구적)
- 골격 변형(예:휜다리, 비대칭 두개골, 커진 두부)
- 골절
- 두통
- 청력 및 시각 결손
- 관절통 및 관절 강직
- 경부 통증
- 감소된 키
- 발병된 골의 열감
- 이환된 병변의 감각 이상 또는 방사통(신경 압박 때문)
- 고칼슘혈증

파제트병의 진단을 위해서는 과거력, 이학적검사, 골 스캔(bone scan), 방사선사진, 혈청 alkaline phosphatase, 혈청 칼슘 검사가 필요하다. 경미한 경우에는 주기적인 관찰 이외의 특별한 치료는 필요 없다. 치료는 골절과 기형을 최소화하는 데 초점을 맞춘다. 약물적 치료로는 비스포스포네이트, 칼시토닌(calcitonin), 비스테로이드성 소염진통제(NSAIDs), 진통제를 쓸 수 있다. 심각한 뼈의 기형을 치료하기 위해 수술을 해야 할 수도 있다.

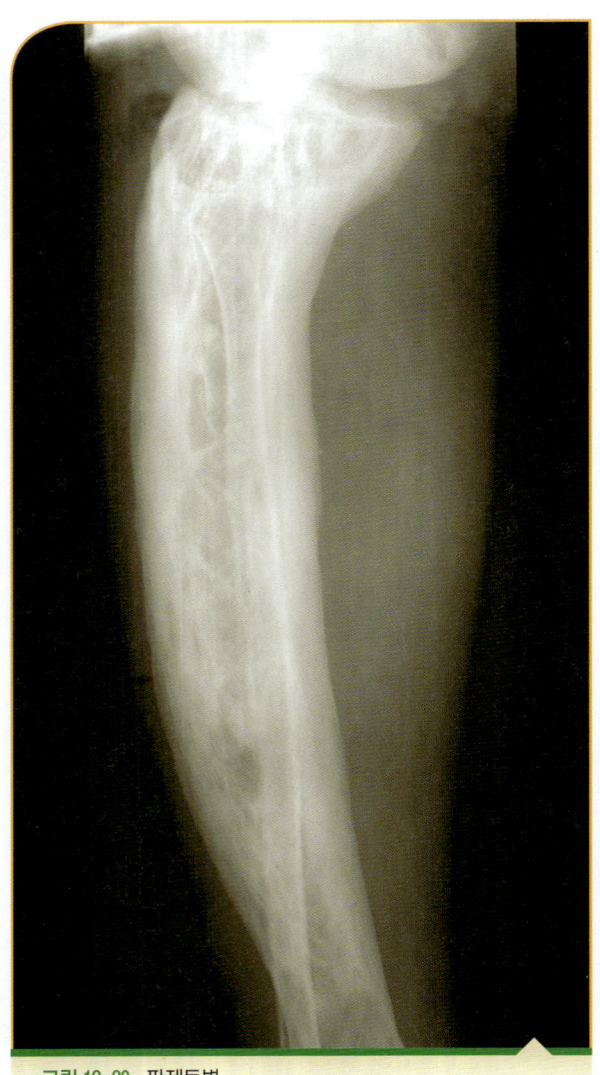

그림 12-30 파제트병

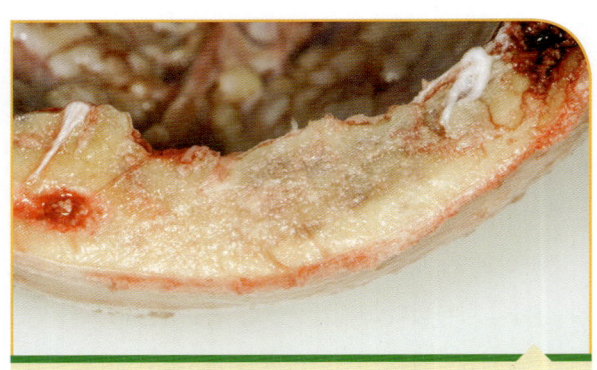

그림 12-31 파제트병

염증성 관절 질환

염증성 관절 질환에는 자가면역 반응, 과도한 사용, 증가한 물리적 스트레스의 증가, 혹은 손상으로 인한 염증이 관여한다. 이들 질환의 합병증은 주로 만성 통증과 장애이다. 치료는 질병의 진행을 최대한 늦추고, 통증을 조절하며 독립을 촉진한다.

■ 골관절염

골관절염(osteoarthritis, OA), 마모관절염(wear-and-tear arthritis)은 퇴행성 관절염으로 불리며, 연골과 뼈들의 변형과 뼈의 과도한 성장으로 인해 생기는 국소적인 관절의 질환이다[그림 12-32]. 연골의 표면이 거칠어지고 닳아지면서 관절의 움직임을 방해하기 시작한다. 조직의 손상은 주위의 세포로부터 연골의 분해를 촉진시키는 효소의 분비를 촉진한다. 결국 연골 밑 뼈는 노출되어 손상되고, 낭과 골극이 뼈가 재형성되면서 형성된다. 골극이나 연골의 조각이 관절낭으로 들어가서 자극을 증가시킨다. 그리고 가까운 근육과 인대들은 약해지고 헐거워질 수 있다. 이 모든 변화는 관절강의 좁아짐, 관절의 불안정성, 강직, 통증을 야기한다. 골관절염이 걸리는 가장 흔한 관절은 무릎, 엉덩이, 손과 척추이다. 골관절염은 염증성의 질환이 아니지만 조직의 자극에 의해 염증이 생긴다. 연골의 마모는 주로 관절의 과도한 기계적인 스트레스로 인한 이차적인 상황이다. 그리고 골관절염은 특발성일 때 일차적 질환으로 나타날 수 있다. 질병관리예방본부는 2천700만 명의 미국인이 골관절염을 앓고 있으며, 남성보다 여성에서 더 호발한다고 예측하였다. 미국에서 골관절염은 장애, 건강유지 비용, 실직의 아주 큰 요인이다.

질병의 발생은 40세 이후에 주로 발병한다. 임상증상은 천천히 나타나며 시간이 지날수록 심해진다. 증상은 다음과 같다.

- 체중부하와 운동 시 악화되는 관절 통증
- 약한 압박에 의한 관절 동통
- 활동하지 않을 때나 아침에 발생하는 관절 강직
- 약한 압박에 의한 관절 동통
- 관절 종창
- 제한된 관절 운동
- 마찰음
- 이환된 관절 주위의 단단한 결절

골관절염의 진단에는 병력, 신체검사, 이학적 검사, 방사선사진촬영, 자기공명영상촬영이 필요하다. 현재로서는 골관절염에 대한 완치법은 없으며, 치료의 목적은

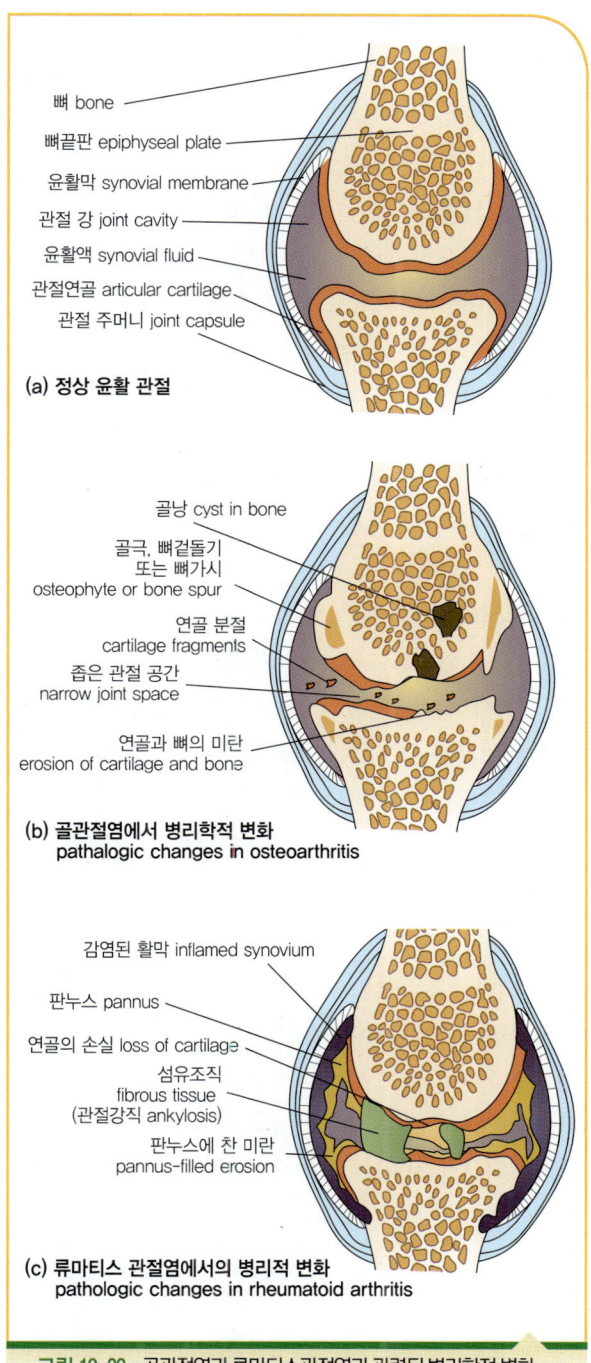

그림 12-32 골관절염과 류마티스관절염과 관련된 병리학적 변화

관절의 힘을 증가시키고, 관절의 움직임을 유지하고, 장애를 최소화하고 통증을 완화하는 데 있다. 치료 방법으로는 물리치료, 체중감소 혹은 유지, 보행 보조기, 정형외과적 기구, 약물, 수술을 복합적으로 사용한다. 약물치료에는 경구 진통제(oral analgesics), 비스테로이드성 소염진통제(NSAIDs), 스테로이드가 쓰인다. 그리고 합성 윤활액과 스테로이드는 관절강 내로 주사할 수 있다. 글루코사민(glucosamine), 콘드로이틴(chondroitin), 생강과 같은 약초 요법 역시 도움이 될 것이라 생각하고 있다. 통증의 조절은 충분한 휴식, 열·한랭 요법, 시원한 느낌이나 뜨거운 느낌을 주는 바르는 약, 수액 요법, 침술, 태극권, 요가 등으로 할 수 있다. 손상된 관절을 재건하거나 대체하기 위해 수술이 필요할 수도 있다. 이러한 수술로는 뒤틀리거나 손상된 연골을 깎는 관절경, 뼈의 배열을 바꾸고 뼈나 관절에 가해지는 스트레스를 줄이는 절골술, 유합술, 손상된 관절의 부분적 혹은 전체를 인공관절로 대체하는 관절성형술이 있다.

■ 류마티스관절염

류마티스관절염(rheumatoid arthritis, RA)은 전신적인 자가면역 질환으로 여러 개의 관절을 침범한다. 류마티스관절염에서 염증성 반응은 일차적으로 윤활막에서 일어나지만, 다른 장기들에서도 일어날 수 있다. 대부분의 류마티스관절염은 완화와 반복이 반복되는 전형적인 자가면역 패턴을 보인다. 류마티스관절염은 처음에는 관절이 회복한 것처럼 보이는 급성 염증반응으로 시작하나, 이런 과정은 악화 때마다 계속된다. 이런 반복되는 과정은 윤활막염, 판누스 형성, 연골 미란, 섬유화, **강직(ankylosis)**을 야기한다[그림 12-32]. 재발하는 염증은 누적된 효과로 활액막을 두껍게 하여 관절의 연골과 뼈를 파괴하며, 관절을 고정시키는 근육, 건, 인대는 약해지고 늘어난다. 과정과 정도의 차이는 매우 심하게 차이난다. 류마티스관절염은 양쪽의 관절을 동일하게 침범하고, 손목, 손가락, 무릎, 발, 발목이 가장 흔하게 침범되는 관절이다. 단계적으로 관절은 모양과 배열을 잃는다.

류마티스관절염의 정확한 원인은 알려지지 않았으나 질병을 야기하는 박테리아나 바이러스에 취약한 유전적인 결함 때문이라고 생각된다. 위험인자로는 가족력, 나이, 흡연 등이 있다. 류마티스관절염은 여성에게서 더 호발하며, 호르몬의 역할을 밝히기 위해 연구가 계속 진행되고 있다. 미국에서의 류마티스관절염 발생은 1990년 이후 감소하고 있다.

다른 자가면역 질환과 마찬가지로, 류마티스관절염은 호전과 악화가 특징적이다. 질병의 발병시기는 보통 서서히 발생하며 다른 질환과 비슷한 증상을 약하게 보이나, 점차적으로 심해지며 그 증상은 다음과 같다[그림 12-33].

- 피로
- 식욕부진
- 낮은 열
- 림프절병증
- 권태
- 근육경련
- 아침에 일어났을 때 한 시간 이상 지속되는 손가락 관절 강직
- 활동 한 시간 전에 발생하는 열감, 동통, 관절 강직
- 양측성 관절통
- 부은 관절
- 제한된 관절 움직임

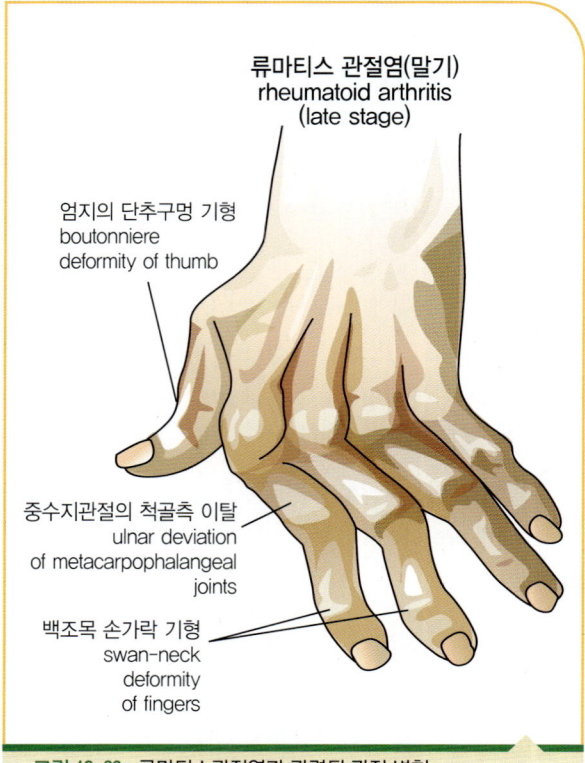

그림 12-33 류마티스관절염과 관련된 관절 변형

- 구축 및 관절 변형(예: 백조 목 변형)
- 지속할 수 없는 걸음걸이
- 우울
- 빈혈

류마티스관절염의 진단에는 병력, 이학적검사, 혈청 류마토이드 검사, serum anticyclic citrullinated peptide 항체, 적혈구 침강속도, 윤활액의 분석, 관절 방사선사진, 관절 자기공명영상촬영, 관절 초음파검사 등이 필요하다. 류마티스관절염은 완치될 수는 없으므로 진행을 느리게 하고 통증을 조절하면서 독립을 촉진하는 것이 중요하다.

치료 방법은 매우 복잡하고 종종 다학제적 접근을 필요로 한다.

- 적절한 휴식과 운동
- 신체적 및 작업적 치료 (관절 운동 포함)
- 규칙적인 운동
- 다음과 같은 약물학적 치료
  - 비스테로이드성 약물(통증 및 염증 감소)
  - 코르티코스테로이드(구강섭취 또는 관절내 주사)
  - 질병을 조절하는 항류마티스 약물(염증 반응 감소)
    - 면역억제제(예:메소트렉세이트)
    - 항말라리아제제
  - 생물학적 반응 조절 약물(예:인플리시맙[레미케이드]),(종양괴사 인자, 류마티스관절염과 관련된 염증 사이토카인 차단)
  - 허브 치료
- 비약물학적 통증 조절(예:이완 기술, 터키탕)
- 냉온 적용
- 부목 및 보조기(관절 지지, 적절한 정렬 유지, 변형 예방)
- 보조적 기구
- 대처전략 및 보조
- 수술적 치료(예:윤활막제거술 및 관절성형술)

통풍

통풍(gout)은 몸 안의 조직과 용액에서 형성되는 요산 결정에 의해 나타나는 염증성 질환이다[그림 12-34]. 몸에서는 여러 음식에 존재하는 퓨린을 분해한 후 요산이 만들어지며, 정상적인 경우에는 요산은 피에 녹아서

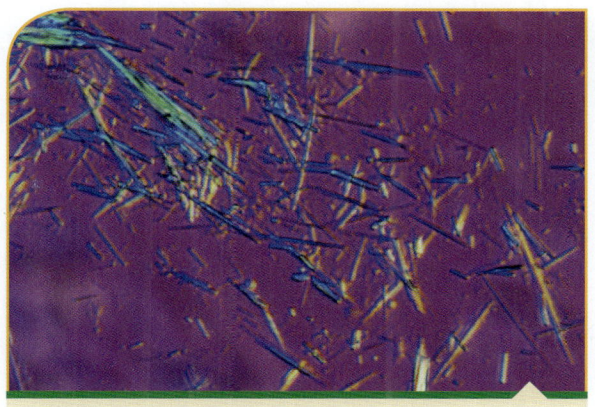

그림 12-34 윤활액에 있는 요산 결정

신장을 통해 배설된다. 통풍은 요산의 과도한 생성이나 배설의 과도한 감소가 있을 때 생기지만 고요산혈증이 있는 모든 사람이 통풍에 걸리는 것은 아니다. 통풍은 아프리카계 미국인, 남성에서 가장 흔하다. 통풍은 선천적인 대사문제 때문에 일차적으로 발생하거나, 몇몇 기여인자에 의해 이차적으로 발생하기도 한다. 기여인자로는 과체중 혹은 비만, 특정질환, 알코올섭취, 특정약물 복용, 고기와 해산물이 많은 식사 등이 있다.

통풍은 전형적으로 4단계를 따른다. 처음에는 통풍이 있는 사람은 혈중 요산 농도가 상승하여 요산 결정이 조직에 축적될 때까지 증상이 없다[그림 12-35]. 결정들이 축적되고 조직이 손상되면, 이 손상은 급성 발적기 혹은 발작이라고 불리는 2단계의 특징적인 급성 염증을 일으킨다. 발적기는 통증, 화끈거림, 발적, 종창, 그리고 침범한 관절에서 느껴지는 며칠에서 몇 주까지 지속되는 온기로 구별된다. 통증은 경미할 수도 있고 극심할 수도 있다. 대부분의 초기 공격은 하지 말단에서 일어나며, 엄지의 중족지관절은 통풍이 있는 사람의 50%에서 침범하는 관절이다. 급성 발작이 끝나면 그 사람은 다음 질병의 활동기까지 임상적으로 증상이 없는 임계기로 진입하게 된다. 통풍이 있는 사람은 계속 고요산혈증이 있어 요산 결정의 지속적인 축적으로 인한 조직손상을 야기한다. 이러한 임계기는 질병이 진행함에 따라 점점 짧아진다. 재발성 발작은 주로 혈청 요산의 갑작스런 상승에 의해 촉발된다. 결국 만성 통풍은 동통과 관절부위의 통증을 동반하는 만성 관절염이 특징이다. 통

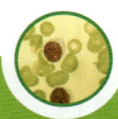

궁금증 해결

관절염은 아주 흔한 질환으로 여러 근거 없는 믿음이 존재한다.

궁금증 1. 관절에서 자주 똑딱 소리가 나면 관절염에 걸린다.

관절염에 대한 근거 없는 믿음 중에 이것이 가장 대중적인 것인데, 똑딱 소리를 낼 때 그것은 인대를 관절 위로 퉁기는 것이거나 관절을 당기는 것이다. 이렇게 하면 음성 질소 거품이 생기는데, 이것은 뼈가 부딪히는 소리가 아니라 그냥 관절이 좀 편할 수 있게 만져주는 것이지 이런 소리가 난다고 해서 관절염이 생기지는 않는다.

궁금증 2. 이중관절이 있으면 관절염이 잘 걸린다

이중관절이라는 것은 잘못된 명칭이다. 하나의 관절이 있어야 할 자리에 두 개를 가지고 있는 사람은 없다. 어떤 사람은 관절의 과운동성을 가지고 있는데, 이것이 관절염의 원인이라는 근거는 어디에도 없다. 하지만 과운동성은 염좌, 과도긴장, 찢김과 같은 다른 손상을 야기할 수 있다.

궁금증 3. 백신을 맞으면 관절염에 걸릴 수 있다.

이것은 지금 핫이슈인데, 관절염의 기초는 면역으로는 관절염이 생길 수 없다는 입장이다. 이 설을 뒷받침하는 연구결과는 없다. 일부 백신이 일시적인 관절의 통증을 야기할 수 있지만 이것이 관절염은 아니다.

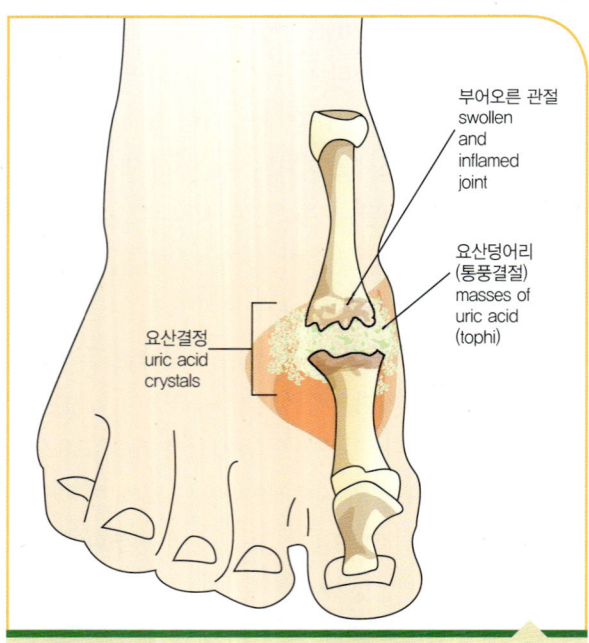

그림 12-35 통풍

풍이 있는 사람은 몸의 비교적 차가운 부위에서 통풍 **결절(tophi)** 또한 발생할 수 있다. 일부 신장결석이 요산으로 만들어져 있기 때문에 신장결석 또한 통풍과 연관되어 있을 수도 있다.

통풍의 임상증상은 단계와 개인의 경험에 따라 다양하며, 급성 통풍 발작의 임상증상은 다음과 같다.

- 격렬한 통증(주로 엄지 발가락을 침범함)이 주로 밤부터 시작되며 박동성으로 으깨지며 타는 듯한 통증을 호소함.
- 관절의 온감, 발적, 종창(미세한 자극에도 반응하는), 동통
- 발열

첫 번째 통풍 발작 이후 다양한 기간 동안 증상이 없으며 일부는 몇 달 혹은 몇 년이 걸리기도 한다. 많은 사람들에서 만성 통풍 관절염이 생기지만, 어떤 사람들은 더 이상의 발작이 없기도 한다. 만성 관절염이 있는 사람에서는 관절의 변형과 관절의 제한된 움직임이 나타나고, 관절의 통증과 다른 증상들이 대부분의 시간 동안 나타난다. 만성 통풍과 함께 통풍 결절은 관절 주위나 다른 부위의 피하에 나타날 수 있다. 통풍 결절은 국소적 염증성 반응을 야기할 수 있으며 백악질이 흘러나올 수도 있다.

통풍의 진단에는 병력, 이학적검사, 혈청 요산 농도, 소변 요산 농도, 윤활액 분석, 관절 방사선사진이 필요하다. 치료는 보통 약물과 식습관 변화를 통하여 요산농도를 낮추는 데 초점을 맞춘다. 환자의 현재 단계에 따라 약물은 다양하게 사용될 수 있다.

- 급성 통풍 발작의 약리학적 치료는 다음과 같다.
  - 염증 및 통증을 조절하기 위해 비스테로이드성 진통소염제(NSAIDs);급성 발작을 완화하기 위해 고용량을 사용
  - 콜키신(Colchicine)은 통증을 줄이는 데 탁월한 효과가 있음
  - 코르티코스테로이드가 염증 및 통증을 완화
- 빈번한 통풍 발작과 연관된 합병증 예방을 위한 약리학적 치료는 다음과 같다.
  - 크산틴 산화 억제제(Xanthine oxidase inhibitor)(예:알로퓨리놀(allopurinol) 요산 생성 억제제)

- 프로베네시드(probenecid) - 요산 배설 향상
- 유발 요인 회피(예:스트레스, 고단백 섭취, 알코올 섭취)

■ 강직척추염

강직척추염(ankylosing spondylitis)은 천장관절, 추체 간 공간, 늑골 척추관절에서 발생하는 진행성 염증성 질환이다. 염증은 척추 관절에서 시작되며, 염증이 존재함에 따라 손실을 복구하기 위해 새로운 뼈가 형성된다. 관절의 섬유화와 석회화, 혹은 유합이 동반되어, 척추 관절은 굳거나 강직, 혹은 가동성을 잃는다. 염증은 아래쪽 허리인 천장 관절에서 시작되어 척추를 따라 진행하며, 추체는 사각형 모양으로 보이고 척주가 경화되고 굴곡이 없어진다[그림 12-36]. 강직척추염의 정확한 원인은 알려지지 않았지만 유전적 요인이 관여할 것으로 보고 있다. 구체적으로 보자면 HLA-B27이라는 유전자를 가지고 있는 사람들은 강직척추염이 발생할 가능성이 아주 높다. 강직척추염은 여성보다 남성에서 호발하고, 20세에서 40세 사이에 특징적으로 발생한다. 합병증으로는 척주후만증, 골다공증, 호흡부전, 심내막염, 포도막염 등이 있다.

강직척추염의 임상증상은 관절 가동영역의 감소를 나타낸다. 개개인은 호전과 악화의 단계를 반복경험할 수 있다. 질환이 진행됨에 따라 심해지는 증상은 다음과 같다.

- 간헐적 허리 통증(초기)
- 활동을 하지 않을 때(예:수면중) 통증 및 강직이 전형적으로 악화되며 활동을 시작하면 완화됨.
- 허리 통증이 등 전반으로 진행
- 다른 관절의 통증(특히 어깨, 고관절, 하지)
- 근연축
- 피로
- 약한 발열
- 체중 감소
- 척추후만증

강직척추염의 진단에는 과거력, 이학적검사, 혈청에 HLA-B27 유전자의 유무 검사, 적혈구 침강속도, 방사선사진, 컴퓨터단층사진, 자기공명영상 촬영이 필요하다. 치료의 목적은 통증과 뻣뻣함을 조절하고, 합병증과 척추의 변형을 예방하거나 늦추는 것이다. 강직척추염의 치료는 질병이 비가역적 손상을 가하기 전에 시작할 경우 가장 성공적이다. 치료전략은 다음과 같다.

- 염증, 통증 관절강직을 줄이기 위한 비스테로이드성 약물, 질병-조절 항 류마티스 약물, 코티코스테로이드, 종양 괴사 인자 차단제
- 근육 경축을 치료하기 위한 근 이완제
- 신체적 치료(운동의 범위 및 자세조절)
- 건강 증진을 위한 삶의 활동(예:적절한 영양공급, 적절한 휴식, 스트레스 관리, 금연)
- 대처전략 및 지지

만성 근육 질환

만성 근육 질환은 다양한 원인으로 인한 질환을 포함한다. 이러한 질환은 만성 통증, 근육 약화, 마비로 진행될 수 있다. 만성 근육 질환은 평생을 치료해야 하며, 대부분의 이런 질환은 완치할 수 있는 방법이 없고 보통은 증상을 조절하는 것뿐이다.

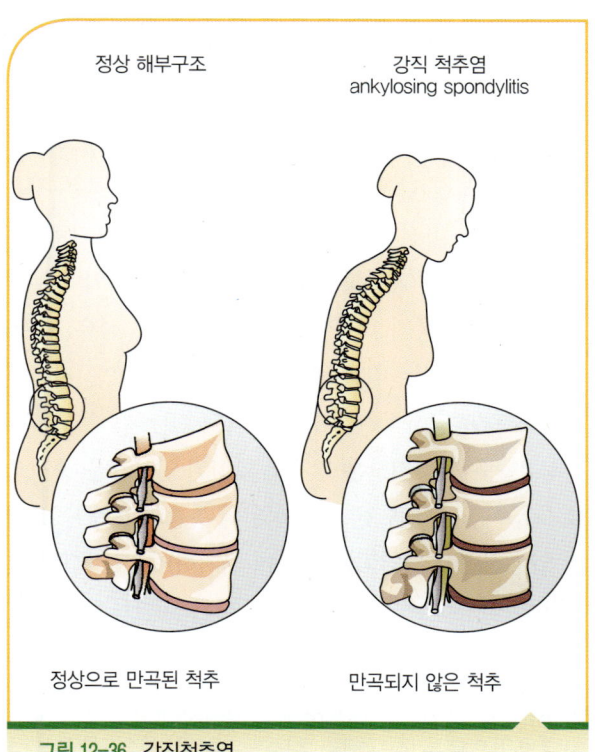

그림 12-36 강직척추염

근육성이영양증

근육성이영양증(muscular dystrophy, MD)은 골격근의 퇴행이 특징적인 유전성 질환으로 손상이 심해짐에 따라 근육은 더 약해진다. 아홉 가지 다른 종류의 서로 다른 유전양식과 발병기전을 가진 근육성이영양증이 있다. 모든 형태의 공통점은 근육 단백질의 이상이다. 이 결손은 근육 기능 부전, 약화, 근섬유 소실, 염증을 야기하고, 다른 조직도 침범할 수 있다. 지방과 섬유 결합조직이 결국에 골격근섬유를 대체한다. 근육성이영양증의 몇 종류는 아주 드물고, 다른 종류들은 흔하며, 유전성이지만, 일부는 유전적 변이 때문에 생기기도 한다. 어떤 종류는 심각한 장애와 급격한 기능저하를 보이는 반면 다른 종류들은 최소한의 증상과 더딘 진행양상을 보인다. 일부 종류는 어린이에서 나타나고 다른 종류들은 늦은 성인 시기에 나타난다. Duchenne 근육성이영양증이 가장 흔하고 심한 종류이며, 남성에서만 발생한다. 합병증으로는 심근병증, 재발성 호흡기 감염, 호흡부전, 죽음 등이 있다.

근육성이영양증의 임상증상은 그 종류에 따라 다르다. 모든 근육이 다 손상받았을 수도 있고, 몇몇 근육들만 손상받았을 수도 있다. 전반적인 증상은 다음과 같다.

- 정신 지체(때때로)
- 근긴장저하가 천천히 악화되는 근육 쇠약
- 근육 경축(spasm)
- 근육 운동 기능 발전의 지연
- 하나 또는 그 이상의 근육 그룹을 사용하기 어려움
- 약한 근육 협동
- 침 흘리는 증상
- 안검하수
- 자주 넘어짐
- 걸음 문제(예:지연성 걸음)
- Gower's 수기(이환된 환아는 서는 자세를 위해 다리를 손을 사용해서 올림)
- 진행성 관절 운동 소실 및 구축(예:만곡족, 족부 처짐)
- 한쪽 종아리 과형성증
- 척추측만증, 척추전만증

근육성이영양증의 진단에는 과거력, 이학적검사, 근조직검사, 근전도검사, 심전도 검사, 혈청 검사, 유전자 검사가 필요하다. 그리고 임신 12주차에 태아융모검사가 시행될 수 있다. 근육성이영양증에는 완치법이 없지만 어쩌면 유전자 치료가 답이 될 수도 있다. 현재로서는 치료의 목표는 운동능력의 유지, 변형을 최대한 막는 것이다. 치료는 물리치료, 근 이완제, 면역 억제제, 보조기구, 수술적 치료가 있을 수 있다. 그리고 대응하는 전략과 환자와 간병인을 지지해주는 것이 도움이 된다.

섬유근육통

섬유근육통(fibromyalgia)은 넓게 퍼진 근육통과 근육 피로가 특징적인 증후군이다. 섬유근육통은 근육, 힘줄(건), 그리고 주위 조직을 침범하지만 근육은 침범하지 않는다. 통증과 압통이 자극되는 섬유근육통에서 나타나는 18개의 특징적인 압점이 목, 어깨, 몸통, 사지에서 확인이 되나, 뚜렷한 염증반응이나 퇴행은 섬유근육통에서 나타나지 않는다. 원인은 분명하지 않으나 섬유근육통은 substance P에 반응하게끔 하는 바뀐 중추신경전도와 연관되어 있을 수 있다. 섬유근육통에서 뇌의 통증 수용체가 통증 기억 같은 것을 만들어 통증 신호에 더 민감하게 반응하는 것 같다. 다른 원인으로는 신체적 혹은 정신적 외상, 수면장애, 변화된 골격계 대사, 감염, 유전적 소인 등이 있다. 5백만 명 정도의 미국인이 섬유근육통을 가지고 있고, 여성에서 호발한다고 한다.

임상증상은 날씨, 스트레스, 피로, 신체활동, 그리고 하루 중 어느 때냐에 따라 달라진다. 섬유근육통은 지속적이고 넓게 퍼진 둔탁한 통증이 특징적이다. 피로, 수면장애, 우울증, 과민성 대장 증후군, 두통, 기억력 문제 역시 섬유근육통과 더불어 나타날 수 있다. 섬유근육통과 흔히 동반되는 질환들로는 류마티스관절염, 전신성 홍반루프스, 강직척추염이 있다.

섬유근육통의 진단은 18개의 확인된 압통점을 중점으로 이루어진다. 진단은 넓은 범위의 통증과 18개 중 11개의 압통점에서 확인되는 압통에 근거하며, 추가적인 진단은 병력, 이학적 검사, 그리고 다른 질환을 배제하기 위한 검사를 통해 이루어진다. 치료는 증상을 최소화하고 전반적인 건강을 향상시키는 데 중점을 둔다. 이러한 치료방법으로는 스트레스 해소, 규칙적인 운동, 충분한

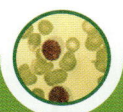

궁금증 해결

섬유근육통은 미스테리한 질환이고, 이에 대한 두 가지 근거 없는 믿음에 대해 한번 토론해보겠다.

궁금증 1. 섬유근육통은 자가면역 질환이다.
섬유근육통은 자가면역 질환이 아니다. 자가면역 질환은 몸의 과도하고 부적절한 면역 반응에 의해 일어나는 질환이다. 어디에도 섬유근육통이 자가면역 질환이라는 근거는 없다. 하지만 섬유근육통을 앓는 사람들은 대개 하나 이상의 자가면역 질환을 가지고 있다.

궁금증 2. 섬유근육통은 정신적 문제이다.
섬유근육통은 측정 가능한 생물학적 이상이 있는 신체적인 질환이다. 이 근거 없는 소문은 섬유근육통환자들에게 매우 좌절을 안겨줄 것이다. 몇 년간 그건 그냥 당신의 망상일 뿐이다 라는 말을 듣고 난 후에야 환자들은 섬유근육통이 정말 신체적인 질환이라는 믿음을 가지게 된다. 연구결과는 몇 가지의 생물학적 이상을 밝혀냈지만 과학적 근거와는 별개로 증상이 우울증에 의해 나타나기 때문에 섬유근육통은 정신적인 질환이라고 주장하는 사람들도 있다.

휴식, 충분한 영양, 열 요법, 마사지, 침 요법, 물리치료, 진통제, 비스테로이드성 소염진통제(NSAIDs), 항우울제, 항경련제 등이 있다. 대응하는 전략, 상담, 지지가 도움이 될 수 있다.

골종양

근골격계의 종양은 전형적으로 뼈에서 자라기 시작한다. 골종양(bone tumors)의 가장 흔한 종류는 악성이며 다른 암으로부터 이차적으로 생긴다. 골종양이 일차적인 종양으로 발생하는 경우는 드물다. 일차적으로 발생하는 종양의 정확한 원인은 밝혀져 있지 않지만, 남자와 백인에게서 더 많이 발생한다. 전반적인 5년 생존율은 약 68%이다. 파제트병은 일차적 골종양의 위험을 높인다. 골종양은 어떤 세포에서 암이 기원하는가에 따라 나뉘는데, 골종양의 종류는 다음과 같다.

- **골육종(osteosarcoma)** – 골육종은 뼈세포에서 시작하는 공격적인 종양이고, 대퇴골, 경골, 비골에 흔하다[그림 12-37]. 골육종은 어린이와 청년층에서 가장 흔하게 발생한다.
- **연골육종(chondrosarcoma)** – 연골육종은 보통 뼈의 끝에서 발견되는 연골세포에서 시작하여 천천히 자라는 종양이다. 연골육종은 노인층에서 가장 흔하다.
- **유잉육종(Ewing's sarcoma)** – 유잉육종은 근원이 알려지지 않은 공격적인 종양이다. 유잉육종은 뼈에 있는 신경조직에서 시작한다고 생각된다.

골종양은 대개 초기에는 증상이 없다. 임상증상은 병리학적 골절, 뼈 통증 그리고 만져지는 종양이다. 골종양의 진단에는 병력, 이학적 검사, 방사선사진, 컴퓨터단층촬영, 자기공명영상촬영, PET 골 주사 검사, 조직검사가 필요하다. 치료는 종류와 단계에 따라 다르다. 수술적 제거나 절단이 가장 흔한 치료이며, 방사선 치료와 항암요법이 수술 전 혹은 수술이 불가능할 때 행해질 수 있다.

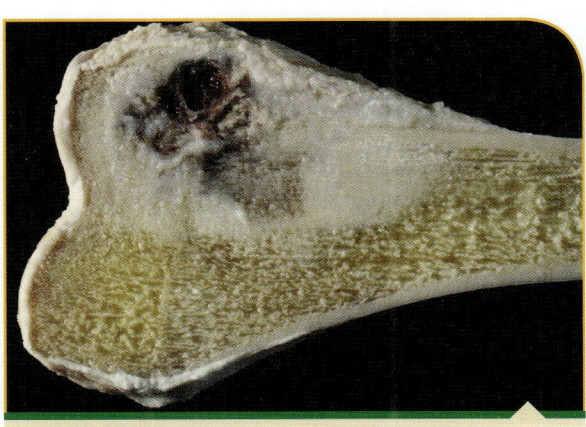

그림 12-37 골육종

요약

근골격계는 몸을 위한 뼈대를 형성하고 지지와 보호를 제공하며, 움직임을 돕는다. 근골격계의 손상은 움직임에 문제를 발생시킬 수 있다. 근골격계 질환은 단기간 및 경상부터, 장시간 및 악화까지 다양하다. 모든 것이 목숨을 위협하지는 않지만, 이 질환들의 대부분은 삶을 변화시키는 결과를 초래한다. 근골격계 손상은 외상, 유전적인 결함, 대사 불균형, 또는 반복적인 손상과 마모에 의해 발생할 수 있다. 근골격계 건강을 유지하는 것은 체중 관리, 적절한 영양 섭취, 규칙적인 운동, 금연, 안전한 예방조치를 지키는 것과 같은 것들이 포함된다(예:안전 장비 착용).

사례연구 풀이

1. 복합골절은 피부가 손상되는 골절이고, 분쇄골절은 뼈가 여러 조각으로 부서지는 골절이다.

2. 왼쪽 다리를 고정하고 상처를 수술할 때까지 덮는다. 수술할 때까지 환자는 금식시키고 통증을 조절한다.

3. 환자는 면역의 첫 선이 무너졌기 때문에 감염, 특히 골수염에 대한 위험성이 높다. 그리고 대퇴골의 골절이 동반되어 지방색전증의 위험성도 높다. 마지막으로 이 환자는 복합골절, 특히 한 부위는 분쇄골절이므로 구획증후군의 위험성도 높다.

4. 경도의 열은 감염이 아니라 부상과 염증반응의 결과일 수 있다. 감염 과정은 24–48시간이 지난 후에 발생할 수 있다. 정상 맥박 범위에서 혈압의 상승은 급성 통증의 결과일 수 있다.

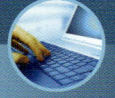

참고문헌

Centers for Disease Control and Prevention. (2009a). Retrieved from http://www.cdc.gov/arthritis/basics/fibromyalgia.htm

Centers for Disease Control and Prevention. (2009b). Retrieved from http://www.cdc.gov/arthritis/basics/osteoarthritis.htm

Centers for Disease Control and Prevention. (2009c). Retrieved from http://www.cdc.gov/arthritis/basics/rheumatoid.htm

Chiras, D. (2008). *Human biology* (6th ed.). Sudbury, MA: Jones and Bartlett.

Elling, B., Elling, K., & Rothenberg, M. (2004). *Anatomy and physiology.* Sudbury, MA: Jones and Bartlett.

Gould, B. (2006). *Pathophysiology for the health professions* (3rd ed.). Philadelphia, PA: Elsevier.

Madara, B., & Pomarico-Denino, V. (2008). *Pathophysiology* (2nd ed.). Sudbury, MA: Jones and Bartlett.

Professional guide to pathophysiology (2nd ed.). (2007). Philadelphia, PA: Lippincott Williams & Wilkins.

Resources

www.cancer.gov
www.cancer.org
www.cdc.gov
www.mayoclinic.com
www.medlineplus.gov
www.nih.gov
www.nof.org
www.osteo.org
www.who.int

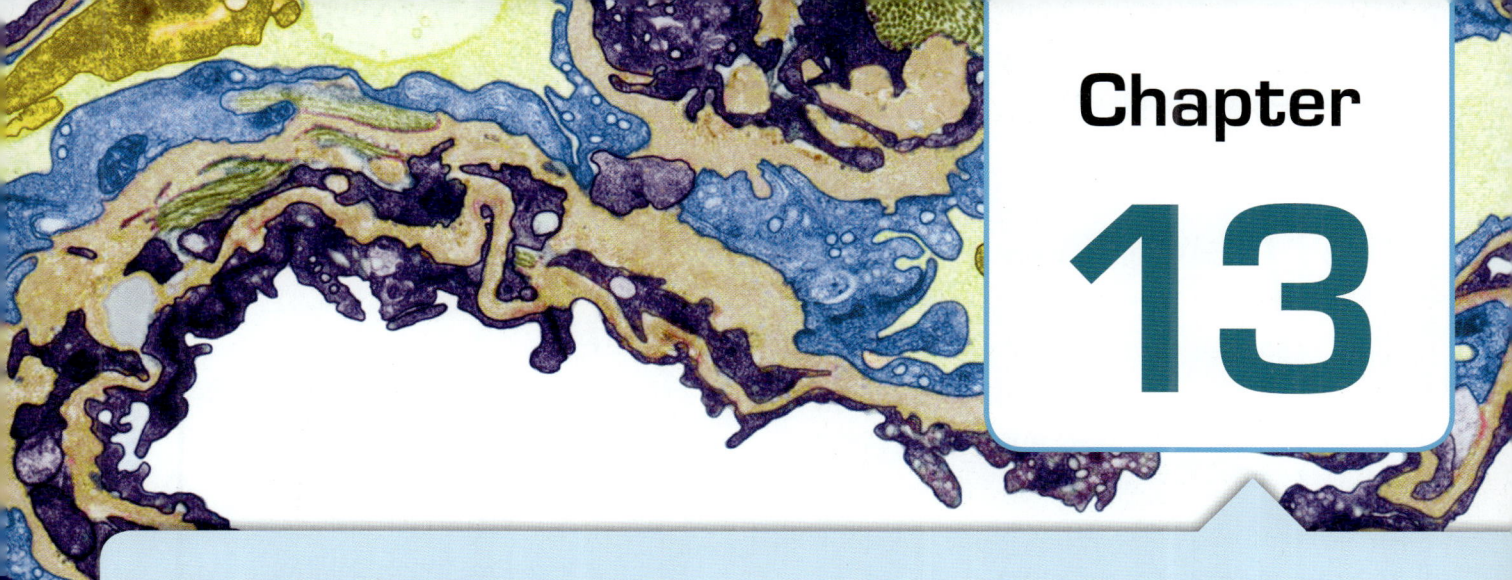

Chapter 13

피부계 기능
Integumentary Function

학습목표

- 정상 피부 해부 및 생리에 대해 설명할 수 있다.
- 선천성 피부 질환을 비교 설명할 수 있다.
- 노화에 따른 피부 변화와 상태를 설명할 수 있다.
- 염증성 피부 질환에 대해 비교 설명할 수 있다.
- 감염성 피부 질환에 대해 비교 설명할 수 있다.
- 외상성 피부 질환에 대해 설명할 수 있다.
- 만성 피부 질환에 대해 설명할 수 있다.
- 피부 종양에 대해 설명할 수 있다.

주요 용어

1형 단순포진 herpes simplex type 1
건선 psoriasis
검붉은 모반 port-wine stain
괴사 근막염 necrotizing fasciitis
구진 papule
농가진 impetigo
대상포진 herpes zoster
두드러기 urticaria
멜라닌 melanin
모낭염 folliculitis
몽고반점 Mongolian spot
백색증 albinism
백선 tinea
부스럼 furuncle
부푼자국 welt

사마귀 verruca
색소성 출생모반 pigmented birthmark
수포 vesicle
아토피습진 atopic eczema
아포크린선(샘) apocrine gland
에크린선(샘) eccrine gland
여드름 acne vulgaris
연조직염(봉와직염) cellulitis
옴 scabies
이감염증 pediculosis
장미진 rosacea
점 mole
접촉성 피부염 contact dermatitis
종기 carbuncle
쥐젖 skin tag

진피 dermis
착색구진 macular stain
출생모반 birthmark
카페오레 점 café au làit spot
케라틴 keratin
표피 epidermis
피부 skin
피부암 skin cancer
피지 sebum
피지선(샘) sebaceous gland
피하조직 hypodermis
혈관성 출생모반 vascular birthmark
혈관종 hemangioma
화상 burn
흑색점 lentigo

피부기관은 신체를 병원균의 침입으로부터 보호하고, 온도를 조절하며, 환경의 변화를 느끼고, 수분 균형을 유지한다. 이 계통은 피부, 손톱과 발톱, 털, 점막, 선으로 이루어져 있다. 피부기관의 구조적인 문제는 피부의 기능상 여러 가지 질환들을 야기할 수 있다. 다양한 종류의 원인에 의해서 질환이 유발될 수 있는데 선천적인 결함, 노화, 염증, 감염, 암들이 포함된다. 대부분의 상태는 심각하지 않아 치료가 필요하지 않을 수도 있으나 피부암 같은 경우는 생명을 위협할 수도 있다.

해부생리

피부(skin)는 손톱과 발톱, 털, 점막, 선과 함께 피부기관을 이룬다. 피부는 감각 기능의 역할을 함과 동시에 면역에 핵심적인 역할을 하고(2장 참고), 체온을 조절하며, 수분 균형을 유지한다. 또한 피부기관은 작은 양의 노폐물을 분비한다. 피부기관은 인체에서 가장 큰 기관으로 신체 표면을 감싸고 체중의 약 15%를 차지한다.

피부는 3개의 층으로 구성되어 있는데 피하조직, 진피, 표피로 나뉜다[그림 13-1]. 피하조직(hypodermis) 또는 피부밑 조직(subcutaneous tissue)은 가장 안쪽 층으로 부드러운 지방 조직과 혈관, 신경, 면역 세포(예:대식세포)로 이루어져 있다. 진피(dermis)는 중간층으로 치밀하고 불규칙적인 결합조직과 적은 양의 지방 조직으로 이루어져 있다. 진피는 신경, 모낭, 평활근, 선, 혈관, 림프관으로 구성되어 있다. 표피(epidermis)는 가장 바깥층으로 편평상피세포로 이루어져 있다. 표피는 다섯 개의 다른 층으로 구성되어 있다[그림 13-2]. 새로운 세포가 가장 안쪽 층에서 자라면 위로 올라온다. 가장 바깥층 세포는 지속적으로 떨어져나간다. 대부분의 이러한 세포들은 피부를 강하게 하는 단백질인 케라틴(keratin)과 자외선으로부터 피부를 보호하는 색소인 멜라닌(melanin)을 생산한다.

피지선(sebaceous glands)은 피부를 보호하고 촉촉하게 하는 피지(sebum)를 생산한다. 두 가지 종류의 한선(땀샘)이 피부 전반에 위치하는데, 에크린선과 아포크린선이다. 에크린선(eccrine gland)은 교감신경의 반응에 따라 땀 구멍을 통해 땀을 분비한다. 아포크린선(apocrine gland)은 겨드랑이, 두피, 얼굴, 외부생식기 등의 모낭에 존재한다.

또한 피부는 신체 부위에 따라 복잡한 정상균을 가지고 있다. 정상균은 대부분 박테리아와 곰팡이로 구성되어 있는데, 피부 손상이 발생할 경우 기회감염을 일으킬 수 있다. 표피의 기회감염은 적절하게 치료받지 않으면 심각한 전신감염으로 발전할 수 있다.

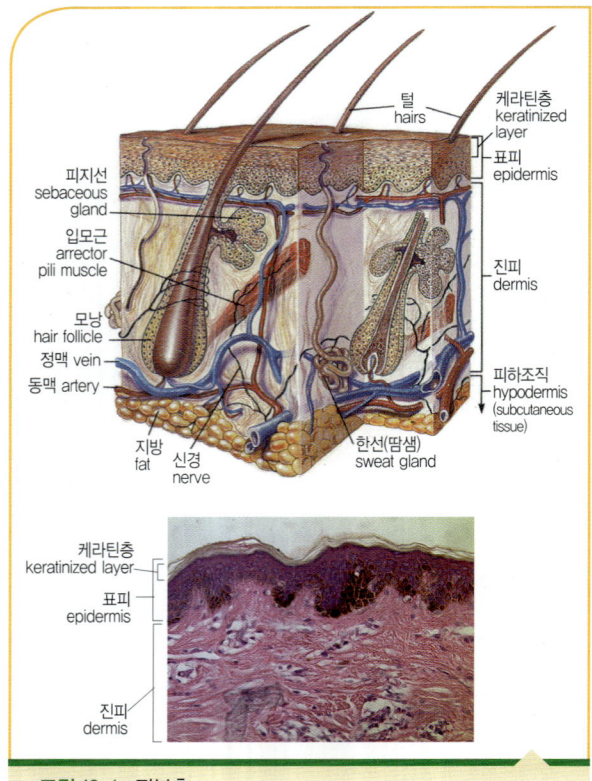

그림 13-1 피부층

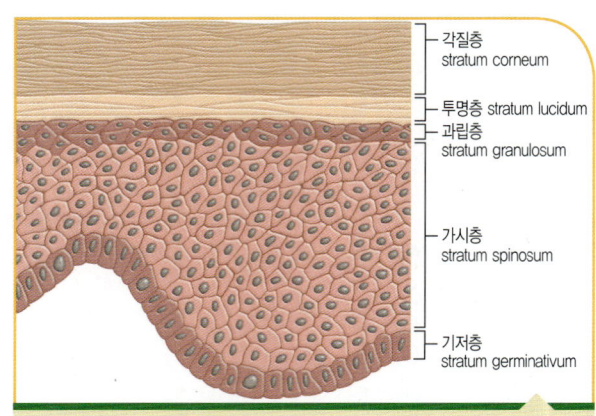

그림 13-2 표피층

선천적 피부 질환

선천적 피부 질환은 중증도가 매우 다양하게 나타날 수 있다. 대부분의 질환들은 배아기 발달에 문제가 생겨 일어난다. 이러한 문제들은 환경 또는 유전적인 영향에 의해서 불규칙적으로 일어난다. 이러한 선천적 피부 질환은 심미적인 문제(예:모반)만을 야기하는 가벼운 것일 수도 있고, 인생을 바꿀 정도(예:백색증)로 심각할 수도 있다. 가끔씩 양성인 것처럼 보이는 것이 정밀 검사를 요하는 심각한 질환일 수도 있다. 많은 경우 치료는 불필요하고 치료가 필요할 때 선택할 수 있는 치료제가 제한적이기도 하다.

■ 출생모반

출생모반(birthmarks)은 출생 시 또는 출생 직후에 나타나는 피부의 이상이다. 대부분의 출생모반은 무해하고 나이가 들어감에 따라 작아지거나 사라진다. 출생모반은 다양한데, 거의 알아볼 수 없는 것부터 흉한 것까지 있다. 이러한 이상은 편평하거나 또는 융기되어 있을 수 있고, 규칙적이거나 또는 불규칙적인 경계를 가질 수 있고, 다양한 종류의 색조가 나타날 수 있는데 갈색, 회색, 검은색, 창백한 파란색, 핑크색, 빨간색, 보라색 등이 있을 수 있다. 출생모반은 예방할 수 없고 임신기간 동안의 결과가 아니다. 두 가지 종류의 출생모반이 있는데, 혈관성과 착색성이다.

혈관성 출생모반(vascular birthmarks)은 비정상적으로 형성된 혈관을 포함하고 있기 때문에 대부분 적색이다. 혈관성 출생모반은 구진 침착, 혈관종, 포도주색 반점을 포함하고 있다. **구진 침착**(macular stains)은 연어반, 천사의 키스로 불리기도 한다[그림 13-3]. 이러한 이상은 혈관성 출생모반의 가장 흔한 종류이다. 이러한 종류의 모반은 희미한 붉은색이며 이마, 눈꺼풀, 목 뒤쪽, 코, 윗입술, 후두부 등에 주로 발생한다. 이러한 모반은 아기가 울 때 더욱 알아보기 쉽다. 대부분은 출생모반은 2세가 되면 저절로 없어지나, 성인기까지 지속될 수도 있다. **혈관종**(hemangiomas)은 딸기로 명시되기도 하는데, 밝은 붉은색 패치 모양으로 나타나기도 하고 부가적인 혈관으로 인한 결절처럼 나타나기도 한다[그림 13-4]. 이러한 혈관성 출생모반은 표면적으로 얕을 수도 있고 매우 깊을 수도 있다. 깊은 혈관성 출생모반은 혈관을 포함하고 있어 푸른색일 수도 있다. 혈관종은 생후 1년 동안 자라고 시간이 지남에 따라 점점 사라진다. 특별히 큰 어떤 혈관종들은 사라지면서 흉터를 남기기도 하는데, 간단한 성형외과적 시술로 제거가 가능하다. 혈관종들은 몸 어느 곳에서든지 발견될 수 있는데 주로 머리 또는 목에서 많이 관찰된다. 대부분의 혈관종들은 양성이고 내과적인 질환과 연관되지 않는다. 그러나 위치에 따라서 시야, 음식물 섭취, 호흡, 또는 다른 신체 기능과 연관이 될 경우 이와 관련된 합병증을 일으킬 수 있다. **포도주색반점**(port-wine stain)은 그 이름처럼 포도주를 몸에 흘린 것 같은 색깔이다[그림 13-5]. 이러한 출생모반은 주로 얼굴, 목, 팔, 다리 등에 나타난다. 검붉은색 모반은 다양한 크기로 나타나는데, 아이가 자람에 따라 반점도 자란다. 시간이 지남에 따라

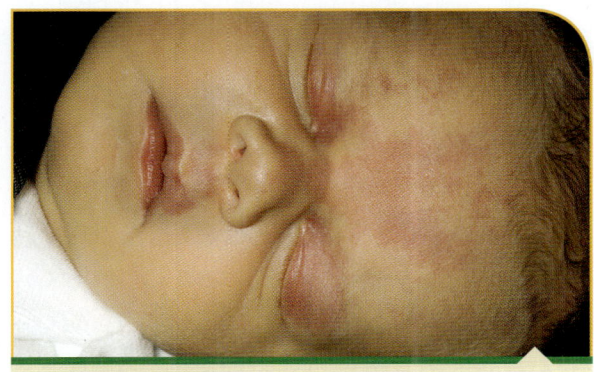

그림 13-3 구진 침착

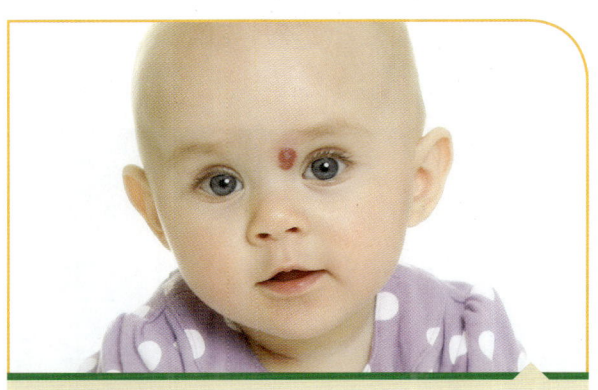

그림 13-4 혈관종

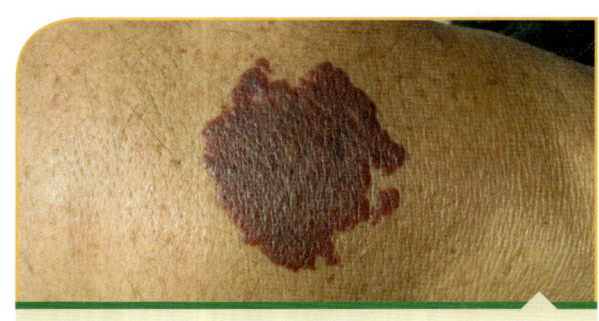

그림 13-5 포도주색 반점

색깔이 진해지고 두터워지는데, 치료하지 않으면 중년이 되었을 때 자갈 모양의 결처럼 변한다. 검붉은색 모반은 저절로 없어지지 않으며, 눈 주변에 있는 것은 합병증을 일으킬 수 있다.

피부의 색깔을 나타내는 색소 세포들의 다발로 인해 **색소성 출생모반**(pigmented birthmarks)이 만들어진다. 이러한 출생모반은 다양한 색깔을 나타낼 수 있는데 햇볕에 그을린 색깔, 갈색, 회색부터 검정색, 또는 파란색을 나타낼 수 있다. 가장 일반적인 색소성 출생모반은 카페오레점, 몽고반점, 점 등이 있다. **카페오레점**(café au lait spots)은 가장 흔한 출생모반인데, 그 이름처럼 커피에 우유를 섞은 것과 같은 색깔이다[그림 13-6]. 이러한 출생모반은 몸 어느 곳이나 있을 수 있는데 아이가 자라면서 여러 개로 늘어날 수 있다. 하나의 카페오레점은 대부분은 심각하지 않으나, 10원짜리 동전보다 큰 여러 개의 점이 있다면 신경섬유종증이 아닌지 검사가 필요하다(1장 참고). **몽고반점**(Mongolian spot)은 편평하고, 청회색의 큰 점 같은 것이 등 아래쪽과 엉덩이 쪽에 자주 관찰된다[그림 13-7]. 이러한 출생모반은 피부색이 진한 사람들, 예를 들어 아시아인, 아메리카 인디언, 히스패닉, 남유럽 쪽에서 많이 관찰된다. 몽고반점은 학령기 무렵에 치료제 없이 점점 연해지거나 없어지기도 한다.

선천성 점, 털 점을 포함한 **점**(Mole)은 갈색 점의 일반적 용어이다. 대부분은 사람들은 살아가면서 어느 날 우연히 점이 생긴다. 만약 태어나면서부터 점이 있다면 이것은 선천성 점이라 불리고 평생 유지된다. 크고 거대한 선천성 점은 피부 암(악성 흑색종)으로 발전되기 쉽다. 이러한 점뿐만 아니라 모든 점은 암으로 발전되지 않는지 주기적인 관찰이 필요하다. 점은 햇볕에 회색, 갈색, 또는 검정색일 수 있으며 편평하거나 융기되어 있을 수 있고 점에 털이 있을 수도 있다.

출생모반의 진단은 신체검진을 통해 주로 이루어진다. 치료는 출생모반에 따라서 매우 다양한데, 어떠한 것들은 치료되기 어려울 경우도 있다. 혈관성 출생모반은 치료가 가능하며 착색모반은 저절로 사라진다. 혈관종은 대부분 치료하지 않는데, 왜냐하면 9세 정도가 되면 줄어들어 사라지기 때문이다. 크거나 심각한 혈관종은 주로 스테로이드제제로 치료한다. 포도주색반점은 레이저로 치료하는 것이 가장 효과적이다. 대부분의 포도주색반점은 몇 번의 레이저 치료 이후 색깔이 눈에 띄게 연해지거나 어떤 경우에는 다시 나타나 재치료가 필요하기도 한다. 레이저 치료는 점과 혈관이 작은 신생아부터 시작한다. 머리와 목에 있는 점은 레이저 치료에 가장 잘 반응한다. 카페오레점과 같이 착색된 출생모반은 대부분 치료하지 않으나 점은 예외이다. 점(특히 큰 선천성 점)은 외과적으로 제거한다. 카페오레점은 레이저 치료로 제거가 가능하나 재발하는 경우가 많다. 어떤 출

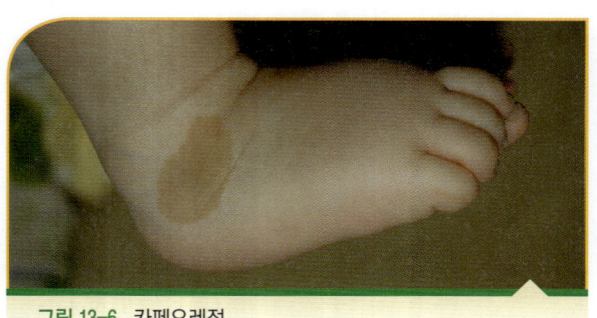

그림 13-6 카페오레점

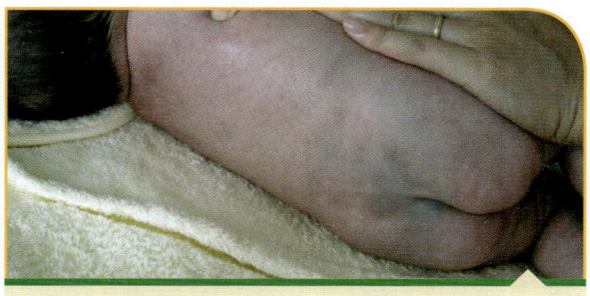

그림 13-7 몽고반점

궁금증 해결

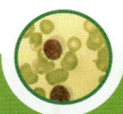

출생모반에 대한 속설 중 논의가 필요한 것이 있는데, 이는 출생모반은 임신기간 동안 산모의 특정 행위나 음식과 관련이 있다는 속설이다. 임신 중에 엄마가 먹거나 무엇을 하는 것과 관련이 있다는 옛 어른들의 이야기는 진실이 아니다. 출생모반의 원인에 대해서는 알려진 것이 없다. 출생모반은 유전성일 수도 있으나 대부분 유전성도 아니며 출산 시의 외상과도 관련이 없다.

생모반은 외관을 흉하게 할 수 있으므로 특수한 화장법으로 출생모반을 가리거나 줄일 수 있다.

■ 멜라닌 질환

멜라닌은 피부에 색깔을 부여하고 보호하는 기능을 가진 색소이다. 멜라닌과 관련된 질환은 피부의 색깔을 바꾸거나 자외선의 해로운 영향에 피부를 노출시킬 수 있다. 멜라닌 질환은 백색증과 백반증이 있다. **백색증(albinism)**은 멜라닌 생산이 적거나 없어서 생기는 열성질환이다. 멜라닌 부족은 피부, 머리카락, 눈의 홍채의 색조부족을 발생시킨다[그림 13-8]. 색깔과 피부보호의 역할뿐만 아니라 시신경 발달에도 중요한 역할을 한다. 따라서 모든 종류의 백색증은 눈의 발달과 기능에도 문제를 야기할 수 있다. 백색증은 크게 두 종류가 있다.

1. 제 1형 – 멜라닌 생산의 문제
2. 제 2형 – 유전자 P의 결손. 출생 시부터 피부색깔이 연함

가장 심각한 백색증은 눈 백색증이다. 이러한 질병을 가진 사람들은 흰색 또는 분홍색의 머리, 피부, 홍채 색을 가지고 있으며 시력에 문제가 있다. 다른 종류의 백색증은 1형에 속하는 눈만 침범하는 눈백색증이다. 이러한 문제를 가진 사람들은 피부나 눈의 색깔은 정상이나, 눈을 검진할 때 망막의 색깔이 없는 것을 관찰할 수 있다. Hermansky-Pudlak 증후군은 하나의 유전에 의해서 생기는 질환이다. Hermansky-Pudlak 증후군은 출혈질환, 폐와 위장관 질환과 함께 일어날 수 있다. 기타 다른 질환들은 몸의 특정부위만 색깔이 없는 것을 야기할 수 있다(국소적 백색증).

- Chédiak-Higashi 증후군 – 완전히는 아니나 피부 대부분의 색깔 부족
- Tuberous sclerosis – 신체의 작은 부분에 색깔 부족
- Waardenburg's 증후군 – 이마에 자라는 한 타래의 머리를 침범하거나 한쪽 또는 양쪽의 홍채의 색깔이 없음

백색증의 임상증상은 주로 피부, 머리색, 눈의 색깔에 확연히 차이가 난다. 백색증이 외모에 미치는 영향에 상관없이 대부분의 사람들은 시야에 장애를 갖는다. 임상증상은 아래와 같은 증상을 포함할 수 있다.

- **피부 변화** – 백색증의 가장 눈에 띄는 특징 중의 하나인 우유 빛깔의 피부색이나, 사실 피부색은 흰색부터 정상인 가족과 비슷한 피부색을 나타낼 수 있다. 백색증을 가진 어떤 사람들은 피부색이 절대 변하지 않을 수 있다. 이와 반대로 백색증을 가진 또 다른 사람들은 학령기나 청소년기에 멜라닌 생산이 시작되거나 증가하면서 피부 색소침착이 증가될 수 있다. 어떤 사람들은 햇볕에 노출되어 주근깨, 점(색소 침착과 함께 또는 없이), 검버섯(주근깨보다 큰 점들) 등이 나타날 수 있다.
- **머리카락 변화** – 머리카락 색깔은 새하얀 색에서부터 갈색까지 다양하다. 백색증을 가진 흑인 또는 동양인의 후손들은 머리카락 색깔이 노랗거나 빨갛거나 갈색일 수 있다. 머리카락의 색깔은 성인초기까지 변화할 수 있다.

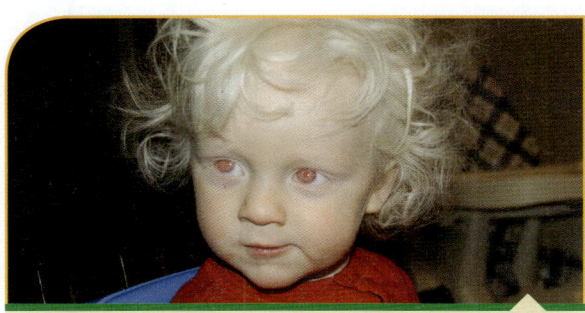

그림 13-8 백색증

- **눈의 변화** – 눈의 색깔은 연한 파란색부터 갈색까지 다양하며 나이가 들어가면서 변화될 수 있다. 홍채 색소의 부족은 눈을 반투명하게 만들어 눈 안으로 들어오는 빛을 완전히 차단하지 못한다. 이러한 반투명성은 연한 색의 눈을 만들고 빛이 붉은빛으로 보이기도 한다. 왜냐하면 빛이 눈 뒤쪽의 색깔을 반영하여 홍채 앞에서 보여지기 때문이다. 이러한 현상은 사진을 찍을 때 플래시에 나타나는 빨간색 눈과 비슷하다.
- **시력의 변화** – 여러 종류의 시력의 문제는 멜라닌의 부족으로 야기된다.
  - 기능적 실명
  - 심각한 근시와 난시
  - 광선공포증(빛에 예민함)
  - 난시(비정상적 모양의 각막)
  - 안구진탕증(빠른, 불수의적인 앞뒤로의 눈의 움직임)
  - 사시증(양 눈 모두 한쪽 방향으로 멈추거나 일치시키지 못함 또는 교차하는 눈)

백색증을 진단하는 것은 병력청취, 신체검진(면밀한 눈검진 포함), 유전자 검사(가장 정확)를 포함한다. 백색증의 치료는 없으나 시력을 향상시키기 위한 방법이 있고 손상을 막기 위해 햇볕을 피하는 방법이 있다. 다음과 같은 전략을 포함할 수 있다.

- UVA와 UVB로부터 보호하기 위해 SPF 지수가 높은 선크림을 사용한다.
- 의복을 착용한다(긴팔 셔츠, 긴 바지, 모자 등).
- 야외활동을 제한하고 특히 자외선이 가장 강한 오전 10시부터 오후 4시까지는 야외활동을 피한다.
- 빛에 대한 민감도를 낮추기 위해 선글라스(자외선 보호)를 착용한다.
- 시력을 교정하기 위해 안경을 착용한다.
- 비정상적인 눈의 움직임(예:안구진탕증)을 교정하기 위해 눈의 움직임에 관여하는 근육에 대한 수술을 한다.

백색증은 지적 발달을 저해시키지 않으나, 이러한 질환을 가진 사람들은 사회적으로 고립감을 느끼고 불편을 경험할 수도 있다. 대처전략과 지지요법은 이러한 문제들을 다루는 데 도움이 된다. 시력의 문제는 교육적인 부분에서 장애가 될 수도 있다. 교육적 전략으로 교실에서 앞자리에 앉는 것, 큰 활자로 된 책과 노트들을 사용하는 것, 색상 대비가 높은 색깔(예:검정색과 흰색)을 사용한 출력물을 보는 것 등이 있다.

백반증(vitiligo)은 저색소침착의 작은 패치들로 특징되는 희귀한 질환이다[그림 13-9]. 백반증은 멜라닌 색소를 생산해내는 세포가 죽거나 더는 멜라닌을 만들어 내지 않을 때 생기는데, 불규칙한 모양의 흰색의 패치들이 천천히 커진다. 백반증은 다양한 인종에게 나타날 수 있는데, 어두운 피부색을 가진 사람에게 더 뚜렷이 나타나고 흉해 보일 수 있다. 확실한 백반증에 대한 원인은 알려지지 않았으나, 잠재적인 원인으로는 자가면역 질환, 유전적 소인, 햇볕에 타거나, 정서적인 스트레스 등이 있다. 백반증은 악성빈혈, 갑상선기능저하증, Addison 질병과 연관이 있는 것으로 알려져 있다. 신체의 어느 부분에서든지 나타날 수 있으나, 탈색소 현상은 햇볕을 본 부분에서 처음 시작된다(예:손, 발, 팔, 얼굴, 입술). 백반증은 어느 나이에서나 시작할 수 있는데 10대와 30대에 주로 처음으로 나타나기 시작한다. 백반증은 일반적으로 세 가지 형태로 나타나는데 국소적(신체의 한 부분 또는 몇몇 군데의 탈색소), 부분적(한쪽 부분만의 탈색소), 광범위(여러 군데로 넓게 퍼진 탈색소, 주로 대칭적으로)하게 나타날 수 있다.

백반증이 어떻게 진행되는지는 예측하기 어렵다. 어떠한 경우에는 큰 점 같은 것들이 치료 없이도 자라기를

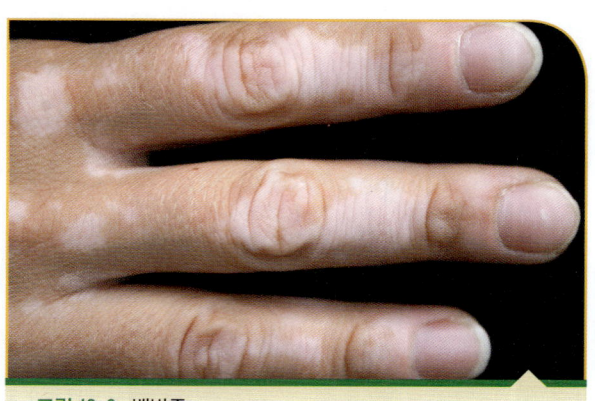

그림 13-9 백반증

멈추기도 하고 대부분의 경우에는 탈색소가 퍼져서 피부 대부분을 침범하는 경우도 있다. 피부에 나타나는 탈색소에 덧붙여 임상적인 증상으로 머리카락, 점막, 망막의 탈색소화가 나타날 수 있다.

백반증 진단은 병력 청취, 신체검진, 조직 검사, 자가항체 검사, 갑상선 호르몬 검사, B_{12} 검사 등이 포함된다. 백반증의 치료제는 없으나 탈색소화를 멈추거나 느리게 하는 것, 색소가 돌아오도록 하는 것이 목표이다. 치료와 대처전략은 다음과 같다.

- 광선 요법(정제된 강한 UV 노출)
- 약물 요법
  - 경구 멜라닌 합성물질(예: trimethylpsoralen[Trisoralen])
  - 스테로이드 연고
  - 면역억제 연고(예: methoxsalen[Oxsoralen])
  - 경구 또는 경피적 광선화학요법(예: psoralen + UV-A)
- 피부 이식
- 자가 멜라닌 세포 이식(현재까지 실험단계)
- 남아있는 피부의 영구적인 탈색소화(극단적인 경우의 최후 방법)
- 햇볕으로부터의 보호(예:선크림, 의복)
- 대처전략 및 지지는 다음과 같다.
  - 화장 또는 피부 염색
  - 문신(입술에 가장 효과적)

노화에 따른 피부 변화

피부는 나이가 들어감에 따라 여러 가지의 변화를 겪게 된다. 통증, 진동, 냉, 열, 압력, 접촉에 대한 감각은 대체적으로 감소한다. 이러한 변화는 접촉과 연관된 수용체 또는 뇌에 혈류가 감소하여 나타나는 것과 연관이 있다. 이러한 감각의 감소는 낙상, 욕창, 화상, 저체온증의 위험을 높인다.

감각의 변화뿐만 아니라 다른 변화도 일어난다. 피부는 탄력성과 수분을 점차 잃어간다. 환경적인 요인, 유전적 요인, 영양상태가 이러한 변화에 영향을 끼친다. 가장 큰 노화의 원인은 자외선 노출이다. 자연적인 색소는 햇볕으로 인한 피부 손상을 보호하는 기능을 가지는 것으로 보인다. 파란 눈, 연한 색의 피부를 가진 사람들은 피부가 어두운 사람들보다 노화로 인한 문제를 더 많이 가지고 있다. 나이가 들어감에 따라 세 개의 피부 층은 그대로이나 표피는 얇아진다. 멜라닌 세포의 숫자는 감소하나 남아있는 멜라닌 세포의 크기는 커진다. 그래서 노화된 피부는 얇고, 창백하고, 반투명해 보인다. 커다랗게 침착된 부분(검버섯, 간반점, 흑색점(lentigos)으로 불린다)은 주로 햇볕에 노출된 부분이다[그림 13-10].

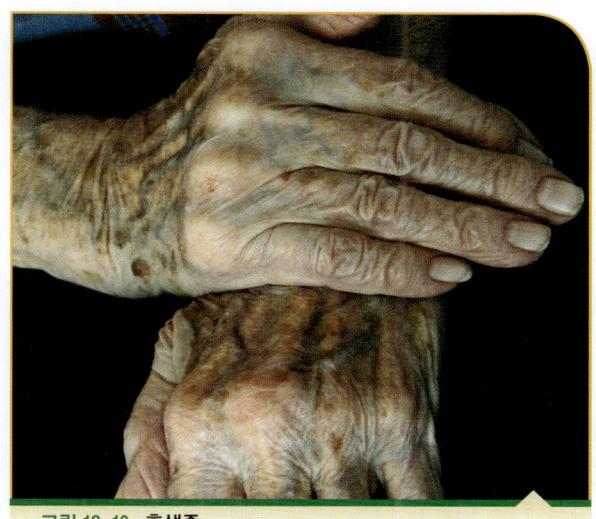

그림 13-10 흑색종

결합조직의 변화는 피부의 내구력과 탄력도를 줄이는 데 특히 햇볕에 노출된 부분이 심하다. 나이가 들어가면서 진피의 혈관은 손상받기 쉬워져 멍이 들거나, 버찌혈관종, 또는 이와 비슷한 질환을 야기한다. 피지선은 시간이 지남에 따라 적은 피지를 분비한다. 남자는 거의 피지선 분비의 변화가 없는데, 주로 80세 이후부터 변화가 일어난다. 여성은 폐경 이후 점차적으로 적은 양의 피지를 분비한다. 피지의 감소는 피부의 수분을 유지하는데 어렵게 되고 건조증과 가려움증을 야기한다. 절연체 역할과 쿠션 역할을 하는 피하지방의 두꺼운 층은 점점 얇아진다. 이러한 줄어드는 피하 층은 피부의 손상의 위험을 높이고 체온을 유지하는 기능을 줄인다. 부가적으로 이러한 지방층은 약물을 흡수하는데, 이러한 층의 손실은 약물의 작용을 변화시킨다. 나이가 들어감에 따라 한선의 땀의 분비가 감소한다. 땀의 분비 감소는 체온을 유지시키기 어렵게 만든다. 상처의 치유는 4배까지 지연된다. 이러한 느린 치유는 욕창과 감염에 취약하게 한다. 만성질환(예:당뇨와 동맥경화증)과 노화에 따른 변화는 치유를 지연시킨다. 다른 피부의 기형은 시간이 지남에 따라 발생한다. 쥐젖, 다른 흠들은 노인 피부의 일반적인 기형에 속한다. 쥐젖(skin tags)은 목에서 주로 발생하는 양성의 연한 갈색이거나 살색과 같은 혹이다[그림 13-11]. 대부분의 쥐젖은 통증이 없으나 잦은 마찰(예:옷)에 의해서 염증이 나타날 수도 있다. 쥐젖은 비만하거나 당뇨가 있는 사람에게 보다 흔하게 나타난다. 쥐젖은 외과적, 한랭요법, 소작법으로 제거할 수 있다.

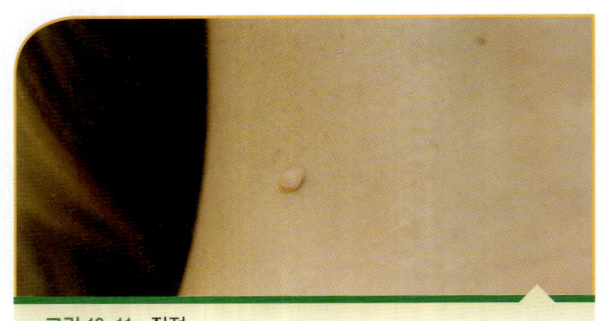

그림 13-11 쥐젖

염증성 피부 질환

염증성 피부 질환은 광범위한 질환을 포함하는데, 가벼운 소양증부터 심각한 내과적 합병증까지 다양하다. 이러한 비전염성의 상태는 독립적으로 발생하거나 다른 질환과 함께 나타나기도 한다. 대부분의 질환은 치료에 의해 쉽게 치유되거나 조절될 수 있다.

■ 접촉성 피부염

접촉성 피부염(contact dermatitis)은 자극물질 또는 알레르기를 일으키는 물질에 직접적인 노출에 의해 생기는 급성 염증 반응이다[그림 13-12].

접촉성 피부염은 전염성이거나 생명을 위협하는 질환은 아니다. 접촉성 피부염은 접촉물질, 발생 부위, 노출 기간, 개인의 민감도에 따라 중증도가 다양하다. 화학물질, 산성물질, 비누 등은 자극성 접촉성 피부염을 유발할 수 있다. 이러한 종류의 접촉성 피부염은 면역계를

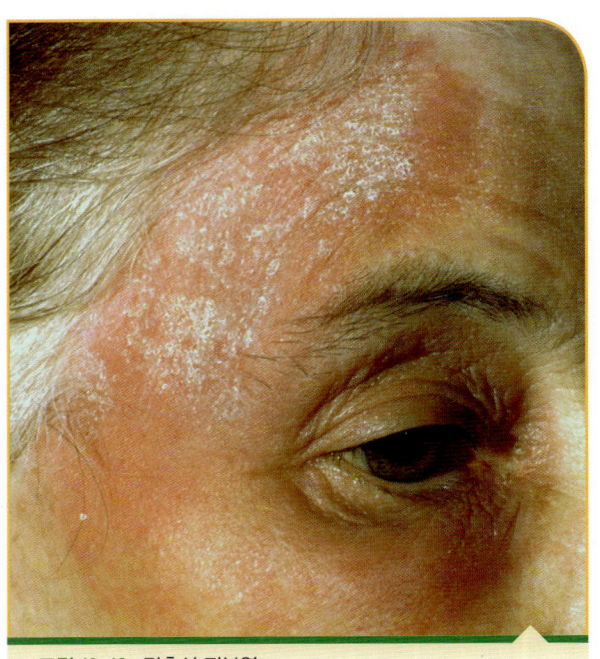

그림 13-12 접촉성 피부염

침범하지 않고 단순한 염증반응이다. 자극성 접촉성 피부염은 화상과 비슷한 반응을 나타낸다. 자극성 접촉성 피부염의 전형적 증상은 홍반과 부종이며, 통증, 소양증, 수포(vesicles, blisters)를 포함할 수도 있다. 알레르기성 접촉성 피부염은 철, 화학물질, 화장품, 식물과 같은 물질로 인해 나타난다. 알레르기성 접촉성 피부염은 어떠한 물질에 처음으로 노출되었을 때 감작이 일어나고, 두 번째로 그 물질에 노출되었을 때 임상적 증상이 나타나는데 바로 제 4형 세포 매개성 과민반응이다(2장 참고). 이러한 반응은 일반적으로 지연되는데, 어떠한 물질에 노출되고 24-48시간 이후에 증상이 나타난다. 전형적으로 알레르기성 접촉성 피부염의 증상은 소양증, 홍반, 부종 등인데 작은 수포들이 나타날 수도 있다. 진단적 방법은 병력 청취, 신체검진, 알레르기 테스트 등을 포함한다. 접촉성 피부염의 주된 치료는 원인이 되는 물질을 파악하고 제거하는 것이다. 만약 알레르기성 물질을 피하게 되면, 발진은 2-4주 후에 없어진다. 자가 간호로는 온습포, 항염증 크림(예:corticosteroid 약물)이 피부 반응을 가라앉히고 염증을 완화시키는 데 도움이 된다. 전신 스테로이드제제는 심각한 경우 사용될 수 있다.

■ 아토피습진

아토피습진(atopic eczema)은 알레르기원에 의한 만성 염증 질환이다[그림 13-13]. 이러한 질환은 유전되는 경향이 있고 천식과 알레르기성 비염과 함께 동반될 수 있다. 아토피습진은 유아에게 흔하고 성년 초기에 대부분 사라진다. 아토피습진은 완화기와 악화기를 반복하는 특성이 있다. 확실한 원인은 알려지지 않았으나 아마도 면역 체계의 이상으로 기원한 것으로 알려져 있다. 합병증은 2차성 박테리아 감염, 신경피부염(만성적인 긁기로 인한 영구적인 흉터와 변색), 안과적 문제(예:결막염) 등이다. 아토피습진은 어떠한 부위라도 침범할 수 있는데, 전형적으로 팔과 무릎 뒤에 나타난다. 대표적인 임상적 증상은 다음과 같다.

- 붉은색부터 회갈색의 큰 점 같은 것
- 특히 저녁에 심해지는 극심한 가려움증
- 수포
- 두텁거나 갈라지는 또는 비늘 같은 피부
- 긁음으로 인해 자극받고 민감한 피부

아토피습진의 진단적 절차는 병력청취, 신체검진, 알레르기 테스트, 피부 조직검사 등이 포함된다. 치료는 염증을 감소시키는 데 중점을 두며 전략으로는 다음과 같다.

- 증상을 악화시킬 수 있는 요소들을 피한다.
  - 오랜 시간의 뜨거운 목욕 또는 샤워
  - 건조한 피부
  - 스트레스
  - 땀
  - 온도의 급격한 변화
  - 습기 부족
  - 용매, 세제, 비누
  - 울 또는 화학섬유
  - 먼지 또는 모래
  - 흡연
  - 특정한 음식(예:계란, 우유, 생선, 두유, 밀)
- 긁기를 피함
- 하루에 2-3회 연고(예:petroleum jelly)를 적용하여 수분을 유지한다.
- 가습기 사용
- 씻거나 목욕 시 다음과 같은 전략을 적용해 본다.
  - 적은 양의 비누를 사용하고 간단히 목욕하기
  - 과도하게 문지르거나 피부를 건조하게 하지 않기
  - 목욕 후에는 촉촉하게 젖은 상태에서 수분을 피부에 잡아놓기 위해서 크림, 로션, 연고 등을 피부에 적용하기
- 다음과 같은 약물을 사용해 본다.
  - 항히스타민제제(도포용 또는 경구용)
  - 스테로이드제제(도포용 또는 경구용)
  - 면역억제제(도포용 또는 경구용)
  - 항생제(감염이 있을 경우 도포용 또는 경구용)
  - 알레르기 탈감작 주사

■ 두드러기

두드러기(urticaria)는 융기된 발진성 피부질환(부푼자국, welts)이다[그림 13-14]. 이러한 병변은 제 1형 과민 반응의 결과이다(2장 참고). 이러한 반응은 음식(예:조개, 견과류)이나 약물(예:항생제)의 소화에 의해 유발된다. 두드러기는 감정적 스트레스, 과다한 발한, 질병(예:자가면

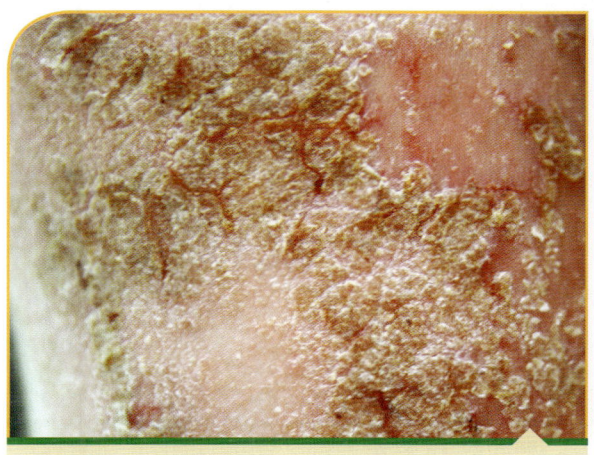

그림 13-13 아토피습진

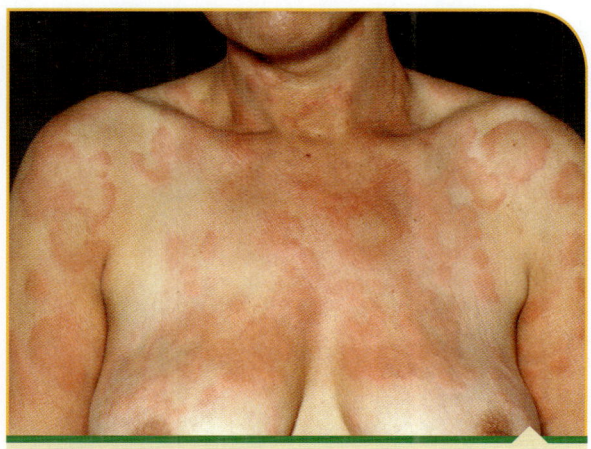

그림 13-14 두드러기

역 질환, 백혈병), 감염(예:전염단핵구증)의 결과로 나타날 수 있다. 두드러기는 어떠한 물질 또는 상황에 의해서 히스타민의 방출로 인한 결과이다. 두드러기는 주로 단기간에 나타나고 무해할 수 있으나 얼굴 주변이 붓게 되면(혈관부종) 호흡이 어려워 질 수 있다. 또한 제 1형 과민반응은 아나필락틱 쇼크로 악화될 수 있다(4장 참고). 여러 군데의 부푼 자국은 커지고 번지고 합쳐질 수 있다. 이러한 부푼 자국은 압력이 가해지면 하얗게 변한다(창백반응). 부푼 큰 점 같은 양상뿐만 아니라 소양증이 나타날 수 있다. 진단적 절차로는 병력청취, 신체검진, 알레르기 테스트 등이다. 치료는 염증반응을 중단시키고 호흡을 유지시키는 것이다. 가벼운 두드러기는 특별한 치료없이 사라질 수 있다. 치료의 전략은 소양감과 붓기를 감소시키는 것이다.

- 뜨거운 목욕이나 샤워 피하기
- 자극 피하기(예:꼭 끼는 옷이나 고무)
- 항히스타민제 복용(예:diphenhydramine(Benedryl))

여러 가지의 반응들, 특히 혈관부종이 나타날 때에는 에피네프린(아드레날린) 또는 스테로이드제제 주사가 필요하다. 경우에 따라서는 기도 삽입, 산소요법, 기계 환기 등이 기도유지를 위해 필요할 수도 있다. 에피네프린(아드레날린)과 기관지 확장제는 환기를 향상시키기 위해 호흡기계로 바로 투여할 수도 있다.

■ 건선

건선(psoriasis)은 피부세포의 생애주기에 영향을 미치는 만성 염증 질환이다[그림 13-15]. 세포 증식이 빨리 증가하면서 세포가 피부 표면에 빠르게 쌓이는 것이다[그림 13-16]. 이러한 피부 세포가 가장 안쪽 층에서부터 자라면서 표면으로 올라오는 과정은 정상적으로 몇 주가 걸리는데, 건선은 이러한 과정이 3-4일 동안에 이루어진다. 이렇게 세포가 쌓여 진피와 표피를 두껍게 하는데 왜냐하면 죽은 세포가 빨리 벗겨지지 않기 때문이다. 정확한 원인은 알려지지 않았으나 가족력의 경향이 있다. 건선은 자가면역 질환의 결과로 생각되는데, 구체적으로 T-림프구가 정상 세포를 이물질로 생각해 나타나는 것으로 보인다. 건선은 어느 나이에서든 발생할 수 있는데 15-35세 사이에 가장 많이 발병되는 것으로 나타난다. 발병은 갑작스러울 수도 있고 서서히 나타날 수도 있는데, 회복기와 악화기를 반복한다. 다음과 같은 요소들은 건선을 악화시킬 수 있거나 치료를 더 어렵게 만든다.

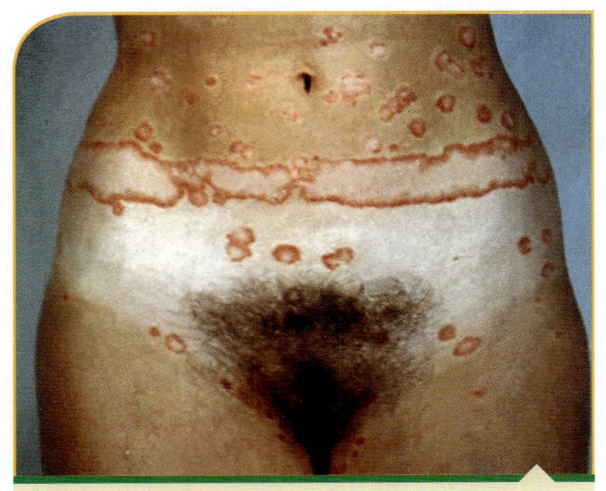

그림 13-15 건선

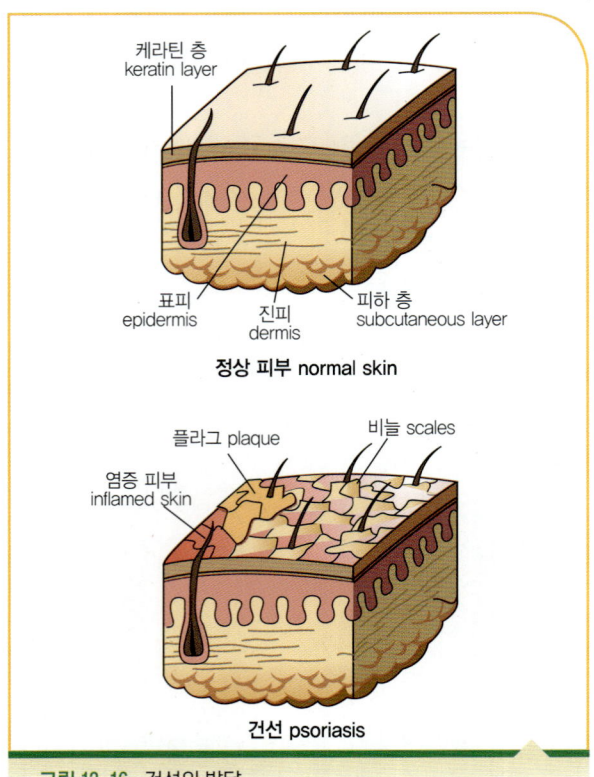

그림 13-16 건선의 발달

- 특정부위의 박테리아 혹은 바이러스 감염
- 건조한 공기 또는 건조한 피부
- 피부 손상(예:베이거나 벌레 물림)
- 약물(예:항말라리아 제제, β-차단제, 리튬)
- 스트레스
- 부족하거나 과다한 햇볕
- 과량의 알코올 섭취

중증도는 단순히 불편한 것부터 신체의 장애를 입히는 것까지 매우 다양하다. 건선 환자의 30% 정도는 건선성 관절염을 가지고 있다. 일반적으로 건선은 면역이 약한 사람에게 매우 심각하게 나타난다(예:AIDS 환자, 자가면역 질환 환자, 항암 치료를 받고 있는 사람). 건선의 병변은 작고, 단단하게 융기된 빨간색 **구진(papule)**이 커진 모양이다. 이러한 병변은 팔꿈치, 무릎, 몸통에서 주로 나타나나 몸 어디에서든지 나타날 수 있다. 건선의 병변은 다음과 같이 진행될 수 있다.

- 홍색피부건선 – 광범위한 지역에 나타나는 홍반
- 방울 건선 – 작고, 분홍-붉은 반점
- 홍반과 피부 자극이 겨드랑이, 사타구니, 피부가 접히는 곳에 일어남
- 두껍고 붉은 패치가 얇게 벗겨지는 은백색 비늘에 덮여 있는 건선
- 농포 건선 – 붉은색, 자극된 피부에 둘러싸여 있는 흰색 물집

다른 임상증상은 다음과 같다.

- 남성에게서 생식기 병변이 나타남
- 관절통 또는 쑤시는 통증(건선성 관절염)
- 두꺼워지고, 노란색 또는 갈색점, 손톱의 변화, 손톱 표면이 움푹 들어감, 손톱의 분리
- 심각한 두피의 비듬

건선의 진단은 병력 청취, 신체검진, 피부 생검 등이 포함된다. 건선과 비슷한 다른 질병들을(지루성 피부염, 체부백선) 감별해 내기 위해 다른 검사들이 시행될 수 있다. 건선의 치료제는 없으나 의학적 처치는 대부분의 증상을 매우 향상시킬 수 있다. 건선의 치료 목표는 증가된 세포 주기를 중단하고 임상증상을 호전시키는 데 있다. 건선의 치료는 다중 접근이 필요한데 세 가지의 주된 접근방식은 도포요법, 광선요법, 약물요법이다. 치료 전략은 다음과 같다.

- 도포요법
  - 코티코스테로이드제제(면역반응을 억제하여 세포의 변화를 느리게 하기 위해서)
  - 비타민 D 유사물질(피부 세포의 성장을 느리게 하기 위해서)
  - Anthralin(Dritho-Scalp)(피부 세포에서 DNA 활동을 정상화하고, 비늘을 제거하고, 피부를 부드럽게 하기 위해서)
  - Retinoids(피부 세포의 DNA 활동을 정상화하고 염증을 줄이기 위해서)
  - Calcineuric inhibitors(염증을 줄이고 플라크의 쌓이는 것을 줄이기 위해서 T 림프구의 활성을 방해)
  - 살리실산(죽은 피부 세포가 벗겨져 나가는 것을 향상시키고 비늘을 줄이기 위해서)
  - 콜타르(비늘, 가려움증, 염증을 줄이기 위함이나 기전은 알려져 있지 않음)
  - 보습제(비늘, 가려움증, 건조함을 줄이기 위해서 연고 기반의 보습제가 가장 효과적)
- 광선요법
  - 태양 광선(자연적인 또는 인공의 자외선 광선은 활성화된 T 림프구를 사멸시키는데, 이는 세포의 순환을 느리게 하고, 비늘을 줄이며, 염증을 낮춘다)
  - 광대역 자외선 B(UAB) 광선요법
  - 협대역 자외선 B 광선요법(광대역 UAB 광선요법보다 효과적인 새로운 치료법)
  - 광선화학요법 또는 소랄렌과 자외선 A(소랄렌은 빛 감광제로 빛에 대한 반응을 높이기 위해 자외선 A에 노출되기 전에 투여)
  - 레이저(일정한 파장을 가진 자외선 B 광선이 피부병변이 있는 부분만 적용)
- 전신 약물요법(약물의 부작용으로 심각하거나 다른 요법에 반응하지 않는 경우에 단기간 사용)
  - Retinoids(비타민 A와 관련; 이러한 종류의 약물은 피부 세포의 생산을 저하시킴)
  - Methotrexate(피부 세포의 생산을 낮추고 염증반응을 낮춤)

- Cyclosporin(methotrexate와 비슷하게 면역체계를 억압)
- Hydroxyurea(면역체계를 억압하나 methotrexate와 cyclosporin만큼 효과적이지는 않음)
- Immunomodulator drugs(면역체계의 세포들 사이에서 작용을 막음)

이러한 주된 전략에 더해서 스트레스 관리(예:대처전략과 지지)와 건선을 촉발하는 요인을 피하는 것이 유익하다.

감염성 피부 질환

피부 감염은 흔하고 많은 종류의 병원체(예:박테리아, 바이러스, 기생충)들에 의해서 자주 일어난다. 이러한 병원균들은 방어의 최전선을 무너뜨리고 침입한다. 이 병원균들은 염증반응을 자주 촉발한다. 감염은 피부 어느 층이나 어느 구조에서든지 발생할 수 있다(예:모낭). 이러한 질환은 급성 또는 만성일 수 있고 중증도는 매우 다양하다. 대부분의 경우에서 감염성 피부질환은 치료에 의해서 쉽게 낫는다.

■ 박테리아성 감염

우리 몸에 있는 정상 상주균은 박테리아성 피부 감염을 일으킬 수 있다. 이러한 감염은 중증도가 매우 다양한데, 경도부터 생명을 위협하는 수준까지 있을 수 있다. 포도상구균과 연쇄구균에 속하는 것은 흔한 원인균이다. 이러한 박테리아서 감염은 다음과 같을 수 있다.

- **모낭염(folliculitis)**
  모낭염은 털을 침범한 감염을 뜻한다. 모낭염은 털 주변으로 압통이 있고, 부풀어 오르는데, 주로 목, 유방, 엉덩이, 얼굴에 나타난다.

- **부스럼(furuncles)**
  부스럼은 털에서 시작하여 피부 주변에 퍼지는 것을 일컫는다. 주로 얼굴, 목, 액와, 사타구니, 엉덩이, 등에서 주로 일어난다. 이것은 단단하고 빨갛고, 통증이 있는 결절로 시작하여 크고 통증이 있는 덩어리로 많은 양의 화농성 삼출물이 생긴다. 종기들(carbuncles)은 부스럼의 집합체를 일컫는다.

- **농가진(impetigo)**
  농가진은 흔하고 전염성이 매우 큰 피부 질환이다. 이것은 조직의 손상 없이 일어날 수 도 있지만, 농가진은 흔히 피부 손상으로부터 일어난다(특히 동물, 사람, 곤충에게 물리거나 외상 시). 농가진은 직접적인 피부 접촉이나 오염된 물질에 의해 쉽게 전염된다(식기, 수건, 옷, 장난감). 병변은 작은 수포로 시작하여 커지고 터지면서 꿀 색깔의 딱지가 생긴다[그림 13-17]. 이러한 병변은 삼출물로 인해 몸 전체에 퍼질 수도 있다. 농가진은 주로 포도상구균에 의해 주로 일어난다. 이러한 박테리아는 주변 피부로 퍼질 수 있도록 독을 생성한다. 이 독은 피부가 함께 붙어 있을 수 있도록 도와주는 단백질인 콜라겐을 공격한다. 한번 이 세포가 손상을 받으면 박테리아는 빠르게 퍼진다. 소양증은 흔하고 병변 주변 림프부종을 일으킬 수 있다.

- **연조직염(cellulitis)**
  연조직염은 진피와 피하조직 깊게 생기는 감염을 말한다. 연조직염은 피부의 손상을 통한 균의 침입으로 생긴다. 특히 피부가 오염된 곳에 손상될 경우에 잘 일어나거나(예:정맥주사와 물림) 기존의 피부 감염이 퍼져서 일어난다. 연조직염은 붓고, 따뜻하고, 압통이 있고, 빨갛다[그림 13-18]. 또한 대부분 전신 증상이 함께 나타난다(예:열, 백혈구 증가증, 피로, 근육통). 만약 치료하지 않는다면, 연조직염은 괴사성 근막염, 패혈증, 패혈성 쇼크로 진행할 수 있다.

- **괴사성 근막염(necrotizing fasciitis)**
  괴사성 근막염은 드물고 매우 심각한 감염인데 최근 증가하고 있다. 괴사성 근막염에 이환된 네 명 중 한 명은 이 질환으로 사망한다. 또한 이것은 살을 먹는 박테리아로 알려져 있는데 왜냐하면 괴사성 근막염은 공격적으로 피부, 지방, 근육, 다른 조직들을 파괴하기 때문이다[그림 13-19]. 이 감염은 독성이 강한 그람 양성 그룹 A 베타-용혈성 연쇄상구균이 사소한 긁힘이나 베임에 의해서 일어난다. 이 박테리아는 자라기 시작하면서 직접적으로 조직을 파괴하고, 혈액순환을 방해하고, 조직 내 물질을 파괴시키는 해로운 독을 방출한다. 첫 번째 감염의 징후는 작고, 빨갛고, 아픈 정도로 나타날 수 있다. 이 작은 부분은 빠르게 통증이 심한 구리빛 또는 보라색 패치로 변화된다. 병변의 중심은 까맣고 괴사성이 된다. 삼출물 또한 종종 나타난다. 병변은 한 시간 이내로 빠르게 자란다. 전신증상으로 열, 빈백, 저혈압, 혼돈 등이 있다. 괴사성 근막염의 합병증은 괴저와 쇼크를 포함한다.

모든 박테리아성 피부 감염의 진단적 절차는 원인균 동정에 있는데 대부분 배양을 통해 이루어진다. 균이 동정이 되면 치료는 적절한 항생제 치료(전신성 또는 도포성)를 통한 원인균 박멸에 있다. 간호로는 염증을 전파시킬 수 있는 환부의 삼출물을 배액 한다. 또한 치료전략으로 적절한 수액공급, 상처 간호, 외과적 절제술, 해열제, 진통제 사용 등을 할 수 있다.

■ 바이러스 감염

바이러스들은 많은 종류의 피부 질환의 원인이 되는데 각각의 바이러스에 따른 각각의 증상과 치료가 있다. 이러한 감염은 다양한 질환이 있을 수 있는데, 다음을 포함한다.

- **1형 단순포진(herpes simplex type1)**

  1형 단순포진 또는 입술 헤르페스라고 불리는데, 이는 주로 입술, 입, 얼굴을 침범한다. 일반적인 감염은 어릴 때 시작한다. 1형 단순포진은 눈을 침범할 하여 결막염이 나타날 수 있다. 또한 1형 단순포진은 뇌수막염을 일으킬 수 있다. 이 바이러스는 감염된 타액을 통해서 전염된다. 일차적인 감염은 무증상일 수 있다. 2형 단순포진과 비슷하게 일차적인 감염 후에, 이 바이러스는 삼차 감각 신경절에 잠복해 있다(8장 참고). 1형 단순포진 바이러스의 재활성화는 감염, 스트레스, 햇볕 노출에 의해 일어날 수 있다. 재활성화된 1형 단순포진은 통증이 있는 수포 또는 궤양을 야기하며 타는 듯한 또는 저린 통증으로 진행된다. 이 병변은 3주 이내 자연스럽게 치료되며 구강 또는 도포용 항바이러스제제에 의해 더 빨리 치유될 수 있다.

- **대상포진(herpes zoster)**

  대상포진은 수두대상포진바이러스(varicella-zoster virus)에 의해 야기된다. 이 질환은 일차적으로 어렸을 때 수두균의 감염(수두) 이후 수년이 지난 후 어른이 되었을 때 나타나는 질환이다. 이 바이러스는 뇌 신경 또는 척수 신경이 잠복해 있다가 수년 후에 재활성화된다. 이 바이러스는 신경만 침범하여

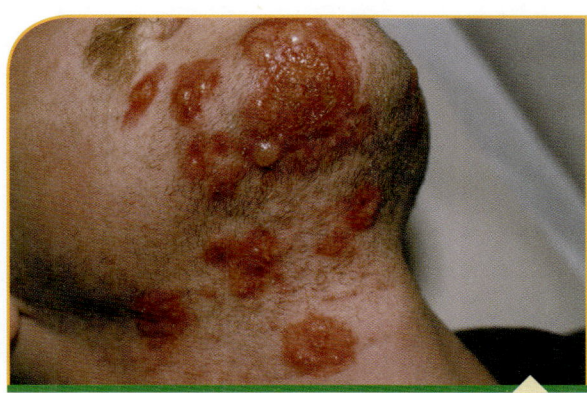

그림 13-17 농가진

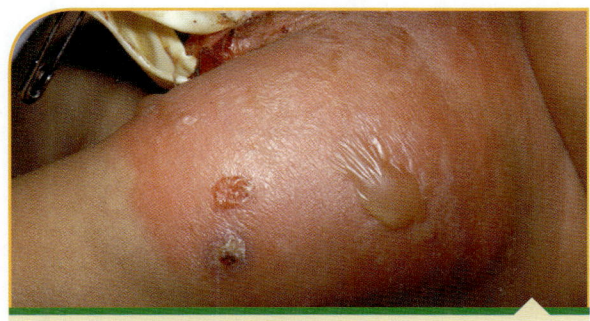

그림 13-18 연조직염(봉와직염)

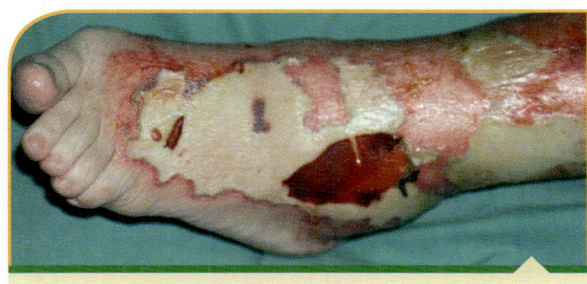

그림 13-19 괴사성 근막염

한쪽만 증상이 나타난다. 임상적 증상으로는 통증, 감각이상, 수포성 변병이 손상된 신경이 지나가는 부위로만 증상이 나타난다[그림 13-20]. 이 발진은 손상받은 신경에 따라 빨갛거나 은빛으로 나타나며 머리 또는 몸통 한쪽 부분에 나타난다. 피부는 매우 예민해지고 소양증이 나타날 수 있다. 이 발진은 수 주 또는 수개월 동안 지속될 수 있다. 어떠한 경우에는, 특히 노인들에게, 신경통 또는 발진이 사라진 후 오랫동안 통증이 지속될 수 있다. 눈이 침범받을 경우 시력을 상실할 수 있다. 항바이러스제제는 증상이 나타나는 기간과 중증도를 낮출 수 있다. 신경통을 경감시키기 위해서 항우울제와 항경련제가 도움이 될 수 있다.

- 사마귀(verrucae)

사마귀는 다양한 종류의 인간 유두종 바이러스에 의해서 발생한다. 사마귀는 어떤 나이에서든지 나타날 수 있으며 자연스럽게 없어진다. 사마귀는 피부 접촉에 의해서 사람 간 또는 인체의 다른 부위로 전파될 수 있다. 인간 유두종 바이러스는 피부 세포 안에서 복제하여 피부를 불규칙적으로 두껍게 만든다. 병변은 종류에 따라 다양한 색깔, 모양, 질감으로 나타날 수 있다[그림 13-21]. 치료는 국소적 레이저 치료, 액상 나이트로젠을 이용한 냉동요법, 전기소작술과 도포제제(예:각질용해제, 세포독성제, 항바이러스제) 등이 있으나 치료 후에 다시 재발할 수 있다.

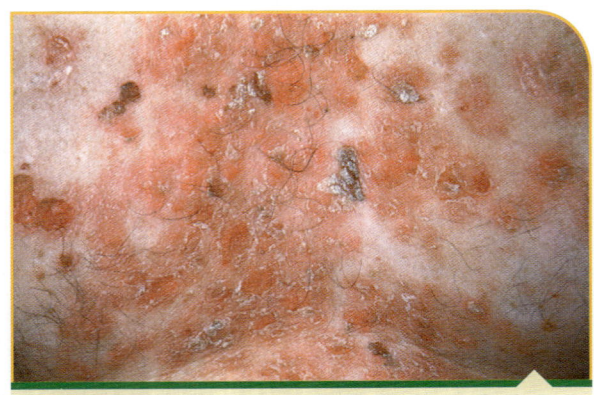

그림 13-20 대상포진

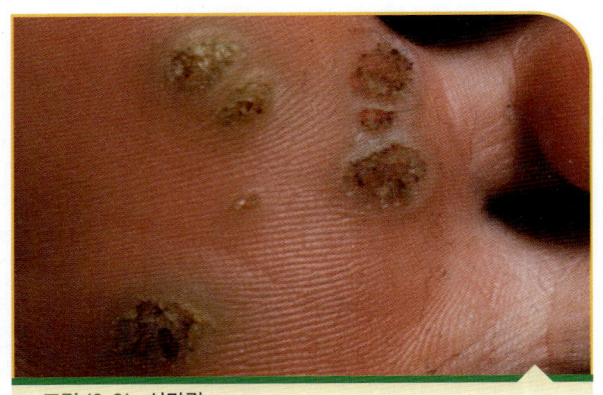

그림 13-21 사마귀

■ 기생충 감염

곰팡이와 다른 균을 포함한 다양한 종류의 기생충 감염이 피부에 나타날 수 있다. 이러한 질환은 수산화칼륨을 이용한 피부 현미경 검사를 통해 진단할 수 있다. 많은 종류의 기생충들은 인체의 죽은 피부세포를 먹고, 인체를 번식의 장소로 사용한다. 다양한 기생충 감염은 아래와 같은 질환을 포함한다.

- 백선(tinea)

백선은 피부 표면의 다양한 종류의 곰팡이 균에 의해서 발생하는데, 침범한 신체에 따라서 표현된다. 곰팡이 균들은 대부분 따뜻하고 수분이 많은 곳에서 자란다(예:샤워실). 백선은 둥그랗고 붉은색 발진으로 나타난다[그림 13-22]. 이러한 발진은 대부분 소양증과 타는 듯한 통증과 연관되어 있다. 두부 백선은 두피에 생기는 감염으로 주로 학령기 아동에게 많이 나타난다. 전형적인 발진이 나타나며 침범한 부분의 모발을 잃는 것이 일반적인 증상이다. 몸통 백선증은 버짐이라고도 하는데 몸에 나타나는 감염이다. 족부 백선은 무좀이라고도 하는데, 주로 발과 발가락을 침범한다. 손발톱 백선은 손톱과 발톱에 나타나는 감염으로 증상이 한두 개의 손발톱에 나타나다가 다른 손발톱으로 퍼진다. 손발톱은 처음에는 하얗게 변하다가 갈색이 되고 두꺼워지고 갈라진다. 여러 종류의 도포성 전신성 항진균제를 사용할 수 있는데, 수주 동안의 치료가 필요할 수 있다.

- **옴(scabies)**

    옴은 진드기 감염으로 나타난다. 수컷 진드기가 암컷과 수정 후 죽는다. 암컷 진드기는 표피에 굴을 파고 들어가 몇 주 동안 알을 낳는다. 알을 낳고 암컷 진드기도 죽는다. 유충이 알을 깨고 나와서 피부 표면으로 이동한다. 유충은 먹이를 찾아 굴을 파고 성숙해져 간다. 이 굴은 작고 희미한 갈색 선으로 피부에 나타난다[그림 13-23]. 굴 파기와 진드기의 분비물은 염증반응을 촉발시켜 홍반과 소양증을 일으킨다. 진드기는 숙주 없이는 짧은 기간 동안 생존하고 가까운 접촉으로 인하여 전파가 일어난다. 몇몇 종류의 도포제가 상용화되어 있으며 기생충을 박멸하기 위해서 여러 번 적용해야 한다. 옷, 침구류, 다른 섬유도 함께 처치가 필요하다.

- **이감염증(pediculosis)**

    이에 의한 감염을 일컫는데, 몸니, 사면발이, 머릿니 등 세 가지 종류가 있다. 이는 작고 갈색이며 기생충이며 사람의 혈액을 먹고 살며 인간 숙주 없이는 오래살지 못한다[그림 13-24]. 암컷 이는 두피 가까이 모발 위에 알을 낳는다[그림 13-25]. 서캐는 작고 하얗고 보는 각도에 따라 다르게 보이는 조개 모양이다. 부화한 후에 이는 인체를 물고 피를 빨아 먹는다. 이가 문 곳은 매우 가렵고 반점과 구진으로 나타난다. 이 감염증은 가까운 접촉에 의해서 쉽게 전파된다. 몇몇 종류의 도포제가 있으며 여러 번 도포해야 이를 박멸할 수 있다. 옷, 침구류, 다른 섬유도 함께 처치가 필요하다.

그림 13-23 옴

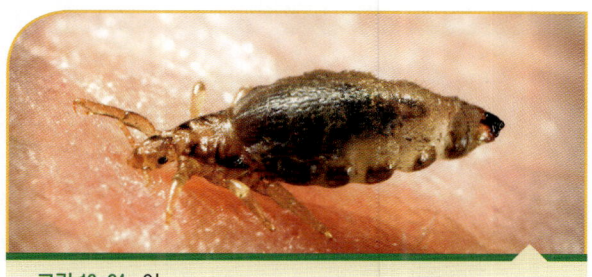

그림 13-24 이

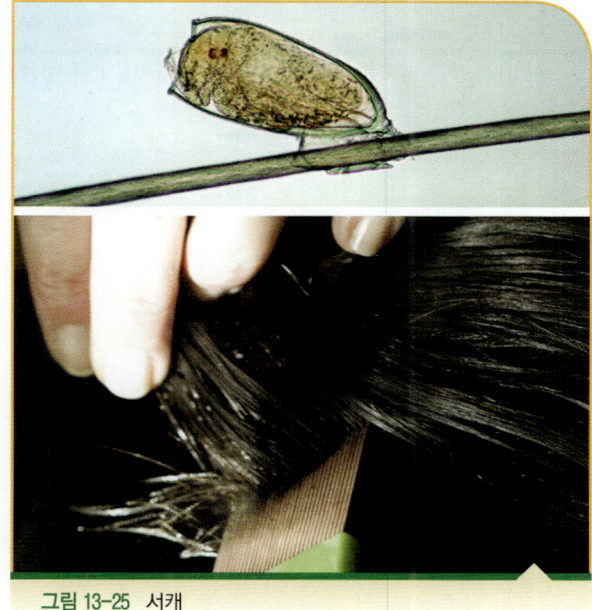

그림 13-25 서캐

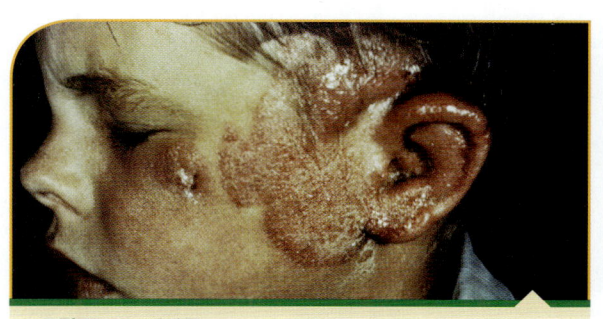

그림 13-22 백선증

외상성 피부 질환

외상성 피부 질환은 여러 종류의 손상에 의해서 일어난다. 피부 외상은 어떠한 손상을 입었느냐에 따라서 다양한 종류의 피부 질환을 야기시킨다[그림 13-26]. 이러한 손상은 손상받은 부위와 손상의 정도에 따라 경도부터 생명을 위협하는 것까지 다양하다. 손상의 종류와 정도와 상관없이 감염의 위험을 높이는데, 그 이유는 인체의 일차 방어선이 무너졌기 때문이다(2장 참고). 다양한

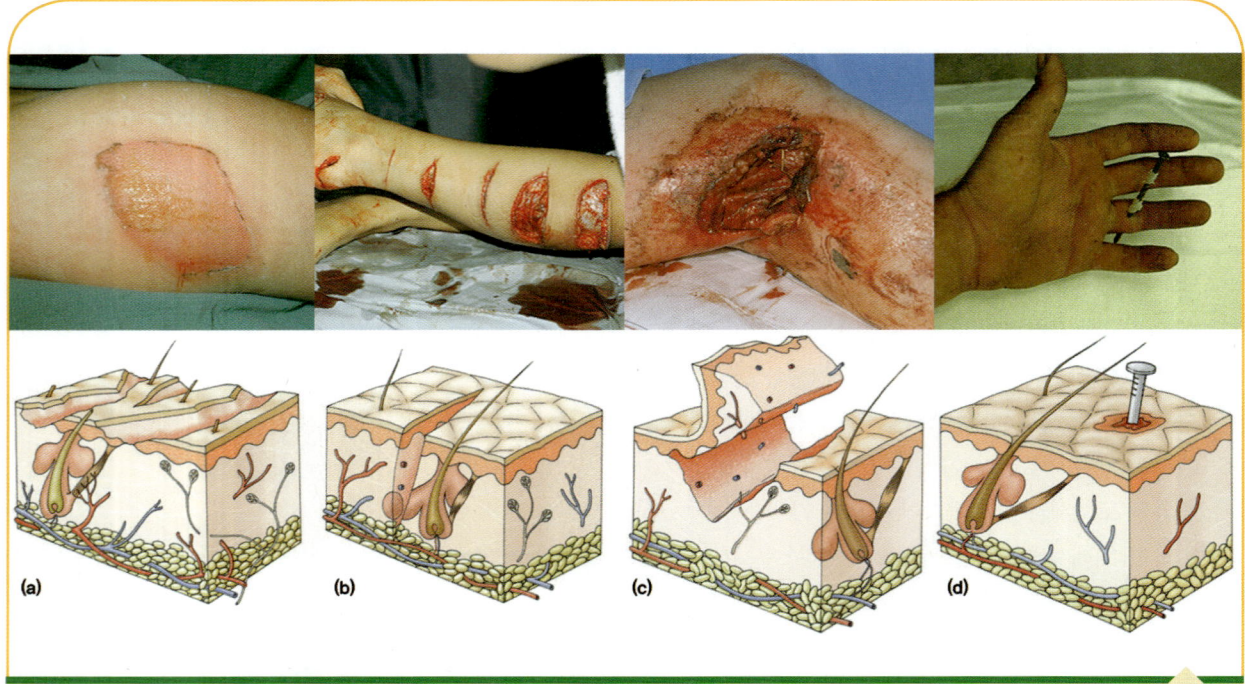

그림 13-26 상처의 종류 (a) 찰과상 (b) 열상 (c) 찢김 (d) 관통성 상처

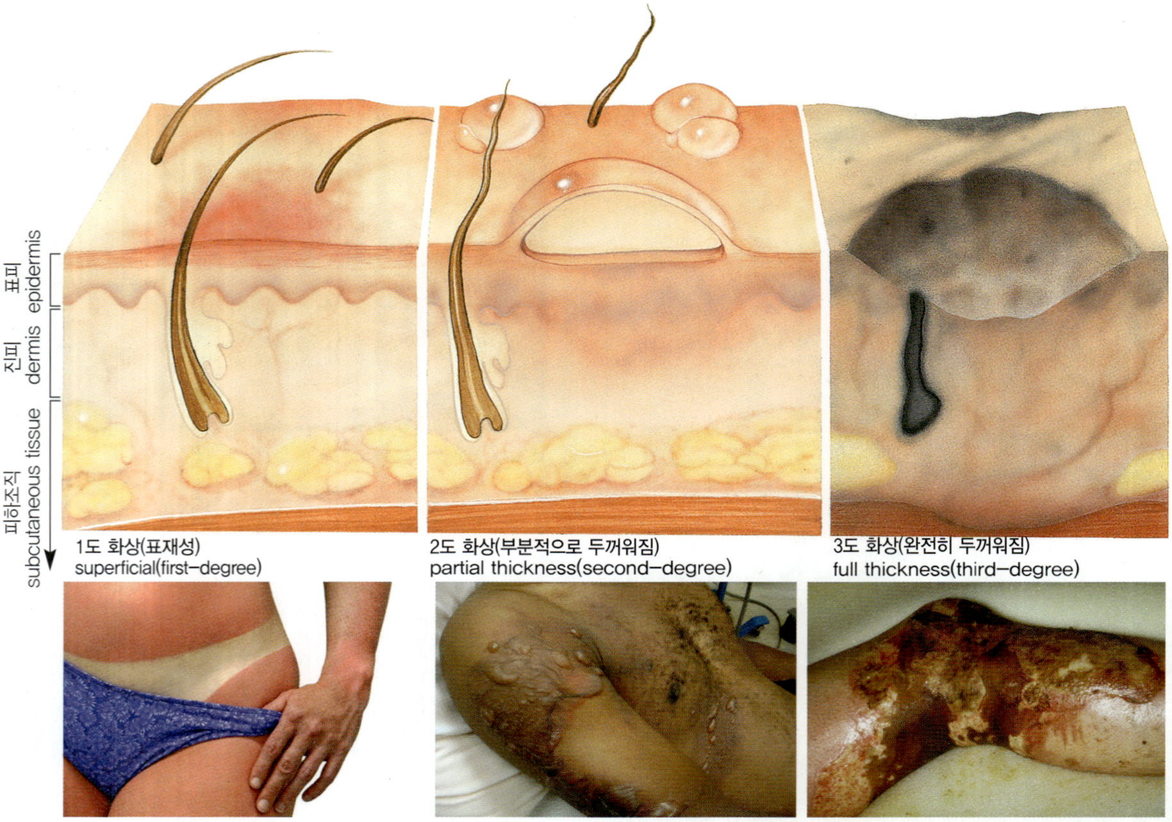

그림 13-27 화상의 분류

종류의 외상성 피부 손상(예:열상, 찰과상 등)이 있으나 이 부분에서는 화상에 대해서 중점적으로 알아보겠다.

■ 화상

화상(burn)은 온도 또는 비온도적인 요소에 의해서 일어나는 피부 손상이다. 원인으로는 건조한 열(예:불)과 습한 열(예:증기 또는 뜨거운 물), 방사선, 마찰, 가열된 물체, 자연적 또는 인공적 자외선, 전기, 화학물질(예:산성, 알칼리성, 페인트 희석제) 등이다. 이러한 손상은 염증 반응을 촉발시켜 세포 손상을 일으킨다. 중증도는 부위, 정도, 손상원인에 따라 다양하다. 중증도의 단계는 다음과 같다[그림 13-27].

- 1도 화상은 오직 표피만 침범한다. 1도 화상은 통증, 홍반, 부종을 야기한다.
- 2도 화상(부분적 두꺼워짐)은 표피와 진피를 침범한다. 2도 화상은 통증, 홍반, 부종, 수포를 야기한다.
- 3도 화상(전체 두꺼워짐)은 조직 깊숙한 부분까지 침범한다. 3도 화상은 흰색 또는 검정색, 새까맣게 된 피부를 야기하며 무감각하다.

합병증은 화상의 중증도와 관련이 있다. 다음과 같은 화상의 합병증이 있을 수 있다.

- 국소 감염(특히 포도상구균 감염)
- 패혈증
- 저혈량증(화상은 혈관, 혈장 단백을 손상시켜 체액의 이동을 야기한다(6장 참고)).
- 쇼크(패혈증 또는 저혈량증으로 초래)
- 저체온(손상의 범위가 클 때 열 손실)
- 호흡기계 문제(뜨거운 공기나 연기를 들이마심으로 기도에 화상을 입고 염증을 초래)
- 흉터
- 구축

진단적 절차로는 병력, 신체검진(총 침범한 체표면적 계산), 흉부 X-선 사진, 내시경(기도와 상기도를 보기 위해 카메라가 달린 유연한 튜브를 삽입하는 것), CBC, 혈액화학적 검사 등이 있다. 화상의 치료는 복잡하고 부위와 중증도에 따라서 다양하다. 심각하지 않은 화상의 치료전략은 다음을 포함할 수 있다.

- 화상의 원인을 제거한다.
- 만약 피부가 찢어지지 않았다면 차가운 물을 데인 부분에 흐르게 하거나 차가운 물(얼음물 아님)에 담그는 방법이 있다. 화상을 입은 부분을 적어도 5분 동안 물 속에 담그도록 한다. 깨끗하고, 차가운, 습윤 밴드 또는 수건은 통증을 감소시키는 데 도움이 된다.
- 환부를 물에 담그거나 물이 흐르도록 한 후 화상을 입은 부위를 건조하고 무균의 밴드 또는 깨끗한 드레싱으로 감싼다.
- 압력이나 마찰로부터 환부를 보호한다.
- 진통제를 투여하거나 NSAIDS를 통증과 부종을 경감시키기 위해 투여한다.
- 만약 2도 화상이 직경 2-3인치를 초과할 경우, 또는 손, 발, 발가락, 얼굴, 사타구니, 엉덩이, 주요 관절에 침범하였을 경우에 주요 화상으로 간주하여 치료한다.

주요 화상의 치료 전략은 다음을 포함한다.

- 화상의 원인을 제거한다.
- 만약 누군가의 몸에 불이 붙었다면, 그 사람을 멈추고 구르게 한다. 그 사람을 두꺼운 소재(예:울 또는 면 코트, 깔개, 담요)로 싸서 불이 산소를 공급받지 못하도록 한다. 화상을 입은 사람을 물에 담근다.
- 피부에 들러붙은 옷은 제거하지 않는다. 의복은 물에 적셔진 후 제거될 수 있고 심각한 경우에 외과적 수술이 필요할 수 있다.
- 화상을 입은 환자가 호흡을 하는지 확인해야 한다. 필요할 경우에 구조 호흡과 심폐소생술을 실시한다. 부종이 심각해짐에 따라 호흡이 장애를 받을 수 있으므로 호흡기계 상태를 모니터해야 한다.
- 호흡 유지(예:기계적 환기와 산소 요법을 통한 기관내 삽관)
- 화상을 입은 부위를 건조하고 무균적인 밴드나 깨끗한 면으로 덮는다. 연고는 적용하지 않고 수포를 터뜨리지 않도록 주의한다.
- 만약 손가락 발가락이 침범당했을 경우 손가락 발가락이 붙지 않게 건조하고 무균적인 붙지 않는 드레싱을 적용하여 분리시킨다.
- 손상받은 부분을 심장 높이까지 높인다.

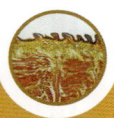

학습요점

화상을 입은 환자 치료 시 피해야 하는 행동들이다.

- 연고, 버터, 얼음, 약물, 크림, 오일 스프레이, 자가 치료제를 심각한 화상을 입은 경우 적용하지 않는다.
- 화상을 입은 부위를 입으로 불거나 기침을 하거나 하지 않는다.
- 수포와 괴사된 부분을 자극하지 않는다.
- 피부에 들러붙은 의복은 제거하지 않는다.
- 심각한 화상일 경우 수술이 필요할 수 있기 때문에 경구로 아무것도 주지 않는다.
- 쇼크를 유발할 수 있기 때문에 심각한 화상은 차가운 물에 담그지 않는다.
- 만약 기도화상을 입었을 경우에 기도를 닫을 수 있기 때문에 환자의 머리 아래에 베개를 적용하지 않는다.

- 압력과 마찰로부터 손상받은 부위를 보호한다.
- 쇼크를 예방하기 위한 절차를 따른다. 화상을 입은 환자에게 트렌델렌버그(Trendelenburg) 자세를 해주고 코트 또는 담요로 덮어준다. 그러나 환자가 머리, 목, 등, 또는 다리 손상이 의심될 경우에 이러한 자세를 취해주지 않거나 환자를 불편하게 하면 취해주지 않는다.
- 쇼크의 징후를 확인하기 위해 활력증후(예:빈맥, 저혈압)를 관찰한다.
- 정맥으로 세부적인 공식에 의해 계산된 만큼의 수분을 공급한다.
- 진통제, 안정제, 항생제를 경구, 정맥, 피부로 통증을 경감하고 감염을 예방하기 위해 투여한다.
- 역격리를 실시한다(예:가운 입기, 방문객 제한)
- 치유를 증진하고 감염의 위험을 줄이기 위해 세심한 상처간호를 실시한다.
- 보호성 드레싱을 적용한다.
- 조직 재생을 증진시키고 흉터를 예방하고 치유를 촉진하기 위해 피부 이식을 실시한다.
- 환부를 봉합하고, 죽은 조직을 제거하고, 합병증(예:흉터, 구축)을 치료하기 위해 필요 시 수술을 실시한다.
- 흉터를 줄이기 위해 물리치료를 실시한다.
- 치유를 촉진하고 항진된 대사량을 지지하기 위해 단백질과 탄수화물 섭취를 늘린다.

만성 피부 질환

다양한 종류의 만성 질환이 피부에 나타날 수 있으며 중증도는 다양하게 나타날 수 있다. 대부분 생명을 위협하지 않지만 개인의 외모에 심각한 영향을 미칠 수 있다.

■ 여드름

여드름(acne vulgaris)은 청소년기에 주로 나타나지만 어떤 연령층에서나 나타날 수 있다. 여드름은 기름, 죽은 조직, 박테리아, 성분들이 막히면서 나타난다. 땀구멍에 염증이 일어나고 농포와 결절, 낭포 등을 만들 수 있다. 막힌 땀구멍은 끝에 흰색 물질로 차서 융기될 수도 있고(화이트헤드라고 불린다) 또는 구멍이 어둡게 될 수도 있다(블랙헤드라고 불린다)[그림 13-28]. 만약 감염된 땀구멍이 터지면 안에 있던 물질 기름, 박테리아 등이 주변조직으로 퍼지고 염증 반응을 일으킬 수 있다. 여드름은 주로 얼굴, 어깨 등에서 나타나는데 몸통, 팔, 다리, 엉덩이 등에서도 나타날 수 있다. 여드름의 중증도는 다양하다. 심각한 경우에는 큰 흉터를 남길 수 있다. 여드름의 위험요소는 다음과 같다.

- 가족력
- 호르몬 변화(예:생리기간 동안의 호르몬 변화, 임신, 피임제, 스트레스)
- 기름진 화장품과 헤어 제품 사용
- 약물(예:스테로이드제제, 테스토스테론제제, 에스트론제, 페닐토인)
- 높은 습기와 땀

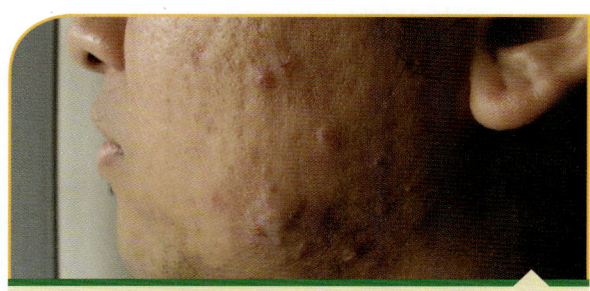

그림 13-28 여드름

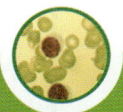

궁금증 해결

해결해야 할 여드름과 관련된 몇 개의 속설이 있다 (말장난 의도 아님)

궁금증 1. 기름진 음식과 쵸콜릿은 여드름을 악화시킨다.
일반적인 믿음과 반대로 기름진 음식과 쵸콜릿은 여드름에 미치는 영향은 미비하다. 오히려 다른 종류의 식이가 영향을 미치는지에 대한 연구가 진행 중이다. 혈당을 높이는 고탄수화물음식(빵, 베이글, 과자)이 아마도 여드름과 관련이 있을 수 있다.

궁금증 2. 여드름은 피부가 더러워서 생기는 것이다.
여드름은 더러움에 의해서 생기지 않는다. 사실상, 피부를 너무 세게 문지르거나 강한 비누나 피부를 자극하는 화학물질을 사용하여 씻는 것이 여드름을 악화시킬 수 있다. 간단한 피부 세정은 과도한 기름기와 죽은 각질을 제거하는 데 충분하다.

여드름의 진단적 절차는 병력 청취, 신체검진을 포함한다. 치료는 중증도에 따라 다른데 다음과 같은 치료전략이 주로 사용된다.

- 순하고, 보습 비누로 더러움과 화장품을 운동 후를 포함해서 하루에 한두 번 깨끗하게 씻는다. 그러나 반복적으로 자주 씻는 것은 피한다.
- 지성 모발일 경우 샴푸로 매일 머리를 감는다.
- 얼굴로부터 멀리하기 위해 머리카락을 뒤로 하거나 빗는다. 꽉 조이게 머리카락을 묶는 것은 피한다.
- 짜거나 긁거나 손으로 집거나 문지르거나 하는 등의 행동을 피한다. 이는 피부에 염증을 일으키고 흉터를 남게 한다.
- 여드름을 손으로 만지는 것을 피한다.
- 기름진 화장품과 크림을 피한다. 여드름 유발 성분이 없는 것과 수분 위주의 제품을 사용한다.
- benzoyl peroxide, sulfur, resorcinol, salicylic acid 성분의 여드름 치료제를 사용한다.
- 경구 또는 도포용 항생제(예:erythromycin)를 사용한다.
- 레티노산크림 또는 젤(예:Retin-A)을 적용한다.
- 경구 isotretinoin(accutane)를 복용한다.
- 경구 피임제를 복용한다.
- 티트리오일, 아연, 구걸, 발효 효모 등의 대체요법을 사용한다.
- 광역동 요법(레이저 치료)을 적용한다.
- 화학적 각질 제거제를 적용한다.
- microdermabrasion을 사용한다.
- 각질제를 사용한다.
- 필러제를 이용한다(예:콜라겐, 지방)
- 햇볕 노출을 제한한다.

■ 장미진

장미진(rosacea)은 특징적으로 피부를 침범하는 만성 염증 질환이다. 장미진에 대해 알려진 것은 매우 적은데, 피부가 하얗거나, 멍이 잘 드는 여자에게서 흔히 나타난다. 장미진의 증상은 홍반, 두드러진 거미혈관종, 부종, 여드름 같이 일어나는 것 등이다[그림 13-29].

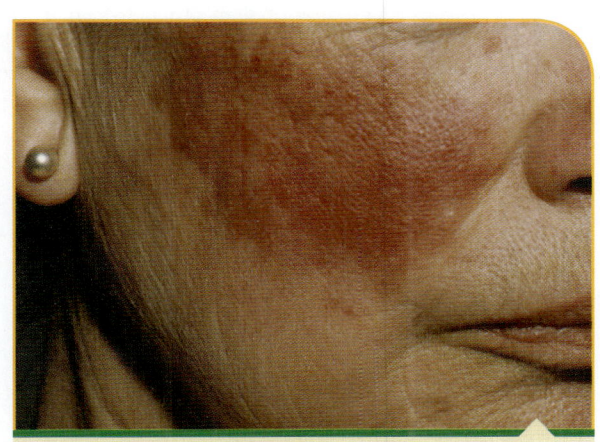

그림 13-29 장미진

부가적인 증상으로는 코 주변의 피부가 두꺼워지는 것(딸기코종), 타는 듯한 또는 찌르는 듯한 통증, 빨갛고 눈물이 많이 나는 눈 등의 증상이 나타날 수 있다. 만약 치료하지 않는다면 장미진은 진전되는데, 대부분의 호전과 악화를 반복한다. 악화시키는 요인은 개인마다 다르다. 악화시키는 요인으로는 햇볕 노출, 땀, 스트레스, 매운 음식, 술, 뜨거운 음료, 바람, 뜨거운 목욕, 찬 날씨 등이다. 진단적 절차는 병력 청취와 신체검진이 포함된다. 알려진 치료법은 없다. 처치의 전략으로는 악화시키는 요인을 확인해서 피해서 악화기를 줄이는 것이다. 다음과 같은 치료전략이 포함된다.

- 세수할 때 지나친 문지름을 피한다.
- 햇볕 노출을 피하고(예:햇볕을 보호하는 의복 입기, 아침 10시부터 오후 4시까지는 햇볕 노출 피하기), UVA와 UVB 모두 차단하는 선크림을 매일 바른다.
- 더운 날씨에 신체활동을 피한다.
- 스트레스를 조절한다(예:심호흡하기, 요가).
- 매운 음식, 알코올, 뜨거운 음료 등을 피한다.
- 악화시키는 요소들을 피한다.
- 도포용 또는 경구용 항생제를 피부가 일어나는 것을 조절하기 위해 사용한다.
- 레티노산크림 또는 젤(예: Retin-A)을 적용한다.
- 경구 isotretinoin(accutane)을 복용한다.
- 빨갛게 되는 것을 줄이기 위해 레이저 수술을 시행한다.
- 코 조직이 커진 것을 줄이기 위해 외과적 수술을 시행한다.
- 녹색 또는 노란색 계통의 파우더를 사용하여 외관상 붉은빛을 줄인다.

암

피부암(skin cancer)은 비정상적인 피부 세포가 자라는 것이다. 2006년 질병관리본부에 따르면, 피부암은 가장 많이 발생하는 암이다. 흑인, 얇은 피부를 가진, 가족력이 있는 남자에게서 가장 유병률이 높다. 5년 생존률은 약 38%이다. 자연적 또는 인공적 자외선 노출이 가장 중요한 위험요소이다. 이러한 이유로 대부분의 피부암은 햇볕을 가장 많이 받는 부위(예:팔, 목)에 나타난다. 크게 바닥세포암종, 편평세포암종, 흑색종 등 세 종류의 피부암이 있다. 바닥세포암종은 가장 흔한 종류로 비정상적인 피부 세포가 표피 가장 안쪽에서 자라는 것이다.

편평세포암종은 편평상피의 변화로 표피 중간층에서 주로 발견된다. 흑색종은 멜라닌 세포에 의한 암으로 가장 흔하지 않는 종류이지만 가장 심각하다. 바닥세포암종과 편평세포암종은 대부분 전이가 되지 않지만 흑색종이 다른 부분으로 주로 전이가 된다.

피부암은 모양이 다양한데 작고, 빛나고, 반짝거리고, 비늘 같고, 거칠고, 두껍고, 껍질이 있고, 출혈 등이 있을 수 있다[그림 13-30]. 따라서 어떤 의심스러운 피부 질환이라도 검진이 되어야 한다. 의심스런 특징은 다음을 포함한다.

- 비대칭성 - 병변이 다른 부분과 다르다.
- 경계선이 불규칙적이다.
- 색깔이 햇볕에 그을린 음영, 갈색, 검정(때때로 하얀색, 붉은색, 푸른색) 등으로 부위별로 다르다.
- 지름이 주로 (항상은 아님) 6mm보다 크다.
- 출혈이 있거나 낫지 않는 피부가 자라는 것
- 시간이 지남에 따라 외형이 바뀌면서 피부가 자라는 것

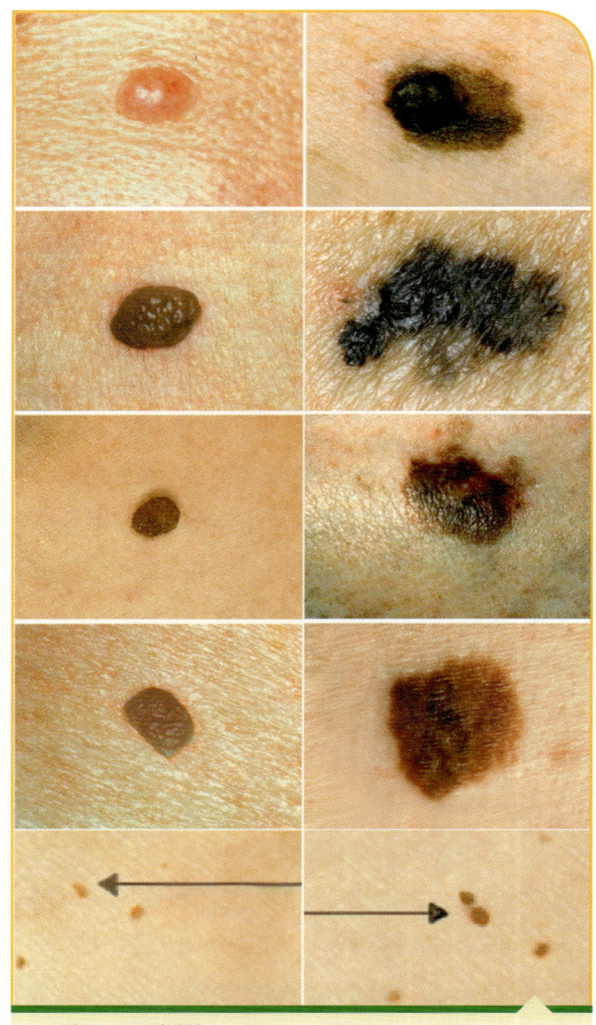

그림 13-30 피부암

대부분의 피부암은 자외선 노출을 피하거나 제한함으로써(예: 선크림을 바르거나 햇볕으로부터 보호하는 의복 착용) 예방이 가능하다. 조기 진단이 좋은 예후를 위해 매우 중요하다. 진단적 절차는 병력청취, 신체검진, 생검 등이 포함된다. 조기 진단은 가장 공격적인 종류의 피부암도 성공적으로 치료할 수 있게 한다. 암 조직 성장의 제거는 가장 좋은 예후를 낳는다. 치료 전략은 다음과 같다.

- 냉동치료
- 절개 수술
- 레이저 치료
- Mohs's 수술(피부를 한층 한층 제거하면서, 비정상적 조직이 남아 있지 않을 때까지 층마다 현미경적 조사를 실시)
- 소파술과 전기소작술(큐렛을 이용하여 암세포를 긁어내고 전기 바늘을 이용하여 남은 암 조직을 파괴)
- 방사선 치료
- 화학요법

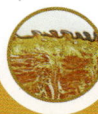

학습요점

모든 피부 병변, 점들은 의심스러운 변화를 관찰해야 한다. 이러한 변화는 A, B, C, D로 쉽게 표현될 수 있다.

A = asymmetry(비대칭성)
 – 병변의 한 부분이 다른 부분과 다르다.

B = boarders(경계) – 불규칙적

C = color(색깔) – 햇볕에 그을른 음영, 갈색, 검정색 (때때로 하얀색, 붉은색, 푸른색) 등으로 부위별로 색깔이 다르다.

D = diameter(직경) – 지름이 주로(항상은 아님) 6mm(연필 지우개만큼의 직경)보다 크다.

요약

피부계통은 병원균의 침입으로부터 보호, 수분 균형유지, 환경의 변화 인지, 체온 조절 등으로 인체의 항상성 유지와 건강에 매우 중요한 역할을 한다. 피부계통을 침범하는 어떠한 상태라도 피부가 담당하는 일부 또는 모든 기능에 영향을 미칠 수 있다. 피부 질환들은 자외선과 적외선을 모두 차단하는 선크림 사용과 햇볕으로부터 보호할 수 있는 의복 착용, 자외선이 가장 강한 오전 10시부터 오후 4시까지 바깥 활동 제한 등을 통해 자외선 노출을 줄임으로써 예방할 수 있다. 조기 진단과 치료는 예후를 향상시킬 수 있다.

참고문헌

Centers for Disease Control and Prevention. (2006). Retrieved from http://www.cdc.gov/cancer/skin/basic_info/index.htm

Chiras, D. (2008). *Human biology* (6th ed.). Sudbury, MA: Jones and Bartlett.

Elling, B., Elling, K., & Rothenberg, M. (2004). *Anatomy and physiology.* Sudbury, MA: Jones and Bartlett.

Gould, B. (2006). *Pathophysiology for the health professions* (3rd ed.). Philadelphia, PA: Elsevier.

Professional guide to pathophysiology (2nd ed.). (2007). Philadelphia, PA: Lippincott Williams & Wilkins.

Resources

www.cancer.gov
www.cancer.org
www.cdc.gov
www.nayoclinic.com
www.medlineplus.gov
www.nih.gov
www.who.int

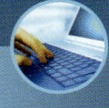

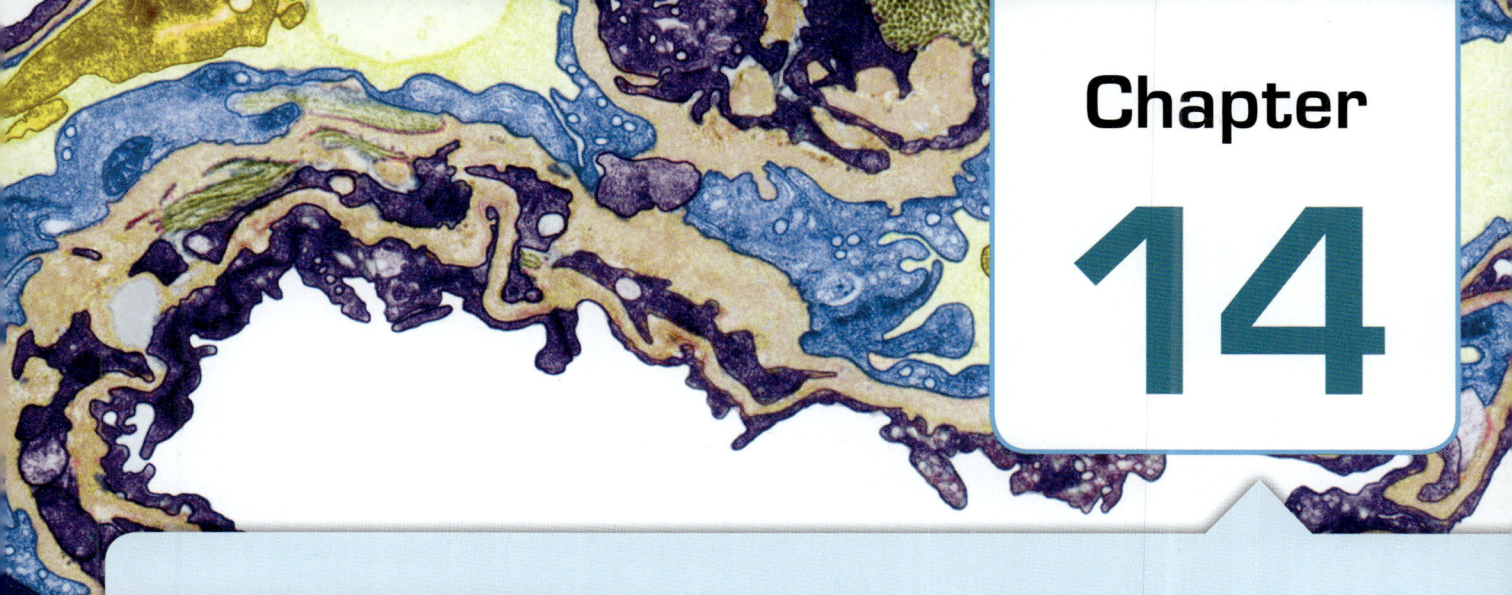

Chapter 14

감각 기능
Sensory Function

학습목표

- 감각계의 해부생리를 설명할 수 있다.
- 선천성 감각장애를 설명할 수 있다.
- 노화와 관련된 감각변화를 설명할 수 있다.
- 감염성·염증성 감각장애를 설명할 수 있다.
- 외상성 감각장애를 설명할 수 있다.
- 만성 감각장애를 설명할 수 있다.
- 감각계 암에 대해 설명할 수 있다.
- 다양한 감각장애에 대해 설명할 수 있다.

주요 용어

각막 cornea	눈 eye	신경병성 통증 neuropathic pain	전정기관 vestibular apparatus
각막염 keratitis	동공 pupil	안구진탕 nystagmus	중이 middle ear
간상세포 rod	등골 stapes	안방수 aqueous humor	중이염 otitis media
개방각 녹내장 open-angle glaucoma	망막 retina	약시 amblyopia	체성통증 somatic pain
결막 conjunctiva	망막박리 retinal detachment	연관통증 referred pain	초자체액 vitreous humor
결막염 conjunctivitis	맥락막 choroid	연쇄상폐렴구균 streptococcus pneumoniae	추골 malleus
공막 sclera	메니에르병 meniere's Disease	와우 cochlea	추상세포 cone
구형낭 saccule	모양체 ciliary body	외이 outer ear	침골 incus
귀 ear	무이증 anotia	외이도 external ear canal	통증 pain
난원창 oval window	반고리관 semicircular canal	외이염 otitis externa	통증 내성 pain tolerance
난치성 통증 intractable pain	백내장 cataracts	유스타키오관 eustachian tube	통증역치 pain threshold
난형낭 utricle	복시 diplopia	이개 auricle	폐쇄각 녹내장 closed-angle glaucoma
내이 inner ear	사시 strabismus	이경화증 otosclerosis	폐쇄증 atresia
내장통증 visceral pain	선천성 난청 congenital hearing loss	이명 tinnitus	현훈 vertigo
노안 presbyopia	선천성 녹내장 congenital glaucoma	이소골 ossicle	홍채 iris
노인성 난청 presbycusis	선천성 백내장 congenital cataracts	이차성 녹내장 secondary glaucoma	환상통증 phantom pain
녹내장 glaucoma	소이증 microtia	전방 anterior chamber	황반변성 macular degeneration
누관 lacrimal duct	수정체 lens	전정 vestibule	후방 posterior chamber
누선 lacrimal gland	시신경 optic nerve		

인체는 내·외부 환경의 변화를 지각하는 복잡한 감시체계를 갖고 있어 신체 곳곳의 많은 수용체를 활용하여 아주 미세한 변화들로 감지한다. 수용체는 피부 속, 내부 장기, 기타 조직에 위치하며 수용체에서 감지한 자극을 일반 감각이나 특수감각을 통해 흥분을 유발한다[표 14-1]. 일반 감각에는 통각, 가벼운 촉각, 압각, 온각 및 고유감각(위치)이 있으며, 특수감각에는 미각, 후각, 시각, 청각, 평형감각이 있다. 감각기관의 이상은 감각기능의 장애를 일으키는데, 이러한 장애는 선천적인 결함이나 노화, 감염 및 암 등의 다양한 원인에 의해 발생한다.

표 14-1. 일반감각과 특수감각 요약

감각	자극	수용체
일반감각	통증	노출된 신경종말
	가벼운 접촉	메르켈 소체; 모낭 주변의 자유신경종말; 마이스너 소체(Meissner's corpuscles); 루피니 소체(Ruffini's corpuscles); 크라우제 소체(Krause's corpuscles)
	압력	파치니 소체(Pacinian corpuscles)
	온도	자유신경종말
	고유감각	골지건 기관; 근방추; 관절 내의 마이스너 소체와 유사한 수용체
특수감각	미각	미뢰(맛봉오리)
	후각	후각 상피
	시각	망막
	청각	코르티 기관
	평형	반고리관의 팽대; 난형낭과 구형낭의 평형반

해부생리

인체의 변화를 감지하는 감각능력은 늘 변화하는 내·외부 환경으로부터 반응하여 적절한 기능을 하게한다. 수용체는 흥분을 감지하고, 자극을 신경 충동으로 전환시킨다. 이러한 충동은 뇌신경이나 척수신경을 따라 뇌로 전달되어 처리되고 해석된다[그림 14-1]. 인체는 일반감각과 특수감각에 대한 다섯 가지 유형의 수용체가 있다. 각각은 기계수용체(mechanoreceptors, 접촉이나 압력), 화학수용체(chemoreceptors, 혈액이나 음식, 공기 속에 있는 화학물질), 온도수용체(thermoreceptors, 열이나 추위), 광수용체(photoreceptors, 햇빛), 통증수용체(nociceptors, 통증)이다. 일반감각 수용체는 노출되어있거나 피막에 싸여 있는 신경종말을 갖는다[그림 14-2]. 노출된 신경종말은 통증, 온도, 가벼운 접촉을 감지하여 피부, 뼈, 내부 장기 속에 위치해 있다. 피막에 싸인 신경종말(예:파치니 소체, 마이스너 소체, 크라우제 소체, 루피니 소체)은 한 층 이상의 세포로 둘러싸여 있고, 다양한 감각을 수용하기 위해 신체 곳곳에 퍼져있다. 많은 감각 수용체(특히 통증, 온도, 압력)들은 지속적인 자극에 노출되면 순응(adaptation)이 이루어져 신경 충동이 발생하지 않는다. 통증(pain)은 여러 가지 상황과 원인에 의해 발생한다. 통증은 인체에서 무엇인가 잘못되었음을 알리는 보호기전으로서 의학적인 치료를 받게 되는 가장 흔한 원인이며 진단에 도움을 준다. 통증은 주관적인 느낌이고, 통증의 인지(통증 역치(pain threshold))는 정서(감정)와 행동, 인지(믿음과 태도), 감각(지각), 생리적 요인에 따라 영향을 받는다. 완화되지 않는 통증은 치유과정을 지

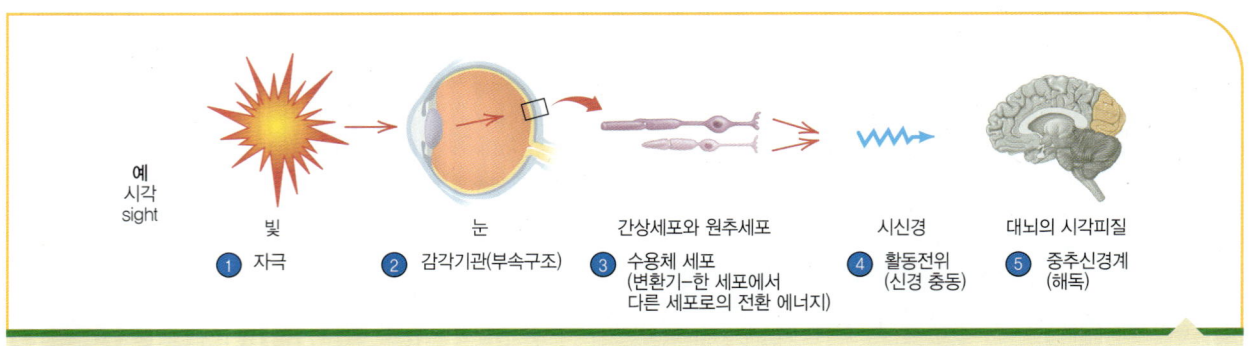

그림 14-1 일반감각경로

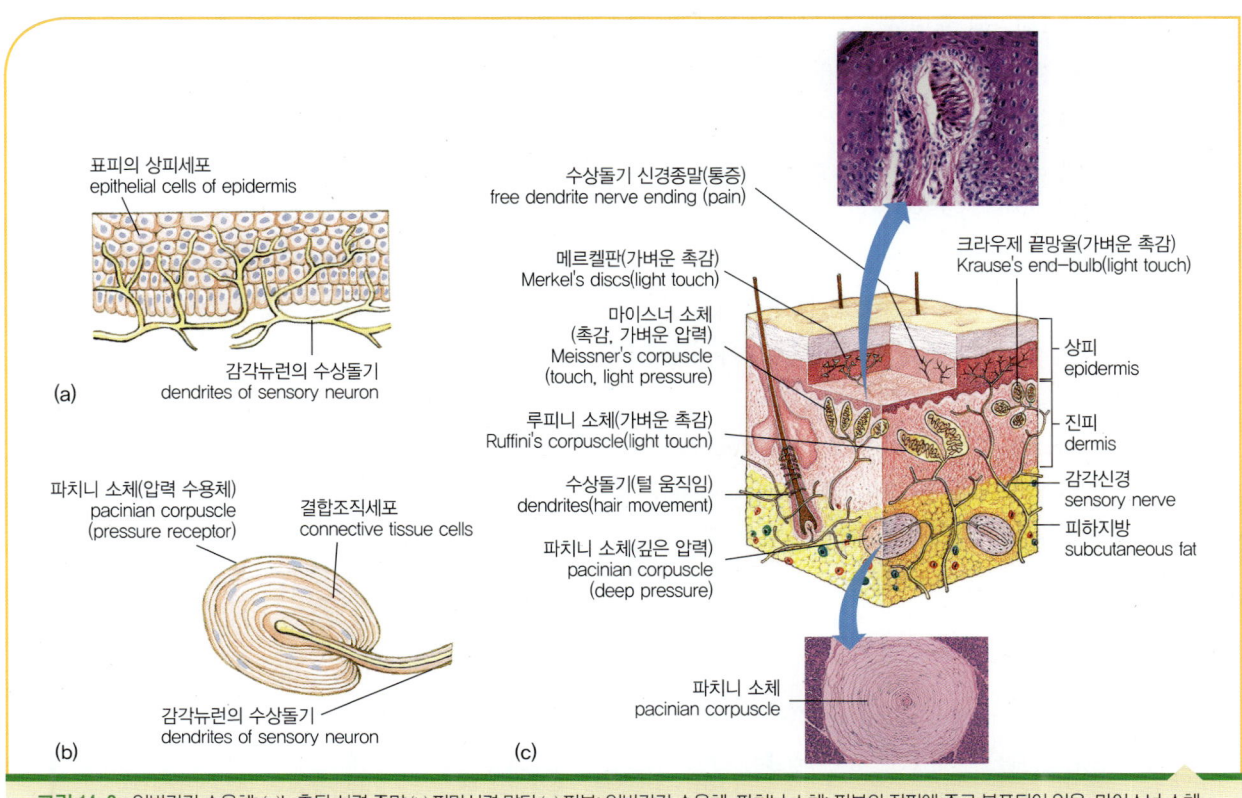

그림 14-2 일반감각 수용체: (a)노출된 신경 종말 (b) 피막신경 말단 (c) 피부: 일반감각 수용체. 파치니 소체: 피부의 진피에 주로 분포되어 있음. 마이스너 소체

연시킬 수 있고, 스트레스 반응을 유발하며, **통증 내성**(pain tolerance)을 일으킨다.

신체는 두 가지 유형의 통증을 인지하는데, 각각의 원인과 위치 및 특성을 갖고 있다. **체성통증**(Somatic pain)은 피부나 관절, 근육, 건(힘줄)에 통증 자극이 주어졌을 때 발생한다. 이러한 자극에는 잘림, 눌림, 꼬집힘, 극심한 온도, 자극적인 화학물질 등이 포함된다. 체성통증은 통증이 발생한 정확한 부위를 짚어내기 쉽다. **내장통증**(Visceral pain)은 내부 장기에 대한 통증 자극에 의해 발생하며, 자극으로는 장의 팽창, 저산소증이 해당된다. 내장통증은 주로 모호하고 분산되어 있으며 통증 발생 기관으로부터 멀리 떨어진 신체의 표면에서 느껴질 수 있는데 이를 **연관통증**(referred pain)[그림 14-3]이라 한다.

연관통증의 정확한 기전은 알려지지 않았지만 내장의 신경자극과 체성 신경자극이 동일한 위치에서 척수로 유입되어 대뇌가 이를 잘못 해석했기 때문인 것으로 여겨지고 있다(11장 참고). **환상통증**(phantom pain)

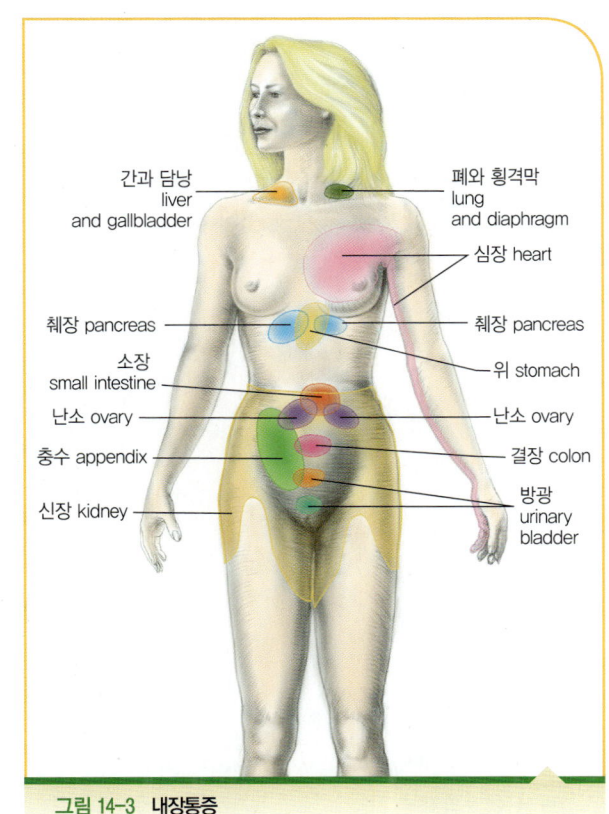

그림 14-3 **내장통증**

은 신체의 일부가 절단된 후 발생하는 통증이다. 신체의 일부가 절단된 사람들 중 이미 절단된 신체에서 불편감을 느낄 수 있다. 이는 뉴런이 잘리면서 정상적인 감각유입이 없어서 척수신경세포가 자발적으로 감각을 만들어내기 때문이다. 이러한 유형의 통증은 심한 괴로움을 줄 수 있지만 시간이 지나면서 점차 호전된다. **난치성통증**(intractable pain)은 만성적으로 진행되는 통증으로 지속적이면서도 극도로 쇠약하게 하는 통증이다. 이 유형은 흔히 일반적인 약물치료(예:진통제, 마취제)에 잘 반응하지 않고, 주로 심각한 부상, 특히 압좌 손상(crushing injury)에서 흔히 나타난다. **신경병성통증**(neuropathic pain)은 질병(예:당뇨병)이나 외상으로 인한 말초신경의 손상으로 인해 발생하는 통증이며 대부분 만성적이다.

■ 눈

사람의 눈은 생활하는 주변 환경을 인지할 수 있도록 해주는 매우 훌륭한 기관이다. 눈은 둥근 모양의 기관으로 앞쪽 두개골(머리뼈)의 안와(눈확)에 자리잡고 있다. 눈은 세 개의 층으로 구성되어 있다[그림 14-4], [표 14-2]. 가장 바깥층은 강한 섬유성 물질로 이루어진 **공막**(sclera; 흰자위)이고, 앞쪽부분의 투명한 렌즈부분이 **각막**(cornea)이다. 공막에 붙어 있는 건(힘줄)과 근육이 안구 운동을 조절한다. 각막은 빛이 눈으로 들어오게 한다. 눈의 중간층은 **맥락막**(choroid)이며, 멜라닌을 함유하고 있어 산란되는 빛을 흡수한다. 맥락막 앞쪽부분은 평활근 섬유로 이루어진 **모양체**(섬모체, ciliary body)가 있다. 모양체는 수정체 모양을 조절하여 초점을 맞추는 역할을 한다. **홍채**(iris)는 동공을 둘러싼 둥근 도넛 모양으로 **동공**(pupil)은 홍채의 가운데 나 있는 어두운 구멍이다. 맥락막과 망막의 색깔이 있는 부분 때문에 동공이 검은 색으로 보인다. 홍채는 평활근 섬유로 이루어져 있으며, 동공의 크기를 조절하여 눈으로 들어오는 빛을 조절한다. 동공은 빛의 세기에 따라 자동적으로 열리고 닫힌다. 눈의 가장 안쪽 층은 **망막**(retina)이다. 망막의 가장자리는 색깔이 있는 층이고, 안쪽은 광수용체와

표 14-2. 눈의 구조와 기능

구조		기능
벽		
바깥층	공막	외안근이 부착되는 곳
	각막	빛이 들어오게 하고, 굴절시킴
중간층	맥락막	빛을 흡수, 눈의 구조물에 영양 공급
	모양체	수정체를 조절, 상이 맺히게 해줌
	홍채	눈으로 들어오는 빛의 양을 조절
속층	망막	빛에 반응하여 빛을 신경 충동으로 전환
부속 구조물	수정체	망막에 상이 맺히도록 모아줌
	초자체액	망막과 수정체가 제위치에 있도록 해줌
	방수	눈의 전방에서 영양분을 공급
	시신경	망막에서 뇌로 신경자극을 전달

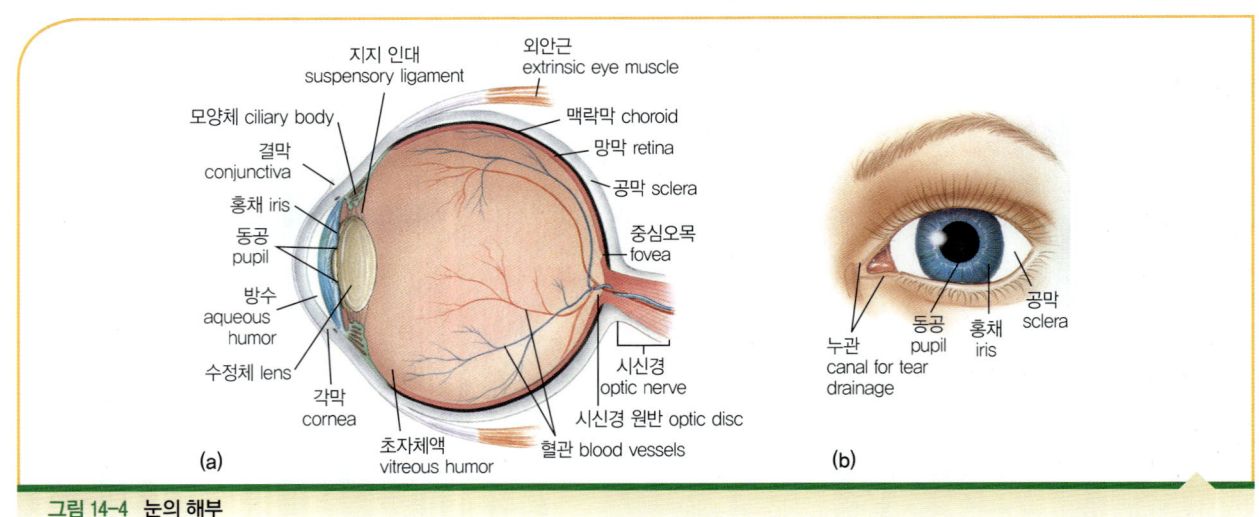

그림 14-4 눈의 해부

신경세포로 이루어져 있다[그림 14-5]. 각막은 맥락막에 약하게 붙어 있어 손상에 취약하다. 망막은 간상세포와 추상세포라는 광수용체를 가지고 있다. **간상세포**(rods)는 어두운 빛에 예민하여 주로 밤에 활동한다. **추상세포**(cones)는 밝은 빛에 예민하여 낮에 주로 활동하며, 시력과 색각을 담당한다. 좌우의 신경절 세포 축삭은 눈 뒤 쪽에서 합쳐져 **시신경**(시각신경, optic nerve)을 형성한다. 시신경 부위에는 광수용체가 없기 때문에 빛에 반응하지 않는다. 눈으로 들어온 시각상은 망막에서 거꾸로 뒤집히며 전달된 자극은 뇌에서 시각 피질로 보내진다.

수정체(lens)는 투명하고 유연한 구조물이로 홍채 뒤에 놓여있다. 수정체에 붙은 평활근이 수정체의 모양을 변화시켜 물체에 초점을 맞출 수 있게 한다. 수정체는 눈의 내부를 2개의 공간인 전방과 후방으로 나눈다. **전방**(안구앞방(anterior chamber))은 수정체 앞쪽이며, **후방**(안구뒤방(posterior chamber))은 수정체의 뒤쪽이다. 전방은 **안방수**(aqueous humor)라고 하는 물 같은 액체를 함유하고 있으며, 방수는 망막과 수정체에 영양분을 공급하고 노폐물을 운반한다. 후방에는 투명한 젤라틴 같은 물질인 **초자체액**(vitreous humor)이 가득 차있어 눈의 모양을 유지한다.

안검의 안쪽면과 눈의 노출된 면을 싸고 있는 얇은 막을 **결막**(conjunctiva)이라고 하며, 결막은 **누선**(눈물샘, (lacrimal glands))에 의해 촉촉하게 유지된다. 눈물은 눈을 깨끗이 하는 역할을 하며 **누관**(눈물관, lacrimal duct)으로 배출된다.

▪ 귀

귀(ear)는 소리를 들을 뿐 아니라 체위를 감지하고 평형을 유지한다. 귀는 외이, 중이 및 내이로 나뉜다[그림 14-6], [표 14-3]. **외이**(바깥귀, outer ear)는 이개(귓바퀴), 이수(귓불) 및 외이도(바깥귀길)로 구성되어 있다. **중이**(가운데귀, middle ear)는 고막과 이소골(귓속뼈)을 포함한다. **내이**(속귀, inner ear)는 와우(달팽이관), 반고리관, 구형낭(둥근주머니)과 난형낭(타원주머니)으로 구성된다.

이개는 불규칙한 모양의 연골로 소리가 귀로 들어오

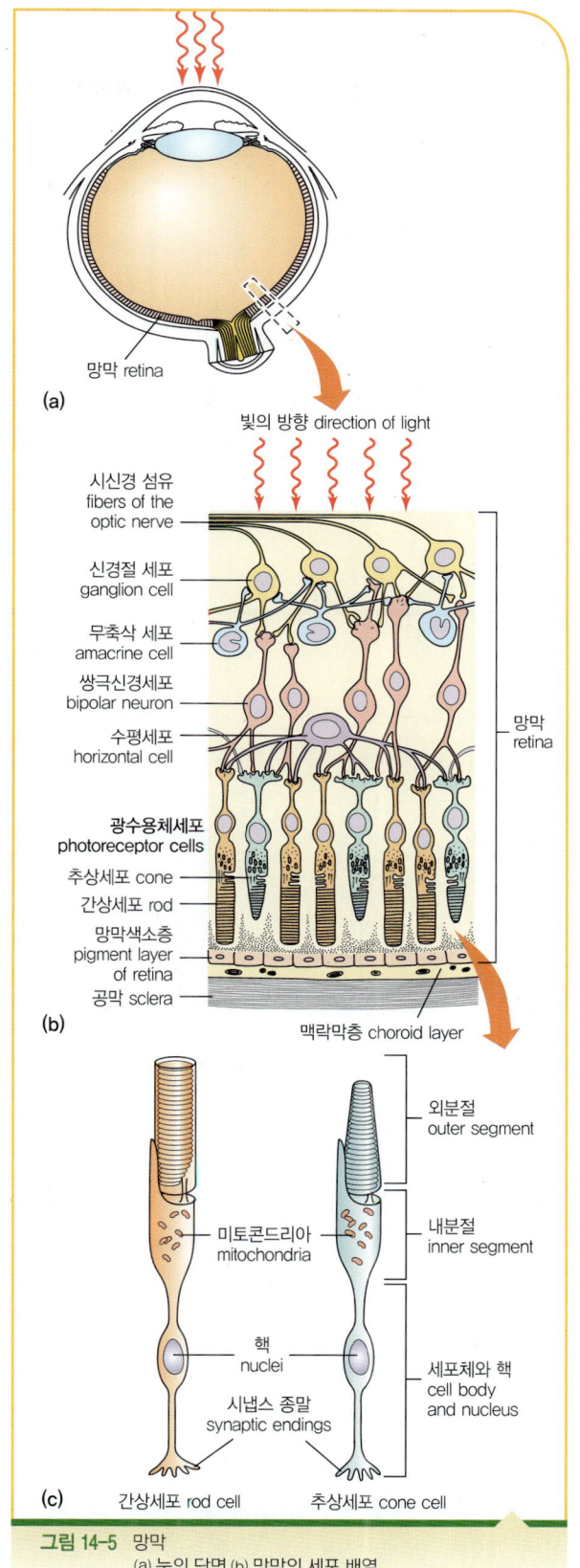

그림 14-5 망막
(a) 눈의 단면 (b) 망막의 세포 배열
(c) 간상세포와 추상세포의 구조

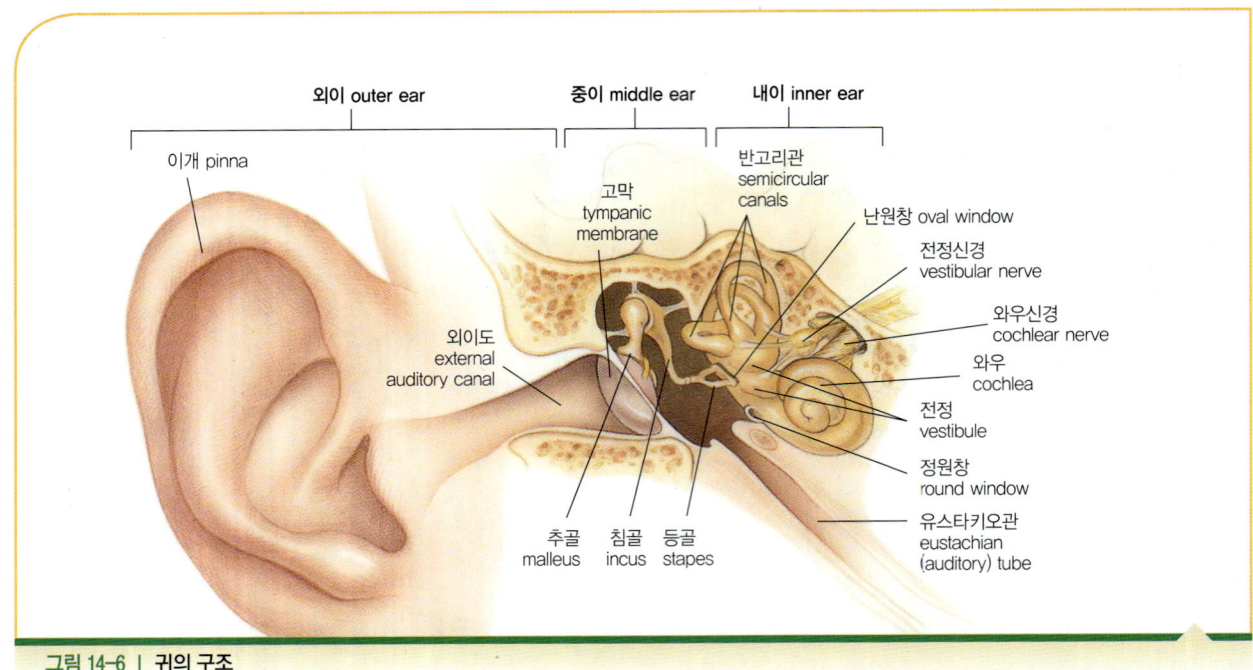

그림 14-6 | 귀의 구조

표 14-3. 귀의 구조와 기능

구분	구조	기능
외이	이개(귓바퀴)	소리를 모아 외이도로 들어가게 해줌
	이주(귓불)	
	외이도(바깥귀길)	고막까지 소리를 전달
중이	고막	소리가 부딪히면 진동함
	이소골	내이에 있는 와우까지 소리를 전달
내이	와우	물결파를 신경자극으로 전환시킴
	반고리관	머리의 움직임을 감지
	구형낭과 난형낭	머리의 움직임과 가속을 감지

게 하는 통로이다[그림 14-7]. 소리가 **외이도**(external ear canal)를 따라 안쪽으로 이동하면서 외이와 중이를 나누고 있는 투명한 막인 **고막**(tympanic membrane)에 부딪혀 진동이 발생되어 고막은 이소골로 진동을 전달한다. **이소골**(ossicles)은 세 개의 뼈, 추골(망치뼈), 침골(모루뼈), 등골(등자뼈)로 이루어져 있다. **추골**(malleus)은 고막에 붙어 있으며 고막의 진동으로 인해 추골이 앞뒤로 흔들리게 된다. 이 진동은 **침골**(incus)과 **등골**(stapes)로 전달되어서 난원창까지 도달한다. **난원창**(oval window)은 내이로 들어가는 막이다. 고막에서 생성된 진동은 내이로 가는 구조물을 통과하면서 증폭되고, 난원창의 움직임은 와우 안에 차있는 액체를 진동시켜 파동을 형성한다. **와우**(달팽이관, cochlea)는 나선형의 구조로 코르티 기관이 위치해 있다[그림 14-8]. **코르티기관**(organ of Corti)은 소리를 들을 수 있는 수용체인 유모세포(털세포)를 갖고 있다. 코르티 기관의 진동이 털의 운동을 자극하게 된다. 유모세포의 아랫부분을 수상돌기가 싸고 있다. 털의 운동이 수상돌기에서 신경자극을 형성하게 하여 전정와우신경(8번 뇌신경)을 통해 뇌로 전달되도록 한다(11장 참고).

또한 내이는 **전정기관**(vestibular apparatus)을 포함하고 있다[그림 14-9]. 전정기관은 반고리관과 전정으로 구성된다. **반고리관**(semicircular canals)은 액체로 차있는 세 개의 고리 모양의 생긴 구조물이며, 체위와 움직임에 대한 수용체를 갖고 있다. 반고리관 안에 있는 액체는 머리의 움직임에 반응하여 액체가 움직이게 되고 이 액체의 움직임은 수상돌기를 자극하여 뇌로 자극을 보낸다. **전정**(vestibule)은 달팽이관과 반고리관 사이에 위치한 뼈로 된 빈 공간이다. 전정에는 체위와 움직임에 반응하는 수용체를 갖고 있는데, **난형낭**(utricle)과 **구형낭**(saccule)이다. 전정기관에서 만들어진 신경자극이 뇌간(뇌줄기)에 있는 신경세포체 무리로 전달되면, 뇌간(뇌줄기)에서는 눈, 피부, 관절, 근육에서 유입된 자극과 합쳐져서 뇌의 다양한 영역으로 정보를 전달한다(11장 참고). 대부분의 정보는 대뇌피질로 가는 통로를 따라 전달되어 자세와 움직임에 대한 인식을 하게 하고 다른 경로는 사지와 몸통의 근육이 균형을 유지하기 위해 체위를 바로 잡도록 한다.

중이는 **유스타키오관**(eustachian tube)을 통해 인두와 연결되어 있다. 유스타키오관은 압력 밸브의 역할을 한다. 정상적으로 이관은 닫혀진 상태이지만, 하품을 하거나 삼킬 때 열리게 된다. 이관이 열리게 되면 중이의 안 또는 바깥으로 공기를 흐르게 하여 고막 안과 밖의 압력을 동일하게 유지해준다.

선천성 감각 장애

선천성 감각 장애는 배아발달기 동안의 환경적인 영향이나 유전적인 이상으로 인해 발생하며, 심미적인 문제(예:소이증)만 있는 경미한 장애부터 인생을 변화시키는 장애(예:선천성 백내장)까지 다양하다. 치료는 거의 불필요하지만, 필요한 경우라도 치료에 대한 선택이 보통 제한적이다.

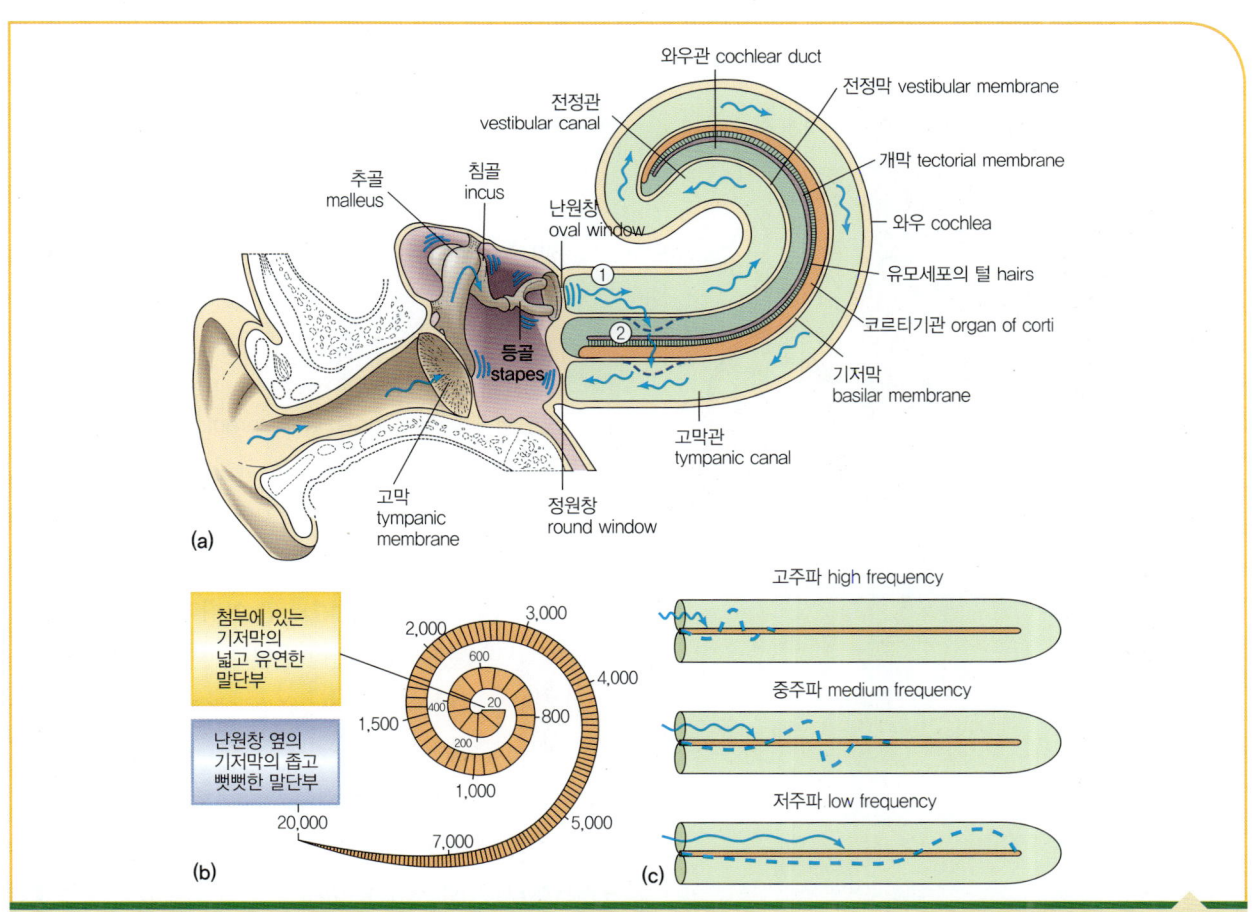

그림 14-7 귀를 통한 소리의 전달(이해하기 용이하도록 와우를 풀어놓음)
(a) 등골에서 난원창으로 진동이 전달. 액체의 압력파가 전정관에서 발생하고, 고막관을 지나 기저막을 진동하게 함.
(b) 기저막의 그림. 적혀 있는 숫자는 소리의 파장이 도달하는 길이를 나타냄. 기저막은 난원창 끝에 있는 와우의 기저부위가 가장 좁고, 첨부가 가장 넓음.
(c) 고주파의 소리는 와우의 기저부 근처에 있는 기저막에 도달. 유모세포가 뇌로 충동을 보내면 뇌는 높은 음조의 소리로 신호를 해석. 저주파는 가장 넓고 유연한 기저막을 자극

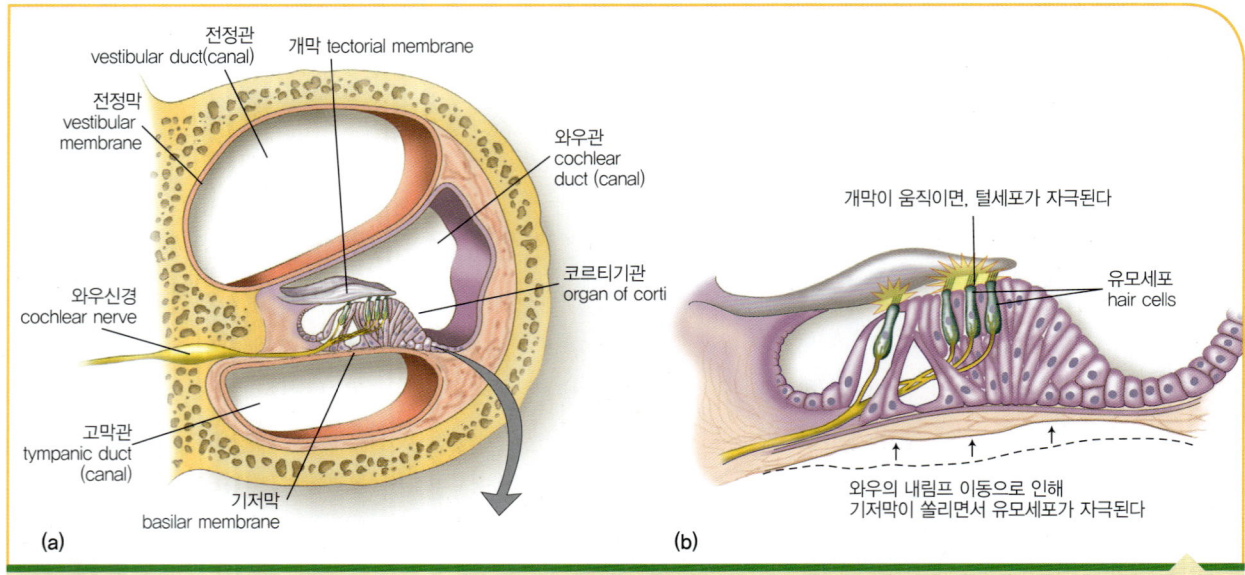

그림 14-8 와우의 단면
(a) 액체로 채워진 세 개의 관과 코르티기관의 중심부
(b) 코르티기관의 유모세포가 개막에 붙어 있음. 기저막이 진동하면서 유모세포가 자극

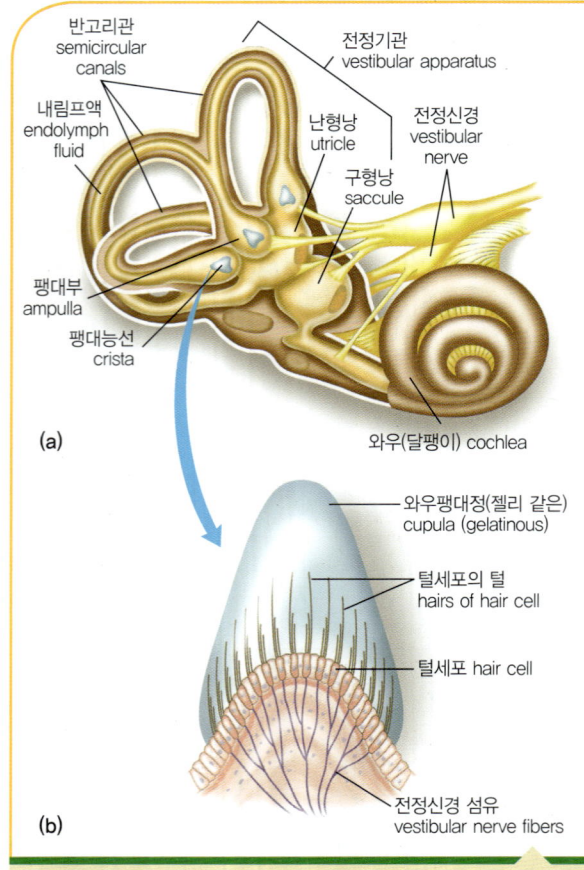

그림 14-9 전정기관
(a) 반고리관의 팽대부에 있는 팽대부릉의 위치를 볼 수 있다. 반고리관은 내림프로 채워져 있다.
(b) 머리가 회전할 때, 내림프가 움직이면서 팽대부릉의 젤리 같은 와우팽대정이 한쪽으로 쏠리게 되고, 수용체 세포를 자극한다.

■ 눈

선천적인 눈의 장애는 드물며 중증도가 다양하지만 대부분의 사례에서 공통적으로 시력장애가 나타난다. 시력장애는 독립적으로 일어나지만 종종 다른 장애와 동반되기도 한다.

선천성 백내장

선천성 백내장(Congenital cataracts)은 태어날 때부터 수정체의 혼탁이 있는 상태를 말한다. 대부분의 경우, 명확한 원인이 밝혀지지 않았지만, 선천성 백내장은 몇몇 유전 질환이나 염색체 이상(예:다운증후군, 파타우증후군, 로우증후군, 갈락토스혈증)뿐만 아니라 자궁내 감염 노출(예:선천성 풍진) 등과 관련이 있다. 혼탁한 수정체는 흐린 시야를 유발한다.

임상 징후는 수정체 혼탁뿐만 아니라 백내장 아기의 시력 인지와 안구진탕(nystagmus, 빠르고 불수의적인 눈의 움직임) 여부를 확인할 수 없게 한다. 선천성 백내장을 진단하기 위해 문진과 안과적 검사를 포함한 신체검진과 다른 관련 질환을 확인하기 위한 추가 검사가 필요하기도 하다. 중등도나 중증의 백내장은 시력에 영향을 미쳐서 백내장을 제거하는 수술이 필요하고, 안구내 인공

렌즈를 삽입해야 한다. 소아에서는 약시를 막기 위해 약한 눈을 사용하도록 건강한 눈을 가리기도 하며 기저 질환을 치료가 병행된다.

- ### 귀

귀의 선천적인 장애는 주로 외이가 없는 구조적 기형이다. 이러한 장애는 청력에 영향을 줄 수도 있고 주지 않을 수도 있다. 무이증(anotia)은 이개가 없는 것이고, 소이증(microtia)은 덜 발달된 작은 이개를 말한다[그림 14-10]. 무이증과 소이증 환자들은 외이도 결손(폐쇄증; atresia)도 동반된다. 이는 여자보다 남자에게 흔하고, 머리에 영향을 주는 다른 선천적인 질환(예:반안면왜소증(hemifacial microsomia), 골덴하르증후군(Goldenhar syndrome), 트리처콜린스증후군(Treacher-Collins syndrome))과 관련있다. 선천성 귀 질환은 편측성이거나 양측성이다. 구조적인 이상이 동반된 선천성 난청(congenital hearing loss)은 임신 중인 모체의 풍진, 매독 감염과 연관된 손상 때문에 발생할 수 있다.

노화와 관련된 감각 장애

신체는 나이가 들어가면서 감각정보 유입에 대해 감지하고 반응하는 기능이 쇠퇴한다. 보통, 감각은 덜 민감해지고, 세밀한 것을 구별하는 능력이 떨어진다. 노화로 인해 감각정보를 받아들이는 데 필요한 역치가 증가되어 이러한 정보를 감지하기 위해서는 더 큰 감각이 필요하다. 신체의 감각과 관련된 물리적인 변화는 다른 감각변화의 대부분을 차지한다. 모든 감각은 노화가 진행되며 기능이 저하된다. 그 중 청각과 시각의 기능저하가 가장 극적으로 일어나며 안경이나 보청기 같은 기구의 도움으로 노화로 인한 불편함을 보완해줄 수 있다.

- ### 눈

눈의 노화는 대부분 30세 정도에 시작된다. 노화로 인한 눈의 변화에는 눈물의 생산 감소에서 눈의 구조변형까지 다양하다. 각막은 덜 민감해져서 손상을 알지 못하기도 한다. 60세경에는 동공의 크기가 작아져 20세와 비교하여 1/3정도의 크기이고, 동공은 어두움이나 밝은 빛에 대해 젊을 때에 비해 늦게 반응한다. 수정체는 누렇게 변하고, 덜 유연하고 혼탁해진다. 눈을 지지하고 있던 지방조직이 줄어들어 두개골 안쪽으로 눈이 꺼진다. 눈의 근육도 약해져서 눈을 완전하게 돌리는 능력이 감소되고 시야가 제한된다. 시력 역시 점점 떨어진다. 노화로 인한 대부분의 문제는 눈이 초점을 맞추지 못하는 것이며, 이를 노안(presbyopia)이라고 한다. 또한 어두운 곳이나 밝은 곳에 적응하기 어렵고 빛에 대한 과민반응을 느끼고, 밤에 운전하기 힘들어진다. 나이가 들면서 색을 구별하기도 더 어려워진다.

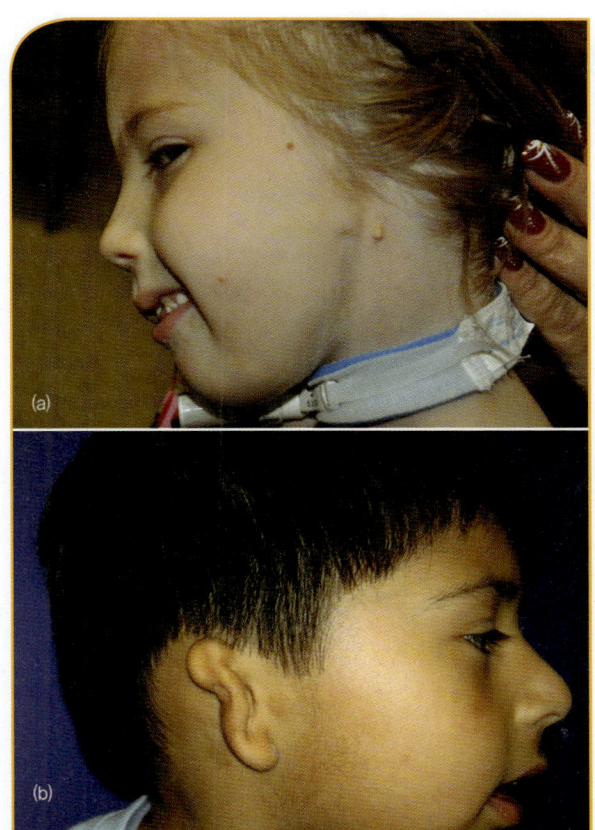

그림 14-10 (a) 무이증 (b) 소이증

▪ 귀

귀의 모든 구조는 노화로 인해 두꺼워지고 변화하여 평형과 청력에 영향을 미친다. 청력은 고주파 소리에 대한 청력이 감소한다. 어린 나이에 과도한 소음이나 흡연에 노출된 경우 청력감소가 더 심하다. 노화와 관련된 난청은 노인성난청(presbycusis)이라 한다. 65세 이상의 노인 중 약 30%에서 현저한 청력 감소가 있는데 50세경부터 청신경의 변화로 인해 청력이 약간씩 감소된다. 또한 뇌가 소리를 의미있는 정보로 처리하거나 번역하는 능력이 다소 감소한다. 귀지가 귀를 막고 있는 것이 난청의 다른 원인이기도 한데, 이는 연령이 증가하면서 더 흔하다. 감각신경성난청은 내이나 청신경, 뇌의 손상으로 인한 것이다. 이 유형의 난청은 치료에 반응하거나 하지 않을 수도 있지만 보청기가 청력 기능의 향상에 도움을 줄 수 있다. 전도성난청은 소리가 외이와 중이에서 내이로 들어가는 과정에 문제가 있을 때 발생하여 수술이나 보청기 사용으로 증상을 완화시킬 수 있다. 특히 노인은 지속적이고 비정상적인 귀 속의 잡음(이명)이 흔히 나타난다. 이명은 윙윙거리고 웅웅대는 시끄러운 잡음이며, 보통 경미한 난청으로 인해 발생한다.

감염성, 염증성 감각 장애

감염성 감각 장애는 여러원인으로 인해 발생할 수 있다. 이 질환은 급성과 만성으로 구분할 수 있으며, 중증도는 다양하다. 대부분의 감염성 감각 장애는 치료가 된다.

▪ 눈

눈의 감염은 병원균, 주로 세균과 바이러스에 의해 발생하고 많은 감염성은 저절로 치유되거나 대부분이 치료에 잘 반응한다. 그러나 심각하거나 치료를 받지 않은 감염은 실명을 일으킨다. 이러한 장애는 염증과정을 촉진할 수 있는 여러 원인(예: 외상, 알레르겐, 자극물질)으로 인해 발생할 수 있다.

결막염

결막염(Conjunctivitis)은 안검과 공막을 싸고 있는 결막의 감염 또는 염증을 말한다[그림 14-11]. 결막염은 바이러스(가장 흔함), 세균(포도상구균, 클라미디아, 임균), 알레르겐(꽃가루, 먼지), 화학자극제 및 외상에 의해 발생한다. 결막염은 원인에 따라 약간씩 다른 증상을 나타내지만 공통적으로 흐린 시야, 광선공포증(광과민성) 등이 발생한다. 바이러스 감염 시 주로 수액성 분비물이나 점액성 분비물이 발생하고 세균 감염은 황록색 분비물이 생긴다. 알레르겐과 자극제는 흔히 발적, 가려움, 심한 눈물이 동반된다. 결막염의 위험요소는 콘택트렌즈 착용과 오염된 화장품 또는 안과적 약물 사용 등이다. 세균과 바이러스성 결막염은 흔히 직접 접촉을 통해 감염되는 것이므로 손씻기, 접촉 제한, 적절한 눈 위생 및 오염된 안과 약물 폐기 등을 통해 전염을 막는 것이 가장 중요하다. 많은 경우에 결막염은 특별한 치료없이 호전된다. 치료는 원인에 따라 다양하며, 점안용 또는 경구용 항생제, 항히스타민제 및 부신피질호르몬제제를 사용한다. 분만 동안에 성 전염성 감염의 위험성과 잠재적인 감염으로 인해 실명이 발생할 수 있기 때문에 신생아에게 출생 후 단기간 동안 점안용 항생제가 사용된다. 결막염으로 인한 불편감 완화를 위해 추가적으로 온습포를 사용할 수 있다.

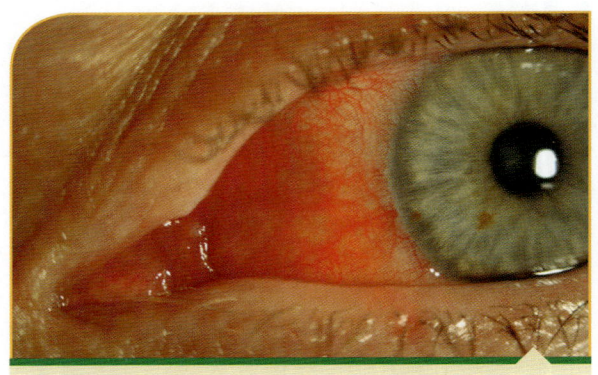

그림 14-11 결막염

각막염

각막염(Keratitis)은 감염이나 외상에 의해 촉발될 수 있는 각막의 염증을 말한다[그림 14-12]. HSV 1형은 입으로부터 자가 전염될 수 있고, 각막의 궤양을 유발할 수 있다. 임상증상은 염증증상과 심한 통증, 광선공포증 및 시력 장애 등이 나타난다. 치료는 원인에 따라 다양

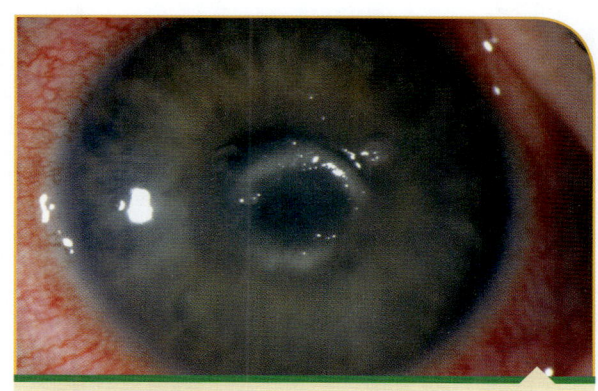

그림 14-12 각막염

하며, 점안용 또는 경구용 항생제와 부신피질호르몬제가 처방된다.

귀

귀의 감염은 다양한 병원균, 주로 세균이나 바이러스로 인해 발생한다. 감염된 귀의 위치에 따라 분류하며, 일반적으로 치료를 통해 호전된다.

중이염

중이염(Otitis Media)은 중이의 염증으로 어린 소아에서 흔한 질환이다. 일반적으로, 중이염은 바이러스에 의한 상기도 감염으로 인해 시작되고 겨울철에 더 흔하다. 특히 소아의 유스타키오관은 성인이나 청소년에 비해 좁고 직선이고 짧아서 액체를 적절히 배출하기가 어렵다. 이러한 구조적인 차이와 감염에 취약한 소아의 면역체계로 인해 중이염이 흔히 발생한다(2장 참고). 또한 감염으로 인한 아데노이드 비대는 유스타키오관에 체액을 축적시킨다. 아데노이드가 유스타키오관에 가깝기 때문에 아데노이드가 커지게 되면 유스타키오관을 압박하게 된다.

바이러스 감염이 중이로 퍼지게 되면 고막 뒤쪽으로 액체가 축적된다. 축적된 액체는 이차적으로 세균 성장에 아주 좋은 환경이 된다. 추가적인 위험요인은 단체생활을 하는 어린아이, 앙와위로 아기에게 젖을 먹이는 것, 환경적인 연기 노출 및 알레르기성 비염의 과거력이다. 폐구균(Streptococcus pneumoniae)과 인플루엔자균(Hemophilus influenzae)이 중이염을 일으키는 가장 흔한 세균이다. 중이염은 고막의 천공을 일으켜 반흔조직과 전도성 난청을 일으킨다. 또한 감염이 주변 조직으로 퍼지면서 유양돌기염과 진주종(고막에 발생한 상피세포성 양성 종양), 뇌막염 및 골수염이 발생된다.

임상증상은 나이에 따라 다양하며, 무증상인 경우도 있지만 증상이 있는 경우에는 다음과 같다.

- 귀의 통증(중이의 압력과 연관된 통증)
- 울거나 민감함   • 귀에서 마찰되거나 당기는 느낌
- 경미한 청력 감소   • 수면 장애
- 발적되고 돌출된 고막
- 감염의 징후 (예: 발열, 불편감, 오한)
- 외이도의 화농성 또는 맑은 삼출물(고막이 파열된 경우)
- 오심, 구토   • 두통

진단에는 문진과 청각검사를 포함한 신체검진 등이며, 청각검사는 고막검사, 고실계측(고막의 운동성 측정), 순음반사검사(소리의 반사)가 있다. 치료는 감염을 완전히 없애고, 중이에 있는 삼출액의 양을 줄이며, 통증을 조절하는 것에 초점을 둔다. 치료방법은 경구용 또는 귀 점적용 항생제와 진통제를 투여하는 것이며, 경구용 충혈완화제와 항히스타민제를 투여하기도 한다. 발열을 조절하기 위해 해열제가 필요할 수도 있다. 중이염이 재발된 소아를 위해 배액관(고막절개술 환기관)을 삽입하여 삼출액의 배액을 촉진하며, 고막절개술 환기관 삽입과 함께 아데노이드 제거술을 실시하기도 한다.

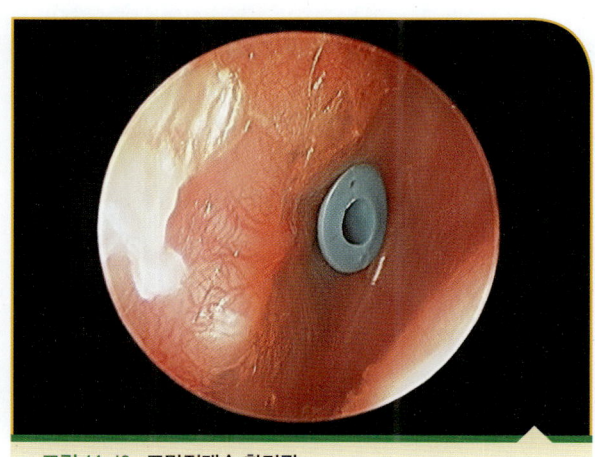

그림 14-13 고막절개술 환기관

외이염

외이염(Otitis Externa)은 외이도와 이개의 감염이나 염증을 의미한다. 외이염은 주로 세균과 진균(녹농균)에 의해 발생한다. 외이염은 흔히 귀속의 습도가 높아지게 되어 외부에서 유입된 세균과 진균이 성장하기 좋은 환경을 제공한다. 위험요인은 오염된 물에서 수영하거나 귀의 내부 또는 외부를 긁는 것, 이물질을 귓속에 넣는 것(면봉, 이어폰, 소음방지용 귀마개) 등이다. 외이염의 대부분은 경미하고 치료가 잘 되지만, 일부에서는 난청, 봉소염, 괴사, 골수염 및 뇌수막염을 일으키기도 한다. 임상증상은 이개를 움직이면 악화되는 통증, 화농성 삼출액, 가려움증, 귀가 꽉찬 느낌 및 난청 등이다. 진단은 문진과 신체검사, 삼출액 분석(배양검사나 민감성 검사)을 통해 가능하다. 외이도는 접근이 용이하기 때문에 국소적인 치료법이 적용된다. 귀 점적용 항생제, 항 진균제, 부신피질호르몬제, 진통제 투여 및 외이도를 청결하게 한다 (따뜻한 식염수로 세척). 외이염 예방에는 수영이나 목욕 후에는 알코올이 묻어있는 도구를 사용하여 귀를 건조시키고, 귀속에 이물질을 넣는 것을 금하며, 고인 삼출액을 적절하게 치료하는 것이 있다.

외상성 감각 장애

외상성 감각 장애는 다양한 종류의 손상으로 인해 발생할 수 있고, 그 중증도가 매우 광범위하다. 예후는 즉각적인 치료에 따라 좌우된다.

▪ 눈

눈 외상은 다양한 손상으로 인해 발생할 수 있는데, 직접적인 신체 외상이나 화학적 화상으로 인해 발생하기도 한다. 안검, 각막 및 안구 전체를 포함하여 눈의 구조 중 어느 것이나 손상될 수 있다. 이로 인해 경중도(예:멍든 눈)에서 시력 손상(예:각막 찰과상, 협우각형 녹내장)까지 그 중증도는 다양하다. 눈은 외상에 매우 취약하여 시력손상이 자주 일어난다. 임상증상은 외상의 양상에 따라 다양하다. 주요 증상으로는 눈의 통증, 부종, 흐린 시야, 복시(diplopia), 안구 건조, 광선공포증, 부유

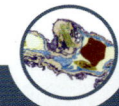

임상 사례

매일 밤에 일상적으로 귀를 파던 24세 여성인 봉선 씨는 그날도 면봉으로 귀를 파고 있었다. 약속이 있어 급했던 그녀는 귀를 파던 손이 미끄러져 면봉이 오른 쪽 귀 안으로 깊숙이 들어갔다. 귀에서는 피가 나기 시작했다. 그녀는 약속 때문에 옷을 계속 입으면서 피를 멎게 하려고 시도했지만 피는 멈추지 않았다. 결국 약속을 취소하고 야간진료를 하는 의원에 가서 검사를 받았다.

의원에서 봉선 씨에게 고막이 천공되어 아무는 데 2주가 걸린다고 했다. 그녀의 귀에서는 그 다음날에도 출혈이 계속되었고, 의원에서는 이비인후과로 전원을 의뢰했다. 이비인후과에서 면봉으로 외상을 입었던 일에 대해 설명했고, 이비인후과 의사는 봉선 씨에게 "절대로 귀에 아무것도 넣지 말아요."라고 했다. 귀검진 후 의사는 봉선 씨에게 고막에 심각한 천공상을 입었고, 영구적인 심각한 청력 소실을 막기 위해서는 피부이식을 포함한 외과적 복원이 필요하다고 설명하였다.

봉선 씨는 외과적 복원술 이후에 오른쪽 귀에 현저한 청력 저하를 경험하고 있고, 이식 거부반응에 대한 위험도 남아있다. 현재 그녀의 청력을 보호하기 위해서는 과도한 소음에 노출되는 것을 막고 이독성이 있는 약물을 금지하는 것이 매우 중요하다.

물, 동공 확장 및 대광반사 소실 등이다. 조기진단과 치료를 통해 실명을 막거나 중증도를 줄일 수 있다. 진단을 위해 문진, 안과적 검사를 포함한 신체검진을 실시하며, 치료방법은 다음과 같다.

- 멸균수를 이용한 눈 세척
- 눈 비비지 않기(손상을 악화시킴)
- 눈에 박힌 이물질 제거
- 멸균 거즈나 천으로 눈 덮어주기
- 치유과정동안 눈 보호대 적용
- 외과적인 수술로 눈 복원

▪ 귀

귀의 외상은 귀의 내·외부 구조에 대한 다양한 손상으로 인해 발생할 수 있으며, 직접적인 신체 외상(예:이물질과 곤충)과 과도한 소음(예:폭발과 발포) 등에 의해 발생한다. 이러한 원인으로 인해 발생하는 귀의 손상은 영구적인 청력 저하를 유발할 수 있다. 임상증상으로 혈성

또는 맑은 분비물, 이명, 어지럼증, 귀의 통증, 청력 감소, 오심, 구토, 부종 및 귀의 이물감 등이 나타날 수 있다. 치료 방법은 외상의 양상에 따라 다양하며 다음과 같다.

- 이물질 제거(눈에 보이고 쉽게 제거할 수 있는 이물질이 귀 속에 있는 경우)
- 큰 소리 노출 제한(귀 구조물의 치유를 위해)

만성 감각 장애

다양한 만성적인 장애들이 감각기관에 영향을 미칠 수 있다. 이러한 장애는 경하며 쉽게 치료할 수 있다. 그러나 일부 사례에서는 현저한 감각 손실을 일으키기도 한다.

■ 눈

만성적인 눈의 질환은 진행성으로, 결국 시력 감소로 이어지는 경우도 있지만 대부분의 경우는 예방 가능하고 조기 치료를 통해 치료될 수 있다.

녹내장

녹내장(Glaucoma)은 안압의 상승으로 인해 시신경이 눌리거나 혈액공급에 장애가 생겨 시신경의 기능에 이상이 생긴 것이다[그림 14-14]. 안압은 안방수의 유출이 막히거나 방수생성이 증가된 경우 올라간다. 상승된 안압으로 인해 시신경의 허혈과 변성이 일어난다. 녹내장은 실명의 두 번째 원인이다(당뇨병성 망막증이 첫 번째 원인). 녹내장은 네 가지 종류가 있으며 다음과 같다.

1 개방각(만성) 녹내장(open-angle glaucoma)

가장 흔한 유형이며, 원인이 불분명한 안압 상승이 장기간에 걸쳐 서서히 일어난다. 이 유형의 녹내장은 가족성의 경향이 있고, 아프리카계 미국인에게서 6-8배 높은 비율로 나타나고 있다. 임상증상은 무통성, 잠행성 및 양측 시야의 변화(예:터널시, 흐린 시야, 빛무리, 색깔 식별 능력 감소) 등이다. 개방각 녹내장은 시야 변화가 점진적으로 일어나고 다른 증상이 없기 때문에 노안으로 오인되는 경우가 흔하다.

2 폐쇄각(급성) 녹내장(Closed-angle glaucoma)

이 유형은 내과적인 응급상황이며, 안방수 배출이 갑자기 폐쇄되면서 발생한다. 이는 외상이나 갑작스러운 동공확장(예:장시간 어두운 곳에 있다가 밝은 빛에 노출된 경우), 지속된 동공확장(예:안과적 검사용 점안제), 감정적 스트레스 등에 의해 발생할 수 있다. 폐쇄각형 녹내장은 주로 편측성이지만, 양측으로 발생할 수도 있다. 임상증상은 보통 갑작스러운 발병과 빠른 증상악화이며, 심한 눈의 통증, 두통, 오심, 구토, 빛에 반응하지 않는 동공, 발적, 각막의 혼탁 및 시야 변화(예: 빛무리) 등이다.

3 선천성 녹내장(Congenital glaucoma)

이 유형은 태어날 때부터 발생한다. 안방수의 유출로(섬유주, trabecular meshwork)나 슐렘관의 발달로 인해 발생한다. 선천성 녹내장은 X-성염색체 열성 유전이며, 태어난 후 몇 달 동안 발견되지 않을 수도 있다. 임상증상은 과도한 눈물, 과선공포증, 각막 부종, 회백색 각막, 확대된 안구 및 시야 결손 등이다.

4 이차성 녹내장(Secondary glaucoma)

이 유형은 특정한 약물(예:부신피질호르몬제)이나 안질환(예:포도막염, 근시), 전신질환(예:동맥경화증, 당뇨병)에 의해 발생한 녹내장을 말한다.

녹내장의 진단에는 문진과 안과적 검사 등의 신체검진이 있으며 안과적 검사에는 전방각 경검사(Gonioscopy)(전방각의 유출로를 보기 위한 특수렌즈 사용), 안압검사, 시신경 촬영, 동공반사, 망막검사, 세극등 검사(각막과 수정체 등과 같이 눈의 앞쪽 구조물을 검사하기 위해 현미경과 빛을 사용한 검사), 시력검사 및 시야검사가 포함된다. 치료는 안압을 낮추는 것에 중점을 둔다. 조기인식과 치료가 시력을 보호하기 위해 필수적이며, 녹내장의 위험이 있는 환자들은 정기적으로(연 1회) 검사를 받아야 한다. 치료 방법은 유형에 따라 다양하며 개방각 녹내장의 치료방법은 다음과 같다.

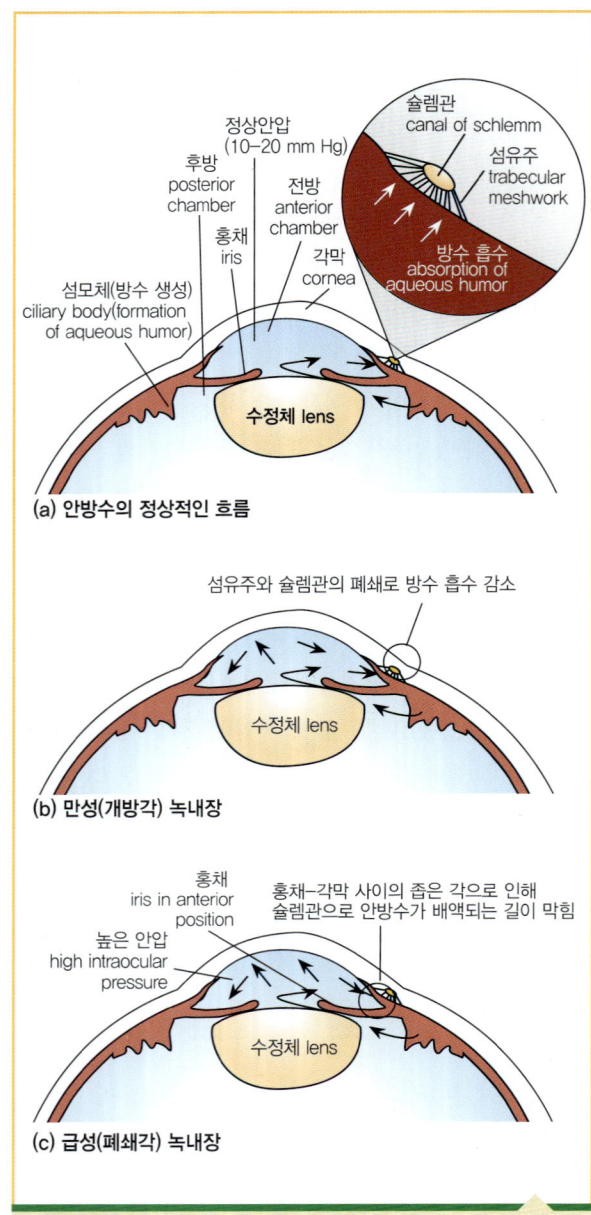

그림 14-14 녹내장의 유형

- 안과적 약물(흔히 2-3가지 약물 혼합)
  - β 교감신경차단제(방수 생성 감소)
  - α 효능제(방수 생성 감소 및 방수 배액 증가)
  - 탄산탈수소효소 억제제(Carbonic anhydrase inhibitor)(방수 생성 감소)
  - 프로스타글란딘 유사 화합물(방수 유출 증가)
  - 축동제 또는 콜린제제(방수 유출 증가)
  - 에피네프린 화합물(방수 유출 증가)
  - α-2 아드레날린 효능제(시신경 보호)
- 탄산탈수소효소 억제제를 포함한 경구약(단독요법시 효과 없음)
- N-methyl d-aspartate 수용체(NMDA 수용체) 길항제 (시신경 보호)
- 방수 유출로 개방을 위한 레이저 수술
- 여과 수술(모양주의 일부를 제거)   • 배액관 이식

폐쇄각 녹내장의 주된 치료방법은 홍채절개술(홍채에 새로운 통로를 만들어주는 레이저 수술)이다.

선천성 녹내장의 치료방법은 수술(예:레이저 수술, 여과 수술, 배액관 이식)이며, 이를 통해 방수 유출을 위한 통로를 만들어준다.

이차성 녹내장의 치료방법은 다음과 같다.

- 만성질환 치료
- 기저원인 치료 및 제거
- 위에 논의된 녹내장에 대한 약물요법 및 수술요법

백내장

백내장(Cataracts)은 수정체가 불투명하거나 혼탁해진 것으로 눈으로 들어온 빛이 수정체를 제대로 통과하지 못해 시야가 뿌옇게 보이는 증상이 나타난다[그림 14-15]. 백내장은 선천적, 후천적으로 발생할 수 있다. 성인기에 발생한 경우, 가족력, 연령 증가, 흡연, 자외선 노출(자연 또는 인공적 UV), 대사성 질환(예:당뇨병), 특정 약물(예:부신피질호르몬제) 및 눈의 손상(예:외상이나 감염) 등이 위험요인이다. 백내장은 흔히 한쪽이 먼저 나타나고 이후에

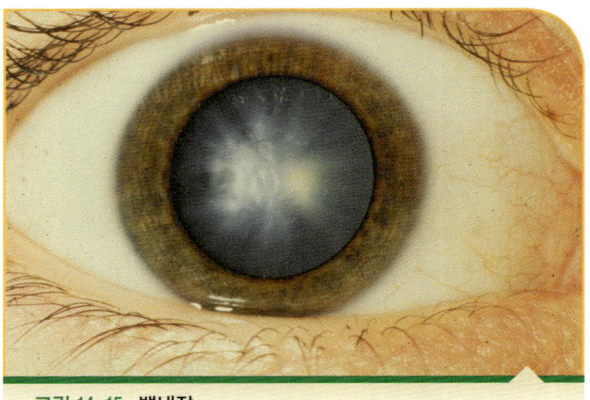

그림 14-15 백내장

다른 쪽도 발병하게 되나 양측이 동시에 나타나진 않는다. 수정체의 혼탁뿐만 아니라 다음과 같은 임상증상이 발생한다.

- 혼탁하고, 희미하고 뿌연 시야[그림 14-16]
- 색도 소실
- 복시
- 야간시야 감소에 이은 점진적인 주간시야 감소
- 빛무리
- 광과민성
- 안경이나 렌즈의 잦은 교체

백내장의 진단방법은 문진과 안과적 검사를 포함한 신체검진이며, 안과적 검사에는 시력 검사, 망막 검사, 세극등 검사가 포함된다. 수술은 백내장에 효과적인 치료방법으로 백내장 제거술(예:수정체 유화술)과 수정체 이식술이 있다. 수술은 부분마취를 하여 외래에서 한번에 한쪽 눈만 실시한다. 보통 회복시간은 짧고 예후도 좋다. 추가적인 방법은 백내장의 요인들을 조절하거나 제거하는 것이다.

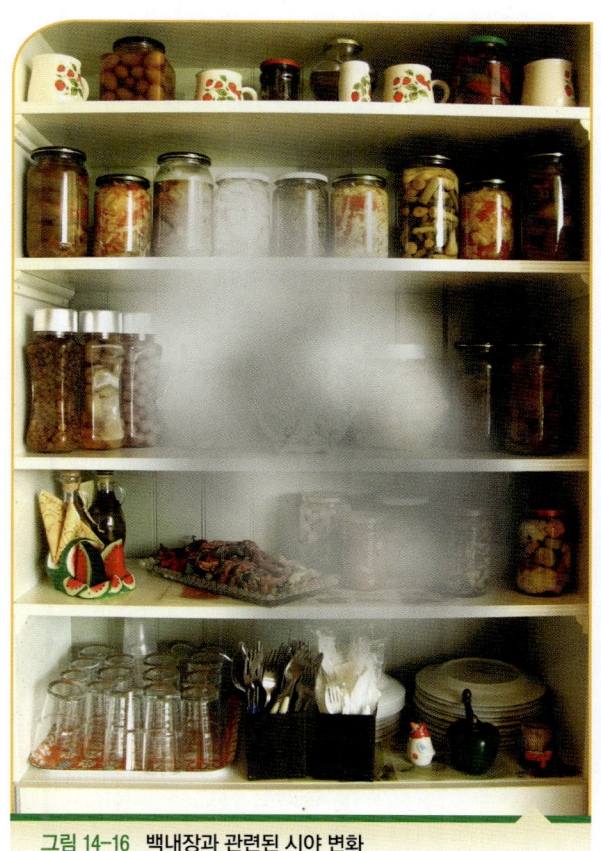

그림 14-16 백내장과 관련된 시야 변화

황반변성

황반변성(Macular Degeneration)은 망막의 황반부위의 변화로 황반으로 혈액공급이 부족하여 발생하며 세포에 노폐물이 축적되고 허혈을 유발한다. 황반변성의 가장 흔한 위험요인은 연령의 증가이며, 가족성 경향이 있고 여성과 백인에게서 더 흔하다. 또 다른 위험요인으로는 흡연, 고지방식이 및 비만 등이 있다. 황반변성에는 두 가지 유형이 있으며, 위축성(dry) 황반변성과 삼출성(wet) 황반변성이다. 황반 밑에 있는 혈관이 얇아지고 약해지면서 위축성 황반변성이 발생되고, 작은 황색의 침전물(결정체)이 황반 밑에 형성된다. 이 침전물의 수와 크기가 증가하면서 시야가 흐려지고 중심시야에 흐린 반점이 생긴다. 대부분의 황반변성 환자들은 위축성 황반변성이고, 10%만 삼출성 황반변성이다. 삼출성 황반변성에서는 약한 혈관이 기능을 못하고 황반 밑에 비정상적이고 약한 신생 혈관이 자라난다(맥락막 혈관신생). 이 혈관에서 혈액과 체액이 빠져나와 황반의 손상을 일으켜 대부분 실명이 일어난다. 위축성 황반변성은 점차 진행(몇 년간)되면서 삼출성 황반변성이 되고, 갑작스럽게 몇 주에서 몇 달 동안에 빠른 속도로 시력이 소실된다.

황반변성의 초기는 무증상이며 위축성 황반변성의 가장 흔한 임상증상은 중심시력 소실을 동반한 흐린 시야이다. 삼출성 황반변성의 가장 흔한 임상증상은 직선이 구부러져 보이고, 중심시력의 암점, 갑작스런 중심시력의 소실이다.

황반변성의 진단에는 문진과 신체검진이 있고, 안과적 검사에는 암슬러 테스트 시력 검사, 망막 검사, 형광안저 혈관조영술(망막 혈류를 평가하기 위해 조영제를 사용), 광간섭단층촬영(비침습적인 망막 촬영술) 등이 포함된다. 위축성 황반변성에 대한 적절한 치료는 없지만 비타민, 항산화제 및 아연 혼합요법이 이 병의 진행을 늦출 수 있다. 흡연자는 금기이여 추천되는 보조제는 다음과 같다.

- 비타민 C 500mg
- β-카로틴 400단위
- 구리 2mg
- 아연 80mg

삼출성 황반변성은 치료할 수 없지만, 치료방법은 다음과 같다.
- 레이저 수술, 특히 레이저 광응고화(레이저로 비정상적인 혈관을 파괴)
- 광역동 치료(빛에 반응하는 광감작제를 활성화시켜 누출된 혈관을 파괴)
- 항혈관신생 요법 또는 혈관내피세포 성장 억제 요법(눈에 주입된 약물이 신생혈관 생성을 지연시킴)

저시력 보조기구(예: 돋보기, 큰 글씨)와 작업치료를 통해 독립성과 삶의 질을 향상시킬 수 있다.

■ 귀

다양한 만성적인 귀의 장애는 진행성으로, 난청을 일으킬 수 있다. 그러나 많은 경우 예방이 가능하고, 조기 치료를 통해 대부분 치료된다.

이경화증

이경화증(Otosclerosis)은 중이에 있는 뼈의 비정상적인 성장을 말하며, 흔히 뼈의 생성과 흡수의 불균형으로 인해 발생한다. 이경화증의 원인은 밝혀지지 않았지만 유전적인 요인이 있는 것으로 알려져 있다. 이 질환에서는 중이 내의 비정상적인 해면골이 성장하면서 귀안의 구조물들이 소리에 대해 진동하는 것을 막는다. 비정상적인 뼈의 성장으로 인해 점진적으로 난청이 악화되는데 전도성 난청과 함께 신경 손상이 발생할 수 있다. 미국 국립보건원(NIH, 2008)에 따르면, 이경화증은 미국인의 약 10%에서 이환이 되며, 중년기 초기에 시작된다. 이경화증은 여성과 백인에서 가장 흔하고, 임신은 이경화증의 발생을 자극할 수도 있다. 흔히, 이경화증은 양측 귀에 발생하고 이명이 동반된다. 진단방법에는 문진, 신체검진(청력검사 포함), 측두골 컴퓨터단층촬영술(CT)이 있다. 이경화증의 치료는 난청을 최소화하거나 청력을 향상시키는 것에 중점을 두고 있다. 치료방법은 다음과 같다.
- 경구용 불소, 칼슘, 비타민 D와 같은 약물이 난청을 조절하나 효능은 확실하지 않음.
- 난청을 해결하기 위한 청력 보조기구
- 질병 치료를 위한 등골 제거(등골절제술) 및 보철 대체 수술
- 등골에 구멍을 만들기 위한 레이저 수술(등골 절개술), 보철장치 삽입 또는 비삽입

메니에르병

메니에르병(Meniere's Disease)은 내림프액의 과잉 생성, 흡수장애 및 내·외림프액의 기능장애 등으로 인하여 결국 내림프수종으로 인한 압력 상승으로 발생하는 내이의 장애이다. 부종으로 인해 막미로가 확장되고 달팽이관과 전정에 있는 털수용체를 방해한다. 메니에르병은 두부손상, 중이염 및 매독 및 자가면역과 연관이 있으나 정확한 원인은 밝혀지지 않았다. 위험요인에는 알레르기성 비염, 알코올 섭취, 스트레스, 피로, 특정 약물(예: 아스피린), 호흡기계 감염이 포함된다. 메니에르병의 특징은 흔히 짧은 완화기 이후에 급성기가 몇 달간 지속되는 것이다. 기압의 변화 또는 위험요인으로 인해 이러한 발작이 일어날 수도 있다. 임상증상은 간헐적인 현훈발작 (수 분~수 시간), 이명, 편측성 난청, 이충만감 및 현기증 등의 특징이 있다. 반복적인 증상발현은 영구적인 청력소실로 이어진다. 메니에르병의 진단을 위해 문진과 신체검진(신경계 사정을 포함), 청력 검사, 평형 검사, 전기유도촬영(귀의 림프액 축적을 측정), 전기안진 검사(내이에 있는 전정기관을 사정하기 위한 눈의 움직임과 관련된 검사), 온도자극 검사(귓속으로 따뜻하거나 찬 용액을 주입하여 눈 반사를 검사), 두부 CT, 두부 MRI를 실시한다. 메니에르병은 완전히 치료할 수 없지만 내이의 압력을 줄이고 증상을 완화시키는 것에 치료의 초점을 둔다.
- 항히스타민제
- 벤조디아제핀 진정제
- 항콜린제
- 이뇨제
- 항구토제
- 나트륨 섭취의 제한(수분 정체를 예방)
- 촉발요인 예방(예: 술과 스트레스)
- 중이로 겐타마이신(이독성 항생제로 평형구조물을 감소시킴) 또는 부신피질호르몬제(부종 경감) 주입
- 내림프 또는 내이의 부분 또는 완전 제거수술
- 전정신경 절제술

- 보청기
- 균형을 향상시키기 위한 물리치료

암

감각기관에서도 암의 발생은 가능하다. 중증도는 암의 종류에 따라 다르며, 치료는 일반적인 암치료 계획과 동일하다(예:화학요법, 방사선요법, 수술요법)(3장 참고). 귀의 암은 극히 드물고, 흔히 이개(귓바퀴)의 피부암과 관련된다. 이러한 이유로 귀암은 이 장에서 다루지 않을 것이다.

눈

안암은 흔하지 않으며, 성별, 민족에 상대적으로 영향을 받는다. 안암은 안검에서 안구내 구조물 어디에도 발생할 수 있다. 성인에서는 가장 흔한 안구내 암은 흑색종과 림프종이다. 소아에서 가장 흔한 안암은 망막모세포종(retinoblastoma)으로 신체의 다른 부분에서 눈으로 전이될 수도 있다. 미국의 국립암연구소(NCI, 2008)에 따르면 모든 안암의 5년 생존율은 약 84%이다. 안암의 흔한 임상증상은 시력장애이다(예:시야 결손이나 섬광이 보임). 대부분의 경우, 정기적인 안과적 검사 중에 발견된다(홍채를 통해 검은 점이 관찰됨). 추가적인 진단으로는 문진, 초음파, 형광안저 혈관조영술(조영제를 사용하여 눈의 혈관을 촬영), 조직검사 및 전이를 확인하기 위한 다른 검사들(예: CT, MRI)이 있다. 치료방법은 암의 종류, 위치, 크기에 따라 달라지며, 수술은 가장 기본적인 안암의 치료법이다. 수술을 통해 눈의 일부(홍채절제술, 맥락막절제술) 또는 전체(안구적출술)를 제거한다. 추가적으로 방사선요법이 사용되고 안구적출술을 한 경우에는 의안을 사용하게 된다.

기타 감각기관 장애

앞서 언급하지 않았던 몇 가지 감각기관 장애에 대해 알아보도록 하자.

눈

앞서 다루지 않았던 몇 가지 눈의 장애가 있다. 이들은 다른 문제의 증상일 수도 있고, 단독으로 일어날 수도 있다. 일부는 심각하지 않고, 최소한의 결손만 일으킨다. 다른 장애는 심각한 시력 손실을 일으킬 수도 있다.

사시

사시(Strabismus) 또는 내사시(cross-eye)는 두 눈의 정렬이 잘못되어 서로 다른 방향을 가리키고 있는 상태이다[그림 14-17]. 사시인 경우, 눈이 한 물체에 협응하여 초점을 맞출 수가 없기 때문에 복시가 발생한다. 이 질환은 주로 태어났을 때나 그 이후 짧은 기간 동안 나타난다. 소아에서는 뇌가 한쪽 눈에서 들어오는 정보를 무시하기 시작한다. 뇌가 한쪽 눈을 지속적으로 무시하게 되면 눈은 적절하게 기능할 수 없게 되고 결과적으로는 영구적인 시력 손상이 발생하게 된다(예: 약시). 약하거나 과도하게 긴장된 외안근, 짧은 근육, 신경학적 결손이 사시를 일으킬 수 있다. 이러한 결손은 염색체 결손(예: 다운증후군), 자궁내 감염 노출(예: 선천성 풍진), 안암(예: 망막모세포종) 및 외상성 뇌손상 등과 관련이 있다. 진단으로는 문진과 안과적, 신경과적 검진을 포함한 신체검진이 있으며, 치료의 목적은 약한 눈을 강화하고 눈을 재조정하는 것이다. 치료법에는 정상 눈을 쉬게 하여 편위된 눈을 강화 시키는 방법과 안경(예: 프리즘 안경), 외안근 운동, 눈 가리기 및 수술이 주로 이루어진다.

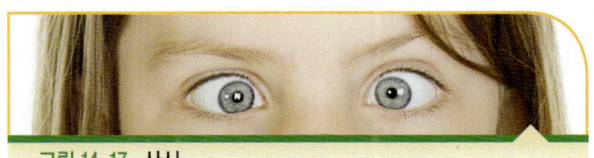

그림 14-17 사시

약시

약시(Amblyopia, lazy eye)는 시력이 악화된 것으로 소아에서 발생하는 시력문제의 가장 흔한 원인이다. 약시는 뇌와 눈의 협동이 적절하지 않을 때 발생한다. 뇌는 정상시력이 아닌 눈에는 나쁜 영향을 주어 정상적으로 발달하지 못하게 된다. 그리하여 약한 눈을 보상하기 위해 정상 시력인 눈을 더 강하게 하고, 시력이 약한 눈을 더 약하게 하는 악순환이 일어난다. 뇌는 5-10년 사이에 성장을 멈추는데, 이때 이 상태로 영구적으로 남게 된다. 사시는 약시의 가장 흔한 원인이고, 다른 원인에는 가족력, 양측성 난시, 선천성 백내장, 원시 및 근시가 있다. 진단으로는 문진과 신체검진(안과적 검진 포함) 등이 있으며, 치료목적은 사시와 동일하게 약한 눈을 강하게 하고, 눈을 재조정하는 것이다. 치료방법은 정상눈을 쉬게 하고, 약한 눈을 강하게 하는 것이며, 흔히 안경 착용(예: 프리즘 안경), 외안근 운동, 눈 가리기, 안과적 약물(예: 아트로핀), 수술이 있다.

망막박리

망막박리(Retinal Detachment)는 망막이 지지구조에서 박리될 때 발생하는 급성 질환이다. 박리는 자발적으로 발생할 수도 있고, 고도근시나 외상, 당뇨병, 염증, 노화로 인한 퇴행성 변화, 반흔조직으로 인해 발생할 수도 있다. 망막박리는 초자체액이 망막 열공을 통해 새어나오거나 망막 밑에 축적되면서 발생한다. 노화나 다른 망막질환으로 인해 망막의 얇아진 부위에 생긴 작은 구멍을 통해 액체가 새어나올 수 있으며 흔하지는 않지만, 열공이나 파열없이도 액체가 망막 밑에 직접적으로 샐 수 있다. 초자체액이 망막 밑에 축적되면서 망막이 그 밑에 있는 맥락막에서 떨어진다. 이렇게 박리된 부위가 시간에 따라 점점 넓어지게 되고, 한번 찢어진 부위는 벽지처럼 천천히 벗겨지게 되어 허혈이 발생하고 허혈로 인한 기능장애로 시력 소실을 일으킨다.

망막박리는 보통 무통성이다. 임상증상은 주변시야에서의 섬광, 흐린 시야, 부유물, 눈 앞에 커튼을 친 것 같이 어두워지는 것이다. 진단을 위해 문진과 안과적 검사를 실시하고, 안과적 검사로는 망막전도검사(시각 자극을 준 후 망막의 전기적 신호를 기록), 형광안저 혈관조영술, 안압 측정, 안저검사, 굴절검사, 망막 촬영, 색깔 식별, 시력 검사, 세극등 검사, 눈 초음파 등이 포함된다. 망막박리는 내과적 응급으로 즉각적인 치료가 필요하다. 수술이 가장 좋은 치료법이며, 수술에는 냉동유착술, 레이저 수술, 기체망막유착술(눈에 공기방울을 넣어 망막이 뒤쪽으로 밀리도록 하는 방법), 초자체절제술 등이 있어 이러한 것은 단독이나 병합하여 시술하기도 한다.

▪ 귀

앞서 다루지 않았던 몇 가지 귀의 장애가 있다. 이들은 다른 문제의 증상일 수도 있고, 단독으로 일어날 수도 있다. 대부분은 경증이며, 심각하지 않은 문제를 일으킨다.

이명

이명(Tinnitus)은 귀에서 비정상적인 잡음이 들리는 것으로 주로 윙윙거림, 웅웅거림, 휘파람 소리 및 시끄러운 소리 등이 들린다. 이명은 대략 500만 명의 미국인이 겪고 있는 흔한 문제이다(미국 이명 협회, 2010). 이명은 그 자체가 질환이라기보다는 기저질환의 증상이라 할 수 있다. 이명은 노인성 난청, 과도한 소음 노출, 과다한 귀지, 이경화증, 메니에르병, 스트레스, 두부 손상, 청신경종(청신경에 발생하는 양성 종양), 죽상경화증, 고혈압, 경동맥 협착증, 동정맥 기형, 카페인, 이독성 약물(예: 항생제, 아스피린, 항암제, 이뇨제) 등에 의해 발생한다. 먼저 기저질환을 확인하는 것에 초점을 둔다. 진단으로는 문진, 청력검사와 검이경 검사를 포함한 신체검진, 기저원인을 파악하기 위한 추가적인 검사 등이 포함된다. 대부분의 경우, 이명 발생 원인을 해결(예: 귀지 제거, 혈압 조절)하면, 이명 증상이 사라진다. 필요 시 다음과 같은 추가적인 치료방법을 적용한다.

- 삼환계 항우울제(이명증상 감소)
- Alprazolam(Niravam, Xanax), 벤조디아제핀(이명 증상 감소)

- Acamprosate(Campral)(알코올 중독 치료제)(이명 완화)
- 백색소음과 보청기(이명증상 차폐)
- 이명의 악화요인 예방(예:카페인, 흡연, 이독성 약물)

현훈

현훈(Vertigo)은 방이 빙빙 돌거나 움직이는 듯한 착각을 하는 것으로 머리가 어질어질한 현기증(dizziness)과는 다르다. 현기증은 "머리가 어질어질"하거나 쓰러질 것 같은 느낌이다. 현훈을 경험한 사람들은 자신 또는 방이 빙빙 돌거나 움직이는 느낌이 든다고 말한다. 현훈에는 말초성 현훈과 중추성 현훈으로 나뉜다. 말초성 현훈은 전정의 미로, 반고리관, 전정신경에 문제가 있을 때 발생한다. 말초성 현훈의 원인은 특정 약물(예:아미노글리코사이드계 항생제), 두부 손상, 메니에르병, 신경 압박, 감염 및 염증이다. 중추성 현훈은 뇌나 뇌간 또는 소뇌에 문제가 생긴 경우에 발생한다. 원인은 동맥경화증, 특정 약물(예:항경련제제, 아스피린), 술, 편두통, 다발성 경화증 및 간질 등이다. 임상증상으로는 움직이는 듯한 느낌과 오심 구토도 동반하여 발생한다. 진단에는 문진, 신체검진, 기저 원인을 확인하기 위한 다른 검사(예:CT, MRI)가 포함된다. 약물요법이 주된 치료방법이며, 항콜린제, 항히스타민제, 벤조디아제핀, 항구토제가 사용된다. 낙상으로 인한 손상을 막기 위해 체위변경과 이동에 주의하여 낙상으로 인한 손상방지에 유의해야 한다.

요약

감각기관은 신체의 내·외부 환경의 변화를 감지하기 위해 신경계와 함께 정보를 해석하고 반응하기 위해 신경계와 연계되어 있다. 이러한 기관의 장애는 신체 감각기능에 영향을 주고 인생을 변화시킬 수도 있다. 감각 장애의 일부는 소음 노출을 제한(예:보호용 귀마개를 착용하고, 음악소리를 줄이는 것)하고 눈을 가림(보호안경 착용과 자외선 차단용 썬글라스)으로써 막을 수도 있다. 조기 진단과 치료가 예후를 좋게 한다.

참고문헌

American Tinnitus Association. (2010). Retrieved from http://www.ata.org/for-patients/faqs

Chiras, D. (2008). *Human biology* (6th ed.). Sudbury, MA: Jones and Bartlett.

Elling, B., Elling, K., & Rothenberg, M. (2004). *Anatomy and physiology.* Sudbury, MA: Jones and Bartlett.

Gould, B. (2006). *Pathophysiology for the health professions* (3rd ed.). Philadelphia, PA: Elsevier.

National Cancer Institute. (2008). Retrieved from http://seer.cancer.gov/statfacts/html/eye.html

National Institutes of Health. (2008). Retrieved from http://www.nlm.nih.gov/medlineplus/ency/article/001036.htm

Professional guide to pathophysiology (2nd ed.). (2007). Philadelphia, PA: Lippincott Williams & Wilkins.

Resources

www.cancer.gov
www.cancer.org
www.cdc.gov
www.mayoclinic.com
www.medlineplus.gov
www.nih.gov
www.who.int

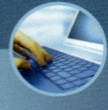